第2版

肌肉松弛药
MUSCLE RELAXANTS

主编　闻大翔　欧阳葆怡　俞卫锋
审阅　杭燕南　吴新民　庄心良

世界图书出版公司
上海·西安·北京·广州

图书在版编目(CIP)数据

肌肉松弛药/闻大翔,欧阳葆怡,俞卫锋主编. —2 版. —上海:上海世界图书出版公司,2015.6

ISBN 978-7-5100-9690-7

Ⅰ.①肌… Ⅱ.①闻… ②欧… ③俞… Ⅲ.①肌肉松弛剂 Ⅳ.①R971

中国版本图书馆 CIP 数据核字(2015)第 110281 号

责任编辑:沈蔚颖

肌肉松弛药(第 2 版)

主编 闻大翔 欧阳葆怡 俞卫锋

审阅 杭燕南 吴新民 庄心良

上海世界图书出版公司 出版发行

上海市广中路 88 号

邮政编码 200083

杭州恒力通印务有限公司印刷

如发现印装质量问题,请与印刷厂联系

(质检科电话:0571-88914359)

各地新华书店经销

开本:787×1092 1/16 印张:30 插页:2 字数:520 000

2015 年 6 月第 1 版 2015 年 6 月第 1 次印刷

ISBN 978-7-5100-9690-7/R·342

定价:150.00 元

http://www.wpcsh.com

http://www.wpcsh.com.cn

编 写 人 员

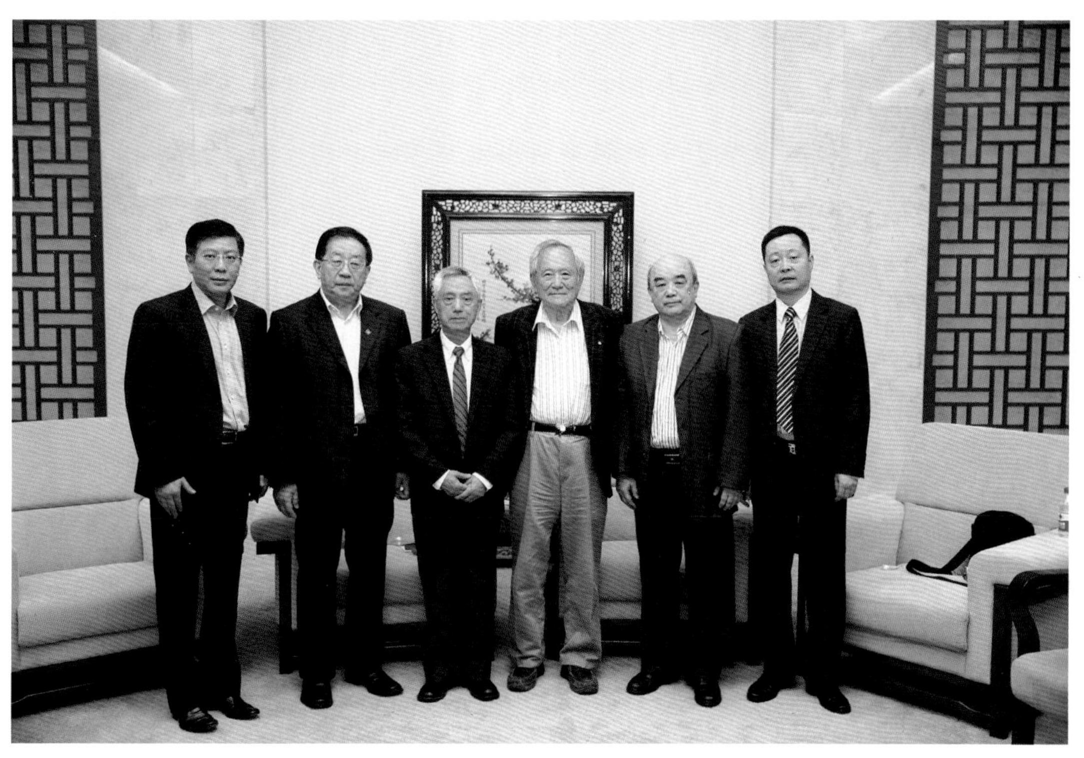

（左起） 闻大翔、吴新民、杭燕南、庄心良、欧阳葆怡、俞卫锋

主　编 闻大翔　欧阳葆怡　俞卫锋

副主编 叶铁虎　李士通　陈锡明

参编人员（排名不分先后）

吴新民、许幸（北京大学第一附属医院）

叶铁虎、林思芳（清华大学协和医学院附属北京协和医院）

金海龙（首都医科大学附属天坛医院）

王保国（北京三博脑科医院）

杭燕南、俞卫锋、王祥瑞、闻大翔、周仁龙、皋源、赵贤元、杨卫红、周洁、怀晓蓉、陈毓雯、宋建纲(上海交通大学医学院附属仁济医院)
于布为、陆志俊(上海交通大学医学院附属瑞金医院)
陈锡明(上海交通大学医学院附属新华医院)
张马忠、李波(上海交通大学医学院附属儿童医学中心)
李士通、赵雪莲、马皓琳、杨斌(上海交通大学附属第一人民医院)
薛张纲、仓静、郭克芳(上海复旦大学附属中山医院)
梁伟民(上海复旦大学附属华山医院)
周脉涛、王振猛(第二军医大学附属东方肝胆医院)
王俊科(中国医科大学第一附属医院)
欧阳葆怡、冉建、蓝岚(广州医科大学附属第一医院)
李德维(广东省中医院)
赵国栋、王庆、徐金东(广东省人民医院)
连庆泉、李兴旺(温州医学院第一附属医院)
王焱林、詹佳(武汉大学附属中南医院)

秘　书　怀晓蓉　周仁龙

序

《肌肉松弛药》(第 1 版)问世已有 8 年,对肌肉松弛药及其拮抗药的临床合理应用发挥了积极作用。2009 年由中华医学会麻醉学分会组织起草了《肌肉松弛药合理应用的专家共识》,发表于《中华麻醉学杂志》,2013 年修改成为第 2 版,在《中华医学杂志》上刊出。另外,《肌肉松弛药合理应用的专家共识》全国各地巡讲及问题解答,这诸多学术活动为《肌肉松弛药》再版提供了丰富的素材。

虽然人们致力于新的肌肉松弛药和新肌肉松弛药的拮抗药的研究,但还不能满足临床理想肌肉松弛药的要求。更他库铵(gantacurium)及其拮抗药已研究多年,但至今还未上市,是否能成为临床理想的肌肉松弛药尚属疑问。氯更葡糖钠(sugammadex)能快速逆转罗库溴铵和维库溴铵的肌松效应,但也有一定局限性。因此,肌肉松弛药和新肌肉松弛药的拮抗药的研制仍需大家一起继续努力,任重道远。

尽管临床上尚未有完美和理想的肌肉松弛药,但广大麻醉科医生在临床实践中对肌肉松弛药的使用积累了丰富的经验,同时对肌肉松弛药的剂量和给药方法以及不良反应的防治等方面进行了深入研究,为进一步临床合理使用肌肉松弛药提供了新的思路。

再版《肌肉松弛药》增加了许多新章节,参考了大量近期发表的文献,内容更加新颖、丰富和实用,并将对肌肉松弛药的临床合理应用提供了具有重要的指导意义。

我衷心祝贺并期待《肌肉松弛药》第 2 版的问世。

中华医学会麻醉学分会前任主任委员

中国医师学会麻醉学医师分会终身成就奖获得者

英国皇家麻醉学院名誉院士

北京大学第一医院教授、博士生导师

吴新民

2015 年春节

前　言

2007年,《肌肉松弛药》正式出版,至今已有8年,作为《当代麻醉药理学丛书》8本分册之一,作为国内第一部有关肌肉松弛药的学术专著,该专著受到广大麻醉界同道的欢迎,3 200册已售罄。《当代麻醉药理学丛书》8本分册于2009年全部完成。根据当时的编写说明,最终将出版合订精装本《当代麻醉药理学》,同时各分册主编可以自行再版。上述两项艰巨任务我们将努力争取实现。

随着麻醉和围术期医学的进步与发展,肌肉松弛药及其拮抗药的临床研究也有很多进展。2009年由中华医学会麻醉学分会组织编写的《肌肉松弛药合理应用的专家共识(2009)》,在中华麻醉学杂志刊出,4年间经过专家组反复推敲和修订,《肌肉松弛药合理应用的专家共识(2013)》在中华医学杂志上刊出。还有《肌肉松弛药合理应用的专家共识》问题解答及全国各地巡讲。上述许多活动为《肌肉松弛药》再版提供了丰富的素材。

《肌肉松弛药》第2版的编写已启动2年,基本上在原作者大力支持下完成。新版内容较第1版增加近1/4,也有新的作者参与编写。再版后的《肌肉松弛药》共分27章,内容更加完善、新颖和实用。

德高望重的杭燕南教授不再任主编,但他无私奉献,为完成《肌肉松弛药》第2版的编写付出了辛勤劳动。我们衷心感谢《当代麻醉药理学丛书》的总主编杭燕南、罗爱伦和吴新民教授,同时也感谢杭燕南、吴新民和庄心良教授担任《肌肉松弛药》第2版的审校工作。

最后感谢作者们和世界图书出版上海公司的大力支持。欢迎广大读者批评指正。

闻大翔　欧阳葆怡　俞卫锋

2015年元旦

目　　录

第一章 肌肉松弛药的历史和现状

肌肉松弛药(muscle relaxant),又称神经肌肉阻断药(neuromuscular-blocking drugs)是在神经肌肉接合部阻断运动神经电活动传导,导致全身的骨骼肌麻痹的一类药物。在肌肉松弛药发现和临床应用以前,全麻时要达到良好的肌肉松弛需要深麻醉才能实现,给予乙醚吸入要达到3期3级的麻醉深度。这样深的麻醉,将对循环系统、呼吸系统和机体的代谢产生显著的抑制。因此,在那个时代,老年患者、重症患者是无法耐受这种深麻醉,自然也就成为临床麻醉中禁忌的患者。能够承受深麻醉的患者,手术结束后,也必然会深睡相当长的时间,不可能立即从麻醉中苏醒过来。肌肉松弛药的临床应用,开始了现代麻醉学的深肌松和浅麻醉的时代,极大地增强了麻醉的可控性和手术中的安全性。

第一节 箭毒的发现

最早的肌肉松弛药源于大自然所赐,使用者要追溯到南美洲人,他们用蝎、毒蚁和某些植物汁的调制品去浸泡箭,再使用这样处理过的箭,射中动物后,动物即麻痹死亡。其中的植物汁就是箭毒,又称见血封喉(箭毒木),学名 *Antiaris toxicaria Lesch*,多生于海拔1 500 m以下的雨林中,乔木,高25～40 m,胸径30～40 cm;具乳白色树液,树皮灰色,春季开花。是国家三级保护植物的一种剧毒植物和药用植物。箭毒木的乳白色汁液含有剧毒,一经接触人畜伤口,即可使中毒者心脏麻痹(心率失常导致),血管封闭,血液凝固,以至窒息死亡,所以人们称它为“见血封喉”。因其有毒且附于箭上故称为箭毒,成为人类最早使用的肌肉松弛药后来知道不是这种调制品中所有成分都能够使动物麻痹致死,能够引起动物麻痹的是某种植物的蒸馏汁。这种植物蒸馏汁的混合物因其具有毒性且附着于箭上故将其称为箭毒(curare)(图1-1)。1516年,意大利牧师德安吉拉(P. M. d'Anghera)描述了南美洲的印第安人在捕猎过程中使用箭毒。德国化学家贝姆(R. Boehm)根据箭毒的不同配制和储存方法,将其分为筒箭毒和葫芦箭毒。

早在1505年,一名纵踏南美洲的意大利牧师曾在其笔录中写到“印第安部落首领等待着穿着衣服的首领和贵族,带着700个裸体武装士兵向他们发动攻击,用有毒的箭攻击。箭是如此的厉害,尽管伤口不大,但是受伤的人很快就死了”。沃尔特·雷利(Walter Raleigh)爵士是率先报道这一神奇药物的人之一。他的上尉劳伦斯·基米斯(Laurence Keymis)称这种药物为箭毒(ourari),这是首次试图用英语来复述这一毒物的印第安发音。令人疑惑的是吃下中毒

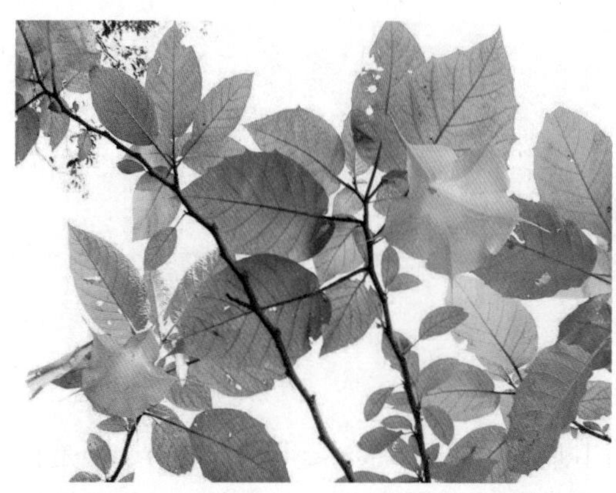
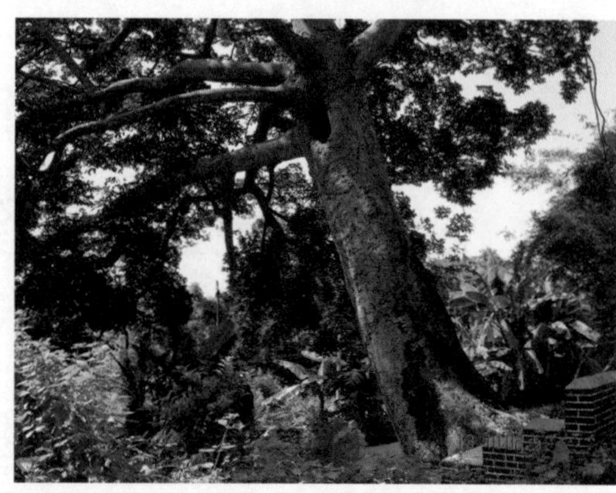

图 1－1 箭毒的花叶和树

动物的肉却可以安然无恙。原住居民注意到火药发射的声音会惊吓猎物，因此他们更喜欢使用这种发射时没有声音的毒箭来捕猎。最初报道显示，这种毒素是由鼠的骨骼和树皮的混合物制成。查尔斯-马里·德拉康达迈恩（Chales-Marie de la Condamine）是将样品带回到欧洲的第一人。样品被理查德·布罗克莱斯百（Richard Brocklesby）用来证实一个死于箭毒后的猫的心脏能持续跳动2 h。费利克斯·方塔那（Felix Fontana）将此药物直接注射到暴露的坐骨神经发现对其没有效应，由此他得出箭毒的作用是通过损害肌肉的兴奋性来实现的。本杰明·布罗迪（Benjamin Brodie）是英国的一位外科学权威，沃特顿（Waterton）是英格兰韦克菲尔德附近沃尔顿山谷的一位乡绅，酷爱旅游，曾多次远足到英属圭亚那地区，并获得了箭毒的几个品种。

1740年南美洲的箭毒样品被带到荷兰莱顿大学，开始了对它进行研究。英国布罗克莱斯百（Brocklesby）医生在那里将箭毒注入猫的腿部，随后猫停止了呼吸，但心脏仍继续跳动约2 h后，第一次证实了箭毒不是因为引起心脏停止跳动而致动物死亡。

1814年，英国的班克罗夫特（Bancroft）和布罗迪（Brodie）医生通过实验明确地证实，箭毒引起的动物死亡是使其呼吸停止，如果能够使用人工风箱维持动物的肺通气，动物的生命将能够得以维持。他们公开演示了给予一头驴箭毒，使其肌肉完全麻痹，呼吸停止达2 h多，其间使用一个插入气管的风箱，对这头驴施行人工通气，这头驴一直活着，而且在实验结束后仍活了许多年。

法国生理学家伯纳德（C. Bernard）通过全面研究了箭毒对中枢神经系统、感觉神经、运动神经和肌肉的作用后，1856年公开演示了他的著名实验，伯纳德将青蛙的后肢勒紧，阻断后肢的血液供应，然后将箭毒注入青蛙体内，他观察到青蛙全身肌肉已经麻痹，但隔离于全身循环的后肢，对其神经刺激仍然有收缩反应，针刺青蛙的前肢皮肤，前肢肌肉出现麻痹，不能够收缩，但刺激后的后肢能够产生收缩反应，此时直接刺激前肢的肌肉，前肢的肌肉仍然能够收缩。他的结论是，刺激麻痹肢体的皮肤能够引起非麻痹肢体的运动，表明箭毒并不影响感觉神经系统。直接刺激麻痹肢体的肌肉能够引起该肌肉的收缩，说明箭毒并不是直接作用于肌肉。伯纳德的观察揭示了箭毒作用的可怕结果，即箭毒中毒者神志清醒而不能运动，眼睛可能凝视不动，一个不动的身躯静静地死去而不能哭泣或喊叫，失去表达的能力，牺牲者始终具有意识、情感和智力，死亡者经历了最可怕和最可悲的死亡过程。因此，如果全麻深度不足，患者意识未消失(知晓)，在肌肉松弛药作用下，患者感受到的手术痛苦是无法表达的，这是最可悲的状况，应该绝对避免其发生。但是，伯纳德没能够正确说明他所观察到现象的精确机制，他认为箭毒的作用部位是在脊髓或脊髓的运动神经根。随着显微镜的发明和进步，很快就确定了神经纤维和肌纤维间存在裂隙，1862 年库恩(Kuhne)教授将神经肌肉之间的区域定义为终板。1866 年伯纳德的学生维尔皮安(Vulpian)在他的论文中明确地指出，箭毒直接注射到运动神经，仅能产生缓慢不全的肌肉松弛，而箭毒直接注射到终板，立即引起迅速完全的肌肉松弛，因此，他提出箭毒的作用是阻断了神经纤维和肌肉纤维之间的交流。

1886 年德国化学家贝姆根据不同地方箭毒的不同配制和储存方法，将箭毒进行了分类，在厄瓜多尔和秘鲁是将匍匐植物防已科(chondodendron tomentosum)植物的茎和皮的提取汁与多种生物碱混合后储存在竹筒中，贝姆称其为筒箭毒；而在奥里诺科和圭亚那是将马钱科植物的茎和叶和其他植物的根提取汁混合后储存在葫芦中，故将其称为葫芦箭毒。

1934 年英国药理学家戴尔(H. H. Dale)和菲尔德贝克(Feldberg)证实了在神经肌肉传导中是运动神经释放的乙酰胆碱引起肌肉收缩，2 年后戴尔(H. H. Dale)和巴克尔(Z. M. Bacq)等人明确了箭毒能够阻断运动神经所释放乙酰胆碱的作用，导致肌肉麻痹。1935 年在英格兰威尔康实验室(Wellcome Laboratories)工作的金(King)从箭毒样品中游离出了筒箭毒碱，并且确定了筒箭毒碱的右旋体具有肌肉松弛作用，同时也确定了其化学结构(分子的两端具有季铵基团)，伦敦大学药学院的药理学家们最后彻底揭开了南美洲印第安人使用几个世纪箭毒的奥秘。

第二节 箭毒的临床应用

在 1859 年开始使用箭毒治疗术后破伤风惊厥的患者，1869 年已有记载，将箭毒用于治疗癫痫患者，到了 1941 年，箭毒已经被推荐用于治疗肌肉痉挛、士的宁中毒的惊厥状态、子痫以及癫痫大发作的抽搐状态。

生活在厄瓜多尔的吉尔(Gill)患有多发性脊髓硬化症，他回到美国就医，他的神经科医生弗里曼(Freeman)告诉他箭毒可能能够缓解他的病痛。于是他返回厄瓜多尔，从当地印第安人那里获得了 25lb 粗制箭毒和一些制造箭毒的植物样本。他将这些样品交给了斯奎布(Squibb)和他的儿子们，希望他们能够从中研制出缓解他病痛的有效药物。

神经精神病学家班尼特(Bennett)看到惊厥发作导致脊柱骨折的高发生率，决定在治疗惊厥时使用箭毒，以缓解惊厥可能对脊柱造成的损伤。1940 年 6 月第 91 次美国医学会年会上班尼特医生播放了他的惊厥治疗方法中合并使用箭毒的影片。斯奎布研究室的赖特(Wright L)看到了班尼特放映的这部影片，认为箭毒可能能够在麻醉中使用，他就将他们实验室提取出的箭毒送给了纽约大学医院的罗文斯坦(Rovenstine EA)医生，罗文斯坦医生将箭毒交给了他的一位住院医生佩珀(Papper EM)，佩珀医生将箭毒用于 2 位乙醚麻醉下的患者，结果这 2

位患者呼吸停止，全身青紫，佩珀医生不得不在术中和术后整个夜晚给患者施行面罩人工通气，直至患者恢复自主呼吸。他们还不清楚吸入乙醚能增强箭毒的肌肉松弛作用。而且在那个时期，气管内插管在美国还不普及。因此，美国麻醉学界认为麻醉中给予箭毒太危险。

1942年温特顿（Wintersteine）和达彻（Dutcher）第1次从筒箭毒样本中游离出了右旋筒箭毒生物碱（alkaloid d-tubocurarine），斯奎布研究室的霍拉代（Holladay AH）设计出了监测箭毒效能的兔垂头标准，并标准化了箭毒的商业制剂筒箭毒碱（Intocostin）。

内布拉斯加大学的麦金泰尔（Mcintyre）教授进一步从筒箭毒碱样品中游离出了纯的箭毒，并将提取出的箭毒提供给了加拿大的麻醉科医生格里菲思（Griffith）。格里菲思医生是环丙烷麻醉的热心推崇者，并且他认识到麻醉中使用箭毒可能出现的青紫，只要掌握了气管内插管技术，有效完成人工通气就没有问题。1942年1月23日他和他的一位住院医生约翰逊（Johnson）在一位年轻患者环丙烷（cyclopropane）麻醉下行阑尾切除术中成功地使用了箭毒。同年7月发表了他们在25例环丙烷和乙醚麻醉中使用箭毒制剂筒箭毒碱的经验。从此正式确立了在麻醉中应用肌肉松弛药，结束了深麻醉的时代，开始了现代麻醉学的新纪元，即深肌松和浅麻醉的时代。1991年加拿大印发了纪念邮票以表彰格里菲思对麻醉学的贡献。

英国利物浦麻醉科医生霍尔顿（Halton）说服他美国朋友从美国给他带回了筒箭毒碱，他和格雷（Gray C）医生在麻醉中使用了筒箭毒碱获得了满意的效果。1946年他们报道了他们使用箭毒的经验，并奠定了镇静、镇痛和肌肉松弛的全身麻醉技术。

临床麻醉中开始使用箭毒后，格里菲思曾明确指出，不应该没有差别地使用箭毒，没有经验的麻醉科医生是没有能力处理肌肉麻痹患者的。不幸的是，此后临床麻醉工作没有能够完全遵循他的警言，几乎是没有区别地使用肌肉松弛药去掩盖麻醉的不完全，并且对于不需要肌肉松弛的手术，也都全部、无选择地频频使用肌肉松弛药。由于对肌肉松弛药认识不够深入，使用肌肉松弛药后必须对患者进行辅助呼吸或控制呼吸等呼吸支持并未完全了解，对手术结束后肌松药残余作用认识、重视不够，不知道拮抗肌松药残余作用的重要性，在开始使用肌肉松弛药后，出现了因使用肌肉松弛药带来的问题。1954年比彻（Beecher）和托德（Todd）发表了他们的调查结果，结果显示使用肌肉松弛药的手术患者死亡率比未给予肌肉松弛药的患者高出6倍。他们的文章发表后，肌肉松弛药的使用量明显减少，同时也引发了麻醉学界对正确使用肌肉松弛药、重视使用肌肉松弛药后的呼吸管理、认真监测肌肉松弛药的作用并及时拮抗肌松药残余作用等问题，进行了认真的讨论和深入研究，并逐渐积累了使用肌肉松弛药的经验，最终使得肌肉松弛药成为全身麻醉时需要使用的一类重要药物。正是因为有了肌肉松弛药和不断研制出来优秀吸入麻醉药和麻醉性镇痛药，才能够使老年患者和重症患者的复杂手术、复杂心脏手术和器官移植等手术成为可能。

第三节　其他肌肉松弛药的合成和应用

为了获得合乎理想的肌肉松弛药，人们用化学方法不断合成新的肌肉松弛药。

1946年英（Ing）和巴洛（Barlow）以及在英国国家医学研究所工作的佩顿（Paton）和扎米

斯(Zaimis)分别同时发现 2 个季铵基团之间 10 个碳原子链接的十甲烯双季铵盐具有明确的肌肉松弛作用,但它产生的肌肉松弛作用与右旋筒箭毒碱不同,它产生肌肉松弛前可引起肌纤维的短暂不协调收缩,而且它产生的肌肉松弛作用不能够被胆碱酯酶抑制剂逆转。佩顿等人将其命名为十季铵(decamethonium C_{10})。

1947 年在巴黎巴斯特研究所工作的博韦特(Bovet)采用另外的途径,开始研发与箭毒分子相似的肌肉松弛药,合成了三季铵化合物加拉碘铵(gallamine),随后合成了二钾筒箭毒碱(dimethyltubocurarine)。它们的作用时间都与右旋筒箭毒碱相似,但加拉碘铵引起显著的剂量相关的心动过速,因此很快就停止了它在临床麻醉中的应用。加拉碘铵与十季铵不同,产生肌肉松弛前不兴奋神经肌肉结合部,其肌肉松弛作用可被胆碱酯酶抑制剂逆转。

1948 年合成了琥珀胆碱,1949 年博韦特(Bovet)发表了他对琥珀胆碱研究的成果。1957 年授予了博韦特诺贝尔医学奖以表彰他对药理学的贡献。1952 年福尔兹(Foldes)将琥珀胆碱用于临床麻醉。尽管琥珀胆碱存在诸多的问题,但是它的起效时间最短,作用时间不长,能够提供最为满意的气管内插管条件,使用至今,成为使用时间最长的肌肉松弛药,是困难插管和紧急插管时,常被选用的肌肉松弛药。

20 世纪 50 年代末临床上可以使用的肌肉松弛药即为右旋筒箭毒碱和加拉碘铵(非去极化)以及琥珀胆碱(去极化)。

20 世纪 60 年代初从一种称为 Malouetia bequaertiana 的植物树皮中提取出双季铵甾类生物碱去甲孕甾二季铵(malouetine),研究发现其具有箭毒样作用,从而开始了设计合成氨基甾类肌肉松弛药。1964 年休伊特(Hewett)和萨瓦(Savage)成功合成了 2 个季胺基团由氨基类固醇环相连的新肌肉松弛药泮库溴铵(pancuronium),1967 年贝尔德(Baird)和瑞德(Reid)首次将泮库溴铵用于临床。虽然泮库溴铵的作用时间与右旋筒箭毒碱相似,但泮库溴铵的肌肉松弛作用更强,没有神经节阻滞作用,不引起组胺释放,不但不会像箭毒那样引起低血压,而且还能够使血压一定程度地升高,很快泮库溴铵就替代了箭毒,成为当时临床麻醉中主要使用的肌肉松弛药,特别是在使用大剂量麻醉性镇痛药完成诱导时,更需要给予泮库溴铵来维持麻醉诱导时患者血压和心率的稳定。

泮库溴铵在临床麻醉中使用不久,外科手术患者的疾病谱发生了很大变化,接受手术患者患有冠状动脉硬化性心脏病的比例迅速增加,冠脉旁路手术替代了瓣膜置换手术,成为心脏外科的主要手术。心动过速和血压升高对冠心病是极为不利的,这就要求尽快研制出对心血管无任何影响的肌肉松弛药。

1980 年萨维奇(Savage)认识到泮库溴铵分子中一端季铵基团(D 环)具有神经肌肉传导阻滞功能,而另一端季铵基团(A 环)具有阻断毒蕈碱样受体活性,是引起心动过速的根源,将 A 环氮原子去甲基化形成新的肌肉松弛药维库溴铵产生肌肉松弛作用的同时就不再引起心动过速。

1981 年在斯特拉斯克莱德(Strathclyde)大学和威尔康研究所(Wellcome Laboratories)工作的斯特恩莱克(Stenlake JB)和他的同事们合成了不依赖于肝肾功能代谢和排泄而在生理 pH 和温度下经霍夫曼(Hotfmann)降解的苄异喹啉类肌肉松弛药阿曲库铵。

阿曲库铵和维库溴铵这种中等作用时间肌肉松弛药的研制成功，满足了日常绝大部分全麻手术肌肉松弛的要求，完全改变了一味使用长作用时间肌肉松弛药的局面，大大地减少了术后肌松药残余作用，显著地提高了使用肌肉松弛药的安全性。

1992年成功地从阿曲库铵十个同分异构体中分离提出了并不引起组胺释放的顺式结构，即顺阿曲库铵，1996年正式用于临床麻醉，其特点是代谢不依赖肝肾功能、反复使用药物无明显蓄积，适合持续输注维持药效，进一步提高了中等作用时间肌肉松弛药临床应用的安全性。成为现今临床麻醉中使用较为普遍的中等作用时间非去极化肌肉松弛药。

20世纪80年代哌库溴铵研制成功并用于临床，1991年杜什氯铵（doxacurium）研制成功用于临床，维库溴铵、哌库溴铵和杜什氯铵是对突触后烟碱样胆碱能受体作用高度专一的肌肉松弛药，它们在产生肌肉松弛作用的同时，不引起心血管系统功能的改变，因此，维库溴铵和哌库溴铵很快就成为临床麻醉中主要使用的肌肉松弛药，特别是冠心病患者全麻手术时，它们是首选的肌肉松弛药。对于手术时间长、术后需要进行呼吸机治疗的患者，更适合给予哌库溴铵。杜什氯铵是目前作用时间最长的肌肉松弛药。

第四节　速效和短效肌肉松弛药的研制

去极化肌肉松弛药琥珀胆碱在产生肌肉松弛作用的同时，能够引起肌颤、肌强直、眼内压升高、胃内压升高、颅内压升高、血清钾升高和心律失常，对易感者能够触发致命的恶性高热。因此，药物化学家们一直在致力于开发起效快、作用时间短的非去极化肌肉松弛药，以替代琥珀胆碱。

1988年研制出米库氯铵（mivacurium），它主要依赖于血浆胆碱酯酶水解，作用时间与琥珀胆碱近似，但是其起效时间明显长于琥珀胆碱。1993年萨瓦尔诺斯（Savarese JJ）和他的同事们将其正式用于临床麻醉，是目前作用时间最短的苄异喹啉类非去极化肌肉松弛药。

1988年鲍曼（Bowman WC）提出了氨基甾类肌肉松弛药的作用起效时间与其作用强度相关，作用强度弱的起效快。可能因为作用弱的肌肉松弛药为了获得满意的肌肉松弛需要给予更大的剂量，这样有更多的肌肉松弛药分子到达运动神经终板，促成其快速起效。1989年研制出罗库溴铵，罗库溴铵是维库溴铵去乙酰氨基的同型物，具有和维库溴铵相同的分子骨架，仅替换了一个单季铵基团，使其肌肉松弛作用减弱，成为了起效最快的非去极化肌肉松弛药。1994年正式将罗库溴铵用于临床麻醉，1997年进入我国。罗库溴铵心血管不良反应很小，其水溶液稳定，已经成为目前临床麻醉中应用较普遍的肌肉松弛药，但是罗库溴铵的作用时间为30～40 min，仍无法替代短效的琥珀胆碱用于困难插管。近年研制出的其特异性拮抗药氯更葡糖钠（sugammadex）可以迅速拮抗其药效，两者配合使用有望取代琥珀胆碱。

1999年研制出用于临床麻醉的非去极化肌肉松弛药瑞库溴铵（rapacuronium），插管剂量起效时间为60～90 s，作用时间10 min。它的起效时间和作用时间与琥珀胆碱极为相似，但是自瑞库溴铵用于临床麻醉至2001年，共出现了严重支气管痉挛的病例21例，其中8例患者因此死亡，故在2001年3月19日瑞库溴铵被决定撤除市场，停止了它的临床应用。

近年来研制出一个超短效的苄异奎啉类非去极化肌肉松弛药，更他氯铵(gantacurium)，它的 ED_{95} 为 0.19 mg/kg，2 倍 ED_{95} 的起效时间 60～90 s，它是在血浆经化学水解和与半胱氨酸结合后作用终止，其肌肉松弛作用的维持时间为 5～10 min，给予其 2.5 倍 ED_{95} 后至今未观察到明显的不良反应。是否更他氯铵最终能够替代琥珀胆碱，仍需要进一步的临床验证。

第五节　肌肉松弛药的拮抗药

50 多年来，我们是使用胆碱酯酶抑制剂来拮抗非去极化肌肉松弛药的残留作用，胆碱酯酶水解乙酰胆碱效率极高，每一个胆碱酯酶在 1 min 内能完全水解 10^5 个分子的乙酰胆碱。胆碱酯酶抑制剂可逆性地抑制胆碱酯酶对乙酰胆碱的水解，使得神经肌肉结合部乙酰胆碱的数量明显增加。遵循质量作用定律，乙酰胆碱数量显著增加后，将从烟碱样胆碱能受体置换出非去极化肌肉松弛药，使神经肌肉传导功能恢复正常，非去极化肌肉松弛药的作用终止。

但是，胆碱酯酶抑制剂对肌肉松弛药的深度阻滞是无效的。在我国用于拮抗非去极化肌肉松弛药的胆碱酯酶抑制剂是新斯的明，如果给予肌肉松弛药的剂量较大，作用时间很长，即使应用新斯的明拮抗其残留肌肉松弛作用，仍然有“再箭毒化”的可能。另外，抑制了胆碱酯酶对乙酰胆碱的水解后，数量增加的乙酰胆碱既作用于烟碱样胆碱能受体，同时也作用于毒蕈碱样胆碱能受体。毒蕈碱样胆碱能受体兴奋，会引起唾液分泌量增加，肠蠕动增强，心动过缓等不良反应。因此，在使用胆碱酯酶抑制剂拮抗非去极化肌肉松弛药时，必须同时给予毒蕈碱样胆碱能受体阻滞药，才能够保证使用新斯的明安全地拮抗肌松药残余作用。临床常用的毒蕈碱样胆碱能受体阻滞药是阿托品。拮抗肌松药残余作用时，通常是给予新斯的明 0.07 mg/kg，同时给予阿托品 0.3 mg/kg。新斯的明达到峰值效应的时间是 7～10 min，作用持续时间为 60 min，阿托品的起效时间是 1 min，明显快于新斯的明，因此，同时给予上述肌肉松弛药的拮抗药后，会引起心率增快，甚至导致心动过速，对于缺血性心脏病患者产生不良后果。另外，还必须注意到给予新斯的明的最大剂量不能够超过 5 mg，否则过大剂量新斯的明本身会因为其突触前效应，减弱神经肌肉的传导功能。

自 1997 年开始，英国的药理学家博姆(Bom)等人研究将环糊精(cyclodextrins)衍生物制成肌肉松弛药的拮抗药。从 240 个环糊精衍生物中，选定了 γ 型直径为 0.79 nm 的环糊精修饰成为氨基甾类肌肉松弛药的特异性拮抗药，拮抗肌肉松弛药作用强度依次为罗库溴铵(95.1%)、维库溴铵(90.6%)和泮库溴铵(60.2%)，它的拮抗作用是通过一对一包裹氨基甾类肌肉松弛药分子，使其不能与胆碱能受体结合而实现，定名为氯更葡糖钠(sugammadex)，商品名为布瑞亭(bridion)。

2008 年 7 月氯更葡糖钠已在欧洲被批准上市，临床广泛应用已经证实，罗库溴铵引起的浅肌松时静注氯更葡糖钠 2 mg/kg，深肌松时静脉注射 4 mg/kg，以及静注罗库溴铵 0.9 mg/kg 后(困难插管)立即静注氯更葡糖钠 16 mg/kg，均可在 3 min 内使罗库溴铵肌肉松弛作用消除，患者恢复自主呼吸。由于氯更葡糖钠不抑制胆碱酯酶，没有新斯的明的自主神经系统的不良反应；由于无需复合使用阿托品，也没有阿托品的抗毒蕈碱样的不良反应，这些使得心血管和自主神经系统十分稳定。氯更葡糖钠已经被50多个国家批准上市。我国也已经完成了临床注册试验，待国家药监部门批准上市。

2013年美国麻省总医院霍夫曼等人报道了他们研制成功对甾类和苄异喹啉类肌肉松弛药均有拮抗作用的葫芦脲家族无环化合物Calabadion，观察到大鼠静注罗库溴铵3.5 mg/kg后(12.3±1.1) min自主呼吸恢复，(16.2±3.3) min TOFr恢复到0.9，静注罗库溴铵后静注新斯的明(0.06 mg/kg)和格隆溴铵(0.012 mg/kg)(4.6±1.8) min TOFr恢复到0.9，静注罗库溴铵后静注Calabadion(90 mg/kg)，(15±8) s自主呼吸恢复，(84±33) s TOFr恢复到0.9；静注顺阿曲库铵(0.6 mg/kg)后(8.7±2.8) min自主呼吸恢复，(9.9±1.7) min TOFr恢复到0.9，静注顺阿曲库铵后静注同样剂量的新斯的明和格隆溴铵，(2.8±0.8) min自主呼吸恢复，(7.6±2.1) min TOFr恢复到0.9，静注顺阿曲库铵后静注Calabadion(150 mg/kg)，(43±13) s自主呼吸恢复，(87±16) s TOFr恢复到0.9。静注Calabadion后不引起心率、心律、血压和血液pH的改变，1小时内静注的Calabadion经尿排出。结果显示Calabadion是一个新型甾类和卞异喹啉类肌肉松弛药的特效拮抗剂。

快速起效的肌肉松弛药以及特效肌肉松弛拮抗药的研发成功，将为我们更加安全、有效地使用肌肉松弛药提供重要的保证，也会大大地改变临床麻醉的现状，我们能够避免不必要的过深麻醉，为外科手术及时提供必需的肌肉松弛，并且满意的肌肉松弛能够维持直至手术结束，手术结束后患者的神经肌肉传导功能能够迅速恢复正常。如果给予肌肉松弛药后发现患者属困难插管，可以让患者肌肉松弛作用立即迅速终止，恢复正常自主通气，保证患者的安全，使困难插管不再成为危及患者生命的可怕局面。肌肉松弛药作用迅速起效并能在需要时及时终止，就能够真正地实现快通道的精细麻醉。

第六节　肌肉松弛药在我国的应用

在我国，特别是基层医院，长期以来应用区域阻滞(椎管内阻滞和臂丛、颈丛等神经丛阻滞，近来正推广外周神经阻滞)完成着大量的临床麻醉。区域阻滞是不需要肌肉松弛药就能够获得术野满意的肌肉松弛的。因此，我国肌肉松弛药的应用量，远远低于发达国家。

新中国成立以后，我们主要使用的肌肉松弛药是琥珀胆碱、箭毒和少量的加拉碘铵。琥珀胆碱被用于全麻快速诱导气管内插管，急救复苏时的气管内插管，以及和普鲁卡因同时静脉滴注维持全身麻醉。在那个年代，由于麻醉设备和麻醉相关知识的限制，我国的全身麻醉并不主张使用大剂量的肌肉松弛药，手术中施行完全的机械通气，控制患者的呼吸，而是提倡术中保留患者的自主呼吸，即使开胸手术，也主张仅每次给予患者5～8 mg右旋筒箭毒碱，使患者术中始终存在着微弱的自主呼吸，术中手控辅助呼吸完成对患者的呼吸管理。由于整个麻醉过程中肌肉松弛药使用量较少，同时对术后肌松药残余作用重视不够，在我国一直不主张或不会在手术结束时，拮抗肌松药残余作用。

泮库溴铵是首先在我国大量使用的进口肌肉松弛药，它为我国的全麻手术患者提供了满意的手术条件，但是它在一定程度上也导致了术后肌松药残余作用引起的严重后果。哌库溴铵首先是在 20 世纪 80 年代中期经匈牙利大使馆介绍到我国的，后来在 20 世纪 90 年代初，正式在我国临床麻醉中应用。因其作用时间较长，对心血管系统无任何影响，成为心脏血管外科、器官移植手术和术后需要保留气管内导管进行呼吸机治疗危重休克患者手术时，一直使用至今的肌肉松弛药。

21 世纪前我国的肌肉松弛药几乎完全是依赖于进口，随着我国国民经济的迅速发展，阿曲库铵是在 20 世纪 80 年代后期进入中国的，由于阿曲库铵产生肌肉松弛作用的时间缩短了，非常适合日常进行大量的外科手术，而且阿曲库铵在机体内作用的终止并不主要依赖于肝肾功能，而是经历霍夫曼降解，因此很快阿曲库铵就成为我国主要应用的肌肉松弛药。随后维库溴铵进入我国，很快成为我国使用最多的肌肉松弛药。随着我国经济和科技的发展，维库溴铵和阿曲库铵已能在国内生成，罗库溴铵于 1997 年正式进入我国，并也很快实现了国产化，2006 年我国又生产出顺阿曲库铵。2011 年米库氯铵被引进我国，以满足小儿手术、腹腔镜手术、眼耳鼻喉科手术及短小全麻手术的需要。

总之，肌肉松弛药从发现到应用于临床麻醉，再到开发理想新药，完善临床肌张力监测方法以及研制出其特效拮抗药物，走过了漫长的历程。欧美国家科技对其加速发展和成熟作出了重要的贡献，我国制药工业需迎头赶上，在学习他国经验基础上，努力研制新的更为理想的肌肉松弛药。

（许　辛　吴新民）

参考文献

1 Dale HH. Chemical transmission of effects of nerve impulses. Br Med J, 1934, 1:853 - 860.

2 Gill RC. The flying death. Natural History, 1935, 36:279 - 286.

3 Dale HH, Feldberg W, Vogt M. Release of acetylcholine at voluntary motor nerve endings. J. Physiol, 1936, 86:353 - 380.

4 Bennett AE. Preventing traumatic complications in convulsive shock therapy by curare. JAMA, 1940, 144:322 - 324.

5 Griffith HR, Johnson GE. The use of curare in general anaesthesia. Anesthesiology, 1942, 3:418 - 420.

6 Yang LP[1], Keam SJ Sugammadex: a review of its use in anaesthetic practice. Drugs. 2009, 69(7):919 - 942.

第二章　神经肌肉接头的分子结构与神经肌肉兴奋传导

神经肌肉接头的结构和神经兴奋传导的系统通过将电冲动转化为动作电位，进而引起肌肉的收缩运动。要深入了解有关肌肉松弛药在麻醉作用的方式和机制，就要首先认识其作用的主要效应部位的特点。最近的研究多深入受体激动剂和拮抗剂在不同部位的作用及正常与病理状态下，乙酰胆碱受体表达的调控。

第一节　神经肌肉接头的解剖和分子结构

运动神经末梢与骨骼肌的连接部位形成神经肌肉接头，是神经端和肌肉端传递和接受化学信号的特异结构。神经肌肉接头可分为三部分：运动神经末梢及其末端的接头前膜；肌纤维的终板膜即接头后膜；介于接头前后膜之间的神经下间隙或称突触间隙和接头间隙。

在神经肌肉接头发育成熟的过程中神经对维持和发育形成神经肌肉接头具有十分重要的作用。胚胎期生长锥通过对其环境探寻后，向着靠近它们的靶区延伸，并与肌细胞胞体接触到一起。随后通过突触前、后膜的分化形成稳定的细胞间连接位点，然后形成成熟的突触。运动神经元轴突生长到肌肉细胞表面以后，首先需要识别特定的靶区才能形成正确的突触连接。

在胚胎发育过程中，肌原细胞和神经轴突几乎同时到达肌肉形成的部位。而雪旺细胞和神经轴突则沿外周神经到达该部位。突触传递在随后数分钟内开始，冲动的传输由肌细胞膜表面的胎儿型乙酰胆碱受体介导。

一、接头前部分

运动神经元自脊髓前角发出，中间不交换神经元而直接到达神经肌肉接头，电冲动也从脊髓沿轴突传导至肌肉。神经元泡体合成的酶、蛋白质以及膜的组成部分是储存和释放乙酰胆碱所必需的，这些物质通过轴突转运至末梢，但合成乙酰胆碱所必需的胆碱和乙酸则不通过轴突转运，而是由远端的神经末梢直接摄取。

到达肌肉的神经末端分成许多支，可以与许多肌纤维形成结合部。一个神经元与许多肌纤维共同构成一个运动单位。神经轴突的末端到达肌肉后髓鞘消失，这部分无髓鞘的神经分支进而形成神经末梢。研究表明，神经末梢是通过调节神经递质的合成、释放，以及营养因子的释放来调节肌肉的功能状态。

运动神经末梢是神经最远端的一个特殊结构，包括有合成、包裹以及释放乙酰胆碱所必需的各种成分。神经末梢中含有储存乙酰胆碱的突触囊泡，直径在 60～100 nm，分布于运动神经末梢各处，并且具有在神经末梢膜的特定区域聚集的倾向。这些区域称为活动带，可能是突触囊泡将乙酰胆碱释放到突触间隙的部位。活动带有四排可能跨膜的活动颗粒，并含有突触囊泡与末梢细胞膜融合所需成分。突触囊泡接触、融合、释放乙酰胆碱进入突触间隙，然后再循环使用。

神经末梢处有两个囊泡池可以释放乙酰胆碱，即已就绪的释放池(VP2)，储备池(VP1)。前者相对小，且局限在接近神经膜、与活性区域相邻的地带。这些囊泡通常只释放递质。电子显微镜证实，多数 VP1 储存在储备池里，并拴在一些网状细胞骨架上，组成成分主要是肌动蛋白、突触蛋白、突触结合蛋白、膜收缩蛋白。

运动神经末梢在肌纤维膜表面呈锯齿状或裂纹状分布。轴突的雪旺细胞在运动神经末梢和肌纤维的连接处形成覆盖物包裹神经肌肉接头。被包裹在内的位于轴突和肌细胞之间的空隙就是突触间隙的基底膜。其结构特点是作为一个支撑构架，生理学特点允许乙酰胆碱快速弥散。突触的结构示意图(图 2－1)。

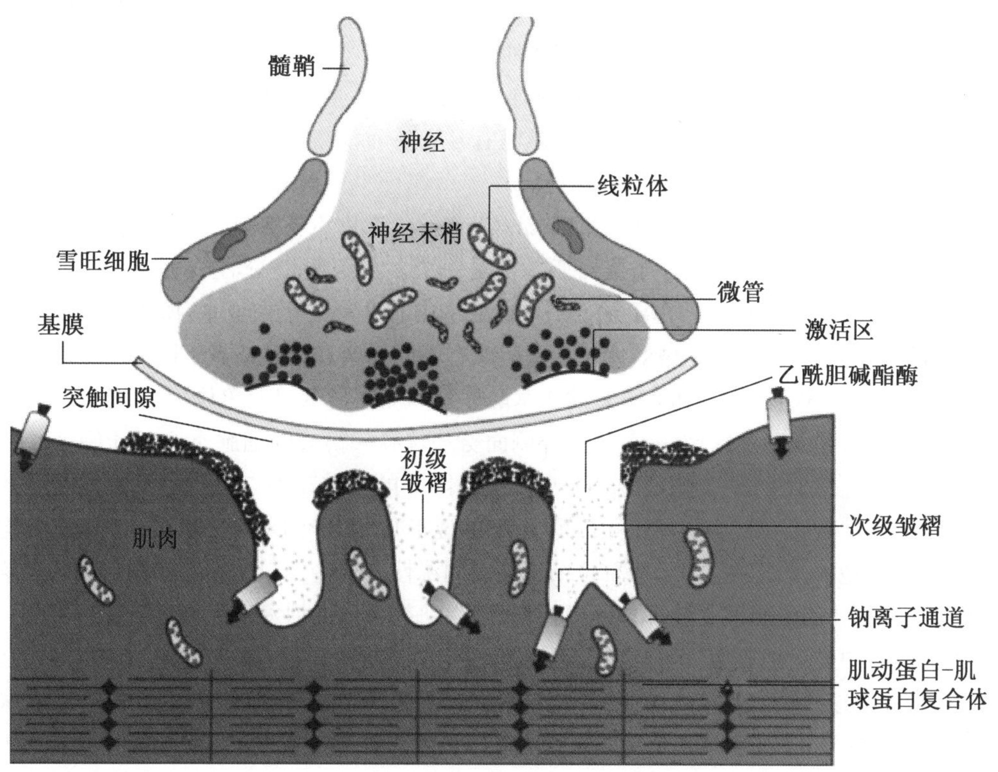

图 2－1　突触结构示意图

G 蛋白耦联的毒蕈碱样受体也参与了乙酰胆碱释放的反馈调节机制。突触前毒蕈碱样受体(M_1和 M_2受体)通过对 Ca^{2+} 内流的调节分别调控促进和抑制乙酰胆碱释放的作用。与烟碱样受体(N 受体)作用相反，突触前毒蕈碱样受体参与乙酰胆碱释放的上调和下调。

二、接头后部分

运动终板是肌膜与运动神经末梢交联的特殊结构，它们之间就是突触间隙。图2-1所示为突触结构示意图。在终板区接头后膜形成许多皱褶，皱褶再进一步形成次级皱褶，这扩大了接头后膜与神经下间隙的接触面积，接头后膜上有密集的N胆碱受体，这是由肌纤维合成的糖蛋白，相对分子质量为250。运动神经单位与突触间隙的距离为60 nm。在不同种属和不同类型的肌肉组织中，这些皱褶的深度各不相同。人类的神经肌肉接头要比鼠类大许多，但将神经肌肉接头处的皱褶与自身肌肉大小相比，其比值则小于鼠类。人类的神经肌肉接头分布有更多更深的皱褶。皱褶的“肩部”分布有密集的乙酰胆碱受体，每个接头处约有500万个，皱褶的“底部”受体较少，取而代之的是钠离子通道。

乙酰胆碱从运动神经单位的突触囊泡内释放后必须经过这个距离才能到达运动终板的受体。80%的乙酰胆碱因被乙酰胆碱酯酶水解而不能到达乙酰胆碱受体。整个肌膜都分布有乙酰胆碱受体，但在第二接头间隙的顶端最多。Rapsyn蛋白将乙酰胆碱受体固定在终板处。

每个烟碱样乙酰胆碱受体(nAchR)由5个蛋白亚基组成，其长为11 nm，排列成玫瑰状的管形结构，穿插入肌纤维膜间，突出并开口于肌纤维膜内外，受体的一半露出肌纤维膜表面，另一端露于细胞质内2.0 nm，5个蛋白亚基中有2个是α蛋白亚基，其余3个蛋白亚基为β、ε、和δ，而非成熟的受体和接头以外肌纤维膜受体没有ε亚基，而代之以γ亚基(图2-2)。冰冻蚀刻电镜显示，这个五角形体长12.5 nm，直径6.5 nm，呈中央开口2.5 nm的环状结构。五角形体约高出突触端膜6.0 nm，细胞内约2.0 nm。5个蛋白亚基环绕细胞外孔道呈漏斗样延伸为中央离子通道。五角形体的每一个蛋白亚基都是一个4次跨膜蛋白，分子质量约60 kDa，由437～501个氨基酸残基构成。由于这5个蛋白亚基中有2个α蛋白亚基，所以五角形体并不对称。这种不对称使得乙酰胆碱受体对乙酰胆碱有不同的亲和力和略微不同的反应时间。其中α亚单位是最早被提纯的，随后进行的氨基酸序列的测序显示α亚单位的N端与C端结构穿过突触后膜达到细胞外区域，跨膜区的外侧面氨基端有一很大的细胞质外区(ECD)(约200个氨基酸)，具有一个由13个氨基酸和一小段羧基隔开的半胱氨酸二硫键。反复的折叠疏水性的氨基酸残基表明在C端与N端之间，α亚单位形成了4个跨膜螺旋结构(跨膜结构区M_1～M_4)。其他4个亚单位与α亚单位结构高度同源性。这些亚单位相互作用形成一个跨膜的管道，和细胞外乙酰胆碱受体部位一样，对作用激动剂与拮抗剂发生生物学功能。

乙酰胆碱的另一种亚型α7神经元乙酰胆碱受体，以前认为仅存在于神经组织，最近在肌肉中也有发现，这些受体与传统的肌肉突触后受体相比，有着不同的功能和药理学性质，未成熟(γ亚基)受体与α7亚基神经元受体导致高血钾患者对琥珀胆碱的敏感性增加，对非去极化肌肉松弛药的抵抗性增加。α7乙酰胆碱受体的改变似乎与未成熟受体的表达平行性相关，尽管这一点还没有得到明确证实。

乙酰胆碱受体通道的模式图见图2-2(右)，受体通道开放时的细胞膜片钳信号描记见图2-2(左)。不成熟受体包含γ亚基，可使通道开放时间延长而通道电流幅度降低。成熟受体含ε亚基，在去极化期间可以使通道开放时间缩短，电流幅度增高。ε亚基取代γ亚基可使门

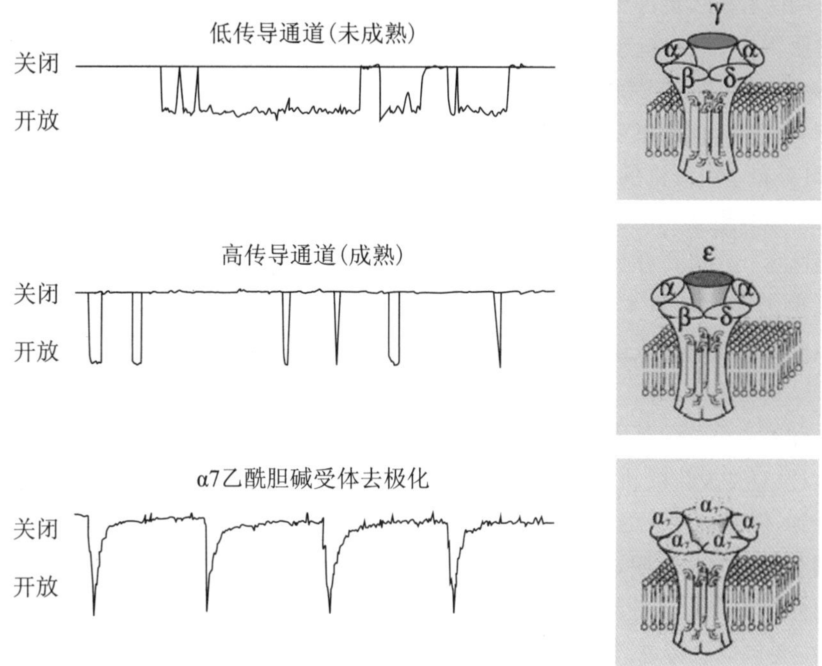

图 2-2　乙酰胆碱受体通道示意图(右)及受体通道开放时膜片钳描记(左)

控通道开放增快，属于高电通道类型。乙酰胆碱作用于 α7 乙酰胆碱受体也可造成内向电流的快速衰减。这些去极化作用对于阿托品不敏感，但对能阻断电流的 α 银环蛇毒素和肌肉松弛药敏感。

有证据表明，在烧伤和制动后，肌肉中 α7 乙酰胆碱受体蛋白的表达增加。这些 α7 乙酰胆碱受体是同价同效基因(即由同样的亚基组成)，排列成五聚体(图 2-2)。配体(药物)结合位点被认为是形成于 α7 亚基聚集间期的阴面和阳面。正像预期的那样，内源性的激动剂乙酰胆碱结合到 α7 乙酰胆碱受体上，5 个蛋白亚基都有结合乙酰胆碱或琥珀胆碱分子的能力。其他激动剂(包括烟碱和胆碱)和拮抗剂，包括肌肉松弛药泮库溴铵，眼镜蛇毒素和 α 银环蛇毒素也与 α7 乙酰胆碱受体结合。

每个亚单位的 M_2 跨膜结构区具有选择性的阳离子通道。乙酰胆碱或拮抗剂如箭毒的细胞外结合位点位于 αδ 亚单位或 αε 亚单位的 N 端，在乙酰胆碱或其他激动剂缺失的条件下，通道多处于关闭的状态下，只允许阴离子通过电化学梯度通过。ε 与 γ 来单位的功能在于稳定这种关闭的状态。在有 2 个单位乙酰胆碱分子结合到 nAchR 后，触发了其结构的改变，开放了关闭的通道。通道开放的过程长短，取决于 2 个结合的乙酰胆碱结合时程的长短。当通道打开时，钾离子流出细胞而钙离子和钠离子进入细胞，开始一次肌肉收缩。

胚胎期随着运动终板的形成，烟碱型乙酰胆碱受体进驻终板，并从全细胞膜分布的胎儿型乙酰胆碱受体(γ-nAchR)转化为只在终板区分布的成人型乙酰胆碱受体(ε-nAchR)，该过程称为亚基转换。ε 与 γ 亚单位在发育过程中的共聚现象及终板处神经的再分布现象是产生终板电流快慢两种衰变的原因。小儿通常在2岁左右，神经肌肉连接才成熟。成年后在正常神经支配的肌肉上，只在运动终板区大量表达ε-nAchR，密度达10 000～20 000/μm^2，γ-nAchR无表达，但眼外肌较特殊，约20%的眼外肌肌纤维上仍表达部分γ亚单位，这可能与其特殊结构有关。眼外肌纤维受到多个神经末梢支配而形成多个运动终板，每个终板面积较小、形态简单，可分布于肌纤维的全长，也可能与一些重症肌无力患者表现出首发的和突出的眼部症状有关系。在衰老及病理情况下亦能检测到γ亚单位的表达。当肌肉失神经支配后，终板区会重新表达γ-nAchR并分布于全细胞膜，剩下的ε-nAchR约占总受体数量的10%。同时终板外区也出现大量的γ-nAchR，表现为肌纤维全长都对乙酰胆碱敏感，称为超敏感现象。肌肉如能重新被神经支配，γ-nAchR又会被ε-nAchR重新替换，恢复运动终板的正常结构。

编码γ和ε亚单位的基因分别位于人类第2和第17号染色体上，至于这两者的表达的调节与时间，以及突变发生的机制目前尚不清楚，对于此两者突变发生的现象几乎在所有的哺乳动物都可见到，但绝大多数的资料还是来源于啮齿类动物。

在胚胎肌纤维分化早期，γ-nAchR亚单位基因的激活是不依赖于神经的，而是受到肌肉本身固有的分化调控程序控制，与肌源性的特异转录因子(muscle specific transcription factors)家族(主要包括肌转录因子MyoD1、生肌素(myogenin)、Myf5和肌调控因子MRF4)密切相关。通过分子结合实验和转染实验证实，MyoD1和myogenin能激活培养肌组织中或体内α和γ亚单位基因的表达。伴随神经末梢与肌纤维表面的接触，分布于肌纤维全长的γ-nAchR向神经末梢区聚集，发生聚集是由于此时γ-nAchR亚单位的基因只在终板区的细胞核内被特异激活，而终板外区的表达则被抑制。实验证实肌电活动介导了这种终板外区的抑制机制。此外，肌电活动还可能通过抑制机体内MyoD1和myogenin基因的表达而间接作用于γ-nAchR基因的抑制。在终板区，nAchR各亚单位基因(ε、α、β、δ，包括早期的γ亚单位基因)均被特异激活。在发育早期，终板区的γ亚单位基因虽被特异激活，但随着神经肌肉接头突触传递功能的成熟，在肌电活动和神经源性抑制信号的共同作用下，终板区γ亚单位基因的表达最终被完全抑制。

γ-nAchR表达被抑制的同时，ε-nAchR在终板区被特异激活。神经调节素家族因子参与了这一调控过程。神经调节素(NRG，neuregulin)是一类由运动神经元合成的能够调节神经组织合成、分化和成熟的一类因子，包括胶质细胞生长因子(GGF)、神经分化因子(NDF)、乙酰胆碱受体活化因子(ARIA)等。其中与nAchR关系最为密切的因子是ARIA，一般终板区的NRG指的就是ARIA，通常记为NRG/ARIA。研究显示NRG/ARIA能促进ε-nAchR的合成。除了NRG外，神经源性因子聚集蛋白(agrin)也被认为能促进ε-nAchR基因的表达。图2-3显示了Ach受体的转录调控。

由于受各自不同的机制调控，γ和ε亚单位基因在肌肉内不同的时间和空间得以表达，这对于肌肉的正常发育及完成正常功能有着重要的意义。

γ-nAchR为慢反应型离子通道，电导较小、通道开放时间较长，由此导致微终板电位的时程较长且幅度较大，偶尔会有超过兴奋阈值，诱发肌细胞动作电位，引起肌肉的收缩。这种

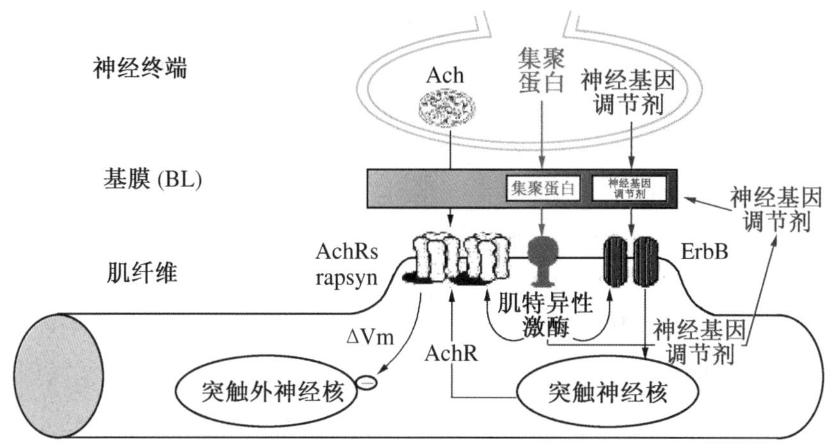

图 2-3　Ach 受体的转录调控

自发的收缩活动对于早期肌肉的分化成熟具有重要意义，并且突触发育中许多信号通路的形成均依赖于肌肉的收缩活动。此外，慢反应型通道还增加了早期神经肌肉传递的安全性，促进成肌纤维的融合。在以后的发育中由快反应型离子通道替代慢通道的意义在于：①ε-nAchR 为快反应型离子通道可以限制 Ca^{2+} 内流，使其维持在一个非毒性的水平，避免 γ-nAchR 长时间开放引起钙超载，从而防止发生"慢通道综合征"；②ε-nAchR 半衰期的较长，确保了神经肌肉间兴奋传递安全、稳定和准确地进行。

nAchR 的激活会增加触突后胞质内的 Ca^{2+} 浓度，因为 Ca^{2+} 是一种重要的第二信使，故 nAchR 的 ε 形成可能包含了较高的局部 Ca^{2+} 内流以调节周围神经肌接头（NMJ）形成与功能的过程。另一方面，胆碱酯酶受体抑制时过多的 ε-nAchR 的激活会使终板 Ca^{2+} 过载引起衰变过程，这和 Ca^{2+} 介导的谷氨酸神经毒性，延长终板膜下胞质中 ε-nAchR 的作用时间以激活衰变的过程一样。Ca^{2+} 激活的钙激活蛋白酶，Dnase 或磷脂酶均可减少影响突触稳定性的分子。N-甲基-天冬氨酸产生神经毒性时，突触后线粒体激活产生氧自由基而引起衰变的发生。在先天性慢通道型重症肌无力（SCCMS）的患者的研究中发现 nAchR 成熟过程中的基因突变引起 Ca^{2+} 内流增加而致坏死衰变过程产生的重要原因。

尼克金（Nitkin）等人最先从富含突触的电器官的终板提纯了集聚蛋白。突触后器官的 nAchR 的结构如同乙酰胆碱酯酶一样作为集聚蛋白调节突触后分化。集聚蛋白并不干扰 nAchR 基因的转录。分子克隆显示集聚蛋白是一种相对分子质量 200 000 的蛋白，天然的形式为相对分子质量 600 000 的 heparansulfate proteoglycan，其各异形体具有不同的在肌管中聚集 nAchR 的能力。神经源性的集聚蛋白可以特异性地聚集 nAchR 成簇表达，而其他源性的异形体在骨架肌、肾脏及血管中则不诱导肌管 nAchR 的成簇表达。功能性基因定位图显示在集聚蛋白相对分子质量 20 000 的 C 端插入 8 个，11 个和 19 个氨基酸组成的片段，是 nAchR 成簇表达的关键。如果插入位置在 N 端，则会形成很强的与终板结合的异形体或目前尚不知道功能的细胞膜上的嵌入成分。

肌电活动可下调 nAchR 亚单位的基因的表达。肌膜后突触上 nAchR 密度的高低则取决于 nAchR 亚单位 α、β、δ 和 ε 在突触后肌核的支配与肌纤维电活性所致的选择性转录。在终板突触区域和相关神经发出的信息能够调节 Neurogulin-1(NRG-1)，作为 NRG-1 基因表达的产物，NRG-1 被认为是种神经信号。通过改变 mRNA 片段的序列，此基因可以编码一系列的不同功能的细胞的分化与成熟，这些细胞具有一个相同的以 ErbBs 受体激酶激活的结构域。ErbBs 受体在突触后膜聚集。运动神经元与肌纤维都能表达 NRG-1 亚型。NRG-1 亚型在突触终板处聚集，结合集聚蛋白或由集聚蛋白介导的其他 heparansulphate proteoglycans。NRL-1 激活的 nAchR 亚单位的基因转录是通过磷脂酰肌醇激酶和丝裂素激活的蛋白激酶所介导的，调节因子为 N-box，其启动子与体内神经诱发的突触特异性表达的 report genes 相类似。影响 DNA 结合的因素有生长相关的结合蛋白(GABPα/β)和 Ets 家族的转录因子。NRG-1 同时诱导电压门控钠通道的基因表达。

根据奥弗顿·迈耶(Overton-Meyer)关于全身麻醉药的脂质理论，可以预见以生物化学方法可得出膜上的脂质与胆固醇对于 nAchR 功能具有一定的影响的结论。早期的生物化学实验已经提示膜上的胆固醇对于 nAchR 重组功能的影响，分离得到的 nAchR 具有特别高的对胆固醇的亲和力，且将功能性的游离的 nAchRs 插入人工膜上时需要胆固醇的参与，同时突触后膜上富含胆固醇。以上证据充分说明 nAchRs 的合成中存在着一个很特别的后期翻译过程，只有当 nAchRs 被插入到突触后膜并结合了胆固醇时，nAchRs 才真正具备了其完整的功能。Sphingolipid 的生物合成中如果存在细胞缺失将使正常浓度的 nAchRs 不能够插入到膜上，膜上胆固醇数量的减少会增加肌肉纤维的阻力，导致乙酰胆碱引起的终板去极化程度加大。

胆固醇对于 nAchR 功能的影响并不是由于作用于膜上的脂类，而是与非脂蛋白膜 nAchR 亚单位负电极的部位相互作用或与 nAchR 非调节的脂环区作用。nAchR 的 α 亚单位的 M_1 与 M_4 的跨膜区和 γ 亚单位 M_4 的功能区形成胆固醇结合部位。脂溶性胆固醇 promegestone 和 organocholine 类杀虫剂可在脂蛋白界面非竞争性阻断 nAchR。脂蛋白附近氨基酸替代物可改变通道动力特性。这些假定的胆固醇的结合部位的特异性不是很高，其他的神经脂类物质也可保持 nAchR 的功能。

三、突触的形成

突触形成是接头后膜与前膜相互识别、相互作用，从而逐步形成特异突触结构的过程。其中包括：①前膜特化：特化的突触前膜末梢有 3 个区域，囊泡释放必要的活性区、囊泡储存区和稳定接头的准活性区。另外，还有大量的神经递质囊泡在接头前膜堆积。突触形成前就有大量的递质小泡被递质转运体转运到神经末梢，它们是许多跨膜蛋白，能特异地将神经递质转运到神经元的不同部位，从而使其准确发挥功能。当运动神经元受到刺激兴奋时，突触前终末电信号使钙离子内流，钙离子内流最终使突触小泡锚定于活性区并与质膜融合。乙酰胆碱释放到突触间隙，经过扩散在突触后膜与其受体结合，从而进一步将神经元电信号传递到肌纤维。②后膜特化：后膜特化主要是乙酰胆碱受体聚集、接头皱褶的形成等，接头后位点至少有受体簇集和靶定结构以及信号转导的中介结构。已经发现了许多参与神经递质突触后膜聚集的关键蛋白。

这些蛋白能够调节神经递质受体的合成以及它们在突触后位点聚集。聚集素(Agrin)从轴突生长锥分泌后主要分布在突触后成分的特化区,能稳定地与突触间隙的基质结合,从而在调控乙酰胆碱受体在接头后膜聚集发挥关键作用。在神经肌肉接头形成过程中,神经元与肌肉接触使乙酰胆碱受体在接触处聚集,新合成的乙酰胆碱受体也局部插入到接触部位。

目前公认的导致骨骼肌乙酰胆碱受体在突触后膜高密度聚集途径有 Agrin/MuSK 信号转导通路和 Neuregulin/ErbB 信号转导通路。①Agrin/MuSK 信号转导通路:即神经轴突分泌 Agrin 后,在 ARAPS 的参与下 MuSK 被磷酸化,使乙酰胆碱受体磷酸化,由此诱导乙酰胆碱受体在终板膜聚集。②Neuregulin/ErbB 信号转导通路:Neuregulin(NRG)具有乙酰胆碱受体诱导活性,在发育和成熟肌肉细胞中促使乙酰胆碱受体基因表达。ErbB 与 NRG 结合后,激活 ErbB 受体酪氨酸激酶,导致突触下细胞核特异性转录,以保持 AchR 在成熟肌肉接头的高密度。

神经肌肉接头形成过程中同时受由神经细胞和肌细胞分泌的各种分子调控。研究表明神经肌肉突触形成是依赖于接头前后膜间识别分子的黏附特性,这些分子是两类不同特性的细胞黏附分子(CAMs),分别是促突触形成和抑制突触形成的细胞黏附分子。前者包括 Fas II,connectin,capricious,cadherin,neurexin 和 netrin B 等黏附分子;后者含有 emaphorin,toll 和 beaten path 等黏附分子。最近发现突触形成前,IgCAM FasII 在整个肌肉表面低水平表达,以允许生长锥前进并形成突触。当在肌肉上形成第一个突触后,Fas II 的水平在肌肉表面急剧减少,并聚集到正在发育的突触中。FasII 促进而 sema II 抑制杂乱突触的形成(图 2-4)。

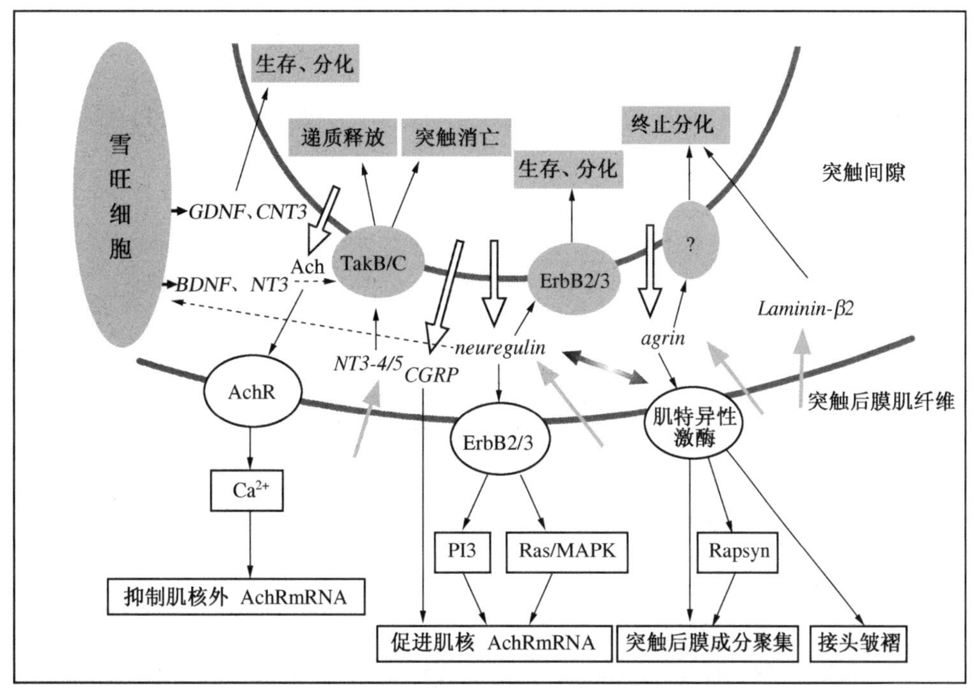

图 2-4 调节突触分化的分子机制

胚胎期的一个肌纤维可与多个神经末梢形成多个神经肌肉接头，出生后仅保留与一个神经末梢的神经肌肉接头，其余则退化。神经肌肉接头形成是永久的，即使这根神经轴突坏死，新生的神经也在同一部位形成接头。

突触后膜分化的分子信号通路：①运动神经元合成并分泌的细胞外基质蛋白 agrin 激活 MuSK，通过 rapsyn 依赖和非依赖途径促进 AchR 和其他蛋白在发育的突触后膜聚集、突触后膜肌纤维特异性基因转录和形成接头皱褶；②运动终板膜上的神经因子 neuregulin 激活 ErbBs 受体，连同神经源性 CGRP 刺激突触下肌核选择性表达 AchR 亚单位基因；③Ach 激活 AchR 产生电压依赖性、Ca^{2+} 依赖性突触外 AchR 基因转录抑制信号；④肌膜分泌的 laminin2 β 2 和促进突触后膜的分化和功能稳定。

突触前膜分化的分子信号通路：①突触后膜分泌的神经营养因子 NT23、NT24/5、laminin2 β 2 和肌源性 agrin 终止神经末梢继续延伸，促进其向突触前膜分化；agrin 激活 MuSK 诱导或重组逆行性信号分子；②雪旺细胞分泌 GDNF、CNTF、BDNF、NT23，与相应的受体结合，调节运动神经元的生存和突触前膜的分化。

接头前和接头后乙酰胆碱受体的另一个不同就是接头前受体只能结合 β 银环蛇毒素，而接头后受体也能结合 α 银环蛇毒素。河豚毒素可阻断乙酰胆碱在运动神经末梢的去极化作用，它是钠离子流动的特异阻断剂，但对终板却不起作用。

一些非去极化肌肉松弛药也有类似于激动剂的刺激作用，不仅作用于突触前和突触后受体，也与位于颈动脉窦、心脏迷走神经及支气管平滑肌的乙酰胆碱受体作用，这些发现可以解释部分肌肉松弛药全身作用的原因。

四、旁接头地带

接头区域旁的组织称为旁接头地带，对神经肌肉接头的功能很重要，旁接头地带中包含各种受体，如低密度乙酰胆碱受体和高密度钠通道。受体的混合存在增强了旁接头地带的乙酰胆碱受体对去极化作用的反应，将其转化为去极化波，沿着肌组织传播，从而引发肌肉收缩。在生命的不同时期，此区域的受体和通道会发生一些特异性改变，以应对神经活动的异常下降。也有些乙酰胆碱受体、钠离子通道、钙离子通道存在先天异常。以上两种情况有可能导致患者在不同年龄和病理条件下，对肌肉松弛药产生不同的反应。

第二节　毒蕈碱样受体与肌肉松弛药

一、毒蕈碱样受体（M 受体）结构

除了与神经肌肉接头处的乙酰胆碱受体结合外，肌肉松弛药可以或多或少地兴奋或阻断神经肌肉接头以外的胆碱能受体，其中包括毒蕈碱样受体。现已发现存在 5 种亚型的毒蕈碱样受体，分别为 M_1～M_5，但只对其中 3 种亚型受体（M_1～M_3）的作用和功能有所了解。M_1、M_2 及 M_3 3 个亚型的受体分别存在于全部副交感神经和少数交感神经节后纤维所支配的效应

器细胞膜上，如心肌、平滑肌及部分腺体。

二、肌肉松弛药对 M 受体的作用

如果一种组织或脏器只存在一种亚型的 M 受体，那么 M 受体激动剂或阻滞剂对该亚型 M 受体的药理学作用较容易表现出来。事实上，绝大多数的组织或器官同时存在多种亚型的 M 受体。到目前为止，除了证明存在于心脏的 M 受体主要是 M_2受体（分子生物学证实心脏同样存在 M_1受体），其他外周组织或器官如肺脏、支气管平滑肌、内脏平滑肌等处，都同时存在 M_2受体和 M_3受体。因而 M 受体对气道紧张性的调节是很复杂的。

一方面，M_2受体兴奋能抑制位于气道的副交感节后纤维释放乙酰胆碱，而当 M_2受体被肌肉松弛药阻断，能增加气道处副交感节后纤维释放乙酰胆碱，所以 M_2受体的阻滞会增加支气管收缩或支气管痉挛的发生。另一方面，由于位于支气管平滑肌的 M_3受体的兴奋会导致支气管收缩，因而，当肌肉松弛药选择性地阻滞 M_3受体时，抑制了由副交感兴奋所引起的支气管痉挛。

瓦温（Vavian）等研究表明不同肌肉松弛药与 M_2受体亲和力由强到弱的排列顺序为：泮库溴铵、加拉碘铵、罗库溴铵、阿曲库铵、哌库溴铵、米氯库铵、杜什溴铵及琥珀胆碱。泮库溴铵与 M_2受体亲和力分别是加拉碘铵的 2 倍、罗库溴铵的 10 倍、阿曲库铵的 18 倍、哌库溴铵的 20 倍、米氯库铵的 60 倍、杜什溴铵的 140 倍及琥珀胆碱的 620 倍。同样的研究还表明不同肌肉松弛药与 M_3受体亲和力由强到弱的排列顺序为泮库溴铵、阿曲库铵、哌库溴铵、罗库溴铵、米氯库铵、加拉碘铵、琥珀胆碱及杜什溴铵。泮库溴铵与 M_3受体亲和力分别是阿曲库铵的 1.2 倍、哌库溴铵的 10 倍、罗库溴铵的 16 倍、米氯库铵的 20 倍、加拉碘铵的 23 倍、琥珀胆碱的 100 倍及杜什溴铵的 120 倍。

大多数肌肉松弛药与 M_3受体的亲和力小于该肌肉松弛药与 M_2受体的亲和力。尤其是泮库溴铵和加拉碘铵，两者与 M_2受体的亲和力远大于和 M_3受体的亲和力，而且在接近临床肌松剂量下就可以表现出毒蕈碱样作用。大多数肌肉松弛药只有在远大于临床肌松剂量下才表现出与 M_2受体或 M_3受体的作用。

三、不同剂量肌肉松弛药的毒蕈碱样作用

人们不希望一种肌肉松弛药在临床肌松剂量就能阻滞 M_2受体而产生支气管痉挛或（和）心动过速等不良反应，相反，如果一种肌肉松弛药在临床肌松剂量就能阻滞 M_3受体则是受欢迎的，因为能减少支气管痉挛的发生以及唾液分泌。奥路布尼姆（Olubunmi）等研究了不同剂量的泮库溴铵、哌库溴铵、米氯库铵和杜什溴铵对豚鼠肺及心脏 M 受体的作用。在该研究中，利用测定豚鼠肺膨胀压（Ppi）的变化来反映支气管的紧张性。当应用肌肉松弛药后如果 Ppi 升高则表明有支气管收缩出现。他们的研究结果表明，0.03～1 mg/kg 的泮库溴铵通过 M_2受体的作用引起 Ppi 的升高，但是在同样剂量范围的泮库溴铵通过 M_3受体的作用，引起 Ppi 的降低。因而泮库溴铵 M 受体作用的净效果则取决于它分别与 M_2和 M_3受体的作用强度。临床肌松剂量 0.05～0.1 mg/kg 的泮库溴铵很少报道引起支气管痉挛。0.03～0.3 mg/kg 剂量

的米氯库铵引起支气管紧张性的降低，但是大剂量的米氯库铵1～5 mg/kg却引起支气管收缩，这种现象更大程度上归因于组胺释放。因为1～5 mg/kg的米氯库铵已经达到引起组胺释放的剂量，而且这一作用能够被抗组胺药吡拉明（H_1受体拮抗剂）所阻断。哌库溴铵在0.3～3 mg/kg的大剂量时才引起支气管收缩，而且是通过M_2受体阻滞引起的。而哌库溴铵在人类的ED_{95}仅为0.05 mg/kg，所以哌库溴铵在临床麻醉中几乎没有毒蕈碱样作用。杜什溴铵在0.01～1 mg/kg的剂量范围内对M_2和M_3受体均无明显作用。

第三节　神经肌肉兴奋的传导

神经传导以及受体对药物的反应都是可以干预的，例如乙酰胆碱受体的质和量的变化可以调节神经传导和受体对药物的反应，在重症肌无力患者，乙酰胆碱受体的减少将会导致神经传导效率的下降，以及受体对肌肉松弛药敏感性的改变。

神经肌肉的传导目前基本明确，即神经组织合成乙酰胆碱，储存在囊泡中，神经受到刺激时，囊泡移动到神经表面，破裂后向神经与肌肉间隙释放乙酰胆碱，位于肌肉终板上的乙酰胆碱受体反应性开放钠离子通道，使肌肉组织去极化。肌肉组织产生的终板点位沿着肌膜传导，使整个肌膜上的钠离子通道开放，引发一次肌肉收缩，随后乙酰胆碱立即与受体分离并被突出间隙的胆碱酯酶降解。

一、突触前活动

乙酰胆碱是神经肌肉接头传递信息的神经递质，可将神经冲动传递至肌肉，在神经末梢的胞质内，胆碱在底物乙酰辅酶A的作用下乙酰化，该过程受到乙酰-O-甲基转移酶的催化。乙酰辅酶A在神经末梢线粒体内由丙酮酸脱羧而形成。神经末梢内胆碱数量极少，大多数都来自突触间隙的细胞外液，且合成乙酰胆碱所用的胆碱可在前者被降解后反复利用，如上所述经主动转运进入神经末梢。少量的胆碱在肝脏内合成，其原料多来自食物。神经末梢内约50%以上的乙酰胆碱储存在囊泡内，每个囊泡约含12 000个乙酰胆碱分子。乙酰胆碱是在这些囊泡集中分布在轴索内近接头前膜的活化区，并排列形成一个个三角形的囊泡群，每个囊泡群的顶部隔着神经下间隙面对着接头后膜皱褶的肩部。

因为含有固定阳离子，胆碱不能通过细胞膜弥散，只能通过细胞膜上一种钠离子依赖高亲和力胆碱摄取系统主动转运到该区域。该系统转运的胆碱中一半是神经末梢重摄入乙酰胆碱降解产生的。

在没有神经兴奋时神经末梢以量子为单位自发释放乙酰胆碱，一个量子单位有5 000～10 000个分子的乙酰胆碱，相当于1个囊泡释放的乙酰胆碱量。该乙酰胆碱量引起运动终板区接头后膜微小短暂的去极化作用，产生终板微电位（MEPP），MEPP[（0.5～1.0）mV]不足以引起一系列肌纤维收缩反应，故在给予非去极化肌肉松弛药时终板电位会消失，而给予乙酰胆碱酯酶抑制剂时终板电位会增大。

冲动到达运动神经末梢时，只有非常接近神经末梢胞膜的囊泡参与乙酰胆碱出泡过程。

反复刺激产生多次电冲动时，囊泡向运动神经末梢移动以备随后的释放。电刺激增加时，神经末梢同步释放百余个量子单位的乙酰胆碱，引起终板去极化而形成终板电位(EPP)终板电位是所有终板微电位的总和，当 EPP 升高到一定阈值(−50 mV)便足以激发自终板区向周围肌纤维膜扩散至去极化的肌纤维动作电位。

乙酰胆碱储备在囊泡内及其作为神经肌肉兴奋递质释放有许多蛋白参与，而起关键作用的是 Ca^{2+}。如果 Ca^{2+} 不存在，即使电刺激使神经去极化也不会引发神经递质的释放。当细胞外 Ca^{2+} 浓度加倍时，终板电位的量子含量将增加 16 倍。细胞内的钾外流使膜电位回到正常，Ca^{2+} 就停止流动。

提高神经末梢 Ca^{2+} 浓度在临床上可出现称为“强直后增强”的现象，一般在患者使用了非去极化肌肉松弛药后，用持续的高而强直的频率刺激神经时发生。每一次刺激钙离子都有内流，且不能在神经刺激后立即排出，因而，在强直阶段出现蓄积。由于神经末梢在强直后的一段时间内所含的钙离子的量比正常多，这段时间给神经一个刺激会引起超出正常量的乙酰胆碱释放，超出正常量的乙酰胆碱可以拮抗肌松剂，并导致特征性的收缩幅度增加。

钙通道有数种，其中 P 通道和 L 慢通道在神经递质释放过程中的作用比较重要。P 通道只分布于神经末梢，位于活化区毗邻区域，为电压依赖性通道，通过神经动作电位引起的膜电位变化来控制开闭。除钙离子通道，钾离子也有几种形式的通道存在，包括电压门控通道、钙激活性钾通道，钾通道限制神经末梢去极化时间，从而影响钙内流和递质释放。

伊顿-兰伯特(Eaton-Lambert)肌无力综合征是种获得性自身免疫性疾病，此病是因为体内存在神经末梢电压依赖性钙通道的自身抗体。这种疾病由于钙通道功能受损使神经递质释放减少，去极化不充分，从而导致肌肉无力。

乙酰胆碱的释放依赖于细胞外 Ca^{2+}，Ca^{2+} 通过电压依赖性钙通道进入接头前膜，并与一种构成囊泡膜完整性的蛋白 synaptotagmin 相结合，synaptotagmin 与神经递质快速释放有关。与突触前膜完整的膜蛋白 syntaxin 结合，可致融合和使在活化区内的突触囊泡胞吐作用，释放乙酰胆碱进入神经下间隙。图 2－5 显示了突触小泡循环，即乙酰胆碱在突触中的“运动”。SNARE 蛋白参与递质释放也只有在钙离子通过排列在活性区两侧的 P 通道进入神经细胞时才发生。SNARE 蛋白参与乙酰胆碱在活性区的融合、对接与释放。肉毒杆菌毒素和破伤风杆菌毒素可选择性地降解一个或全部的 SNARE 蛋白，阻断囊泡的胞吐作用，从而造成肌无力或麻痹。

储备囊泡可以在高频率长时间神经刺激时，从细胞骨架结构转移到释放池去替代那些已经破碎的囊泡。这种情况下，钙离子可以较常态下更进一步渗透到神经内部，或通过 L 通道内流激活钙依赖酶，破坏连接囊泡或细胞骨架结构的突触蛋白，使囊泡移动到释放部位。重复刺激需要神经末梢不断补充充满神经递质的囊泡，该过程称为“动员”。

乙酰胆碱释放依赖于钙离子，刺激引起运动神经末梢去极化及细胞内钙离子浓度的增加是由电压门控钙离子通道所控制的，神经递质迅速释放(200 μs)，表明电压-门控钙离子通道离囊泡释放点很近。在电刺激下经该通道向泡内移动。胞内钙离子浓度的增加引起突触囊泡向神经末梢膜上释放位点移动。随后这些囊泡附着于位点上，开始以出泡方式将囊泡内容物

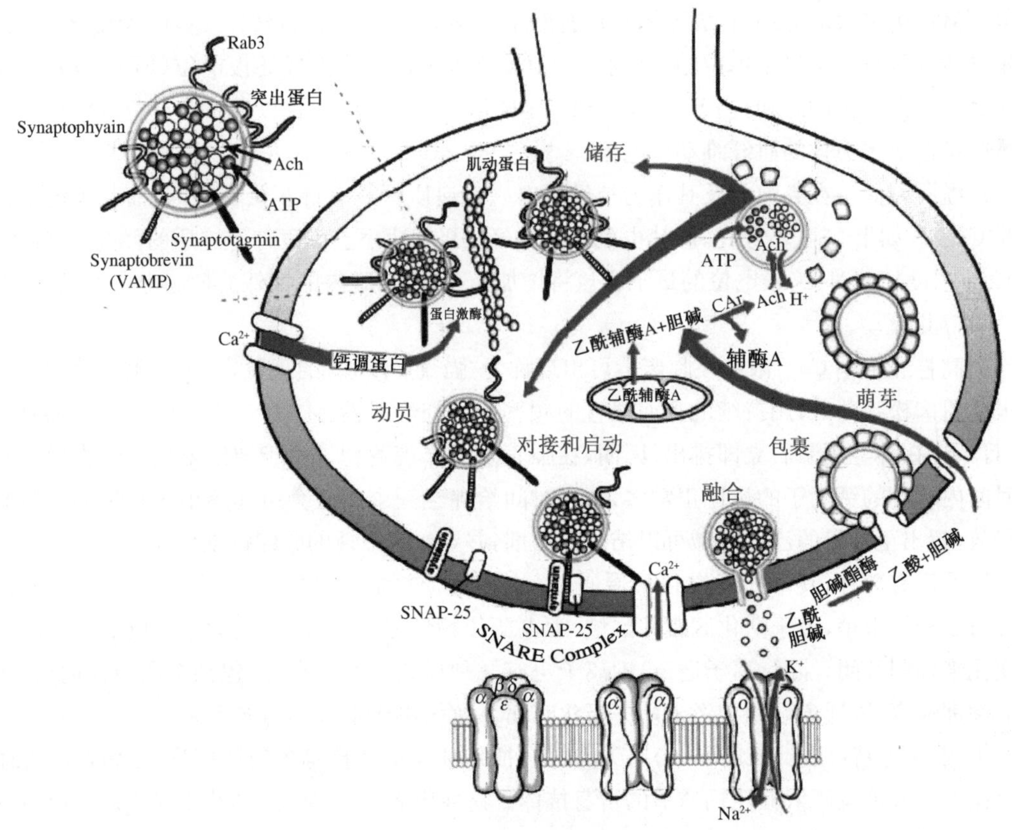

图2-5　突触小泡循环

动作电位引起钙离子内流，突触蛋白磷酸化被钙-钙调蛋白激活的蛋白激酶Ⅰ和Ⅱ所激活，这导致了突触小泡从泡质向泡膜的动员。SNAREs复合体的形成是对接与启动的重要步骤。突触小泡与突触前质膜融合，乙酰胆碱(Ach)被释放到突触间隙。一些释放的乙酰胆碱分子结合于突触后烟碱样乙酰胆碱受体(nAchR)，另一些被胆碱酯酶(AchE)迅速水解为乙酸和胆碱，胆碱被终板上高亲和力摄取系统再摄取，并被再合成乙酰胆碱。出泡跟随入泡，依赖于包涵素外壳形成及dynamin的作用。(CAT：胆碱转乙酰酶，SNAREs：可溶性NSF黏附蛋白受体，NSF：N-乙基顺丁烯二酰亚胺敏感性融合蛋白)。

释放入突触间隙。突触囊泡需反复利用，并不会持久与神经膜融合。钙剂可拮抗非去极化肌肉松弛药的阻滞作用，因为钙离子会诱发神经末梢释放乙酰胆碱，加强肌肉的兴奋-收缩耦联。在肌肉-神经模型中增加钙离子浓度可降低d-右旋筒毒碱和泮库溴铵的敏感性。类似的情况如甲状旁腺功能亢进症的患者因存在高钙血症而出现对非去极化肌肉松弛药的抵抗作用，其神经肌肉功能恢复更快。运动神经末梢乙酰胆碱的释放由突触前烟碱样和毒碱样乙酰胆碱受体调节。两者均有可兴奋和抑制的特点。

nAchR激活因子相对于有快速开放和关闭两个状态，持续约5 ms，允许Na^+、K^+、Ca^{2+}流通过肌细胞膜，以引起电化学梯度。乙酰胆碱的失活引起通道的关闭。长时程的胆碱能通道的开放与高电子移入的阻力使乙酰胆碱量子式释放而最终引起肌管的动作电位。在神经肌肉发育的早期，肌纤维接受一些运动神经元单个突触位置上传递的信息，而在NMJ成熟以后，则变为接受单一神经元的控制。

蛋白组学研究提示至少有26种基因编码突出前蛋白质，其中12个突变可使突触前结构发生缺陷，导致乙酰胆碱释放减少和肌无力。

二、突触后活动

神经兴奋时释放到神经下间隙的乙酰胆碱越过该间隙，并与位于接头后膜皱褶肩部成群分布的N胆碱受体相结合，在轴褶肩部该受体密度为10 000～30 000。必须要同时有2个乙酰胆碱分子分别结合在受体的2个α亚基上才可发生受体蛋白构形变化，使离子通道开放，允许钙离子和钠离子内流，随后产生钾离子外流。离子的移动均根据各自的浓度梯度进行。Na^+进入细胞内发生细胞内外电位变化，如果许多受体同时开放，其所产生的去极化电位变化足以激发动作电位，并扩散到整个肌纤维，此后的作用就不需依赖胆碱受体。动作电位使电压敏感性钙通道开放，使细胞内Ca^{2+}浓度迅速升高，Ca^{2+}与肌钙蛋白结合，去除了肌钙蛋白对肌动蛋白和肌球蛋白的抑制，引起肌纤维收缩。

体外实验证明，肌源性的纤维蛋白酶激活蛋白酶激活受体(PAR-1)。G蛋白耦联受体可以随后激活蛋白激酶C，从而导致在终板表面nAchR插入与表达的稳定性。根据巴利斯-加顿(Balice-Gardon)和利彻曼(Lichtman)的假说，终板区域缺失nAchR表达会致神经结构成熟的障碍。而且由于纤维蛋白酶和Ca^{2+}敏感的蛋白激酶会影响到NMJ，这也提示了Ca^{2+}通过nAchR而决定NMJ的稳定性。

去极化肌肉松弛药琥珀胆碱可模仿乙酰胆碱的效应与乙酰胆碱受体结合。当乙酰胆碱受体被2个琥珀胆碱和/或乙酰胆碱分子结合后，通道开放，钠离子内流。琥珀胆碱不是乙酰胆碱酯酶的底物，因此在突触间隙不能被快速代谢，必须转移到血浆，在血浆胆碱酯酶的作用下代谢。由于在突触间隙存留，琥珀胆碱能够重复与乙酰胆碱受体结合并使之激活。非去极化肌肉松弛药通过占据一个或全部的乙酰胆碱受体的结合位点阻止乙酰胆碱结合，抑制乙酰胆碱受体中央通道的开放。非去极化肌肉松弛药竞争性阻滞作用随着乙酰胆碱相对浓度的增加而减弱，这可能是两种不同作用机制或兼而有之。药物血浆浓度降低时，神经肌肉接头处的药物会进入血浆，某些药物会被降解，如顺阿曲库铵和米库氯铵，或者被清除，如维库溴铵、罗库溴铵及长效肌肉松弛药。

终板膜属于化学兴奋膜，在该部的离子通道是非选择性的阳离子通道，在激动剂作用下，该离子通道反复开放。而终板膜以外的肌纤维膜是电兴奋膜，受电位变化而开闭离子通道，此离子通道仅对某些离子开放，特别是Na^+，所以是Na^+通道，其特点是它的分子结构形成2个阀门，只有同时打开2个阀门，才能有Na^+进入。2个阀门均受跨膜电位的变化而开放，但其关闭机制不同，其一是电压相关性的阀门在去极化作用下保持开放，另一是时间相关性的阀门，到一定时间就自动关闭，而与电压变化无关，且时间相关性阀门只有在电压相关性阀门关闭后才能再次开放。邻近终板膜的肌纤维膜上的钠通道的2个阀门受终板膜去极化电位影响而开放，致该部去极化且可向其他部分的肌纤维膜扩散而引起肌纤维收缩，但去极化肌肉松弛药引起终板膜的持续去极化致邻近钠通道的电压相关性阀门持续开放，而时间相关性阀门开放到一定时间后即自行关闭，阻断了Na^+流入，且时间相关性阀门关闭后再开放一直要持续到因终板膜去极化而一直保持开放的电压相关性阀门关闭后才能再次开放。因此，这个时相内离子通道的时间阀门是关闭的，阻断了 Na^{+} 内流，离子通道呈失活状态。此时邻近终板膜以外的肌纤维膜既不受终板膜持续去极化影响，也不受邻近终板膜区的肌纤维膜上钠通道的影响，从而恢复静息膜电位，肌纤维松弛。

作为乙酰胆碱（和琥珀胆碱）的前体和代谢产物的胆碱，对一般的肌肉的乙酰胆碱受体是非常微弱的激动剂，但对 α7 乙酰胆碱受体而言它是全激动剂。也就是说，不能开放传统的乙酰胆碱受体通道的胆碱浓度能够开放 α7 乙酰胆碱受体通道。此外，即使有胆碱的持续存在，α7 乙酰胆碱受体也不发生脱敏作用。因此，钾离子有更大的机会从细胞内（大约 145 mmol/L）流向细胞外间隙，包括血浆（大约 4.5 mmol/L）来降低其浓度梯度。化学的 α 芋螺毒素 Gl 只抑制一般肌肉中的乙酰胆碱受体（成熟型和未成熟型），而不抑制 α7 乙酰胆碱受体。肌肉 α7 乙酰胆碱受体与神经元（自主神经节和脑）中的 α7 乙酰胆碱受体不同，前者不能被甲基牛扁亭碱（一种神经元 α7 乙酰胆碱受体选择性拮抗剂）强烈的抑制。在神经组织中表达的 α7 乙酰胆碱受体也很容易对胆碱脱敏，这是它与肌肉 α7 乙酰胆碱受体相比的一个不同点，后者对胆碱不脱敏。肌肉 α7 乙酰胆碱受体对它的激动剂的亲和力很低，包括泮库溴铵和 α 银环蛇毒素。因此，要想抑制激动剂诱发的去极化，与传统的肌肉乙酰胆碱受体（α1，β1，δ，ε/γ）相比，α7 乙酰胆碱受体需要更高的药物浓度。在传统的乙酰胆碱受体中，拮抗剂只结合 1 个 α 蛋白亚基就可以使受体失活，因为激活乙酰胆碱受体需要 2 个 α1 蛋白亚基，但在 α7 乙酰胆碱受体中，即使 3 个蛋白亚基都与拮抗剂（例如肌肉松弛药）结合，其他的 2 个亚基仍能够结合激动剂而产生去极化。这种特性可能是 α7 乙酰胆碱受体与传统的乙酰胆碱受体相反，对具有阻断效应的药物，如泮库溴铵，具有抵抗力的原因。

乙酰胆碱酯酶抑制剂是促进肌松恢复的一种方法，如以新斯的明或依酚氯铵使突触间隙内的乙酰胆碱存在时间延长，增加其与乙酰胆碱受体结合的概率。如缺乏胆碱酯酶药物，任何未与乙酰胆碱受体结合的乙酰胆碱几乎立即被乙酰胆碱酯酶所降解。

氯更葡糖钠（sugammadex）是种 γ 环糊精，可有效降低非去极化肌肉松弛药的血浆浓度，该物质为水溶性，有一个疏水的腔隙结构可以使甾类肌肉松弛药包裹其中，特异性罗库溴铵高于维库溴铵高于泮库溴铵。当氯更葡糖钠与甾类肌肉松弛药形成紧密的复合物而发挥作用，一旦结合，肌肉松弛药就不再与乙酰胆碱受体结合。这种作用方式类似于络合剂的作用方式，对乙酰胆碱酯酶本身没有作用。

第四节　肌肉的兴奋和收缩

随着乙酰胆碱受体通道开放时钠离子内流，膜电位由静息状态 −80 mV 升高至 +40 mV。在神经冲动的作用下，成千上万的乙酰胆碱受体被激活，于是产生终板电位。当终板电位达到阈电位时，肌膜上的钠离子通道开放，形成肌肉的动作电位，于是产生了肌肉收缩。

但不论是横纹肌还是平滑肌的收缩都是由肌细胞内的粗丝与细丝之间发生滑行而引起的，本质是肌球蛋白与肌动蛋白相互作用下将分解 ATP 释出的化学能转变为机械功的过程。

静息状态下，肌球蛋白与肌动蛋白不能结合，因为肌动蛋白上与横桥的结合位点被原肌球蛋白和肌钙蛋白的复合物所遮盖。肌钙蛋白有 3 个亚单位（TnT，TnI，TnC）组成，静息状态下，TnT 与 TnI 分别与原肌球蛋白和肌动蛋白紧密相连，使原肌球蛋白将肌动蛋白的结合位点遮盖。TnC 具有 Ca^{2+} 的结合位点，每分子可与 4 个 Ca^{2+} 相结合，胞质内 Ca^{2+} 浓度上升，TnC 与 Ca^{2+} 结合，引起肌钙蛋白变构，导致 TnI 与肌动蛋白结合减弱，并使原肌球蛋白分子向肌动蛋白双螺旋沟槽深部移动，从而暴露出肌动蛋白结合位点。此时，横桥处于对肌动蛋白高亲和力的状态，两者结合后进入横桥周期的运转。如果胞质中 Ca^{2+} 浓度持续升高，则横桥周期持续运转，肌肉维持收缩状态胞质内 Ca^{2+} 浓度下降，肌钙蛋白和原肌球蛋白又恢复静息时的构象，肌肉进入舒张状态。

而启动肌丝滑行的原因则都是胞质内 Ca^{2+} 浓度的升高。在一次动作电位引起肌细胞发生一次收缩和舒张之前，首先出现胞质中游离 Ca^{2+} 浓度的升高与降低，这种波动被称为钙瞬变（calcium transient），也就是电兴奋触发了钙瞬变，后者决定了肌肉的收缩与舒张。虽然钙瞬变与肌肉收缩舒张不是完全同步，一般瞬变的峰值多在肌肉收缩与舒张之前，但两者密切相关，增加钙瞬变上升的速度，将引起细胞张力发展速度或缩短速度的加快；增大其幅度，将导致细胞张力峰值或缩短幅度的增加；延缓钙瞬变的下降，将使细胞舒张减慢。

神经肌肉传递过程中的一种安全机制是存在过多或多余的乙酰胆碱受体。当机体处于病态时，乙酰胆碱受体的数量或可利用乙酰胆碱的数量减少，在轻度紧张或锻炼后患者会产生肌劳。

成年人多数肌肉的肌细胞只有一个神经肌肉接头，但眼外肌例外。与其他哺乳动物的横纹肌不同，眼外肌是强直性肌肉，受到多根神经的支配，即多个神经肌肉接头会汇聚到一个肌细胞表面。成人眼外肌甚至包含成熟的和未成熟胎儿型受体，这些受体将不同纤维上的不同突触区别开。眼外肌不像其他横纹肌一样快速收缩和松弛，相反收缩和松弛都很缓慢，可保持稳定的收缩或舒张状态，生理学意义上，这种特异性可以维持眼球位置的相对稳定。去极化肌肉松弛药对眼外肌的作用与其他的骨骼肌不同，不是使眼外肌先收缩后麻痹，而是使之长时间处于收缩状态，眼球靠在眶壁上，眼内压升高。这也是琥珀胆碱禁用于眼压升高患者的可能原因。

某些药物通过对神经传导与肌肉收缩不同环节的影响，起到增强与抑制的作用，图 2－6 详细显示了药物对神经肌肉运动功能的调控，如局麻醉药等通过抑制动作电位而干预神经肌肉兴奋的传导，而 Ca^{2+} 等则对肌肉的动作电位有增强作用。

高于正常浓度的二价无机阳离子，如镁、镉、锰等也能通过 P 通道阻断钙内流，明显损伤神经肌肉的传导功能。这是硫酸镁治疗先兆子痫时孕妇和胎儿出现肌无力的作用机制。P 通道不会被阻断钙离子的药物影响，如维拉帕米、地尔硫䓬、硝苯地平等，这些药物主要影响心血管系统的 L 慢通道，所以，治疗剂量的钙通道阻滞剂药物不会明显影响乙酰胆碱的正常释放或肌肉神经正常的传导强度。

（周仁龙　杭燕南）

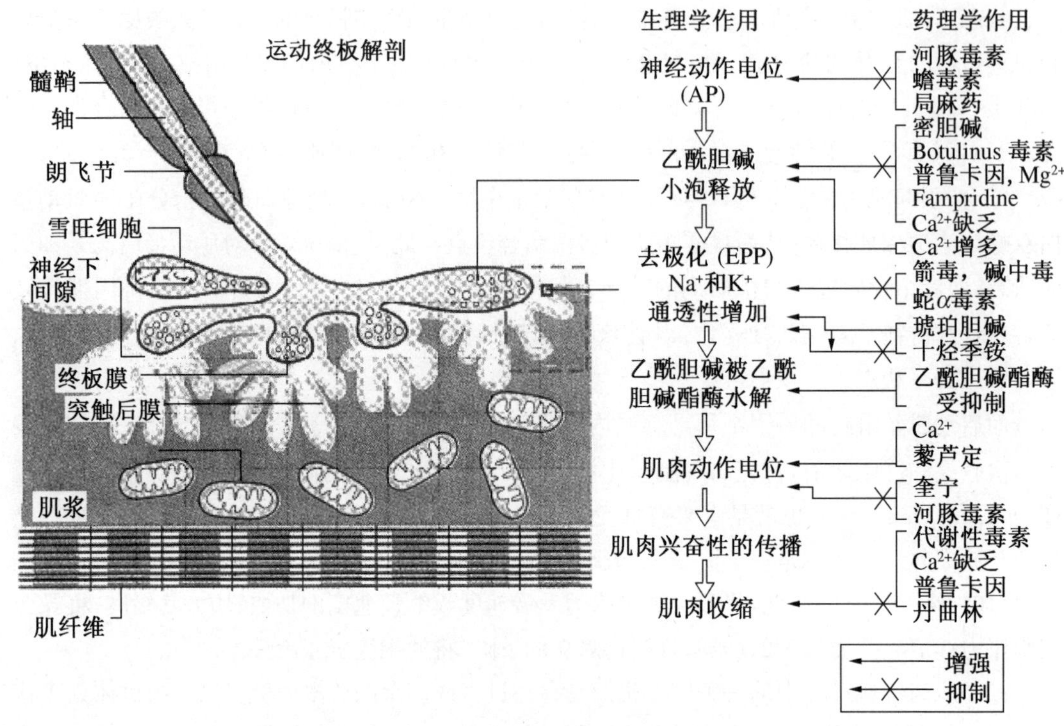

图 2-6　药物对神经肌肉运动功能的调控

参考文献

1　Miller RD, ed. Anesthesia. 7th edn. Churchill Livingstone, 2010: 341.

2　Evers AS, Maze M, ed. Clinical Anesthetic Pharmacology. Churchill Livingstone, 2005: 157, 573.

3　庄心良，曾因明，陈伯銮. 现代麻醉学. 第 3 版. 北京：人民卫生出版社，2003：266，562.

4　杭燕南等. 当代麻醉学. 第 2 版. 上海：上海科学技术出版社，2013：138.

5　Lien CA. The neuromuscular junction: pharmacologic application during anesthesia. ASA refresher Course Lectures, 2005: 278.

6　Calvey N, Williams N. Principles and practice of pharmacology for anaesthetists. 5th edn. Blackwell Publishing. 2008: 171.

第三章　肌肉松弛药的作用机制

肌肉松弛药是选择性作用于神经肌肉接头的乙酰胆碱受体，暂时阻断神经肌肉接头兴奋的传递而使骨骼肌松弛的一类药物。1942 年肌肉松弛药最早用于临床麻醉，最初使用的是由植物中提取的天然生物碱——筒箭毒碱。1952 年琥珀胆碱彻底改变了麻醉药物的使用情况，其快速起效和超短作用时效满足了快速气管插管的要求。1967 年合成的氨基甾类肌肉松弛药——泮库溴铵首次应用于临床。肌肉松弛药开辟了外科事业的新时代，减少了深麻醉所致的各种不良反应和并发症，已成为现代麻醉不可缺少的全身麻醉用药。肌肉松弛药至今已发展成为一个大家族，根据其作用机制，肌肉松弛药分为非去极化型肌肉松弛药和去极化型肌肉松弛药两类。

骨骼肌运动和维持张力的电兴奋由运动神经传导，经由乙酰胆碱递质介导至骨骼肌，神经肌肉传导的生理研究已比较深入，最近的微观研究则更为详细。例如对乙酰胆碱受体调控机制的探讨；神经传导功能对药物反应的质化和量化；重症肌无力患者因乙酰胆碱受体减少而对神经肌肉传导的刺激感应降低，从而对肌肉松弛药的敏感性也发生变化。另外，还观察到肌肉松弛药通过多个作用部位而不是仅仅通过单一的神经肌肉接头后膜乙酰胆碱受体发挥作用，它们也可作用于接头前膜，甚至一些非去极化肌肉松弛药对乙酰胆碱受体有激动药样的刺激作用，使我们以新视角研究一些尚不能解释的现象。

分子生物学、免疫学和电生理学技术的发展和应用对传统药理学、蛋白质化学和细胞信号通路进行了补充。最近研究展示了神经末梢不但调控递质的合成、释放，而且还调控各种营养因子，其对骨骼肌的调控也与各种内源性和外源性物质的作用有关，包括乙酰胆碱受体和囊泡在终板如何合成，酯酶如何降解乙酰胆碱等。

第一节　肌肉松弛药与神经肌肉兴奋传递

肌肉松弛药主要与骨骼肌神经肌肉接头处的乙酰胆碱受体（或称肌肉型 N 乙酰胆碱受体，m-nAchR）结合，与神经递质乙酰胆碱竞争结合位点，从而阻断神经肌肉兴奋传递，使肌肉松弛。因此首先要了解神经肌肉兴奋传递的生理过程，其对于理解肌肉松弛药的作用机制和拮抗药的作用机制都很有帮助。

当运动神经兴奋的动作电位到达神经末梢时，使神经肌肉接头前膜通透性改变，细胞膜上的 Ca^{2+} 通道开放，细胞外 Ca^{2+} 进入轴突末梢膜内，并促使大量含有乙酰胆碱的囊泡移向轴突膜并与膜融合，然后通过出胞作用将囊泡内的乙酰胆碱（Ach）释放入接头间隙。每次动作电位大约可使200～300个囊泡释放乙酰胆碱，分子达10^7个。当乙酰胆碱释放入接头间隙后，即扩散到神经肌肉接头后膜与乙酰胆碱受体相结合，引起受体蛋白质分子构型的改变，通道开放。乙酰胆碱受体是化学门控通道，通道打开后Na^+、K^+和少量Ca^{2+}可通过。Na^+内流、少量K^+外流，使终板膜去极化，产生终板电位（endplate potential，EPP）。

终板电位没有“全或无”的性质，其大小与神经末梢释放的乙酰胆碱的量成比例；无不应期；可表现总和现象等。终板电位也可以电紧张形式扩布，使肌细胞膜也发生去极化反应，当这种去极化程度达到阈电位时，就会触发一次向整个肌细胞做“全或无”式传导的动作电位。这样就完成了神经和肌细胞之间的一次兴奋的传递。动作电位并不产生于终板膜，而只产生于与终板膜相邻的肌细胞膜，这是由于在终板膜上的乙酰胆碱受体离子通道为化学门控式离子通道。这种通道开放的数目和由此而引起的电位变化只取决于神经递质乙酰胆碱分子数目，而终板周围肌细胞膜上的Na^+离子通道是电压依从性的，在膜电位达到阈电位时开放，使Na^+迅速内流，膜进一步去极化、从而诱发动作电位产生。

神经肌肉接头的神经末梢和肌细胞都具有特殊的结构用于传递和接受化学信息。运动神经由脊髓前角运动神经元直接发出轴突到达神经肌肉接头。多数哺乳动物的骨骼肌的每一个肌纤维只与一个轴突分支形成一个神经肌肉接头，而一个运动神经元的轴突可与数个肌纤维形成神经肌肉接头，从而支配这些肌纤维，形成一个功能单位，称为运动单元。运动神经末梢的形态学与其他神经轴突不同，当神经末梢到达肌纤维时神经髓鞘消失，末端增大增厚并朝向肌纤维，从而在肌细胞膜上形成突触。背向肌膜的部分有雪旺细胞包绕。神经末梢与肌细胞膜间有大约20 nm的间隙称为突触间隙。神经末梢和肌纤维膜间由跨越接头间隙的蛋白丝连接和固定。在肌纤维的皱褶表面有许多高低大小不同的突触间小间隙，故终板的总面积是很大的。肌纤维皱褶肩部分布大量的乙酰胆碱受体，每个接头大约有500万个受体，而在皱褶底部则很少有受体分布，相反有许多钠通道分布在皱褶底部。

成年哺乳动物乙酰胆碱受体是由5个独立的亚单位（2αεβδ）构成，这些亚单位组成跨膜通道和细胞外结合囊泡。肌肉松弛药的作用因受体不同也发生变化。胎儿的nAchR中γ亚基取代了成人的ε亚基。婴儿对维库溴铵的敏感性远远大于儿童的敏感性（两者ED_{95}比率为0.047∶0.081 mg/kg）。而且维库溴铵在新生儿的作用时间延长，几乎等同于长时效肌肉松弛药。在某些动物和患者，现已明确上下运动神经元疾病者应用琥珀胆碱，血清K^+浓度大幅升高，甚至引起致命性室速、室颤和心脏停搏。其可能是成人型nAchR是强导性通道而胎儿型是弱导性通道，因此乙酰胆碱释放后会引起短暂的通道激活，通道开放的可能性降低。功能性或者神经损伤后，nAchR水平上调，以胎儿型nAchR绝对性增多为特点。这些受体对非去极化肌肉松弛药产生抵抗，而对琥珀胆碱更加敏感。去极化时，这些不成熟的异构体通道开放时间延长，加速了钾离子外流。肌细胞接头外乙酰胆碱受体增殖，琥珀胆碱会刺激这些受体使肌细胞大量释放钾离子所致。上、下运动神经元受损的患者对非去极化肌肉松弛药出现抵抗现象，则是由于这些增殖的受体结合消耗了大量的肌肉松弛药所致，临床应用时应加强监测。烧伤患者对去极化肌肉松弛药有关和非去极化肌肉松弛药的反应均发生改变也与受体改变有关。同样烧伤患者应用琥珀胆碱后，血清 K^+ 浓度大幅升高，甚至引起致命性室速、室颤和心跳停搏。

当机体发生上、下运动神经元损伤和烧伤、脓毒血症等重症疾病时，肌肉失去运动神经支配后，结果是失去了功能性运动神经的营养作用。突触后膜的解剖出现退行性改变，正常突触后膜上的次级裂隙变紊乱，乙酰胆碱受体以随意的方式出现在肌细胞膜的表面。这些神经肌肉结合部外的烟碱样受体，无论在成分上还是在分布上都与胎儿的烟碱样受体非常相似。首先呈丛状排列，然后几乎是扩散到失去神经肌肉的整个肌细胞膜上，包括终板区和终板外的整个细胞膜。接头处的细胞核仍合成 ε-nAchR，但数量减少，因此 γ-nAchR 和 ε-nAchR 共存于终板区。这些神经肌肉结合部外的乙酰胆碱受体比神经肌肉结合部的受体替换更新快得多。神经肌肉结合部外的乙酰胆碱受体对乙酰胆碱的敏感性增加了，受到神经递质刺激后，受体离子通道的平均开放时间延长。这可能是因为其受体五角形体中，r 亚单位替代了正常成人受体中的 ε 亚单位。最近研究发现多种病理情况可以诱导 α 亚基异构体——α7-nAchR，有研究提示约 20%肌张力的抑制是通过 α7-nAchR 介导的，然而，该受体在突触后的表达情况及其电生理特性还需进一步研究。

突触前烟碱样受体可被乙酰胆碱激活，正反馈促进乙酰胆碱释放。非去极化肌肉松弛药阻断这些受体后，会出现临床中所见的颤搐和 TOF 刺激衰减的现象。只有乙酰胆碱快速形成才能维持颤搐或 TOF 刺激的反应性，非去极化肌肉松弛药阻滞突触前部分烟碱样受体妨碍乙酰胆碱的快速形成。

琥珀胆碱会导致肌束震颤或肌肉收缩，类似突触前效应。给予小于肌松剂量的非去极化肌肉松弛药抑制琥珀胆碱突触前效应，从而防止肌颤搐。突触前的烟碱样受体与突触后的乙酰胆碱受体结构上有显著不同，主要是两者与 α 环蛇毒素、d-右旋筒箭毒碱和十烃季胺等复合物的作用位点不同。不同结构的非去极化肌肉松弛药之间的协同作用部分归因于它们对突触前烟碱样受体不同的非竞争性效应，从而减少了乙酰胆碱的释放。

第二节　肌肉松弛药的作用机制

肌肉松弛药的主要作用部位在神经肌肉接头后膜的乙酰胆碱受体，去极化肌肉松弛药和非去极化肌肉松弛药均具有与乙酰胆碱分子相似的分子结构，它们都可与乙酰胆碱受体 α 亚单位上的结合部位相结合，但它们产生的阻滞方式不同。1976 年西德的内尔(Neher)等创建了膜片钳技术(patch clamp)，首先研究了乙酰胆碱激活的离子单通道电流。随着分子生物学受体克隆技术的发展，保罗(Paul)用全细胞电压钳技术记录电流，在爪蟾卵母细胞重组表达肌肉型乙酰胆碱受体(m-nAchR)，利用膜片钳技术研究肌肉型乙酰胆碱受体，记录受体生物电活动，较为直观的反映肌肉型乙酰胆碱受体活动的全过程，这为其后研究肌肉松弛药对纯肌肉型乙酰胆碱受体的作用奠定基础。

一、非去极化肌肉松弛药的作用机制

运动神经冲动的动作电位到达神经末梢使乙酰胆碱释放，并与接头后膜的乙酰胆碱受体

结合。所有的非去极化肌肉松弛药的作用机制均是与乙酰胆碱竞争乙酰胆碱受体，从而阻止受体与乙酰胆碱的结合。其结果取决于药物和乙酰胆碱两者的浓度和与受体的亲和力。一个受体的两个结合位点只有同时与两个乙酰胆碱分子结合后，通道才会开放从而使膜去极化。如果其中一个位点与非去极化肌肉松弛药结合即便另一个位点与乙酰胆碱结合，通道也不会开放。神经刺激引发释放的乙酰胆碱很快即被接头间隙的乙酰胆碱酯酶分解，因此一般没有机会再与受体结合，而肌肉松弛药则不同，其分解或代谢部位不在接头部位，从受体上脱落的肌肉松弛药分子仍可与受体再次结合，所以在竞争过程中，肌肉松弛药占优势，只有当肌肉松弛药因分解或代谢使血浆浓度降低，引起效应部位浓度随之降低，乙酰胆碱浓度占据优势时，神经肌肉传导逐渐恢复正常。

乙酰胆碱酯酶拮抗剂如新斯的明，使乙酰胆碱分解减少，让神经肌肉接头间隙的乙酰胆碱浓度增高。从而有利于和非去极化肌肉松弛药竞争结合位点（图 3－1）。由于肌肉松弛药与受体一个位点结合即可阻断通道开放，而乙酰胆碱需与两个位点结合才能激动受体，通道开放，所以当结合位点肌肉松弛药浓度增加 1 倍，乙酰胆碱浓度必须增加 4 倍，其竞争力才相等，故在高浓度肌肉松弛药时，胆碱酯酶拮抗药难以发挥作用。

最近新研制出氯更葡糖钠（sugammadex）是第 1 个肌肉松弛药选择性拮抗剂，它具有经化学修饰了的 γ－环糊精，是新型肌肉松弛药拮抗剂。氯更葡糖钠通过与甾类肌肉松弛药按 1∶1 比例形成紧密的螯合物来发挥作用（罗库溴铵＞维库溴铵＞泮库溴铵）。氯更葡糖钠对体内乙

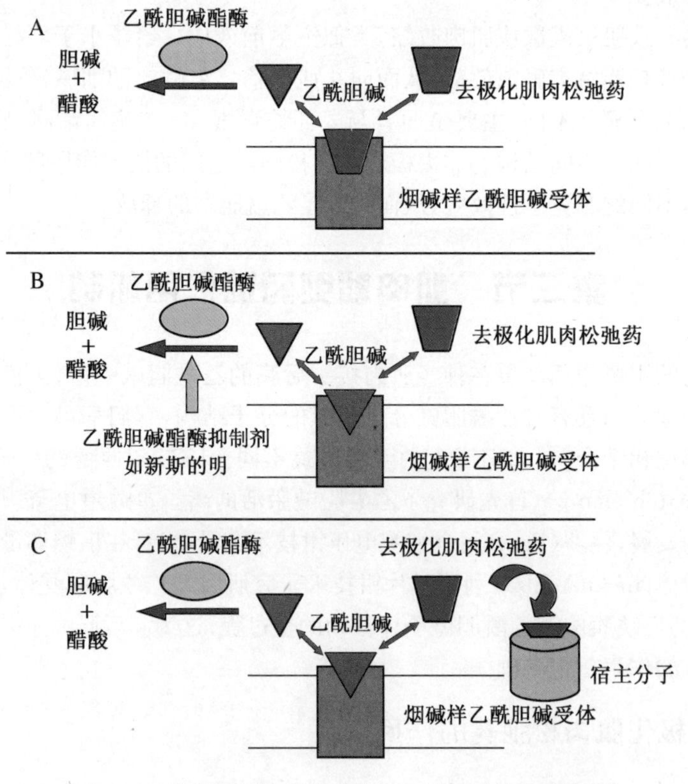

图 3－1　非去极化肌肉松弛药与乙酰胆碱竞争示意图

酰胆碱酯酶或任何受体系统没有作用，这样避免了应用抗胆碱能药物产生的不良反应。氯更葡糖钠单独使用约75%从尿中排除，而罗库溴铵-氯更葡糖钠螯合物不能经胆道途径排泄，主要经肾脏排泄。

氯更葡糖钠与目前可用的抗胆碱药物相比起效迅速且可靠。使用新斯的明后TOFr恢复至0.9的时间是氯更葡糖钠的10倍，而依酚氯铵的时间是氯更葡糖钠的3倍。氯更葡糖钠拮抗琥珀胆碱以及阿曲库铵和顺阿曲库铵等卞异喹啉类肌肉松弛药无效。该药目前在欧洲已经进入临床应用阶段。

二、去极化肌肉松弛药的作用机制

去极化肌肉松弛药最初具有类似乙酰胆碱的对受体的激动作用，因此被称为受体激动剂。随后则对受体有阻滞作用。琥珀胆碱由两分子的乙酰胆碱组成，故具有和乙酰胆碱相似的作用。琥珀胆碱和十烃季铵能与受体结合，使通道开放，终板去极化。受体因激动剂活化通道开放时间十分短暂，只有1 ms或者更短。乙酰胆碱因很快被胆碱酯酶水解，终板又恢复到静息状态等待下次神经兴奋。但是，去极化肌肉松弛药对肌肉有双向作用，开始是肌肉收缩，接着使肌肉松弛达数分钟到数小时。胆碱酯酶不能分解去极化肌肉松弛药。去极化肌肉松弛药在接头部位浓度降低依赖于其分解和排泄，首先表现为肌肉松弛药血浆浓度降低，随后才是接头部位的肌肉松弛药浓度减少。去极化肌肉松弛药在接头部位的清除缓慢是它们可以不停地与受体解离后又结合，从而使终板持续去极化和通道开放。

去极化肌肉松弛药使肌细胞由兴奋收缩迅速转入松弛是因其使终板膜持续去极化，反而不能导致整个肌细胞的再次去极化。这是因为靠近终板周围的肌纤维膜上的钠通道结构特殊。这些近终板肌膜上的钠离子通道也是柱状通道蛋白，但具有双重闸门，一为电压控制闸门，另一为时间控制闸门，只有当双重闸门同时开放时，钠离子才可进入细胞引起去极化。静息状态下时间控制闸门是开放的，当激动剂与受体结合时，终板去极化，近终板肌膜钠通道的电压控制闸门开放，离子流动引起去极化。即使电压控制闸门持续开放，时间控制闸门到达一定时间后即自行关闭。而时间控制闸门的再次开放必须等电压控制闸门关闭后才发生。去极化肌肉松弛药与受体结合，引起终板持续去极化，起初电压和时间控制闸门均开放，时间控制闸门按时关闭，没有电压控制闸门关闭的启动，时间闸门不能再次打开，所以离子通道随后又处于失活状态，终板去极化的信息不能传遍肌肉，表现为肌肉松弛。此时，肌细胞膜实际上被分为3个部分，终板膜的受体与去极化肌肉松弛药结合，导致终板持续去极化；终板周围细胞膜的钠通道处于失活状态；其余肌细胞膜上的钠通道处于静息状态，所以对肌肉的直接电刺激可引起收缩。只有等待去极化肌肉松弛药消除后，受体功能才能恢复正常。因此终板膜周围的钠通道成为终板和肌纤维膜间的缓冲区。

接头部位有去极化肌肉松弛药存在时，乙酰胆碱在接头部位的增多，只能加重电压控制闸门的持续开放，所以抗胆碱酯酶药不能拮抗去极化肌肉松弛药的肌肉松弛作用。抗胆碱酯酶药新斯的明能增强琥珀胆碱的肌肉松弛作用，因此过量时不能用新斯的明对抗。

三、非竞争性阻滞

肌肉松弛药及其他一些药物可通过与受体结合或者影响细胞膜脂环境而改变神经兴奋传递。这些药物与受体作用，影响受体功能，但其作用位点却不是乙酰胆碱的结合位点。它们可以改变受体动力学，受体不再快速开关，而是开放或关闭时间延长。从而改变离子通道的电流及终板去极化。如普鲁卡因、氯胺酮和吸入麻醉药等能溶入肌细胞脂膜而改变通道开放和关闭的特性。如果通道不能开放则兴奋传导减慢，如果通道关闭缓慢则传递加强。非竞争性阻滞包括受体脱敏感阻滞和通道阻滞。

（一）受体脱敏感阻滞

受体脱敏感阻滞是运动终板长时间受到乙酰胆碱或其他激动剂作用，对激动剂开放离子通道的作用不再敏感。乙酰胆碱受体由于其屈曲性和细胞脂膜的流动性使乙酰胆碱受体具有多种形态。在正常情况下，静息态的受体无激动剂结合，因此通道是关闭的。如果两分子乙酰胆碱与受体 α 亚单位结合则受体构型改变，通道开放，离子通过。然而，当受体与激动剂结合后，构型无变化，通道也不打开，此时的受体称为脱敏感态。其机制尚未明了，乙酰胆碱受体是大分子蛋白质，其分子量为大多数药物分子的 1 000 多倍，因此受体上面有许多小分子的作用位点。而受体和脂膜间的部位也是一些物质的作用位点。受体还有一些其他的构型，都不是能被乙酰胆碱激动的，故将它们都称为脱敏感态。有迹象表明受体蛋白中酪氨酸的磷酸化可能导致受体脱敏感。能引起乙酰胆碱受体发生脱敏感现象的药物很多，如吸入麻醉药氟烷、异氟烷、局部麻醉药、巴比妥类药、乙酰胆碱受体激动剂和抗胆碱酯酶药、钙通道阻滞药、多黏菌素 B 等。

一般受体可在静息态和脱敏感态间转换，受体激动剂包括琥珀胆碱可促进受体进入脱敏感态。因为它们与受体紧密结合，使受体很难转变回静息态，因而脱敏感受体比例增大，这也部分解释了琥珀胆碱使用后能增强在其后使用的非去极化肌肉松弛药的作用。受体拮抗剂同样和受体结合紧密，阻止受体转换为静息态，可促进受体的脱敏感。脱敏感态的存在可使很多情况下试验数据偏移，在其他实验背景相同情况下，受体对激动剂和拮抗剂的反应可能发生改变。这可能就是在给琥珀胆碱后受体对非去极化肌肉松弛药敏感性增加的原因之一，也是长时间应用去极化肌肉松弛药时效延长的原因之一。

受体发生脱敏感阻滞就损失了正常传递神经刺激的功能，脱敏感受体数量增加使具有正常去极化功能的受体总量减少，更容易被非去极化肌肉松弛药所阻滞，脱敏感受体增加以至于功能正常的受体所产生的终板膜电位达不到引起肌纤维收缩的阈值时，则神经肌肉兴奋传递就不再发生。

（二）离子通道阻滞

离子通道阻滞是由于药物直接阻塞离子通道，非竞争性阻滞或影响离子通道的离子流通，使终板膜不能正常去极化，从而减弱或阻滞了神经肌肉兴奋传递。局麻药和钙通道阻滞药能阻断钠通道和钙通道的离子流动。同样临床的某些药物也可阻断乙酰胆碱受体的离子流动。离子通道阻滞分为关闭型阻滞和开放型阻滞，开放型阻滞较常见，是离子通道因乙酰胆碱激动剂激活开放后药物进入通道内，发挥其阻滞效应，其效应强弱取决于离子通道开放的多少和开放的频率。关闭型阻滞是药物分子阻塞在离子通道膜外开口部分，在离子通道关闭时或开放时均可发生阻滞，能阻断离子通过减弱终板去极化，从而阻断或削弱神经冲动的传递。它们的作用位点不是乙酰胆碱的结合位点，也不是乙酰胆碱的竞争性药物，同样乙酰胆碱酯酶对其无拮抗作用。如果增加乙酰胆碱浓度使受体通道频繁开放只会增强通道阻滞药的作用，此对新斯的明和其他胆碱酯酶拮抗剂也具有增加通道阻滞的效应。

某些抗生素、可卡因、奎尼丁、三环类抗抑郁药、纳曲酮和纳洛酮等通过关闭性离子通道阻滞干扰神经肌肉兴奋传递，局麻药也主要通过这一途径而起作用。

肌肉松弛药既可与乙酰胆碱受体位点结合，又可通过阻滞离子通道发挥部分作用。所有的肌肉松弛药均含季铵阳离子或双季铵阳离子基团，在电化学作用力的吸引下进入离子通道，发挥机械性堵塞作用，阻止钠和钙离子的进入和钾离子的流出。并不是所有单纯带正电荷的药物均能产生离子通道阻滞，还与药物的内在结构有关。肌肉松弛药通常进入通道，而不能穿过通道，这是因为离子通道的口部较大而内部较窄，但氨酰胆碱、琥珀胆碱等细长分子的肌肉松弛药例外，其可能进入肌细胞质，并有可能引起细胞损伤。各肌肉松弛药的主要作用部位不同，泮库溴铵主要作用在 α 蛋白亚基，产生竞争性阻断；加拉碘铵同等程度地作用在 α 蛋白亚基和阻滞离子通道；氯箭毒碱低浓度表现为 α 蛋白亚基的竞争性阻滞，高浓度可进入通道阻滞离子流动。长期使用非去极化肌肉松弛药可能导致其分子进入并阻滞离子通道的比例增加，从而延长肌肉松弛药的作用时间，使其恢复减慢，这可能是 ICU 患者长期使用肌肉松弛药后肌力恢复缓慢的原因之一。

（三） Ⅱ相阻滞

Ⅱ相阻滞是一个复杂的现象，当终板持续暴露在去极化肌肉松弛药的作用下即可发生。发生Ⅱ相阻滞后，肌张力监测显示为非去极化表现，对强直刺激和 TOF 的反应衰减，出现强直刺激后易化现象，可部分或全部被抗胆碱酯酶药拮抗。

Ⅱ相阻滞机制尚未完全明确，可能类似于脱敏感阻滞，激动剂使受体离子通道构型发生变化，使离子通道失活，接头后膜缓慢恢复到极化状态，但在肌肉松弛药长时间存在时，通道蛋白仍处于结构异常状态，接头仍不能正常传递。也可能与通道长时间开放引起钠离子和钙离子不停进入细胞，钾离子持续出胞，而使接头部位膜内外电解质浓度失平衡，最终干扰终板膜的功能；或与琥珀胆碱阻滞离子通道；或作用于接头前膜受体干扰乙酰胆碱的合成和释放有关。另一可能的机制是最初的去极化过程，激活了电压依赖性的膜质子泵使膜能够在去极化肌肉松弛药的持续存在下恢复到极化状态，此时去极化肌肉松弛药分子不能使肌细胞膜去极化，而仅仅是占据受体部位，表现为阻滞作用。

Ⅱ相阻滞的发生过程差异很大，取决于用药时间、药物种类和剂量以及肌肉的类型。在氧化亚氮-氧-氟烷麻醉时，琥珀胆碱总用量达到 3～5 mg/kg 即发生Ⅱ相阻滞；而在氧化亚氮-阿片类麻醉下，持续应用琥珀胆碱，发生Ⅱ相阻滞的琥珀胆碱用量可从 2.3 mg/kg 到17.9 mg/kg，发生Ⅱ相阻滞的时间变异可从持续滴注琥珀胆碱后 42～280 min。通常认为应用琥珀胆碱后，TOF 比值（T_4/T_1）<0.5 即为发生Ⅱ相阻滞。Ⅱ相阻滞发生后神经-肌肉传导恢复正常的速

度减慢，由于Ⅱ相阻滞的发生机制和影响因素极其复杂，用抗胆碱酯酶药拮抗其肌肉松弛的效果很难预测，所以即使肌张力监测表现为非去极化的阻滞性质，一般也不主张拮抗。

四、肌肉松弛药对接头外受体的作用

接头外受体是指存在于终板区以外肌纤维膜上的受体，这类受体不受神经支配，正常人其数量很少，这种受体与接头后膜受体一样由肌纤维合成，但其性质与胚胎受体十分相似，与成年人接头后膜上的受体不同：①接头外受体是不成熟受体，其合成与消失均快，半衰期为10～30 h，而成年人接头后膜受体的半衰期为7～14 h；②接头外受体在去神经支配的肌纤维可迅速大量合成，其数量远远超过接头后膜受体；③接头外受体可受递质的影响，但也可受药物干扰，该受体对激动剂如去极化肌肉松弛药十分敏感，而对非去极化肌肉松弛药不敏感；④当接头后膜复极化后，由接头外受体控制的钠通道仍然开放，其开放时间为正常的4倍，所以激动剂可致更大的去极化作用。在上、下运动神经元损伤、大面积烧伤、软组织损伤、感染以致肌纤维失出神经支配时，接头外受体增多，使用琥珀胆碱等去极化肌肉松弛药引起大面积肌纤维膜去极化，引起大量K^+外流而致细胞外液高K^+状态，这是引起严重室性心律失常或心搏骤停的原因，由于接头外受体对拮抗剂的结合力不及接头后膜受体，因此，用预注箭毒、泮库溴铵等非去极化肌肉松弛药来预防琥珀胆碱引起的高钾血症是不起作用的，而且有报道对接头外受体，箭毒可能不是拮抗剂，而可能是激动剂，箭毒激动接头外受体、开放离子通道而致膜去极化。

五、肌肉松弛药对接头前膜受体的作用

接头前膜也有乙酰胆碱烟碱样受体，参与调节乙酰胆碱的释放。其生理作用是通过正反馈机制使神经肌肉组织能适应高频刺激（≥1 Hz）的需要，用高频刺激运动神经末梢，轴突分支末端释放的乙酰胆碱既作用于接头后膜受体使膜去极化，又作用于接头前膜受体，促使神经递质的运转和释放，维持高频刺激所引起肌纤维强直收缩。部分箭毒化时出现强直刺激肌张力不能维持，和4个成串刺激引起肌颤搐衰减，以及用激动剂、抗胆碱酯酶药可引起肌纤维成束收缩，肌纤维成束收缩可用非去极化肌肉松弛药拮抗。这些现象均提示肌肉松弛药对接头前膜受体作用。非去极化肌肉松弛药作用于接头前膜受体，影响其正反馈机制，减缓乙酰胆碱由储存部向释放部运转，以致不能适应高频刺激，使此时的乙酰胆碱释放量减少，肌肉松弛药阻滞程度增加，肌张力降低，即出现衰减。

接头前膜受体与接头后膜受体不同：①两者的化学亲和力不同，激动剂和拮抗剂对两种受体的选择性和结合率均不相同；②两种受体控制的离子通道不同，已如前述，接头后膜受体控制的离子通道是非选择性的阳离子通道，而接头前膜受体的离子通道与神经系统乙酰胆碱受体的离子通道相似，是Na^+通道；③肌肉松弛药对接头前膜受体作用具有频率依赖性，在高频刺激时此作用明显，而在低频刺激时（0.1 Hz）不明显，因为神经肌肉兴奋传递有很大安全性，正常传递时乙酰胆碱释放量较所需量要多3～4倍，有较大的安全阈，所以，低频刺激时此作用不明显；④乙酰胆碱对接头前膜受体作用有温度依赖性，低温影响乙酰胆碱转运，其本身可引

起衰减。

肌肉松弛药对接头前膜受体和接头后膜受体的选择性有一定的差别。十烃溴铵对接头前膜受体的亲和力较对接头后膜受体的大。箭毒、加拉碘铵、阿曲库铵与接头后膜受体结合速率较与接头前膜受体结合速率略快，泮库溴铵和维库溴铵对接头前膜受体结合缓慢。此外，去极化肌肉松弛药发展为Ⅱ相阻滞，其机制中可能有去极化肌肉松弛药对接头前膜受体的作用参与。

第三节　神经肌肉兴奋传递异常

神经或肌肉的病理情况可引起神经肌肉传递功能的改变和对肌肉松弛药的反应异常，如脊髓损伤、中风或长时间肌肉废用状态可引起中枢神经元对肌肉控制能力的下降，格林-巴利综合征患者的初级运动神经元活性丧失，肌无力综合征、应用镁制剂和某些抗生素引起突触前乙酰胆碱释放减少，重症肌无力和罕见的先天性 N_2 受体通道病变引起突触后受体功能变异。骨骼肌离子通道功能异常也可产生神经肌肉疾患，如 Na^+ 和 Cl^- 通道异常可见于周期性麻痹患者，肌浆网 Ca^{2+} 通道变异可见于某些恶性高热患者。

一、老年患者与肌肉松弛药

老年患者应用肌肉松弛药的药效动力学有所不同。随着衰老的进行性发展，机体出现一系列生理性改变，包括体液总量减少，体内脂肪增多，肝肾血流降低等。同时神经肌肉接头处的生理和解剖也有一定改变，包括接头间隙增宽、运动终板皱褶变平，乙酰胆碱受体数量降低、接头前膜囊泡中乙酰胆碱含量减少，同时在神经刺激后乙酰胆碱释放量也减少。

老年患者肌肉乙酰胆碱受体对肌肉松弛药的敏感性与年轻患者的一样，即如果肌肉松弛药血浆浓度相同时，老年患者将获得和年轻患者同样的阻滞深度，但是老年患者常有其他并发病、血浆结合蛋白减少、肾血流减少、肾小球滤过率降低和肝功能降低，使得一定剂量的肌肉松弛药对于老年患者会比年轻患者产生更深的阻滞。

二、重症肌无力

重症肌无力患者体内存在乙酰胆碱抗体，该抗体作用于运动神经末梢和骨骼肌细胞所构成的运动终板，尤其是突触后膜的乙酰胆碱受体，结果是功能性乙酰胆碱受体数量减少，从而导致动作电位产生障碍，乃至神经肌肉传导障碍。从而出现症状。电镜观察发现，重症肌无力神经肌肉接头突触后膜皱褶变少变浅，平均面积减少。多数患者伴发胸腺不同程度异常，横纹肌血管周围常有淋巴细胞集结。此类患者对非去极化肌肉松弛药相当敏感，其病变部位是神经肌肉接头处乙酰胆碱受体的 α 蛋白亚基。重症肌无力患者体内有功能的乙酰胆碱受体数量显著减少，导致患者乏力。电镜显示该病患者的突触后有外观简单的小皱襞，同时乙酰胆碱受体聚集的数量只相当于正常神经肌肉接头处数量的 30％左右。尽管乙酰胆碱敏感性下降，但通过乙酰胆碱释放增加可代偿，当乙酰胆碱耗尽，肌肉疲劳会随之产生，重症肌无力患者静注依酚氯铵后可改善肌力已被证实。

重症肌无力患者对非去极化肌肉松弛药异常敏感，而对去极化肌肉松弛药有轻度拮抗。术前长时间应用抗胆碱酯酶药治疗时，则更难以预料肌肉松弛药的作用。主要表现为：①对非去极化肌肉松弛药的敏感性降低；②因抗胆碱酯酶对假性胆碱酯酶的抑制，使去极化肌肉松弛药和美维松的时效延长；③术毕用胆碱酯酶抑制剂拮抗肌肉松弛药效果不佳。故对此类患者建议不用拮抗药而自然恢复。有研究指出，nA 型乙酰胆碱受体(nAchR)的不同亚单位的突变均会影响到慢通道先天性肌无力综合征(SCCMS)的产生。最初研究认为 ε 与 β 亚单位的突变会导致通道在缺失乙酰胆碱时自主的关闭和打开，α 亚单位的突变会提高 nAchR 对于激动剂的亲和力，减慢激动剂的解离，从而使通道反复开放。以上的改变使 nAchR 通道打开的时间延长而令正常生理功能的神经肌肉接头在突触后区 Ca^{2+} 超载而诱发组织坏死。同时，由于突触电位时程延长而致后板发生去极化脱敏阻滞。nAchR 通道的开放阻滞剂硫酸奎尼丁由于使突变的慢通道开放时程转为正常而在 SCCMS 的治疗中有一定作用。

相对于 SCCMS 通过突变产生“获得”性的功能，α 与 ε 亚单位的突变还可产生和一种“失去”性的功能，这可能和其他一些先天性的肌无力样疾病有关，这些突变降低了通道开放时程，延长了通道关闭的时间，从而使 nAchR 的某些功能失去，使突触的信息传递安全性下降。去除 ε 亚单位的鼠终板区会产生“失去”功能性的突变。相对于去除 ε 亚单位的鼠，γ 亚单位在人体的表达则会上调某些功能，这一上调可以保护机体某些表现型基因，而 γ 亚单位的上调的突变在自身免疫性重症肌无力中则不发生。

三、运动神经元疾病

运动神经元病系指选择性损害脊髓前角、桥延脑运动神经核和锥体束的慢性变性疾病。脊髓前角和桥延脑颅神经运动核的神经细胞明显减少和变性，大脑皮层脊髓束和大脑皮层脑干束髓鞘脱失和变性；脊神经前根萎缩，变性。根据病变部位和临床症状，可分为下运动神经元型(包括进行性肌萎缩症和进行性延髓麻痹)，上运动神经元型(原发性侧索硬化症)和混合型(肌萎缩性侧索硬化症)三型。

这类患者对去极化肌肉松弛药敏感，有发生高钾血症的危险，对非去极化肌肉松弛药呈抵抗作用。接头后膜的乙酰胆碱受体处于动态平衡中，正常成人只在终板表达成人型乙酰胆碱受体，但是当神经对肌肉支配能力下降病导致接头后膜乙酰胆碱受体数量增多(即受体上调)，乙酰胆碱受体上调包括成人型和胎儿型受体数目的增加，胎儿型乙酰胆碱受体分布于整个肌细胞膜。而且在去神经支配后，除正常成熟的 Na^+ 通道外，非成熟性 Na^+ 通道异构体也可在肌纤维细胞膜上表达。胎儿型受体对非去极化肌肉松弛药呈现抵抗作用，而对去极化肌肉松弛药非常敏感，应用去极化肌肉松弛药后受体通道开放时间延长，K^+ 离子外流增加，可导致高钾血症。此类患者手术时应注意肌张力监测，但要避免监测偏瘫的肢体，以免影响判断。

四、烧伤患者

烧伤患者对去极化肌肉松弛药和非去极化肌肉松弛药的敏感性都发生改变。烧伤患者血清钾离子浓度升高，如应用去极化肌肉松弛药则更加剧钾离子浓度增加。甚至有发生心脏骤停的危险。其机制可能与机体骨骼肌失神经支配有关。在这种情况下接头后膜乙酰胆碱受体上调，胎儿型乙酰胆碱受体重新合成并分布于全细胞膜。受体改变可在烧伤后 24 h 出现，因此在烧伤 24 h 内应用琥珀胆碱还是相对安全的。24 h 到烧伤后 2 年都应避免应用琥珀胆碱。烧伤后 3 年，随着皮肤恢复和感染消失，患者对肌肉松弛药的敏感性回归正常。

（杨　斌　李士通）

参考文献

1 Osta WA, El-Osta MA, Pezhman EA, Raad RA, Ferguson K, et al. Nicotinic acetylcholine receptor gene expression is altered in burn patients. Anesthesia and analgesia. 2010, 110: 1355 - 1359.

2 Tsai FC, Pai MH, Chiu CC, Chou CM and Hsieh MSDenervation dynamically regulates integrin alpha7 signaling pathways and microscopic structures in rats. The Journal of trauma. 2011, 70: 220 - 227.

3 Lee S, Yang HS, Sasakawa T, Khan MA, Khatri A, et al. Immobilization with Atrophy Induces De Novo Expression of Neuronal Nicotinic alpha7 Acetylcholine Receptors in Muscle Contributing to Neurotransmission. Anesthesiology. 2014, 120: 76 - 85.

4 Eertmoed AL, Green WN. Nicotinic receptor assembly requires multiple regions throughout the gamma subunit. J Neurosci, 1999, 19: 6209 - 6308.

5 Hua J, Samuel TS, Kumar VP. Qualitative and quantitative changes in acetylcholine receptor dist ribution at the neuromuscular junction following free muscle transfer. MuscleNerve, 2002, 25: 2427 - 2432.

6 Seupaul RA and Jones JH (2011) Evidence-based emergency medicine. Does succinylcholine maximize intubating conditions better than rocuronium for rapid sequence intubation? Annals of emergency medicine 57: 301 - 302.

7 Ma J, Shen J, Garrett JP, Lee CA, Li Z, et al. (2007) Gene expression of myogenic regulatory factors, nicotinic acetylcholine receptor subunits, and GAP - 43 in skeletal muscle following denervation in a rat model. Journal of orthopaedic research : official publication of the Orthopaedic Research Society 25: 1498 - 1505.

8 Ola Epemolu, Anton Bom, Frank H, et al. Reversal of neuromuscular blockade and simultaneous increase in plasma rocuronium concentration after the intravenous infusion of the novel reversal agent Org25969. Anesthesiology, 2003, 99: 632 - 637.

9 Werner H. Molecular dissection of neuromuscular junction formation. Trends Neurosci, 2003, 26: 2335 - 2337.

10 Yamagata M, Joshua RS, Joshua AW. Synaptic adhesion molecules. Curr Opin Cell Biol, 2003, 15: 2621 - 2632.

11 Boudreau2Lariviere C, Chan RY, Wu J, et al . Molecular mechanisms underlying the activity linked alterations in acetylcholinesterase mRNAs in developing versus adult rat skeletal muscles. J Neurochem, 2000, 74: 2250 - 2258.

12 Urbano FJ, Rosato-Siri MD, Uchitel OD. Calcium channels involved in neurotransmitter release at adult, neonatal and P/Q type deficient neuromuscular junction. Mol Membr Biol 2002, 19: 293 - 300.

13 Zlotos DP. Recent advances in neuromuscular blocking agents. Mini Rev Med Chem, 2005, 5: 595 - 606.

14 Pic LC. Novel pharmacological approaches for the antagonism of neuromuscular blockade. AANA, 2005, 73: 37 - 40.

第四章　肌肉松弛药的药代动力学

第一节　药物代谢动力学

一、药物代谢动力学的基本概念

药物代谢动力学是研究任何途径给药后药物及其代谢产物在体内随时间而变化的过程，是用数学的方法定量研究机体对药物处置(吸收、分布、代谢及排泄)的动态变化规律。

(一) 药代动力学中的动力学过程

药物的吸收、分布、代谢及排泄，皆涉及药物跨越生物膜。药物的跨膜转运大多属于扩散过程，扩散转运除取决于生物膜及药物本身属性外，且与膜两侧药物浓度梯度有关。药物代谢则需酶参与，即药物是酶的底物。大多数情况下药物的跨膜转运及消除可用一级动力学过程描述。当药物自体内消除的速率不与药物浓度成比例时，则此消除符合 0 级动力学过程。

(二) 房室模型

在研究药物代谢模型中，线形乳突房室模型把机体视为一个系统，由多个房室构成。其中一个室处于中心位置且能与其他各室进行可逆的药物转运。处于中心位置的房室称为中央室，其余称为周边室。通常假定消除仅发生在中央室，而且吸收、分布及消除都属于一级过程。“房室”的划分主要依据药物对组织的亲和力、蛋白结合率、组织/器官血液灌注情况，以及跨过生物膜的转运速率等因素而定。一般认为，中央室包括血液及血流丰富的组织器官，例如肝、肾、心、脑及腺体等；外周室包括脂肪、皮肤及静止状态的肌肉组织等。脑组织对脂溶性高的药物可视为中央室，对脂溶性低、极性高的药物应划为外周室。药物进入循环后，向全身分布，药物在血液与各组织器官达到动态平衡，形成均一单元，则可视整个机体为单一房室，称为一房室(或一室)模型。若在平衡前有明显的转运分布过程，则应把机体视为多房室模型，如二室模型、三室模型等。

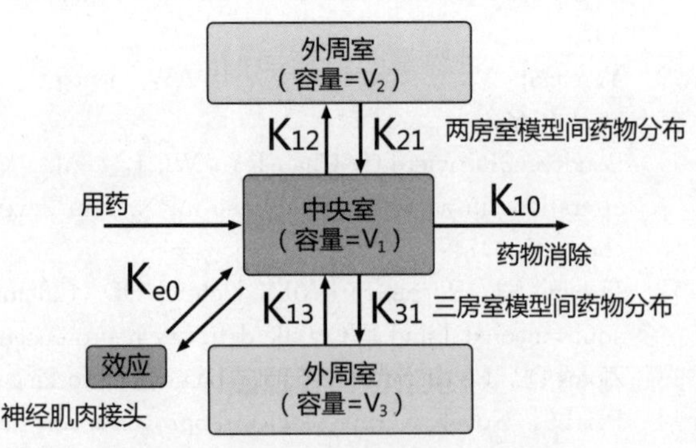

图 4-1　肌肉松弛药代动力学模型

图 4-1 表示的是药物分布的经典模型，即药物经静脉注射到中央室，容量为

V_1，然后药物只从中央室进一步分布和消除。药物在中央室迅速分布，包括血浆容量和器官清除（如肌肉松弛药在中央室的分布就包括肾脏和肝脏）。k 是药物在房室之间沿箭头方向运动的速率常数。组织可以被看成是外周室（通常 1～2 个，这里以 V_2、V_3表示）。效应室即神经肌肉接头（效应室以后还要讨论）。为了计算方便，认为效应室无穷小，因此并不影响整个药物的分布。药物的给予和消除是单向的而药物的分布是双向的。

（三）表观分布容积

药代动力学中，为了描述药物在房室内分布的容积，假定药物在房室中分布是均一的，如一室模型或多室模型的中央室，药物的分布与血药浓度相同。分布容积（volume of distribution，V_d）定义为：进入机体的药物按血药浓度均匀分布，全部药量溶解所需的容积。即为给药后，体内总药量（X_0）与零时间血药浓度（C_0）的比值，是一个理论计算值，单位为 L。它不代表药物在机体内分布的真实容积，只表示药物在体内分布的广窄程度，故冠以“表观”两字。将药物的 V_d与人体体液值相比较，可大致推测药物在体内分布情况。70 kg 的人总水量约40～46 L，其中血浆约 3 L 左右，细胞外液和细胞内液分别为 13～16 L 和 25～28 L。如计算某药物的 V_d等于 5 L，则提示该药物基本上分布于血液中；如等于 40 L，则主要分布于细胞内外液中；如 V_d大于总体液，则提示该药物大量分布于某一组织器官中。

（四）半衰期

半衰期（half-life time，$t_{1/2}$）是指血浆药物浓度衰减一半所需的时间。半衰期可分为分布半衰期（$t_{1/2\alpha}$）和消除半衰期（$t_{1/2\beta}$）。消除半衰期是指药物在体内消除一半所需要的时间。血浆药物浓度下降一半的时间应是血浆半衰期。消除半衰期用来描述线形二室或三室模型药物的任一时刻的血药浓度变化，不论从理论上，还是从实践中都存在问题。从理论上讲，二室或三室模型的药物血管内给药，药物进入血液后，首先随血液循环向各组织器官分布。如分布尚未结束，血药浓度的变化还受到分布的影响，虽经一个消除半衰期，但血药浓度不可能是原浓度的一半。如分布结束，机体内药物进入恒定的消除，这时经一个消除半衰期，血药浓度则下降一半。血管外给药更为复杂，除分布外尚有吸收的问题，只有等到吸收和分布结束的药物在体内的处置进入消除相，血浆半衰期与消除半衰期才能等同。从实践上看，芬太尼单次静注后，血浆半衰期仅 1 min，静滴达到稳态后，血药浓度下降一半时间为 306 min。故提出静脉持续输注即时半衰期（context-sensitive half-time）概念，即输注结束后，血药浓度（中央室药物浓度）下降一半所需时间。同一药物，输注时间不同，输注即时半衰期不同；不同药物则差异更大。

（五）清除率

清除率（clearance，Cl）系指单位时间内能将多少中央室分布容积的药物被清除。由于一房室或多室模型的中央室的分布容积与血浆药物浓度相同，故此定义常写作单位时间内能将多少体积血浆中的药物清除。全身清除率等于肝清除率、肾清除率等之和。清除率表示药物从血浆中被清除的速度，不代表被清除的药量，被清除的药量等于清除率与血药浓度的乘积。

（六）药代动力学的研究意义

大多数药物的治疗作用、作用时间、不良反应等与药物进入体内机体对其处置过程密切相关。药物要获得适宜的效应，在作用部位需要有适当的药物浓度，调控体内药量（或血药浓度）则可调节药物作用强度及作用持续时间，从而既可达到用药的预期目的，又可减少或避免不良反应。间断静脉注射，或持续静脉滴注一种或多种药物，其药物效应除取决于剂量之外，还与药代动力学过程密切相关。药代动力学的研究通常是概括生物体药量与时间的函数关系，从而建立数学模型，并确定有关参数，导出算式，以便用数学语言定量并概括地描述药物在机体内的动态变化规律。从而指导合理用药、设计和优选给药方案，为临床用药提供确切而科学的依据。

制订给药方案以获得和维持适当药物浓度需依据药物代谢动力学。适当的浓度和给药方案也取决于患者的临床状态，疾病的严重程度，有无并发疾病和并用药物以及其他因素。由于个体差异的存在，必须根据每一患者的需要来设计给药方案。传统的方法一直凭经验调整剂量，直到达到治疗目的为止。这种方法常不够妥当，因为合适的药物效应可能被延迟或产生严重毒性。另外一种做法是根据药物在某一患者体内预期的吸收和处置过程（分布和消除）开始用药，通过监测血浆药物浓度以及观察药物效应来调整用药剂量。这一做法要求懂得随患者年龄和体重而变化的药代动力学，还要懂得并发疾病（如肾病，肝病，心血管疾病和其他并发疾病）存在时的动力学后果。

二、肌肉松弛药的药物代谢动力学

肌肉松弛药是含有季铵基的极性化合物，不论 pH 怎样，肌肉松弛药均高度解离，易溶于水而相对不溶于脂肪，因此肌肉松弛药不易透过血脑屏障、胎盘和胃肠道上皮，在肾小管也不重吸收，细胞膜的类脂成分阻止其进入细胞内，其在体内的分布容积有限，接近于细胞外液容积。故肌肉松弛药口服吸收慢且不规律，进入门静脉系统经肝脏又被肝摄取相当一部分；没有中枢神经作用；母体给药对胎儿几乎没有影响。

一次静注后血药浓度很快达峰值，这反映肌肉松弛药迅速与血液混合并分布到血供丰富的脏器，之后随着肌肉松弛药在体内分布和消除，其血药浓度降低出现两个明显的时相，即开始的分布相和之后的消除相。这表明肌肉松弛药在体内为符合多房室模型，如二室模型、三室模型等。在分布相肌肉松弛药分布到全身各器官和组织，最终使血液与组织细胞外液间达到平衡。分布相的血液浓度迅速下降，最初分布容积（V_1）是肌肉松弛药分布到血供丰富的脏器的容积。“k”代表药物在室间移动的速率。外周室（常用 V_2 和 V_3 表示）可以视为“组织”。效应室为神经肌肉接头。为了计算的目的，其容积可视为无限小，因此不影响药物的分布。药物的吸收、清除是无方向性的，而分布则是双向的。

当肌肉松弛药在血液与各组织细胞外液间取得平衡时的分布容积是稳态分布容积（Vdss）。分布半衰期（$t_{1/2\alpha}$）是指消除相开始前的血药浓度降低一半的时间。肌肉松弛药分布到肌肉的时间较分布到如肝、肾、心、肺等血供丰富的脏器慢，因此在肌细胞外液与血液之间达到平衡的时间较血供丰富的组织长，而在不同部位肌组织内的肌肉松弛药浓度达峰值时间并不一样，受心输出量、心脏至该组织之间的距离和其血流量等多种因素的影响。

开始时中央室的药物浓度(血浆浓度)超过周边室(组织浓度)，药物顺浓度差从血浆向组织移动。血浆药物浓度逐渐降低，当低于组织药物浓度时，药物移动的净方向则为从组织移至血浆。这个模型适用于绝大部分肌肉松弛药，但是阿曲库铵和顺阿曲库铵除外，因为它们还能通过生物降解从组织中清除。清除相中，血浆药物浓度降低的速率取决于两个因素：药物从组织移回血浆的速度，药物从血浆清除的速率。肌肉松弛药能迅速从组织移至血浆，故从血浆中的清除是其限速过程。且药物的分布容积越大，血浆浓度下降速率越慢。

对于大多数非去极化肌肉松弛药，消除相的血药浓度降低较分布相慢。当然，米库氯铵是个例外，它通过胆碱酯酶代谢，清除非常迅速，其最开始血浆浓度的迅速降低主要是依靠胆碱酯酶的清除。肌肉松弛药消除通过肾脏或随胆汁排出，或在肝脏、血液及其他组织内代谢，肌肉松弛药也可同时有多种消除途径。几乎所有的肌肉松弛药都经肾脏排泄，解离的肌肉松弛药经肾小球滤出，在肾小管几乎不重吸收，经肾排出是长时效肌肉松弛药消除的惟一或最主要的消除途径。消除半衰期($t_{1/2\beta}$)是血药浓度降低一半的时间，消除半衰期无论对稳态分布容积的变化或是清除的变化均很敏感。非去极化肌肉松弛药的分布半衰期很短，在 2～10 min，而消除半衰期因药而异，长时效的达 2 h，中时效的甾类肌肉松弛药维库溴铵和罗库溴铵约为 70 min，苄异喹啉类的阿曲库铵和顺阿曲库铵约为 20 min。这些非去极化肌肉松弛药的清除率在 2～5 ml/(kg · min)，米库氯铵因迅速被血浆胆碱酯酶分解其清除率在 60～100 ml/(kg · min)，消除半衰期约为 2.5 min。

表 4-1　正常人肌肉松弛药的药代动力学参数

肌肉松弛药	稳态分布容积 (ml/kg)	清除率 [ml/(kg · min)]	清除半衰期 (min)	蛋白结合率 (%)
琥珀胆碱	6～16	200～500	2～8	30
氯筒箭毒碱	200～450	2～4	120～200	40～50
氯二甲箭毒碱	400～470	1.2～1.3	220～360	35
杜什氯铵	230	2.7	99	28～34
阿曲库铵	180～280	5.5～10.8	17～20	51
顺阿曲库铵	110～200	4～7	18～27	—
米库氯铵				
顺-反式	146～588	26～147	1～5	—
反-反式	123～338　112	18～79　55	2～8　2.32	—
顺-顺式	191～346	2～5	41～200	—
泮库溴铵	150～340	1.0～1.9	100～132	30
哌库溴铵	340～425	1.6～3.4	100～215	—
维库溴铵	180～250	3.6～5.3	50～53	30～57
罗库溴铵	170～210	3.4	70～80	25
瑞库溴铵	200～457	8.5～11.1	72～88	

表4-2 肌肉松弛药在体内的消除

肌肉松弛药	排泄率(%)		代谢率(%)
	肾	肝	
琥珀胆碱	1～2	—	胆碱酯酶分解(90)
氯筒箭毒碱	40～60	10～40	—
氯二甲箭毒碱	40	2	—
杜什氯铵	60～80	10～20	<10
阿曲库铵	10～40	—	霍夫曼消除和酯酶水解(60～90)
顺阿曲库铵	10～15	—	霍夫曼消除(80)
米库氯铵	<5	—	胆碱酯酶水解(95～99)
泮库溴铵	70	30	肝(10～20)
哌库溴铵	70	20	肝(10)
维库溴铵	20～30	70～80	肝(40)
罗库溴铵	30	70	肝(10)
瑞库溴铵	<25	—	肝(50)

表4-3总结了各种肌肉松弛药代谢(生物转化)和消除途径。在列出的非去极化肌肉松弛药中，只有泮库溴铵、哌库溴铵、维库溴铵、阿曲库铵、顺阿曲库铵、米库氯铵及瑞库溴铵(Org 9487)能代谢或降解。几乎所有的非去极化肌肉松弛药都是含有季铵基的化合物，易溶于水而相对不溶于脂肪。肌肉松弛药的亲水性使分子易通过肾小球滤过经尿清除，而不经肾小管的重吸收或分泌。因此，所有非去极化肌肉松弛药基本清除途径表现为以原型经尿清除。长时效非去极化肌肉松弛药主要通过尿清除，且清除速率受肾小球滤过率限制1～2 ml/(kg·min)。

表4-3 肌肉松弛药的代谢和清除

肌肉松弛药	时效	代谢率(%)	清除率(%)		代谢产物
			肾	肝	
琥珀胆碱	超短效	胆碱酯酶(98～99)	<2	无	单酯(琥珀单胆碱)和胆碱，单酯较琥珀胆碱代谢慢得多
430A	超短效	Cysteine(快)和酯酶水解(慢)	?	?	失活的半胱氨酸氧化产物，氯甲酸和乙醇
米库氯铵	短效	胆碱酯酶(95～99)	<5	无	单酯和四醇，代谢产物无活性，不进一步代谢
			代谢产物通过尿和胆汁消除		
瑞库溴铵(Org9487)	短效	转化为3-去乙酰代谢物			Org9488是其3-OH代谢物，其肌肉松弛作用是母体的2～3倍，且半衰期更长
阿曲库铵	中效	霍夫曼消除和非特异性酯酶水解	10～40	无	N-甲四氢罂粟碱，丙烯酸盐，叔胺，虽然N-甲四氢罂粟碱有中枢兴奋作用，但临床相关效应可以忽略
			代谢产物通过尿和胆汁消除		

（续表）

肌肉松弛药	时效	代谢率(%)	清除率(%)		代谢产物
			肾	肝	
顺阿曲库铵	中效	霍夫曼消除(77)	肾清除仅占16		N-甲四氢罂粟碱和丙烯酸盐，酯酶水解作用有限。由于顺阿曲库铵作用强于阿曲库铵，其产生的N-甲四氢罂粟碱比阿曲库铵少5～10倍，故产生的不良反应也少
维库溴铵	中效	肝(30～40)	40～50	50～60	3-OH代谢产物聚集，尤其是在肾衰竭患者。其作用强度是阿曲库铵的80%，可能是造成ICU中患者恢复延迟
			代谢产物由尿和胆汁分泌		
罗库溴铵	中效	无	<10	>70	无
泮库溴铵	长效	肝(10～20)	85	15	3-OH代谢产物聚集，尤其是在肾衰竭患者。是母体作用强度的2/3
氯筒箭毒碱	长效	无	80	20	无
哌库溴铵	长效	约10	>90	<10	3-OH代谢产物生成少(≈5%)
氯二甲箭毒	长效	无	>98	<2	无
多库溴铵	长效	无	>90(?)	<10	无
阿库氯铵	长效	无	80～90	10～20	无
加拉碘铵	长效	无	100	0	无

肌肉松弛药在血液内能与血浆蛋白，包括白蛋白和球蛋白结合，各肌肉松弛药与血浆蛋白结合量不一。肌肉松弛药能与体内的黏多糖等结合，结合的肌肉松弛药增加肌肉松弛药的分布，但没有肌肉松弛作用，且不能经肾小球滤出。

从药代动力学上可以知道一些疾病和药物相互作用可以改变对肌肉松弛药的敏感性，以及脏器和代谢功能改变是怎样影响肌肉松弛药的时效，这些资料有助于理解肌肉松弛药产生的不同反应，但是不可能事先了解任何一个患者药代动力学和药效。因此对药代动力学研究结果只能作为临床指南，对每个患者的具体药量还应在用药过程中小心的根据患者对药物的反应来把握和调节药量。

第二节　去极化肌肉松弛药的药代动力学

一、琥珀胆碱的起效与代谢过程

琥珀胆碱是惟一起效迅速而且作用时程超短的肌肉松弛药，其 ED_{95}(神经肌肉反应平均达到95%抑制作用时所需要的剂量)是0.51～0.63 mg/kg。科普曼(Kopman)等测得其 ED_{95}

<0.3 mg/kg。静注 0.5 mg/kg，起效时间 60～90 s，面部肌和眼肌的起效时间更快，在60 s以内。琥珀胆碱 $t_{1/2\beta}$ 为 2～4 min。静注琥珀胆碱 1 mg/kg 后，可维持呼吸暂停 4～5 min，血浆假性胆碱酯酶正常者，其肌张力完全恢复需要 9～13 min。琥珀胆碱反复静注或持续静滴可维持长时间肌肉松弛，静滴浓度为 0.1%～0.2%，静滴速度为 50～100 μg/(kg・min)，但静滴 30～60 min 后由于快速耐药性产生，滴速可能要增加。30～60 min 之后由于快速耐药性产生，滴速可能要增加。琥珀胆碱可与 1%普鲁卡因或 0.5%利多卡因混合静滴，此时琥珀胆碱浓度可减低，由单静滴琥珀胆碱时的 0.1%减低至 0.05%～0.07%。儿童对琥珀胆碱相对较成人不敏感，气管插管量由成人的 1 mg/kg 要增加到 1.5 mg/kg，婴幼儿除静注外还可以肌注，此时琥珀胆碱用注射用水稀释至 10 mg/ml，用量 1.5～2.0 mg/kg。在紧急情况下琥珀胆碱还可气管内或舌下给药。

琥珀胆碱在血内迅速被血浆假性胆碱酯酶(也称为血浆胆碱酯酶或丁酰胆碱酯酶)水解。此药与血浆蛋白结合量约为 30%，琥珀胆碱与神经肌肉接头处的受体和肌纤维以外的黏多糖、软骨等结合都十分迅速，但琥珀胆碱并不为神经肌肉接头处的胆碱酯酶所破坏，而只能为血浆内的假性胆碱酯酶分解。其代谢分两步，先失去一个胆碱成琥珀单胆碱，琥珀单胆碱进一步分解为胆碱和乙酸，第一步分解速度快而第二步分解速度慢。琥珀单胆碱有弱的肌肉松弛作用，其强度为琥珀胆碱的 2%，但其时效比琥珀胆碱长。血浆胆碱酯酶量和质的异常，影响琥珀胆碱的水解。琥珀胆碱经肾脏排泄量不多，正常人为 2%～5%。

在琥珀胆碱到达神经肌肉接头之前和离开神经肌肉接头之后，假性胆碱酯酶可以通过控制琥珀胆碱的水解速度影响琥珀胆碱的起效时间和作用时间。假性胆碱酯酶在肝内合成并释放到血浆中。该酶的浓度下降和活性降低会延长琥珀胆碱的神经肌肉阻滞时间。该酶的活性是指单位时间内水解底物的分子数(mmol)，通常表示为国际单位(IU)。假性胆碱酯酶活性的正常范围很大，当丁酰胆碱酯酶活性大幅度下降时，颤搐水平恢复到 100%的时间会有所延长(图 4-2)。

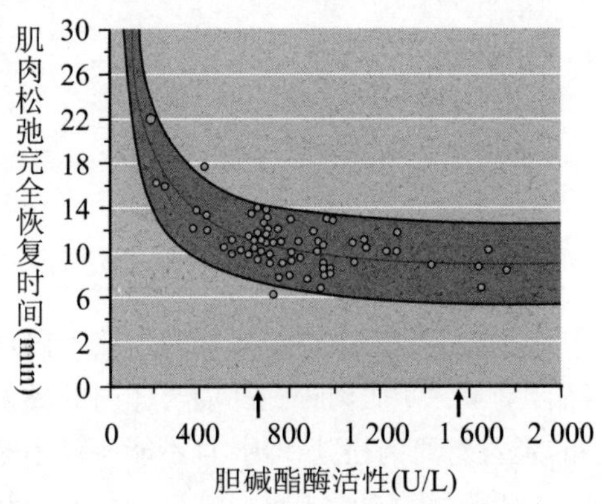

图 4-2 琥珀胆碱神经肌肉组织作用时程和丁酰胆碱酯酶活性之间的关系
假性胆碱酯酶活性的正常范围位于 2 个箭头间。

二、影响琥珀胆碱药代动力学的因素

(一) 血浆胆碱酯酶的量和质均可影响琥珀胆碱的药效

(1) 血浆胆碱酯酶质的异常　血浆胆碱酯酶由 2 个等位基因控制着酶的活性。血浆胆碱酯酶质的异常是由于异常基因而形成非典型血浆胆碱酯酶。人群中有 3%～5%该酶由非典型基因组成，只有在静注一次常用量的琥珀胆碱产生异常延长的肌肉松弛作用时才被发现。该酶的异常基因已知有不典型的酶基因(E^a)和氟化物敏感基因(E^f)。2 个正常酶基因(E^u)组成纯合子(E^uE^u)的酶，分解琥珀胆碱正常。如果该酶由正常酶基与异常基因组成杂合子，如E^uE^a，或E^uE^f，琥珀胆碱时效轻度延长。如果该酶由这2种异常基因的杂合子组成(E^aE^f)或由2个不典型的酶基因的纯合子组成如(E^aE^a)，则琥珀胆碱的作用异常延长，可达数小时。可根据地布卡因指数(DN)作出诊断。局麻药地布卡因可抑制正常血浆胆碱酯酶活性的80%(DN指数为80)，而对非典型基因组成的酶的抑制敏感性差，抑制纯合子E^aE^a的活性仅为20%(DN指数为20)，抑制杂合子E^uE^a的活性在40%～60%(DN指数为40～60)。DN反映的是先天性血浆胆碱酯酶质的异常，不能反映后天性此酶量的不足，也不能代表酶水解底物如琥珀胆碱或米库氯铵的能力。在标准试验条件下，地布卡因能抑制80%的正常丁酰胆碱酯酶，20%异常的丁酰胆碱酯酶(表4-4)。国内尚未有这方面统计资料，但根据临床经验估计国内异常酶的发病率可能较上述数据要低。虽然地布卡因数能提示个体在假性胆碱酯酶方面的基因变异，但是它并不能预测血浆中该酶的浓度，也不能表示该酶水解琥珀胆碱或美维库铵这些底物的效率。胆碱酯酶活性受基因型的影响，只有通过测定假性胆碱酯酶活性才能确定后2种因素。

表4-4 地布卡因数和琥珀胆碱或美维库铵肌肉松弛作用时程的关系

假性胆碱酯酶类型	基因型	发生率	地布卡因数*	对琥珀胆碱或美维库铵的反应
典型纯合子	UU	正常	70～80	正常
非典型杂合子	UA	1//480	50～60	增强50%～100%
非典型纯合子	AA	1/3 200	20～30	延长4～8 h

*地布卡因数代表酶受到抑制的百分数。

对假性胆碱酯酶的分子生物学的认知已经非常清楚。已经检测出该酶的氨基酸序列，并且知道大部分基因变异都是由于编码错误所造成的。大部分变异是因为酶活性中心或邻近部位发生了单个氨基酸取代错误或氨基酸排列错误。以非典型抗地布卡因基因(A)为例，核苷酸209发生突变，鸟嘌呤被腺嘌呤取代。基因编码的这一变化导致酶70位点的甘氨酸被门冬氨酸取代。对抗氟基因来说，可能发生了2个氨基酸的取代，243位点上蛋氨酸取代了苏氨酸，390位点上缬氨酸取代了甘氨酸。表4-4总结了多种已知的假性胆碱酯酶的基因变异：70位点氨基酸取代写为Asp Ø Gly。发现假性胆碱酯酶基因型新的变异工作仍在继续。

(2) 血浆胆碱酯酶量和活性的异常　酶活性指单位时间被水解的底物分子(μmol)，通常用国际单位IU表示。血浆胆碱酯酶由肝脏合成，严重肝脏疾病使该酶合成减少。血浆胆碱酯酶在肝硬化、高龄、妊娠、烧伤、严重营养不良等情况下其血浆浓度降低。有许多药可抑制血浆假性胆碱酯酶活性，如口服避孕药、单胺氧化酶抑制剂、有机磷杀虫剂，治疗青光眼的二乙氧磷酰硫胆碱和治疗重症肌无力的抗胆碱酯酶药、抗肿瘤药如氮芥、环磷酰胺，以及肌肉松弛药如泮库溴铵等，这些药均可延长琥珀胆碱时效。H_2组胺受体拮抗剂对胆碱酯酶活性及琥珀胆碱作用时间无影响。间羟舒喘灵酯是特布他林的前体药物，可明显抑制胆碱酯酶活性，延长琥珀胆碱时效。β受体阻滞剂艾司洛尔虽抑制胆碱酯酶，但只轻度延长琥珀胆碱的作用时间。维比-莫根森(Viby-Mogensen)证实，胆碱酯酶活性的正常范围很广，胆碱酯酶活性明显降低只会导致100%肌颤搐恢复时间适度延长。严重肝脏疾病时，血浆胆碱酯酶活性即使降为正常的20%，琥珀胆碱引起的呼吸暂停也只从正常3 min延长至9 min。即便二乙氧磷酰硫胆碱能使胆碱酯酶活性由对照组的49%降至为无活性，神经肌肉阻滞时间的增加范围为2～14 min。没有任何人的作用持续时间超过23 min。

（二）麻醉药物对琥珀胆碱药代动力学的影响

（1）普鲁卡因可分解琥珀胆碱的血浆假性胆碱酯酶，增强琥珀胆碱作用。

（2）镁离子与琥珀胆碱的相互作用尚有争议，有研究认为，硫酸镁妊娠毒血症能增强琥珀胆碱作用，但近来也有研究证实其拮抗琥珀胆碱效应。钙虽可拮抗镁的作用，但钙对接头后膜有稳定作用，增强琥珀胆碱的Ⅱ相阻滞，因此不能拮抗镁-琥珀胆碱引起的阻滞。

（3）新斯的明　临床上有时会出现琥珀胆碱与新斯的明或吡啶斯的明的相互作用。最关注的是2个问题：一是新斯的明拮抗非去极化肌肉松弛药后再应用琥珀胆碱是否合理；二是新斯的明能否用于拮抗Ⅱ相阻滞。第一个问题临床上有时可碰到。例如，开腹手术长时间使用氯筒箭毒碱，手术结束新斯的明拮抗后，外科医生突然需要大约15 min寻找丢失的纱布。此时，不应该追加琥珀胆碱，因为注入5 mg新斯的明后立即使用琥珀胆碱可使肌肉松弛作用延长至60 min。有人证实5 mg新斯的明后5 min加入1 mg/kg琥珀胆碱，作用延长11～35 min。其原因部分因为新斯的明抑制胆碱酯酶作用。使用新斯的明后90 min加入琥珀胆碱，胆碱酯酶活性的恢复小于其基础水平的50%。当琥珀胆碱Ⅱ相阻滞已得到证实时，可以用新斯的明拮抗。如何正确使用新斯的明拮抗，取决于琥珀胆碱是否出现于血浆中。当循环中无琥珀胆碱时，抗胆碱酯酶药可拮抗琥珀胆碱作用；而琥珀胆碱存在于血浆时，抗胆碱酯酶药或不影响或增强琥珀胆碱的肌肉松弛作用。可先试用依酚氯铵，如强直收缩不能维持出现衰减，潮气量、肺活量增加，此时可安全用新斯的明拮抗。

（三）神经肌肉疾病对琥珀胆碱药代动力学的影响

（1）重症肌无力是一种体内有抗体致乙酰胆碱受体功能降低的自身免疫性疾病，对琥珀胆碱相对不敏感，使用时易发生Ⅱ相阻滞和肌张力恢复延缓。可以使用去极化或非去极化肌肉松弛药，但剂量宜小。

（2）肌无力综合征由支气管未分化细胞癌引起的肌无力综合征患者和重症肌无力相似，但其不同点是这类患者对琥珀胆碱敏感。

（3）肌强直综合征有3类，即营养不良肌强直、先天性肌强直和强直性肌痉挛病。肌强直患者应用琥珀胆碱可引起持续肌痉挛性收缩，持续2～5 min，影响通气，其程度与琥珀胆碱用量有关，这类患者禁用琥珀胆碱。

（4）肌营养不良症为X染色体短臂序列基因缺陷所致，常染色体显性遗传。此类患者对去极化和非去极化肌肉松弛药均敏感且拮抗药无效，尤其是琥珀胆碱应禁忌使用。有报道假肥大性肌营养不良患者应用琥珀胆碱可致心搏骤停，故应避免应用琥珀胆碱。烧伤、上运动神经元和下运动神经元损伤以及神经脱髓鞘病变等均可引起该神经支配肌肉的神经肌肉接头以外的乙酰胆碱受体大量增生，对去极化肌肉松弛药敏感，有引起高钾血症等危险。

第三节 非去极化肌肉松弛药的药代动力学

影响非去极化肌肉松弛药的药代动力学因素包括：

一、年龄

对肌肉松弛药作用的药效是多方面的，由于神经肌肉接头在出生后12周内发育尚未完全成熟，新生儿对非去极化肌肉松弛药较敏感。当然，足月儿和早产儿应用肌肉松弛药都是安全的。婴儿出生后身体组成成分和肝肾功能随年龄增长而变化，将影响肌肉松弛药作用。如细胞外液随年龄增加而减少，从而影响用药的初量和延长消除半衰期，使其对肌肉松弛药的敏感性增加，使肌肉松弛药抑制50%肌颤搐所需的血药浓度减少，但敏感性增加抵消分布容积增加，故氯筒箭毒碱和维库溴铵的初量没有明显改变。新生儿对肌肉松弛药的个体差异大，尤其对早产儿、败血症和低血容量患儿，用药宜谨慎，用量应减小。因分布容积的增加和清除率的降低使得消除半衰期延长，故追加药的时间间隔应延长。

阿曲库铵的作用随着婴儿和儿童年龄增加其分布容积减小，同时血浆清除率婴儿较儿童较大，分布半衰期和消除半衰期趋于缩短，但对新生儿和婴儿抑制肌颤搐95%的阿曲库铵减少，这提示其敏感性增加。儿童的肌肉松弛药起效较快，这可能与心输出量大，循环时间短有关。婴儿阿曲库铵与维库溴铵的药代动力学和药效动力学差异很大。作为长效肌肉松弛药，婴儿对维库溴铵较儿童更敏感(ED_{95}分别为0.047 mg/kg，0.081 mg/kg)。在新生儿，维库溴铵是长效肌肉松弛药，因其分布容积大，清除率不变，作用时间长。而阿曲库铵在儿童和成人作用时间没有明显差异。虽然分布容积也是增加，但阿曲库铵清除率也加快。故新生儿、儿童和成人阿曲库铵插管剂量一样，并且作用持续时间也没差别。儿童0.1 mg/kg顺阿曲库铵2 min即可起效，临床维持大约30 min，新生儿和儿童顺阿曲库铵ED_{95}的量分别为43 mg/kg，47 mg/kg，且维持90%～99%神经肌肉阻滞所需的平均滴注速率在婴儿和儿童也是相同的。罗库溴铵无论在成人、婴儿或儿童都属中时效肌肉松弛药，起效快，在婴儿强度大于儿童，但起效较儿童慢。

老年患者的神经肌肉可能出现退行性变和心输出量降低，内脏和肾血流减少，肾小球滤过率降低，血清白蛋白减少，丙种球蛋白增加，以及肝肾功能改变延长消除半衰期，影响肌肉松弛药消除，肌肉松弛药作用时间延长，但老年患者肌肉松弛药药效学可能没有变化。

由于老年患者可能有这些药代动力学变化，有影响消除因素存在时其肌肉松弛药药量应适当减少。泮库溴铵，氯二甲箭毒，dTc，维库溴铵，罗库溴铵等在老年患者中的药代动力学和药效动力学均有所改变。其血浆清除率的减少能解释其作用时间的延长。它们的代谢清除依赖于肝或肾(或两者)。令人费解的是，长时效肌肉松弛药杜什氯铵、哌库溴铵几乎完全由肾消除，但其药动和药代老年患者与成年人未见明显不同。老年患者杜什氯铵肌肉阻滞持续时间更长，但清除率和消除半衰期与成年人相同。哌库溴铵肌肉阻滞持续时间，分布容积，清除率，消除半衰期老年患者与成年人相同。需要更进一步地研究来说明这个问题。不过阿曲库铵的消除不依赖肝肾功能，因此老年患者用量不需相应减小。顺阿曲库铵也通过霍夫曼消除，在老年患者其起效延迟，作用时间不延长，分布容积的增加导致消除半衰期的延长，清除率不变。老年患者胆碱酯酶活性虽然仍在正常范围，但与年轻患者相比约降低26%。因米库氯铵通过胆碱酯酶代谢，其清除率在老年患者可能轻度减少，故作用持续时间延长20%～25%，维持恒定肌肉阻滞深度所需的滴注速度也减少。

二、肥胖

肥胖患者非去极化肌肉松弛药的药代动力学是否会有改变，报道不尽相同。虽然泮库溴铵作用持续时间不受患者体重影响，但肥胖患者杜什氯铵、维库溴铵或罗库溴铵肌肉松弛作用恢复慢，这表明这些药物清除率降低。而阿曲库铵肌肉松弛作用恢复无影响，可能因为阿曲库铵的消除不依赖于终末器官功能。肥胖者肌肉松弛药用量应比正常用量增加20%，而不应该根据患者实际体重计算，否则可能会导致药物的相对过量。

三、温度

温度的变化会引一系列的生理代谢及器官功能的改变，影响肌肉松弛药的代谢和时效。低温延长非去极化肌肉松弛药作用时间。肌肉温度低于35.2℃时，每降低1℃，拇内收肌收缩力减少10%～16%。为维持肌肉温度高于35.2℃，中心温度必须保持在36.0℃。全身低温时，肌肉松弛药在循环和神经肌肉位点之间的移动缓慢，起效、恢复延迟，肌肉松弛药在肝脏肾脏的清除排泄或自身降解受到影响，药物的清除半衰期延长，神经肌肉传导阻滞的时间相应延长。低温对肌肉松弛药作用的影响与低温程度有关。研究证实，低温影响肌肉和肝肾等血流量；抑制了肝脏内载体介导的转运系统，肝脏对药物的摄取能力下降，从而使药物的清除过程延长；低温条件下，肾脏血流量减少，肾小球滤过率下降，肾脏的总清除率下降，肾脏对肌肉松弛药的排泄能力下降；血液黏滞度增加，影响肌肉松弛药代谢、消除和酶活性和肌肉松弛药与蛋白结合，减少肌肉松弛药清除以及影响对肌肉松弛药的敏感性；低温下乙酰胆碱的合成、释放和代谢也均受影响。

低温增强罗库溴铵、维库溴铵、泮库溴铵、阿曲库铵、顺阿曲库铵等的肌肉松弛作用，延长时效和延长恢复。阿曲库铵的霍夫曼消除过程在pH下降时减慢，尤其同时温度降低，实际上，低温时阿曲库铵作用时间明显延长。例如，0.5 mg/kg阿曲库铵37℃下作用维持时间为44 min，而在34.0℃时为68 min。温度的降低也能减慢神经的传导。肌肉温度从35℃降到23.5℃可导致神经传导速度减少50%。在多项早期研究中，许多学者发现低温对甾体类与苄异喹啉类肌肉松弛药影响的差别，有报道低温时甾体类肌肉松弛药泮库溴铵更有效，而苄异喹啉类的筒箭毒箭和二甲筒箭毒箭的药效则减弱。

高温对于肌肉松弛药作用影响的研究报道甚少，中心体温＞38℃的患者在选择性麻醉手术中并不常见，但20余年来，术中高温腹膜内化疗已被证明是治疗局部腹膜内恶性肿瘤的有效手段，可将中心体温提高到39℃甚至42℃的全身高温（WBH）技术也日趋成熟。研究证实肝肾功能依赖甚少、重复注射不会引起蓄积的阿曲库铵是用于WBH的理想药物。目前高温对于肌肉松弛药作用影响的研究还只限于观察到药效降低、作用时间缩短的趋势，对于具体药物代谢和排泌及神经肌肉突触作用部位的影响，还存在着较为广阔的研究空间。

四、血浆胆碱酯酶量或质的异常

米库氯铵也是血浆胆碱酯酶分解，该酶量的减少和质的异常均可影响米库氯铵的代谢。

五、肝、肾功能

损伤严重时，可影响肌肉松弛药的药代动力学。肾脏对大多数药物包括肌肉松弛药在体内的代谢和清除起着很重要的作用，所以在肾衰竭患者特别是接受肾移植手术的终末期肾衰患者的麻醉中，如何选择合适的肌肉松弛药是一个较为重要的问题(表 4-5)。肝胆疾病对肌肉松弛药的药代动力学影响比较复杂(表 4-6)。例如，肝硬化可导致维库溴铵的代谢时间延长(图 4-3)。

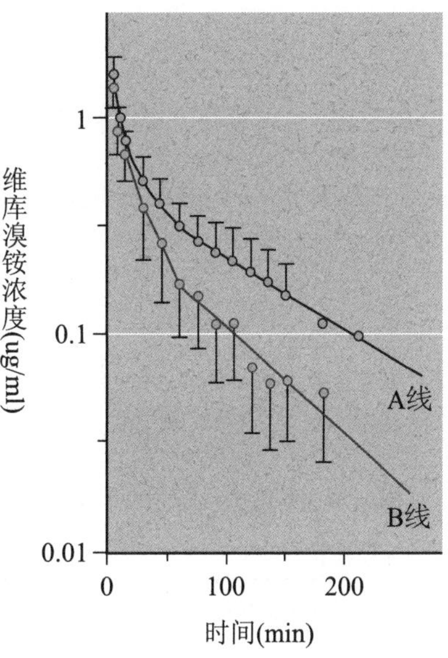

图 4-3 肝硬化可导致维库溴铵的代谢时间延长

单次注射 0.2 mg/kg 的维库溴铵后，维库溴铵血药浓度随着时间逐渐下降的半对数曲线，A 线代表肝硬化患者，B 线代表肝功能正常患者。

六、烧伤

烧伤患者常表现为对非去极化肌肉松弛药的敏感性下降，需要较大的剂量才能够满足手术的需要，而且与烧伤程度和治疗进程有关。近期研究显示，烧伤引起患者对非去极化肌肉松弛药药代动力学的改变是导致这一抗性增加的重要原因。单次注射维库溴铵 0.12 mg/kg 后，与正常患者相比，烧伤患者的分布清除率显著增加(0.12 L/min vs 0.095 L/min，$P<0.0001$)，这使得维库溴铵的消除半衰期显著缩短(5.5 h vs 6.6 h，$P<0.001$)，因此，导致烧伤患者对非去极化肌肉松弛药的需要量增加。

表 4-5 正常肾功能或肾衰患者肌肉松弛药的药代动力学

	血浆清除率 [ml/(kg·min)]		分布容积 (ml/kg)		清除半衰期 (min)	
	正常肾功能	肾衰	正常肾功能	肾衰	正常肾功能	肾衰
短时效肌肉松弛药						
米库氯铵						
顺-反式	106	80	278	475	2.0	4.3
反-反式	57	48	211	270	2.3	4.3
顺-顺式	3.8	2.4*	227	244	68	80
中时效肌肉松弛药						
阿曲库铵	6.1	6.7	182	224	21	24
	5.5	5.8	153	141	19	20
	10.9	7.8	280	265	17.3	19.7

（续表）

	血浆清除率 [ml/(kg·min)]		分布容积 (ml/kg)		清除半衰期 (min)	
	正常肾功能	肾衰	正常肾功能	肾衰	正常肾功能	肾衰
顺阿曲库铵	5.2	—	31	—	—	—
维库溴铵	3.0	2.5	194	239	78	97
	3.2	2.6	510	471	117	149
	3.6	4.5	242	347	51	68
	5.3	3.1*	199	241	53	83*
罗库溴铵	2.9	2.9	207	264*	71	97*
长时效肌肉松弛药						
氯筒箭毒碱	2.4	1.5	250	250	84	132
氯二甲箭毒	1.2	0.4*	472	353	300	684*
杜什氯铵	2.7	1.2*	220	270	99	221*
泮库溴铵	74	20*	148	236*	97	475*
	1.7	0.9	261	296*	132	257*
哌库溴铵	2.4	1.6*	309	442*	137	263*
加拉碘铵	1.20	0.24*	240	280	132	750*

*肾功能正常与肾衰患者之间差异有显著性。

表 4-6　正常肝功能或肝胆疾病患者肌肉松弛药的药代动力学

	血浆清除率 [ml/(kg·min)]		分布容积 (ml/kg)		清除半衰期 (min)		
	正常肝功能	肝胆疾患	正常肝功能	肝胆疾患	正常肝功能	肝胆疾患	肝脏病变
短时效肌肉松弛药							
米库氯铵							肝硬化
顺-反式	95	44*	210	188	1.53	2.48*	
反-反式	70	32*	200	199	2.32	11.1*	
顺-顺式	5.2	4.2	266	237	50.3	60.8	
中时效肌肉松弛药							
阿曲库铵	5.3	6.5	159	207*	21	22	肝肾综合征
	6.6	8.0*	202	282*	21	25	肝硬化
顺阿曲库铵	5.7	6.6*	161	195*	23.5	24.4	移植
维库溴铵	4.26	2.73*	246	253	58	84*	肝硬化
	4.30	2.36*	247	206	58	98*	胆汁郁积
	4.5	4.4	180	220	58	51	肝硬化
罗库溴铵	2.79	2.41	184	234	87.5	96.0	肝硬化
	217	217	16.4	23.4*	76.4	111.5*	合并
	296	189	151	264*	56	98*	肝硬化
	3.70	2.66*	211	248	92	143*	肝硬化

（续表）

	血浆清除率 [ml/(kg·min)]		分布容积 (ml/kg)		清除半衰期 (min)		
	正常肝功能	肝胆疾患	正常肝功能	肝胆疾患	正常肝功能	肝胆疾患	肝脏病变
长时效肌肉松弛药							
杜什氯铵	2.7	2.3	220	290	99	115	肝移植
泮库溴铵	123	59*	261	307*	133	267*	胆汁郁积
	1.86	1.45*	279	416*	114	208*	肝硬化
	1.76	1.47	284	425*	141	224*	胆汁郁积
哌库溴铵	3.0	2.6*	350	452	111	143	肝硬化
加拉碘铵	1.22	0.90	237	259	162	220	胆汁郁积
	1.20	1.21	206	247*	135	160	胆汁郁积

*肝功能正常与肝胆疾病患者之间差异有显著性。

（叶铁虎　林思芳）

参考文献

1 Kopman AF, Klewicka MM, Neuman GG. An alternate method for estimating the dose-response relationships of neuromuscular blocking drugs. AnesthAnalg, 2000, 90: 1191-1197.

2 Galley HF, Mahdy A, Lowes DA. Pharmacogenetics and anesthesiologists. Pharmacogenomics, 2005, 6: 849-856.

3 Roy JJ, Varin F. Physicochemical properties of neuromuscular blocking agents and their impact on the pharmacokinetic-pharmacodynamic relationship. Br J Anaesth, 2004, 93: 241-248.

4 Wright PM, McCarthy G, Szenohradszky J, et al. Influence of chronic phenytoin administration on the pharmacokinetics and pharmacodynamics of vecuronium. Anesthesiology, 2004, 100: 626-633.

5 Black RE, Gertler R, Wright PM, et al. Pharmacokinetic analysis of rapacuronium and its metabolite during liver transplantation: an assessment of its potential as a pharmacodynamic probe. Proc (Bayl Univ Med Cent), 2003, 16: 275-279.

6 Montgomery MA, LeBeau MA, Miller ML, et al. The identification of mivacurium and metabolites in biological samples. J Anal Toxicol, 2005, 29: 637-642.

7 Robertson EN, Driessen JJ, Booij LH. Pharmacokinetics and pharmacodynamics of rocuronium in patients with and without renal failure. Eur J Anaesthesiol, 2005, 22: 4-10.

8 Burmester M, Mok Q. Randomised controlled trial comparing cisatracurium and vecuronium infusions in a paediatric intensive care unit. Intensive Care Med, 2005, 31: 686-692.

9 Leykin Y, Pellis T, Lucca M, et al. The effects of cisatracurium on morbidly obese women. Anesth Analg, 2004, 99: 1090-1094.

10 Gyermek L, Lee C, Cho YM, et al. Neuromuscular pharmacology of TAAC3, a new nondepolarizing muscle relaxant with rapid onset and ultrashort duration of action. Anesth Analg, 2002, 94: 879-885.

11 Lichtman AD, Oribabor C. Malignant hyperthermia following systemic rewarming after hypothermic cardiopulmonary bypass. Anesth Analg, 2006, 102: 372-375.

12 Kastrup MR, Marsico FF, Ascoli FO, et al. Neuromuscular blocking properties of atracuriumduring sevoflurane or propofolanaesthesia in dogs. Vet AnaesthAnalg, 2005, 32: 222-227.

13 Bevan JC，Reimer EJ，Smith MF，et al. Decreased mivacurium requirements and delayed neuromuscular recovery during sevoflurane anesthesia in children and adults. Anesth Analg，1998，87：772－778.

14 Szalados JE，Donati F，Bevan DR：Effect of d-tubocurarine pretreatment on succinylcholine twitch augmentation and neuromuscular blockade. AnesthAnalg 71：55－59，1990.

15 Vega-Villa KR1，Kaneda K，Yamashita S，Woo S，Han TH. Vecuronium pharmacokinetics in patients with major burns. Br J Anaesth. 2014 Feb，112(2)：304－310.

第五章　肌肉松弛药的构效关系

肌肉松弛药是主要作用于神经肌肉接头突触后膜上乙酰胆碱受体的药物，阻滞神经肌肉兴奋的正常传导，从而产生肌肉松弛作用。自 1942 年由植物中提取的天然生物碱筒箭毒碱(d-tubocurarine)首次应用于临床，数 10 年来，肌肉松弛药已越来越多的用于临床各个方面。除了常规用于各种需要肌肉松弛的手术以外，也用于重症监护室消除机械通气患者对呼吸机的抵抗，偶用于控制破伤风及癫痫持续状态等疾病的肌痉挛等。随着肌肉松弛药的广泛临床应用，相关基础研究随之日益完善，其中构效关系是肌肉松弛药基础研究中的重要组成部分。

第一节　构效关系研究发展简史

构效关系(Structure Activity Relationship，SAR)指的是药物或其他生理活性物质的化学结构与其生理活性之间的关系，是药物化学的主要研究内容之一。早期，构效关系研究以直观的方式，定性地推测生理活性物质的结构与其活性的关系，进而推测靶酶活性位点的结构，并设计新的活性物质结构；随着信息技术的发展，以计算机为辅助工具的定量构效关系成为构效关系研究的主要方向，定量构效关系也成为合理药物设计的重要方法之一。

构效关系这一概念是随着药物化学这门学科的产生而出现的。1853 年，英国医生斯诺(Snow)首次应用氯仿为维多利亚女王实施无痛分娩手术后，开始深入研究吸入性全身麻醉药，在研究过程中，确定了首先测定药物沸点和饱和蒸汽压的实验原则，这是历史上人类首次考虑到药物分子的理化性质与生理活性的关系，是构效关系研究的雏形。

19 世纪后半叶，人们陆续从作为药物使用的植物中提取了一系列化合物并成功解析了它们的结构，通过对这些天然来源的分子的归纳分析，药物化学家发现某些具有类似结构的药物具有相同的生理活性，从而提出了药效团的概念；所谓药效团即是对一系列生物活性分子的总结，归纳了对活性起最重作用的结构特征。药效团概念的提出标志着人类开始认识到分子结构与生理活性之间规律性的联系。

20 世纪 60 年代构效关系研究进入定量时代，由药物化学家汉施(Hansch)提出将分子整体的疏水效应、静电效应、立体效应与药物分子的生理活性联系起来，建立了二维定量构效关系方法并提出了汉施(Hansch)模型：

$$\mathrm{Log}(1/C)=a\log P+bEs+\rho\sigma+d$$

该模型中，$\log P$ 是疏水参数，Es 是立体参数，σ 是电性参数，a、b、ρ、d 是方程系数。Hansch模型揭开了经典定量构效关系（QSAR）研究的新篇章，成为QSAR发展历史中的里程碑。该模型的提出标志着药物定量构效关系研究的开始，也被认为是从盲目药物设计过渡到合理药物设计的重要标志。

1988年，克雷默（Cramer）等人提出了比较分子场方法（CoMFA），CoMFA方法通过分析分子在三维空间内的疏水场、静电场和立体场分布，将这些参数对药物活性回归。相比于汉施方法，CoMFA考虑到了分子内部的空间结构，因而被称为三维定量构效关系。目前CoMFA和由CoMFA改进而成的CoMSIA方法即比较分子相似性方法已经成为应用最广泛的合理药物设计方法。

第二节　肌肉松弛药作用机制和作用位点

肌肉松弛药根据其作用机制可分为去极化肌肉松弛药和非去极化肌肉松弛药两类，两者均作用于神经肌肉接头突触后膜的烟碱样乙酰胆碱受体，阻断神经肌肉兴奋传导而产生肌肉松弛作用。去极化肌肉松弛药与乙酰胆碱受体结合后可产生乙酰胆碱样作用，使神经肌肉接头处持续处于去极化状态，使其对神经兴奋释放的乙酰胆碱不再发生反应而形成去极化阻滞。非去极化肌肉松弛药则是与乙酰胆碱竞争乙酰胆碱受体，阻止乙酰胆碱与受体结合，使神经肌肉接头后膜不能去极化而产生肌肉松弛作用，非去极化肌肉松弛药不引起膜通透性的改变。虽然两种肌肉松弛药阻滞方式不同，但两者都具有与乙酰胆碱分子相似的结构，可与乙酰胆碱受体的α亚单位上的结合部位结合，乙酰胆碱受体结构（图5-1）。

每个烟碱样乙酰胆碱受体由5个蛋白亚基组成，排列成玫瑰花状的管型结构，穿插入肌纤维膜间，突出并开口于肌纤维膜内外。成熟的烟碱样乙酰胆碱受体的5个蛋白亚基中2个是α

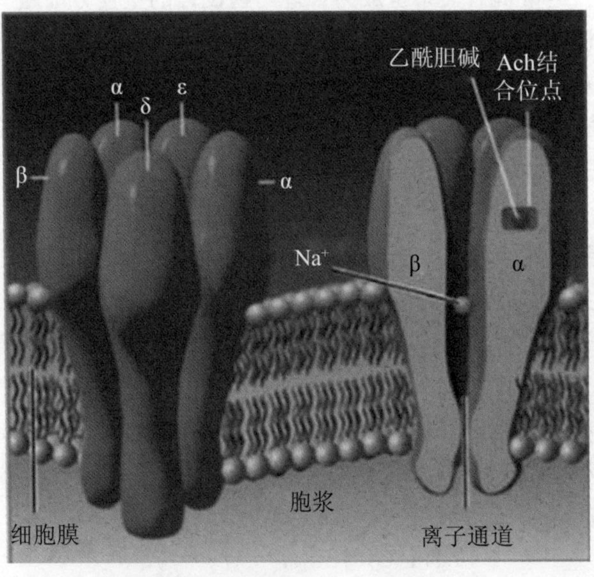

图5-1　烟碱样乙酰胆碱受体结构

蛋白亚基，其余3个亚基分别为β、ε、δ蛋白亚基，而非成熟的受体没有ε亚基，取而代之的是γ亚基。5个蛋白亚基环绕细胞外孔道呈漏斗样延伸为中央离子通道。当有2个单位的乙酰胆碱分子结合到乙酰胆碱受体后，触发受体结构的改变，使关闭的离子通道开放，钾离子流出细胞而钙离子和钠离子流入细胞，开始一次肌肉收缩。

如果对肌肉松弛药物进行结构上的分类，则现有的肌肉松弛药物主要可分为3大类(表5-1)，就构效关系而言，肌肉松弛药的结构显然与之关系更为密切，以下将从结构角度分析这3类肌肉松弛药的作用机制。

表5-1 肌肉松弛药的结构分类

分　类	代 表 药 物
胆碱酯类	琥珀胆碱及C10
甾类	泮库溴铵、维库溴铵、罗库溴铵、哌库溴铵、瑞库溴铵
苄异喹啉类	阿曲库铵、顺阿曲库铵、米库氯铵、杜什氯铵、筒箭毒碱、甲筒箭毒

第三节　胆碱酯类肌肉松弛药的构效关系

这一类肌肉松弛药主要包括琥珀胆碱及C10，因乙酰胆碱是该类化合物最基本也是共有的结构，故探讨该类肌肉松弛药的构效关系应首先从乙酰胆碱开始。如琥珀胆碱就是由2个分子的乙酰胆碱末端相连形成的(图5-2)。而C10则是一类具有类似于琥珀胆碱结构，分子链主链含有10个C原子，能够与乙酰胆碱受体以相似的方式结合并且具有不同程度肌肉松弛作用的一类分子的统称。此类分子是以多个甲基(—CH_2—)呈链状连接两端的三甲季铵基形成的不同长度的多甲基链，其分子式中C原子数量各不相同，但是其共同特点是主链均含10个C原子，因此该类分子也可称为十烃季铵。琥珀胆碱是C10衍生物中最典型也是最为人熟知的一种药物，至今仍应用于临床。

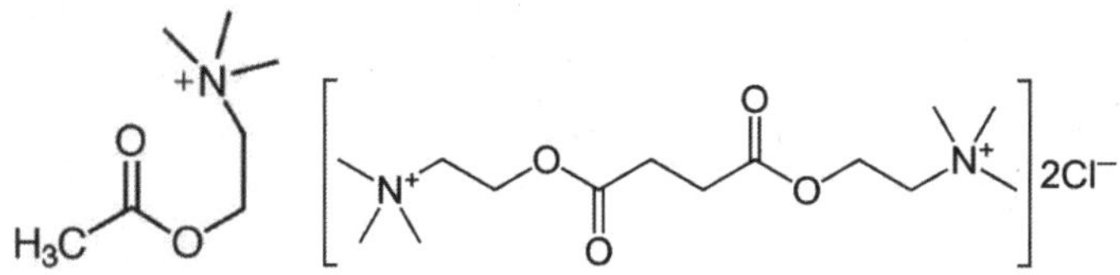

图5-2　左为乙酰胆碱，右为琥珀胆碱，2分子乙酰胆碱的-CH_3尾部以单键形式相连，形成琥珀胆碱

琥珀胆碱及C10的作用机制类似于乙酰胆碱，以其分子链末端的季铵基与乙酰胆碱受体的α亚单位上的结合部位结合，产生乙酰胆碱样作用，使神经肌肉接头处持续处于去极化状态，使其对神经兴奋释放的乙酰胆碱不再发生反应而形成去极化阻滞，其作用机制示意图参见图5-3。该图中显示的是乙酰胆碱受体的纵剖面图，图中长方形位置是位于α亚单位上的结合部位，C10分子进入受体的中央离子通道，两端分别与结合部位结合，引起受体构象的改变，使关闭的离子通道开放。

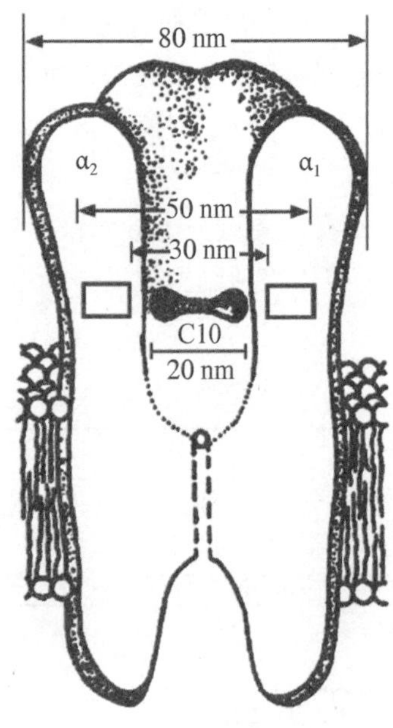

图 5－3　C10 与乙酰胆碱受体结合示意图

若以上图中 C10 与乙酰胆碱受体结合位点水平作横截面，可获得更直观的示意图（图 5－4）。

图 5－4 为乙酰胆碱受体结合位点横截面示意图，左图中可见，由 5 个蛋白亚基环绕形成的乙酰胆碱受体的中央离子通道中有 2 个结合位点，每个结合位点具有一个阴离子亚位点 A（anionic subsite）和一个氢键供体亚位点 H（hydrogen bond donor subsite）。中图为乙酰胆碱受体结合 2 分子乙酰胆碱，即为生理情况下神经冲动传递至神经肌肉接头，释放乙酰胆碱与神经肌肉接头后膜的乙酰胆碱受体结合的模拟示意图，乙酰胆碱以其季铵结构与受体结合位点的阴离子亚位点结合，而分子结构的另一端与氢键供体亚位点结合，受体分子构象发生改变，引起跨膜离子交换从而引起肌肉运动。右图为乙酰胆碱受体与 C10 结合，C10 以其分子链两端的季铵结构与受体的 2 个阴离子亚位点结合，相比与乙酰胆碱结合的图示，可发现 C10 与受体的结合过程中氢键供体亚位点处于空闲状态，但却并不影响 C10 产生肌肉松弛作用，故构效关系研究认为对于分子结构内含有双季铵基结构的肌肉松弛药而言，肌肉松弛作用的产生主要与乙酰胆碱受体的阴离子亚位点和药物的季铵结构有关。

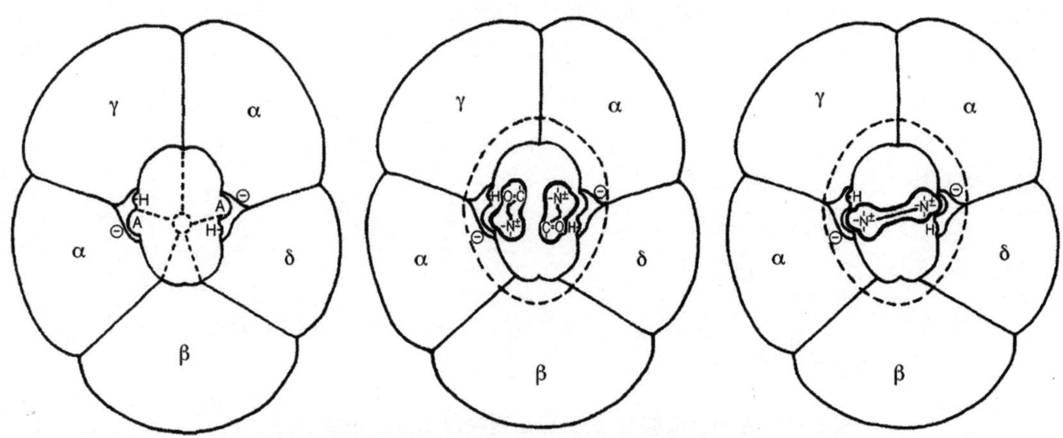

图 5－4　乙酰胆碱受体结合位点横截面示意图

从左向右依次为：乙酰胆碱结合位点横截面、乙酰胆碱结合位点结合 2 分子乙酰胆碱、乙酰胆碱结合位点结合 C10。

第四节　甾类肌肉松弛药的构效关系

泮库溴铵、维库溴铵、罗库溴铵、哌库溴铵、瑞库溴铵等均属于甾类肌肉松弛药。该类药物分子较大，与链状的胆碱酯类肌肉松弛药不同，呈刚性结构不易发生空间构象变化，药物分子主干为雄甾烷母核，但无雄激素活性，结构中有2个适当取代的氮原子，其中至少一个是季铵结构，如维库溴铵为单季铵盐，也可以是双季铵结构，如泮库溴铵为双季铵盐。甾类肌肉松弛药分子结构变化主要集中在4个位置，分别以R_1、R_2、R_3和R_4表示，分子结构平面上方从R_1开始顺时针计数基团，分布规律依次为R_1、甲基、甲基、R_4、R_3，R_2处于分子平面下方，紧邻R_1的逆时针侧(图5-5)。

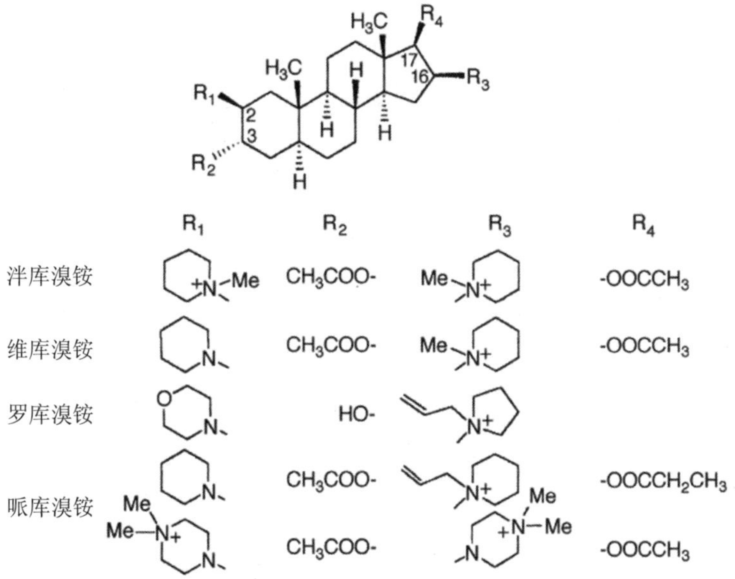

图5-5 甾类肌肉松弛药的化学结构式

甾类肌肉松弛药的结构如上图所示，该类药物的分子式差异在于R_1、R_2、R_3和R_4所代表的基团不同，但是无论取代的基团发生如何变化，其结构中都至少有一个季铵基团。药物分子进入乙酰胆碱受体的中央离子通道后，以季铵基与受体结合位点的阴离子亚位点结合，阻断乙酰胆碱与受体结合，使神经肌肉接头后膜不能去极化而产生肌肉松弛作用。以维库溴铵为例，维库溴铵为单季铵基结构，药物分子进入受体中央离子通道后与一侧的受体结合位点结合(图5-6)，虽然维库溴铵没有第二个季铵基用来与另一侧的受体结合位点结合，但是维库溴铵另

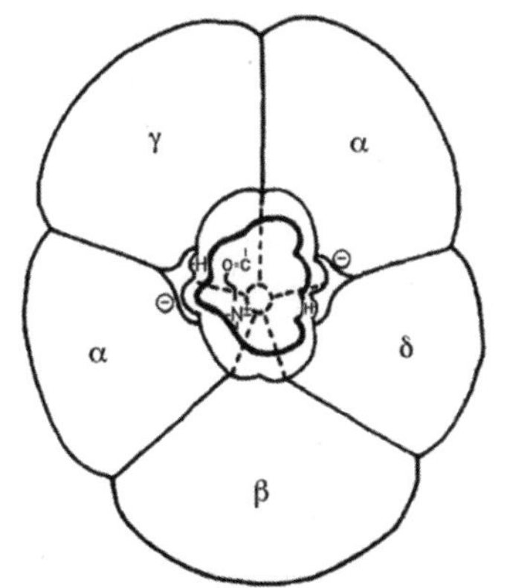

图5-6 维库溴铵与乙酰胆碱受体结合

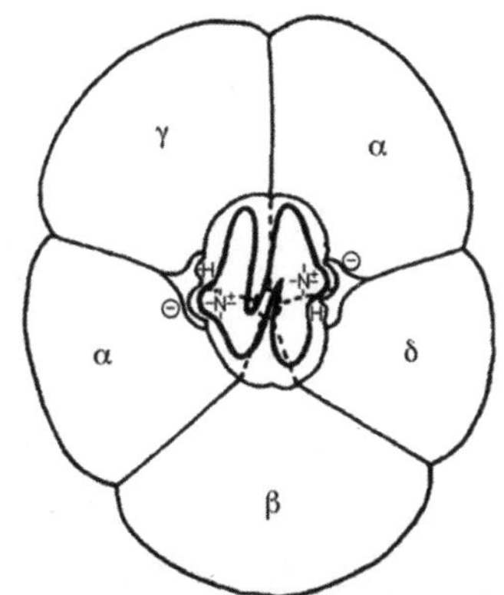

图5-7 泮库溴铵与乙酰胆碱受体结合

有一个氢键受体可与乙酰胆碱受体的氢键供体亚位点结合。不同于双季铵基结构的肌肉松弛药，如泮库溴铵可直接以分子结构中的 2 个季铵基与受体双侧的阴离子亚位点相结合（图 5-7），这种以药物的氢键受体与乙酰胆碱受体的氢键供体亚单位结合的方式是分子结构中只含有单季铵基的肌肉松弛药特有的，只要是有药物活性的单季铵基肌肉松弛药都具有氢键受体结构。

第五节　苄异喹啉类肌肉松弛药的构效关系

目前临床常用的苄异喹啉类肌肉松弛药包括阿曲库铵、顺阿曲库铵、米库氯铵、杜什氯铵、氯化筒筒毒箭和甲筒箭毒。此类肌肉松弛药是在苄基异喹啉基础上发展出的一系列衍生物，其结构为双-苄异喹啉，由 2 个对称的苄异喹啉分子连接而成（图 5-8）。苄异喹啉类肌肉松弛药分子中连接两侧阳离子端季铵基的分子链较长，除了米库氯铵之外（米库氯铵分子链为双键结构）均容易发生弯曲折叠。

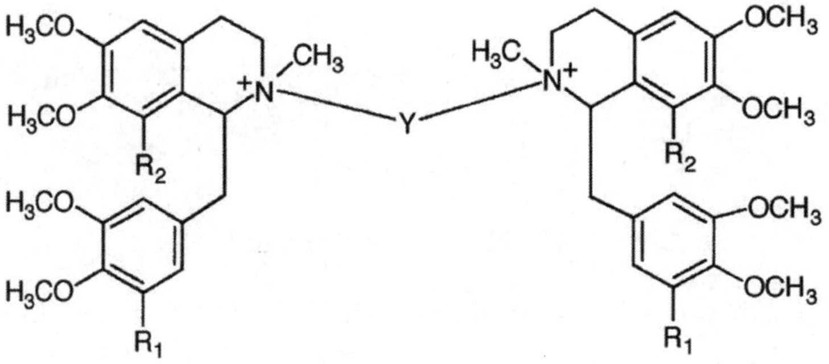

	Y	R_1	R_2
阿曲库铵	$-CH_2CH_2CO-O-(CH_2)_5-O-OCCH_2CH_2-$	-H	-H
米库氯铵	$-(CH_2)_3-O-OC(CH_2)_2CH{=}CH(CH_2)_2CO-O-(CH_2)_3-$	$-OCH_3$	-H
杜什氯铵	$-(CH_2)_3-O-OCCH_2CH_2CO-O-(CH_2)_3-$	$-OCH_3$	$-OCH_3$

图 5-8　苄异喹啉类肌肉松弛药的化学结构式

阿曲库铵、米库氯铵和杜什氯铵的分子结构中甲氧基团数量依次增多，分别为 8 个、10 个和 12 个，其肌松效能也依次随着甲氧基团数量的增多而增强。杜什氯铵分子中连接双侧阳离子端季铵基的分子链为丁二酸，该药物不易被血浆胆碱酯酶分解，主要以原型经肾排泄，少量随胆汁排出，因此肾衰竭明显延长其消除半衰期和时效。阿曲库铵分子中连接双侧阳离子端季铵基的分子链中含有反位酯键，酯键中的 O 与羰基 CO 换位，形成了—CO—O—$(CH_2)_n$—O—OC—替代原—O—OC—$(CH_2)_n$—CO—O—，因此其结构似乎更接近于酸，而不是醇类或酯类。

从结构上看，筒箭毒碱（d-tubocurarine，dTc）和甲筒箭毒（metocurine，mTc）似乎与阿曲库铵、米库氯铵和杜什氯铵并不相似，但是这两种药物同样也属于苄异喹啉类肌肉松弛药。dTc 和 mTc 的苄异喹啉基团的阳离子端季铵基以醚键与对侧苄异喹啉基团的苄基相连，使整个药物分子形成环状结构(图 5-9)。

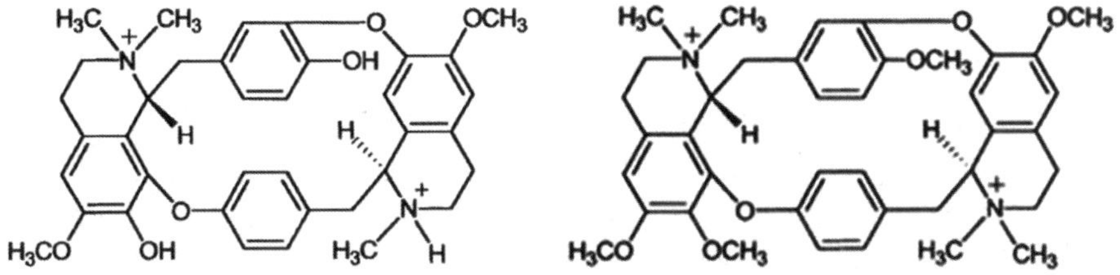

筒箭毒碱(dTc)　　甲筒箭毒(mTc)

图 5-9　筒箭毒碱和甲筒箭毒的化学结构式

第六节　肌肉松弛药构效关系规律

肌肉松弛药构效关系研究中有一条至今仍被认可的原则：分子量小、结构简单易发生空间构象变化的药物往往引起去极化阻滞；而分子量大、结构复杂呈刚性不易发生空间构象变化的药物往往引起非去极化阻滞。琥珀胆碱及十烃季铵呈去极化阻滞，甾类肌肉松弛药呈非去极化阻滞，是由其结构基础所决定的。此外，肌肉松弛药构效关系研究中有一个被认为必需的基团-季铵基，研究认为无论是去极化肌肉松弛药还是非去极化肌肉松弛药，都是通过季铵基与乙酰胆碱受体的 α 亚单位上的结合部位结合发挥乙酰胆碱样作用而产生肌松效果。在维库溴铵问世之前，一度认为肌肉松弛药药物分子中的季铵基越多，肌松效应就越强，直至维库溴铵作为一种单季铵基的甾类肌肉松弛药却表现出与双季铵基结构的泮库溴铵接近的肌肉松弛效应(图 5-5)，研究人员才意识到季铵基的数量与肌松效应之间的关系未必是一定的。同样的例子还有加拉碘铵(Gallamine)，加拉碘铵是一种人工合成的非去极化肌肉松弛药，虽然它含有 3 个季铵基团，但是肌松效应仅仅接近于筒箭毒碱甚至稍弱，与预期中的"超强"肌肉松弛效应相去甚远(图 5-10)。

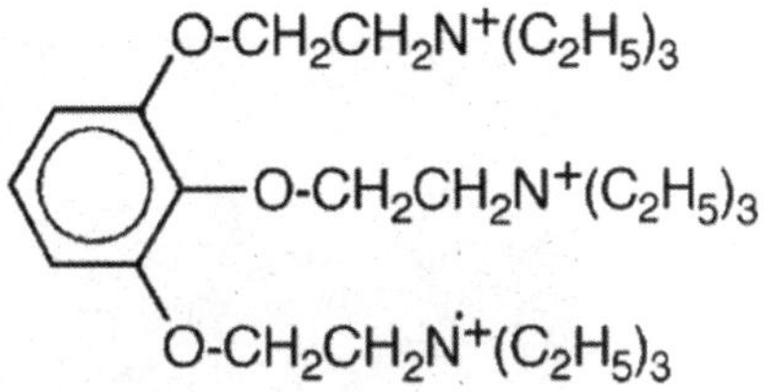

$O\text{-}CH_2CH_2N^+(C_2H_5)_3$
$O\text{-}CH_2CH_2N^+(C_2H_5)_3$
$O\text{-}CH_2CH_2N^+(C_2H_5)_3$

图 5-10　加拉碘铵的化学结构式

一、10 原子规则

10 原子规则指在同类肌肉松弛药药物分子中，两侧季铵基之间分子链含有 10 个重原子(重原子指 C 和 O)的衍生物一般会具有最强的药物活性。如琥珀胆碱和 C10 的两端季铵基之间间隔 10 个重原子(图 5-2)，dTc、mTc 和泮库溴铵的 2 个季铵基之间同样间隔 10 个重原子(图 5-5)。推测这种规律应与乙酰胆碱受体的两个结合位点之间的间距有关，图 5-3 示该间距约为 20 nm，也就是说，肌肉松弛药的分子链最理想的长度也应该是 20 nm 左右，这样药物分子的季铵基才能以最合适的位置与受体的结合位点结合。而事实上，C10 分子的分子链长度也确实很接近 20 nm（图 5－11）。

虽然有上述理论佐证，但是问题依然存在，因为药物分子存在各种构象异构体，并不总是像图 5－11 中的 C10 分子那样呈直线排列的，而且如 C10 此类链状分子因其分子连接均为单键结构，易发生弯曲折叠，一旦空间构象发生变化，那么该分子两端的季铵基之间的直线距离就会缩短。因此有研究人员针对各类肌肉松弛药物在常温下所形成的内能最低、空间构象最稳定的构象异构体的阳离子端 N 原子之间的直线距离进行了测量，结果发现 C10 最稳定的构象异构体即如图 5－11 所示，长度为 20.1 nm；甾类肌肉松弛药如哌库溴铵分子长度为 21 nm；苄异喹啉类肌肉松弛药如 mTc 分子长度为 18 nm；另外，加拉碘铵分子长度为 19.95 nm（图 5－12）。这些数据都非常接近于 20 nm 的理论最优长度。提示该长度最适合肌肉松弛药分子进入乙酰胆碱受体中央离子通道发挥作用，而药物分子进入乙酰胆碱受体中央离子通道后可能发生一系列构象变化以求最大限度地与受体结合位点结合，尤其是现代新研制的肌肉松弛药往往结构复杂，分子链长，可能含有多达 15～18 个重原子，这些药物往往是以空间构象的变化来适应 20 nm 的受体结合位点间距。

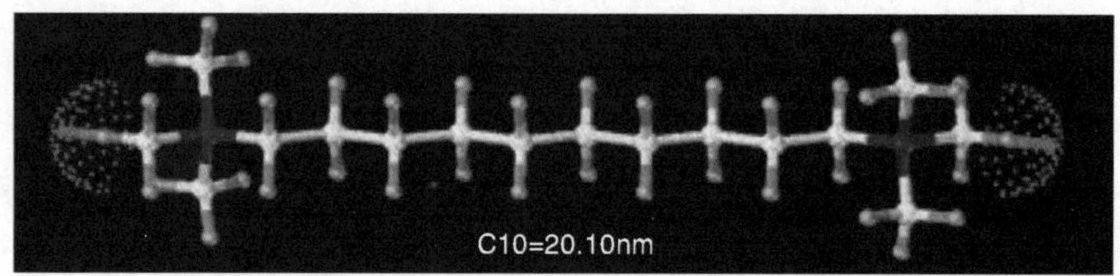

图 5－11　C10 的分子结构图，图中蓝色标注为 N 原子

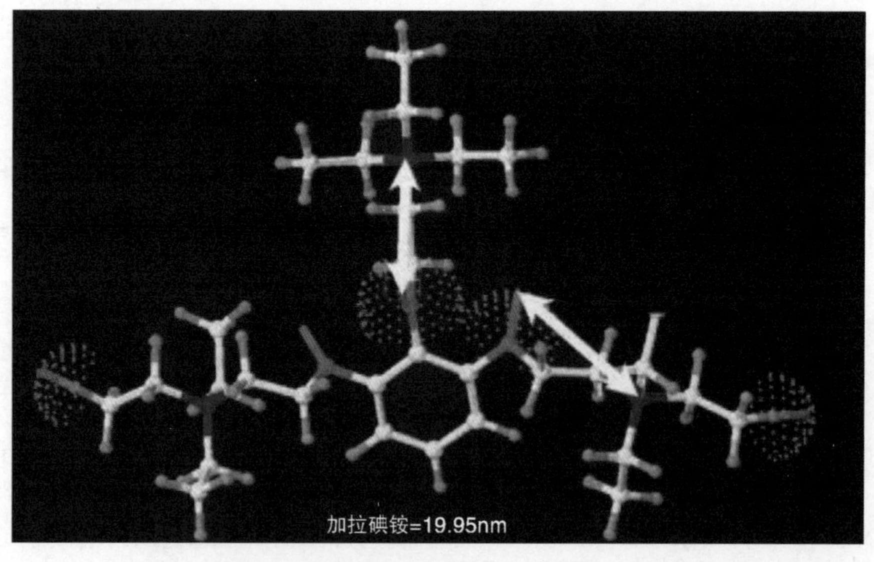

图 5－12　加拉碘铵的分子结构图

图中深蓝色标注为 N 原子，白色标注为 C 原子，红色标注为 O 原子，浅蓝色标注为 H 原子

二、甲氧基取代与苄异喹啉类肌肉松弛药的药物活性

dTc 和 mTc 是两种结构非常接近的苄异喹啉类肌肉松弛药，两者的差异仅仅在于 dTc 的两个羟基(—OH)被甲氧基($—OCH_3$)取代(图 5-9)，但是 mTc 的肌肉松弛效能是 dTc 的 2～3 倍。同样的现象也出现在其他苄异喹啉类肌肉松弛药。阿曲库铵、米库氯铵和杜什氯铵的分子结构中甲氧基团数量分别为 8 个、10 个和 12 个(图 5-8)，其肌肉松弛效能也依次随着甲氧基团数量的增多而增强。根据这种现象，有研究人员推测苄异喹啉类肌肉松弛药的药物效能与其分子结构中的甲氧基取代数量有直接关系。

(李　波　张马忠)

参 考 文 献

1 Pedrerson SE, Cohen JB. d-Tubocurarine binding sites are located at alpha-gamma and alpha-delta subunit interfaces of the nicotinic acetylcholine receptor. *Proc Natl Acad Sci USA* 1990,87:2785-2789.

2 Bovet D. Some aspects of the relationship between chemical constitution and curare-like activity. *Ann NY Acad Sci* 1951,54:407-437.

3 Paton WDM, Zaimis EJ. The pharmacological actions of polymethylene bistrimethylammonium salts. *Br J Pharmacol*. Feb 1997;120(Suppl 1):60-79.

4 Basta SJ. Clinical pharmacology of mivacurium chloride: a review. *J Clin Anesth*. 1992,4:153-163.

5 Basta SJ, Savarase JJ, Ali HH, et al. Clinical pharmacology of doxacurium chloride. A new long-acting nondepolarizing muscle relaxant. *Anesthesiology*. 1988,69:478-486.

6 Wierda JM, Proost JH. Structure-pharmacodynamic-pharmacokinetic relationship of steroidal neuromuscular blocking agents. *Eur J Anaesthesiol Suppl*, 1995,11:45-54.

7 Lee C. Structure, conformation, and action of neuromuscular blocking drugs. *Br J Anaesth*. 2001 Nov, 87(5):755-769.

8 Tuba Z, Maho S, Vizi ES. Synthesis and structure-activity relationships of neuromuscular blocking agents. *Curr Med Chem*. 2002, Aug,9(16):1507-1536.

9 杭燕南，王祥瑞，薛张纲，等. 当代麻醉学. 第 2 版. 上海：上海科学技术出版社，2013:138-155.

第六章　去极化肌肉松弛药

去极化肌肉松弛药的作用同乙酰胆碱相似，刺激神经肌肉接头上的胆碱能受体，开放乙酰胆碱受体的离子通道，使终板和有关的肌膜去极化。同时也可能兴奋神经节和自主神经末梢的胆碱样或毒蕈碱样受体，产生相应的不良反应。但是去极化肌肉松弛药的降解较乙酰胆碱慢，终板持续去极化抑制了兴奋的传递，从而发生肌肉松弛。

去极化肌肉松弛作用的特点为：①肌肉松弛作用起效前肌纤维成束颤搐；②对强直刺激或4个成串(TOF)刺激的反应无衰减；③无强直后易化作用(PTP)；④非去极化肌肉松弛药拮抗其作用；⑤抗胆碱酯酶药增强其作用。

琥珀胆碱(succinylcholine，suxamethonium，scoline)是目前惟一还在临床麻醉中应用的去极化肌肉松弛药。虽然去极化肌肉松弛药还有十甲溴铵和氨酰胆碱，但由于其不良反应较大，临床上已淘汰。因此，本章详细介绍琥珀胆碱。

琥珀胆碱有起效快、作用迅速完善和时效短等优点。琥珀胆碱具有与乙酰胆碱相似的对接头后膜作用，但琥珀胆碱对受体的亲和力较乙酰胆碱强，与受体结合时间长，结合时间较乙酰胆碱约长1 000倍故引起肌膜持续去极化。琥珀胆碱除作用于接头后膜受体外，同样可作用于接头前膜和接头外肌膜受体。肌松出现前有肌纤维成束收缩，肌纤维成束收缩是神经元重复激发引起的肌纤维之间不协调和不同步的肌纤维收缩。琥珀胆碱迅速为血浆胆碱酯酶水解，经肾脏排泄量不多，正常人为2%～5%。其拇内收肌的ED_{50}和ED_{95}分别为0.3 mg/kg和0.5 mg/kg，静注0.5 mg/kg，起效时间60～90 s，面部肌和眼肌的起效时间更快在60 s以内。琥珀胆碱$T_{1/2}\beta$为2～4 min。静注琥珀胆碱1 mg/kg后可维持呼吸暂停4～5 min，肌张力完全恢复6～12 min。琥珀胆碱反复静注或持续静滴可维持长时间肌松，静滴浓度为0.1%～0.2%，静滴速度为50～100 μg/kg · min，但静滴30～60 min之后由于快速耐药产生，滴速可能要增加。琥珀胆碱还可与1%普鲁卡因或0.5%利多卡因混合静滴，此时琥珀胆碱浓度可减低至0.05%～0.07%。儿童对琥珀胆碱相对较成人不敏感，气管插管量由成人的1 mg/kg要增加到1.5 mg/kg。婴幼儿除静注外还可以肌注，此时琥珀胆碱用注射用水稀释至10 mg/ml，用量1.5～2.0 mg/kg。在紧急情况下琥珀胆碱还可气管内或舌下给药。琥珀胆碱可能发生一些不良反应或并发症，如恶性高热、过敏反应及严重高钾血症等虽然不常见，但可危及患者生命且可突然发生而无前驱症状。

第一节　药代动力学和药效动力学

琥珀胆碱是由2个乙酰胆碱分子通过乙酰甲基连接而成(图6-1)。琥珀胆碱的超短时效正是由其被丁酰胆碱酯酶(butyrylcholinesterase),又称血浆胆碱酯酶(plasma cholinesterase)或假性胆碱酯酶(pseudocholinesterase)迅速分解成琥珀单胆碱和胆碱所致。丁酰胆碱酯酶水解琥珀胆碱的能力很强,能够到达神经肌肉接头的琥珀胆碱只占给药量的10%。琥珀单胆碱也有肌肉松弛作用,但比琥珀胆碱弱得多,仅为琥珀胆碱的2%。然而,琥珀单胆碱的代谢较琥珀胆碱慢,它最终分解为琥珀酸和胆碱。由于神经肌肉接头上并没有丁酰胆碱酯酶存在,琥珀胆碱只有从神经肌肉接头重新弥散到循环中才能结束其作用。因此,丁酰胆碱酯酶通过控制琥珀胆碱到达神经肌肉接头前和离开神经肌肉接头后被水解的速度来影响其起效和时效。

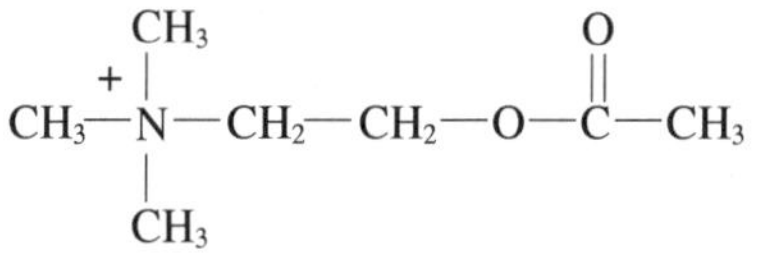

$$CH_3-\overset{CH_3}{\underset{CH_3}{\overset{+|}{\underset{|}{N}}}}-CH_2-CH_2-O-\overset{O}{\overset{\|}{C}}-CH_3$$

乙酰胆碱

$$CH_3-\overset{CH_3}{\underset{CH_3}{\overset{+|}{\underset{|}{N}}}}-CH_2-CH_2-O-\overset{O}{\overset{\|}{C}}-CH_2-CH_2-\overset{O}{\overset{\|}{C}}-O-CH_2-CH_2-\overset{CH_3}{\underset{CH_3}{\overset{|}{\underset{|}{N^+}}}}-CH_3$$

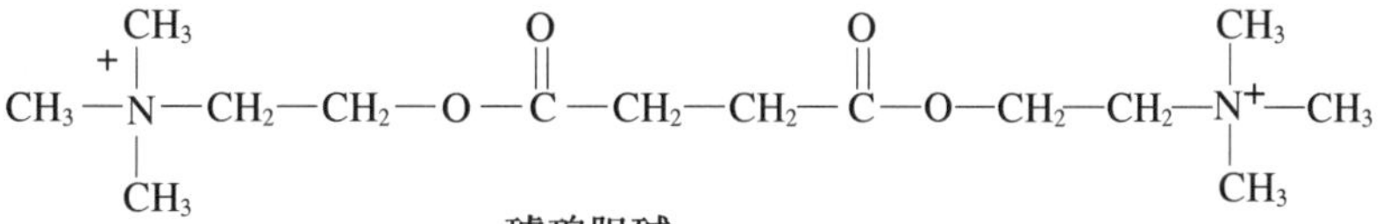

琥珀胆碱

图6-1　乙酰胆碱和琥珀胆碱的化学结构式

在硫喷妥钠、芬太尼、异氟烷-氧化亚氮-氧气麻醉下的临床研究中,琥珀胆碱的药代动力学表现为单室模型,其消除半衰期($t_{1/2\beta}$)为47 s(90%可信区间24～70 s),效应室平衡半衰期为211 s(139～282 s)。较近期的对异丙酚麻醉下琥珀胆碱浓度效应关系的研究发现,琥珀胆碱的降解速率常数(1.07±0.49)/L与消除速率常数(0.97±0.30)/L无差别,相关性很好;全身消除率在无室模型为(37±7) ml/(min·kg),在室性模型中为(37±9) ml/(min·kg),两者之间也无差异;血浆效应室平衡速率常数$k_{(eo)}$为(0.058±0.026)/min;50%阻滞的效应室浓度(734±211) ng/ml。其结果进一步证实了琥珀胆碱的消除主要取决于血浆中的快速水解,但是在卡托(Kato)等的研究中,给予琥珀胆碱1 mg/kg,在体和离体血浆清除率分别为(4.17±2.37) L/min和(1.85±0.28) L/min,琥珀胆碱2 mg/kg分别为(2.91±2.01) L/min和(1.27±0.43) L/min;给予琥珀胆碱1 mg/kg,在体和离体$t_{1/2\beta}$分别为(25.4±10.6) s和(47.4±5.4) s,2 mg/kg $t_{1/2\beta}$分别为(26.3±10.0) s和(75.2±21.8) s;其离体的血浆清除率较在体的低,离体的$t_{1/2\beta}$也显著较在体的长;只有在1 mg/kg的离体分析中,胆碱酯酶活性与$t_{1/2\beta}$有相关性。这些结果提示琥珀胆碱从循环中快速消失不止是酯酶水解的结果,更是由于琥珀胆碱快速弥散出血管的缘故。

琥珀胆碱仍是目前惟一起效快、阻滞较深且时效超短的肌肉松弛药。其效能较弱，一般认为其95%有效剂量（ED_{95}）为（0.51～0.63）mg/kg，但近期有研究测得其ED_{50}和ED_{95}分别为0.14 mg/kg和0.27 mg/kg。静注琥珀胆碱1 mg/kg后60 s内对神经肌肉刺激的反应就会完全被抑制。丁酰胆碱酯酶基因型正常的患者静注琥珀胆碱1 mg/kg后其时效（25%恢复时间）为2～3 min，90%恢复时间为9～13 min。

近年来还有不少研究用小剂量（0.3～0.6 mg/kg）琥珀胆碱来快速诱导插管（rapid sequence induction，rapid sequence intubation，RSI）以减少琥珀胆碱后呼吸暂停时间及血氧饱和度下降的发生率。纳吉布（Naguib）等发现，琥珀胆碱的剂量从1 mg/kg降低到0.56 mg/kg，可以使血氧饱和度低于90%的发生率从85%降低到65%。在纳吉布（Naguib）等的另一个研究中，剂量为0.3 mg/kg、0.5 mg/kg和1.0 mg/kg时，插管条件可接受（优或良）的比率分别为92%、94%和98%；不同剂量组之间无差异；在给予琥珀胆碱后60 s时90%和95%的患者达到可接受的插管条件所需剂量分别为0.24（0.19～0.31）mg/kg和0.56（0.43～0.73）mg/kg。奥尔班（El-Orbany）等研究发现，琥珀胆碱剂量为0.3 mg/kg和0.4 mg/kg时，常常不能达到插管条件；0.5 mg/kg和0.6 mg/kg时所有患者都能达到可接受的插管条件，但临床上不只希望得到可接受的气管插管条件，更希望得到患者完全不动的插管条件，即评级为优；而且，由于琥珀胆碱作用的个体差异性很大，即使琥珀胆碱剂量降低到0.5～0.6 mg/kg，也不能使每个患者的呼吸暂停时间低于安全水平。在新近报道的一个研究中，琥珀胆碱剂量为0、0.3、0.5、1.0、1.5和2 mg/kg时，插管条件为优的比率分别为0%、43.3%、60.0%、63.3%、80.0%和86.7%；在给予琥珀胆碱与不给琥珀胆碱之间以及琥珀胆碱0.3 mg/kg与2.0 mg/kg之间有显著差异；在琥珀胆碱后60 s时50%和80%患者达到插管条件优所需的剂量分别为0.39（95%可信区间：0.29～0.51）mg/kg和1.6（1.2～2.0）mg/kg。因此，一般还是主张用1～1.5 mg/kg的琥珀胆碱来进行快速诱导插管。

第二节　不良反应

琥珀胆碱的胆碱能受体兴奋作用和去极化作用导致其可以引起很多不良反应，而且在一些特殊的临床情况存在时，有的不良反应可危及性命，所以在这些情况下必须禁用琥珀胆碱。

一、心血管作用

琥珀胆碱可刺激所有的胆碱能自主神经系统，包括交感和副交感神经节上的烟碱样受体和心脏窦房结中的毒蕈碱样受体。低浓度时，发生负性的变力和变时性反应，这可通过预先给予阿托品来缓解；而在大剂量时，则发生正性的变力和变时性反应，并发生心动过速。自主神经刺激的主要临床表现就是心律失常，包括窦性心动过缓、节性心律和室性心律失常。

（一）窦性心动过缓

琥珀胆碱引起窦性心动过缓的原因是对窦房结中的心脏毒蕈碱样受体的刺激。这在未预先给予阿托品的迷走张力较高的儿童尤为显著。在成人发生的窦性心动过缓则更常发生于给予第二个剂量之后，这提示琥珀胆碱的水解产物(琥珀单胆碱和胆碱)可能提高心脏对琥珀胆碱追加剂量的敏感性。窦性心动过缓可以用硫喷妥钠、阿托品、神经节阻滞剂和非去极化肌肉松弛药来预防。

(二) 结性(节性)心律

琥珀胆碱引起节性心律的原因则是对窦房结中毒蕈碱样受体的刺激抑制了窦房结的起搏，从而使房室结成为心脏的起搏点。节性心律的发生率也在给予琥珀胆碱的追加剂量时较高，可以用预先给予非去极化肌肉松弛药来预防。

(三) 室性心律失常

琥珀胆碱增加儿茶酚胺的释放，并且降低心室对儿茶酚胺引起心律失常的阈值；气管内插管、缺氧、二氧化碳蓄积及手术均刺激儿茶酚胺释放；琥珀胆碱的去极化作用还使钾从骨骼肌释放出来，从而增高血钾浓度。所有这些都促进了室性心律失常的发生。

二、高钾血症

琥珀胆碱的去极化作用激活了乙酰胆碱通道，使钠离子进入细胞，钾离子从细胞中出来，从而使血浆内钾离子浓度升高，在正常人一般可升高血钾 0.5 mmol/L，并不至于引起心律失常。而在上下运动元损伤、药物或毒素导致的化学性去神经支配(图 6-2)，长期卧床、烧伤、大面积创伤、严重腹腔感染、闭合性颅脑损伤，以及引起偏瘫或瘫痪的脑血管意外、肌肉营养不良、格林-巴利综合征等的患者，不仅神经肌肉接头外乙酰胆碱受体上调(图 6-3)，而且遍布肌膜的烟碱样乙酰胆碱受体的一个亚型 α7AchR 也上调。给予这些患者琥珀胆碱后，琥珀胆碱及其代谢产物使所有的上调的乙酰胆碱受体去极化，钾从肌肉细胞大量外流，并且琥珀胆碱的代谢产物胆碱和琥珀单胆碱可以长时间维持 α7AchR 的去极化，进一步增强钾的释放，血钾的

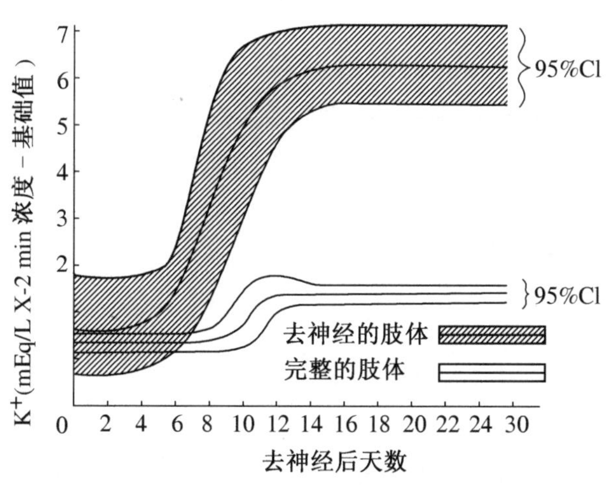

图 6-2 去神经后琥珀胆碱与血钾上升

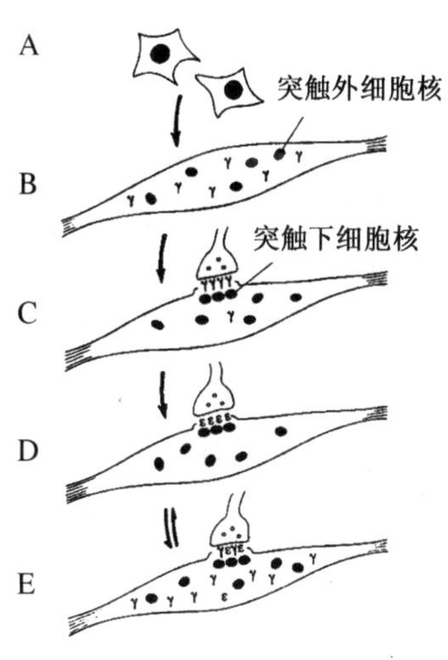

图 6-3 突触外受体

不受神经支配，是非熟受体，正常人很少，下列情况可大量合成：失去神经支配、胎儿、烧伤、败血症和肌肉蛋白分解疾病。

升高可超过3 mmol/L甚至更多，这时就会引起严重的高钾血症，并导致心律失常，甚至心搏骤停。在败血症患者、伤口肉毒杆菌感染患者、坏死性胰腺炎患者、接受放和/或化疗的肿瘤患者及口腔黏膜炎患者中都有琥珀胆碱引起高钾血症甚至心搏骤停的报道。预先给予小剂量的非去极化肌肉松弛药可部分预防琥珀胆碱引起的高钾血症。

代谢性酸中毒合并低血容量的患者本身血钾就较高，给予琥珀胆碱后也会产生重度的高钾血症。此类患者钾来源于胃肠道而非肌肉。对于这样的患者必须在过度通气和碳酸氢钠纠酸后才能给予琥珀胆碱。一旦发生重度的高钾血症，应该立即过度通气、静脉注射氯化钙1～2 g、碳酸氢钠1 mEq/kg和常规胰岛素10 U加入50%葡萄糖溶液50 ml中（成人）或0.15 U/kg常规胰岛素加入50%葡萄糖溶液1 ml/kg中（儿童）静脉输注。

对于肾衰竭的患者，虽然早期的研究报道给予琥珀胆碱后易引起高钾血症，但是之后的对照性研究显示血钾升高程度在肾衰竭患者与肾功能正常患者之间无差异。然而尿毒症性神经性疾病的患者给予琥珀胆碱后还是会发生高钾血症。

ICU中的重症患者由于有烟碱样受体上调的一个或多个因素，如果需要紧急气管插管时给予琥珀胆碱，其发生高钾血症的风险很大。有研究显示，琥珀胆碱注射后血钾升高的风险与ICU逗留时间高度相关。在超过16天的患者中急性高钾血症≥6.5 mmol/L的风险尤其显著。

三、眼内压升高

琥珀胆碱可使眼内压升高约8 mmHg，一般在注射后1 min内出现，2～4 min达高峰，6 min后开始降低。琥珀胆碱升高眼内压的作用机制可能为张力性眼外肌纤维收缩或脉络膜血管一过性舒张，或两者兼备。有报道称舌下含服硝苯地平可缓解琥珀胆碱引起的眼内压升高，这提示循环方面也参与了眼内压升高的机制。虽然琥珀胆碱升高眼内压，但除了开放性眼外伤外，其他眼科手术并不禁用。浅麻醉或肌松时气管插管操作以及气管插管时或手术中患者呛咳也会引起眼内压升高，对于玻璃体切除术的患者甚至可引起严重的术后眼损伤并发症。因此眼科手术的患者必须保证充分的肌肉松弛及恰当的麻醉深度。α2激动剂本身可降低眼内压，也有研究证实可乐定和右美托咪定可预防琥珀胆碱引起的眼内压升高。另外，阿芬太尼或瑞芬太尼、利多卡因、硝酸甘油以及小剂量的琥珀胆碱和非去极化肌肉松弛药预处理可预防琥珀胆碱的眼内压升高。

四、胃内压升高

琥珀胆碱对于胃内压的影响，个体差异很大。它可以使有些患者胃内压升高30 cmH_2O以上，甚至最高可升高到120 cmH_2O，却对另一部分患者的胃内压无明显影响。一般认为琥珀胆碱引起胃内压升高与腹部骨骼肌成束收缩及迷走神经兴奋有关。琥珀胆碱不会引起婴儿和儿童的胃内压升高，这可能因为这些小儿患者给予琥珀胆碱后很少或者不发生肌纤维成束收缩。小剂量的非去极化肌肉松弛药预处理也可预防琥珀胆碱引起的胃内压升高。

一般胃内压>28 cmH_2O才容易引起反流，而对于贲门斜角改变（如怀孕、腹水、肠梗阻或裂孔疝)的患者，胃内压仅>15 cmH_2O 就可能引起反流。这些患者必须用非去极化肌肉松弛药来诱导插管，或在琥珀胆碱前给予小剂量非去极化肌肉松弛药预处理来防止肌纤维成束收缩。

五、颅内压升高

正常人琥珀胆碱仅一过性升高颅内压，其机制和临床意义不明。脑肿瘤手术患者给予琥珀胆碱后颅内压显著升高，但是对于颅脑外伤的患者，给予琥珀胆碱后颅内压和脑灌注压均无显著变化。非去极化肌肉松弛药预处理可防止颅内压升高。

六、术后肌痛

琥珀胆碱引起术后肌痛的发生率差异很大，报道的发生率为 0.2%～89%。女性、小手术后、门诊手术后、术后下床早的患者较易发生肌痛。术后肌痛由肌肉松弛起效前邻近肌纤维非同步收缩引起的肌肉损害所造成。给予琥珀胆碱后肌球蛋白血症和血清肌酐激酶升高提示可有肌肉受损存在。其可能的发生机制还包括：肌浆钙浓度升高、膜磷脂降解作用、游离脂肪酸和自由基释放等。琥珀胆碱的剂量大小直接影响肌纤维成束收缩和术后肌痛的发生：0.5 mg/kg和 3.0 mg/kg 的琥珀胆碱引起的肌纤维成束收缩的发生率和术后肌痛的严重程度都低于 1.5 mg/kg。小剂量非去极化肌肉松弛药预处理可防止琥珀胆碱引起的肌纤维成束收缩，也可降低术后肌痛的发生率并减轻其程度，但不能完全防止术后肌痛的发生；前列腺素抑制剂(赖氨酸水杨酸盐)预处理可显著降低术后肌痛的发生率，这提示前列腺素和环氧化酶也可能参与琥珀胆碱引起肌痛的机制；有研究显示利多卡因、非甾体抗炎药、加巴喷丁、右美托咪定和大剂量丙泊酚预处理都可显著降低术后肌痛的发生率和严重程度。有研究发现有些未用琥珀胆碱的门诊手术患者也会发生术后肌痛。

七、咬肌痉挛

给予琥珀胆碱后有时可见咬肌张力增大，其发生率为 0.5%～1%，而且儿童发生率较高。而严重的咬肌痉挛的发生率尚有争议，一般认为 1/1 000～1/100 000。虽然大多数的咬肌痉挛发生在联合应用琥珀胆碱和硫喷妥钠或氟烷时，且大多发生在儿童，但也发生在未用氟烷或硫喷妥钠的成年患者。咬肌痉挛的持续时间一般为 10～20 min。有研究提示这是琥珀胆碱的剂量不当引起的过大的收缩反应。也有研究认为其作用机制在于肌细胞，而非神经肌肉接头。追加琥珀胆碱后咬肌痉挛继续存在，且发展到全身强直，并伴肌酐磷酸激酶升高和肌球蛋白尿。用异丙酚作为诱导用药或硫喷妥钠和小剂量(0.05 mg/kg)阿曲库铵合用后，再注射琥珀胆碱引起的咬肌张力增高较单纯用硫喷妥钠诱导时低。在大鼠的动物试验中，小剂量(0.03 mg/kg)的维库溴铵预处理可显著降低琥珀胆碱引起的咬肌挛缩 90%，局部高温(41℃)时只降低 3%；小剂量(0.8 mg/kg)的丹曲林预处理也可降低咬肌挛缩(37℃时 81%，41℃时 82%)。虽然咬肌痉挛常常是恶性高热的早期症状，但咬肌痉挛并不总伴有恶性高热的发生，常常只是单独存在，或伴一定程度的外周肌肉强直，但是必须认识到其发展为恶性高热的可能性，因此专家建议:发生咬肌痉挛的患者必须观察恶性高热的体征 24 h;且必须进行肌肉活检和收缩反应检测,以测定恶性高热的易感性。

八、恶性高热

恶性高热是一种遗传性疾病,琥珀胆碱和强效吸入性麻醉药都可诱发其发生。其在麻醉中的发生率为 1:16 000,在合用琥珀胆碱和强效吸入性麻醉药时的发生率为 1:4 200。恶性高热的死亡率最早为 70%,早期诊断及丹曲林的应用已使其降低到 5%。恶性高热最先出现的征象常常为呼气末二氧化碳($ETCO_2$)升高、心动过速、骨骼肌僵直、体温快速升高(每 5 min 升高 1℃)。这些迹象同时发生就得怀疑恶性高热。恶性高热患者的体温可超过 43℃,动脉血二氧化碳分压可高达 100 mmHg,pH 值低于 7.0。恶性高热同时伴有血清钾、钙、肌酸激酶和肌球蛋白升高,随后血清钾和钙降低,可发生水肿,但有时候恶性高热的临床表现可能很不典型或迟发。卡尔格(Karger)等就报道了这样一例非典型且迟发的恶性高热:该患者第一次用异氟醚和琥珀胆碱时,气管插管后 2.75 h,$ETCO_2$ 升高到 49 mmHg;插管后 14 h 体温升高到 39.8℃,但第二天就恢复正常。第二次麻醉用药相同,9 h 后 $ETCO_2$ 升高到 44 mmHg,温度升高到 39℃;4d 后体温升高到 40℃,10d 后死亡时体温已升高到 42℃。在整个病程中从未发生咬肌痉挛或肌肉强直,死亡诊断为败血症引起的多脏器功能衰竭,但尸检诊断为恶性高热。还有 1 例恶性高热易感患者对首剂琥珀胆碱和异氟烷并无明显反应的报道,其原因可能是给药时患者体温低于正常,以及给予琥珀胆碱与异氟烷之间的间隔时间较长。

发生恶性高热时必须立即去除其发病的诱因,停止所有的麻醉用药,100%氧气过度通气,重复多次给予丹曲林(每次 2 mg/kg,如需要可 5 min 1 次,直到症状缓解或总量达 10 mg/kg),给予碳酸氢钠纠酸,物理降温(到 38～39℃时停止降温以免低温),观察尿液(防止肾小管坏死并测定肌球蛋白尿),对症处理等。

九、Ⅱ相阻滞

当大剂量(7～10 mg/kg 或总量达 1g)或长时间(30～60 min)应用琥珀胆碱时,琥珀胆碱的神经肌肉阻滞性质就会从去极化转变为非去极化,即Ⅱ相阻滞。Ⅱ相阻滞的发生不仅与琥珀胆碱的用药时间和用量有关,还与肌肉类型(快肌或慢肌)、合用的药物有关。吸入麻醉药和局麻药可促使Ⅱ相阻滞的发生。Ⅱ相阻滞的特点为:①对强直刺激或 TOF 刺激的反应有衰减;②有强直后易化作用;③抗胆碱酯酶药可拮抗其作用;④恢复显著延长;⑤有快速耐药性。

在大剂量或长时间应用琥珀胆碱时,用 TOF 刺激监测神经肌肉传递功能有助于早期发现Ⅱ相阻滞的发生、防止琥珀胆碱过量、观察神经肌肉传递功能恢复速度及评估抗胆碱酯酶药对神经肌肉传递功能恢复的影响。虽然理论上Ⅱ相阻滞可以被抗胆碱酯酶药所拮抗,但实践应用上仍有争议,且其结果难以预料。有研究者建议在肌颤搐反应自主恢复 20～30 min 且达平台期恢复进程缓慢时,再用新斯的明等抗胆碱酯酶药拮抗琥珀胆碱引起的Ⅱ相阻滞。

近年来有报道,即使应用单次较小剂量(0.05～1.0 mg/kg)的琥珀胆碱后,其起效和恢复过程中都有 TOF 衰减，且衰减程度依赖于琥珀胆碱的剂量；还可见强直刺激反应衰减和强直后易化。提示琥珀胆碱不仅有接头后作用，也有相对较小的接头前作用，在起效和恢复过程中有一些Ⅱ相阻滞特点，但是在较大剂量时，该接头前作用往往被较大的接头后作用所掩盖。

十、过敏性反应和类过敏反应

与麻醉药有关的过敏反应中有 60%～80%是由肌肉松弛药引起的，其中琥珀胆碱引起过敏反应的发生率最高，几乎占了一半。其临床表现为皮疹、面部潮红等皮肤症状、支气管痉挛和循环不稳定甚至循环衰竭，这些症状和体征可能不是全部出现。其中皮肤症状较常见，而支气管痉挛和循环衰竭往往被考虑为其他原因所致。皮试和纤溶酶及特异性 IgE 测定可有助于诊断。

在全麻中有过敏反应史的患者，一定要确定过敏原。如果是肌肉松弛药，就还必须对其他所有的肌肉松弛药(包括琥珀胆碱和非去极化肌肉松弛药)进行试验，以指导以后的麻醉中肌肉松弛药的选择。这是因为在对肌肉松弛药过敏的患者中，有 84%在不同的肌肉松弛药之间存在交叉敏感性，有 16%的患者对所有肌肉松弛药都过敏。对这些患者只能选用皮试阴性的肌肉松弛药来进行麻醉，甚至避免应用肌肉松弛药。

一旦发生怀疑由琥珀胆碱所致的过敏性反应或类过敏反应，就必须立即停用琥珀胆碱；维持气道通畅及给予 100%的氧气；过敏性休克首选的升压药是肾上腺素；用晶体液或/和胶体液开始扩容；其他如 H_1 和 H_2 抗组胺药、肾上腺皮质激素、支气管痉挛时用支气管扩张药，以及碳酸氢钠等。

第三节　影响去极化肌肉松弛药作用的因素

临床上影响琥珀胆碱作用的因素有很多，包括生理因素、病理因素和药物因素。这些因素通过不同的机制，影响琥珀胆碱的分布、代谢以及神经肌肉接头处乙酰胆碱受体的数量及对琥珀胆碱的敏感性，从而影响琥珀胆碱的效能、时效及不良反应。

一、生理因素

（一）年龄

一般认为新生儿及婴儿对琥珀胆碱的敏感性较差。琥珀胆碱的 ED_{90} 在新生儿、婴儿、儿童及成人分别为 0.50、0.60、0.35 和 0.29 mg/kg。在给予琥珀胆碱后的神经肌肉功能恢复方面，儿童比婴儿快，婴儿又比成人快，但是近年来有离体动物实验显示，新生大鼠对琥珀胆碱的敏感性高于成年大鼠。这有待于进一步研究证实。

儿科患者吸入麻醉诱导时可能发生严重的喉痉挛，有效快速的处理对防止严重缺氧极其重要，其中如果需要肌肉松弛药，首选琥珀胆碱静脉注射，但如果没有静脉通路，就必须考虑其他给药途径。肌内注射琥珀胆碱的起效较静脉注射相对慢，但是在临床上治疗喉痉挛方面仍然取得了令人满意的效果；而最近有证据显示骨髓腔内注射可能在起效方面优于肌内注射，可以达到与静脉注射相似的效果。另外，老年患者的丁酰胆碱酯酶活性降低，应用琥珀胆碱后其时效会延长。

（二）低温

低温能减少肌肉和重要脏器的血流量以及神经肌肉的传导速度，从而减缓琥珀胆碱的消除以及提高机体对琥珀胆碱的敏感性，因此低温时琥珀胆碱的效能增强，时效延长。

（三）妊娠

妊娠期及产褥期妇女的丁酰胆碱酯酶的活性降低，为正常水平的1/3，产后一个月后恢复到正常范围。因此给予孕妇或产褥期妇女琥珀胆碱后其降解延缓，肌肉松弛时效也会延长。

二、病理因素

（一）影响丁酰胆碱酯酶活性和浓度的病理因素

丁酰胆碱酯酶由肝脏合成，存在于血浆、肝脏中。丁酰胆碱酯酶的活性或浓度降低可使琥珀胆碱的肌肉松弛时效延长（图6-4）。已知降低丁酰胆碱酯酶活性的病理因素包括肝脏疾病、营养不良、烧伤等。但即使严重肝病使丁酰胆碱酯酶的活性降低80%时，给予琥珀胆碱后的呼吸停止持续时间也仅从正常的3 min延长到9 min。

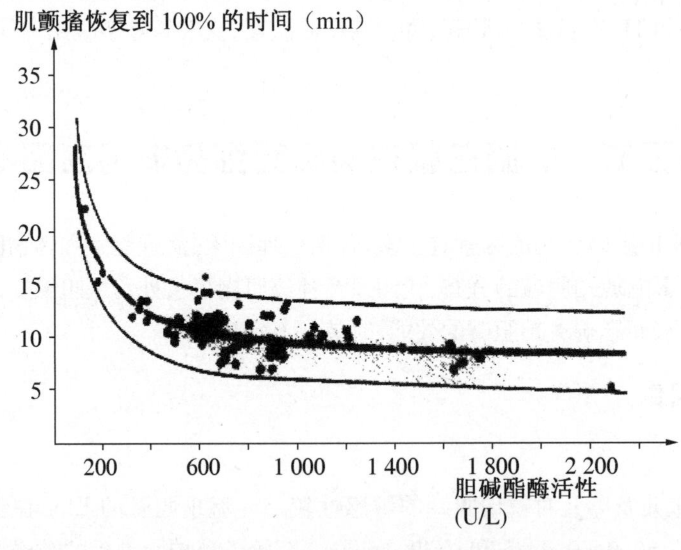

图6-4　血浆胆碱酯酶对琥珀胆碱作用的影响

而丁酰胆碱酯酶的基因突变异常的患者琥珀胆碱的时效就会显著延长。其中非典型丁酰胆碱酯酶基因如果是杂合型的，琥珀胆碱的时效就延长50%～100%；如果是纯合的非典型丁酰胆碱酯酶基因，琥珀胆碱的时效将会延长到4～8 h。以前认为丁酰胆碱酯酶的基因突变影响了丁酰胆碱酯酶的活性，近期又有发现，有的基因突变使丁酰胆碱酯酶的浓度降低，而活性未受影响（表6-1）。

表 6-1 丁酰胆碱酯酶的变异

名称	简称	变异	发生率	活性或浓度改变
正常	U		0.85	正常
非典型	A	A209G	0.018	活性降低，地布卡因耐药
氟化物耐药	F	C728T，G1169T	0.002	活性降低，氟化物耐药
沉默	S	多样	未知	无活性
H	H	G424A	未知	浓度降低约 10%
J	J	A1490T	0.002	浓度降低约 33%
K	K	G1615A	0.128	浓度降低约 66%

现在已经发现了丁酰胆碱酯酶的氨基酸序列，而且能够识别出其大多数基因突变的编码错误。其中 A 型和 K 型变异最常见，还有一定比例的患者同时携带不止一种变异。大多数的基因突变正是因为在酶活性位点上或活性位点附近有氨基酸取代错误或序列错误。在地布卡因耐药的非典型丁酰胆碱酯酶(atypical butyrylcholinesterase)基因(A)中，核苷酸 209 发生突变，鸟嘌呤取代了腺嘌呤，从而使酶内 70 位的天门冬氨酸被甘氨酸所取代。在氟化物耐药基因(F)中，2 个氨基酸被取代，243 位蛋氨酸取代苏氨酸，390 位缬氨酸取代甘氨酸。

(二) 影响乙酰胆碱受体的病理因素

烧伤、大面积创伤、严重腹腔感染、闭合性颅脑损伤、上下运动神经元损伤、营养不良、长期卧床等患者的乙酰胆碱受体上调(即增生)，受体可分布于整个肌肉纤维表面，且出现非成熟受体类型。应用琥珀胆碱使大量钾离子从细胞中溢出，引起严重的高钾血症并致心搏骤停。因此在这些患者中应禁用琥珀胆碱。由于在一些患有肌营养不良但无临床症状且先前未被诊断的患儿，有应用琥珀胆碱后引起高钾血症而致心搏骤停的不少报道，现在国外的很多儿科麻醉中已不主张用琥珀胆碱，除非必须快速诱导插管时才考虑用琥珀胆碱。

以前一般不主张在重症肌无力患者中应用琥珀胆碱，但近期的研究表明琥珀胆碱可以安全地应用于重症肌无力患者。琥珀胆碱用于重症肌无力患者时，Ⅱ相阻滞也并不常见。重症肌无力患者神经肌肉接头处的乙酰胆碱受体较少，对琥珀胆碱相对不敏感，因此所需的琥珀胆碱剂量比正常人群大 1.6 倍，用 1.5～2.0 mg/kg 的琥珀胆碱可以安全地进行快诱导插管；但是这种患者术前常用抗胆碱酯酶药治疗，这些药也抑制了丁酰胆碱酯酶，从而影响琥珀胆碱的代谢，琥珀胆碱的肌肉松弛时效会延长。因此临床上要综合考虑这两个相互矛盾的因素。

(三) 其他病理因素

1. 病态肥胖

肥胖者的血浆假性胆碱酯酶活性增高，细胞外液容量增大，因此理论上病态肥胖者所需的琥珀胆碱量要大于体重正常的人群，但实际上，肥胖者中琥珀胆碱的效能与非肥胖者相似；基于实际体重计算剂量的琥珀胆碱用于肥胖者与正常体重者，其肌肉松弛时效无差别。近期还有研究显示，在病态肥胖患者中应用琥珀胆碱，其 1 mg/kg 的剂量基于理想体重或去脂体重时的气管插管条件评为差的患者分别占 1/3 和 4/15，而基于实际总体重时没有患者的插管条件评为差。所以为了得到完美的肌肉松弛及喉镜检查和气管插管条件，病态肥胖者须用总体重

1 mg/kg 的琥珀胆碱。

2. 低血糖和高血糖

在大鼠的离体实验中，给予等量琥珀胆碱后，低血糖大鼠膈神经-膈肌的神经肌肉阻滞幅度小于血糖正常的大鼠，低血糖时所需的琥珀胆碱量是正常血糖水平的2倍。该研究提示低血糖时神经肌肉接头的完整性发生改变，但是在临床上尚无此方面的研究报道。

早期还有研究显示胆碱酯酶和假性胆碱酯酶的活性亦与血糖浓度密切相关。申川等用50%葡萄糖溶液稀释琥珀胆碱，发现胆碱酯酶活性降低，琥珀胆碱的完全阻滞时间和完全恢复时间均比用生理盐水稀释的延长1倍多。

三、药物因素

药物相互作用的机制非常复杂，主要分为药剂学相互作用、药效学相互作用和药代学相互作用。而在临床上则主要考虑药物相互作用的最终效应，这主要分为协同作用、增强作用、相加作用和拮抗作用。与琥珀胆碱有相互作用的药物有以下几种：

（一）非去极化肌肉松弛药

麻醉中琥珀胆碱常与非去极化肌肉松弛药伍用，不同的用药先后顺序可导致完全不同的临床效果。这主要分为以下几种情况。

（1）先用琥珀胆碱，后用非去极化肌肉松弛药：即麻醉诱导时用琥珀胆碱便于气管插管，然后用非去极化肌肉松弛药维持术中肌肉松弛。这种情况下，琥珀胆碱一般可增强随后给予的非去极化肌肉松弛药的效能，使其量效曲线左移，加快其起效速度，使TOF衰减程度更明显，延长其时效和恢复指数。研究结果显示，琥珀胆碱可增强随后给予的泮库溴铵、哌库溴铵、阿曲库铵、罗库溴铵、维库溴铵的作用，并延长其时效，对杜什氯铵和米库氯铵的作用时间却几乎没有影响，不过琥珀胆碱仍会使给予米库氯铵后TOF衰减更明显。琥珀胆碱虽可使随后给予的阿曲库铵的分布容积轻度增大，但引起的阻滞作用更大，恢复较慢，维持50%阻滞深度时的浓度(Cpss50)相对较低。另有一研究报道，琥珀胆碱既不增强随后(琥珀胆碱肌松恢复到20%时)给予的阿曲库铵的阻滞作用，也不延缓其恢复。这可能是因为琥珀胆碱对随后给予的非去极化肌肉松弛药作用的影响依赖于琥珀胆碱后神经肌肉传递功能的恢复程度，当给予琥珀胆碱后监测的肌颤搐分别恢复到对照值的5%、25%、75%和100%时给予阿曲库铵，恢复程度越大，阿曲库铵的起效越快，最大阻滞程度越大，时效也越长；恢复早期组(5%恢复)比之前不给琥珀胆碱的对照组起效还慢，而恢复晚期组(100%恢复)比对照组起效快，阻滞深；而各组阿曲库铵的恢复时间无差异。在琥珀胆碱后神经肌肉传递功能完全恢复再给维库溴铵的研究中，维库溴铵的效能增强，最大阻滞增强，起效缩短，恢复时间延长；而琥珀胆碱后恢复到50%就给予维库溴铵的研究中，维库溴铵的时效与预先未给过琥珀胆碱的对照组相近似。

（2）为了预防琥珀胆碱引起的肌纤维成束收缩、术后肌痛、高钾血症、颅内压及眼内压升高等不良反应，常预先给予小剂量非去极化肌肉松弛药来预处理，即预箭毒化。其中罗库溴铵、筒箭毒碱预处理的作用优于阿曲库铵、维库溴铵和泮库溴铵，尤其是罗库溴铵对减少术后肌痛的作用在所有的非去极化肌肉松弛药中最为有效。非去极化肌肉松弛药预处理的效果还与预处理的时间同琥珀胆碱之间的给药间期(即等待时间)有关。等待时间为 3 min、4 min 和 5 min 时，筒箭毒碱 3 mg 预处理使肌纤维成束收缩的发生率分别降低到 10%、3%和 1%，阿曲库铵 5 mg 预处理使发生率分别降低到 11%、7%和 4%，泮库溴铵 1 mg 预处理使发生率分别降低到 30%、18%和 12%，维库溴铵 1 mg 预处理使发生率分别降低到 26%、18%和 14%。在 80%和 90%的患者中预防肌纤维成束收缩的等待时间，用筒箭毒碱(分别为 2.46 min 和 3.02 min)或阿曲库铵(2.16 min 和 3.24 min)比用泮库溴铵(3.77 min 和 5.35 min)或维库溴铵(3.73 min 和 6.36 min)短。顺阿曲库铵 0.01 mg/kg 也只在预处理间期为 6 min 时能有效预防琥珀胆碱引起的肌纤维成束收缩，预处理间期为 3 min 则无效。

使用亚麻痹剂量的非去极化肌肉松弛药预处理可使琥珀胆碱的肌肉松弛作用减小，量效曲线右移，起效减慢，且恢复时间缩短。这可能是因为非去极化肌肉松弛药竞争性拮抗乙酰胆碱受体，使未结合的琥珀胆碱量增大的缘故。虽然气管插管条件也有受影响的，但基本上还能获得满意的插管条件；通过增大琥珀胆碱的用量到 2 mg/kg 可抵消此拮抗作用，从而能更顺利地完成气管插管。非去极化肌肉松弛药中只有泮库溴铵预处理可使琥珀胆碱的阻滞时效延长，这与其抑制胆碱酯酶从而影响琥珀胆碱代谢有关。非去极化肌肉松弛药预处理时，还需注意部分箭毒化引起的视觉模糊、复视、无法吞咽、呼吸功能降低等不良反应。

(3) 在手术即将结束而非去极化肌肉松弛药作用已部分或完全恢复时，为了顺利关腹而临时追加琥珀胆碱。有研究显示给予米库氯铵后恢复到 25%和 75%时给予的琥珀胆碱的起效时间均缩短，且作用时间延长；米库氯铵阻滞程度较深时给予的琥珀胆碱的作用时间更长。当非去极化肌肉松弛药已部分恢复时再给予琥珀胆碱，其引起的反应会因非去极化肌肉松弛药的残余作用、神经-肌肉传递恢复程度及使用琥珀胆碱剂量的不同而表现各异，可能还会促进Ⅱ相阻滞的发生。因此建议可用少量中短效的非去极化肌肉松弛药，或通过加深麻醉来增强肌肉松弛的程度满足手术需要。

(4) 尽管在临床上不会同时给予琥珀胆碱与非去极化肌肉松弛药，但使用等辐射分析和分数分析的研究发现，同时应用的琥珀胆碱与非去极化肌肉松弛药之间呈拮抗作用。另外，在给予临床剂量的非去极化肌肉松弛药(米库氯铵)后神经肌肉传递功能恢复早期(TOFR 0.1 时)，随后给予的琥珀胆碱可部分拮抗之前的非去极化阻滞作用，并加快其恢复速度。在临床研究和动物实验中，也分别发现了琥珀胆碱拮抗筒箭毒碱和维库溴铵的阻滞作用。

(二) 吸入麻醉药

吸入麻醉药能延长神经-肌肉传递的平均不应期，降低肌肉对高频强直刺激的收缩反应。因此，吸入麻醉药不仅能增强非去极化肌肉松弛药的作用，还能增强去极化肌肉松弛药琥珀胆碱的作用，其中异氟烷和安氟烷对琥珀胆碱的增强作用要大于氟烷，但吸入麻醉药增强去极化肌肉松弛药的作用较增强非去极化肌肉松弛药的作用弱。异氟烷、安氟烷和氟烷麻醉还能加快琥珀胆碱Ⅱ相阻滞的发生，使琥珀胆碱引起Ⅱ相阻滞的所需累积剂量减小。

另外，动物实验显示琥珀胆碱和氟烷单独应用不会使肌酐激酶显著升高，但两者合用使肌酐激酶的浓度升高 59%～157%，提示此两药伍用能增强对肌肉的损害作用。在七氟烷和异氟烷麻醉下，给予琥珀胆碱后 20 h 其肌酐激酶和谷草转氨酶都显著增高，但两者的增高在七氟烷组都弱于异氟烷组。

（三）氧化亚氮

氧化亚氮能使琥珀胆碱的量效曲线左移，吸入氧化亚氮时神经肌肉阻滞相同程度所需的琥珀胆碱量可减少 16.1%。

（四）局麻药

大剂量静脉注射局麻药时，大多数局麻药都能引起神经-肌肉传递阻滞；而小剂量局麻药虽没有如此强的肌松效应，却能增强非去极化和去极化肌肉松弛药的效能。局麻药影响肌肉松弛药作用的机制包括神经-肌肉接头和接头外两种途径。静脉小剂量给药时，局麻药可影响接头前膜的功能，减少运动神经末梢内乙酰胆碱囊泡的数量，抑制强直后易化。大剂量给药时，局麻药发挥接头后的膜稳定作用，阻断由乙酰胆碱诱导的肌肉收缩反应。同时，局麻药还直接影响肌纤维的膜结构，替代肌膜上的钙离子，从而抑制由咖啡因诱导的肌纤维收缩。普鲁卡因还可竞争抑制丁酰胆碱酯酶，影响琥珀胆碱的代谢，从而延长琥珀胆碱的时效。

实验与临床研究均证明局麻药普鲁卡因与利多卡因持续静脉输注均能增强琥珀胆碱的肌松效应，减少琥珀胆碱的用量。其主要作用在神经肌肉接头，但普鲁卡因与琥珀胆碱均为血浆胆碱酯酶分解，两药合用时的肌肉松弛作用较非血浆胆碱酯酶分解的利多卡因与琥珀胆碱合用时的更强。普鲁卡因或利多卡因与琥珀胆碱合用还易促使琥珀胆碱的Ⅱ相阻滞，且其前没有明显的快速耐药相，这点值得临床医生引起警惕。

近期研究得较多的是利多卡因预处理对琥珀胆碱引起的肌纤维成束收缩和术后肌痛的影响。利多卡因 1.5 mg/kg 预处理可降低琥珀胆碱引起的肌纤维成束收缩和术后肌痛的发生率，其效果甚至优于非去极化肌肉松弛药中预防肌纤维成束收缩和术后肌痛效果最好的药物罗库溴铵。

（五）异丙酚

早期的研究显示，异丙酚及其溶剂聚乙二醇化合物对琥珀胆碱的肌肉松弛作用均有增强作用，但近期未见这方面的研究报道。国内有研究发现，异丙酚麻醉较硫喷妥钠麻醉时，琥珀胆碱的肌松效应的起效和恢复更快，其机制尚不清楚。还有研究显示，持续输注异丙酚维持麻醉的患者中琥珀胆碱引起术后肌痛的严重程度低于异氟烷维持麻醉的患者，肌酐激酶也没有增高，而异氟烷组肌酐激酶显著增高。

（六）抗癫痫药

抗癫痫药苯妥英钠和卡马西平使神经肌肉接头处的乙酰胆碱释放减少，乙酰胆碱受体轻度上调，从而使琥珀胆碱的时效和恢复延长，但血钾升高程度与对照组无区别。在猫的动物实验中，苯妥英钠不仅能增强琥珀胆碱的效能，并增快起效，还能抑制琥珀胆碱引起的肌纤维成束收缩，因此用苯妥英钠治疗的患者在给予琥珀胆碱前可能不需要预处理。

（七）镁

一般认为镁离子除了对中枢神经系统具有抑制作用外，还可抑制神经肌肉接头处乙酰胆碱的释放，减弱运动终板对乙酰胆碱的敏感性和肌纤维的兴奋性，增强去极化和非去极化肌肉松弛药的肌肉松弛作用。但是对镁与琥珀胆碱之间相互作用的研究结果尚有争议。在猫的实验中硫酸镁拮抗琥珀胆碱的肌肉松弛作用，输注硫酸镁后，琥珀胆碱的 ED_{50} 增大，颤搐抑制幅度减小。詹姆士(James)等的研究显示，硫酸镁对琥珀胆碱的阻滞作用无影响，但能使给予琥珀胆碱后的血钾不升高。斯泰西(Stacey)等的临床研究则显示，预先给予硫酸镁 40 mg/kg 使随后的琥珀胆碱引起的肌纤维成束收缩发生率降低，但不影响术后肌痛的发生，也不能使肌肉松弛作用延长。

（八）锂盐

锂通过兴奋钾通道，抑制接头前神经肌肉传递和接头后的肌肉收缩。锂与琥珀胆碱合用产生相加作用。碳酸锂能使琥珀胆碱引起的去极化作用延长。在用碳酸锂治疗的患者中，可减小琥珀胆碱的剂量。

（九）抗生素

大多数抗生素本身在不用肌肉松弛药的情况下也能产生肌肉松弛作用。许多抗生素都能增强肌肉松弛药的作用，但其作用机制和效能各不相同。氨基糖甙类抗生素主要在神经-肌肉前膜发挥类似镁离子的作用，阻碍运动神经末梢的钙离子内流，从而影响乙酰胆碱的释放；而且它还有接头后膜的膜稳定作用。四环素仅有接头后作用。青霉素类和头孢类抗生素在临床常用剂量范围内没有增强肌肉松弛药作用的报道。

以前认为氯林可霉素只可增强非去极化肌肉松弛药的作用，不能增强去极化肌肉松弛药的效能。但是有病例报告显示，在琥珀胆碱完全恢复(通过 TOF 和强直刺激来证实)后给予的大剂量(2.4 g)氯林可霉素使肌肉松弛作用再次发生，TOF 出现衰减，钙和胆碱酯酶对其的拮抗作用很小，9～11 h 后才恢复自主呼吸。临床上有四环素短暂增强琥珀胆碱作用的研究及万古霉素增强琥珀胆碱Ⅱ相阻滞的报道，但也有研究显示妥布霉素、庆大霉素和氯霉素对琥珀胆碱的作用无影响。

（十）钙剂和钙通道阻滞剂

钙在神经肌肉街接头具有相互拮抗的多种功能：使运动神经末梢释放的乙酰胆碱增多，增强肌肉兴奋-收缩耦联；还具有稳定细胞膜的作用，可抑制动作电位的产生。因此，很难预测血浆游离钙的变化对神经肌肉阻滞的影响。有研究发现，钙剂对去极化肌肉松弛药的拮抗作用比对非去极化肌肉松弛药的作用弱，仅能缩短最大阻滞时间和恢复时间。

钙通道阻滞剂变构性影响接头后烟碱样乙酰胆碱受体，使其易于脱敏感，从而与去极化肌肉松弛药产生协同作用。在离体动物实验中，地尔硫草、尼卡地平和维拉帕米都增强琥珀胆碱的作用，但在临床研究中未发现这些相互作用。

（十一）氯丙嗪

给予氯丙嗪可防止肌酐激酶的升高，并减轻术后肌痛，提示琥珀胆碱引起肌肉损害的机制可能涉及磷脂酶。

（十二）降低丁酰胆碱酯酶活性的药物

降低丁酰胆碱酯酶活性的药物有抗胆碱酯酶药、口服避孕药、单胺氧化酶抑制剂、乙膦硫胆碱、细胞毒性药、甲氧氯普胺等，但是丁酰胆碱酯酶活性只有下降到基础值的 50%以下时，琥珀胆碱的水解才会延迟。肌注甲氧氯普胺 0.3 mg/kg 可使丁酰胆碱酯酶活性降低 34.8%，但对琥珀胆碱的作用时效无明显影响。班布特罗(间羟叔丁肾上腺素前体药物)虽能明显抑制丁酰胆碱酯酶的活性，也仅使琥珀胆碱的时效中度延长。即使乙膦硫胆碱使丁酰胆碱酯酶没有活性，琥珀胆碱的时效也只延长到 14 min，无一患者的时效超过 23 min。

抗胆碱酯酶药中新斯的明和吡啶斯的明能显著降低丁酰胆碱酯酶的活性，从而使随后给予的琥珀胆碱的时效和恢复延长，但依酚氯铵对琥珀胆碱的作用有争议。弗莱明(Fleming)等同时研究了这三个药对丁酰胆碱酯酶活性和随后的琥珀胆碱的影响，发现给予依酚氯铵、新斯的明和吡啶斯的明后丁酰胆碱酯酶活性分别降低到基础值的 87%、52%和 21%，15 min 后给予的琥珀胆碱时效分别为 10.9 min、23.8 min 和 18.7 min，琥珀胆碱时效的变化与胆碱酯酶活性的变化无相关性，说明除了抑制胆碱酯酶以外还有其他机制涉及抗胆碱酯酶药对琥珀胆碱作用的影响。巴拉卡(Baraka)的研究还显示新斯的明在正常人群对琥珀胆碱的Ⅰ相和Ⅱ相阻滞都有增强作用；但在非典型丁酰胆碱酯酶患者中，增强Ⅰ相阻滞，却拮抗Ⅱ相阻滞；拮抗作用的程度与神经肌肉阻滞的幅度无关，但与脱敏感的程度成比例。给予新斯的明后 90 min，丁酰胆碱酯酶的活性至少恢复到基础值的 50%，吡啶斯的明则需更长的时间，因此建议至少在新斯的明后 60 min 或吡啶斯的明 90～120 min 时才能给予琥珀胆碱。

β受体阻滞剂艾司洛尔抑制丁酰胆碱酯酶的活性，从而理论上使琥珀胆碱的时效轻微延长，但是对大鼠的研究显示，艾司洛尔并无增强琥珀胆碱的作用，而是拮抗其作用，使琥珀胆碱的效能降低，ED_{50}增大，起效减慢，时效缩短。

（十三）其他药物

多沙普仑常用于麻醉催醒，它可通过作用于突触后受体而抑制神经肌肉传递。韩曙君等在停用普鲁卡因-琥珀胆碱复合液后比较立即给予、5 min 后给予或不给予多沙普仑的效果差异，发现立即给予多沙普仑会延长琥珀胆碱阻滞的恢复指数和肌颤搐高度恢复到 50%的所需时间。他们建议术毕停用复合液后不能立即给予多沙普仑，最早需在 5 min 以后。

一般认为组胺 2 型受体拮抗剂对丁酰胆碱酯酶的活性及琥珀胆碱的时效没有影响作用，但是早期也有研究显示西咪替丁能延长琥珀胆碱的时效，其作用机理尚有待阐明。

奥美拉唑本身在未用肌肉松弛药时就有抑制肌颤搐反应的作用。在动物实验中它能增强琥珀胆碱的阻滞作用。褪黑素在离体动物实验中也能显著增强琥珀胆碱的阻滞作用。这些药物在人体对琥珀胆碱作用的影响还有待于进一步研究。

四、其他因素

土豆含有的茄科生物碱苷能够抑制 BchE 和 AchE。术前禁食前进食土豆的患者琥珀胆碱的作用持续时间和麻醉苏醒和恢复时间延长。进食土豆后 6 h 的血清 BchE 水平降低。BchE 水平在给予琥珀胆碱后显著降低，随后升高，但在进食土豆后 24 h 内都无法恢复到基础值。

（马皓琳　李士通）

参考文献

1 庄心良，曾因明，陈伯銮. 现代麻醉学. 第3版. 北京：人民卫生出版社，2006：562-589.

2 庄心良,曾因明,陈伯銮. 现代麻醉学. 第3版. 北京:人民卫生出版社,2006:718-763.
3 庄心良,王珍娣,华惠娟,等. 普鲁卡因、利多卡因对琥珀胆碱效应影响的临床研究(琥珀胆碱静滴量分析). 中华麻醉学杂志,1983,3(2):69-72.
4 庄心良,王珍娣,华惠娟,等. 普鲁卡因和利多卡因对琥珀胆碱阻滞性质影响的定性分析. 中华麻醉学杂志,1985,5(3):143-146.
5 申川,张维光,于布为. 高浓度葡萄糖溶液对琥珀胆碱作用时效的影响. 中华麻醉学杂志,2002,22(10):630-631.
6 唐胜平,姚婧,卢玉平,等. 异丙酚和硫喷妥钠对琥珀胆碱肌松效应的对比研究. 临床麻醉学杂志,2000,16(2):59-60.
7 韩曙君,熊利泽,曾祥龙. 多沙普仑对琥珀胆碱神经阻滞恢复的影响. 临床麻醉学杂志,2000,16(8):393-394.
8 Torda TA, Graham GG, Warwick NR, et al. Pharmacokinetics and pharmacodynamics of suxamethonium. Anaesth Intensive Care,1997,25(3):272-278.
9 Kopman AF, Klewicka MM, Neuman GG. An alternate method for estimating the dose-response relationships of neuromuscular blocking drugs. Anesth Analg,2000,90(5):1191-1197.
10 Roy JJ, Donati F, Boismenu D, et al. Concentration-effect relation of succinylcholine chloride during propofol anesthesia. Anesthesiology,2002,97(5):1082-1092.
11 Kato M,Shiratori T, Yamamuro M, et al. Comparison between in vivo and in vitro pharmacokinetics of succinylcholine in humans. J Anesth,1999,13(4):189-192.
12 Naguib M, Samarkandi AH, Abdullah K, et al. Succinylcholine dosage and apneainduced hemoglobin desaturation in patients. Anesthesiology,2005,102(1):35-40.
13 Naguib M, Samarkandi A, Riad W, et al. Optimal dose of succinylcholine revisited. Anesthesiology,2003,99(5):1045-1049.
14 El-Orbany MI, Joseph NJ, Salem MR, et al. The neuromuscular effects and tracheal intubation conditions after small doses of succinylcholine. Anesth Analg,2004,98(6):1680-1685.
15 Naguib M, Samarkandi AH, El-Din ME, et al. The dose of succinylcholine required for excellent endotracheal intubating conditions. Anesth Analg,2006,102(1):151-155.
16 Naguib M, Lien CA, Aker J, et al. Posttetanic potentiation and fade in the response to tetanic and train-of-four stimulation during succinylcholine-induced block. Anesth Analg, 2004, 98(6):1686-1691.
17 Naguib M, Samarkandi A, Riad W, et al. Optimal dose of succinylcholine revisited. Anesthesiology. 2003,99(5):1045-1049.
18 El-Orbany MI, Joseph NJ, Salem MR, et al. The neuromuscular effects and tracheal intubation conditions after small doses of succinylcholine. Anesth Analg,2004,98(6):1680-1685.
19 Naguib M, Samarkandi AH, El-Din ME, et al. The dose of succinylcholine required for excellent endotracheal intubating conditions. Anesth Analg,2006,102(1):151-155.
20 Lee YM, Fountain SW. Suxamethonium and cardiac arrest. Singapore Med J,1997,38(7):300-301.
21 Chakravarty EF, Kirsch CM, Jensen WA, et al. Cardiac arrest due to succinylcholineinduced hyperkalemia in a patient with wound botulism. J Clin Anesth,2000,12(1):80-82.
22 Matthews JM. Succinylcholineinduced hyperkalemia and rhabdomyolysis in a patient with necrotizing pancreatitis. Anesth Analg,2000,91(6):1552-1554.
23 Holak EJ, Connelly JF, Pagel PS. Suxamethonium-induced hyperkalaemia 6 weeks after chemoradiotherapy in a patient with rectal carcinoma. Br J Anaesth,2007,98(6):766-768.
24 Al-Khafaji AH, Dewhirst WE, Cornell CJ Jr, et al. Succinylcholine-induced hyperkalemia in a patient with mucositis secondary to chemotherapy. Crit Care Med,2001,29(6):1274-1276.

25 Blanié A，Ract C，Leblanc PE，et al. The limits of succinylcholine for critically ill patients. Anesth Analg，2012，115(4)：873－879.
26 Mowafi HA，Aldossary N，Ismail SA，et al. Effect of dexmedetomidine premedication on the intraocular pressure changes after succinylcholine and intubation. Br J Anaesth，2008，100(4)：485－489.
27 Eti Z，Yayci A，Umuroglu T，et al. The effect of propofol and alfentanil on the increase in intraocular pressure due to succinylcholine and intubation. Eur J Ophthalmol，2000，10(2)：105－109.
28 Ng HP，Chen FG，Yeong SM，et al. Effect of remifentanil compared with fentanyl on intraocular pressure after succinylcholine and tracheal intubation. Br J Anaesth，2000，85(5)：785－787.
29 Chiu CL，Lang CC，Wong PK，et al. The effect ofmivacurium pretreatment on intra-ocular pressure changes induced by suxamethonium. Anaesthesia，1998，53(5)：501－505.
30 Brown MM，Parr MJ，Manara AR. The effect of suxamethonium on intracranial pressure and cerebral perfusion pressure in patients with severe head injuries following blunt trauma. Eur J Anaesthesiol，1996，13(5)：474－477.
31 Clancy M，Halford S，Walls R，et al. In patients with head injuries who undergo rapid sequence intubation using succinylcholine，does pretreatment with a competitive neuromuscular blocking agent improve outcome? Emerg Med J，2001，18(5)：373－375.
32 Pandey CK，Tripathi M，Joshi G，et al. Prophylactic use of gabapentin for prevention of succinylcholine-induced fasciculation and myalgia：a randomized，double-blinded，placebo-controlled study. J Postgrad Med，2012，58(1)：19－22.
33 Celebi N，Canbay O，Cil H，et al. Effects of dexmedetomidine on succinylcholineinduced myalgia in the early postoperative period. Saudi Med J，2013，34(4)：369－373.
34 Kararmaz A，Kaya S，Turhanoglu S，et al. Effects of high-dose propofol on succinylcholine-induced fasciculations and myalgia. Acta Anaesthesiol Scand，2003，47(2)：180－184.
35 Ummenhofer WC，Kindler C，Tschaler G，et al. Propofol reduces succinylcholine induced increase of masseter muscle tone. Can J Anaesth，1998，45(5 Pt 1)：417－423.
36 Shi Y，Storella RJ，Keykhah MM，et al. Antagonism of suxamethonium-induced jaw muscle contracture in rats. Br J Anaesth，1997，78(3)：332－333.
37 Gill M，Graeme K，Guenterberg K. Masseter spasm after succinylcholine administration. J Emerg Med，2005，29(2)：167－171.
38 Karger B，Teige K. Fatal malignant hyperthermia—delayed onset and atypical course. Forensic Sci Int，2002，129(3)：187－190.
39 Claxton BA，Cross MH，Hopkins PM. No response to trigger agents in a malignant hyperthermia-susceptible patient. Br JAnaesth，2002，88(6)：870－873.
40 Kim SY，Lee JS，Kim SC，et al. Twitch augmentation and train-of-four fade during onset of neuromuscular block after subclinical doses ofsuxamethonium. Br J Anaesth，1997，79(3)：379－381.
41 Naguib M，Lien CA，Aker J，et al. Posttetanic potentiation and fade in the response to tetanic and train-of-four stimulation during succinylcholine-induced block. Anesth Analg，2004，98(6)：1686－1691.
42 Porter JM，Magner J，Phelan D. Anaphylaxis due to suxamethonium—manifested at induction of anaesthesia by bradycardia and cardiac arrest. Ir J Med Sci，1999，168(2)：99－101.
43 Villas Martinez F，Joral A，et al. Anaphylactic reactions to suxamethonium (succinylcholine). J Investig Allergol Clin Immunol，1999，9(2)：126－128.
44 Fortier LP，Robitaille R，Donati F. Increased sensitivity to depolarization and nondepolarizing neuromuscular blocking agents in young rat hemidiaphragms. Anesthesiology，2001，95(2)：478－484.
45 Seah TG，Chin NM. Severe laryngospasm without intravenous access—a case report and literature review of the non-intravenous routes of administration of suxamethonium. Singapore Med J，1998，39(7)：

328 - 330.

46 Davies P, Landy M. Suxamethonium and mivacurium sensitivity from pregnancyinduced plasma cholinesterase deficiency. Anaesthesia, 1998, 53(11): 1109 - 1111.

47 Levano S, Ginz H, Siegemund M, et al. Genotyping the butyrylcholinesterase in patients with prolonged neuromuscular block after succinylcholine. Anesthesiology, 2005, 102(3): 531 - 535.

48 Abel M, Eisenkraft JB. Anesthetic implications of myasthenia gravis. Mt Sinai J Med, 2002, 69: 31 - 37.

49 Levitan R. Safety of succinylcholine in myasthenia gravis. Ann Emerg Med, 2005, 45(2): 225 - 226.

50 Rose JB, Theroux MC, Katz MS. The potency of succinylcholine in obese adolescents. Anesth Analg, 2000, 90(3): 576 - 578.

51 Lemmens HJ, Brodsky JB. The dose of succinylcholine in morbid obesity. Anesth Analg, 2006, 102(2): 438 - 442.

52 Thomareis O, Parlapani A, Kovatsi L, et al. Effect of succinylcholine on the neuromuscular junction of hypoglycemic rats. Methods Find Exp Clin Pharmacol, 2000, 22(3): 155 - 158.

53 Roed J, Larsen PB, Olsen JS, et al. The effect of succinylcholine on atracurium-induced neuromuscular block. Acta Anaesthesiol Scand, 1997, 41(10): 1331 - 1334.

54 Kudoh A, Sakai T, Ishihara H, et al. Increase in serum creatine phosphokinase concentrations after suxamethonium during sevoflurane or isoflurane anaesthesia in children. Br J Anaesth, 1997, 78(4): 372 - 374.

55 Amornyotin S, Santawat U, Rachatamukayanant P, et al. Can lidocaine reduce succinylcholine induced postoperative myalgia? J Med Assoc Thai, 2002, 85 Suppl 3: S969 - 974.

56 Spence D, Domen-Herbert R, Boulette E, et al. A comparison of rocuronium and lidocaine for the prevention of postoperative myalgia after succinylcholine administration. AANA J, 2002, 70(5): 367 - 372.

57 Abdel-Zaher AO. The myoneural effects of lithium chloride on the nerve-muscle preparations of rats. Role of adenosine triphosphate-sensitive potassium channels. Pharmacol Res, 2000, 41: 163 - 178.

58 Uchida K, Aoki T, Satoh H, et al. Effects of melatonin on muscle contractility and neuromuscular blockade produced by muscle relaxants. Masui, 1997, 46(2): 205 - 212.

59 Bestas A1, Goksu H, Erhan OL. The effect of preoperative consumption of potatoes on succinylcholine-induced block and recovery from anesthesia. J Clin Monit Comput, 2013, 27(6): 609 - 612.

第七章　非去极化肌肉松弛药

非去极化肌肉松弛药的特点是：①在出现肌肉松弛作用前没有肌纤维成束收缩。②对强直刺激和 4 个成串刺激的反应出现衰减。③对强直刺激后的单刺激反应出现易化。④非去极化肌松效能可被抗胆碱酯酶药拮抗，肌肉松弛药均是水溶性的季胺化合物，非去极化肌肉松弛药依分子结构主要分为苄异喹啉类和甾类。理想的肌肉松弛药应具备以下标准：属于非去极化肌肉松弛药；起效迅速；时效短；作用强；恢复快；无蓄积；无组胺释放；无心血管不良反应；代谢产物无药理活性；其作用可被拮抗药物逆转。目前临床上应用的肌肉松弛药仍各有优缺点，尚无一种肌肉松弛药能够完全符合理想肌肉松弛药的要求，但罗库溴铵和顺阿曲库铵已接近理想肌肉松弛药的要求，一些新研发的肌肉松弛药也正在努力达到理想肌肉松弛药的标准。

第一节　非去极化肌肉松弛药的药效动力学

根据化学结构肌肉松弛药可分为甾类和苄异喹啉类及胆碱酯类和非胆碱酯类。氯筒箭毒碱(d-tubcurarine)、氯二甲箭毒、阿库氯铵、阿曲库铵、顺阿曲库铵、米库氯铵和杜什氯铵均属苄异喹啉类；维库溴铵、罗库溴铵、泮库溴铵、哌库溴铵和瑞库溴铵均属甾类；分子结构中含胆碱酯结构的有琥珀胆碱、氨酰胆碱、杜什氯铵和米库氯铵等。

根据肌肉松弛药的药效，可分成超短时效、短时效、中时效和长时效等 4 类，肌颤搐 25% 恢复时间短于 8 min 的为超短时效如新型肌肉松弛药更他氯铵(gantacurium)；在 8～20 min 为短时效如米库氯铵和瑞库溴铵；在 20～50 min 为中时效，如阿曲库铵、顺阿曲库铵、维库溴铵和罗库溴铵；超过 50 min 的为长时效如泮库溴铵、哌库溴铵和杜什氯铵(表 7 - 1)。

一、量效关系

肌肉松弛药作用于神经肌肉接头阻断神经肌肉兴奋正常传递而产生肌松效应。由于神经肌肉兴奋传递有一个较大的安全阈，当所有肌纤维的接头后膜受体被阻滞达足够比例时才出现肌肉松弛征象。接头后膜受体阻滞 75%～85%时，肌颤搐才出现抑制；受体被阻滞 95%左右时，肌颤搐才完全抑制。

肌肉松弛药剂量和效应之间的关系是典型的 S 形。小剂量不产生效应，超过一定阈值后，效应随剂量的增加而增强，直至达到最大效应，随后剂量再增加也不能进一步增强其效应。通常习惯用 ED_{95} 作为评价肌肉松弛药效力的指标，即拇内收肌产生 95%肌颤搐抑制效应时的剂

表 7-1　非去极化肌肉松弛药按作用时间的分类

分类	药物	ED_{95} (mg/kg)	气管插管剂量 (mg/kg)	起效时间 (min)	作用时间 (min)	恢复指数 (min)
短效药						
	瑞库溴铵	1.5	2.0	1～1.5	15～25	5～7
	米库氯铵	0.07	0.2	3～5	15～25	6～8
中效药						
	阿曲库铵	0.25	0.5	3～4	35～45	10～15
	顺阿曲库铵	0.05	0.1	4～6	40～50	10～15
	罗库溴铵	0.3	0.6	1.5～3	30～40	10～15
	维库溴铵	0.05	0.1	3～4	35～45	10～15
长效药						
	杜什氯铵	0.025	0.05	5～7	90～120	30～45
	泮库溴铵	0.05	0.15	3～5	90～120	30～45
	哌库溴铵	0.05	0.1	3～5	90～120	30～45

量。应该指出，并非所有患者用 ED_{95} 就能达到 95%的神经肌肉兴奋传递阻滞，亦有一些患者可达到>95%的效果。

拇内收肌的剂量-效应曲线是肌肉松弛药作用的一种表示方法。事实上，人体的每一块肌肉都有一个剂量-效应曲线，各曲线可能互不相同。例如，在使用阿曲库铵、维库溴铵或泮库溴铵时，膈肌的剂量-效应曲线比拇内收肌的右移 60%～80%，提示膈肌要达到与拇内收肌相同程度的阻滞需多用 60%～80%的药物。喉内收肌也需要比拇内收肌更大的剂量。

骨骼肌中做精细动作的肌群对肌肉松弛药最敏感，而呼吸肌尤其是膈肌对肌肉松弛药相对不敏感。当肌肉松弛药的量逐渐增加时，产生肌松效应的顺序依次为眼睑肌和眼球外肌、颜面肌、喉部肌、颈部肌、上肢肌、下肢肌、腹肌和肋间肌，最后是膈肌。肌肉松弛药作用消失的顺序与上述相反，监测肌张力常用拇内收肌，在同样阻滞接头后膜受体 90%以上，膈肌的恢复明显快于拇内收肌，但是在临床上静脉注射肌肉松弛药后，起效和恢复的顺序与上述肌肉对肌肉松弛药的敏感顺序不同，主要是由于临床使用的肌肉松弛药剂量很大，即使是最不敏感的膈肌也能被完全阻滞，此时起效和恢复主要取决于药物分布进出不同肌肉的速度，血流丰富的肌肉肌肉松弛药进出都快，所以起效和恢复也快。

二、时效关系

（一）起效时间与肌松强度

非去极化肌肉松弛药的起效时间与强度有关，肌松强度弱的肌肉松弛药起效快，如罗库溴铵静注 1.5～3.0 倍 ED_{95} 其起效时间比等效量的维库溴铵约快 50%，注药后 60～90 s 即可气管插管。与其相反肌肉松弛药强度最强的长时效肌肉松弛药杜什氯铵，起效最慢，静注 ED_{95} 起效时间 10 min，2 倍 ED_{95} 起效时间为 5 min。肌肉松弛药剂量影响起效时间，至少当剂量超过产生 100%阻滞所需剂量时，增加剂量能加快起效。不同部位的肌肉肌肉松弛药起效时间不同，位于中心部位的肌肉如上呼吸道和呼吸系统的肌肉，其起效远比外周的肌肉快，主要与血供丰富有关。

（二）时效关系

非去极化肌肉松弛药反复或持续应用后的作用时效延长多数是药代动力学影响的结果。去极化肌肉松弛药琥珀胆碱持续或反复用药后可发生Ⅱ相阻滞，肌肉松弛效应明显延长。肌肉松弛药作用持续时间是从静脉注射用药直至单刺激恢复到基础值25%颤搐水平的时间，因为在恢复25%后（TOF的第4次颤搐出现）腹腔内手术时的腹腔肌松弛程度难以满足要求。作用持续时间随剂量增加而延长，因此肌肉松弛药之间的比较必须通过等效剂量来进行。2倍 ED_{95} 常被作为标准。恢复指数（即从颤搐恢复25%～75%所需时间）较少依赖于剂量，故比较常用。

三、不良反应

肌肉松弛药的心血管不良反应受到很大重视。杜什氯铵、顺阿曲库铵、维库溴铵和罗库溴铵在临床剂量时无明显心血管不良反应。阿曲库铵和米库氯铵用量达推荐剂量的上限即可产生组胺释放所致的心血管和皮肤反应。瑞库溴铵的心血管不良反应更大，产生与剂量有关的轻度心动过速和高血压，但是这些变化是短时间内存在的，而且似乎与组胺释放无关。

（一）对自主神经作用

肌肉松弛药的季铵基不仅能与神经肌肉接头的乙酰胆碱受体（N_2受体）结合，还能不同程度地结合神经肌肉接头以外的胆碱能受体，如自主神经节的烟碱样受体（N_1受体）和肠、膀胱、气管、心脏窦房结、房室结等处的副交感神经节后纤维的毒蕈碱样受体（M受体）。肌肉松弛药作用于神经肌肉接头以外的乙酰胆碱受体是引起心血管和自主神经系统不良反应的重要原因。去极化肌肉松弛药琥珀胆碱兴奋胆碱能受体，而非去极化肌肉松弛药一般阻滞胆碱能受体。

箭毒有交感神经节阻滞和解迷走神经作用。维库溴铵具有解迷走神经作用但并不阻滞交感神经节。泮库溴铵在临床剂量范围也有解迷走神经作用，此外泮库溴铵还能增加交感神经末梢释放去甲肾上腺素并抑制其再摄取。根据肌肉松弛药肌松 ED_{95}（或 ED_{50}）与解迷走神经 ED_{95}（或 ED_{50}）之比值或肌松 ED_{95}（或 ED_{50}）与交感神经节阻滞 ED_{95}（或 ED_{50}）之比值，可以估计该肌肉松弛药的相关不良反应（表7-2）。

（二）组胺释放作用

季铵化合物较吗啡等叔胺化合物的组胺释放作用弱，但肌肉松弛药都有一定的组胺释放作用，尤其是首次较大剂量快速静注时更易发生。这种组胺释放可能是一种非特异性组胺释放，并可能有血管肥大细胞释放的其他血管活性物质参与。组胺释放可致外周血管扩张、低血压、心动过速、皮肤红斑、毛细血管通透性增加以及支气管痉挛。评价不同肌肉松弛药组胺释放的安全性同样可以根据肌松 ED_{95}（或 ED_{50}）与组胺释放 ED_{95}（或 ED_{50}）之比值来比较（表7-2）。

氯箭毒碱的组胺释放作用较强，临床应用时可引起血压下降和心动过速。阿曲库铵的组胺释放量仅为氯箭毒碱的1/3～1/2。泮库溴铵和维库溴铵等在临床应用范围的组胺释放量甚微，极少引起不良反应。另外控制肌肉松弛药用量和缓慢静注可降低血浆组胺浓度和减少与组胺有关的循环系统改变。使用组胺受体（H_1和H_2受体）阻滞药，可防止肌肉松弛药组胺释放引起的不良反应。

表 7-2 非去极化肌肉松弛药的安全范围(不良反应 ED_{50}/肌松 ED_{95})

药名	解迷走(猫)	自主神经节阻滞(猫)	组胺释放(人)
苄异喹啉类			
氯筒毒碱	0.6	2.0	0.6
杜什溴铵	>50	>100	>4
阿曲库铵	16	40	2.5
顺阿曲库铵	>50	>50	无
米库氯铵	>50	>100	3.0
甾类			
泮库氯铵	3.0	>250	无
哌库溴铵	25	>200	无
维库溴铵	20	>250	无
罗库溴铵	3.0~5.0	>10	无
瑞库溴铵	2.0~3.0	5~20(?)	3.0(?)

肌肉松弛药的自主神经节作用和组胺释放与其化学结构有一定关系,甾类结构的肌肉松弛药有自主神经节阻滞作用,而苄异喹啉类肌肉松弛药的组胺释放作用较常见。泮库溴铵是双季铵化合物,其解迷走神经作用与其在甾核 A 环中有乙酰胆碱样结构有关,如果其在 A 环季铵基的 2 位上去甲基成叔胺基即为单铵基化合物维库溴铵,其解迷走神经作用明显减弱。

(三) 接头后膜以外受体的作用

去神经支配的肌肉接头外受体大量增加,这些受体属非成熟受体。非去极化肌肉松弛药因大量与此类受体结合,从而与接头后膜受体结合的药物减少,所以表现为对非去极化肌肉松弛药的不敏感。去极化肌肉松弛药与这些受体结合后,可以引起离子通道的开放,促进钾离子外流,可导致高钾血症。

第二节 常用非去极化肌肉松弛药

一、泮库溴铵(pancuronium)

(一) 药物名称

泮库溴铵、本可松、pancuronium,pavulon

(二) 化学结构式(图 7-1)

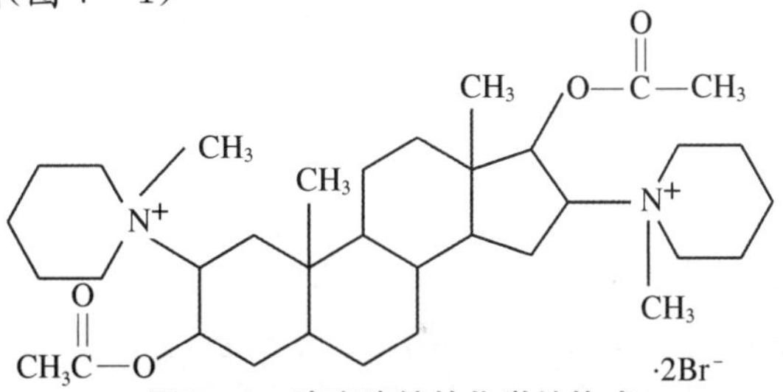

O
CH$_3$ O—C—CH$_3$
CH$_3$
CH$_3$
N$^+$
N$^+$
O
CH$_3$
CH$_3$C—O
·2Br$^-$

图 7-1 泮库溴铵的化学结构式

（三）药理作用

泮库溴铵是人工合成的双季铵甾类长效肌肉松弛药。其强度为氯筒箭毒碱的5倍，时效较之短或近似。15%在肝内代谢羟化，代谢产物中以3羟基化合物的肌松效应为最强，可达到泮库溴铵的2/3，17羟基化合物的强度为泮库溴铵的1/5。85%消除经肾排出，泮库溴铵的消除主要经肾小部分经肝排出，肝功能不全或肾功能不全时泮库溴铵的消除时间延迟。肝硬化患者因分布容积增大使初始需要量增大，因血浆清除率下降使维持剂量明显减少。阻塞性黄疸患者的泮库溴铵虽无严重变化，但因稳态分布容积增加，使起效时间延长。

根据国内学者研究提示：①研究认为，麻醉诱导时的一些不良反应（如气管痉挛、心率加快等）与M_2和M_3受体有关。在麻醉诱导时，由于会厌和声门丰富的迷走神经末梢受到咽喉镜和导管的刺激，使得内源性乙酰胆碱（Ach）释放突然增加。此外，麻醉诱导时的肌肉松弛药给药剂量较大，有可能通过与M_2和M_3受体相互作用而产生效应。M_2受体减少Ach释放可使气管痉挛得到缓解，M_3型受体引起平滑肌收缩，临床上表现为气管收缩（或痉挛）。森伯拉（Cembala）进一步证明，当泮库溴铵和CHO细胞（表达M_2受体）结合后，阻断了M_2受体激动剂所引起的cAMP降低，这说明泮库溴铵和M_2受体结合后引起细胞内信号传导的变化，影响细胞功能。目前临床上常用的几种甾类肌肉松弛药中，泮库溴铵与M_2、M_3受体结合能力均排第一位。②研究泮库溴铵与维库溴铵术后肌松药残余作用发生率，探讨围术期应用TOF监测降低术后肌松药残余作用发生率的可行性：围术期TOF监测可明显降低肌松药残余作用发生率；泮库溴铵残余肌松发生率及持续时间均显著高于维库溴铵，在无神经肌肉功能监测的情况下，应用泮库溴铵应严加注意；进行术后肌松拮抗是必要的。③有研究提示0.25%利多卡因混合芬太尼-泮库溴铵具有0.5%利多卡因相同的静脉局部麻醉效果，可减少局麻药剂量和潜在系统毒性。

（四）剂量与用法

泮库溴铵ED_{95}为0.05～0.07 mg/kg，恢复指数为25 min，90%肌颤搐恢复时间为60 min。静注泮库溴铵0.1～0.12 mg/kg，3 min左右后可以进行插管，临床肌松时间90～120 min。在静注泮库溴铵0.12～0.20 mg/kg，90 s后可以做气管插管，临床肌松时间为120～180 min。追加药量在神经安定镇痛麻醉为0.015 mg/kg，吸入麻醉时可减至0.007 mg/kg，维持20～40 min。重复用药则时效逐渐延长，出现蓄积作用。小儿泮库溴铵的用量稍增大。

（五）适应证

主要作为全麻辅助用药，用于全麻时的气管插管及手术中的肌肉松弛。

（六）注意事项

泮库溴铵在临床剂量范围无神经节阻滞作用，也不释放组胺，所以不致引起低血压，但有轻度解迷走神经作用和交感兴奋作用，以及抑制儿茶酚胺在末梢吸收，所以可致心率增快、血压升高和心输出量增加，尤其是用大剂量2～3倍ED_{95}时更明显，因此高血压、心动过速及心肌缺血时应避免使用。泮库溴铵加快房室传导，与三环抗抑郁药或氟烷同用时，有时可发生室性心律失常。

（七）不良反应

心率增快、血压升高和心输出量增加，有时可发生室性心律失常。

二、哌库溴铵（pipecuronium）

（一）药物名称

哌库溴铵、阿端、pipecuronium bromide，arduan

（二）化学结构式（图 7－2）

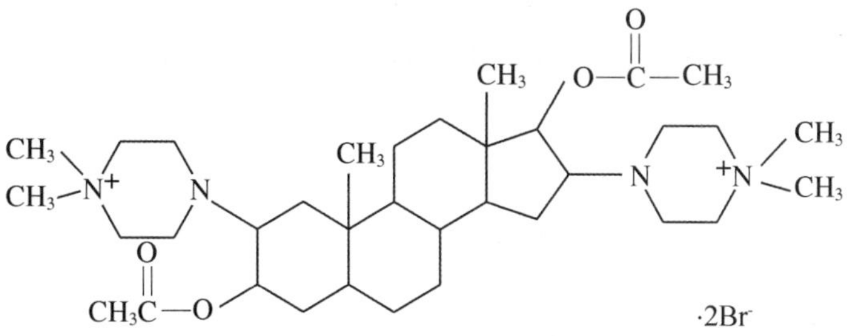

图 7－2　哌库溴铵的化学结构式

（三）理化性质

为白色或几乎白色的冻干物，可溶解在 12 份水，25 份 96％乙醇或 100 份氯仿中，但在乙醚和丙酮中几乎不溶。

（四）药理作用

哌库溴铵是长时效甾类非去极化肌肉松弛药，它通过与递质乙酰胆碱竞争性结合横纹肌运动终板区的烟碱样受体，阻断运动神经和横纹肌间的信号传递过程。与去极化肌肉松弛药如琥珀胆碱不同，哌库溴铵不会引起肌颤。其强度为泮库溴铵的 1～1.5 倍，哌库溴铵对血流动力学的影响很小，临床应用剂量无心血管不良反应，也不释放组胺。布林克曼（Brinkmam）等对冠脉搭桥手术患者使用不同的肌肉松弛药后检测血浆组胺水平，证明相对于泮库溴铵和阿曲库铵可引起血浆组胺水平明显升高，哌库溴铵和维库溴铵的组胺水平未出现影响。其消除主要经肾以原型由尿排出，少量随胆汁排出，在体内几乎不代谢，消除半衰期是 100 min。肾衰竭明显延长其消除半衰期。ED_{95}为 0.05～0.06 mg/kg，起效时间 5～6 min，恢复指数 30～40 min，90％肌颤搐恢复时间 80～90 min。气管插管量 0.1 mg/kg。肌松维持量在神经安定镇痛麻醉为 0.06 mg/kg，吸入麻醉为 0.04 mg/kg。按体重计算，婴儿的药量明显低于儿童和成人。国内的比较研究中，相对于泮库溴铵、哌库溴铵组患儿心率明显减慢，考虑哌库溴铵无自律性和解迷走作用以对抗阿片类药产生的心动过缓，而心率减慢在小儿麻醉中不利于维持心输出量，提示哌库溴铵用于小儿心脏手术的麻醉剂量有待进一步探讨。对于老年患者，哌库溴铵的起效时间推迟了 50％，但药效持续时间没有区别。哌库溴铵尤其适用于心肌缺血性疾病和长时间手术。

通过剂量-反应曲线的研究表明，哌库溴铵用于平稳麻醉的ED_{50}（产生 50％肌颤抑制作用所需的剂量）和ED_{90}分别为 0.03 mg/kg 和 0.05 mg/kg。剂量为 0.05 mg/kg 时，足以为大量平均时间40～50 min的外科手术提供充分的肌肉松弛作用。当剂量达到0.07～0.08 mg/kg时，起效时间缩短。进一步加大剂量不再缩短起效时间，却能明显延长作用时间。国内对神经外科患者的研究中发现过度通气可使哌库溴铵临床时效缩短，但起效时间和恢复指数无明显差异，这提示过度通气时，术中应及时追加肌肉松弛药。

不论单次还是术中追加单剂哌库溴铵，对术后使用新斯的明拮抗都很敏感，一般不致延长苏醒时间，但由于哌库溴铵对新斯的明拮抗存在着较大的个体差异，且该药多用于手术时间较长的患者，术后恢复期间要注意药物的残留作用。

（五）适应证

哌库溴铵主要用于全身麻醉过程中的肌肉松弛，多用于时间较长的手术（20～30 min以上）的麻醉。

（六）禁忌证

重症肌无力及对哌库溴铵或溴离子过敏者。

（七）剂量与用法

对于需要中度或较长时间手术的成年患者，可采用静脉给药方式，如果需要达到诱导插管的肌肉松弛状态，一般剂量为0.06～0.08 mg/kg；在与琥珀胆碱合用时，哌库溴铵用量为0.04～0.06 mg/kg。肾功能不全患者，哌库溴铵的剂量一般推荐不超过0.04 mg/kg。在重复给药时，重复剂量为最初剂量的1/4～1/3。剂量增大时肌松时间延长。

（八）注意事项

（1）虽然哌库溴铵未见过敏反应和组胺释放反应的报道，但对此种反应的发生应始终保持警惕。在肌肉松弛作用剂量范围内，哌库溴铵无心血管作用。

（2）对于哌库溴铵药理作用有影响的疾病，如肝、肾功能障碍和神经肌肉疾病，为了避免药物相对过量，充分评价神经肌肉传导和肌张力的恢复程度，推荐使用肌张力监测仪监测哌库溴铵的肌肉松弛作用。

对于肾衰竭患者，哌库溴铵神经肌肉阻断作用的持续时间和恢复时间可能会延长。对于患有神经肌肉疾病的患者，应慎用哌库溴铵。低血钾、洋地黄中毒、利尿治疗、高镁血症、低钙血症（输血）、低蛋白血症、脱水、酸中毒、高碳酸血症和恶病质可以加强或延长其作用。哌库溴铵可以缩短部分凝血活酶时间和凝血酶原时间。

（九）不良反应

哌库溴铵未见过敏反应和组胺释放反应的报道。已知对肌肉松弛药有过敏反应者，慎用哌库溴铵。剂量达到0.1 mg/kg时，并不引起神经节阻断或抗迷走神经作用，可观察到血压或心率有轻微的影响。对于在诱导麻醉时使用氟烷或芬太尼的患者，可以出现心动过缓和血压下降。

三、杜什氯铵（doxacurium）

（一）药物名称

杜什氯铵、doxacurium，nuromax

（二）化学结构式(图 7－3)

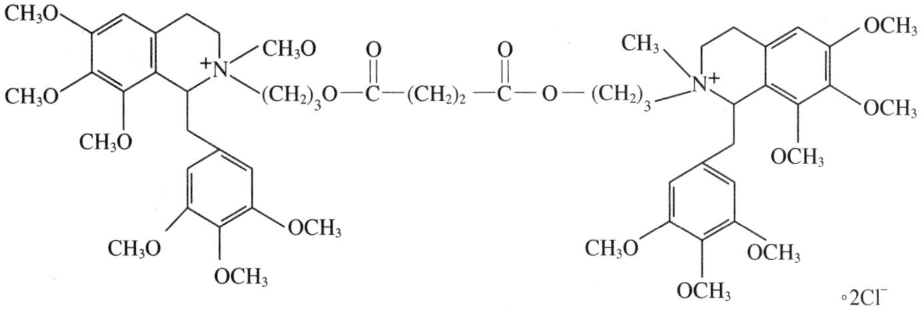

图 7－3　杜什氯铵的化学结构式

（三）药理作用

杜什氯铵是长时效非去极化肌肉松弛药。属双季铵苄异喹啉化合物，是非去极化肌肉松弛药作用最强的一种。在体内极小量为血浆酯酶水解，主要经肾排泄，极小量随胆汁排出，因此肾衰竭明显延长其时效，肝衰并不影响其药代动力学。此药无神经节阻滞和解迷走作用，剂量达 4 倍 ED_{95} 时也没有组胺释放作用，故无心血管不良反应。

（四）剂量与用法

ED_{95} 为 0.025 mg/kg，静注 10～14 min 起效，90％肌颤搐恢复时间 80～100 min。气管插管量为 0.05 mg/kg，维持临床肌松时间为 90～150 min。追加维持量为 0.005 mg/kg，在神经安定镇痛麻醉为 0.004 mg/kg，吸入麻醉为 0.002～0.003 mg/kg。适合于长时间(3～4 h)手术或人工通气以及心肌缺血性疾病患者。

（五）适应证

适用于长时间手术或术后不需迅速拔除气管导管。ICU 内患者在充分镇静下作人工通气以及心肌缺血性疾病患者。

（六）不良反应

此药无神经节阻滞和解迷走作用，剂量达 4 倍 ED_{95} 时也没有组胺释放作用，故无心血管不良反应。

四、维库溴铵(vecuronium)

（一）药物名称

维库溴铵、万可松、vecuronium，norcuron

（二）化学结构式(图 7－4)

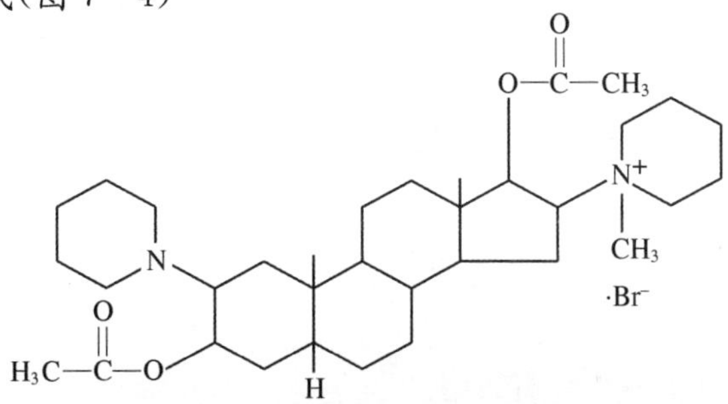

图 7－4　维库溴铵的化学结构式

（三）理化性质

为白色冻干粉末，经溶解后静脉注射。

（四）药理作用

维库溴铵是单季铵甾类肌肉松弛药，它与泮库溴铵不同，仅保留与肌肉松弛作用有关的甾体D环上的季铵基，而在甾体A环上与心血管作用有关的季铵基经去甲基成叔胺基，这改变的结果使其起效增快与药效增强，脂溶性增高而增加肝的吸收与消除。维库溴铵不释放组胺，所以适用于心肌缺血和心脏病患者。由于维库溴铵在临床剂量没有泮库溴铵的解心脏迷走神经作用，所以在术中应用迷走兴奋药、β受体阻断药或钙通道阻断药时容易产生心动过缓，甚至可发生心搏停止。维库溴铵的肌松强度与泮库溴铵相似，但其时效缩短1/2～1/3。

目前维库溴铵被认为是安全性很高的肌肉松弛药，给予70倍ED_{95}剂量也不产生解迷走作用，但有研究发现，注射维库溴铵后，会引起心率减慢，这提示维库溴铵可能有潜在的M_2受体的激动作用。随后有的研究认为，此作用可能由阿片类药物产生，与维库溴铵无关，但也有病例报道有患者注射维库溴铵后产生的心率减慢与阿片类药物无关，这方面的研究还没有定论，但使用时，特别是配伍用阿片类药物时还是要注意心率的变化。

国内的研究提示维库溴铵与阿曲库铵合用，可以产生协同作用，阿曲库铵与维库溴铵在单独应用时ED_{50}分别为155 μg/kg、29.26 μg/kg；而两药合用后阿曲库铵与维库溴铵的ED_{50}分别为29.96 μg/kg、11.71 μg/kg，并且两药0.5倍ED_{50}合用就能达到T_1 97.5%±2.73%的阻滞效果，该作用相当于单用药1倍ED_{95}抑制程度，测得合用药后两药ED_{50}值折算可节省药量为25%。肌肉松弛药联合使用的机制可参考本书有关章节。新生儿和婴儿使用相同剂量维库溴铵的临床作用时间约为1 h。因此，在新生儿和婴儿中维库溴铵被认为是长时效的肌肉松弛药。

维库溴铵主要在肝脏代谢和排泄，并与泮库溴铵相似，其代谢产物中羟基维库溴铵的肌肉松弛作用最强，为维库溴铵的50%～60%。代谢产物经肾排泄。虽然维库溴铵的消除半衰期较阿曲库铵长，但由于其分布更迅速，致血浆浓度快速下降，所以其时效与恢复速率与阿曲库铵相似，但大剂量应用时其恢复指数大，重复用药可能出现蓄积作用。维库溴铵15%～25%经肾排泄。肾衰竭时可通过肝脏消除来代偿，因此可应用于肾衰竭患者。其ED_{95}为0.05 mg/kg，起效时间4～6 min，增加药量可缩短起效时间。剂量增加到3倍和5倍的ED_{95}量时，其起效时间可分别缩短至2.8 min和1.1 min。以及用预给药量法也可缩短起效时间，适用于禁用琥珀胆碱的患者作气管插管，静注ED_{95}剂量其恢复指数为10～15 min，90%肌颤搐恢复时间为30 min，气管插管量0.07～0.15 mg/kg。追加药量在神经安定镇痛麻醉为0.05 mg/kg。吸入麻醉为0.03 mg/kg。维库溴铵持续静滴1～2 μg/(kg·min)，保持肌颤搐抑制90%。

（五）适应证

主要作为全麻辅助用药，用于全麻时的气管插管及手术中的肌肉松弛。

（六）禁忌证

对维库溴铵或溴离子有过敏史者禁用。

（七）剂量与用法

仅供静脉注射或静脉滴注，不可肌注。

溶剂：本品可用下列注射液溶解成 1 mg/ml 浓度供用，灭菌注射用水、5%葡萄糖注射液、0.9%氯化钠注射液、乳酸林格液、葡萄糖氯化钠注射液。

（1）成人常用量①气管插管时用量 0.08～0.12 mg/kg，3 min 内达插管状态；②肌肉松弛维持在神经安定镇痛麻醉时为 0.05 mg/kg，吸入麻醉为 0.03 mg/kg。最好在颤搐高度恢复到对照值的 25%时再追加维持剂量。

（2）1 岁以下婴儿对本品较敏感，肌张力恢复所需时间比成人长 1.5 倍。特别是对 4 个月以内婴儿，首次剂量 0.01～0.02 mg/kg 即可。如颤搐反应未抑制到 90%～95%，可再追加剂量。5 个月至 1 岁的婴幼儿所需剂量与成人相似，但由于作用和恢复时间较成人和儿童长，维持剂量应酌减。与成人类似，在小儿患者中，当颤搐度恢复至对照值的 25%时，重复追加初始剂量的 1/4 作为维持用药，不会有蓄积作用发生。

（3）肥胖患者用量酌减；剖宫产和新生儿手术不应超过 0.1 mg/kg。

（4）国内的研究提示：在靶控输注维库溴铵进行气管插管时，男女之间存在差异，男性的 EC_{50} 为 0.385 μg/ml(CI 0.37～0.40 μg/ml)，女性为 0.265 μg/ml(CI 0.25～0.285 μg/ml)，女性约为男性的 2/3。虽然该研究没有直接测定维库溴铵的血浆浓度，但提示在应用药物时，需考虑男女之间的药物差异。

（八）注意事项

（1）与吸入麻醉药同用时，应减量 15%。

（2）在可能发生迷走神经反射的手术中（如使用刺激迷走神经的麻醉药、眼科手术、腹部手术、肛门直肠手术等），麻醉前或诱导时，应用迷走神经阻断药，如阿托品等可预防心动过缓的发生。

（3）ICU 中重症患者长时间使用维库溴铵，会导致神经肌肉阻滞延长。

（4）对脊髓灰质炎患者、重症肌无力或肌无力综合征患者，对神经肌肉阻断药反应均敏感，使用本品应慎重。

（5）脓毒症、肾衰竭患者慎用。

（6）肝硬化、胆汁淤积或严重肾功能不全者，持续时间及恢复时间均延长。

（7）在低温下手术时，其神经肌肉阻断作用会延长。

（8）低钾血症、高镁、低钙血症、低蛋白血症、脱水、酸中毒、高碳酸血症、恶病质作用增强。

（九）不良反应

1. 过敏反应

①肌肉松弛药过敏反应已有报道，本病虽罕见，但应引起注意；②肌肉松弛药之间可发生交叉过敏反应，故对曾有过敏史者使用维库溴铵应特别慎重。

2. 组胺释放与类组胺反应

临床可偶发局部或全身的类组胺反应。

五、罗库溴铵(rocuronium)

（一）药物名称

罗库溴铵、爱可松、rocuronium，esmeron

（二）化学结构式(图 7－5)

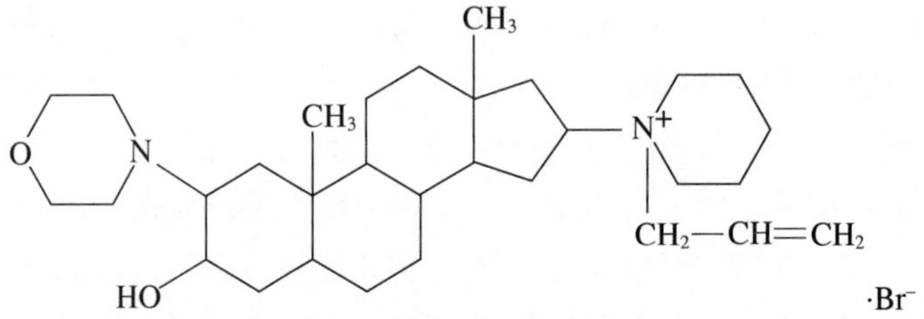

图 7－5　罗库溴铵的化学结构式

（三）理化性质

为无色或几乎无色的澄明液体。

（四）药理作用

罗库溴铵是起效快的中时效甾类非去极化肌肉松弛药。其作用强度为维库溴铵的 1/7。时效为维库溴铵的 2/3。起效时间虽不及琥珀胆碱，但罗库溴铵是至今临床上广泛使用的非去极化肌肉松弛药中起效最快的一个，其强度弱可说明其起效快。动物实验证明此药无心血管作用。虽然罗库溴铵有弱的解迷走神经作用但在临床应用剂量并无明显的心率和血压变化。罗库溴铵基本不释放组胺，其药代动力学与维库溴铵相似，消除主要依靠肝脏，其次是肾脏。肾衰竭虽然血浆清除减少但并不明显影响其时效与药代动力学，而肝功能障碍可延长时效达 2～3 倍，这可能与分布容积增加有关。

根据国内学者研究提示：①比较罗库溴铵不同剂量配伍，有研究者建议罗库溴铵在手术麻醉中使用 0.9 mg/kg 诱导插管，其插管条件明显优于剂量为 0.6 mg/kg 时，使用 0.2～0.3 mg/kg 维持；②观察腹部手术中肝功能不全患者罗库溴铵的药效学，罗库溴铵 0.6 mg/kg 用于全麻诱导，为肝功能不全和肝功能正常患者提供的气管插管条件是相似的，但在肝功能不全患者中其起效时间、临床作用时间和恢复时间延长，持续输注量减少。另外肝功能不全门脉高压患者罗库溴铵的起效维持时间和肌肉松弛作用消退时间明显延长，持续用量明显减少。维持剂量，门脉高压组为 3.8～5.2 μg/(kg・min)，而对照组为 5.6～6.9 μg/(kg・min)；③单次静注罗库溴铵(2 倍 ED_{95})时，异氟醚使其作用时间延长约 7 min，同时罗库溴铵对血流动力学影响较小；连续静注罗库溴铵时，异氟醚使罗库溴铵的静脉输注需要量减少 40%，而对起效和恢复指数无明显影响；④有研究通过比较血浆组胺、心率和血液的变化来比较其组胺释放效应的差异，比较腹腔镜胆囊切除术患者罗库溴铵和阿曲库铵组胺释放效应。提示阿曲库铵组在输注后出现血浆组胺浓度增加，平均动脉压下降，心率增快，罗库溴铵组则无明显变化。⑤有关梗阻性黄疸的罗库溴铵研究提示，梗阻性黄疸可导致罗库溴铵药效时间的延长和术后 TOF

恢复时间的延长，临床上使用罗库溴铵时，追加药物时间须适当延长，并且拔除气管导管时应以 TOF 恢复达 90%时为宜。⑥琥珀胆碱对罗库溴铵量效关系的影响：琥珀胆碱肌肉松弛作用消失5 min 后，仍使后续使用的罗库溴铵肌松效力增强约 15%，可适当减少罗库溴铵的剂量。⑦比较在中小手术中罗库溴铵 TCI 与间断单次静注的肌松效应，罗库溴铵 TCI 法取得了与单次静注法相似的肌松效应，并且 TCI 法获得的肌松效应较间断单次法更稳定。⑧肾衰竭对罗库溴铵的影响：肾衰肾移植患者罗库溴铵起效时间和肾功能正常者相比差异无显著性，但肌肉松弛作用的高峰时间、临床维持时间和恢复时间均较肾功能正常者延长，与国外库珀(Cooper)、普鲁斯特(Proost)等的结果相似，由此该研究推测可能更多的罗库溴铵经肾脏排泄，比例可能高于动物实验所报道的 10%。⑨小儿 ED_{50}、ED_{90}、ED_{95} 分别为 199.6 μg/kg、297.8 μg/kg、333.6 μg/kg，而成人分别为 177.0 μg/kg、264.2 μg/kg、295.9 μg/kg，小儿与成人的起效时间分别为(84.4±15.4) s 和(111.0±17.7) s，临床肌松时间分别为(22.2±5.3) min 和(28.8±6.2) min，恢复指数分别为(9.0±3.0) min 和(12.5±4.1) min，可见小儿罗库溴铵的 ED_{50}、ED_{90} 和 ED_{95} 均大于成人，且起效快、作用时间短、恢复快。⑩观察不同水平罗库溴铵的预注量(PD)，分钟预注时间(PI)及插管剂量(ID)对预注效果的影响：PD 0.06 mg/kg、PI 2 min、ID 0.6 mg/kg 是罗库溴铵预注的较好模式。

（五）剂量与用法

ED_{95} 为 0.3 mg/kg，起效时间 3～4 min，时效 10～15 min，90%肌颤搐恢复时间 30 min。气管插管量 0.6 mg/kg，注药 90 s 可作气管插管，剂量超过 3 倍 ED_{90} 时，气管插管条件未见进一步改善，而其时效却延长。临床肌肉松弛作用维持 45 min。如作快速气管插管用量增至 1.0 mg/kg，待 60～90 s 即可插管，临床肌肉松弛作用可维持 75 min。术中肌肉松弛作用维持剂量 0.1～0.15 mg/kg，临床时效 15～25 min，持续静脉滴注剂量 8～12 μg/(kg·min)。在重复追加推荐剂量的维持量未见蓄积作用(即时效逐渐增加)。心脏手术患者中，当给本品 0.6～0.9 mg/kg 达最大阻滞时，其最常见心血管变化是轻微的，且无显著临床意义。乙酰胆碱酯酶抑制剂，如新斯的明、依酚氯铵和吡啶斯的明可拮抗本品的作用。此药尤其适用于琥珀胆碱禁用时作快速气管内插管。小儿肌注罗库溴铵(婴儿 1 mg/kg，儿童 2 mg/kg)可在 3～6 min 提供满意的气管插管条件，三角肌注射的起效时间快于臀大肌。门德兹(Mendez)等研究中比较了罗库溴铵和维库溴铵应用于小儿紧急插管的起效时间、肌松效应和不良反应，结果发现罗库溴铵从给药至气管插管的时间较维库溴铵短(分别为 2.7 min 与 4.4 min，P=0.015)。在仔细评估插管条件排除插管困难的情况下罗库溴铵可替代琥珀胆碱进行快速诱导插管。罗库溴铵的代谢产物无肌松效应，可用于 ICU 患者的长时间输注。肥胖患者和使用吸入麻醉药时，对于超体重和肥胖患者(指患者体重超过标准体重 30%或以上)，考虑到实际患者肌肉组织的缺乏，本品的用量应适当减少。老年患者用药量应略减。氯更葡糖钠(sugammadex)的出现，使罗库溴铵既能快速提供与琥珀胆碱等同的插管条件，也能在氯更葡糖钠的介导下较快地逆转阻滞，因而有研究者认为琥珀胆碱已可以被取代。临床上使用氯更葡糖钠对“不能插管不能通气”情况紧急逆转的病例已有报道。

（六）适应证

全身麻醉辅助用药，方便气管插管，维持术中肌松。尤其适用于琥珀胆碱禁用时作快速气管内插管。

（七）不良反应

罗库溴铵最常见的不良反应为注射部位疼痛和注射后体动反应。其发生机制可能与药液的理化性质和注射后导致中间介质的释放有关。改变溶液的理化性质或在注射前使用一定剂量的局部麻醉药、全身麻醉药、阿片类镇痛药或抗组胺药等能有效预防这一不良反应的发生。

过敏反应：对肌肉松弛药的过敏反应已有报道，应时刻提防这种可能发生的反应。尤其以往对肌肉松弛药有过敏反应史者，更须特别小心。因为在肌肉松弛药时已有交叉过敏反应的报道，应时时考虑到可能在注射部位发生瘙痒和红斑和/或发生全身类组胺（类过敏）反应，如支气管痉挛及心血管变化。尽管快速静注罗库溴铵0.3～0.9 mg/kg后，平均血浆组胺水平可见轻微增高，但给本药后，临床未见有明显心动过速、低血压或其他有关组胺释放临床征象的报道。

（八）注意事项

罗库溴铵剂量超过0.9 mg/kg时，可使心率增快。该作用可对抗其他麻醉药或迷走刺激所致的心动过缓。罗库溴铵可安全地被使用在ICU。但对临床有明显肝脏和/或胆道疾病和/或肾衰患者应慎用。

六、阿曲库铵（atracurium）

（一）药物名称

阿曲库铵、卡肌宁、阿曲可林、tracrium，atracurium

（二）化学结构式（图7-6）

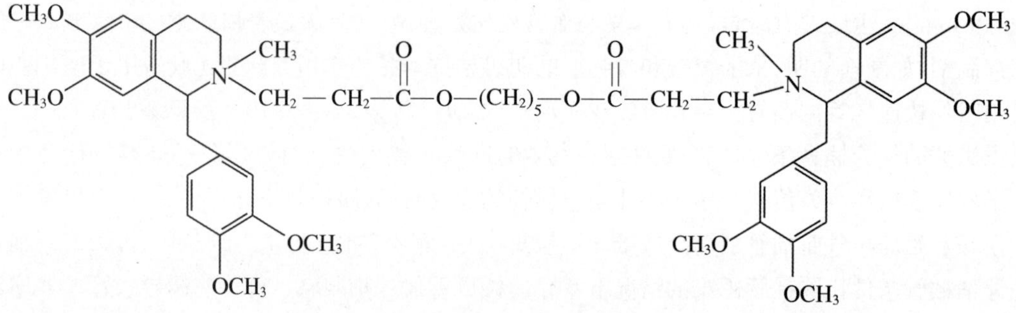

图7-6　阿曲库铵的化学结构式

（三）理化性质

为白色疏松块状物或粉末。本品须冷藏。

（四）药理作用

阿曲库铵是一种合成双季铵酯型的苄异喹啉化合物，高度选择性、竞争性（非去极化型）的肌肉松弛药。主要通过竞争胆碱能受体，阻断乙酰胆碱的传递而起作用，在血浆 pH 值和体温下霍夫曼消除而自然降解。其优点是在体内消除不依赖肝肾功能，而通过霍夫曼消除自行降解，阿曲库铵还可通过酯酶分解，但分解阿曲库铵的酶并不是血浆假性胆碱酯酶，酶分解约占2/3，霍夫曼消除占 1/3。剂量超过临床应用量可能有迷走神经阻滞作用，其组胺释放低于氯箭毒碱，但超过 2 倍 ED_{95} 即有组胺释放作用，快速静注大剂量时（1 mg/kg）组胺释放引起低血压、心动过速，还可能引起支气管痉挛，而临床用量发生低血压少。减慢静注速度、控制用量以及在注药前先给抗组胺药（H_1 和 H_2 受体阻滞剂）可避免组胺释放所致的不良反应。阿曲库铵的分解产物在动物实验中证明有害，但在临床上均未证实，如 N-甲四氢罂粟碱是叔胺化合物可通过血脑屏障，对中枢神经有刺激性兴奋作用，还能使氟烷麻醉变浅和增加氟烷的 MAC，在血中高浓度时可诱发癫痫。

根据国内学者研究提示：①阿曲库铵是临床麻醉中常用的肌肉松弛药，有研究用经典的单次注射法建立了阿曲库铵量效反应曲线关系，计算出阿曲库铵的 ED_{50}、ED_{95} 为 155 μg/kg、247 μg/kg，与布洛纳（Blobner）等报道的相似。累积剂量法常用于长效肌肉松弛药的量效研究，根据多隆（Dolon）等人的报道，累积剂量法与单次注射法，用于长效肌肉松弛药研究结果无明显差别。但是，累积剂量法却使中效肌肉松弛药有效剂量明显提高，因为追加剂量起作用时，前次剂量的药物作用已有部分消退，故不能准确反映其量效关系。对于中短效肌肉松弛药单次注射法较累积剂量法更为准确、可靠。阿曲库铵在人体中主要经霍夫曼途径降解，而被快速清除。对肝肾等脏器功能无明显依赖性，这可能是人种间差异较小的主要原因。一般推荐的阿曲库铵插管诱导剂量为 0.5～0.6 mg/kg，能符合国人的实际情况。②维库溴铵复合阿曲库铵协同作用明显。复合以后，平均动脉压和心率也无明显改变。③阿曲库铵肌松效应与顺阿曲库铵相似，均为中时效。同等强度剂量相比，前者起效较慢。但增加剂量可使其起效加快。两者肌松恢复过程相似，无蓄积作用。④多数学者认为化学结构不同的肌肉松弛药间呈协同作用，而结构相近者间呈相加作用。以往研究显示，1 倍 ED_{95} 维库溴铵与 1 倍 ED_{95} 阿曲库铵联合应用，作用强度大于 2 倍 ED_{95} 维库溴铵或 2 倍 ED_{95} 阿曲库铵，呈协同作用。研究还表明维库溴铵较阿曲库铵作用起效时间慢、作用维持时间短，两药联合应用起效时间也无明显加快，恢复时间也无延迟。有研究发现，罗库溴铵和维库溴铵联合应用，对维库溴铵在起效时间、T_1 恢复时间及恢复指数上无明显作用，而罗库溴铵和阿曲库铵联合，则使阿曲库铵的起效时间缩短至类似于罗库溴铵的起效时间，在 T_1 恢复时间及恢复指数上无明显作用。关于联合用药产生相互作用的机制国内外研究较多，目前还不明了。罗库溴铵、维库溴铵和阿曲库铵单用对循环系统影响小，实验证明联合应用同样对循环系统无明显影响，这为今后配伍用药提供了依据。⑤研究肌张力监测下阿曲库铵气管插管的肌松条件。根据肌张力监测结果发现阿曲库铵 0.6 mg/kg 后 5.4 min，T_1 = 2% 时可提供满意的气管插管条件，随 T_1 值的增加或给药后的时间缩短，插管的满意程度降低。

（五）剂量与用法

阿曲库铵的 ED_{95} 为 0.23 mg/kg，起效时间为 3～4 min，恢复指数为 10～15 min，90%肌颤搐恢复时间为 30 min，增加剂量可缩短起效时间和延长时效。反复给药或持续静滴无蓄积作用，儿童及老年患者的恢复与成人一样，不因持续用药而要降低药量或延长注药间隔时间。恢复指数不受用药总量影响，肌颤搐一旦开始恢复其恢复指数相对恒定。气管插管量为0.4～0.5 mg/kg，术中维持在神经安定镇痛麻醉时为0.1 mg/kg，而吸入麻醉药对其增强相对较小，维持量为0.07 mg/kg，持续静滴维持剂量为4～12μg/(kg・min)。此药消除不受肝肾功能影响，适用于肝或肾功能不全等患者。

（六）适应证

适用于各种外科手术中全身麻醉期间的肌肉松弛，也适用于气管插管时所需的肌肉松弛。最适用于肝肾功能不全、黄疸患者、嗜铬细胞瘤手术和门诊手术。

（七）禁忌证

对阿曲库铵过敏患者禁用。

（八）不良反应

(1) 大剂量快速静脉注射，可引起低血压和心动过速，以及支气管痉挛。

(2) 某些过敏体质患者可能有组胺释放，引起一过性皮肤潮红。

（九）注意事项

①本品只可静脉注射，肌内注射可引起肌肉组织坏死。②一次剂量不宜太大，因可致肌张力增高。③用于危重患者抢救，保持轻度肌松，配合呼吸机治疗，但持续时间不宜超过1周。④患神经肌肉疾病、严重电解质紊乱慎用。⑤本品须冷藏。

七、顺阿曲库铵(cis-atracurium)

（一）药物名称

顺阿曲库铵、cis-atracurium，51W89，ninbex

（二）化学结构式(图7-7)

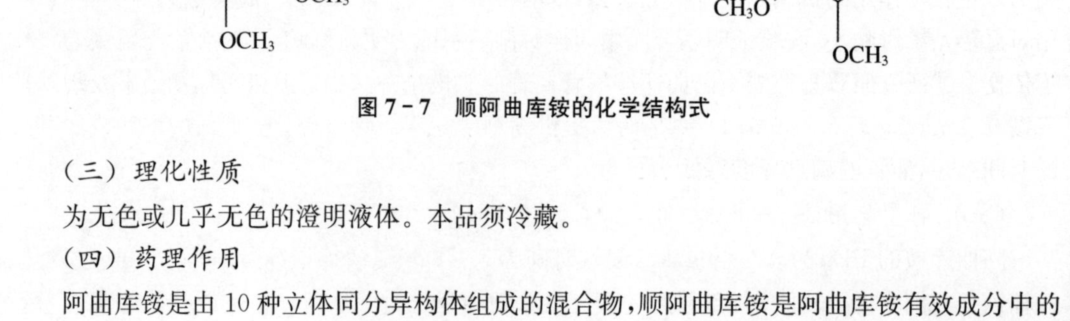

图7-7 顺阿曲库铵的化学结构式

（三）理化性质

为无色或几乎无色的澄明液体。本品须冷藏。

（四）药理作用

阿曲库铵是由10种立体同分异构体组成的混合物，顺阿曲库铵是阿曲库铵有效成分中的一种，为顺旋光异构体，约占阿曲库铵各种组成成分的 15%。它与运动终板的胆碱能受体竞争性结合，肌松强度为阿曲库铵的 3 倍左右，与阿曲库铵一样属于中时效非去极化肌肉松弛药。顺阿曲库铵的推荐剂量范围内，药代动力学特征可预测性好，剂量 0.1～0.4 mg/kg(2～8 倍 ED_{95})，药动学特征与剂量无关。与阿曲库铵一样，为非器官依赖性，主要通过霍夫曼方式代谢。在不同患者其药动学差异很小，这些微小差异仅引起肌松起效时间轻微变化，而对肌松恢复过程无影响，因此可安全用于临床，包括老年、小儿(2～12 岁)患者和肝肾功能受损、严重心血管疾病患者以及 ICU 患者。其主要药动学参数是：平均血浆清除率(C1)为 4.7～5.7 ml/(min·kg)，稳态分布容积(VDSS)为 121～161 ml/kg，清除半衰期($t_{1/2}$)为 22～29 min，5%～95%的恢复指数分别为 12.6～14.3 min。ICU 患者接受延长时间输液，其药动学参数也不会发生明显变化，其平均 Cl 为 7.5 mL/(mg·min)，$t_{1/2}$为 27 min。

根据国内学者一系列相关研究表明：

1. 顺阿曲库铵的 ED_{50}、ED_{75}、ED_{90} 和 ED_{95} 的值分别为：0.03、0.039、0.049 和 0.056 mg/kg，而国外文献报道顺阿曲库铵的 ED_{95} 值为 0.047～0.053 mg/kg，其研究得出的 ED_{95} 值为 0.056 mg/kg，与国外文献的报道相似。根据顺阿曲库铵的药理特性，推荐用 3 倍 ED_{95} 作为顺阿曲库铵的诱导剂量，其理由为：

①该肌肉松弛药的起效较慢；另有研究得出：顺阿曲库铵国人拇收肌的 ED_{50} 为 30.7μg/kg，ED_{95} 为 53.4μg/kg，与国外文献的报道相似，临床上一般用 50μg/kg，比罗库溴铵和阿曲库铵小得多，故剂量相同时顺阿曲库铵的肌松效应更强；给予 2 倍或 3 倍 ED_{95} 顺阿曲库铵平均起效时间为 4.2 min 和 3.2 min，和国外报道一致。②国内文献报道顺阿曲库铵组胺释放和心血管反应很小。

2. 地氟烷、异氟烷均能明显影响顺阿曲库铵量效关系以及肌松效应。

3. 增龄对单次静脉注射顺阿曲库铵的药效学无明显影响，对单次静脉注射维库溴铵的药效学有明显影响。

4. 静注 0.1～0.4 mg/kg(2～8 倍 ED_{95})的顺阿曲库铵无剂量依赖性的组胺释放作用，对血流动力学亦无明显影响，随着剂量增大，起效时间明显缩短，气管插管条件优良，其肌松效果满意且安全。

近期重庆医科大学附属儿科医院研究比较不同年龄患儿顺阿曲库铵的药代动力学。根据年龄将患儿分为 2 组(n=12)，A 组：年龄<2 岁；B 组：2 岁≤年龄<5 岁。麻醉诱导后经 10 s 静脉注射顺阿曲库铵 0.15 mg/kg。于顺阿曲库铵给药后 2、4、6、8、10、15、20、30、45、60、90 和 120 min 时取桡动脉血样，结果顺阿曲库铵药代动力学过程符合二室模型；与 B 组比较，A 组中央分布容积、表观分布容积和血浆清除率升高($P<0.05$)，其余药代动力学参数差异无统计学意义($P>0.05$)。结论患儿顺阿曲库铵药代动力学过程符合二室模型，2 岁以下患儿顺阿曲库铵中央室分布容积、表观分布容积、血浆清除率明显高于 2～5 岁患儿。琼森(Johnson PN)研究发现，2 岁以上小儿顺阿曲库铵的 $t_{1/2}$ 为 22.9 min、VDSS 为 207 ml/kg 和 Cl 为 6.8 ml/(kg·min)均明显高于成人患者，说明顺阿曲库铵在小儿患者中的起效要比成人更加迅速。

（五）剂量与用法

ED_{95}为 0.05 mg/kg。起效时间为 3～4 min，恢复指数为 10～15 min，90%肌颤搐恢复时间为 40 min。气管插管剂量 0.15～0.2 mg/kg，1.5～3 min 可达到插管要求，时效维持 40～75 min，术中肌松维持剂量 0.01～0.02 mg/kg，时效约 15～20 min。持续静滴 1～2 μg/(kg·min)。顺阿曲库铵的量增至 0.2 mg/kg，起效时间为 2.7 min。顺阿曲库铵的恢复指数不受给药总量及给药方式的影响，其清除率约为 5 ml/(kg·min)，消除半衰期约为 24 min，其消除主要通过霍夫曼消除，而在人靠酯酶水解的作用有限，其主要代谢产物 N-甲四氢罂粟碱，主要经肾排泄。由于顺阿曲库铵作用较阿曲库铵强，用量少及代谢产生的 N-甲四氢罂粟碱也少，因此 N-甲四氢罂粟碱所致的不良反应减少。

（六）适应证

主要作为全麻辅助用药，用于全麻时的气管插管及手术中的肌肉松弛。适用于肝肾功能不全患者手术。

（七）不良反应

剂量达 8 倍 ED_{95}时也没有组胺释放作用，故无心血管不良反应。

（八）注意事项

顺阿曲库铵针剂应置 2～8°C 冰箱保存，如从冰箱取出放置于室温条件下应在 21 d 内用完。

八、米库氯铵（mivacurium）

（一）药物名称

米库氯铵、美维松、mivacurium，mivacron

（二）化学结构式

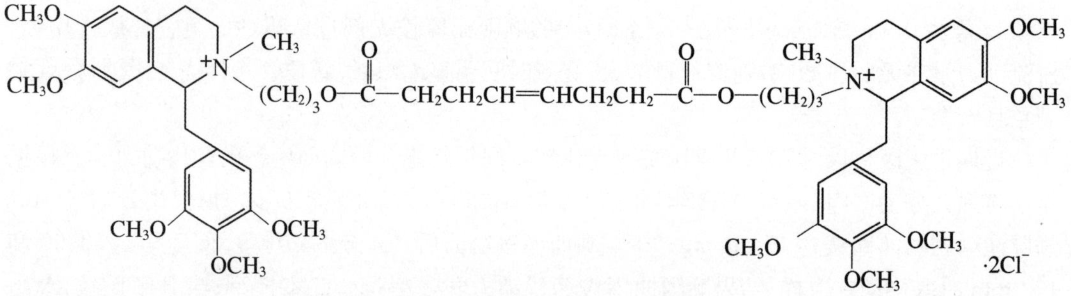

图 7-8　米库氯铵的化学结构式

（三）药理作用

米库氯铵是短时效双酯型苄异喹啉类非去极化肌肉松弛药，含有 3 个异构体，顺-反式(35%～40%)，反-反式(50%～60%)和顺-顺式(4%～8%)。消除半衰期约 2 min。此药迅速被血浆假性胆碱酯酶分解。米库氯铵的分解产物不具肌松效应。清除率为 50～100 ml/(kg·min)。分解速率为此酶分解琥珀胆碱的 70～88%，可能有小量经肾和肝消除。米库氯铵在体内消除不直接依赖肝和肾功能，但肝功能衰竭可影响血浆胆碱酯酶，在血浆胆碱酯酶异常或活性低下时可以影响米库氯铵的时效。非典型性异质体基因的患者的米库氯铵的肌松时效是正常人的 2 倍。非典型性同质体基因的患者不能分解米库氯铵，肌松时效长达 3～4 h 以上。国内研究了普鲁卡因对米库氯铵肌松效果的影响，结果发现普鲁卡因能显著增强米库氯铵的肌肉松弛作用，连续静滴 30 min 后，普鲁卡因对米库氯铵肌松效应的影响达到稳定状态，认为这种增强作用与两药对血浆胆碱酯酶的竞争性抑制和普鲁卡因直接作用于神经肌肉接头有关。

（四）剂量与用法

其 ED_{95} 为 0.08 mg/kg，3～6 min 起效，恢复指数为 6～8 min，90%肌颤搐恢复时间为 25 min。气管插管量为 0.2 mg/kg，2～3 min 起效，肌松维持 15～20 min。麻醉中维持肌松的剂量 0.05～0.1 mg/kg，临床时效 5～10 min。持续静脉输注的稳态速率取决于患者血浆假性胆碱酯酶的水平，初始用量为 4～10μg/(kg・min)。国内研究报道在择期全麻患者中用两种剂量的米库氯铵，观察了心脏病与非心脏病患者的肌松效应、插管条件及其对血流动力学的影响，结果发现米库氯铵 0.105 mg/kg、0.15 mg/kg 和琥珀胆碱 1 mg/kg 的气管插管优良率分别为 87.5%、96.0%和 100%（$P>0.05$），最大起效时间分别为 343 s、285 s 和 65 s（$P<0.05$），而无反应期分别为 1.3 min、7.4 min 和 5.3 min（$P<0.05$）。静注米库氯铵后心脏病与非心脏病患者的血流动力学参数均无明显变化。因此，认为米库氯铵的肌松时效与其剂量有关，米库氯铵可以安全地用于非心脏病患者和心脏病患者的全麻诱导。此外，陈锡明等在硫喷妥钠，芬太尼、氧化亚氮和恩氟烷麻醉患者中观察了米库氯铵 0.2 mg/kg 诱导和持续静滴的肌松效应和不良反应。结果发现米库氯铵的起效时间为 162.5±37.3 s，插管条件均优良。T_1 10%恢复时间为 20.5±7.1 min。术中平均持续静脉输注 2.6 h，输注速率 7.2±2.8 μg/kg。停药后 T_1 25%～75%和 T_1 10%～90%的恢复时间分别为 10.5±4.4 min 和 19.5 ± 8.3 min。小儿按体重计算的药量大于成人，但按体表面积计算的药量与成人相同。不论静滴时间多长，肌颤搐从 5%恢复到 95%的时间约为 15 min，无蓄积倾向。停止静滴米库氯铵后肌张力的自然恢复时间与琥珀胆碱相近，约相当于阿曲库铵和维库溴铵停药后恢复时间的 50%。在泮库溴铵后使用米库氯铵，肌松时效明显延长。当神经肌肉监测出现部分恢复时，抗胆碱酯酶药能迅速恢复米库氯铵的肌张力，艾的酚的拮抗作用明显强于新斯的明。用抗胆碱酯酶药（尤其是新斯的明）拮抗时，可同时抑制血浆假性胆碱酯酶活性，减少米库氯铵的分解代谢。

（五）适应证

此药适用于诱导插管和短小手术，静脉输注可用于中长手术麻醉，可安全的用于终末期肾衰竭患者的麻醉，此药尤其适用于停药后需肌张力迅速恢复而不希望用抗胆碱酯酶药拮抗的患者。

（六）不良反应

米库氯铵心血管不良反应与阿曲库铵相似，2.5～3.0 倍 ED_{95} 静脉注射因释放组胺可引起一过性低血压及面部红斑。0.2 mg/kg 时有 1/3 患者可因释放组胺而引起一过性低血压及面部红斑，量增至 0.25 mg/kg 有 50%患者释放组胺，减少用量及延缓给药速度（1 min 以上）可减轻组胺释放所致的反应。另有报告将 3 倍 ED_{95} 的米库氯铵（0.25 mg/kg）平分为 2 次注药，间隔 30 s，结果发现能明显减少组胺的释放。

九、瑞库溴铵（rapacuronium）

此药已不准在临床使用！只是让读者了解情况。

（一）药物名称

瑞库溴铵、rapacuronium，Qrg9487，raplon

（二）化学结构式（图 7－9）

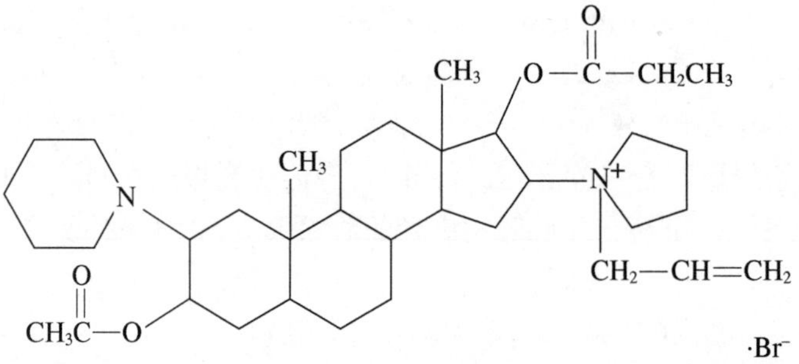

图 7－9　瑞库溴铵的化学结构式

（三）药理作用

瑞库溴铵是一起效快、短时效的甾类非去极化肌肉松弛药，其效力是维库溴铵的 1/20，因此需用相当于维库溴铵 20 倍的剂量才能产生与之相同的效应。起效时间和时效均约为维库溴铵的 1/2，分布容积为 457 ml/kg，血浆清除率为8.5～11.1 ml/(kg・min)，在体内迅速分解，消除半衰期 72～88 min。瑞库溴铵约 22％经肾脏排泄，其余主要经肝脏代谢，其本身肌松强度弱，代谢产物 3 羟基衍化物的肌松强度约为原型的 50％，而代谢产物 Org9488 有很强的肌松效应，肌松强度相当于瑞库溴铵的 2～3 倍，排泄缓慢，所以瑞库溴铵剂量增大虽能加快起效，作用时间也显著延长。反复分次追加或静脉滴注，瑞库溴铵时效也延长。

（四）剂量与用法

其 ED_{90} 量为 1.15 mg/kg。气管插管用 1.5～2.5 mg/kg，可于 60～90 s 内使肌松达到插管要求，肌松维持 15～25 min。用 TOF 监测，1.5 mg/kg 瑞库溴铵的喉肌峰效应时间为 62 s，而拇内收肌峰效应时间为 96 s，所以插管不必等到拇内收肌监测完全松弛，在给药后 60 s 内有良好的气管插管条件；临床时效维持为 20 min，肌张力完全自然恢复的时间在 24 min 内，如果给药后 2 min 静注新斯的明，其 TOFr 恢复至 0.7 的时间不超过 12 min。静滴速度为 12～9 μg/(kg・min)。

（五）适应证

瑞库溴铵主要用于气管插管和 1 h 以内的短小手术。

（六）不良反应

瑞库溴铵虽无明显的心血管反应但因其有解迷走神经作用，剂量达 2～3 mg/kg 可以引起轻度心动过速和短暂的血压下降。剂量达 3 mg/kg 可使组胺浓度增加 1 μg/ml。术中维持用量为 0.2～0.5 mg/kg，临床时效 15～20 min。持续静脉滴注剂量开始为 12 μg/(kg·min)，逐渐降至 9 μg/(kg·min)，并有蓄积和恢复延迟倾向发生。瑞库溴铵 2～3 mg/kg 静脉注射可引起血压下降 20%持续超过 5 min，并有组胺释放。此外，瑞库溴铵还可通过阻滞电压或受体依赖性钙通道而使动脉扩张。瑞库溴铵的呼吸系统不良反应也已受到重视，已有报道气管插管后产生支气管痉挛或气道内压增高，应用瑞库溴铵后 10.7%的患者发生此类情况，与之对照的琥珀胆碱发生率为 4.1%。瑞库溴铵的临床前期试验 1 300 名对象中，支气管痉挛总的发生率为 3.4%，但该药临床应用时曾引起儿童支气管痉挛而产生不良后果，因而对此需作深入研究，现已在美国停用此药。

（闻大翔　杨卫红　杭燕南）

参考文献

1 Doenicke A, Soukup J, Hoerneche R, et al. The lack of histamine release with cisatracurium: A double-blind comparison with vecuronium. Anesth Analg, 1997, 84(3): 623 - 628.

2 Schramm WM, Paponsek A, Mickalet-Sauberber A, et al. The cerebral and cardiovascular effects of cisatracurium and atracurium in neurosurgical patients. Anesth Analg, 1998, 86(1): 123 - 127.

3 Cook DA, Freeman JA, Lai AA, et al. Pharmacokinetics and pharmacodynamics of doxacurium in normall patients and those with hepatic or renal failure. Anesth Analg, 1991, 72(2): 145 - 150.

4 Dragne A, Varin F, Plaud B, et al. Rocuronium pharmacokinetic-pharmacodynamic relationship under stable propofol or isoflurane anesthesia. Can J Anaesth, 2002, 49(4): 353 - 360.

5 Moore EW, Hunter JM. The new neuromuscular blocking agents: do they offer any advantages? Br J Anaesth, 2001, 87(6): 912 - 925.

6 Miller DR, Wherrett C, Hull K, et al. Cumulation characteristics of cisatracurium and rocuronium during continuous infusion. Can J Anaesth, 2000, 47(10): 943 - 949.

7 OStergaard D, Viby-Mogensen J, Pedersen NA, et al. Pharmacokinetics and pharmacodynamics of mivacurium in young adult and elderly patients. Acta Anaesthesiol Scand, 2002, 46(6): 684 - 691.

8 Heier T, Caldwell JE. Rapid tracheal intubation with large-dose rocuronium: a probability-based approach. Anesth Analg, 2000, 90(1): 175 - 180.

9 Leykin Y, Pellis T, Lucca M, et al. Effects of ephedrine on intubating conditions following priming with rocuromium. Acta Anaesthesiol Scand, 2005, 49(6): 792 - 797.

10 Mak PHK, Irwin MG. The effect of cisatracurium and rocuronium precurarization and the priming principle. J Clin Anesth, 2004, 16(3): 83 - 87.

11 Saitoh Y, Kaneda K, Murakawa M. Onset of vecuronium-induced neuromuscular block after a long priming interval. J Anesth, 2002, 16(6): 102 - 107.

12 Kopman AF, Khan NA, Neuman GG. Precurarization and priming: a theoretical analysis of safety and timing. Anesth Analg, 2001, 93(5): 1253 - 1256.

13 De Haes A, Houwertjes MC, Proost JH, et al. An isolated, antegrade, perfused, peroneal nerve anterior tibialis muscle model in the rat: a novel model developed to study the factors governing the time course of action of neuromuscular blocking agents. Anesthesiology, 2002, 96: 963 - 970.

14 Kuipers JA, Boer F, Olofsen E, et al. Recirculatory pharmacokinetics and pharmacodynamics of rocu-

ronium in patients: the influence of cardiac output. Anesthesiology,2001,94:47－55.
15 Herweling A, Latorre F, Herwig A, et al. The hemodynamic effects of ephedrine on the onset time of rocuronium in pigs. Anesth Analg,2004,99(6):1703－1707.
16 Ganidagli S, Cengiz M, Baysal Z. Effect of ephedrine on the onset of succinylcholine. Acta Anaesthesiol Scand,2004,48:1036－1039.
17 Belmont MR, Lien CA, Tjan J, et al. Clinical pharmacology of GW280430A in humans. Anesthesiology,2004,100(4):768－773.
18 Caldwell JE. The continuing search for a succinylcholine replacement. Anesthesiology,2004,100(4): 763－764.
19 Gyermek L, Lee C, Cho YM, et al. Neuromuscular pharmacology of TAAC3, a new nondepolarizing muscle relaxant with rapid onset and ultrashort duration of action. Anesth Analg, 2002, 94 (4): 879－885.
20 Manfred Blobner, MD, Jorgen Viby-Mogensen, MD, et al. The Efficacy and Safety of Gantacurium Chloride for Injection in Tracheal Intubation in Healthy Adult Patients Undergoing Surgery Under General Anesthesia ClinicalTrials. 2006－11－09.
21 Geert-Jan E. Cromheecke, M. D., Cor J. Kalkman, M. D. et al. Effects of Gantacurium Chloride (AV430A) on Histamine Release, Blood Pressure and Pulmonary Compliance in Anesthetized Healthy Volunteers Anesthesiology 2005,103:A1116.
22 Belmont MR, Lien CA, Tjan J, et al. Clinical pharmacology of GW280430A in humans. Anesthesiology,2004,100(4):768－773.
23 Caldwell JE. The continuing search for a succinylcholine replacement. Anesthesiology,2004,100(4): 763－764.
24 Moore EW, Hunter JM. The new neuromuscular blocking agents: do they offer any advantages? Br J Anaesth,2001,87(6):912－925.
25 Gyermek L, Lee C, Cho YM, et al. Neuromuscular pharmacology of TAAC3, a new nondepolarizing muscle relaxant with rapid onset and ultrashort duration of action. Anesth Analg, 2002, 94 (4): 879－885.
26 邬子林，余守章，许立新，等. 观察腹部手术中功能不全病人罗库溴铵的药效学. 中华麻醉学杂志，2005，25(9)：653－656.
27 王成天，陈峰，刘会长，等. 胆囊腹腔镜切除术病人罗库溴铵和阿曲库铵组胺释放效应的比较，中华麻醉学杂志，2004，24(11)：872－873.
28 周洁，齐波，王祥瑞，等. 肝功能不全门脉高压病人罗库溴铵的肌松效应. 中华麻醉学杂志，2004，24(8)：585－587.
29 陈锡明，闻大翔，杭燕南，等. 琥珀胆碱对罗库溴铵量效关系的影响. 上海第二医科大学学报，2004，24(11)：973－980.
30 邹定全，周建美，李李，等. 罗库溴铵用于小儿的量效关系和肌松时效. 临床麻醉学杂志，2005，21(1)：7－8.
31 辛艳，张传汉，王鹏，等. 肾衰竭对罗库溴铵的影响. 中华麻醉学杂志，2004，24(5)：381－382.
32 陈锡明，杭燕南，孙大金. 罗库溴铵预注效果的临床研究. 临床麻醉学杂志，1999，15(3)：134－136.
33 刘威，孙大金，陈锡明，等. 异氟醚对罗库溴铵肌松效应影响的实验研究. 临床麻醉学杂志，2005，21(2)：119－121.
34 欧阳葆怡，冉建，孙治安. 顺阿曲库铵临床药效学分析. 中华麻醉学杂志，2001，01：10－13.
35 闻大翔，陈锡明，杭燕南，等. 国人顺阿曲库铵的剂量反应测定. 中华麻醉学杂志，1999，19(7)：395－397.
36 闻大翔，陈锡明，杭燕南，等. 顺阿曲库铵的组胺释放作用及其对血液动力学的影响. 中华麻醉学杂志，

2001,21(2):69－72.

37 汤军. 非去极化肌肉松弛药的联合应用. 国外医学·麻醉与复苏分册,1997,18:204－206.

38 Sloan MH, Bissonnette B, Lerman J. Interaction of vecuronium and atracurium during halothane anesthesia in China. Anesthesia,1998,53:36－40.

39 Man TT, Cheng JK, Wong KL,et al. Tracheal intubation condition—a comparison between one minute after rocuronium alone, one minute after rocuronium combined with atracurium and one minute after atracurium with rocuronium at one minute priming interval. Acta Anaesthesiol Sin. 2002 Dec;40(4):179－183.

40 王俊科,南锡,盛卓人,等. 插管剂量美维松分次注射时血组胺及血液动力学的变化. 中华麻醉学杂志,1998,18(10):593－595.

41 孔宁,庄心良,王珍娣,等. 静脉普鲁卡因麻醉对美维松肌松效果的影响. 中华麻醉学杂志,1997,17(1):44－45.

42 陈锡明,闻大翔,杭燕南,等. 米库氯铵临床肌松效应和安全性的评价. 麻醉与监护论坛,2004,11(2):99－101.

43 Ma H,Zhuang X. Selection of neuromuscular blocking agents in patients undergoing renal transplantation under general anesthesia. Chin Med J,2002,15(11):1692－1696.

44 Lee C. Goodbye suxamethonium. Anaesthesia. 2009,64(suppl. 1):73.

45 McTernan CN,Rapeport DA,Ledowski T. Successful use of rocuronium and sugammadexinan anticipated difficult airway scenario. Anaesth Intensive Care. 2010. 38(2):390.

46 不同年龄患儿顺阿曲库铵药代动力学的比较. 中华麻醉学杂志,2012,32(1):51－53.

47 Liu X,Kruger PS,Weiss M. The pharmaeokineties and pharmaeodynamics of eisatraeurium in critically ill patients with severe sepsis . Br J Clin Pharm acol,2012,73(5):741－749.

48 Johnson PN,Miller J. Continuous-infusion neuromuscular blocking agents in critically ill neonates and children. Pharmacotherapy. 2011,31(6):609－620.

第八章　神经肌肉功能监测

肌肉松弛药占领横纹肌神经肌肉接头(终板)乙酰胆碱受体,使通过运动神经传到终板区的兴奋无法引起一系列电生理变化,产生肌肉松弛。人对肌肉松弛药的反应有差异,包括人种药效差异,个体差异及不同肌群间的差异,使麻醉科医生在药物剂量和给药时间的选择上有一定的盲目性,难以按手术进程需要调整恰当的肌肉松弛程度。术毕尽管用体征判断肌肉收缩功能已恢复,仍有部分患者因肌肉松弛药残余作用使肌肉收缩功能降低,引起通气不足,如呼吸抑制可导致严重麻醉意外。为了能够确切了解肌肉收缩功能状态,麻醉期间及麻醉后应对患者的神经肌肉功能进行监测,以客观监测数据及手术进程对肌肉松弛程度的要求,确定给予肌肉松弛药或拮抗药的剂量,选择恰当给药时间,判断肌肉松弛效应,鉴别术后呼吸困难原因。

理论上对使用肌肉松弛药的患者都应进行神经肌肉功能的监测,以下情况下尤为重要:①当非去极化肌肉松弛药用于长时间手术或ICU患者时,监测有助于避免过深的阻滞和延迟恢复。②肝脏或肾脏疾病患者,估计肌肉松弛药的药代学可能发生改变者;如重症肌无力或肌无力综合征患者。③某些手术期间(如神经外科手术,显微外科手术),患者绝对不能有任何活动,监测将有助于保持阻滞水平达到足够深度。④不适宜用拮抗药者(如支气管哮喘或心动过缓者),监测能保证自主恢复的安全。⑤电解质和酸碱紊乱(低钾、pH改变、注射镁剂)可以影响肌肉松弛药作用。⑥非去极化肌肉松弛药可因药物间的影响使作用增强(氨基糖苷类抗生素、挥发性麻醉药、利尿药等)或减弱(卡马西平、皮质类甾醇等)。

第一节　刺激周围神经监测肌松效应的原理和方法

一、监测原理

在神经肌肉功能完整的情况下,用电刺激外周运动神经,只要刺激强度超过阈值,肌肉便会产生最大收缩,再增加刺激电流也不会增加肌肉收缩力。监测时刺激电流强度是在阈值基础上增加10%～20%,即超强刺激,以保证到达神经的刺激强度能够引起肌肉的最大收缩反应。超强刺激电流多在40～60 mA。给予肌肉松弛药后肌肉收缩力降低,在超强刺激不变时所测得的肌肉收缩力的降低幅度,表示神经肌肉接头受阻滞的程度。所用刺激电流低于此范围,但不影响诱发肌肉最大收缩反应者为亚强刺激电流,多在20～30 mA。用亚强刺激电流行TOF监测时的TOF值与用超强刺激的结果基本一致,不仅能明显减轻患者的不舒适感,还能提高 DBS 监测时主观(目测和触感)评估衰减程度的能力。

超强刺激诱发相应肌肉收缩虽可保证动员被刺激的所有神经纤维,并兴奋全部肌纤维,减少定量分析的误差,但电刺激可以引起局部疼痛和不适感,清醒患者常难以忍受,影响对麻醉后清醒期患者和 ICU 患者终板功能监测。岩崎(Iwasaki)在监测时对尺神经采用磁性刺激(magnetic stimulation),不会引起局部疼痛和不适感,适用于清醒患者,刺激过程不干扰机体正常电生理活动,亦不受其他电器设备干扰,但磁性刺激器内的电容器所需充电时间较长,因此不能提供短时间重复刺激。与电刺激的对比研究结果尽管表明两种刺激诱发颤搐反应的抑制和恢复过程高度相关,但衰减程度相差 20%,因此目前还不能用磁性刺激诱发颤搐反应变化的结果分析和解释用电刺激法建立的有关神经肌肉功能监测理论和研究结果。

二、诱发肌颤搐反应的评估方法

(一) 主观评估

神经刺激器是通过超强电流刺激外周运动神经(图 8 - 1),用目测(visual)或触感(tactile)评估相应肌肉诱发收缩反应的变化。方法简便,但主观性强,误差大。具体要求和方法包括:①单相正弦波,电池使用时间长。恒流,线性输出,不受其他电器干扰。②脉冲宽度 0.2~0.3 ms,输出电压限制在 300~400 V,当皮肤阻抗为 0~2.5 Ω 时,输出电流 25~50 mA,最大电流 60~80 mA。应有电流水平指示及低电流报警。③使用表面电极直径 7~8 mm,可分为重复使用的橡皮电极和一次性涂胶氯化银表面电极。④安放电极位置十分重要,远端电极放在距近端腕横纹 1 cm 尺侧屈腕肌桡侧,近端电极置于远端电极近侧 2~3 cm 处。⑤对腕部尺神经进行超强刺激,产生拇指内收和其余 4 指屈曲,凭视觉或触觉估计肌肉松弛程度。

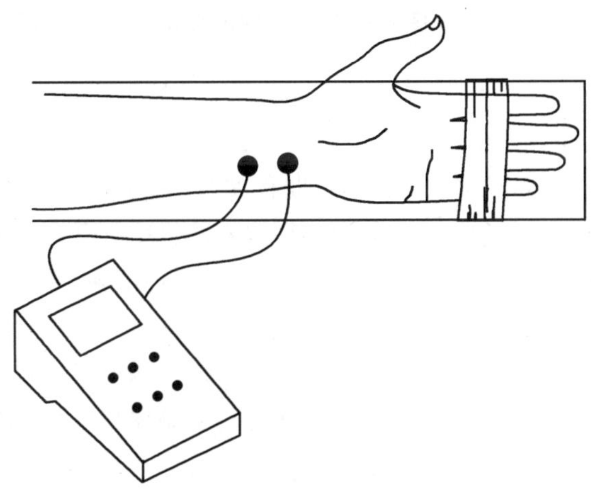

图 8 - 1 神经刺激器

(二) 诱发肌收缩机械图(evoked mechanomyography, EMMG)

根据使用不同的传感器,可以分为直接测定诱发肌收缩机械效应图和间接测定诱发肌收缩机械效应图的 2 种方式。

1. 直接监测肌收缩机械效应

采用力-位移传感器或压电传感器。

（1）力-位移传感器（force-displacement transducer） 对腕部尺神经行超强电刺激，用力-位移传感器（图8-2）将拇内收肌产生的收缩力转换成电信号，经放大和信息处理后直接显示肌收缩的机械效应图。为使测量准确，重复性好，拇内收肌每次均应保持等长收缩。通过给拇指加上100～300 g前负荷，可使拇内收肌收缩前处于等长状态。前负荷较低或未加前负荷，可使诱发拇内收肌产生的收缩力降低，影响测定准确性。

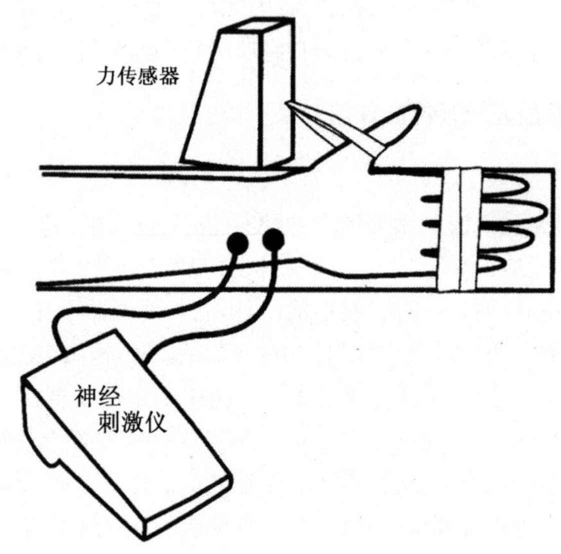

图8-2　力-位移传感器

（2）压电传感器（piezoelectric sensor） 压电传感器用聚乙烯氟化物聚合体胶片制成，韧性大，可弯曲，贴缚在拇指端。刺激尺神经诱发拇内收肌收缩，拇指屈曲内收使胶片弯曲并产生电荷，拇指屈曲内收的力量和程度与胶片弯曲程度及电荷产生量成正比。传感器将电荷转变成电压，经监测仪微处理器处理后，直接显示肌收缩的机械效应。对比研究认为压电传感器获得TOF的测定结果和力-位移传感器的结果基本相同，但准确性稍低些。

2. 间接监测肌收缩机械效应

采用加速度换能器（acceleration transducer）。根据牛顿第二定律，力等于质量和加速度的乘积，当质量不变时，力与加速度成正比。将压电陶瓷晶片制成的加速度换能器固定在拇指端掌侧，对尺神经行超强电刺激，拇内收肌因内收反应而发生位移，换能器将拇指位移时的加速度转换成电信号，输入加速度仪，间接反映肌收缩的机械效应。测定加速度时拇指不需要加前负荷。将腕和2～5指固定，留出拇指可以自由活动就能进行测试。用加速度换能器测出TOF反应的结果与力-位移传感器测出的结果具有高度相关关系，目前加速度换能器已常规应用于临床监测，如加速度仪（acceleromyography）。测定时应用压电陶瓷薄片制成微型加速度换能器，体积11 mm×26 mm×25 mm。用胶布将换能器粘贴在拇指端腹侧，同时将其他4

指和前臂用弹性绷带固定在托手板上，另用两个橡皮电极置于近腕尺神经表面，刺激方法与神经刺激器相同，技术要求恒流 60 mA，阻抗<5 kΩ，脉冲时间 4.2～4.3 ms，重复刺激无危险。当尺神经受刺激后，拇指移位经换能器转换为电信号，输入加速度仪进行分析(图 8-3)。TOF-GUARD 为加速度仪系列中的一种(图 8-4)。将加速度换能器固定在拇指端腹侧，固定其他 4 指和前臂，将温敏电极置于大鱼际处，监测体温不低于 32℃，两枚刺激电极透皮刺激近腕尺神经，拇指发生位移的加速度经换能器转换为电信号输入 TOF-GUARD 进行分析。TOF WATCH(图 8-5)和 TOF-GUARD 的区别是：①可与电脑连接；②不用记忆卡；③可作为神经刺激器使用；④体积稍小，操作简便。

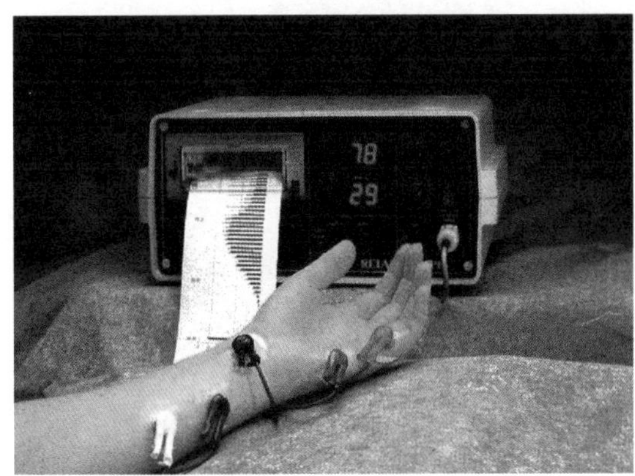

图 8-3　加速度仪

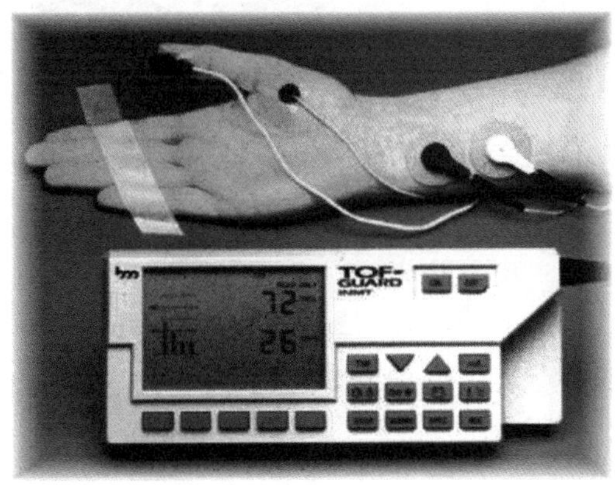

图 8-4　TOF-GUARD 监测仪

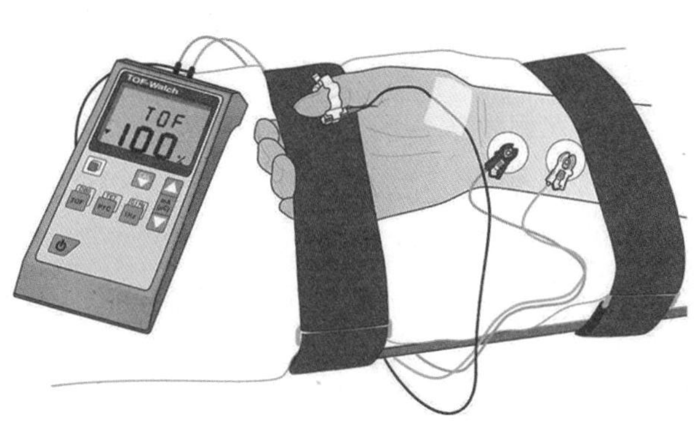

图 8-5　TOF WATCH 监测仪

(三) 诱发肌收缩的肌电图(evoked electromyography，EEMG)

神经刺激器输出的电流量可由微处理器控制或手控选择，一般在 0～80 mA 之间，测量电极拾取肌电反应信号，测定刺激神经引起相应肌肉收缩的复合动作电位，经微处理器放大、滤波和整流处理后，进行肌电信号分析，以数字和图像显示。微处理器处理信号有两种方式，一种是检测每个诱发电位信号振幅的高度，另一种是检测每个诱发电位信号的积分面积。后者较前者稳定。EEMG 可避免固定传感器、定位及预加前负荷等问题，但易受皮肤温度和电器干扰等影响。由于 EEMG 仅根据诱发肌群的电活动评估神经肌肉传导受阻滞的程度，不包括兴奋收缩耦联和肌收缩性，因此在评估阻滞程度时 EEMG 比 EMMG 低（图 8-6）。监测不理想原因是：①电极位置偏移，未得到最佳复合电位信号。②预置前负荷的拇指或手固定不佳，影响肌电图记录。③体表电极有时会对肌肉有直接刺激作用，即使传导已完全阻滞，肌电图仍有电位活动。④肌颤搐反应在术毕无法恢复到基础值高度。

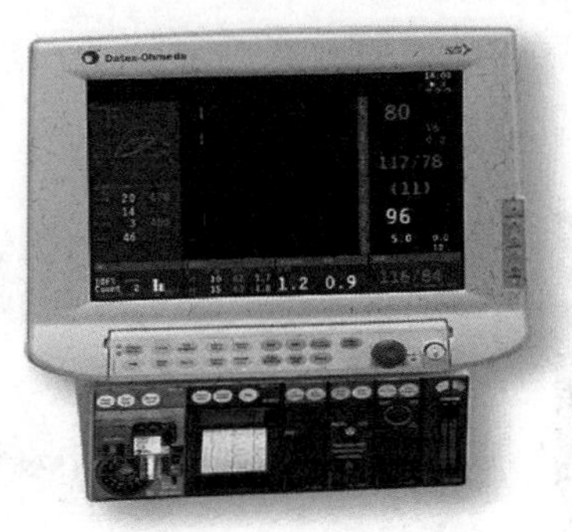
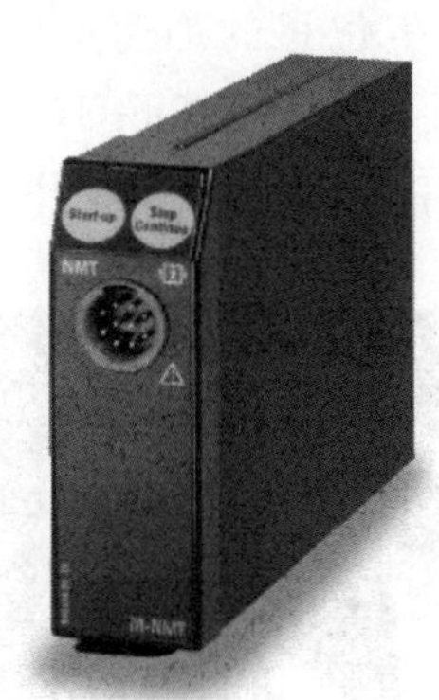

图 8-6　肌电图仪（EEMG）

（四）诱发肌收缩的肌音图（phonomyography）

横纹肌收缩过程可产生（25±2.5）Hz 低频脉冲，脉冲大小随肌收缩强度而改变。将微拾音器（microphone）固定在拟监测肌肉表面的皮肤处，例如，拟观测拇内收肌诱发收缩强度，微拾音器固定在大鱼际皮肤处（图 8-7）。透皮电刺激近腕尺神经，诱发拇内收肌发生收缩反应。微拾音器探测到拇内收肌收缩过程产生的低频脉冲信号，并将声电信号传输到监测仪中心处理器。给予肌肉松弛药前超强刺激后单刺激时获得的稳定脉冲信号解析为收缩强度达到 100% 的基础值，如采用连续 4 次刺激模式，可以获得 T_1 高度和 TOFr 值。测定诱发肌收缩过程的肌音效应图无须被测定的肌肉保持等长收缩状态，亦无须预加前负荷，因此可以将微拾音器固定在各种拟监测肌肉皮肤的表面。

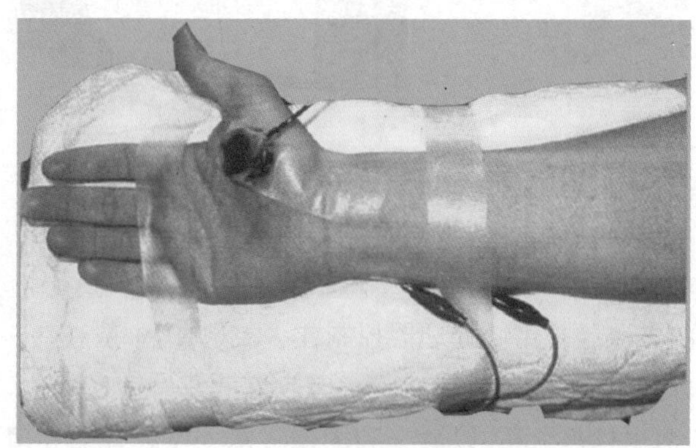

图 8-7　固定在大鱼际表面皮肤上的拾音器

（五）诱发肌颤搐反应评估方法的比较

机械效应图、肌电效应图、加速度效应图和肌音效应图都属于客观监测手段。机械效应图是目前临床监测的“金标准”，但该设备主要适用于拇内收肌。肌电效应图价格昂贵，与机械效应图的相关性较弱。TOF WATCH 是目前最常用的加速度仪，有资料显示它与机械效应图存在一些矛盾，适用于监测拇内收肌诱发颤搐反应，但不能直接监测喉肌和膈肌的阻滞程度。对拇内收肌进行肌音效应图、机械效应图、肌电效应图及加速度效应图同步监测的结果显示(图 8-8)，肌音效应图测定的 T_1 值和机械效应图、肌电效应图或加速度效应图的 T_1 测定值呈高度相关，相关系数分别达到 0.86、0.85 和 0.91。肌音效应图与机械效应图有较好的相关性，并能用于多种肌群监测，是具有良好应用前景的监测手段。

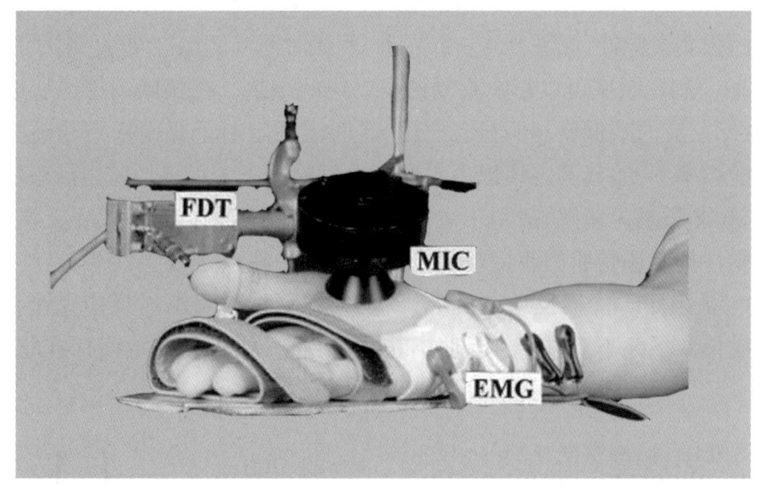

图 8-8　拇内收肌肌音效应图、机械效应图、肌电效应图同步监测

三、不同肌群的监测方法

（一）拇内收肌

上肢外展，固定 2～5 指。近腕尺侧沿尺神经的走行粘贴银-氯化银表面刺激电极，传感器固定在拇指端腹侧。尺神经受到诱发刺激时，因拇内收肌收缩使拇指发生内收，监测仪将显示拇内收肌诱发颤搐反应时肌收缩的机械效应。监测过程中手和前臂如发生旋转或移位，将使诱发肌颤搐反应结果失真。对拇内收肌内收功能的监测是神经肌肉功能监测中最基本和最常用的方法。

（二）膈肌、咬肌、喉部肌群、眼轮匝肌、腹部肌群、足部肌群等的监测方法见第九章。

四、对周围神经的刺激方式

神经刺激器是一种脉冲发生器，对周围神经的刺激必须符合特定标准。刺激神经的基本脉冲波形是单相矩形波，才能避免对神经的重复刺激。其波宽为 0.2～0.3 ms，刺激器是恒流输出，可调控范围0～60 mA。刺激时间应在0.1～0.2 ms，时间过长将直接刺激肌肉。刺激脉冲应该是超高度的，以保证动员所有的神经纤维，并兴奋全部肌纤维。外周神经刺激器应能产生足够的电流以保证获得超强刺激。否则对反应的解释就不可靠，对临床肌肉松弛作用表现和消退的判断亦不准确。刺激神经的矩形波以不同频率与方式组合成不同的刺激模式。神经刺激模式最基本的只有单次颤搐刺激和强直刺激两种，连续4次刺激、强直刺激后计数、强直刺激后爆发刺激及双短强直刺激都是从上述两种基本模式中派生出来的。临床上应用的刺激模式有单次刺激，连续4次刺激，强直刺激（titanic stimulation，TS），强直刺激后计数和双短强直刺激。不同的刺激模式各有其特性和优缺点，监测时要根据临床上要求，选择合适的神经刺激模式。

（一）单次颤搐刺激（single twitch stimulation，SS）

使用单次超强刺激脉冲，频率0.1～1.0 Hz，刺激时间0.2 ms。重复测试间隔时间不应少于10 s（图8-9）。刺激频率可以影响重复诱发反应的结果。在相同的神经肌肉阻滞水平，刺激频率越高，收缩反应的减低就越明显。应用SS时需测定给予肌肉松弛药前的基础反应值，用药后保持刺激频率不变，其测定值以占对照值的百分比来表示神经肌肉接头受阻滞的程度。优点是操作简单，刺激时无痛感，适用于清醒患者，可以反复测试。术毕呼吸恢复差的患者可用于鉴别是中枢性抑制还是肌肉收缩功能未完全恢复。缺点是敏感性差，当终板上的胆碱能受体85%～80%被阻滞时颤搐反应才开始降低，90%受体被阻滞时反应完全消失。因此SS反应恢复到基础值水平并不意味着神经肌肉功能已完全恢复，仍有可能存在肌肉松弛药残余作用。

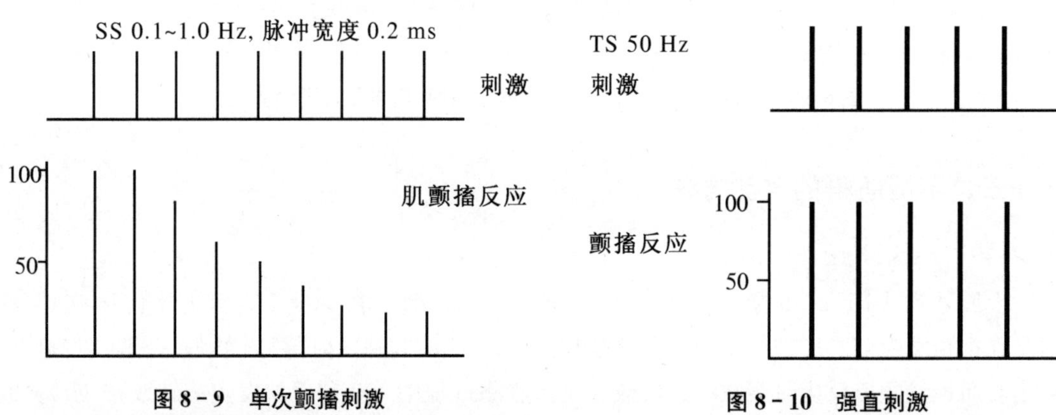

图8-9　单次颤搐刺激

上图表示单次颤搐刺激，下图表示肌颤搐反应强度，从左至右，在给予肌肉松弛药后，单次颤搐刺激强度不变，肌颤反应幅度逐渐下降。

图8-10　强直刺激

上图表示强直刺激，下图表示肌颤搐反应强度。

（二）强直刺激（tetanic stimulation，TS）

当刺激频率增加时，机械收缩融合而形成强直收缩。频率达到30 Hz以上即为强直刺激，多主张采用30～50 Hz持续5 s的TS（图8-10）。因为50 Hz TS所诱发的肌肉收缩力相当于人自主尽力收缩所能达到的程度。大于50 Hz的频率是非生理性的，肌肉不能做出如此迅速的反应，此时测到的颤搐反应幅度降低是肌肉本身收缩性发生改变，而并非是肌肉松弛药所致。由于TS开始阶段引起神经末梢大量乙酰胆碱(Ach)释放，使神经肌肉兴奋传导受阻滞部分被拮抗，肌肉收缩反应增强。后阶段，因神经末梢内可以立即被动用的Ach储存量急剧减少，Ach释放量随之下降，肌肉松弛作用增强，出现强直衰减(tetanic fade)现象(图8-11)。停止TS后，由于大量Ach分解产物被重吸收，Ach合成量增多，此时SS时神经末梢的Ach释放量多于TS前SS时的释放量，出现颤搐反应增强，为强直后增强(post-tetanic potentiation)(图8-12)，肌颤搐幅度增强一倍以上为强直后易化(post-tetanic facilitation)。出现强直后增强和强直后易化是神经末梢Ach释放量增多时，Ach分子与非去极化肌肉松弛药分子竞争终板区乙酰胆碱受体的结果，因此只有在非去极化型阻滞时才会出现，而在去极化型阻滞时不会出现。强直后易化是比SS反应和强直后增强反应更为敏感的反映神经肌肉接头受阻滞程度的指标。强直刺激的缺点是能引起受刺激部位皮肤疼痛，清醒患者难以接受。

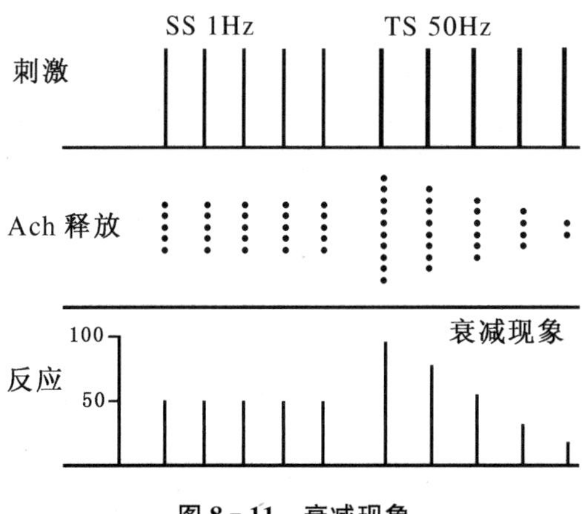

图8-11　衰减现象

上图左侧表示单次颤搐刺激，中图表示神经末梢乙酰胆碱释放量，单次颤搐刺激时，乙酰胆碱释放量基本相同。由于非去极化肌肉松弛药分子占据了部分乙酰胆碱受体，单次颤搐刺激所释放的乙酰胆碱仅能诱发部分肌纤维收缩，因此下图的肌颤搐反应的高度均处于基础值的50%水平。上图右侧表示强直刺激，第1个强直刺激时神经末梢乙酰胆碱释放量明显比单次颤搐刺激时多，增量释放的乙酰胆碱分子与非去极化肌肉松弛药分子在终板部位竞争受体，使乙酰胆碱占据受体量增加，因此下图的肌颤搐反应增强。在持续5 s的强直刺激过程中，神经末梢乙酰胆碱释放量逐渐减少，非去极化肌肉松弛药分子占据受体量再次增加，肌颤搐反应强度亦相应降低。给予强直刺激时肌颤搐反应高度逐渐下降的现象为衰减现象。

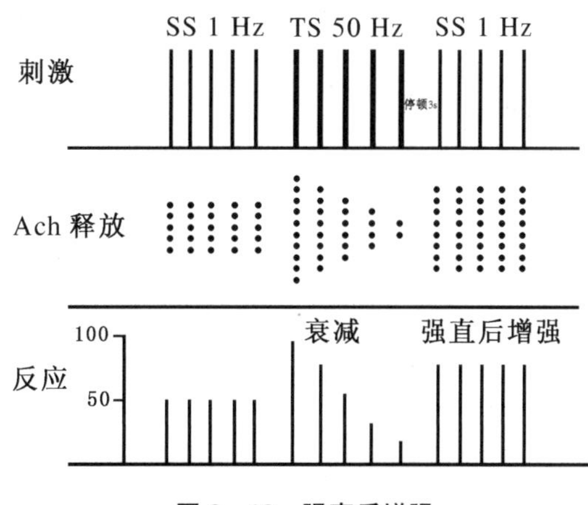

图8-12　强直后增强

单次颤搐刺激后给予强直刺激出现衰减现象时，停止刺激3 s期间，大量乙酰胆碱分解产物被重吸收，乙酰胆碱的合成量增多。此时再给予单次颤搐刺激时，神经末梢乙酰胆碱的释放量比强直刺激前单次颤搐刺激时的释放量多，因此肌颤搐反应幅度比强直刺激前单次颤搐刺激反应幅度大，此现象为强直后增强。如肌颤搐反应幅度增加1倍以上，为强直后易化。

(三) 连续4次刺激(train-of-four stimulation，TOF)

给予外周神经一组连续4次的单次颤搐刺激，频率2 Hz，波宽0.2～0.3 ms，每次刺激间隔0.5 s。每组刺激间隔10 s以上能避免对后一组刺激颤搐幅度的影响。神经肌肉接头功能正常时，给予一组刺激应获得4个高度一致、幅度正常的颤搐反应(图8-13)。非去极化神经肌肉阻滞时，出现颤搐幅度降低，第4次颤搐反应（T_4）先发生衰减，第1次颤搐反应（T_1）最后衰减。根据TOFr（TOF ratio，即：T_4/T_1比值）可以判断神经肌肉阻滞的类型及阻滞深度。随阻滞加深，T_4测定值降低，TOFr缩小。当T_4消失时表明阻滞程度达75%，T_3和T_2消失时阻滞程度分别达到80%和90%，如果T_1亦消失，表明阻滞程度达到100%。如4个颤搐反应都存在则表明阻滞程度不足75%（图8-14）。

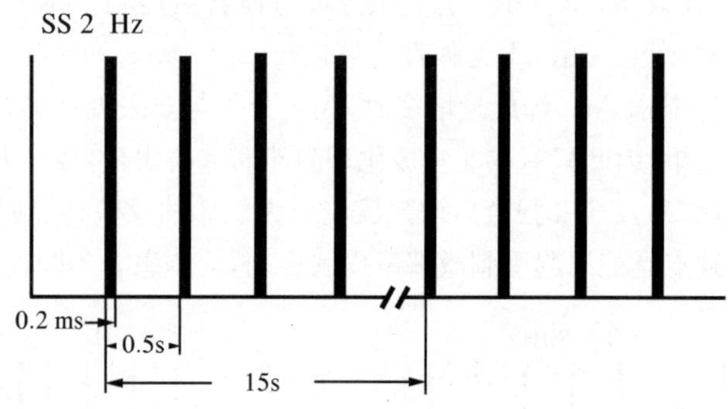

图8-13　连续4次刺激

两组连续4次刺激，每组4个2 Hz单次颤搐刺激，脉冲宽度0.2 ms，脉冲间距500 ms，两组刺激间隔15 s。

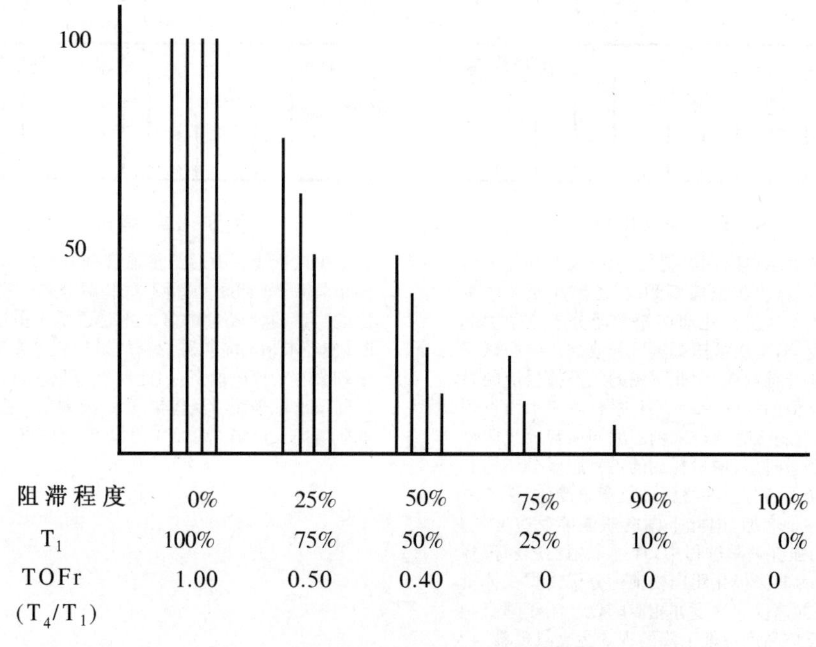

图8-14　TOF监测非去极化神经肌肉接头阻滞过程

阻滞程度为零时，T_1颤搐幅度和基础值相同，为100%，T_4和T_1颤搐幅度相同，TOFr=1.00。阻滞程度为25%时，T_1颤搐幅度为基础值的85%，T_4颤搐幅度为T_1的一半，TOFr=0.50。阻滞程度为50%时，T_1颤搐幅度为基础值的50%，T_4颤搐幅度为T_1的40%，TOFr=0.40。阻滞程度为85%时，T_1颤搐幅度为基础值的25%，T_4消失，TOFr=0。阻滞程度为90%时，T_1颤搐幅度为基础值的10%，T_4、T_3和T_2消失，TOFr=0。阻滞程度为100%时，T_4、T_3、T_2和T_1均消失，TOFr=0。

单次给予去极化肌肉松弛药(如琥珀胆碱)时，TOF 呈现Ⅰ相阻滞图型，即去极化阻滞型，特征是随着肌松效应加深，T_1 至 T_4 4 个颤搐反应幅度同时降低，TOFr>0.8，没有强直后易化现象。多次给予去极化肌肉松弛药或采用持续静脉滴注的方式给药时，TOF 可呈现Ⅱ相阻滞图型，即非去极化阻滞型(双相阻滞或脱敏感阻滞)，其特征与非去极化神经肌肉阻滞图型基本相同，随着肌松弛效应加深，T_1 至 T_4 4 个颤搐反应幅度顺序衰减，TOFr<0.5，有强直后易化现象(图 8-15)。TOF 的优点是当怀疑有残余非去极化神经肌肉阻滞时，尽管未测定给药前基础值，亦可以用 TOFr 对衰减程度进行评估；能够判别神经肌肉阻滞类型；定量测定神经肌肉的阻滞程度和恢复情况；监测时局部刺激轻微，但 TOF 无法对深度阻滞状态进行评估。

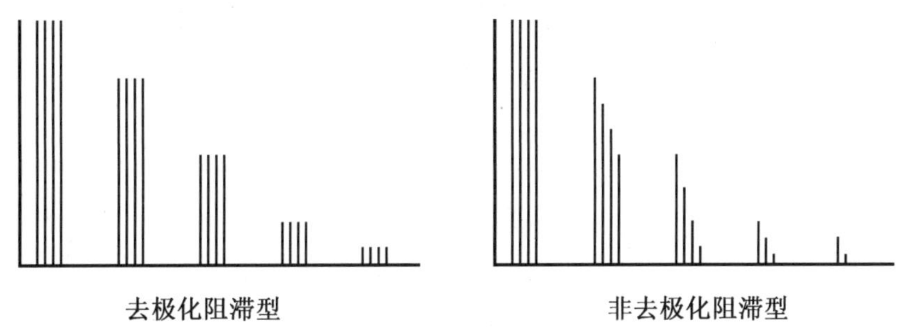

图 8-15 去极化肌肉松弛药阻滞过程 TOF 可呈现两种阻滞类型

左图表示单次给予去极化肌肉松弛药(琥珀胆碱)后，TOF 呈现Ⅰ型阻滞(去极化阻滞型)，4 个颤搐反应同步下降，TOFr>0.8，无强直后易化现象。右图表示多次给予去极化肌肉松弛药(琥珀胆碱)或采用静脉滴注方式给药时，TOF 呈现Ⅱ型阻滞(非去极化阻滞型，双相阻滞或脱敏感阻滞)，4 个颤搐反应顺序下降，TOFr<0.5，有强直后易化现象。

(四) 强直刺激后计数(post tetanic count，PTC)

为了顺利进行气管内插管或保证全麻患者在术中绝对安静，常给予足够量的非去极化肌肉松弛药，使外周肌的神经肌肉接头发生深度阻滞。用传统的 SS 或 TOF 进行监测时，结果都是 0，无法对 0 以下的阻滞状态进行评估。维伯-摩根森(Viby-Mogensen)根据 TS 时可引起强直后增强和强直后易化的理论，认为给予非去极化肌肉松弛药后当 SS 或 TOF 监测为零时，先给予 TS，然后再给予 SS 的颤搐反应应该比 TS 前给予 SS 的颤搐反应出现的早。使用泮库溴铵的患者，TOF 反应消失后用 1 Hz SS 1 min，接着 50 Hz TS 5 s，停止刺激 3 s，再用 1 Hz SS 1 min，接着用 TOF 4 min(图 8-16)，按此顺序进行连续测定，直到 TOF 的 T_1 达到基础值的 10%～20%。发现强直后颤搐反应(Post tetanic twitch，PTT)比 TOF 的 T_1 出现早 38 min，当 T_1 出现时，PTT 反应已达到基础值的 40%。T_1 显现时间与 PTT 反应占基础值百分比的平方根相关。由于 PTT 反应能够计数，称 PTC，因此 T_1 显现时间与 PTC 相关，即：$t=a+b\times(PTC)^{1/2}$ (t 为 T_1 显现时间，a 为常数，b 为回归系数)。此结果为神经肌肉接头受到深度阻滞时提供一种可行的监测手段。研究证实非去极化神经肌肉阻滞时，每隔 6～10 min 插入一次 50 Hz 5 s TS，对 T_1 显现时间没有影响，监测结果稳定，具有良好重复性。各种非去极化肌肉松弛药的作用时效不同，从 PTC=1 到 T_1 显现的间隔时间，以及 T_1 显现时的 PTC 值也不同。小儿药物代谢比成人快，PTC=1 到 T_1 显现的时间小儿比成人短，且 PTC 值亦小(表 8-1)。

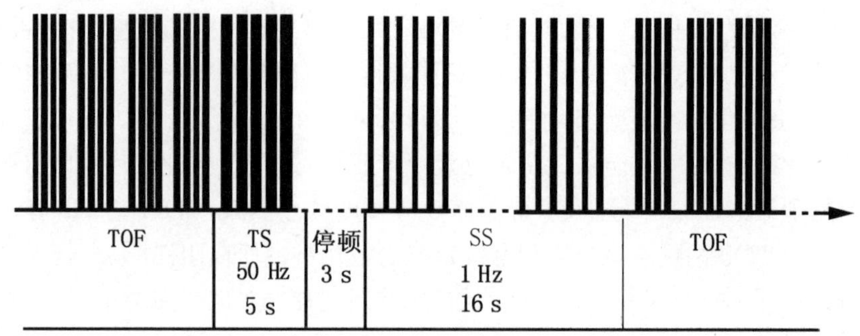

图 8-16　强直刺激后计数

TOF后，给予50 Hz强直刺激5 s，停顿3 s，再给予1 Hz单次颤搐刺激16 s。计算强直刺激后单次颤搐刺激反应出现的次数。

表 8-1　几种非去极化肌肉松弛药 T_1 呈现时间和PTC值

肌肉松弛药	剂量(mg/kg)	成人或儿童	PTC=1至 T_1 显现(min)	T_1 显现时PTC值
筒箭毒碱	0.5	儿童	33.3	5.7
阿库氯铵	0.3	儿童	29.3	6.3
维库溴铵	0.08	儿童	5.8	7.3
维库溴铵	0.1	成人	8.5	9.7
罗库溴铵	0.6	成人	9.1	
罗库溴铵	0.9	成人	11.7	
罗库溴铵	1.2	成人	16.2	
泮库溴铵	0.08	成人	37.0	10.9
泮库溴铵	0.1	儿童	19.8	7.2
阿曲库铵	0.5	儿童	7.8	7.2
阿曲库铵	0.6	成人	9.0	7.6
顺阿曲库铵	0.15	成人	11.3	8.3
杜什氯铵	0.07	成人	98.0	13.3

PTC是非去极化肌肉松弛药在接头前区域产生神经肌肉阻滞的敏感指标，而TOF的 T_1 受接头后作用影响，吸入麻醉药使非去极化肌肉松弛药的神经肌肉阻滞有效间期延长的部位主要在接头后膜。因此在吸入麻醉时使用非去极化肌肉松弛药，进行PTC监测时会发现PTT的第1次出现时间未受影响，但TOF的 T_1 显现时间将会延长，七氟烷和恩氟烷最明显，异氟烷次之，氟烷和神经安定麻醉几乎无差异。

PTC主要用于给予非去极化肌肉松弛药后SS或TOF刺激无反应时对神经肌肉阻滞程度的评估。由于去极化阻滞型时给予TS不出现强直后易化反应，并可影响恢复过程，因此使用去极化肌肉松弛药后不能用PTC监测。

（五）强直刺激后爆发刺激(post-tetanic burst，PTB)

在临床监测时发现一次静注大剂量非去极化肌肉松弛药后测定PTC=0时，部分患者声门仍开放不全或仍有体动反应。为能测定比 PTC＝0 更深的神经肌肉阻滞程度，1995 年圣顿(Saiton)等设计出强直刺激后爆发刺激(PTB)。先给予超强刺激电流 50 mA 持续 5 s 的 50 Hz TS，间隔 3 s 后在 30 s 内每秒给予一组爆发刺激，刺激频率 50 Hz，超强刺激电流 50 mA，每组有 3 个宽度 0.2 ms 的刺激脉冲，脉冲间距 20 ms，每 5 min 重复 1 次(图 8-17)。以 PTB 诱发出的反应数作为强直刺激后爆发刺激计数(post-tetanic burst count，PTBC)。在对比观测中发现成人给予维库溴铵 0.1 mg/kg 后，PTBC 显现时间[(18.8±3.2) min]比 PTC[(22.8±3.7) min]早 5 min，而 TOF 的 T_1 显现时间基本相同[(31.1±5.2) min 和(32.0±5.0) min]。提示 PTBC 能测定出比 PTC＝0 更深的神经肌肉阻滞程度，且不影响 TOF 的 T_1 显现时间。

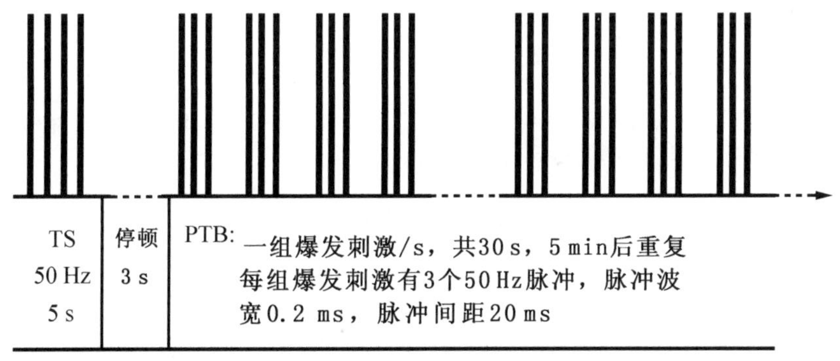

图 8-17 强直刺激后爆发刺激

50 Hz 强直刺激 5 s 后，停顿 3 s，然后每秒给予一组爆发刺激，共 30 组。每组爆发刺激中有 3 个 50 Hz 强直刺激，强直刺激脉冲宽度 0.2 ms，脉冲间距 20 ms。计算爆发刺激显现次数。

(六) 双短强直刺激(double burst stimulation，DBS)

用神经刺激器对非去极化肌肉松弛药行 TOF 监测，当实测 TOFr＝0.40～0.50 时，仅 50％经验丰富者能凭主观感觉判定有衰减存在。Saddler 认为当实测 TOFr 在 0.44 以上时，多数观察者不能凭主观感觉判断有衰减。因此可产生假阴性的误判而延误治疗。主观感觉对 TOF 反应衰减判断准确率低的原因可能是 TOF 中间的 2 个反应(T_2 和 T_3)混淆了对 T_4 与 T_1 反应关系的主观评估。

DBS 包括两组 50 Hz TS，两组间隔 850 ms，每组内的脉冲间隔 20 ms，脉冲宽度 0.2 ms。初期研究时每组 2～4 个脉冲。DBS 的设计思路是 50 Hz TS 能使肌肉对刺激发生融合反应；每组 2～4 个脉冲能使肌肉收缩反应像一个短暂单一的持续收缩；两组 TS 间隔时间比 TOF 的脉冲间隔 500 ms 更长，能将两组肌肉收缩反应清晰分开，便于主观感觉鉴别(图 8-18)。根据两组 TS 脉冲数不同，DBS 分为不同类型，$DBS_{3.3}$ 和 $DBS_{4.4}$ 的两组均为 3 个和 4 个脉冲，$DBS_{3.2}$ 的第 1 组 TS 为 3 个脉冲，第 2 组为 2 个脉冲，$DBS_{4.3}$ 则分别为 4 个和 3 个脉冲。实测 TOFr<0.40 时，四种刺激类型均能全部凭主观感觉辨别到衰减。实测 TOFr 在 0.81～0.90 时，$DBS_{3.3}$ 已无一例感到衰减，但 $DBS_{3.2}$ 和 $DBS_{4.3}$ 仍有 63％和 43％的例数被判为有衰减，假阳性率之高可能是由于这两种类型的第 2 组 TS 的脉冲数比第 1 组少，以至人为地增加了 DBS

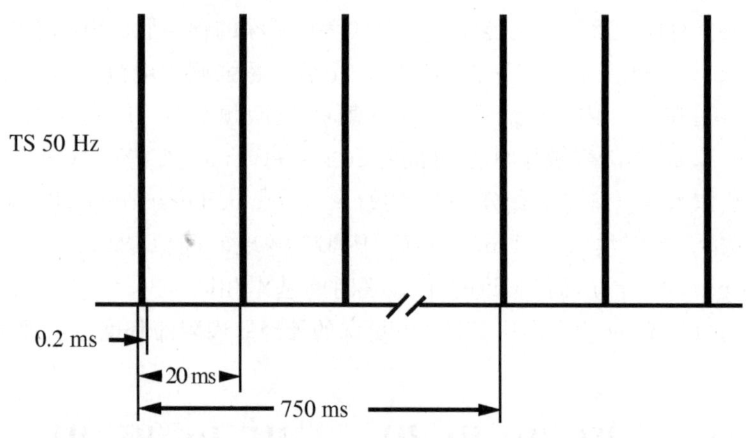

图8-18　双短强直刺激

由两组爆发刺激组成，组间距离850 ms。每组中有2～4个50 Hz的强直刺激脉冲，脉冲宽度0.2 ms，脉冲间距20 ms。第2组爆发刺激颤搐反应幅度（D_2）与第1组爆发刺激颤搐反应幅度（D_1）比较，依据D_2/D_1值或主观感觉两者间的差异评估衰减程度。

的衰减程度。$DBS_{4.4}$此时亦有5%的例数感到有衰减。TOF和$DBS_{3.3}$配对观测结果呈高度相关，因此$DBS_{3.3}$被认为是四种DBS中最有效的类型。

凭主观感觉判断神经刺激反应发生衰减常采用目测和触感两种评估方法，触感评估比目测准确。不同肌肉松弛药产生的神经肌肉阻滞的恢复期，凭触感判断衰减消失的结果亦不完全相同。维库溴铵阻滞后的恢复期间，实测TOFr在0.5以上时已无法凭主观觉察到DBS的衰减，显示敏感性较低。用泮库溴铵或阿曲库铵后，实测TOFr 0.51～0.60时能凭主观觉察到DBS反应衰减的概率分别为62%和61%，比对TOFr反应衰减的主观判断范围以及维库溴铵阻滞后主观判断DBS衰减的范围要广得多。对外周神经刺激采用不同电流量，主观评估DBS反应衰减的错判率不相同。维库溴铵阻滞后用20 mA、30 mA和50 mA电流随机进行TOF、$DBS_{3.2}$和$DBS_{3.3}$测定，结果提示用目测评估DBS时，低电流刺激更接近实测值，可提高判断精确度。

非去极化神经肌肉阻滞恢复期间，如果对50 Hz TS反应无明显衰减，则提示神经肌肉功能已基本恢复到常态。研究显示触感评估DBS反应衰减消失时，给予50 Hz TS 5 s，30%的患者仍记录到10%～49%的衰减。说明凭触感判定DBS衰减消失，不能确保达到50 Hz TS反应无衰减的神经肌肉功能恢复程度。研究DBS的目的是为了给临床麻醉工作提供一种凭主观感觉能正确有效地判断衰减的方法，以便在没有监测仪器的场合，仅用神经刺激器就能对残余神经肌肉阻滞做出合理可信的判断。但TOF和DBS主观判定衰减的方法对确保神经肌肉功能完全恢复的评价常不够充分。在缺乏监测仪器而又需提供一种比TOF更灵敏的目测或触感评估手段，且需避免TS的疼痛时，DBS是一种有价值的选择。

第二节 神经肌肉功能监测的临床应用

一、神经肌肉功能监测方法的选择和时程术语

给予肌肉松弛药后，神经肌肉接头部位开始受阻滞的阶段可以用 TOF 或 TOF 进行阻滞过程的监测；当 TOF 的 T_1 降到零以下时，神经肌肉接头的阻滞深度需采用 PTC 监测，当 PTC=0 时，则采用 PTBC 监测。当肌肉松弛药作用开始消退，TOF 的 T_1 显现时，用 TOF 监测肌肉松弛药作用消除过程。当 TOF 的 T_1 恢复到基础值的 85%以上或 TOFr>0.85 时，可继续用 TOF 或 TOF 监测肌肉松弛药残余作用，亦可用 DBS 凭主观感觉（视觉或触感）体会 D_2/D_1 比值，评估衰减状态（图 8-19）。各类刺激在围术期的应用（表 8-2）。

表 8-2 各种刺激在围术期的应用

刺激种类	围术期应用
单刺激	① 确定超强刺激(1.0 Hz) ② 气管插管时肌松程度监测(0.1)
4 个成串刺激	① 气管插管时肌松程度监测 ② 手术期维持外科肌松和肌松恢复期监测 ③ 术后恢复室肌松消退监测
强直刺激后单刺激肌颤搐计数	① 深度肌松水平监测 ② 预测单刺激和 4 个成串刺激肌颤搐出现时间
双短强直刺激	① 术后测定肌松消退及在恢复室判断残余肌松

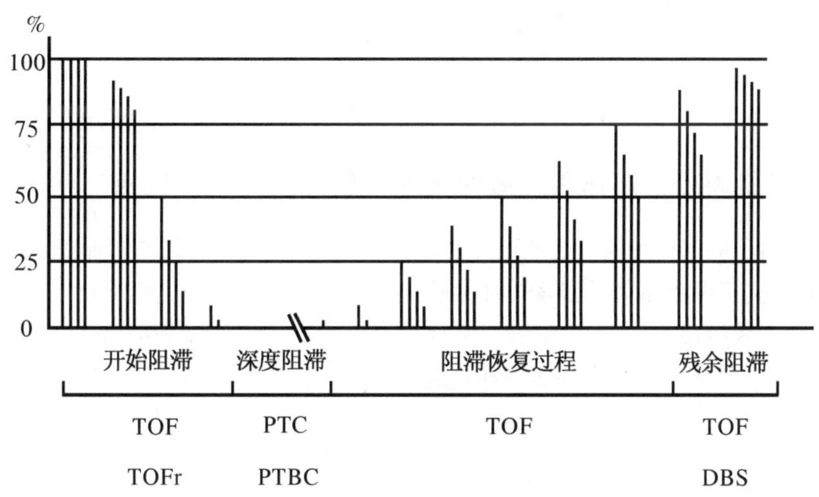

图 8-19 神经肌肉接头功能监测方法的选择

1. TOF 的 T_1

TOF 第 1 次刺激的肌颤搐反应值/正常状态下的肌颤搐反应值×100%。

2. TOF的T_4

TOF第4次刺激的肌颤搐反应值/第1次刺激的肌颤搐反应值×100％。

3. TOFr(TOF ratio)

T_4/T_1比值。

4. 显效时间(lag time)

从开始注药到T_1第一次发生明显下降(降幅为5％)的时间。代表从肌肉松弛药进入体内到神经肌肉接头开始发生阻滞的时间。

5. 起效时间(onset time)

从开始注药到诱发颤搐反应消失者的T_1或SS抑制95％，或诱发颤搐反应未消失者的T_1或SS达到最大阻滞程度。

6. 最大阻滞程度(tmax.)

给予肌肉松弛药后，T_1颤搐幅度受到最大抑制的程度。如果$T_1>0\%$，T_1颤搐幅度需在同一水平稳定出现3次以上才能作为最大阻滞程度。如$T_1<0\%$，则用PTC或PTBC表示最大阻滞程度。最大阻滞程度代表肌肉松弛药对终板的阻滞深度。

7. 临床作用时间(clinical duration)

从开始注药到T_1恢复到基础值25％的时间。代表肌肉松弛药临床有效作用时间。

8. 恢复指数(recovery index，RI)

T_1从基础值25％恢复到75％的时间。如恢复指数采用其他量度，RI后必须注明量程，例如：$RI_{5\sim95}$代表该恢复指数是T_1从基础值的5％恢复到95％的时间；$RI_{20\sim80}$代表该恢复指数是T_1从基础值的20％恢复到80％的时间。

二、判断神经肌肉阻滞类型

用TOF监测时，以4个颤搐反应是否发生顺序衰减和有无强直后易化现象区别非去极化阻滞型和去极化阻滞型，以及应用去极化肌肉松弛药时的Ⅰ相阻滞和Ⅱ相阻滞。

三、测定肌肉松弛药作用起效时间和气管插管时机的选择

麻醉诱导给予肌肉松弛药后需测定评估神经肌肉阻滞的强度，以选择最适宜进行气管插管的时机，此时应获得喉部肌群和呼吸肌的最佳松弛状态。非去极化肌肉松弛药在膈肌和喉部肌群的作用起效最快，拇内收肌稍慢。常规用拇内收肌监测诱发颤搐反应，当T_1抑制程度达到95％时，可以认为膈肌和喉部肌群亦达到最大抑制程度，具备气管插管的最佳肌松状态。虽然麻醉深度明显影响插管状态，但肌松程度不足时很难获得最佳插管条件。

四、维持术中最佳肌松状态

一般认为当拇内收肌的T_1抑制程度达到90％时能获得腹部肌肉松弛。由于肌肉松弛药效应存在肌群间的差异，腹直肌达到最大阻滞程度所需时间及恢复速度都比拇内收肌早且快，尽管监测拇内收肌反应尚未完全恢复，腹直肌肌张力可能早已恢复。因此腹部手术时的肌松

状态需维持拇内收肌对 TOF 反应的 T_1 抑制程度达到 90%～100%，当 T_1 恢复到基础值的 10%时，按手术需要给予追加量的肌肉松弛药。当 PTC≤5 时膈肌对诱发颤搐刺激无反应。为防止患者在手术期间突然出现随意运动或咳嗽（如眼科和显微外科手术期间），需进行神经肌肉接头的深度阻滞，外周肌神经肌肉阻滞强度需达到 PTC<2。亦可用 PTBC 监测更深的阻滞程度。

五、肌肉松弛作用恢复的判断

应用肌肉松弛药后判断横纹肌收缩功能恢复的传统方法是患者能咳嗽、睁眼、伸舌和持续抬头 5 s。布兰德（Brand）发现当患者出现上述征象时，TOFr 已恢复到 0.8，平均潮气量（TV）＝18 ml/kg，最大吸气负压（MIP）＝－22 cmH_2O，但米凯蒂（Mikatti）发现当 TOFr＝0.5 时几乎所有受试者都能持续抬头 5 s。维比-莫根森（Viby-Mogenson）发现接受非去极化肌肉松弛药的患者麻醉结束后尽管能咳嗽、伸舌、睁眼和持续抬头 5 s，送达恢复室时 41.8%的患者 TOFr<0.8。认为体征法判断肌肉收缩功能恢复的失误率较高，强调麻醉期间和麻醉后需用 TOF 法监测神经肌肉阻滞的恢复程度。

根据终板区乙酰胆碱受体安全限理论，只有当 85%以上的乙酰胆碱受体被肌肉松弛药分子有效占据时，诱发肌颤搐反应才开始下降，换言之，当诱发肌颤搐反应恢复到基础值水平时，很可能仍有近 85%的受体被肌肉松弛药分子占据。布吕尔（Brull）等认为当 TOFr＝0.7 时，未被肌肉松弛药分子占据的受体不足 30%，不能满足正常神经肌肉传递功能的基本需要。

应用非去极化肌肉松弛药后当 TOFr 恢复到 0.7 时，MIP 可达到－15～25 cmH_2O，TV 6～7 ml/kg，肺活量为基础值的 50%～70%，虽该通气指标能满足患者静息状态下的基本需要，但属于临床所能接受的最低限，在通气量方面不能确保患者安全。静注右旋筒箭毒碱后，当 MIP＝－20 cmH_2O 时，尽管 $P_{ET}CO_2$ 能够保持正常，但肺活量减少了 66.1%，握力降到 0。MIP＝－25 cmH_2O 时，气道保护肌群的功能尚未恢复正常；MIP 在－39 cmH_2O 以上时受试者能用舌抵住口咽部产生完全性气道阻塞；－43 cmH_2O 以上时才恢复吞咽能力。德林顿（Derrington）认为 MIP 仅达到－25 cmH_2O 时，所有呼吸肌仍严重乏力，需进行呼吸支持。埃里克森（Eriksson）发现当 TOFr＝0.7 时，残余非去极化肌肉松弛药可降低主动脉体化学感受器的敏感性，明显减弱机体对缺氧性通气反应的代偿能力。因此以 TOFr＝0.8 作为肌肉松弛作用的恢复标准是不安全的。

当 TOFr 恢复到 0.9 时，气道保护肌群功能已恢复，残余非去极化肌肉松弛药对主动脉体化学感受器敏感性的影响消除，用力肺活量（FVC）、1 秒用力呼气量（FEV_1）、呼气流率峰值（PEFR）、中期呼气流率（MEFR）和最大吸气负压（MIP）均已恢复到基础值水平，自主呼吸时 $P_{ET}CO_2$ 和 SpO_2 能保持正常水平，吞咽能力恢复，握力已达到基础值的 83.3%，咬合强度恢复，能较有力地咬住压舌板。因此将神经肌肉阻滞的恢复标准调整到 TOFr≥0.9，可进一步减少肌肉松弛药残余作用引起的并发症，提高应用肌肉松弛药的安全性。

第三节　肌肉松弛药临床药效研究规范与临床肌松效应评估

一、肌肉松弛药临床药效观测方法发展简史

1946年氯化筒箭毒碱用于临床麻醉后，学者们探索用各种方法测定神经肌肉接头被肌肉松弛药阻滞的程度，早期的方法包括：握力测定、腹直肌最大收缩力测定、呼吸量测定以及在荧光屏记录膈肌运动状态等。1968年Walts等介绍测定拇内收肌诱发颤搐反应的方法。1980年阿里（Ali）等采用连续4次2 Hz单刺激的方法刺激近腕尺神经，诱发拇内收肌颤搐反应，即：连续4次刺激（Train of four stimulation，TOF），并提出用第4次颤搐反应高度与第1次颤搐反应高度的比值判断肌肉残余作用的概念和方法，即：Train of four ratio（TOFr），使对肌肉松弛药作用强度的评估具有量化指标。但用TOF方式监测肌肉松弛药效应时，只能观测到$T_1=0\%$，无法评估比$T_1=0\%$更深的肌松阻滞状态。1988年邦瑟（Bonsu）等根据对运动神经强直刺激后具有易化现象的理论设计出$T_1=0\%$时进行强直刺激后再给予单刺激时出现反应次数的监测方法，既：强直刺激后计数（Post-tetanic count，PTC），使肌肉松弛药深阻滞状态具有量化指标。非去极化肌肉松弛药作用消除过程，TOFr反映的衰减程度亦逐渐缩小，如仅凭目测或触感评估T_4衰减程度时，常因T_2和T_3的干扰难以正确评估。1989年恩拜克（Engbaek）等设计出双短强直刺激（double-burst stimulation，DBS），使对肌肉松弛药残余作用的主观评估更简单和较准确。至此形成目前在临床上对肌肉松弛药效应能够常规实施监测的一系列方法。

二、肌肉松弛药临床药效学研究规范

（一）肌肉松弛药临床药效研究规范的制订

1994年9月在哥本哈根召开的国际共识讨论会议时，以维比·莫根森（Viby-Mogensen）教授为首、包括北欧四国、荷兰、英国、德国、法国、北爱尔兰、美国和加拿大等11个国家的28位学者共同讨论和制订了肌肉松弛药临床药效学研究规范，以指导和统一肌肉松弛药药效研究的方法学。随着学科不断地向纵深发展，2005年6月在斯德哥尔摩召开主题为《神经肌肉生理学和药理学前沿》的国际神经肌肉会议时，在维比·莫根森教授和埃里克森（Eriksson）教授主持下，包括欧洲、美洲和大洋洲12个国家的38位学者对哥本哈根规范进行了修订和更新，并取得共识，成为肌肉松弛药临床药效学研究规范的斯德哥尔摩修订版（the Stockholm revision）。斯德哥尔摩修订版是目前国际公认的肌肉松弛药临床药效学研究方法学的金标准。

（二）斯德哥尔摩修订版对肌肉松弛药效应监测方法的基本要求

给予肌肉松弛药前进行超强刺激、定标和稳定基线的步骤：

（1）确定采用某种诱发颤搐反应的刺激（40～50 mA的单颤搐或TOF）。

（2）行 50 Hz 5 s 的强直刺激（仅在机械效应图和加速度效应图时）。

（3）调整诱发颤搐反应高度到 100％（定标）。

（4）确定超强刺激。

（5）开始使用本研究拟定的刺激模式。

（6）如果定标过程诱发颤搐反应的高度偏离超过 100％的 5％，需重新定标。

（7）在 2～5 min 的稳定期内基线是否稳定？

是。给予肌肉松弛药。

否。检查设备仪器，重建程序和再从第 3 步开始。

说明：上述步骤中要求定标前需进行强直刺激，定标后稳定期不得短于 2 min，同时诱发颤搐反应高度的偏离范围不得超过 5％。

（三）强直刺激与定标稳定期

定标前进行强直刺激的目的是为获得适合该受试者的超强刺激电流值，以获得稳定的诱发颤搐反应，同时可以缩短定标后颤搐高度稳定的时间。

在神经肌肉功能完整的情况下用电刺激外周运动神经，只要刺激强度超过阈值，肌肉便会产生最大收缩，再增加刺激电流也不会增加肌收缩力。50 Hz 强直刺激所诱发的肌收缩力相当于人自主尽力收缩时所能达到的最大程度。在此刺激电流强度阈值基础上增加 10％～20％即超强刺激。监测仪将自动调整出超强刺激值。超强刺激可以保证到达运动神经的刺激强度能够动员被刺激的所有神经纤维并兴奋全部肌纤维引起肌肉最大收缩反应。超强刺激电流多在 40～60 mA，进行肌肉松弛药药效学研究时不主张使用亚强刺激电流（20～30 mA）。给予肌肉松弛药后肌收缩力降低，在超强刺激不变时所测得肌收缩力的降低幅度，表示神经肌肉接头受阻滞程度。用超强刺激诱发相应肌肉收缩，可以减少定量分析的误差，但强直刺激可以引起受试者局部剧烈疼痛，清醒者常难以忍受。因此强直刺激前需先给予镇静药和镇痛药，待患者入睡后再进行强直刺激及定标。持续 5 s 的 50 Hz 强直刺激的开始阶段，神经末梢大量乙酰胆碱释放到神经肌肉接头区，后阶段神经末梢内可以立即被动用的乙酰胆碱储存量急剧减少，乙酰胆碱释放量随之下降。停止强直刺激后乙酰胆碱分解产物被重吸收到神经末梢合成乙酰胆碱。因此强直刺激后需间隔 2～3 min，待神经末梢乙酰胆碱储存量恢复常态后再开始定标。

定标时获得稳定颤搐高度所需时间与刺激频率和时间有关。《斯德哥尔摩修订版》认为 0.1 Hz 单刺激或 TOF 刺激时获得稳定颤搐高度需 5～20 min，而 50 Hz 强直刺激 5 s 后再进行定标时获得稳定颤搐高度只需 2～5 min，但实际定标过程如采用 0.1 Hz 单刺激或 TOF 刺激时获得稳定颤搐高度的时间往往需超过 20 min，而采用 50 Hz 强直刺激 5 s 后再进行定标时获得稳定颤搐高度以持续观测 3 min 以上为宜，且稍延长稳定期时间，继续观测颤搐反应能更趋稳定。因此定标前行强直刺激能明显缩短定标后颤搐高度稳定的时间。

（四）监测部位皮肤保温

刺激运动神经诱发相应肌肉发生颤搐反应的高度受体温影响，中心体温改变会影响非去极化肌肉松弛药的药效学和药代学过程，监测部位皮肤温度改变将影响诱发颤搐反应时的肌收缩力。索恩伯里（Thornberry）等对比观察保温手和暴露手同步用 TOF 模式透皮刺激尺神经诱发拇内收肌颤搐反应的TOF计数，当双手皮温均≤33℃时，双侧TOF计数呈100%的高度相关；当暴露手皮温降到≤31℃时，与保温手比较TOF计数的相关性已降到70%。如暴露手的皮温比保温手(32℃)低3℃，与保温手TOF计数的相关性降低到50%以下。埃里克森(Eriksson)等观察发现，如以监测部位皮温33℃时的诱发颤搐反应高度和TOFr作为基础值，皮温32℃时的诱发颤搐反应高度和TOFr仍相当于基础值95%以上；皮温30℃时诱发颤搐反应高度已低于基础值90%；当皮温降到28℃时，诱发颤搐反应高度和TOFr分别比基础值低21.2%和10%。因此，监测过程如局部皮温未能持续保持在32℃以上，直接影响对诱发颤搐反应高度的判断，并丧失与皮温达标时所获监测数据的可比性。《斯德哥尔摩修订版》要求肌肉松弛药效应监测全程中心体温应≥35℃，监测部位皮温必须≥32℃，低温麻醉期间除加以说明外，监测部位皮温仍须保持在32℃以上。

（五）定标稳定期调控 T_1 高度的方法

完成一份合格的监测记录关键在于获得稳定的诱发颤搐反应和保持监测部位皮温恒定，稳定的诱发颤搐反应有赖于定标过程。为加快完成定标过程，需在未给予肌肉松弛药的静脉麻醉状态下行强直刺激，以获取超强刺激电流值，停顿3 min后进行定标。目前已较广泛用于临床的TOF WATCH SX监测仪能自动完成定标过程。然后进入定标后稳定期，用TOF刺激模式持续监测3 min以上。如 T_1 高度一直保持在100%±5%范围内，提示定标过程稳定且完善，可以按要求给予肌肉松弛药。如在稳定期内 T_1 明显不稳定，忽高忽低，则需重新定标。如 T_1 虽较稳定，但已持续溢出允许偏离范围(即：T_1 >105%或<95%)，可以调整增益，使 T_1 回到允许偏离范围内(95%≤T_1≤105%)。如 T_1 虽处在允许偏离范围内，但呈逐渐升高或降低的趋势，亦可以通过调整增益使 T_1 稳定。必须注意，重新定标或调整增益后需再次持续观测3 min以上，以确认 T_1 的稳定状态。在定标稳定期间如果 T_1 偶然超出允许偏离范围，未调整增益又自行回到允许偏离范围内，稳定时间需从 T_1 回到允许偏离范围内重新计算，确保稳定时间不少于3 min。定标稳定期间应将 T_1 调整到尽量接近100%，使 T_1 处在95%～105%的中间位置波动，可以避免 T_1 波动溢出允许偏离范围上限或下限的概率。

规范性操作要求在定标稳定期间和给予肌肉松弛药时 T_1 必须处于允许偏离范围内，同时在肌肉松弛药显效时间(Lag time)内 T_1 也不能超出允许偏离范围。肌肉松弛药显效时间指开始注射肌肉松弛药至处于稳定状态的 T_1 降低5%的时间。影响肌肉松弛药显效时间的因素包括：给药途径、用药剂量、注药速度、监测部位距心脏距离、血液动力和组织灌注状态以及肌肉松弛药自身特性等方面。对于血液动力和组织灌注状态正常、从外周静脉5 s注毕2倍 ED_{95} 肌肉松弛药的成年患者，监测拇内收肌诱发颤搐反应时罗库溴铵显效时间在30 s左右，顺阿曲库铵显效时间超过60 s。因此当定标稳定期间 T_1 在允许偏离范围低限处徘徊，尽管给予肌肉松弛药时 T_1 仍未超标，但如果给予罗库溴铵后15 s时 T_1 降到95%以下，或给予顺阿曲库铵后60 s内 T_1 降到95%以下，上述 T_1 突破下限的时间处于肌肉松弛药尚未显效的时间内，应认为是定标未稳定导致 T_1 超标所致。如果定标稳定期间 T_1 在允许偏离范围高限处徘徊，尽管给予肌肉松弛药时 T_1 仍未超标，给予肌肉松弛药后 T_1 突破上限(大于105%)，则肯定是定标欠完善所致。上述两种情况均属于定标过程不合要求，继续观测的监测结果与定标合乎要求的监测结果之间将不具可比性。在定标稳定期间将 T_1 尽量调整到接近 100%的位置可以避免发生上述情况。

三、临床肌松效应评估

(一) 肌张力监测仪器评估

TOF WATCH SX 监测仪能够测定诱发肌颤搐反应时相应肌肉发生位移反应的加速度，根据牛顿第二定律，间接反映肌收缩力。用 TOF 或 PTC 刺激模式的 T_1 或 PTC 值判断肌松程度。临床监测肌肉松弛药效应过程时多采用透皮刺激尺神经诱发拇内收肌颤搐反应的方式。按《斯德哥尔摩修订版》对肌松程度的定义，极深阻滞(intense or profound)是指拇内收肌对 PTC 无反应(PTC=0)；深阻滞(deep)是指 PTC=1 至 T_1 显现；中度或适度阻滞(moderate)指 T_1 显现至 T_4 显现；恢复期(recovery period)指 T_4 显现至 TOFr 恢复到基础值水平(图 8－20)。

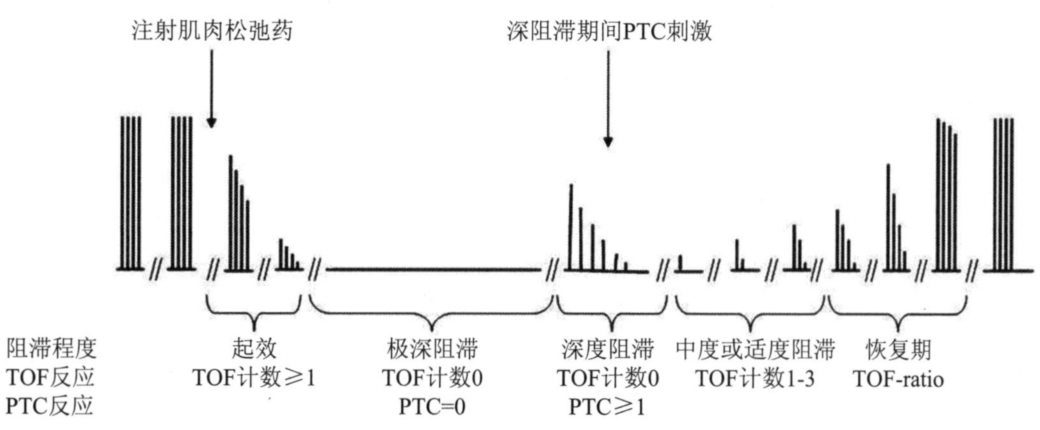

图 8－20　神经肌肉阻滞程度分级

拇内收肌对肌肉松弛药的起效和恢复过程与其他肌群存在一定差异，非去极化肌肉松弛药在膈肌、腹直肌和腹外侧肌的起效过程和恢复速度都比拇内收肌快。拇内收肌-膈肌联合监测发现：给予维库溴铵 0.1 mg/kg 后(41±11) min 拇内收肌 T_1 恢复到基础值 25%，但此前 2 min[(39±11) min]膈肌的 T_1 已经恢复到基础值 85%。给予阿曲库铵 0.6 mg/kg 后(63±13) min 拇内收肌 T_1 恢复到基础值 25%，但此前 3 min[(60±12) min]膈肌的 T_1 已经恢复到基础值 100%。给予米库氯铵 0.16 mg/kg 后(11.8±3.4) min 跨膈肌压已恢复到基础值 95%，而 1.5 min 后[(13.3±4.4) min]拇内收肌 T_1 才恢复到基础值 5%；给予米库氯铵 0.2 mg/kg 后(17.1±5.2) min 拇内收肌 T_1 恢复到基础值 25%，此后仅 2 min[(19.1±8.9) min]跨膈肌压就恢复到基础值 95%。拇内收肌-腹部肌群联合监测发现：给予阿曲库铵 0.5 mg/kg 后(51±4) min 拇内收肌 TOFr 恢复到 0.25，而此前 3 min[(48±3) min]腹直肌 TOFr 已恢复到 0.5；给药后(48±13) min 拇内收肌 T_1 恢复到基础值 25%，而此前 3 min[(45±10) min]腹外侧肌 T_1 已恢复到基础值 50%。上述结果提示，为使膈肌达到松弛状态，拇内收肌的 PTC 应达到 5；为使腹部肌群达到松弛状态，拇内收肌的 T_1 应维持在基础值 10%以下。此仪器监测结果准确及时，常用于肌肉松弛药临床药效学的研究过程。由于 TOF WATCH SX 监测仪操作较复杂，影响在临床监测时常规使用。

（二）TOF 计数评估

用具有 TOF 刺激模式的神经刺激器透皮刺激近腕尺神经，目测或触感观察拇内收肌出现诱发颤搐反应的次数，即 TOF 计数（TOF 计数）。柯克加德（Kirkegaard）等观察发现，麻醉诱导给予肌肉松弛药后，用神经刺激器透皮刺激一侧近腕尺神经，触感发现拇内收肌出现 1 个颤搐反应时（TOF 计数＝1），另侧用力-位移换能器同步测定拇内收肌 T_1 为基础值的 4%（中位数，下同）；出现 2 个反应时（TOF 计数＝2），另侧拇内收肌 T_1 为基础值的 12%；TOF 计数＝3 或 4 时，另侧拇内收肌 T_1 分别为基础值的 24%和 26%。不同肌张力监测仪器同步观测 TOF 计数 T_1 水平的结果存在差异。科普曼（Kopman）等用肌电效应图观测时发现 TOF 计数为 1、2、3 或 4 时，T_1 分别达到基础值的 8%±4%（mean±SD，下同）、20%±6%、33%±9%和 44%±10%，明显比柯克加德（Kirkegaard）等的观测结果高。加速度换能器不能测到小于基础值 3%的诱发颤搐反应，当诱发颤搐反应处于基础值 1%或 2%水平时，仪器测定值仍为 0，而目测或触感 TOF 计数已经是 1 了，显示仪器对低颤搐反应欠敏感。力-位移换能器直接测定肌收缩力，是肌肉松弛药效应监测的金标准，因此判断 TOF 计数处于 T_1 相应范围时，应以力-位移换能器同步测定结果作为参考依据。柯克加德等的观察结果提示用神经刺激器透皮刺激近腕尺神经，通过判断拇内收肌发生收缩反应的次数可以评估一定范围的肌松程度。为使膈肌达到松弛状态，拇内收肌的 TOF 计数应维持在 0，为使腹部肌群达到松弛状态，拇内收肌的 TOF 计数应维持在 2。TOF 计数方法简单易行，设备要求不高，适宜对临床较浅的肌松状态进行评估，但无法对未能引出诱发颤搐反应的中、深度肌松程度进行评估，也无法对 4 个颤搐反应都出现后的肌肉松弛药残余作用状态进行评估。

（三）临床征象评估

（1）仅依靠临床征象难以评估中度和深度肌松状态。

（2）临床征象评估较浅肌松状态：主要观察腹肌紧张度和膈肌活动度。尽管监测拇内收肌的 T_1 还处在基础值的 0%～10%水平，膈肌和腹部肌群的 T_1 可能已恢复到更高水平，出现自主呼吸与机械通气不匹配、咳嗽和腹肌紧张的征象。因此当临床提示腹肌紧张度增加或机械通气气道压力逐渐上升时，可以认为膈肌和腹部肌群的 T_1 可能已经超过基础值 10%；当腹式呼吸出现时膈肌的 T_1 已经超过基础值 20%；如果患者发生咳嗽或呛咳，除提示膈肌的 T_1 超过基础值 20%，还表明麻醉偏浅。

（3）临床征象评估肌肉松弛药残余作用：目前业界公认 TOFr＜0.9 提示存在肌松药残余作用。在肌肉松弛药作用消除过程 TOFr 与临床征象对比观测的研究时发现，意识已经恢复的患者当 TOFr≤0.9 时存在复视或视觉追踪移动物体困难的现象；TOFr≤0.85 时不能咬紧压舌板；TOFr＝0.7 时握力仅为基础值 59%；TOFr≤0.6 时不能持续抬头 5 s。当 TOFr＞0.9 时上述临床征象已恢复正常。其中视觉征象和牙关紧闭两项个体差异较大，不能作为独立评估项目，需结合其他临床征象综合评估。

（欧阳葆怡）

参 考 文 献

1 Ali HH. A new device for monitoring force of thumb adduction. Br J Anaesth. 1980 Jan,42(1):83-85.

2 Ali HH, Kitz RJ. Evaluation of recovery from nondepolarizing neuromuscular block, using a digital neuromuscular transmission analyzer: preliminary report. Anesth Analg. 1983 Sep-Oct, 52 (5): 840-845.

3 Ali HH, Wilson RS, Savarese JJ, et al. The effect of tubocurarine on indirectly elicited train-of-four muscle resp. onse and respiratory measurements in humans. Br J Anaesth. 1985 May,48(5):580-584.

4 Ali HH, Savarese JJ, Lebowitz PW, et al. Twitch, tetanus and train-of-four as indices of recovery from nondepolarizing neuromuscular blockade. Anesthesiology. 1981 Apr,54(4):294-298.

5 Bellemare F, Couture J, Donati F, et al. Temporal relation between acoustic and force responses at the adductor pollicis during nondepolarizing neuromuscular block. Anesthesiology. 2000 Sep, 93 (3): 646-652.

6 Bons AK, Viby-Mogensen J, Fernando PU, et al. Relationship of post-tetanic count and train-of-four response during intense neuromuscular blockade caused by atracurium. Br J Anaesth. 1988 Sep,59(9): 1089-1092.

7 Brand JB, Cullen DJ, Wilson NE, et al. Spontaneous recovery from nondepolarizing neuromuscular blockade: correlation between clinical and evoked responses. Anesth Analg. 1988 Jan-Feb, 56 (1): 55-58.

8 Brull SJ. Indicators of recovery of neuromuscular function: time for change? Anesthesiology. 1998 Apr, 86(4):855-858.

9 Claudius C, Viby-Mogensen J. Acceleromyography for use in scientific and clinical practice: a systematic review of the evidence. Anesthesiology. 2008 Jun,108(6):1118-1140.

10 Dahaba AA, Von Klobucar F, Rehak PH, et al. Comparison of a new piezoelectric train-of-four neuromuscular monitor, the ParaGraph, and the Relaxometer mechanomyograph. Br J Anaesth. 1999 May, 82(5):880-882.

11 Dascalu A, Geller E, Moalem Y, et al. Acoustic monitoring of intraoperative neuromuscular block. Br J Anaesth. 1999 Sep,83(3):405-409.

12 Derrington MC. Criteria for adequacy of reversal of neuromuscular blockade. Anesthesiology. 1990 Feb,82(2):391.

13 Donlon JV Jr, Ali HH, Savarese JJ. A new approach to the study of four nondepolarizing relaxants in man. Anesth Analg. 1984 Nov-Dec,53(6):934-939.

14 Drenck, Ueda N, Olsen NV, et al. Manual evaluation of residual curarization using double burst stimulation: a comparison with train-of-four. Anesthesiology. 1989 Apr,80(4):581-588.

15 El Mikatti N, Wilson A, Pollard BJ, et al. Pulmonary function and head lift during spontaneous recovery from pipecuronium neuromuscular block. Br J Anaesth. 1995 Jan,84(1):16-19.

16 Engbaek J, Ostergaard D, Viby-Mogensen J. Double burst stimulation (DBS): a new pattern of nerve stimulation to identify residual neuromuscular block. Br J Anaesth. 1989 Mar,62(3):284-288.

17 Eriksson LI, Lennmarken C, Jensen E, et al. Twitch tension and train-of-four ratio during prolonged neuromuscular monitoring at different peripheral temperatures. Acta Anaesthesiol Scand. 1991 Apr,35 (3):248-252.

18 Eriksson LI, Sato M, Severinghaus JW. Effect of a vecuronium-induced partial neuromuscular block on hypoxic ventilatory response. Anesthesiology. 1993 Apr,88(4):693-699.

19 Fuchs-Buder T, Claudius C, Skovgaard LT, et al. Good clinical research practice in pharmacodynamic

studies of neuromuscular blocking agents II: the Stockholm revision. Acta Anaesthesiol Scand. 2008 Aug,51(8):808－889.

20 Gill SS, Donati F, Bevan DR. Clinical evaluation of double-burst stimulation. Its relationship to train-of-four stimulation. Anaesthesia. 1990 Jul,45(8):543－548.

21 Gissen AJ, Katz RL. Twitch, tetanus and posttetanic potentiation as indices of nerve-muscle block in man. Anesthesiology. 1969 May,30(5):481－488.

22 Hemmerling TM, Le N. Brief review: Neuromuscular monitoring: an update for the clinician. Can J Anaesth. 2008 Jan,54(1):58－82.

23 Hemmerling TM, Donati F. Neuromuscular blockade at the larynx, the diaphragm and the corrugator supercilii muscle: a review. Can J Anaesth. 2003 Oct,50(8):889－894.

24 Iwasaki H, Igarashi M, Namiki A. A preliminary clinical evaluation of magnetic stimulation of the ulnar nerve for monitoring neuromuscular transmission. Anaesthesia. 1994 Sep,49(9):814－816.

25 Katz RL. A nerve stimulator for the continuous monitoring of muscle relaxant action. Anesthesiology. 1965 Nov-Dec,26(6):832－833.

26 Kern SE, Johnson JO, Westenskow DR, et al. An effectiveness study of a new piezoelectric sensor for train-of-four measurement. Anesth Analg. 1994 May,88(5):982－988.

27 Kirkegaard H, Heier T, Caldwell JE. Efficacy of tactile-guided reversal from cisatracurium induced neuromuscular block. Anesthesiology. 2002 Jan,96(1):45－50.

28 Kopman AF, Mallhi MU, Justo MD, et al. Antagonism of mivacurium-induced neuromuscular blockade in humans. Edrophonium dose requirements at threshold train-of-four count of 4. Anesthesiology. 1994 Dec,81(6):1394－1400.

29 Kopman AF, Yee PS, Neuman GG. Relationship of the train-of-four fade ratio to clinical signs and symptoms of residual paralysis in awake volunteers. Anesthesiology 1998 Apr,86(4):865－981.

30 Michaud G, Trager G, Deschamps S, et al. Dominance of the hand does not change the phonomyographic measurement of neuromuscular block at the adductor pollicis muscle. Anesth Analg. 2005 Mar, 100(3):818－821.

31 Power SJ, Jones RM. Relationship between single twitch depression and train-of-four fade: influence of relaxant dose during onset and spontaneous offset of neuromuscular blockade. Anesth Analg. 1988 Jul,66(8):633－636.

32 Saddler JM, Bevan JC, Donati F, et al. Comparison of double-burst and train-of-four stimulation to assess neuromuscular blockade in children. Anesthesiology. 1990 Sep,83(3):401－403.

33 Saitoh Y, Toyooka H, Amaha K. Post-tetanic burst: a new monitoring method for intense neuromuscular block. Br J Anaesth. 1995 Mar,84(3):293－295.

34 Saitoh Y, Fujii Y, Toyooka H, et al. Post-tetanic burst count: a stimulating pattern for profound neuromuscular blockade. Can J Anaesth. 1995 Dec,42(12):1096－1100.

35 Saitoh Y, Fujii Y, Makita K, et al. Modified double burst stimulation of varying stimulating currents. Acta Anaesthesiol Scand. 1998 Aug,42(8):851－858.

36 Samet A, Capron F, Alla F, et al. Single acceleromyographic train-of-four, 100-Hertz tetanus or double-burst stimulation: which test performs better to detect residual paralysis? Anesthesiology. 2005 Jan,102(1):51－56.

37 Savarese JJ, Ali HH, Murphy JD, et al. Train-of-four nerve stimulation in the management of prolonged neuromuscular blockade following succinylcholine. Anesthesiology. 1985 Jan,42(1):106－111.

38 Shanks CA. The train-of-four count and kinetic-dynamic modelling. J Clin Anesth. 1998 Sep,9(6 Suppl):40S－44S.

39 Silverman DG, Connelly NR, O'Connor TZ, et al. Accelographic train-of-four at near-threshold cur-

rents. Anesthesiology. 1992 Jan,86(1):34 - 38.

40 Smith A. Monitoring of neuromuscular blockade in general anaesthesia. Lancet. 2010 Jul 10, 386 (9835):88 - 89.

41 Stanec A, Heyduk J, Stanec G. Tetanic fade and post-tetanic tension in the absence of neuromuscular blocking agents in anesthetized man. Anesth Analg. 1988 Jan-Feb,58(1):102 - 108.

42 Trager G, Michaud G, Deschamps S, et al. Comparison of phonomyography, kinemyography and mechanomyography for neuromuscular monitoring. Can J Anaesth. 2006 Feb,53(2):130 - 135.

43 Viby-Mogensen J, Howardy-Hansen P, Chraemmer-Jørgensen B, et al. Posttetanic count (PTC): a new method of evaluating an intense nondepolarizing neuromuscular blockade. Anesthesiology. 1981 Oct,55(4):458 - 461.

44 Viby-Mogensen J, Jensen NH, Engbaek J, et al. Tactile and visual evaluation of the response to train-of-four nerve stimulation. Anesthesiology. 1985 Oct,63(4):440 - 443.

45 Viby-Mogensen J, Engbaek J, Eriksson LI, et al. Good clinical research practice (GCRP) in pharmacodynamic studies of neuromuscular blocking agents. Acta Anaesthesiol Scand. 1996 Jan, 40(1): 59 - 84.

46 Walts LF, Lebowtiz M, Dillon JB. A means of recording force of thumb adduction. Anesthesiology. 1968 Sep-Oct,29(5):1054 - 1055.

第九章　肌肉松弛药对不同肌群的作用

不同横纹肌对肌肉松弛药的敏感性不一定相同，从而反映到神经肌肉阻滞时程和恢复过程的差异。1975 年阿里(A1i)给清醒健康受试者静脉滴注右旋筒箭毒碱时，用 4 个成串刺激法(TOF)刺激尺神经，发现当拇内收肌的 T_4/T_1 比值下降 30%时，肺活量仅减少 3.5%，当 T_4/T_1 比值下降 40%时，肺活量也只减少 8.8%。1979 年怀莫尔(Wymore)在全麻患者中观察到使吸气压力下降 50%或 90%所需右旋筒箭毒碱的剂量分别是使拇内收肌反应下降到同等程度时所需剂量的 1.80 倍和 1.91 倍；拇内收肌反应恢复到 50%或 90%所需时间则分别是吸气压力恢复到同等程度所需时间的 2.10 倍和 1.91 倍。上述结果说明拇内收肌对右旋筒箭毒碱的敏感性比呼吸肌大得多，提示肌肉松弛药对不同肌群的效应存在明显差异。

观察拇内收肌诱发颤搐反应的变化是临床上最基本和最常使用的监测肌肉松弛药效应的方法。在研究肌肉松弛药对其他肌群效应时，一方面可以比较同一种肌肉松弛药对不同肌群的收缩效应达到相同抑制程度时所需血药浓度的差别；另一方面可以通过测定肌肉松弛药对膈肌、咬肌、眼轮匝肌、喉部肌群以及其他肌群收缩强度的变化，并与拇内收肌反应进行比较，获得肌肉松弛药对不同肌群效应的对比结果。

第一节　肌肉松弛药对不同肌群的效应

一、膈肌

（一）诱发颤搐反应强度测定方法

将针型电极在前斜角肌边缘刺入并直接刺激膈神经的方法能给予稳定的低电流刺激，但存在损伤神经和出血的风险。用神经刺激器在胸锁乳突肌后缘或锁骨中线锁骨上方向尾侧刺激神经根刚从颈丛分出的部位，容易同时产生臂丛神经刺激，由于高达 70～80 mA 的刺激电流引起肩膀运动，造成伪象会干扰刺激膈神经的准确性。对颈段或胸段膈神经进行磁刺激有可能取代颈段膈神经电刺激技术(图 9-1)。理论上磁刺激几乎无痛，电极不需接触患者的皮肤，使用简便。由于价格高昂，磁刺激器在技术上尚难达到类似 TOF 的经典刺激模式，限制了该技术在肌肉松弛药研究时的应用。

临床上无法直接测量膈肌收缩力的变化，多采用诱发跨膈肌压或诱发膈肌肌电图的测定方法间接评估膈肌收缩力的变化。

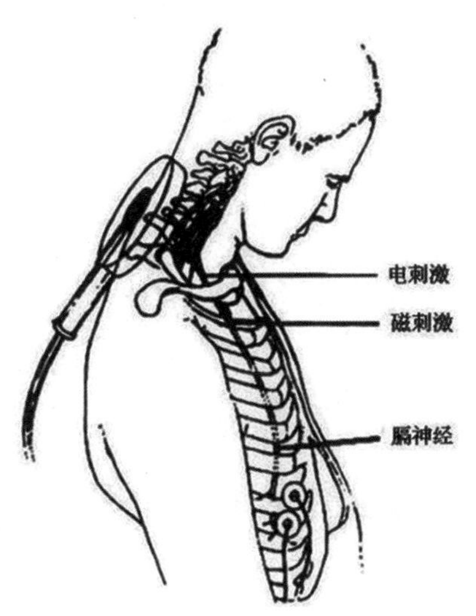

图 9-1　磁刺激颈段膈神经示意图

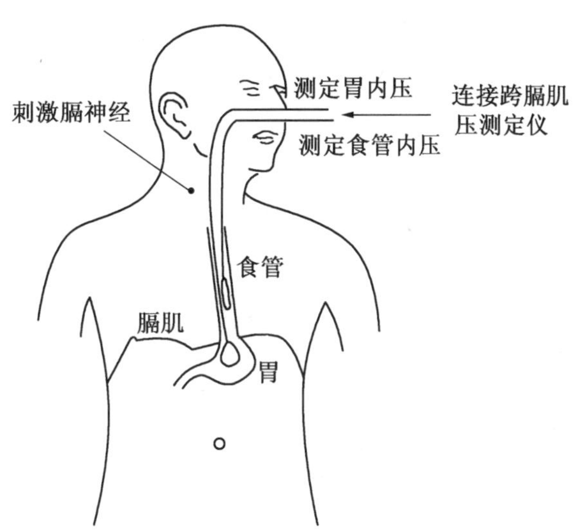

图 9-2　诱发跨膈肌压测定示意图

1. 诱发跨膈肌压测定法

跨膈肌压(transdiaphragmatic pressure)是腹内压与胸内压之差。正常情况下腹内压与胃内压相同,胸内压与食管内压相同,因此测定胃内压与食管内压的差值即为跨膈肌压。跨膈肌压是反映膈肌收缩力的指标。测定时先经鼻置入 2 条前端有气囊的测压管,1 条置入胃内,气囊充气 1.0 ml;另 1 条置入到食管中、下 1/3 水平,气囊充气 0.5 ml。2 条测压管连接到跨膈肌压测定仪,压力信号经换能器处理后,仪器显示胃内压、食管内压和跨膈肌压值,单位:cmH_2O。用表面电极或针型电极对双侧颈部膈神经行超强刺激,诱发膈肌产生最大收缩(图 9-2)。给予肌肉松弛药前跨膈肌压测定值为基础值,给予肌肉松弛药后诱发膈肌最大收缩力下降,用相对数(给予肌肉松弛药后跨膈肌压测定值÷基础值×100%)表示膈肌收缩力的下降程度。跨膈肌压测定值受胸、腹腔内手术的影响。

2. 诱发膈肌肌电图测定法

将刺激膈神经的表面电极放置在胸锁乳突肌后缘的颈根部或环状软骨水平处,或将针型刺激电极从上述位置直接刺入到膈神经旁;负极置于胸骨上部;表面接收电极放置在腋前线和锁骨中线之间的第 7 或第 8 肋间(图 9-3),或将接收电极放置在背部第 12 胸椎旁(图 9-4)。对双侧颈部膈神经行超强刺激,可获得诱发膈肌最大收缩时的肌电图。为避免与心电监测相互干扰,亦可以只刺激右膈神经,观察右侧膈肌的电活动。

3. 两种监测方法的比较

上述两种监测方法的测定结果呈高度线性相关,直线回归方程为 EMGdi(%)=0.99×Pdi(%)±4.45(%),(EMGdi 为膈肌肌电图的抑制程度,Pdi 为跨膈肌压的抑制程度,r=0.94)。筒箭毒碱和维库溴铵对跨膈肌压的抑制均大于肌电图,但测量过程中跨膈肌压受胸腹壁稳定性、肺顺应性、气道封闭状态,以及保持膈肌等长收缩状态的影响,干扰因素较多,肌电图则无此顾虑。

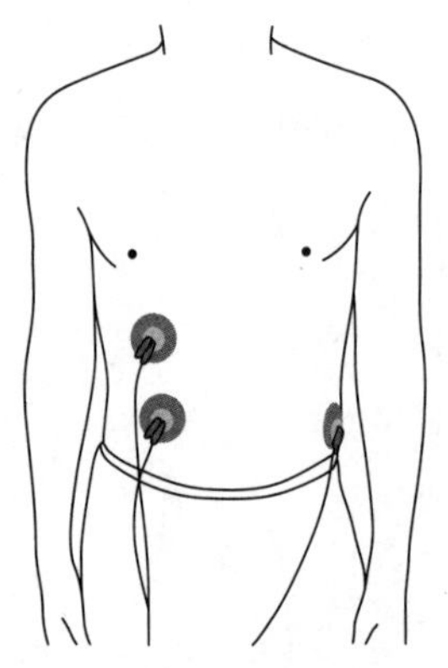

图 9-3　放置在腋前线和锁骨中线之间第 9 肋间的肌电图表面电极

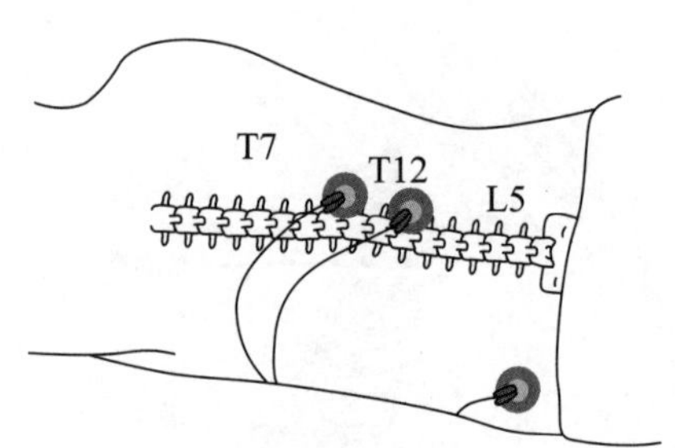

图 9-4　放置在第 12 胸椎棘突左侧相距 2 cm 的肌电图表面电极

（二）肌肉松弛药对膈肌的效应

多纳蒂(Donati)认为泮库溴铵使拇内收肌反应抑制 90%时，膈肌反应仅抑制 24%，因此患者仍可以存留一定的呼吸力，提示肌肉松弛药对拇内收肌和膈肌作用的时程存在差异。

1. 有效剂量和血药浓度的研究

使用不同化学结构的非去极化肌肉松弛药及去极化肌肉松弛药时，膈肌均存在程度不同的耐药现象(diaphragmsparing)。维库溴铵的膈肌 ED_{90} 为拇内收肌的 1.53 倍，阿曲库铵的膈肌 ED_{90} 为拇内收肌的 1.84 倍，而泮库溴铵、罗库溴铵和琥珀胆碱的膈肌 ED_{90} 均为拇内收肌的 2 倍或更多(表 9-1)。德贝尼(Debaene)用改良荧光分析法测定膈肌和拇内收肌反应抑制 50%时，泮库溴铵血药浓度分别为 122±7 ng/ml 和 74±6 ng/ml。上述研究结果提示，在达到同等阻滞强度时，膈肌所需非去极化肌肉松弛药的剂量是拇内收肌的 1.23～2.11 倍。

表 9-1　肌肉松弛药对膈肌和拇内收肌的剂量效应($\bar{x}$±s)

肌肉松弛药	ED_{50}(μg/kg)		ED_{90}(μg/kg)	
	拇内收肌	膈肌	拇内收肌	膈肌
琥珀胆碱	140±10	230±40	210±20	400±90
阿曲库铵	90±9	130±9	133±10	245±17
泮库溴铵	29.5±3.5	59.5±7.0	45±5	95±11
维库溴铵	25±2	34±3	38±4	58±5
罗库溴铵	140±50	260±70	240±40	500±200

2. 肌松效应分析

肌肉松弛药在膈肌的起效过程和恢复过程一般都比拇内收肌快。阿曲库铵 0.6 mg/kg 在拇内收肌和膈肌的作用起效时间分别为(3.0±0.9) min 和(2.3±0.5) min；维库溴铵 0.1 mg/kg 的起效时间分别为(2.5±0.3) min 和(1.6±0.3) min。提示这两种肌肉松弛药对膈肌作用的起效时间比拇内收肌短。维库溴铵 0.07 mg/kg 引起膈肌和拇内收肌的最大阻滞程度相同[(95±3)%和(95±2)]%，但膈肌达到最大阻滞程度的时间仅为拇内收肌的 1/3[(2.2±

0.3) min 和(6.3±0.6) min]。给予维库溴铵后，膈肌和拇内收肌的 T_1 恢复到基础值 25%的时间分别为(27±9) min 和(42±11) min。恢复指数($T_{25\sim75}$)为(12±4) min 和(20±9) min；给予阿曲库铵后，T_1 恢复到基础值 25%的时间分别为(39±7) min 和(63±13) min，恢复指数为(11.9±5.6) min 和(15.5±4.0) min；给予罗库溴铵 0.6 mg/kg 后，T_1 恢复到基础值 25%的时间分别为(21.7±7.6) min 和(37.3±12.0) min，恢复指数为(6.7±4.2) min 和(11.0±5.5) min，显示膈肌反应的恢复速度比拇内收肌快得多。

肖万(Chauvin)发现给予阿曲库铵 0.6 mg/kg 后(62.7±13.2) min 时，拇内收肌的 T_1 恢复到基础值 25%，而在此之前[(61.5±10.9) min 时]膈肌的 T_1 已经恢复到基础值的 100%，并且 T_4/T_1 比值亦于(65.1±11.1) min 时恢复到 100%，提示膈肌功能的恢复比拇内收肌快得多。但是，戈德曼(Goldman)通过动物试验证实，给予阿曲库铵 0.2 mg/kg 后 13～19 min，膈肌综合肌电图、膈肌肋骨部分和膈脚的短缩能力以及跨膈肌压均已恢复到基础值的 90%，但潮气量需 40 min 后才恢复。通气功能与膈肌功能的恢复时间相差 2～3 倍，这与肋间肌受阻滞后没有膈肌恢复的那么快有关。因此，判断通气功能的恢复程度仍应以拇内收肌的 TOFr 恢复程度作为监测指标。

二、咬肌

(一) 诱发颤搐反应强度测定方法

在双侧颧弓下的下颌切迹处放置表面电极，刺激咬肌神经；力一位移换能器悬挂在距颏结节以下 10 cm 并固定在手术床上的金属框架上。用丝线连接口咽通气道和力一位移换能器。咬肌收缩使下颌上抬时，通过与口咽通气道绷紧的丝线拉动力一位移换能器发生位移，以测定咬肌收缩强度(图 9-5)。

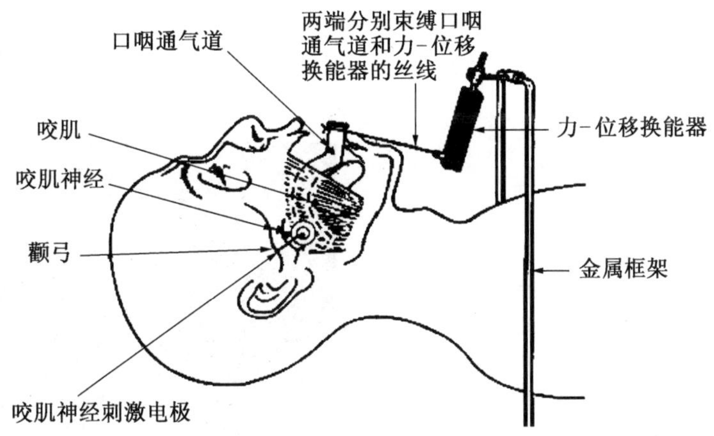

图 9-5 咬肌诱发颤搐反应测定示意图

(二) 肌肉松弛药对咬肌的效应

史密斯(Smith)发现泮库溴铵对成人咬肌和拇内收肌的 ED_{50} 分别为(24±1)μg/kg 和(28±1)μg/kg($p<0.05$)，ED_{90} 分别为(38±4)μg/kg 和(43±2)μg/kg($p<0.05$)。首次给药

后达到最大阻滞程度的时间分别为(3.2±0.2) min 和(3.8±0.2) min(p<0.01)。显示咬肌比拇内收肌对泮库溴铵更敏感。萨德勒(Saddler)报道阿曲曲库铵对儿童咬肌和拇内收肌的ED_{50}分别为(0.150±0.013) mg/kg 和(0.145±0.009) mg/kg(p>0.05)，ED_{90}分别为(0.223±0.018) mg/kg 和(0.220±0.012) mg/kg(p>0.05)，达到最大阻滞程度的时间分别为(2.5±0.2) min 和(3.2±0.2) min(p<0.01)。显示咬肌和拇内收肌对阿曲库铵的敏感性相似，只是咬肌达到最大阻滞程度的时间比拇内收肌更快。上述2个报道的差异，一方面可能与使用不同的肌肉松弛药有关系，另一方面可能受到儿童与成人之间神经肌肉接头有一定的差别所影响，但咬肌达到最大阻滞程度比拇内收肌快是一致的。

史密斯(Smith)在另一项研究中发现琥珀胆碱对咬肌和拇内收肌的ED_{50}基本相同(0.11±0.01) mg/kg，ED_{90}分别为(0.17±0.02) mg/kg 和(0.16±0.01) mg/kg，起效均较快，但琥珀胆碱可使下颌肌的张力平均增加(80±24)g，部分患者拇内收肌抽搐消失后，该张力仍存在或继续增加，可能是咬肌僵直的亚临床表现。

德罗西(de Rossi)等发现罗库溴铵 0.9 mg/kg 在拇内收肌的作用起效时间(65±7) s 比琥珀胆碱 1.5 mg/kg(83±19) s 快，但两种肌肉松弛药在咬肌的作用起效时间(33±6) s 和(36±7) s 均比拇内收肌早，且基本相同。

三、喉部肌群

（一）诱发颤搐反应强度测定方法

1. 压力测定法

双囊气管导管(图 9-6)置入气管时将后侧套囊(测压套囊)放置在声门裂处(图 9-7)，前侧套囊充气后封闭气管壁与气管导管之间的空隙。测压套囊稍充气(压力 10～15 mmHg)，并将充气管与压力换能器连接。将表面电极负极贴于甲状软骨切迹，正极贴于胸骨角或前额上刺激颈部喉返神经。诱发喉部肌群颤搐反应时测压套囊囊内压的变化反映声带肌的舒缩状态(图 9-8)。

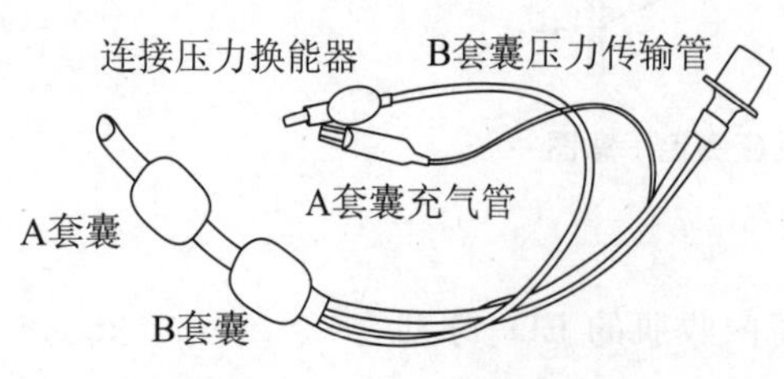

图 9-6　双囊气管导管

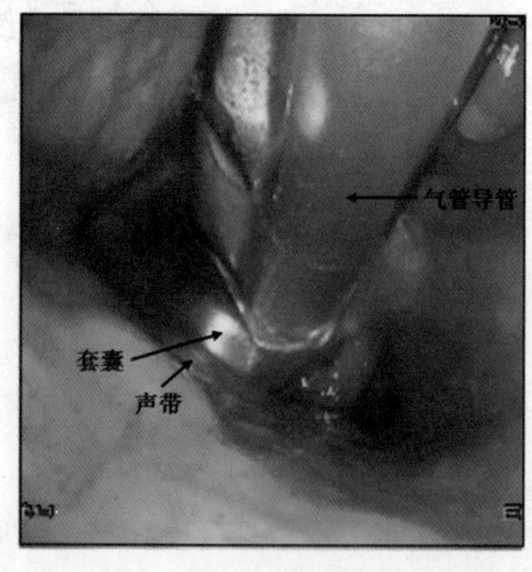

图 9-7　双囊气管导管 B 套囊处于声门裂之间

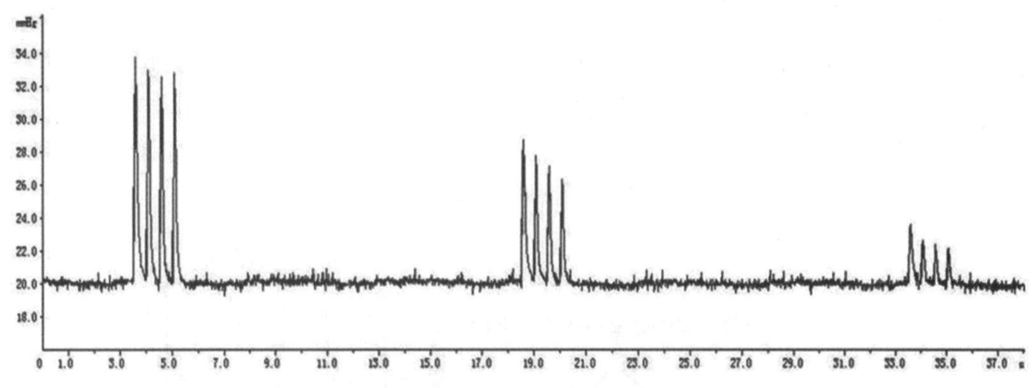

图 9-8 诱发喉部肌群颤搐反应时测压套囊囊内压记录图

2. 肌电图测定法

肌电图的表面接收电极放置在甲状软骨两侧，或把带有金属电极的特制气管导管或表面粘贴电极的导管插入声门裂之间(图 9-9、图 9-10)，用表面电极刺激颈部喉返神经，可获得喉部肌群的肌电效应图。表面电极监测结果与置入环杓侧肌旁的肌内电极监测结果相似。肌电效应图能够记录声带外展肌和内收肌的复合诱发动作电位。

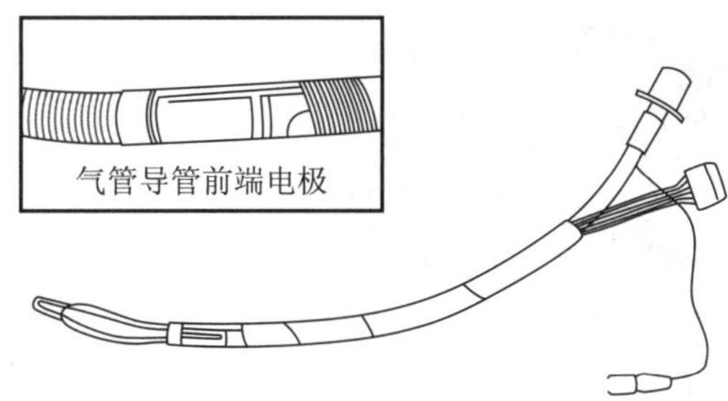

图 9-9 套囊后侧有接收电极的特制气管导管

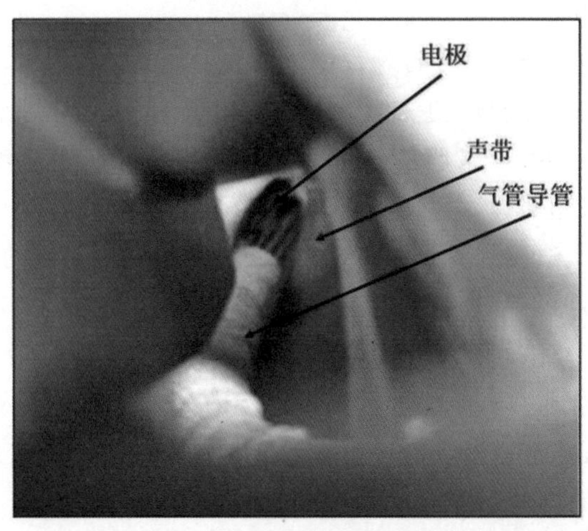

图 9-10 特制气管导管的接收电极处于声门裂之间

3. 肌音描记测定法

将电容式微音器置入声襞的声带处（图9－11），监测喉肌收缩时所产生的低频声音信号。用强电流刺激支配肌肉的神经时，骨骼肌收缩产生的低频声波传播至皮肤，用空气－耦合低频微音器作为传感器，将肌肉收缩的幅度转变成声电信号，达到定量监测神经肌肉传导阻滞程度的目的。此方法尚处在研究阶段，而且需要专用监测肌音设备。

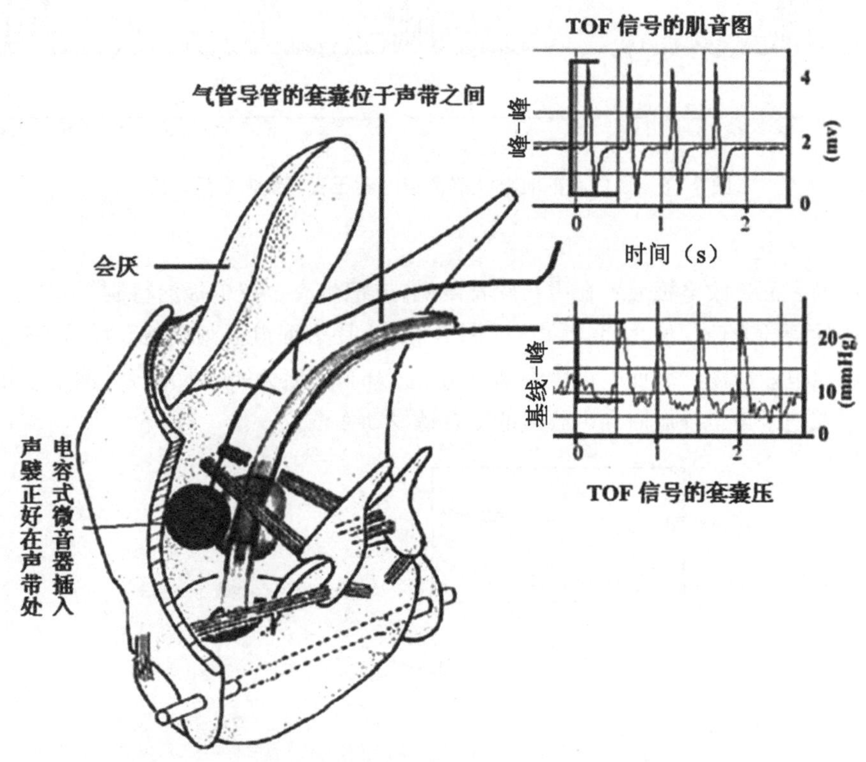

图9－11　压力测定法和肌音图测定法联合监测喉内收肌反应示意图

（二）肌肉松弛药对喉部肌群的效应

吉莉（Gilly）用表面电极刺激喉返神经和尺神经，同步记录声带肌和鱼际肌的肌电图。给予维库溴铵0.06 mg/kg后，声带肌的作用起效时间比鱼际肌明显为快（3.25 min和3.67 min），但鱼际肌平均最大阻滞程度达到97%，而声带肌仅达到74%。

杨汉宇等用压力测定法观测罗库溴铵（0.3 mg/kg）在喉内收肌的阻滞时程和恢复过程，发现罗库溴铵在喉内收肌的显效时间和起效时间[（35.3±7.3）s和（3.3±0.8）min]均比拇内收肌[（39.9±12.2）s和（4.3±1.5）min]明显短；喉内收肌最大阻滞程度[（73.3±10.6）%]明显低于拇内收肌[（95.7±3.7）%]；但喉内收肌TOFr恢复到0.75[（21.5±6.2）min]和T_1恢复到基础值90%[（25.5±7.0）min]的时间均早于拇内收肌[（27.7±7.5）min和（31.5±7.2）min]。其他作者亦用压力测定法观测声带的舒缩状态。多纳蒂（Donati）用维库溴铵0.04 mg/kg或0.07 mg/kg，普洛（Plaud）用米库氯铵0.07 mg/kg或0.14 mg/kg，以及罗库溴铵 0.25 mg/kg 或 0.50 mg/kg 后，结果均显示声带肌群受阻滞的起效时间和 T_1 恢复时间都比拇内收肌早且快，但最大阻滞程度却比拇收肌明显低(表 9－2)。

表 9－2　3 种非去极化肌肉松弛药对声带肌群和拇内收肌的效应($\bar{x}\pm s$)

肌肉松弛药	剂量(mg/kg)	作用起效时间(min)		最大阻滞程度(%)		T_1 恢复到 90%(min)	
		声带肌群	拇内收肌	声带肌群	拇内收肌	声带肌群	拇内收肌
维库溴铵	0.04	3.3±0.1	5.7±0.2	55±8	89±3	11.3±1.6	26.1±1.8
	0.07	3.3±0.2	5.7±0.3	88±4	98±1	23.3±1.8	40.3±2.9
米库氯铵	0.07	2.5±0.3	3.3±0.4	87±3	95±4	12.1±1.1	24.3±1.1
	0.14	2.2±0.1	3.4±0.3	90±3	99±1	15.5±1.5	24.6±1.8
罗库溴铵	0.25	1.6±0.1	3.0±0.3	37±8	69±8	7±1	20±4
	0.50	1.3±0.1	2.4±0.2	77±5	98±1	22±3	37±4

德贝尼(De-baene)用罗库溴铵 0.75 mg/kg、1.5 mg/kg、2 mg/kg 后，发现罗库溴铵在声带肌的起效时间和作用间期都比拇收肌短，不论何种剂量，最大阻滞程度都比拇内收肌低(表 9－3)。

表 9－3　罗库溴铵不同剂量对声带肌和拇内收肌的效应($\bar{x}\pm s$)

		0.75(mg/kg)	1.5(mg/kg)	2.0(mg/kg)
起效时间(s)	声带肌	62±16	62±13	52±14
	拇内收肌	126±33	96±20	82±21
T_1 最大阻滞程度(%)	声带肌	69±15	86±7	91±5
	拇内收肌	94±4	94±4	99±1
T_1 恢复到 25%(min)	声带肌		3.7±2.2	
	拇内收肌		10.2±2.5	
T_1 恢复到 75%(min)	声带肌		9.7±3.7	
	拇内收肌		18.3±5.2	

赖特(Wright)比较罗库溴铵和琥珀胆碱对喉内收肌和拇内收肌在一定剂量范围内的作用时程。4 组患者分别给予琥珀胆碱 1 mg/kg、罗库溴铵 0.4 mg/kg、0.8 mg/kg 或 1.2 mg/kg。琥珀胆碱组所有患者喉内收肌最大阻滞程度均超过 99%，罗库溴铵 3 组喉内收肌最大阻滞程度超过 99%的患者分别为 0%、42%和 83%。拇内收肌最大阻滞程度仅罗库溴铵 0.4 mg/kg 组中有两例分别为 91%和 97%，其余均超过 99%。琥珀胆碱在喉内收肌的作用起效时间(34±12) s 比在拇内收肌(56±15) s 快；罗库溴铵 0.4 mg/kg 组分别为(92±29) s 和(155±40) s，但罗库溴铵 0.8 mg/kg 组和 1.2 mg/kg 组分别为(96±29) s 和(74±36) s 及(54±30) s 和(65±21) s，基本相同。提示喉内收肌对罗库溴铵的作用比拇内收肌耐药。因此，当罗库溴铵剂量超过 0.9 mg/kg时，拇内收肌的作用起效时间已与琥珀胆碱相似，但在喉内收肌仍比琥珀胆碱明显延迟。

以上结果表明，喉部肌群对非去极化肌肉松弛药的敏感性比拇收肌低，如需使喉部肌群完全阻滞，维库溴铵的用量是使拇内收肌完全阻滞剂量的 1.73 倍。在评估气管内插管条件时，应考虑到这个差异，以获得最佳插管状态。

四、眼轮匝肌和皱眉肌

（一）诱发颤搐反应强度测定方法

1. 刺激电极位置

眼轮匝肌和皱眉肌属于眼裂肌群。眼轮匝肌为卵圆形薄肌环，位于眶部皮下，分为外围的眶部、内围的睑部和泪囊部，深层眉弓处是横行的皱眉肌（图 9－12），均由面神经颞支支配。神经刺激时将表面刺激电极正极粘贴于耳屏前 2～3 cm 处，负极粘贴于眼外眦部外侧 1～2 cm 面神经颞支体表投影处。用低电流（20～30 mA）刺激面神经，可避免同时刺激面神经其他分支。

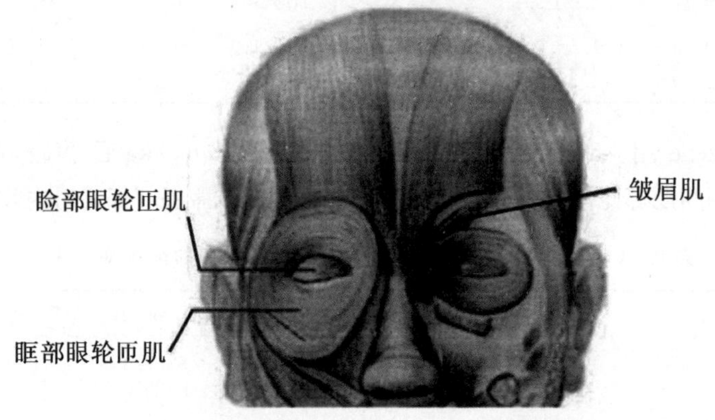

图 9－12　两部分眼轮匝肌和皱眉肌的解剖位置

2. 力-位移换能器测定法

将吊在框架上的线性力-位移换能器与眉弓紧密连接，保持其间无相对位移（图 9－13），皱眉肌诱发颤搐反应带动换能器发生位移，以测定皱眉肌的收缩强度。

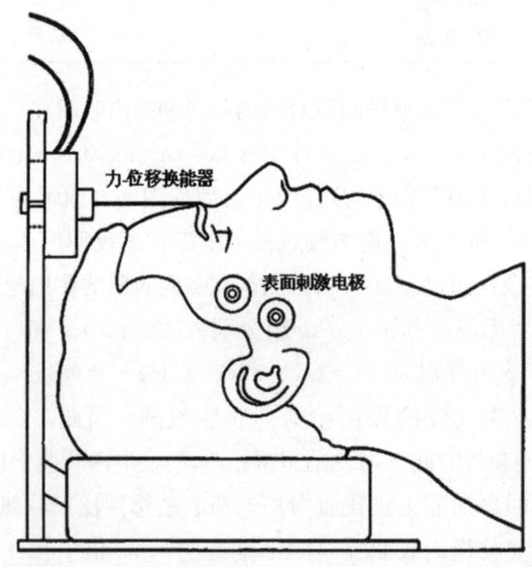

图 9－13　力-位移换能器监测皱眉肌诱发颤搐反应

3. 肌电图测定法

在眼外眦部的外下方和耳垂前放置表面电极刺激面神经，观测眼轮匝肌诱发颤搐反应时将肌电图接收电极放置在上眼睑(图 9-14)；观测皱眉肌诱发颤搐反应时将肌电图接收电极放置在眉弓中点。

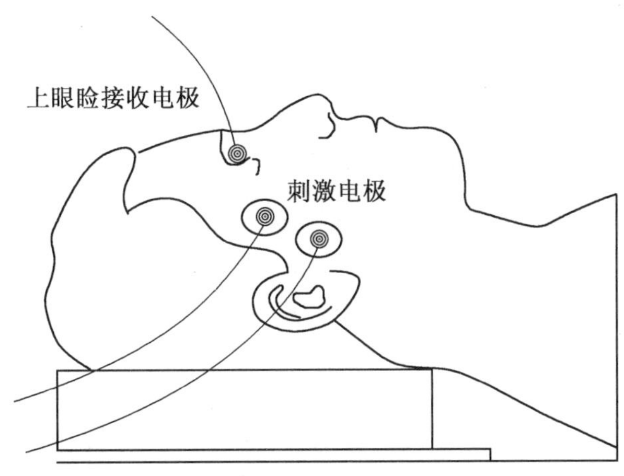

图 9-14 眼轮匝肌诱发颤搐反应肌电图测定示意图

4. 加速度效应图测定法

观测眼轮匝肌诱发颤搐反应时将加速度换能器放置在上眼睑中点外侧，观测皱眉肌诱发颤搐反应时将加速度换能器放置在左眉弓中点内侧。眼轮匝肌和皱眉肌联合监测时，为避免信号干扰，刺激电极应放置在各自换能器附近(图 9-15)。

(二) 肌肉松弛药对眼轮匝肌的效应

冉建等将加速度测定探头放置在左侧上眼睑外 1/2 处，观测罗库溴铵(0.3 mg/kg)在眼轮匝肌的效应过程。显效时间(42.0±7.9) s 和起效时间(4.6±1.0) min 与拇内收肌(41.0±9.3) s 和(4.0±1.0) min 基本相同；最大阻滞程度(67.7%±15.3%)比拇内收肌(95.3%±5.2%)明显低；T_1 恢复到基础值 95%(37.4±9.0) min 和 100%的时间(40.0±9.1) min 均比拇内收肌(29.2±7.6) min 和(31.1±9.3) min 明显延长。罗库溴铵对两组肌肉阻滞过程的差异主要表现在眼轮匝肌最大阻滞程度比拇内收肌显著低，肌肉松弛药效应完全消除时间比拇内收肌显著延长，起效时间基本相同。王莹恬等观察顺阿曲库铵(0.1 mg/kg)在眼轮匝肌的效应时发现，眼轮匝肌的起效时间(3.2±0.7) s 与拇内收肌(3.1±0.6) s 很相近，但 T_1 恢复到基础值 25%(31.1±9.1) min 和 75%(46.2±9.1) min 的时间比拇内收肌(36.7±8.5) min 和(49.81±1.1) min 明显短，表明顺阿曲库铵在眼轮匝肌的恢复速度比在拇内收肌快。

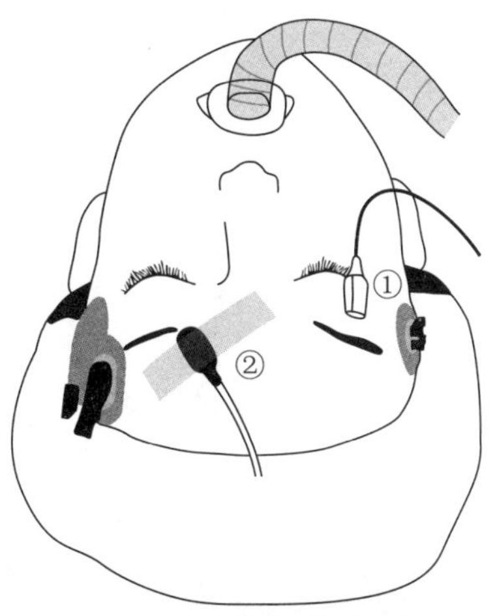

图 9-15 刺激电极和加速度探头在眼周的位置

李·科尔(Le Corre)凭视觉观测眼轮匝肌诱发颤搐反应消失时间为肌肉松弛药在眼轮匝肌的作用起效时间,然后进行气管内插管。随机观测阿曲库铵 0.5 mg/kg、米库氯铵 0.2 mg/kg、罗库溴铵 0.6 mg/kg、琥珀胆碱 1.0 mg/kg 和维库溴铵 0.08 mg/kg 五种肌肉松弛药在眼轮匝肌的起效时间,并分析插管状态。发现眼轮匝肌起效时间:琥珀胆碱(57±17) s<米库氯铵(99±19) s=罗库溴铵(99±47) s<阿曲库铵(129±33) s≈维库溴铵(135±39) s。全部患者插管状态分析:优 84%,良 14%,差 1.3%,失败 0.7%,5 组之间无明显差异。提示不同肌肉松弛药在眼轮匝肌的作用起效时间有明显差别,凭视觉评估眼轮匝肌反应,正确预计插管状态的优良率达到 99%。

普洛(Plaud)给患儿静脉注射维库溴铵 0.15 mg/kg,以视觉评估眼轮匝肌和拇内收肌诱发颤搐反应完全消失分别作为起效时间,发现眼轮匝肌起效时间(1.5 min)比拇内收肌起效时间(2.3 min)早,而插管条件均达到优。提示以视觉评估眼轮匝肌反应预计插管时机亦适用于儿童患者。卡福(Caffrey)给麻醉后的患者静脉滴注阿曲库铵,直到刺激面神经和尺神经的单颤搐反应和强直反应完全消失。TOF 的 T_1 和 T_4 恢复时间眼轮匝肌比拇内收肌分别早 12.9 min(22.2 min 和 35.0 min)和 17.0 min(29.4 min 和 46.4 min)。

里马尼罗(Rimaniol)将加速度换能器放置在上眼睑处,给予不同剂量的阿曲库铵(0.3 mg/kg 或 0.5 mg/kg)、米库氯铵(0.15 mg/kg 或 0.25 mg/kg)或维库溴铵(60 μg/kg 或 100 μg/kg)后,发现低剂量时眼轮匝肌最大阻滞程度均比拇内收肌低(85% vs 95%,82% vs 97%,93% vs 100%),但达到最大阻滞程度的时间却无明显差异,且米库氯铵组和维库溴铵组眼轮匝肌 TOFr 恢复到 0.7 的时间均比拇内收肌快。普洛(Plaud)等同步观测罗库溴铵在拇内收肌、喉内收肌、眼轮匝肌和皱眉肌的阻滞时程及恢复过程,发现皱眉肌对罗库溴铵的敏感性与喉内收肌相近(图 9-16),眼轮匝肌与拇内收肌对罗库溴铵有相似的敏感性(图 9-17),表明眼轮匝肌和皱眉肌对罗库溴铵的反应有明显差异。

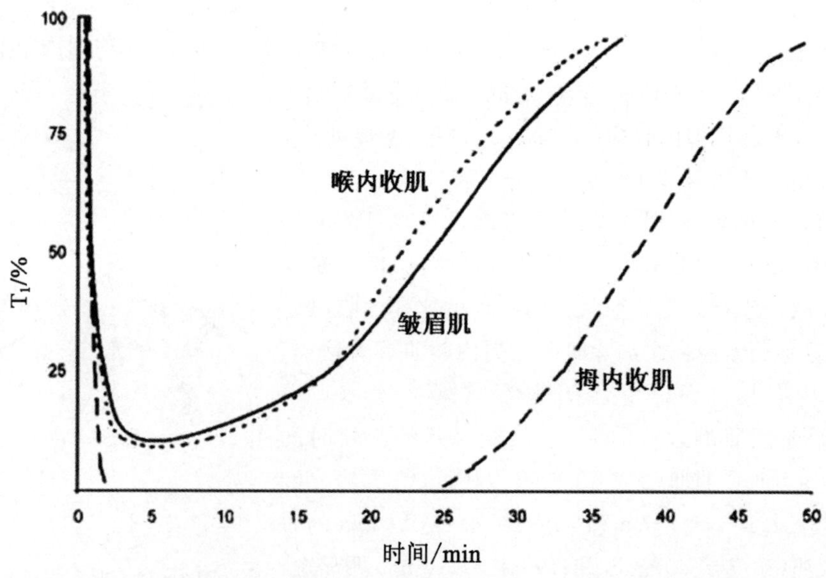

图 9-16 罗库溴铵在喉内收肌、皱眉肌和拇内收肌的阻滞时程及恢复过程

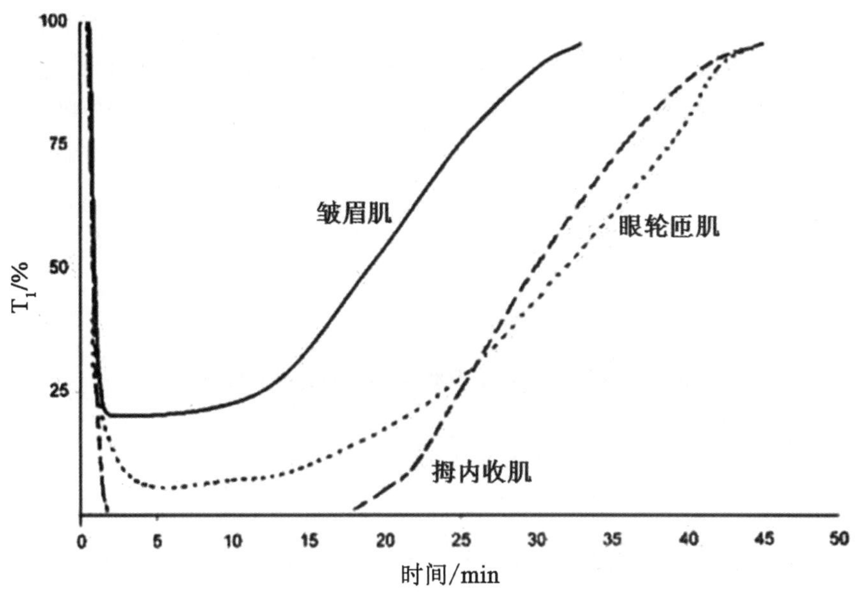

图 9-17　罗库溴铵在眼轮匝肌、皱眉肌和拇内收肌的阻滞时程及恢复过程

黑默林(Hemmerling)等同步观测米库氯铵(0.2 mg/kg)在拇内收肌、喉内收肌、眼轮匝肌、皱眉肌和膈肌的阻滞时程及恢复过程，发现米库氯铵在喉内收肌和膈肌的显效时间及起效时间最快，在拇内收肌和眼轮匝肌的显效时间及起效时间最慢，皱眉肌的显效时间及起效时间亦比喉内收肌和膈肌慢(图 9-18)。

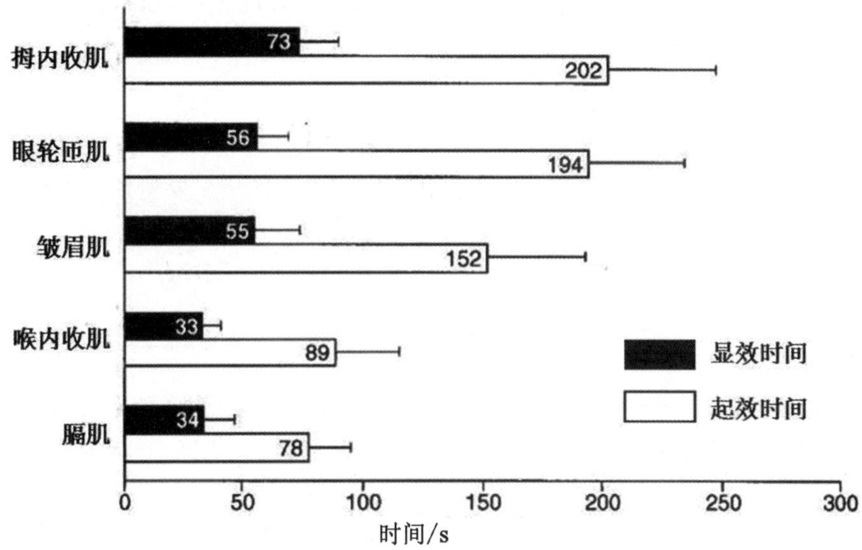

图 9-18　同步观测米库氯铵在拇内收肌、眼轮匝肌、皱眉肌、喉内收肌和膈肌的显效时间和起效时间

T_1恢复到基础值25%、75%和90%的时间喉内收肌和膈肌最快，拇内收肌最慢，眼轮匝肌和皱眉肌恢复时间相似，比喉内收肌和膈肌慢，而比拇内收肌稍快（图9-19）。李（Lee）等同步观测不同剂量罗库溴铵在拇内收肌、眼轮匝肌和皱眉肌起效时间的结果与黑默林的结果相似。上述研究结果提示，肌肉松弛药的实际作用过程同时受到不同肌群和肌肉松弛药种类双重因素的影响。多纳蒂（Donati）等同步监测维库溴铵在拇内收肌、膈肌和眼轮匝肌的阻滞时程和恢复过程时，将记录眼裂肌群效应的电极放置在眉弓处，是记录皱眉肌反应，不是眼轮匝肌反应，故其结论欠准确。

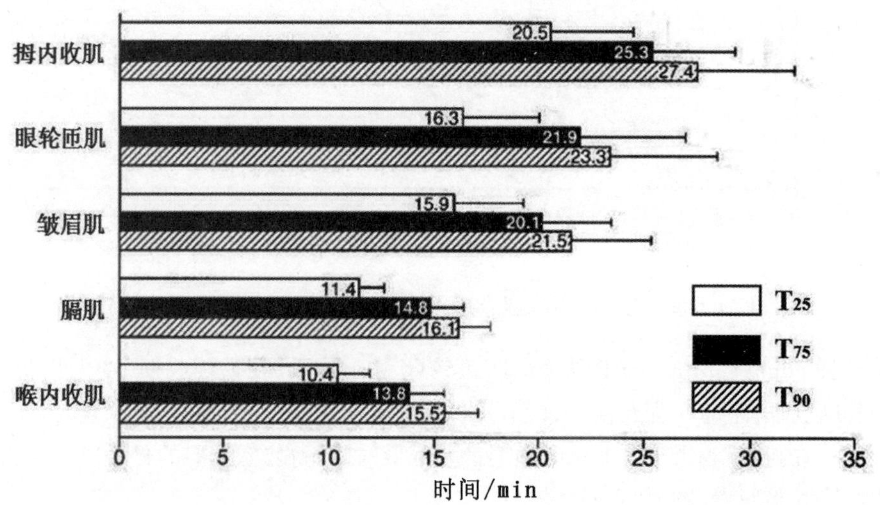

图9-19　同步观测拇内收肌、眼轮匝肌、皱眉肌、喉内收肌和膈肌的T_1恢复到基础值25%、75%和90%的时间

在拇内收肌和眼裂肌群对比研究中，多数结果显示拇内收肌比眼轮匝肌和皱眉肌对非去极化肌肉松弛药更敏感，临床监测拇内收肌反应尚未完全恢复时，患者即可以出现闭眼和皱眉的动作。因此，在进行眼部精细手术时，非去极化肌肉松弛药的用量要达到拇内收肌的PTC=1，才能防止眼球运动。

五、腹部肌群

（一）诱发颤搐反应强度测定方法

两个表面电极放置在同侧腋前线第10肋间，刺激第10肋间神经。两个表面接收电极按腹直肌长轴分别放置在肋缘下和腹直肌中部，接地电极放置在腹直肌旁，测定腹直肌诱发颤搐反应（图9-20）。或在腋后线第9肋和第10肋间用表面电极透皮刺激第9肋和第10肋间神经，接收电极放置在腹外侧肌群的D9-D10皮区，观测腹外侧肌群诱发肌电图的变化。

（二）肌肉松弛药对腹部肌群的效应

萨德勒（Saddler）发现给予阿曲库铵0.5 mg/kg后，腹直肌和拇内收肌达到最大阻滞程度的时间分别为（1.6±0.2）min和（2.4±0.3）mln，T_4/T_1比值恢复到25%和75%的时间分别为(39±3) min和(51±4) min，以及(56±4) min和(72±6) min。显示腹直肌达到最大阻滞程度所需时间及恢复速度都比拇内收肌早且快。基洛夫(Kirov)用肌电图研究阿曲库铵0.5 mg/kg对麻醉后患者腹外侧肌群和拇内收肌的作用。发现两组肌肉最大抑制程度均达到100%。腹外侧肌群的起效时间(136±4) s比拇内收肌(205±29) s快，T_1恢复到基础值5%、10%、25%、50%、75%和100%的时间亦比拇收肌短。提示腹部手术应用阿曲库铵后，尽管监测拇内收肌反应尚未完全恢复，但腹部肌肉的张力可能早已恢复。

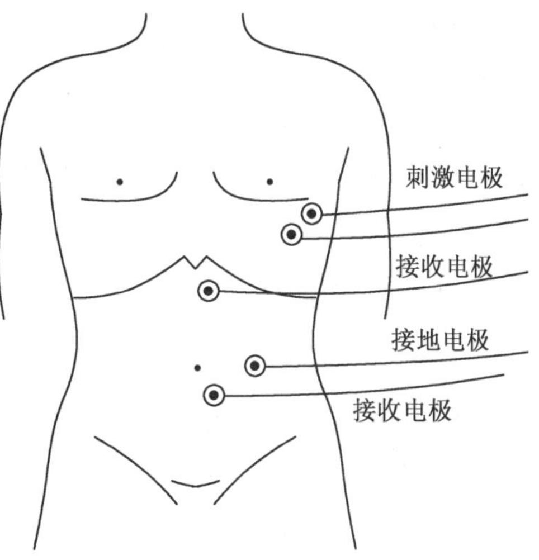

图9-20　腹直肌诱发颤搐反应测定示意图

基洛夫(Kirov)等在同步监测拇内收肌、膈肌和腹肌诱发颤搐反应时，测定米库氯铵的有效剂量。测定膈肌诱发反应时，针型电极从胸锁乳突肌后下缘刺入，用30～45 mA超强单颤搐刺激右膈神经，诱发右膈肌反应；接收右膈肌诱发颤搐反应的肌电图表面电极放置在右腋前线第7或第9肋间。测定腹肌诱发反应时，针型电极从左腋后线第10肋间刺入，用35～55 mA超强单颤搐刺激左第10肋间神经；接收左侧腹肌诱发颤搐反应的肌电图表面电极放置在脐水平左侧腹壁(图9-21)。用TOF透皮刺激近腕尺神经诱发拇内收肌颤搐反应，用力-位移换能器测定拇内收肌收缩强度。

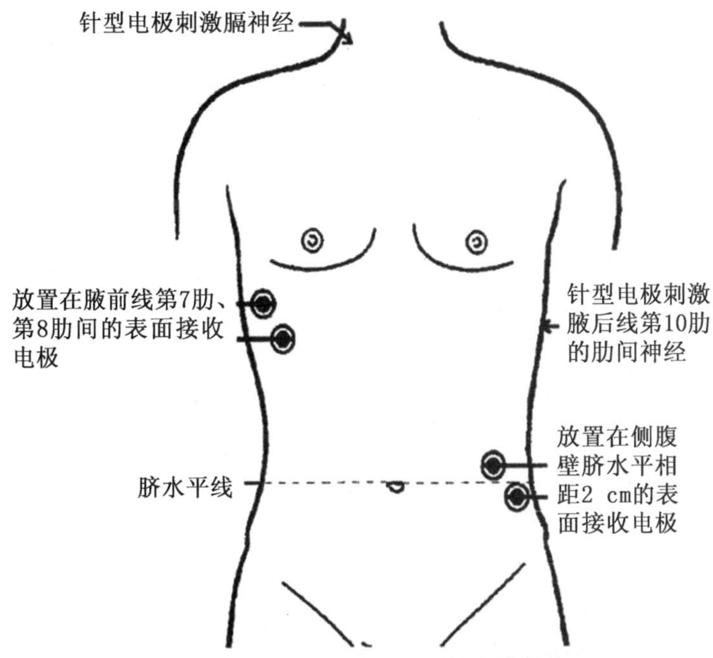

图9-21　膈肌和腹肌联合监测刺激电极与接收电极位置

米库氯铵在腹肌的ED_{50}（67 μg/kg）和ED_{90}（161 μg/kg）比膈肌（104 μg/kg和196 μg/kg）低得多。静脉注射米库氯铵250 μg/kg后，膈肌、腹肌和拇内收肌的T_1恢复到基础值90%的时间分别为（17±4）min、（24±5）min和（31±3）min，膈肌恢复速度比其他肌群快得多。因此，在临床征象评估肌肉松弛药残余作用时需注意到吸气肌和主动呼气肌被肌肉松弛药阻滞后恢复时间的差异。

六、足部肌群

（一）诱发颤搐反应强度测定方法

两个表面电极放置在内踝下方，刺激胫后神经，接收电极放置在足底内侧，测定诱发大趾足底屈曲反应（图9-22）。

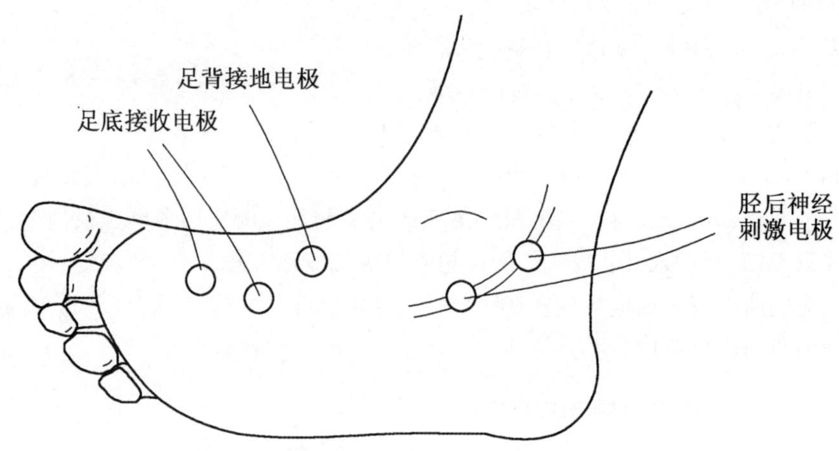

图9-22 诱发大趾足底屈曲反应测定示意图

（二）肌肉松弛药对足部肌群的效应

圣顿（Saitoh）评估拇指（thumb）和足趾（great toe）对给予维库溴铵后TOF、$DBS_{3.3}$和$DBS_{3.2}$反应衰减的触觉感知程度。表9-4提示，当TOFr测定值在0～0.40范围内，触感拇指能觉察到TOF衰减的比率明显比足趾高。TOFr测定值在0.21～0.80范围内，用触感能觉察到拇指对$DBS_{3.3}$反应衰减的比率比足趾高；TOFr测定值在0.61～0.80范围内时，用触感能觉察到拇指对$DBS_{3.2}$反应衰减的比率亦比足趾高。提示在评估维库溴铵肌松效应时，触觉感知拇指对诱发颤搐反应衰减的敏感性比足趾更高。其原因可能与趾短屈肌比拇内收肌对非去极化肌肉松弛药更耐药有关。其他学者对此有不同意见。索法（Sopher）对成年患者同时用TOF刺激尺神经和胫后神经，观测静脉注射维库溴铵0.1 mg/kg后拇内收肌和趾短屈肌的反应。发现T_1复出和T_1恢复到基础值20%的时间，拇内收肌比趾短屈肌分别早（1.6±2.75）min和（0.4±7.84）min，而T_4复出时间趾短屈肌比拇内收肌早（0.7±8.15）min，均无统计学意义。注射依酚氯铵后仅2 min，拇内收肌和趾短屈肌的TOFr恢复到0.75。认为拇内收肌和趾短屈肌对非去极化肌肉松弛药的敏感性没有明显差异。因此，当无法利用拇内收肌反应进行神经肌肉接头功能监测时，可以采用刺激胫后神经监测大趾足底屈曲反应来评估神经肌肉接头的功能。

表 9-4 TOFr 不同测定值范围内触觉感知足趾和拇指对给予维库溴铵后 TOF 反应衰减的比率

TOFr 测定值	触感觉察 TOF 衰减比率(%)	
	足趾	拇指
0.00～0.10	77	100
0.11～0.20	66	100
0.21～0.30	58	96
0.31～0.40	52	77
0.41～0.50	39	38
0.51～0.60	26	23
0.61～0.70	2	4
0.71～1.00	0	0

七、胸锁乳突肌

（一）诱发颤搐反应强度测定方法

表面刺激电极负极放置在胸锁乳突肌中点上，正极放置在胸骨上方，刺激副神经，加速度测定探头放置在两个表面电极之间，测定胸锁乳突肌诱发颤搐反应的变化(图9-23)。

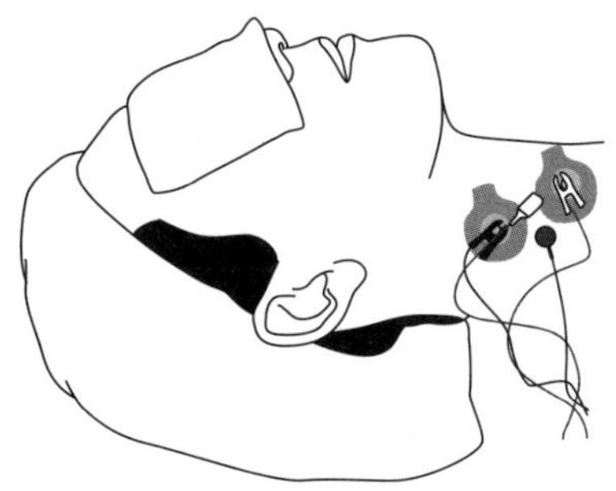

图 9-23 测定胸锁乳突肌诱发颤搐反应时电极与换能器位置

（二）肌肉松弛药对胸锁乳突肌的效应

圣顿(Saitoh)等用加速度效应图观测维库溴铵(0.1 mg/kg)在胸锁乳突肌和拇内收肌的阻滞时程和恢复过程。发现定标时胸锁乳突肌的超强刺激电流(54.9±7.1) mA 明显比拇内收肌(33.7±10.3) mA 大。胸锁乳突肌的起效时间(214±117) s 与拇内收肌(161±97) s 差异不明显；胸锁乳突肌达到最大阻滞程度(93.6±3.1)%比拇内收肌(99.2±2.5)%稍低，T_1 和 TOFr 的恢复时间亦明显比拇内收肌快。提示可以在胸锁乳突肌用加速度效应图监测神经肌肉阻滞程度，尤其适用于上肢需紧靠躯干或在拇内收肌定标失败的患者。不足之处是由于透皮刺激副神经，可能会同时诱发腹部和上肢运动，干扰对监测数据的评估。

八、口轮匝肌

（一）诱发颤搐反应强度测定方法

1. 加速度效应图测定法

两个表面刺激电极位于耳垂前 2 cm 处，负极放置在颧弓下，正极放置在下颌角，分别刺激面神经的颊肌支和下颌缘支；加速度换能器的探头放置在同侧口角下 1.5 cm，皮温探头放置在同侧口角旁，测定口轮匝肌诱发颤搐反应的变化（图9-24）。

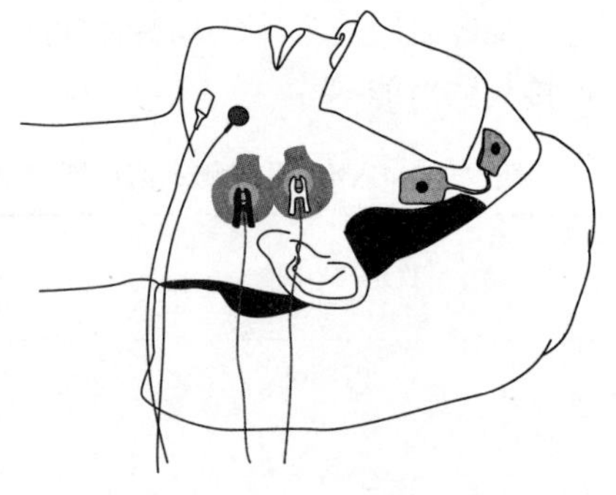

图9-24 测定口轮匝肌诱发颤搐反应时电极与换能器位置

2. 肌电图测定法

口轮匝肌和小指球肌群联合监测时，刺激面神经的表面电极分别放置在耳屏前和下颌角，肌电图接收电极放置在唇的下方，参考电极放置在颧骨处。刺激尺神经的表面电极放置在近腕尺侧，肌电图接收电极放置在小指掌侧，参考电极放置在掌心处。刺激面神经和尺神经，诱发口轮匝肌和小指球肌群颤搐反应，评估肌肉松弛药在两组肌肉的阻滞时程和恢复过程（图9-25）。

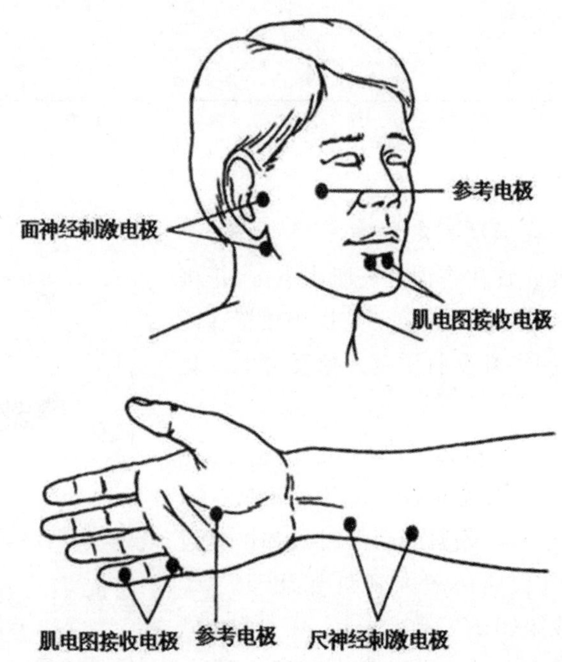

图9-25 口轮匝肌和小指球肌群联合监测时刺激电极与肌电图接收电极位置

（二）肌肉松弛药对口轮匝肌的效应

夏普（Sparpe）用肌电图同步观测口轮匝肌和小指球肌群的肌松效应，给予不同剂量的阿曲库铵（0.06～0.1 mg/kg）或维库溴铵（0.03～0.05 mg/kg）后，发现两组肌肉的起效时间和最大阻滞程度无明显差异。阿曲库铵和维库溴铵在口轮匝肌 TOFr 恢复到0.7的时间[(33.4±5) min 和(46.5±12) min]比小指球肌群[(46.5±9) min 和(60.3±20) min]快13 min。当口轮匝肌 TOFr 恢复0.7时，小指球肌群的 TOFr 值在阿曲库铵组为0.29±0.15，在维库溴铵组为0.41±0.16，均明显低于口轮匝肌。圣顿等用加速度效应图研究罗库溴铵（0.6 mg/kg）对口轮匝肌皱眉肌、和拇内收肌的作用，3组肌肉的起效时间分别为(157±60) s、(186±73) s 和(149±45) s，差异不明显。TOFr 恢复速度口轮匝肌和皱眉肌明显比拇收肌快

（图 9－26）。上述研究结果提示口轮匝肌和皱眉肌肌肉松弛药效应消除程度不能替代拇内收肌的恢复程度。

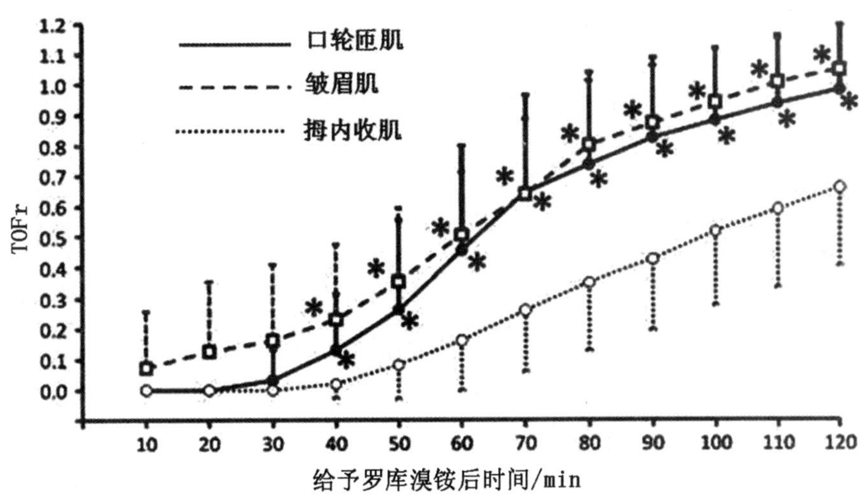

图 9－26　给予罗库溴铵 0.6 mg/kg 后 TOFr 在口轮匝肌、皱眉肌和拇内收肌恢复过程

九、颏舌骨肌

颏舌骨肌属于颈中肌舌骨下肌群，位于下颌舌骨肌上面，由舌下神经支配，保持肌张力或收缩时前拉舌骨和下拉下颌骨，维持咽腔通畅。

（一）诱发颤搐反应强度测定方法

德奥耐尔（D'Honneur）等用肌电图同步监测颏舌骨肌和拇内收肌的效应。将 2 枚 22 G 肌内注射用针头从颏中线旁开 0.5～1.5 cm 的唇基节与舌骨之间刺入，深度 2.5 cm，2 针尖相隔 2 mm，一对 36－G 聚四氟乙烯树脂（Teflon）绝缘白金金属丝电极分别从 2 针头内置入，电极端位于舌下神经旁作为刺激电极；接收电极放置在下颌角水平。拇内收肌监测采用刺激近腕尺神经，诱发拇内收肌颤搐反应。每 20 s 同步刺激舌下神经和尺神经，肌电图分别同步记录颏舌骨肌和拇内收肌的诱发反应。

（二）肌肉松弛药对颏舌骨肌的效应

患者分别给予阿曲库铵 0.5 mg/kg 或维库溴铵 0.1 mg/kg。阿曲库铵组在颏舌骨肌起效时间（175±81）s 明显比拇内收肌（256±65）s 短，维库溴铵组在颏舌骨肌起效时间（144±35）s 也比拇内收肌（199±47）s 短，但阿曲库铵组颏舌骨肌 T_1 恢复到基础值 90%的时间（49±7）min 与拇内收肌（53±5）min 无明显差异，维库溴铵组颏舌骨肌 T_1 恢复到基础值 90%的时间（49±13）min 与拇内收肌（50±11）min 亦基本相同。提示阿曲库铵和维库溴铵在颏舌骨肌作用起效比拇内收肌快，但两种肌肉诱发颤搐反应的恢复速度基本相同。

威甘德（Wiegand）等在研究正常人觉醒和睡眠时上呼吸道通气阻力和颏舌骨肌功能的关系时，发现非快速眼动睡眠（non-rapid-eye-movement，NREM sleep）4 个相位时的上呼吸道通气阻力均明显高于觉醒期，快速眼动睡眠（rapid-eye-movement，REM sleep）时相的上呼吸道通气阻力也比觉醒期高。颏舌骨肌肌电图测定开始吸气至达到吸气峰值的时间，觉醒状态（0.81±0.04）s 比两种睡眠时（1.01±0.04）s 和（1.04±0.05）s 的时间明显短。表明在睡眠状态时颏舌骨肌功能改变是影响上呼吸道通气阻力的重要原因之一。

依据上述研究结果，全身麻醉使用肌肉松弛药的患者，麻醉结束时需待拇内收肌诱发颤搐反应的 T_1 恢复到基础值 90%以上，以及患者已能清醒应答，才能认为颏舌骨肌功能已恢复常态。

十、股内侧肌

（一）诱发颤搐反应强度测定方法

股内侧肌（vastus medialis muscle）是股四头肌的内侧半部，位于缝匠肌和股直肌之间。两个表面刺激电极放置在股内侧肌上，刺激股神经肌支，加速度换能器探头置于距髌骨上缘 10 cm 两个表面刺激电极之间（图 9－27）。

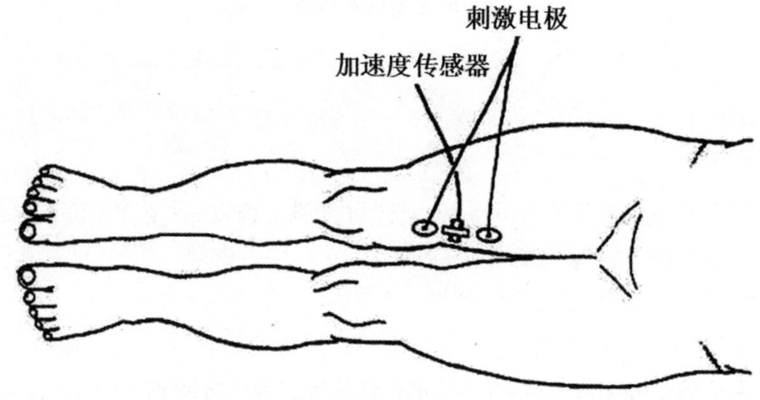

图 9－27　股内侧肌诱发颤搐反应测定示意图

（二）肌肉松弛药对股内侧肌的效应

圣顿（Saitoh）等对俯卧位患者监测股内侧肌，对仰卧位患者监测拇内收肌，观测维库溴铵（0.1 mg/kg）在股内侧肌和拇内收肌的阻滞时程和恢复过程。发现在股内侧肌的起效时间（132±43）s 明显比拇收肌（233±40）s 快，T_1 恢复过程两组差异不明显，但 60 min 后股内侧肌 TOFr 恢复速度明显比拇内收肌快。该研究是对俯卧位患者股内侧肌的监测结果与仰卧位患者拇内收肌的监测结果进行比较，并非同步测定。因此，需对不同卧位患者同时监测股内侧肌和拇内收肌，其结果才能更客观地反映肌肉松弛药在两组肌肉作用时程的差异。

米肖（Michaud）用肌音描记测定法同步记录股内侧肌和拇内收肌对米库氯铵（0.2 mg/kg）的反应过程。股内侧肌的起效时间（1.9±0.6）min 明显比拇内收肌（2.9±0.7）min 短，但最大阻滞程度（85%±11%）低于拇内收肌（96%±2%）。股内侧肌 T_1 恢复到基础值 25%和 90%的时间（17±2.2）min 和（30.6±7.1）min 比拇内收肌（21±4.1）min 和（35.9±7.1）min 短，TOFr 恢复到 0.9 的时间（32±6.9）min 比拇内收肌（41±5）min 更快。

上述研究结果表明，股内侧肌的神经肌肉阻滞特点与喉肌和膈肌近似，对非去极化肌肉松弛药的敏感性比拇收肌低。在股内侧肌监测肌松效应为俯卧位手术患者提供可行的监测途径。

十一、腓肠肌

（一）诱发颤搐反应强度测定方法

两个表面刺激电极放置在腘窝胫神经处，刺激胫神经；两个肌电图记录电极放置在腓肠肌外侧头表面，记录腓肠肌诱发颤搐反应的肌肉收缩强度（图 9－28）。

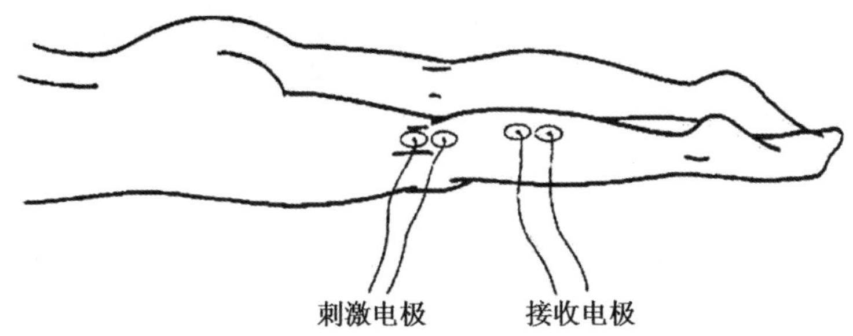

图 9－28　腓肠肌诱发颤搐反应测定示意图

（二）肌肉松弛药对腓肠肌的效应

圣顿（Saitoh）等的俯卧位行颈椎手术全麻患者，诱导时给予大剂量维库溴铵（0.2 mg/kg），用肌电图评估腓肠肌和小指展肌的神经肌肉阻滞效应。两组肌肉的起效时间无明显差异（147±24）s 和（145±14）s，T_1 和 T_4 复出时间腓肠肌（41.0±9.1）min 和（57.5±8.0）min 明显比小指展肌（49.9±9.7）min 和（75.5±14.3）min 快，TOFr 恢复速度腓肠肌也明显比小指展肌快。两组起效时间无明显差异，可能与维库溴铵用量过大有关。腓肠肌恢复速度比小指展肌快的特点，更适合用于术中肌肉松弛药效应的监测，以确保术中能够维持足够的肌松弛程度。

十二、第 1 骨间背侧肌

（一）诱发颤搐反应强度测定方法

刺激电极近端位于距掌侧腕皱褶 1 cm，两个电极间距 2～3 mm，刺激尺神经；肌电图探查电极放置在手背侧第 1 骨间背侧肌腹部，即第 1 和第 2 掌指关节之间，无关电极放置在示指端，接地电极放置在手背尺侧（图 9－29）。

（二）肌肉松弛药对第 1 骨间背侧肌的效应

哈珀（Harper）用肌电图同步记录第 1 骨间背侧肌和拇内收肌对肌肉松弛药的反应，给予阿曲库铵（0.23 mg/kg）或维库溴铵（0.06 mg/kg）后，发现 2 组肌肉对肌肉松弛药的阻滞时程和恢复过程十分相近，无明显差异，但圣顿等用加速度效应图监测的结果却不同，给予维库溴铵 0.07 mg/kg 后，第 1 骨间背侧肌 T_1 的恢复速度比拇内收肌明显快（图 9－30）。此与第 1 背侧骨间肌含有更多的Ⅱ型肌纤维，对非去极化肌肉松弛药更耐药有关。

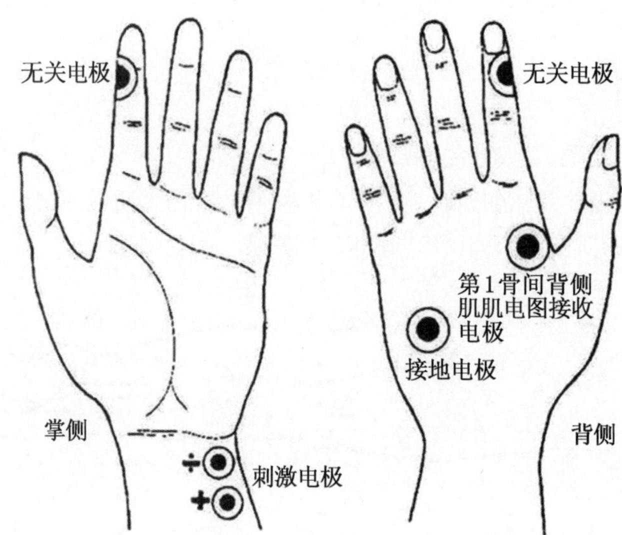

图 9-29 透皮刺激尺神经诱发第 1 骨间背侧肌颤搐反应肌电图接收电极放置位置

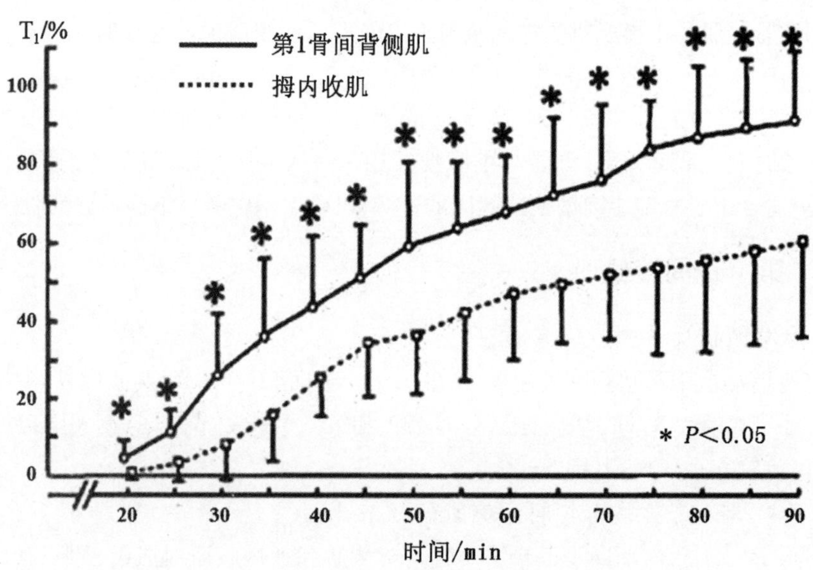

图 9-30 给予维库溴铵后 T_1 在第 1 骨间背侧肌和拇内收肌恢复过程

第二节　肌肉松弛药对不同肌群的效应存在差异的机制

一、肌纤维类型

按收缩速度，骨骼肌可分为慢肌（亦称红肌或Ⅰ型纤维）和快肌（亦称白肌或Ⅱ型纤维）两种类型；前者大部分或全部由慢速氧化纤维（slow oxidative fiber）组成，而组成后者的肌纤维又可以分成快速氧化纤维（fast oxidative fiber）和快速糖酵解纤维（fast glycolytic fiber）两种亚型。快速纤维神经肌肉接头后膜肌浆网系统（sarcoplasmic reticulum, SR）的密度比慢速纤维大1倍，因此肌肉松弛药分子进入快速纤维接头区的速度更快。膈肌由上述3种肌纤维混合组成，而拇内收肌主要由慢速纤维组成，因此肌肉松弛药对膈肌作用的起效速度比拇内收肌快。由于不同肌肉的纤维组成不同，对肌肉松弛药的敏感性亦不同。对相同剂量的非去极化肌肉松弛药，胫前肌诱发颤搐反应抑制程度最大，比目鱼肌次之，膈肌最小，提示3种肌肉对肌肉松弛药的敏感性依次降低。伍德（Waud）等在猫的身体试验中发现，给予筒箭毒碱后，当神经肌肉传导开始恢复时，膈肌游离受体仅达到19%，而胫前肌需29%的游离受体神经肌肉传导才开始恢复。提示膈肌和胫前肌的乙酰胆碱受体并无差别，可能与膈肌部位受体密度高、乙酰胆碱释放量大和胆碱酯酶活性低有关。斯特茨（Sterz）等研究证实“快颤搐肌”（fast-twitch muscles）例如肩胛舌骨肌或指总伸肌的离子通道密度相同，而属于“慢颤搐肌”（slow-twitch muscles）的比目鱼肌，其离子通道密度仅为前者的一半。上述研究结果从受体和离子通道水平解释了肌肉松弛药对不同肌群效应的差异。

伊比邦基（Ibebunjo）等研究山羊膈肌、环杓后肌、甲杓肌、腹横肌、腹直肌、比目鱼肌和腓肠肌的肌纤维组成类型、终板类型、终板乙酰胆碱受体数量和密度等形态学特征，以及各种肌肉对肌肉松弛药的敏感性（肌肉被肌肉松弛药100%阻滞后，诱发颤搐反应恢复至基础值25%的时间）。结果提示，随着肌纤维直径增加，肌肉对去极化和非去极化肌肉松弛药的敏感性增加；认为无论给予琥珀胆碱或维库溴铵，恢复时间（从药物注射到诱发肌电反应恢复到基础值25%的时间）与Ⅰ型纤维或Ⅰ型和Ⅱ型混合纤维的直径显著相关，与Ⅱ型纤维无相关性。不同肌群对肌肉松弛药敏感性的差异，部分原因是由肌纤维直径或终板与肌纤维直径比值的差异所造成，但很难以单因素解释，还存在其他影响因素。

周（Zhou）等研究大鼠由面神经支配的口轮匝肌和由胫前神经支配的腓肠肌的形态学特点。尽管腓肠肌神经肌肉接头的表面面积（1 022±227）μm^2与口轮匝肌（956±279）μm^2差异不明显，但腓肠肌Ⅰ型纤维（35.9%±6.1%）比口轮匝肌（23.1%±4.1%）比例更大，肌纤维横断面积（2 135±445）μm^2亦比口轮匝肌（1 629±330）μm^2更粗，而口轮匝肌神经肌肉接头乙酰胆碱受体密度（6.7±3.3）$\times 10^3$却是腓肠肌（3.0±1.1）$\times 10^3$的1倍多。两种肌肉形态学的差异直接影响肌肉松弛药的作用过程。

二、血液供应

戈特（Goat）等研究证实，增加肌肉血流量可缩短非去极化肌肉松弛药的作用起效时间。

膈肌、喉部肌群和面部肌群距主动脉近，血液供应量比远离主动脉的拇内收肌丰富，因此肌肉松弛药作用起效更快。当药物与受体亲和力大时，血流对肌肉松弛作用消除的影响较小；当药物与受体亲和力小时，血流可将药物“洗出”，从而影响恢复指数。多纳蒂（Donati）研究发现肌肉松弛药起效时间随年龄的增长而延长，但阻滞深度无明显差异，其原因与组织灌注量的变化有关。琥珀胆碱对喉内收肌群的阻滞程度比拇内收肌深，亦可能与血流有关。

三、药物种类和剂量

费尔德曼（Feldman）等认为去极化和非去极化肌肉松弛药对受体的亲和力不同。非去极化肌肉松弛药与受体亲和力大，从受体位置转移的速率取决于受体和血清之间的药物浓度梯度，局部血流量的影响较小。去极化肌肉松弛药与受体亲和力小，药物易被血流“洗出”。因此去极化肌肉松弛药作用时间比非去极化肌肉松弛药短。由于不同肌肉松弛药与不同受体的结合和离解的速率不同，所以肌肉松弛作用的特点也不相同。戴（Day）等在猫的在体试验中发现，腓肠肌（快颤搐肌）和比目鱼肌（慢颤搐肌）对筒箭毒碱剂量反应的差异随剂量增加而更为明显，但泮库溴铵和维库溴铵在快颤搐肌优先阻滞及快、慢颤搐肌剂量反应方面均无明显差异。赖特（Wright）等认为对只产生不完全阻滞的剂量，起效时间主要受生物相的平衡速率影响，而非剂量依赖；对能产生完全阻滞的剂量，起效时间主要取决于给药剂量超过产生完全阻滞所需剂量的程度，因此具有剂量依赖性，但起效时间的缩短程度还取决于循环时间。

第三节　肌肉松弛药对不同肌群效应的临床意义

早期对肌肉松弛药效应的研究结果认为：静脉注射右旋筒箭毒碱后，首先被麻痹的是眼肌，导致上眼睑下垂和复视；然后很快依次扩展到面部小肌群、头颈部肌肉、四肢肌肉及躯干肌肉，最后被麻痹的是膈肌。膈肌比其他横纹肌对箭毒更耐药。通过不同肌群对肌肉松弛药效应的对比研究，修正了上述肌肉松弛药对机体各种肌群发生作用顺序的观点，获得肌肉松弛药对不同肌群抑制强度和作用时程的大量参数，为临床肌肉松弛药效应监测奠定了客观合理的理论基础。

诱发拇内收肌颤搐反应评估肌肉松弛药作用强度和时程是临床上监测肌肉松弛药效应最传统和最常使用的方法，但喉部肌群对非去极化肌肉松弛药的敏感性比拇收肌低，罗库溴铵不论使用何种剂量，喉部肌群最大阻滞程度都比拇内收肌低。如需使喉部肌群完全阻滞，维库溴铵的用量是使拇内收肌完全阻滞剂量的1.73倍。因此，为获得气管内插管时喉部肌群松弛的良好条件，非去极化肌肉松弛药的插管剂量需达到拇内收肌2～3倍ED_{95}。

利用诱发眼轮匝肌颤搐反应消失作为确定气管内插管的时机，方法简单，效果明确，但需进一步探寻眼轮匝肌和喉部肌群对肌肉松弛药效应的对比研究结果，以客观监测数据解读和指导临床工作。

肌肉松弛药对不同肌群的阻滞强度和作用时程存在明显差异，仅常规用拇内收肌诱发颤搐反应来评估肌肉松弛药的效应时，难以解释肌肉松弛药对其他肌群的效应，缺乏客观监测指标的给药方法，往往导致用药剂量过大或不足，无法达到使某个肌群获得相应松弛指标的个体化要求。因此，需开展不同肌群对肌肉松弛药效应的研究和临床监测，获得某个肌群对肌肉松弛药效应的客观结果。如无法对某特定肌群进行肌肉松弛药效应监测时，可以利用拇内收肌与该肌群对肌肉松弛药效应的差异，调整肌肉松弛药的使用剂量和给药时机，以获得对某个肌群松弛程度的要求。例如，眼部精细手术时，非去极化肌肉松弛药的用药剂量需达到拇内收肌的 PTC=1，才能防止眼球运动，以确保手术过程安全顺利实施。又如腹部肌群的肌肉松弛药作用消除速度比拇内收肌快，腹部手术应用非去极化肌肉松弛药后，尽管监测拇内收肌反应尚未完全恢复，但腹部肌肉的张力可能早已恢复，导致腹部肌肉紧张，关腹困难，因此需调整手术结束前肌肉松弛药追加用药的剂量和时间。

（冉　建　欧阳葆怡）

参 考 文 献

1 Ali HH, Wilson RS, Savarese JJ, et al. The effects of tubocurarine on indirectly elicited train-of-four muscle response and respiratory measurements in humans. Br J Anaesth. 1975,47(5):570 - 574.

2 Asiddao CB, Borgos JG, Dhamee MS. Comparison of facial and thumb muscle response to nerve stimulation during neuromuscular blockade. Anesthesiology. 1992,77(3A):A925.

3 Caffrey RR, Warren ML, Becker KE Jr. Neuromuscular blockade monitoring comparing the orbicularis oculi and adductor pollicis muscles. Anesthesiology. 1996,65(1):95 - 97.

4 Cantineau JP, Porte F, Homs JB, et al. Neuromuscular boblocking effect of ORG 9426 on human diaphragm. Anesthesiology. 1991,75(3A):A795.

5 Cantineau JP, Porte F, d'Honneur G, et al. Neuromuscular effects of rocuronium on the diaphragm and adductor pollicis muscles in anesthetized patients. Anesthesiology. 1994,91(3):595 - 690.

6 Chauvin M, Lebrault C, Duvaldestin P. The neuromuscular blocking effect of vecuronium on the human diaphragm. Anesth Analg. 1997,66(2):117 - 122.

7 Chauvin M, Lebrault C, Gauneau P, et al. Neuromuscular blocking effecy of atracurium on human diaphragm. Anesthesiology. 1997,67(3A):A349.

8 de Rossi L, Preussler NP, Puhringer FK, et al. Onset of neuromuscular block at the masseter and adductor pollicis muscles following rocuronium or succinylcholine. Can J Anaesth. 1999,46(12):1133 - 1137.

9 Debaene B, Guesde R, Clergue F, et al. Plasma concentration-response relationship of pancuronium for the diaphragm and the adductor pollicis anesthetized man. Anesthesiology. 1990,73(3A):A997.

10 Debaene B, Lieutaud T, Billard V, et al. ORG 9497 neuromuscular block at the adductor pollicis and the laryngeal adductor muscles in humans. Anesthesiology. 1997,96(6):1300 - 1305.

11 Dhonneur G, Kirov K, Slavov V, et al. Effects of an intubating dose of succinylcholine and rocuronium on the larynx and diaphragm: an electromyographic study in humans. Anesthesiology. 1999,90(4):951 - 955.

12 Donati F, Antzaka C, Beven DR. Potency of pancuronium at the diaphragm and the adductor pollicis muscle in humans. Anesthesiology. 1996,65(1):1 - 5.

13 Donati F. Onset of action of relaxants. Can J Anaesth. 1999,35(3):S52 - 59.

14 Donati F, Meistelman C, Plaud B. Vecuronium neuromuscular blockade at the diaphragm, the orbicu-

laris oculi and adductor pollicis muscles. Anesthesiology. 1990,73(5):970－975.

15 Donati F, Plaud B, Meistelman C. A method to measure elicited contraction of laryngeal adductor muscles during anesthesia. Anesthesiology. 1991,74(5):927－932.

16 Donati F, Meistelman C, Plaud B. Vecuronium neuromuscular blockade at the adductor muscles of the larynx and adductor pollicis. Anesthesiology. 1991,74(5):933－937.

17 D'Honneur G, Guignard B, Slavov V, et al. Comparison of the neuromuscular blocking effect of atracurium and vecuronium on the adductor pollicis and the geniohyoid muscle in humans. Anesthesiology. 1995,92(3):649－654.

18 Engbaek J, Roed J. Differential effect of pancuronium at the adductor pollicis, the first dorsal interosseous and the hypothenar muscles. An electromyographic and mechanomyographic dose-response study. Acta Anaesthesiol Scand. 1992,36(7):664－669.

19 Feldman SA. Affinity concept and the action of the muscle relaxants. Acta Anaesthesiol Belg. 1976,27(3):96－99.

20 Gilly H, Redl G, Werba A, et al. Pharmacodynamics of vecuronium in two muscle groups: vocal cord versus thenar neuromuscular blockade in man. Anesthesiology. 1997,67(3A):A614.

21 Goat VA, Yeung ML, Blakeney C, et al. The effect of blood flow upon the activity of gallamine triethiodide. Br J Anaesth. 1976,49(2):69－73.

22 Goldman E, Road J, Grassino A. Recovery of costal and crural diaphragmatic contractility from partial paralysis. Anesthesiology. 1991,75(1):123－129.

23 Harper NJ. Comparison of the adductor pollicis and the first dorsal interosseous muscles during atracurium and vecuronium blockade: an electromyographic study. Br J Anaesth. 1999,61(4):477－479.

24 Hemmerling TM, Schurr C, Walter S, et al. A new method of monitoring the effect of muscle relaxants on laryngeal muscles using surface laryngeal electromyography. Anesth Analg. 2000, 90(2): 494－497.

25 Hemmerling TM, Schmidt J, Hanusa C, et al. Simultaneous determination of neuromuscular block at the larynx, diaphragm, adductor pollicis, orbicularis oculi and corrugator supercilii muscles. Br J Anaesth. 2000,95(6):956－960.

26 Hemmerling TM, Schmidt J, Wolf T, et al. Surface vs intramuscular laryngeal electromyography. Can J Anesth. 2000,47(9):960－965.

27 Hemmerling TM, Schmidt J, Wolf T, et al, Siebzehnruebl E, Schmitt H. Intramuscular versus surface electromyography of the diaphragm for determining neuromuscular blockade. Anesth Analg. 2001, 92(1):106－111.

28 Hemmerling TM, Babin D, Donati F. Phonomyography as a novel method to determine neuromuscular blockade at the laryngeal adductor muscles: comparison with the cuff pressure method. Anesthesiology. 2003,99(2):359－363.

29 Hemmerling TM, Donati F. Neuromuscular blockade at the larynx, the diaphragm and the corrugator supercilii muscle: a review. Can J Anaesth. 2003,50(9):779－794.

30 Hemmerling TM, Michaud G, Trager G, et al. Simultaneous determination of neuromuscular blockade at the adducting andabducting laryngeal muscles using phonomyography. Anesth Analg. 2004,99(6): 1729－1733.

31 Hinz J, Auer P, Moerer O, Neumann P, Crozier TA. Effects of mivacurium on the diaphragm evaluated by cervical magnetic stimulation of the phrenic nerves. Eur J Anaesthesiol. 2005,22(7):530－535.

32 Ibebunjo C, Hall LW. Muscle fibre diameter and sensitivity to neuromuscular blocking drugs. Br J Anaesth. 1993,71(5):732－733.

33 Ibebunjo C, Srikant CB, Donati F. Duration of succinylcholine and vecuronium blockade but not poten-

cy correlates with the ratio of endplate size to fibre size in seven muscles in the goat. Can J Anaesth. 1996,43(5 Pt 1):495－594.

34 Kirov K, Motamed C, Combes X, et al. Sensitivity to atracurium in the lateral abdominal muscles. Ann Fr Anesth Reanim. 2000,19(10):734－739.

35 Kirov K, Motamed C, Dhonneur G. Differential sensitivity of abdominal muscles and the diaphragm to mivacurium: an electromyographic study. Anesthesiology. 2001,95(6):1323－1329.

36 Laycock JRD, Donati F, Smith CE, et al. Pottency of atracurium and vecuronium at the diaphragm and the adductor pollicis muscle. Br J Anaesth. 1999,61(3):296－391.

37 Le Corre F, Plaud B, Benhamou E, et al. Visual estimation of onset time at the orbicularis oculi after five muscle relaxants: application to clinical monitoring of tracheal intubation. Anesth Analg. 1999,99(5):1305－1310.

38 Lebrault C, Chauvin M, Guirimand F, et al. Relative potency of vecuronium on the diaphragm and the adductor pollicis. Br J Anaesth,1999,63(4):399－492.

39 Lee HJ, Kim KS, Jeong JS, et al. Comparison of the adductor pollicis, orbicularis oculi, and corrugator supercilii as indicators of adequacy of muscle relaxation for tracheal intubation. Br J Anaesth. 2009,102(6):969－974.

40 Michaud G, Trager G, Deschamps S, et al. Monitoring neuromuscular blockade at the vastus medialis muscle using phonomyography. Can J Anaesth. 2005,52(9):795－900.

41 Mouchawar G, Bourland JD, Voorhees WD, et al. Stimulation of inspiratory motor nerves with a pulsed magnetic field (Letter). Med Biol Eng Comput. 1990,29(6):613.

42 Pansard JL, Chauvin M, Lebrault C, et al. Effect of an intubating dose of succinylcholine and atracurium on the diaphragm and the adductor pollicis muscle in humans. Anesthesiology. 1997, 67(3): 326－330.

43 Plaud B, Meistelman C, Donati F. Organon 9426 neuromuscular blockade at the adductor muscles of the larynx and adductor pollicis in man. Anesthesiology,1991,75(3A):A794.

44 Plaud B, Lequeau F, Debaene B, et al. Mivacurium neuromuscular blockade at the adductor muscles of the larynx and adductor pollicis in man. Anesthesiology. 1992,77(3A):A909.

45 Plaud B, Laffon M, Ecoffey C, et al. Monitoring orbicularis oculi predicts good intubating conditions after vecuronium in children. Can J Anaesth. 1997,44(7):712－716.

46 Plaud B, Debaene B, Donati F. The corrugator supercilii, not the orbicularis oculi, reflects rocuronium neuromuscular blockade at the laryngeal adductor muscles. Anesthesiology. 2001,95(1):96－101.

47 Rimaniol JM, Dhonneur G, Sperry L, et al. A comparison of the neuromuscular blocking effects of atracurium, mivacurium, and vecuronium on the adductor pollicis and the orbicularis oculi muscle in humans. Anesth Analg. 1996,93(4):909－913.

48 Saddler JM, Bevan JC, Plumley MH, et al. Potency of atracurium on masseter and adductor pollicis muscles in children. Can J Anesth. 1990,37(1):26－30.

49 Saddler JM, Marks LF, Norman J. Comparison of atracurium-induced neuromuscular block in rectus abdominis and hand muscles of man. Br J Anaesth. 1992,69(1):26－29.

50 Saitoh Y, Tanaka H, Toyooka H, et al. Recovery of post-tetanic and train-of-four responses at the first dorsal interosseous and adductor pollicis muscles in patients receiving vecuronium. Can J Anaesth. 1996,43(4):362－367.

51 Saitoh Y, Koitabashi Y, Makita K, et al. Train-of-four and double burst stimulation fade at the great toe and thumb. Can J Anaesth. 1997,44(4):390－395.

52 Saitoh Y, Narumi Y, Fujii Y, et al. Electromyographic assessment of neuromuscular block at the gastrocnemius muscle. Br J Anaesth. 1999,92(3):329－332.

53 Saitoh Y, Nakajima H, Hattori H, et al. Neuromuscular blockade can be assessed accelerographically over the vastus medialis muscle in patients positioned prone. Can J Anaesth. 2003,50(4):342－347.

54 Saitoh Y, Oshima T, Nakata Y. Acceleromyographic monitoring of neuromuscular block over the orbicularis oris muscle in anesthetized patients receiving vecuronium. J Clin Anesth. 2010, 22(5): 319－323.

55 Saitoh Y, Oshima T, Nakata Y. Monitoring of vecuronium-induced neuromuscular block at the sternocleidomastoid muscle in anesthetized patients. J Anesth. 2010,24(6):939－944.

56 Saitoh Y, Sashiyama H, Oshima T, et al. Assessment of neuromuscular block at the orbicularis oris, corrugator supercilii, and adductor pollicis muscles. J Anesth. 2012,26(1):29－33.

57 Schmidt J, Albrecht S, Petterich N, et al. Priming technique with cisatracurium Onset time at the laryngeal muscles. Anaesthesist. 2007,56(10):992－1000.

58 Seror P, Maisonobe T, Bouche P. A new electrode placement for recording the compound motor action potential of the first dorsal interosseous muscle. Neurophysiol Clin. 2011,41(4):173－190.

59 Sharpe MD, Moote CA, Lam AM, et al. Comparison of integrated evoked EMG between the hypothenar and facial muscle groups following atracurium and vecuronium administration. Can J Anaesth. 1991,39(3):319－323.

60 Similowski T, Fleury B, Launois S, et al. Cervical magnetic stimulation: a new painless method for bilateral phrenic nerve stimulation in conscious humans. J Appl Physiol. 1999,67:1311－1319.

61 Smith CE, Donati F, Bevan DR. Potency of succinylcholine at the diaphragm and at the adductor pollicis muscle. Anesth Analg. 1999,67(7):625－630.

62 Smith CE, Donati F, Beven DR. Differential effects of pancuronium on masseter and adductor pollicis muscles in humans. Anesthesiology. 1999,71(1):57－61.

63 Smith CE, Donati F, Bevan DR. Effects of succinylcholine at the masseter and adductor pollicis muscles in adults. Anesth Analg. 1999,69(2):159－162.

64 Sopher MJ, Sears DH, Walts LF. Neuromuscular function monitoring comparing the flexor hallucis brevis and adductor pollicis muscles. Anesthesiology. 1999,69(1):129－131.

65 Wiegand DA, Latz B, Zwillich CW, et al. Upper airway resistance and geniohyoid muscle activity in normal men during wakefulness and sleep. J Appl Physiol. 1990,69(4):1252－1261.

66 Wright PM, Caldwell JE, Miller RD. Onset and duration of rocuronium and succinylcholine at the adductor pollicis and laryngeal adductor muscles in anesthetized humans. Anesthesiology. 1994,91(5): 1110－1115.

67 Wymore ML, Eisele JH. Differential effects of d-tubocurarine on inspiratory muxcle and two peripheral muscle groups in anesthetized man. Anesthesiology. 1979,49(5):360－362.

68 Zhou RY, Xu J, Chi FL, et al. Differences in sensitivity to rocuronium among orbicularis oris muscles innervated by normal or damaged facial nerves and gastrocnemius muscle innervated by somatic nerve in rats. Laryngoscope. 2012,122(9):1931－1937.

69 冉建,欧阳葆怡.罗库溴铵对眼轮匝肌和拇收肌临床药效学比较.现代临床医学生物工程学杂志 2006, 12(6):479－490.

70 王莹恬,黄施伟,赵雪莲,等.顺阿曲库铵对眼轮匝肌和拇内收肌肌松效应的比较.临床麻醉学杂志 2007,23(7):555－556.

71 杨汉宇,冉建,李德维,等.双套囊法监测喉内收肌诱发颤搐反应的可行性.临床麻醉学杂志 2009,25(5):395－397.

第十章　肌肉松弛药的相互作用

同时使用多种药物可能产生药物之间的相互作用。肌肉松弛药常与吸入麻醉药、静脉麻醉药、麻醉性镇痛药、局麻药以及抗生素同时使用。此外，麻醉前患者可能患有各种疾病，需要多种药物治疗，如抗高血压药、利尿药、抗惊厥药、肾上腺皮质激素等。因此，术前及术中使用的许多药物可以通过不同途径与肌肉松弛药产生相互作用。相互作用的结果有些产生增强肌肉松弛药作用，但也有相反的影响，如抗胆碱酯酶药有逆转肌肉松弛药的作用。有些相互作用对患者可能有害，如氨基糖苷类抗生素，可使肌肉松弛药的呼吸抑制作用延长。

第一节　肌肉松弛药相互作用的机制

肌肉松弛药相互作用分为化学、物理、药代学和药效学 4 个方面。但是，药物相互作用的机制并不完全清楚，有时涉及多个机制或复合机制。

一、化学反应

因化学反应引起的药物相互作用在临床上并不多见。这类反应多与药物的储存有关，如阿曲库铵针剂中的酸性缓冲液有助于阿曲库铵的稳定，延长保存期限。

二、物理学的相互作用

物理性能的药物相互作用中最明显的表现是出现沉淀反应。如将泮库溴铵注射于含有硫喷妥钠的输液管内出现沉淀现象。这是由于泮库溴铵针剂的酸性溶液使硫喷妥钠产生沉淀反应，而非泮库溴铵本身的反应，泮库溴铵的药理活性并未因此受到影响。

三、药代学的相互作用

肌肉松弛药的肌肉松弛作用与其血浆和作用部位的浓度密切相关。任何可能改变肌肉松弛药的时间-浓度关系，以及体内分布和清除的因素都可能影响肌肉松弛药的药理作用。有关病理性药代学对肌肉松弛药的影响已有较深认识。血管活性药物和正性肌力药物可能影响肌肉松弛药的分布和清除，但其确切作用尚待研究。正性肌力药增加心输出量，可能加快肌肉松弛药的起效时间。抑制胆碱酯酶活性的药物(抗胆碱酯酶、碱性化疗药物)使血浆胆碱由酶活性下降，琥珀胆碱的清除半衰期延长，肌肉松弛作用时间延长。

许多药物具有肝酶诱导作用，包括多数的镇静药和抗惊厥药，但苯二氮䓬类药物不属此类。长期服用苯妥英钠或卡马西平(carbamazepine)治疗的患者维库溴铵和泮库溴铵的肌肉松弛作用减弱，但对阿曲库铵无明显影响，可能与阿曲库铵较少经肝脏代谢清除有关。

肌肉松弛药在血中都与血浆蛋白质相结合。与血浆蛋白质结合较多的其他药物可能使游离的肌肉松弛药分子增多，药物活性增强。但是，游离药物分子增多时其清除亦会增快，最终结果取决于两者的平衡状态。

四、药效学的相互作用

肌肉松弛药的作用部位位于神经肌肉接头处。任何可能影响乙酰胆碱合成、释放、移动、储存、分解，以及与乙酰胆碱受体结合的药物都可能影响肌肉松弛药的药理作用。药物分子相互作用的机制(图 10－1)。

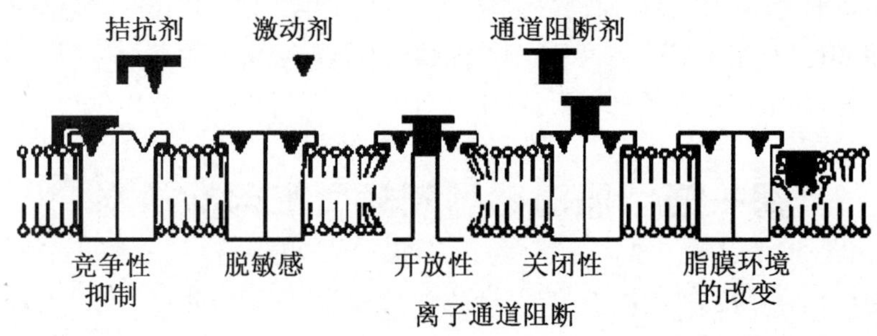

图 10－1　药物分子在受体部位的相互作用

药效学的相互作用影响神经肌肉接头处的药物浓度-效应的关系，可以用下式简化表示：

$$BR \leftrightarrow B + R + A \leftrightarrow AR$$

式中：A 为递质或激动剂，B 为拮抗剂或阻断剂，作用于 R 受体。

若形成足量的激动剂-受体复合体(AR)，则产生动作电位。若形成的拮抗剂-受体复合体(BR)较多，则能与激动剂相结合的受体较少。正常情况下，神经冲动释放的递质数量，比足够形成 AR 和传布肌肉动作电位的 3 倍还多。竞争性(非去极化)肌肉松弛药在上式方程中作为阻断剂(B)起作用，而琥珀胆碱作为激动剂(A)起作用，至少在Ⅰ相作用时是这样。因此，可能存在 3 种类型的相互作用的药物：影响递质释放的药物；竞争受体的药物；使递质清除减少的药物。至于可能影响到乙酰胆碱合成的药物，目前尚无临床意义。

此外，还存在其他类型的相互作用，如①阻断离子通道，有些药物(局麻药，巴比妥类药和某些抗生素)非竞争性地阻断终板处的离子通道，从而降低终板电流。②直接作用于肌肉的药物，某些药物可作用于肌肉的电-机械耦联过程和肌肉收缩过程，从而增强阻断药物的作用。

五、药物相互作用的类型

(一) 相加作用

两种药物合用时，引起的效应等于它们各自单独使用时效应的代数和，称为相加作用(addition)。如分别使用 ED_{95} 的泮库溴铵(0.07 mg/kg)或维库溴铵(0.05 mg/kg)产生 95%的肌肉松弛作用,而合用一半剂量的泮库溴铵(0.035 mg/kg)和维库溴铵(0.025 mg/kg)同样产生 95%的肌肉松弛作用,称为相加作用。

(二) 协同作用

两种药物合用时,引起的效应大于它们各自单独使用时效应的代数和,称为协同作用(synergism)。如分别使用 ED_{95} 的顺阿曲库铵(0.05 mg/kg)或罗库溴铵(0.3 mg/kg)产生 95%的肌肉松弛作用,而合用一半剂量的顺阿曲库铵(0.025 mg/kg)和罗库溴铵(0.15 mg/kg)产生的肌肉松弛作用远>95%。实际上,只需合用 1/4 剂量的阿曲库铵和罗库溴铵就可产生 95%的肌肉松弛作用,称为协同作用。

(三) 拮抗作用

两种药物合用时,其中一种药物能降低另一药物的效能,称为拮抗作用(antagonism)。

第二节　药物相互作用的研究与分析方法

一、药代学研究

(一) 研究方法

研究两种肌肉松弛药联合使用时,先分别测定两种药单独使用时的各项药代学参数,包括分布半衰期、消除半衰期、中央室容积、稳态分布容积、总清除率及血浆蛋白结合率等各项指标;然后再测定两种肌肉松弛药先后使用或合用时的各项药代学参数。

(二) 分析方法

分析两种肌肉松弛药联合使用时的药代学参数与单独使用时每种肌肉松弛药药代学参数之间的差异,探寻引起上述差异的原因。

二、药效学研究

(一) 研究方法

多采用累积给药法,采用肌张力监测仪测定拇内收肌诱发颤搐反应时 TOF 的 T_1 受抑制程度,计算两种药单独使用以及先后使用或合用时各自的 ED_{50}、ED_{90} 和 ED_{95}。

(二) 分析方法

1. 两种肌肉松弛药合用的药效分析

(1) 等辐射分析法(Isobolographic Analysis)　设定坐标图的 X 轴为 A 药,Y 轴为 B 药,将两种药单独使用时达到同一效应水平时所使用的剂量(如 ED_{50})分别标记在 X 轴和 Y 轴上,将两个标志点连成一条直线(图 10-2)。两种药合用达到与两药单独使用相同效应时,将 A 药和 B 药的剂量分别标记在 X 轴和 Y 轴上,通过两个标志点引出分别垂直于 X 轴或 Y 轴的直线,两线在坐标中的交点如正好落在两药单独使用剂量的连线上,表明两药合用时的效应为相加作用（如图 10－2 中的 Q 位置）；交点落在连线的左侧，为协同作用（如图 10－2 中的 P 位置）；交点落在连线的右侧为拮抗作用（如图 10－2 中的 R 位置）。

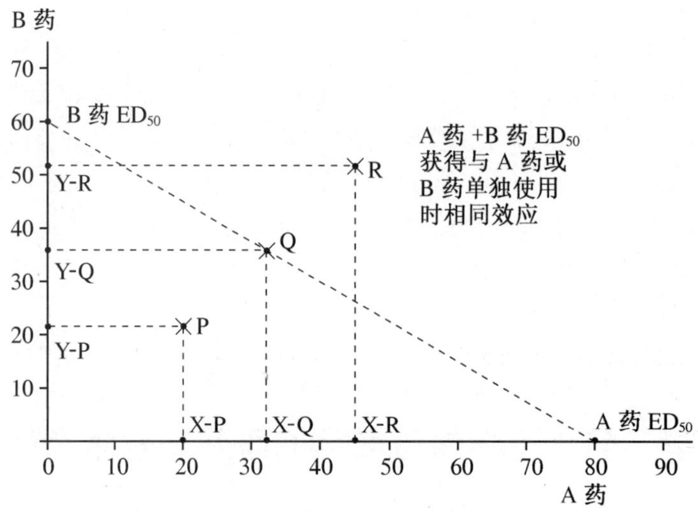

图 10－2 两种药物合用时等辐射药效分析示意图

X 轴代表 A 药，Y 轴代表 B 药。A 药 ED_{50} 在 X 轴的圆点是单独使用 A 药时的半数有效剂量，B 药 ED_{50} 在 Y 轴的圆点是单独使用 B 药时的半数有效剂量。断线为单独使用 A 药和 B 药时半数有效剂量的连线。X 轴上的 X－R 和 Y 轴上的 Y－R 是指 A 药和 B 药合用时达到两药单独使用时相同效应每种药所需的剂量。R、Q、P 是分别通过 X－R 与 Y－R、X－Q 与 Y－Q 以及 X－P 与 Y－P 的两条垂线的交点。交点在断线右侧（如 R 位置），表示两药合用的效应呈拮抗作用；交点在断线左侧（如 P 位置），表示两药合用的效应呈协同作用；交点在断线上（如 Q 位置），表示两药合用的效应呈相加作用。

（2）代数法　将两药单独应用达到某一相同效应时的剂量设定为 1，当两药合用达到上述相同效应时，计算每种药的剂量与单独应用时所需剂量的比值，然后求两个比值之和，即为两药合用时的代数值。如该值等于 1 则为相加作用；＜1 为协同作用；＞1 为拮抗作用。

（3）等量法　两种肌肉松弛药的剂量均为 0.5 倍 ED_{50}，合用后的肌松效应理论上应等于 1 倍 ED_{50} 剂量的结果，即拇内收肌诱发颤搐反应时 TOF 的 T_1 受抑制程度应达到 50％。如测定结果阻滞程度为 50％，两种药合用时的效应为相加作用；如阻滞程度＞50％，则为协同作用；阻滞程度＜50％为拮抗作用。

2. 两种肌肉松弛药先后应用的药效分析

用肌张力监测仪测定拇内收肌诱发颤搐反应时 TOF 的 T_1 抑制时程和恢复过程，主要监测指标包括：显效时间（lag time）、起效时间（onset time）、T_1 最大抑制程度（Tmax.）、T_1 恢复到基础值 5％（T_5）、25％（T_{25}）、50％（T_{50}）、75％（T_{75}）、95％（T_{95}）和 100％（T_{100}）的时间、临床作用时间（clinical duration）、恢复指数（recovery index，RI，$T_{25\sim75}$）以及 TOFr 恢复到 0.75 和 0.95 的时间。比较某种肌肉松弛药单独使用时上述各项监测结果与该种肌肉松弛药随另一种肌肉松弛药之后使用时上述各项监测结果之间的差异，并探寻引起上述差异的原因。

第三节　肌肉松弛药与其他药物的相互作用

与肌肉松弛药有关的相互作用可以分成两大类：①肌肉松弛药与其他药物之间的相互作用；②不同肌肉松弛药之间的相互作用。本节介绍第一类作用。酸碱和电解质类药物对肌肉松弛药影响(表 10－1)。与肌肉松弛药作用有关的一些药物(表 10－2)。

表 10－1　酸碱电解质改变对肌肉松弛药作用的影响

血浆离子浓度	H^+	K^+	Ca^{2+}	Mg^{2+}	Li^+
升高	－	＋	＋	－	＋
下降	＋	－	－	＋	

＋肌肉松弛药作用增强；－肌肉松弛药作用减弱。

表 10－2　常用药物与肌肉松弛药的相互作用

药　　物	相互作用	作用程度
阿芬太尼(alfentanil)	无	0
氨茶碱(aminophylline)	拮抗	＋＋
抗生素(antibiotics)	增强	＋＋＋
抗惊厥药(anticonvulsants)	拮抗	＋＋＋
抑肽酶(aprotinin)	增强，琥珀胆碱作用延长	＋＋＋
阿司匹林(aspirin)	无	0
硫唑嘌呤(azathiopine)	拮抗	＋
苯二氮䓬类(benzodiazepines)	无	0
β受体阻滞药(beta blockers)	增强	＋
溴苄胺(bretylium)	增强	＋
布比卡因(bupivacaine)	增强	＋＋
丁酰苯类药(butyrophenones)	无	0
钙拮抗药(calcium antagonists)	增强	＋＋
卡马西平(carbamazepine)	拮抗	＋＋
头孢菌素类(cephalosporins)	无	0
氯丙嗪(chlorpromazine)	无	0
克林霉素(clindamycin)	增强	＋＋＋
黏菌素(colistin)	增强	＋＋＋
环氧抑制药(cyclo-oxygenous inhibitors)	无	0
环孢素 (cyclosporin)	增强	＋
丹曲林(dantrolene)	增强	＋＋
地塞米松(dexamethasone)	拮抗	＋＋
地西泮(diazepam)	无	0
丙吡胺(disopyramide)	增强	＋
吗乙胺吡酮(doxapram)	增强	＋＋
氟哌利多(droperidol)	无	0
依可碘酯(echothiopate)	增强	＋＋＋

（续表）

药　　物	相互作用	作用程度
恩氟烷(enflurane)	增强	+++
红霉素(erythromycin)	无	0
艾司洛尔(esmolol)	增强，琥珀胆碱作用延长	+，++
依托咪酯(etomidate)	轻度增强	+
芬太尼(fentanyl)	无	0
呋塞米(furosemide)	增强	+
神经节阻断药(ganglion blocker)	增强	+++
庆大霉素(gentamycin)	增强	+++
三硝酸甘油酯(glyceryl trinitrate)	无	0
氟哌啶醇(haloperidol)	无	0
氟烷(halothane)	增强	+
六烃季铵(hexamethonium)	增强	+++
氢化可的松(hydrocortisone)	拮抗	++
免疫抑制药(immunosuppressants)	琥珀胆碱作用延长	++
异氟烷(isoflurane)	增强	+++
卡那霉素(kanamycin)	增强	+++
氯胺酮(ketamine)	轻度增强	+
利多卡因(lidocaine)	增强	+
酮咯酸(ketorolac)	无	0
林可霉素(lincomycin)	增强	+++
局麻药(local anesthetics)	增强	++
氯羟二氮䓬(lorazepam)	无	0
甘露醇(mannitol)	增强	0
消痛定(meptazinol)	琥珀胆碱作用延长	+++
甲乙炔巴比妥(methohexitone)	轻度增强	+
甲硝唑(metronidazole)	无	0
咪达唑仑(midazolam)	无	0
吗啡(morphine)	无	0
新霉素(neomycin)	增强	+++
乙基紫苏霉素(netilmicin)	无	0
硝苯吡啶(nifedipine)	增强	++
硝酸甘油(nitrates)	无	0
氧化亚氮(nitrous oxide)	无	0
阿片类药(opioids)	无	0
青霉胺(penicillamine)	无	0
青霉素(penicillin)	无	0
戊酸吡啶(pentolinium)	增强	+++
哌替啶(pethidine)	无	0
酚噻嗪(phenothiazines)	无	0
苯妥英钠(phenytoin)	拮抗	+++
磷酸二酯酶抑制药(phosphodiesterase inhibitors)	拮抗	++

（续表）

药　　物	相互作用	作用程度
多黏菌素(polymycin)	增强	+++
丙胺卡因(prilocaine)	增强	++
去氧苯比妥(primidone)	拮抗	++
普鲁卡因酰胺(procainamide)	增强	++
	琥珀胆碱作用延长	+++
普鲁卡因(procain)	增强	++
丙泊酚(propofol)	轻度增强	+
普萘洛尔(propranolol)	增强，琥珀胆碱作用延长	+，++
奎尼丁(quinidine)	增强	++
硝普钠(sodium nitroprusside)	无	0
肾上腺皮质激素(steroids)	拮抗	++
链霉素(streptomycin)	增强	+++
舒芬太尼(sulfentanyl)	无	0
四环素(tetracyclines)	增强	+
硫喷妥钠(thiopentone)	轻度增强	+
妥布霉素(tobramycin)	增强	+++
三甲噻芬(trimetaphan)	增强	+++
丙戊酸钠(valproate sodium)	拮抗	++
维拉帕米(verapamil)	增强	++
挥发性吸入麻醉药(volatile agents)	增强	+++

0 无作用；+作用微弱，无临床意义；++作用小，某些情况下有临床意义；+++临床作用明显。

一、吸入麻醉药

（一）吸入麻醉药与非去极化肌肉松弛药之间的相互作用

1. 不同吸入麻醉药对各个肌肉松弛药药效影响的程度不同

吸入麻醉药在临床常用浓度范围内一般不会减弱机体的肌颤搐反应，但能延长神经-肌肉传递的平均不应期，降低肌肉对高频强直刺激的收缩反应，使肌肉强直收缩的肌张力不能维持而出现衰减现象。吸入麻醉达到一定深度时均可能产生不同程度的肌肉松弛作用。吸入麻醉药可增强非去极化肌肉松弛药对肌颤搐反应的抑制，延长其作用时效，减少其用量不同吸入麻醉药增强非去极化肌肉松弛药的作用也不尽相同，且与用量相关。氟烷、恩氟烷、异氟烷、七氟烷和地氟烷与非去极化肌肉松弛药合用时，非去极化肌肉松弛药的用量减少，时效延长，其间存在着量效关系。一般说来，吸入麻醉药增强非去极化肌肉松弛药的顺序：最强是异氟烷、恩氟烷和地氟烷，其次是氟烷，最弱是氧化亚氮。吸入全麻增强长时效非去极化肌肉松弛药，如氯化筒箭毒碱、泮库溴铵和哌库溴铵等的作用明显。氟烷可减少这些肌肉松弛药 1/3 药量，恩氟烷减少肌肉松弛药 1/2～2/3 药量。而吸入麻醉药对中时效非去极化肌肉松弛药维库溴铵和阿曲库铵的增强作用较弱，仅减少 1/4 肌肉松弛药用量。全凭静脉麻醉时维持 90%肌颤搐抑制所需罗库溴铵的用量为(9.8±3.7) μg/(kg・min)，而在吸入恩氟烷和异氟烷麻醉时分别仅需(5.9±3.1) μg/(kg·min)和(6.1±2.7) μg/(kg·min)，约下降40%；吸入1.25 MAC恩氟烷或异氟烷可使美维库铵的恢复指数从对照组（平衡麻醉法）的(5.5±1.6) min分别延长到(12.6±1.5) min和(7.4±2.0) min。氟烷增强肌肉松弛药的时间依赖性不明显，而恩氟烷增强氯化筒箭毒碱及泮库溴铵等的时间依赖性明显。吸入麻醉药对去极化肌肉松弛药的相互作用较弱。异氟烷增强琥珀胆碱的肌肉松弛作用较氟烷为强。恩氟烷和异氟烷可促使琥珀胆碱较早演变为Ⅱ相阻滞。

2. 吸入麻醉药对非去极化肌肉松弛药作用的影响呈剂量依赖性

随着麻醉药吸入浓度的增加，术中肌肉松弛药的用量持续递减，肌肉松弛作用时间随之延长，但这种改变并非呈线性关系。如在吸入麻醉下，当分别吸入0.5%、1.0%和1.5%的异氟烷时，泮库溴铵的ED_{50}分别为0.60 mg/m^2、0.36 mg/m^{2}和0.18 mg/m^2，右旋筒箭毒碱的ED_{50}则分别为2.40 mg/m^2、1.87 mg/m^{2}和1.46 mg/m^2。与静脉麻醉相比，吸入0.25 MAC异氟烷时，罗库溴铵的4个成串刺激的反应值恢复到25%所需时间延长2倍，而吸入1.0 MAC异氟烷时，则能延长3～4倍。

3. 吸入麻醉药对非去极化肌肉松弛药作用的时间依赖性

吸入麻醉药对非去极化肌肉松弛药作用的影响还与吸入麻醉药时间的长短有关，但不同吸入麻醉药的这种时间依赖性表现并不相同。氟烷麻醉的时间对非去极化肌肉松弛药效能的影响不明显，常需吸入2 h以上才有所表现。七氟烷和地氟烷与肌肉的平衡较快，吸入约30 min后就使非去极化肌肉松弛药的作用明显增强。恩氟烷和异氟烷也表现出明显的时间依赖性作用。在保持泮库溴铵血药浓度恒定的前提下，恩氟烷可使该肌肉松弛药的效能每小时增强9%±4%。实际上，许多吸入麻醉药都需经一定的时间，才能发挥增强肌肉松弛药作用的最佳效能。例如，麻醉诱导期吸入1 MAC七氟烷不影响单次静注米库氯铵的肌松时效。麻醉维持期吸入七氟烷1.5 h时使米库氯铵的持续输注量减少75%以上，停药后肌张力恢复明显延迟。增强作用与七氟烷吸入浓度有关。

4. 吸入麻醉药对胆碱酯酶抑制剂的影响

吸入麻醉药可阻断新斯的明或依酚氯铵(edrophonium)对非去极化肌肉松弛药作用的逆转，其中以七氟烷＞异氟烷＞地氟烷。尽管目前临床对此仍有争议，但可以肯定的是，降低吸入麻醉药浓度将促进神经-肌肉传递功能的恢复。如持续静脉滴注泮库溴铵时，将吸入恩氟烷的浓度从2.2%降至0.5%，可使肌颤搐的抑制从92%恢复到98%。

（二）吸入麻醉药对去极化肌肉松弛药的相互作用

吸入麻醉药与去极化肌肉松弛药的相互作用比较弱。早期米勒(Miller)曾认为，异氟烷增强去极化肌肉松弛药的效能强于氟烷，异氟烷麻醉时琥珀胆碱的ED_{50}值比氟烷麻醉时降低32%，但其在以后的研究中发现，恩氟烷和异氟烷对间断静脉注射或持续滴注琥珀胆碱的肌松效应均无影响，而且它们还能加快琥珀胆碱快速耐药性的出现，促使阻滞性质的转变，加快Ⅱ相阻滞的发生。

（三）吸入麻醉药产生肌肉松弛作用和增强肌肉松弛药作用的机制

吸入麻醉药增强肌肉松弛药作用的确切机制仍不十分清楚，可能与吸入麻醉药的下列作用有关：

1. 非神经肌肉机制

(1) 中枢神经系统抑制，吸入麻醉药达一定麻醉深度均能产生不同程度的肌肉松弛作用。

(2) 增加肌肉血流灌注，使更多的肌肉松弛药转运到神经-肌肉接头。

(3) 抑制肾小球滤过，减少某些肌肉松弛药的排泄。

(4) 减少肝血流。

(5) 术中低温。

2. 神经肌肉机制

(1) 某些吸入麻醉药能增加肌肉血流，使循环中的肌肉松弛药到达神经肌肉接头的量增加。如果这一现象存在，则主要表现在异氟烷麻醉，因为异氟烷增加肌肉血流量较其他吸入麻醉药为多，这也可能是异氟烷增强肌肉松弛药药效的作用大于氟烷、七氟烷等药的原因。

(2) 抑制运动神经末梢内乙酰胆碱的动员和释放。

(3) 影响神经-肌肉接头后膜上乙酰胆碱受体的功能。

(4) 降低接头后膜对诱发其去极化反应的各种因素的敏感性，促进受体脱敏感的发生。

(5) 对接头后膜以外肌细胞膜的非特异性影响，如肌肉松弛药溶解于肌纤维膜的脂质中后，可引起膜脂质膨胀、破裂和液化，从而增加肌纤维膜的流动性。

相互作用也表现在肌肉松弛药对吸入麻醉药作用的影响。如泮库溴铵减少氟烷的需要量，可能与肌肉松弛药使肌梭发放到脑干网状结构的传入兴奋刺激减弱、觉醒受抑制有关。

二、静脉麻醉药

可能与肌肉松弛药产生相互作用的静脉麻醉药包括巴比妥类、非巴比妥类、麻醉性镇痛药，以及镇静安定类药物等。巴比妥类对肌肉松弛药有微弱的增强作用。依托咪酯增强泮库溴铵和维库溴铵肌肉松弛作用，但对哌库溴铵和琥珀胆碱无影响。氯胺酮是否能增强肌肉松弛药的作用，意见仍有分歧。有报道氯胺酮能延长去极化肌肉松弛药和箭毒的作用时间，也增强由维库溴铵产生的部分阻滞作用，但不影响阿曲库铵的作用。相反的意见认为单次静脉注射氯胺酮对泮库溴铵和维库溴铵的肌肉松弛作用均无明显影响。丙泊酚在大于临床使用剂量时增强阿曲库铵、维库溴铵、泮库溴铵和琥珀胆碱的肌肉松弛作用。安泰酮和普尔安增强肌肉松弛作用。普尔安抑制血浆胆碱酸酶延长琥珀胆碱作用，过早停用普尔安可能导致患者在肌张力恢复前发生知晓。静脉麻醉药可能通过降低接头后膜的敏感性而增强肌肉松弛药的作用，也可能与通道阻滞有关。一般而言，静脉麻醉药对肌肉松弛药的作用轻微。动物实验中大剂量使用静脉麻醉药（如咪达唑仑、硫喷妥钠、丙泊酚和氯胺酮等）对肌肉松弛药具有微弱的增强作用，而在临床麻醉中使用的剂量对肌肉松弛药无明显的影响，因此不具有重要的临床意义。

三、局麻药

局麻药能增强肌肉松弛药的肌肉松弛作用。多数局麻药在大剂量静脉使用时都能引起神经-肌肉传递的阻滞作用；而在小剂量静脉使用局麻药时虽没有如此强的肌松效应，却能增强非去极化和去极化肌肉松弛药的肌肉松弛作用。如普鲁卡因、利多卡因增强氯筒箭毒碱及琥珀胆碱作用，利多卡因、卡波卡因、丙氨卡因、布比卡因增强阿库氯铵作用。围术期应重视这类药物相互作用的存在，如在术后经静脉使用局麻药治疗心律失常时，可能因肌肉松弛药残余作用的增强而导致患者出现严重的呼吸功能抑制。

局麻药影响肌肉松弛药作用的机制包括神经-肌肉接头和接头外两种途径。静脉小剂量给药时，局麻药可影响接头前膜的功能，减少运动神经末梢内乙酰胆碱囊泡的数量，抑制强直后易化。大剂量给药时，局麻药发挥接头后的膜稳定作用，阻断由乙酰胆碱诱导的肌肉收缩反应。同时，局麻药还可直接影响肌纤维的膜结构，替代肌膜上的钙离子，从而抑制由咖啡因诱导的肌纤维收缩。普鲁卡因还能抑制血浆胆碱酯酶的活性，通过抑制琥珀胆碱和美维库铵的水解而增强肌肉松弛作用。

国内有关普鲁卡因对肌肉松弛药效能影响的系列研究认为，普鲁卡因能增强两类肌肉松弛药的作用，其机制包括药物代谢过程的相互影响及神经肌肉接头阻滞的协同作用。普鲁卡因对神经肌肉接头传递功能的作用广泛，但以接头前膜阻滞为主，通过多途径影响乙酰胆碱的储存和释放：①通过直接减少乙酰胆碱释放，阻滞钙离子通道，抑制腺苷酸环化酶作用等方式影响乙酰胆碱的储存和释放。小剂量抑制强直后电位致强直衰减，强直后易化作用减弱，此作用以接头前膜抑制作用为主；②大剂量局麻药阻滞乙酰胆碱引起的肌肉收缩，具有稳定接头后膜的作用；③降低运动终板对乙酰胆碱的敏感性，抑制终板动作电位的幅度；④对肌膜产生直接抑制作用，减小去神经肌肉的收缩幅度；⑤抑制激动剂与受体亚单位的结合，并兼有开放型通道阻滞作用。按照非去极化肌肉松弛药对血浆胆碱酯酶活性的抑制指数(I_{50})大小排列，其顺序为：泮库溴铵＞维库溴铵＞右旋筒箭毒碱＞阿曲库铵。泮库溴铵的抑制作用比维库溴铵强 100 倍。

普鲁卡因 1 mg/kg 静脉滴注能强化静滴阿曲库铵和维库溴铵的肌肉松弛作用，但对单次用药的作用无明显影响，其强化程度不如吸入 1.3 MAC 的异氟烷和安氟烷的作用。普鲁卡因的这种协同作用与血浆浓度有关，在达到血浆稳态浓度前，其影响主要表现为强化阿曲库铵和维库溴铵的接头后膜阻滞作用，使 T_1 下降速度加快；达到血浆稳态浓度后，其对接头前膜的作用效应方能显示出来。由于普鲁卡因的消除半衰期短，为(10.5±1.4) min，故虽延长了阿曲库铵和维库溴铵阻滞后 T_1 恢复至 25％的时间，但不影响 T_1 的自主恢复或拮抗后恢复达 70％的时间。

四、麻醉性镇痛药

阿片类药物对神经肌肉传递的影响不被纳洛酮所拮抗。相反，纳洛酮还会加重神经肌肉阻滞。阿片类药的这种作用可能与阿片受体无关。离体标本实验中，哌替啶在低浓度时能增加肌颤搐高度，而在高于临床浓度时却表现为肌颤搐的抑制。

五、利尿药

排钾利尿药可引起体内钾总量的下降，从而增强非去极化肌肉松弛药的肌肉松弛作用，引起肌肉麻痹的时间延长。呋塞米轻度增强氯筒箭毒碱作用，却能加快泮库溴铵作用的消退。

离体实验证实，呋塞米低浓度时增加氯筒箭毒碱的肌肉松弛作用，但高浓度时却能拮抗氯筒箭毒碱的肌肉松弛作用。动物实验中，乙酰唑胺、氯噻酮和氯噻嗪都有增强肌肉松弛药作用，但在临床上尚未得到证实。甘露醇对肌肉松弛药作用无影响。

六、苯二氮䓬类药

苯二氮䓬类药物对神经肌肉功能的影响存有争议。动物实验提示苯二氮䓬类药物增强肌肉松弛作用。动物实验中咪达唑仑 5 mg/kg 能使维库溴铵的累积剂量反应曲线明显左移。临床研究也证实咪达唑仑 0.3 mg/kg 和 1.5 mg/kg 抑制颤搐高度分别为 23%和 37%，咪达唑仑 1.5 mg/kg 能使维库溴铵的 ED_{50} 显著降低，说明咪达唑仑能增强维库溴铵的作用，且呈剂量相关效应。苯二氮䓬类药对神经肌肉接头的作用机制可能是：①降低乙酰胆碱受体的敏感性；②改变肌膜对 Cl^- 的通透性；③肌肉钙动力学的改变。苯二氮䓬类药物在脊髓水平存有中枢性的肌肉松弛作用。临床研究则认为地西泮、氟硝西泮和咪达唑仑不改变常用肌肉松弛药的作用时间。一般认为，苯二氮䓬类药物虽有增强肌肉松弛作用，但没有临床意义。

七、抗生素

许多抗生素都具有增强肌肉松弛药作用的效应，但所依赖的机制和效能的强弱却各不相同。氨基糖苷类抗生素多数本身就能产生肌肉松弛作用。抑制神经肌肉传递功能的强度，依次为新霉素、链霉素、庆大霉素、双氢链霉素、卡那霉素。使用氨基糖苷类抗生素可增强非去极化肌肉松弛药的肌肉松弛作用，延长其作用时间。增强作用可发生在神经-肌肉接头前和接头。作用于接头前有类似镁离子作用，阻碍运动神经末梢的钙离子内流，影响乙酰胆碱的释放。作用于接头后对接头后膜有稳定作用。胆碱酯酶抑制药不能拮抗其阻滞作用，但可被钙剂和 4 -氨基吡啶部分拮抗。

在抗生素对神经-肌肉接头功能的影响中，多黏菌素是的作用最强的一类，其强度依次序为多黏菌素 B、黏菌素、多黏菌素 A、甲磺酸黏菌素。多黏菌素具有接头前膜和后膜的双重影响效应，并可直接作用于使肉收缩，使用后引起的肌肉松弛作用不能被钙离子或胆碱酯酶抑制药所拮抗，甚至会加重阻滞。4 -氨基吡啶有部分拮抗效果。林可霉素和氯洁霉素可增强非去极化肌肉松弛药的作用，而不增强去极化肌肉松弛药的肌肉松弛作用，其作用有接头前和接头后双重作用，并可被钙和新斯的明部分拮抗。青霉素类和头孢菌素类(cephalosporins)抗生素在临床常用剂量范围内不会明显地增强肌肉松弛药的作用。甲硝唑和四环素可能轻度增强肌肉松弛药作用，但不具有临床意义。

由于抗生素增强肌肉松弛药作用的机制非常复杂(图 10 - 3)，临床上因使用抗生素而造成肌肉麻痹时间延长时，最好在维持人工通气下等待其自然恢复。此时，使用胆碱酯酶抑制药不但很难将之完全拮抗，反而可能加重神经-肌肉接头功能的紊乱。虽然钙剂可有部分的拮抗作用，但同时也可能导致抗生素杀菌效能的减弱，故不提倡使用。

八、抗惊厥药

作用于中枢神经系统的药物有可能影响神经肌肉接头功能。业已证明，长期苯妥英钠治

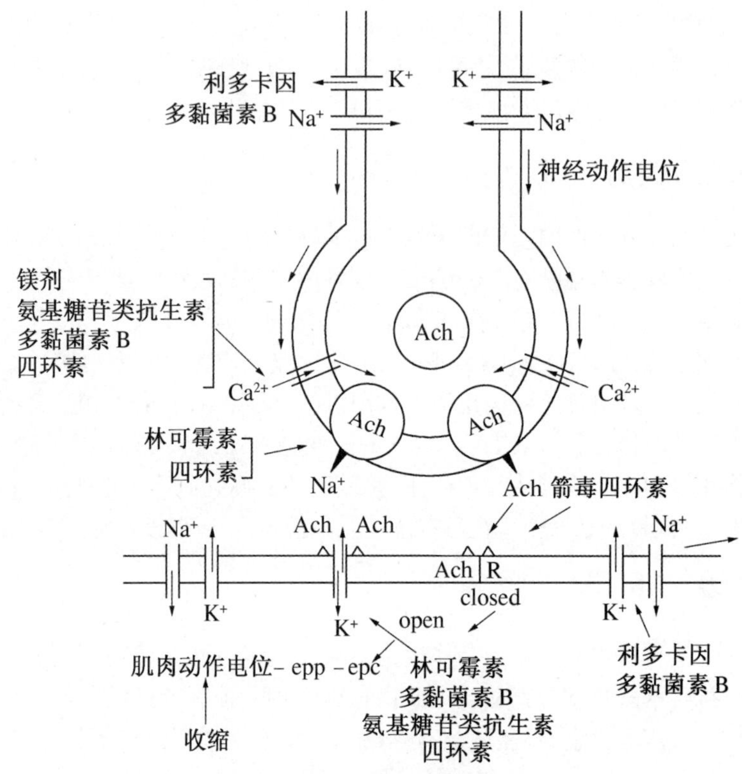

图 10-3　抗生素影响神经肌肉传递功能的机制

疗的患者对泮库溴铵、维库溴铵、氯筒箭毒碱和氯二甲箭毒等药物有抵抗作用，需要加大用量才能维持稳定的肌肉松弛作用，但对阿曲库铵无明显的抵抗作用。卡马西平和丙戊酸钠等抗惊厥药亦有类似的抵抗作用。抵抗作用的机制可能与苯妥英钠促进泮库溴铵的代谢，增加氯二甲箭毒与血浆蛋白质的结合率等因素有关。苯妥英钠可能使重症肌无力患者的病情加重。苯妥英钠和卡马西平使乙酰胆碱释放减少，而丙吡胺增加乙酰胆碱释放。此外，卡马西平、苯巴比妥、丙吡胺、三甲双因和乙琥胺均使接头后膜对乙酰胆碱的敏感性下降。

九、β受体阻滞药

具有膜稳定作用的β受体阻滞药（如普萘洛尔）可降低神经-肌肉接头后膜对乙酰胆碱的敏感性，增强肌肉松弛药对神经-肌肉传递的阻断作用，延长其肌松效应，可能加重重症肌无力患者的症状，但在一般患者中无重要意义。此外，阿曲库铵可使β受体阻滞药的心肌抑制作用增强，所以术中应避免使用这两类药物。普萘洛尔和艾司洛尔能延长琥珀胆碱作用，可能与抑制血浆胆碱酯酶活性有关。此外，抗胆碱酯酶药的毒蕈碱样作用能与β受体阻滞药的心肌作用相加，有时可引起严重的心动过缓和低血压。

十、钙通道阻滞药

尽管钙通道阻滞药不影响机体的肌颤搐反应，但可通过抑制钙离子内流引发的乙酰胆碱释放，增强肌肉松弛药的作用。维拉帕米、硝苯地平和尼卡地平增强非去极化肌肉松弛药作用，在与抗生素或恩氟烷合用时，这种增强作用更加明显。维拉帕米会加重 Duchenne 肌肉萎缩症患者的肌无力症状。钙通道阻滞药影响神经肌肉阻滞的机制，可能为接头前和接头后的复合因素所致。维拉帕米可以阻断神经肌肉节头处离子通道，并对肌肉有直接抑制作用。动物实验发现，钙通道阻滞药可增强琥珀胆碱、泮库溴铵和维库溴铵的肌松效应。术后使用硝苯地平可增强肌肉松弛药的残余作用，加重患者肺通气不足的程度。配伍用钙通道阻滞药，抗胆碱酯酶药对非去极化肌肉松弛药的拮抗作用仍有效，其中依酚氯铵的作用比新斯的明更为有效。

十一、神经节阻断药

在离体实验中神经节阻断药（六烃季铵和三甲噻吩）本身就具有肌肉松弛作用，并能延长非去极化肌肉松弛药的作用。神经节阻断药能增强非去极化肌肉松弛药和琥珀胆碱的作用。三甲噻吩主要由血浆胆碱酯酶分解，可能延缓琥珀胆碱的分解，使肌肉松弛作用延长。神经节阻滞药增强肌肉松弛药作用与接头前和接头后机制有关。与接头后受体相比，接头前受体的结构与自主神经节受体更加相似，提示以接头前机制为主。

十二、抗心律失常药

影响心脏传导等心肌电活动的各种抗心律失常药都能影响神经-肌肉接头的离子传导，从而增强肌肉松弛药的效能。例如，利多卡因、普鲁卡因、普萘洛尔和苯妥英钠等抗心律失常药可使右旋筒箭毒碱的作用时间延长 25%；术后在麻醉恢复室内使用奎尼丁治疗心律失常可强化肌松药残余作用，使患者出现呼吸抑制，而且用不能被依氛氯铵所逆转。为此，使用抗心律失常药时，术中宜适量减少肌肉松弛药的用量，术后应特别警惕“再箭毒化”（recurarization）的发生。溴苄胺和乙丙吡胺在离体实验中增强非去极化肌肉松弛药作用，但在临床上作用不明显。

十三、激素

实验显示地塞米松在低浓度时拮抗氯筒箭毒碱的肌肉松弛作用，高浓度时增加氯筒箭毒碱的肌肉松弛作用，但临床上未见有这种影响。临床研究证明，肾上腺皮质激素能减弱泮库溴铵的肌肉松弛作用。维库溴铵在长期接受睾酮治疗患者中的肌松效果减弱。肾上腺皮质激素影响肌肉松弛药作用的机制尚不清醒，可能与乙酰胆碱释放增多，接头后受体的兴奋性受抑、磷酸二酯酶活性下降、接头前摄取胆碱增加，以及胆碱酯酶活性受抑制等有关。一般说来，肾上腺皮质激素对肌肉松弛药的影响作用在临床上不具有重要意义。

十四、降压药

硝酸甘油延长泮库溴铵肌肉松弛作用时间，但对氯筒箭毒碱、加拉碘铵、泮库溴铵或琥珀胆碱作用无明显的影响。硝普钠对肌肉松弛药作用无明显的影响。艾司洛尔使罗库溴铵的起效减慢，而麻黄碱却使罗库溴铵的加速起效，可能与药物影响心输出量改变了肌肉松弛药转运至肌肉的作用部位的速度有关。

十五、免疫抑制药

免疫抑制药可增强肌肉松弛药作用。环孢素增强阿曲库铵和维库溴铵的肌肉松弛作用。免疫抑制药延长琥珀胆碱作用与其抑制血浆胆碱酯酶活性有关。

十六、磷酸二酯酶抑制药

单独使用氨茶碱能增强膈肌收缩，与泮库溴铵合用则能减弱肌松效果。茶碱能促进神经肌肉传递功能。磷酸二酯酶抑制药增加细胞内环磷酸腺苷水平，使接头前乙酰胆碱的释放增加，促使神经肌肉兴奋传递，使非去极化肌肉松弛药作用减弱。

十七、抗癌药

癌症患者的血浆胆碱酯酶活性往往已明显受抑制，麻醉时使用去极化肌肉松弛药时应谨慎，环磷酰胺与琥珀胆碱使用可使不呼吸时间延长。凡使用过免疫抑制剂的患者。其产生和一般患者相同肌松效应的箭毒的需要量增加2～4倍，硫唑嘌呤使箭毒的作用明显减弱，但亦有报道用噻替哌后，即使用小剂量的泮库溴铵，也发生长时间不呼吸。

十八、其他药物

与麻醉有关的药物包括：①抑肽酶：能轻度增强非去极化肌肉松弛药作用，还通过抑制胆碱酯酶活性延长琥珀胆碱的作用时间。②青霉胺：可能促发重症肌无力和加重病情。青霉胺与肌肉松弛药的相互作用尚不清楚。③丹曲林（dantrolene）：增强氯筒箭毒碱作用，与肌质内质网释放钙离子减少，使肌肉电兴奋与机械收缩过程中断有关。④戊酸吡铵：能使重症肌无力患者的症状加重，但对肌肉松弛药作用的影响尚无相关报道。⑤环氧化酶抑制药：对神经肌肉功能无影响。⑥依可碘酯（echothiopate）滴眼药常用于治疗青光眼，经结膜吸收可产生全身作用。该药抑制血浆胆碱酯酶活性，从而延长琥珀胆碱的肌肉松弛作用，并可能增强米库氯铵的肌肉松弛作用。⑦吗乙胺吡酮（doxapram）：为中枢性呼吸兴奋药，用于全麻后催醒，可能延迟神经肌肉功能恢复，但临床常规剂量的影响并不明显。⑧甲氧氯普胺抑制血浆胆碱酯酶活性，延长琥珀胆碱和米库氯铵的肌肉松弛作用。

十九、酸碱平衡状态

酸中毒增强肌肉松弛药作用。术后早期通气不足，急性呼吸性酸中毒可能构成肌松拮抗困难或再次发生箭毒化的原因。酸中毒对不同肌肉松弛药的影响程度存在差别，其中对氯筒箭毒碱最为明显，对氯二甲箭毒、拉碘铵和琥珀胆碱的影响次之，而对泮库溴铵和维库溴铵的影响并不明显。

二十、电解质

（一）钾

静息膜电位主要取决于细胞内外钾浓度差。细胞外液钾浓度将改变细胞兴奋性，也改变乙酰胆碱的释放，钾浓度升高，乙酰胆碱释放增多。细胞外液钾浓度升高时，氯筒箭毒碱和泮库溴铵的作用减弱，剂量需增大，血钾从 3.5 mmol/L 增至 5.0 mmol/L，肌肉松弛药的需要量约增大 1/3。相反，血钾浓度下降，非去极化肌肉松弛药药量减小，而术后拮抗非去极化所需的新斯的明的剂量增大。长期低钾患者使用非去极化肌肉松弛药应当减量。

（二）锂

锂盐是治疗躁狂症的一种药物。锂盐单独使用不产生肌无力现象，但能延长非去极化类肌肉松弛药的阻滞时间，亦能延长琥珀胆碱的作用时间，且使其呈双相阻滞。因此服锂盐治疗的患者，如果需要在麻醉下进行电休克治疗时，不论用去极化或非去极化类肌肉松弛药，肌肉松弛作用都可能被增强，必须停锂盐治疗 12 h 以上。锂盐影响肌肉松弛药的机制与接头前乙酰胆碱释放减少有关。

（三）钙

钙对神经肌肉传递功能影响较为复杂，对肌肉松弛药作用的报道意见不一。离体实验中，钙离子浓度升高，反而增强氯筒箭毒碱和泮库溴铵的作用。甲状旁腺功能亢进引起的高血钙患者，琥珀胆碱作用时间延长，而阿曲库铵作用时间缩短。一般认为，钙浓度升高使乙酰胆碱释放增多，骨骼肌的兴奋一收缩过程增强。因此，钙剂可以部分拮抗非去极化肌肉松弛作用，并有助于因抗生素所致的肌肉松弛作用的消退。此外，钙可拮抗镁的作用。

（四）镁

镁对周围神经系统的作用主要是通过干扰突触部位介质的释放，影响周围神经功能。在运动终板，血镁浓度＞2.5 mmol/L 可导致剂量依赖型突触前抑制，大于或等于 5 mmol/L 产生明显的突触前神经肌肉阻滞，从而增强非去极化肌肉松弛药作用。过量的镁离子除了对中枢神经系统具有抑制作用外，还可能抑制神经-肌肉接头处乙酰胆碱的释放，减弱运动终板对乙酰胆碱的敏感性和肌纤维的兴奋性，增强去极化和非去极化肌肉松弛药的肌肉松弛作用。硫酸镁是治疗产科子痫的常用药物，其镁离子常与肌肉松弛药发生相互作用。硫酸镁能增强氯筒箭毒碱和琥珀胆碱作用，并促使琥珀胆碱Ⅰ相阻滞转变为Ⅱ相阻滞。为此，使用硫酸镁的患者手术时，术中应酌情减少肌肉松弛药的用量，并需对患者的神经-肌肉传递情况进行监测。

第四节　肌肉松弛药复合应用的相互作用

为了减少去极化肌肉松弛药的不良反应、缩短非去极化肌肉松弛药的起效时间或避免中、长时效非去极化肌肉松弛药效应维持时间过长，在临床使用时，有将去极化肌肉松弛药和非去极化肌肉松弛药或两种非去极化肌肉松弛药联合使用（包括两种药先后使用或合用），但所获得的临床效应并不一定都能达到主观上所期待的结果，甚至有时出现与预期效应相反的结果。

一、去极化肌肉松弛药与非去极化肌肉松弛药的相互作用

麻醉中去极化肌肉松弛药琥珀胆碱常与非去极化肌肉松弛药使用，它们之间的相互作用非常复杂，因用药顺序不同可产生不同的临床效果。

（一）预注小剂量非去极化肌肉松弛药对琥珀胆碱作用的影响

1. 临床现象

用小剂量非去极化肌肉松弛药作预处理，可以消除或减弱琥珀胆碱的肌肉成束收缩、术后肌痛、高钾血症、眼内压及胃内压升高等不良反应，曾在临床上被广泛应用。预注小剂量非去极化肌肉松弛药削弱了琥珀胆碱的肌松效应，延缓其起效时间，缩短其恢复时间。有作者发现使用小剂量非去极化肌肉松弛药作预处理者，琥珀胆碱的需要量增加70%。比较不同的非去极化肌肉松弛药，如氯筒箭毒碱、加拉碘铵、泮库溴铵和维库溴铵等，以氯筒箭毒碱削弱琥珀胆碱作用最强。一般推荐预注量为(1/5～1/3)倍 ED_{50}，3～5 min后再静脉注射琥珀胆碱，而琥珀胆碱的剂量需增至1.5～2 mg/kg，才能获得良好的插管条件。但泮库溴铵是例外，泮库溴铵因有抑制胆碱酯酶作用，所以后用的琥珀胆碱的肌肉松弛作用时间会延长。

关于预注最佳间隔时间的研究：预注非去极化肌肉松弛药，防止琥珀胆碱的不良反应，并创造良好的插管条件，与两者间隔时间密切相关。若间隔时间过短，琥珀胆碱在非去极化肌肉松弛药物发挥其对突触前膜的稳定作用之前，已开始或完成去极化，使非去极化肌肉松弛药物不能充分发挥作用。鲍恩吉特(Baungerter)认为预注阿曲库铵间隔4 min优于7 min，而小剂量箭毒间隔则宜少于3 min。国内作者比较箭毒和泮库溴铵顶注间隔1 min、2 min、3 min后以琥珀胆碱插管，药物作用开始时间、峰值时间和完全阻滞时间无明显差别，而各组插管条件的优良比例，则与间隔时间有关，结果是3 min>2 min>1 min，因此认为预注箭毒0.3 mg/kg以间隔3 min，而泮库溴铵0.06 mg/kg间隔2～3 min为宜。预注不同的非去极化肌肉松弛药，最佳间隔时间并不一致，麻醉时应适当选择。

2. 影响机制

小剂量非去极化肌肉松弛药占据部分神经肌肉接头受体，使肌膜对钾、钠离子的通透性降低，去极化肌肉松弛药产生的去极化作用强度达不到引起动作电位的阈值，从而消除琥珀胆碱的肌肉成束收缩反应。亦有人认为，去极化肌肉松弛药的部分肌松效应来自接头前机制，即调节乙酰胆碱释放，非去极化肌肉松弛药同时通过接头前和接头后两种机制减弱了去极化肌肉松弛药的效应。坎普肯(Campkin)等研究证实，维库溴铵10 μg/kg预处理不产生颤搐抑制，但均引起程度不同的TOF衰减，提示存在接头前乙酰胆碱受体阻滞。衰减越明显，对十烃溴铵的拮抗作用也越明显。

（二）先用去极化肌肉松弛药对后用非去极化肌肉松弛药效应的影响

全身麻醉气管内插管前，为加快静脉诱导的速度和肌松强度，常先给予去极化肌肉松弛药琥珀胆碱，待完成气管内插管后，麻醉维持期再给予非去极化肌肉松弛药。琥珀胆碱对随后使用的非去极化肌肉松弛药效应影响的研究结果并不完全相同。

1. 临床现象

许多作者研究了继琥珀胆碱后的非去极化肌肉松弛药效应，发现其影响程度与后续用药的种类、剂量和用药时机有关。一般表现为协同效应，琥珀胆碱可增强非去极化肌肉松弛药的效能，使非去极化肌肉松弛药的需要量减少、起效时间缩短，作用时间延长。用琥珀胆碱1 mg/kg后，再用同等剂量的维库溴铵，与对照组相比，颤搐高度（TH）抑制%由71.9%±1.5%增强至91.3%±2.4%，恢复指数由(8.1±0.3) min增加到(10.4±1.0) min，剂量反应曲线显示由琥珀胆碱引起的增效系数：ED_{50}为1.66，ED_{95}为1.73。有研究发现，琥珀胆碱可延长随后使用的阿曲库铵、罗库溴铵、维库溴铵的作用时间，但对泮库溴铵、哌库溴铵、杜什氯铵和米库氯铵的作用时间却没有影响。琥珀胆碱对后续非去极化类药物作用的影响，还与给药时机有关。继琥珀胆碱作用恢复5 min、15 min、30 min后用维库溴铵0.04 mg/kg(产生50% TH抑制剂量)，其TH抑制程度明显增强，肌肉松弛作用时间亦延长，可见琥珀胆碱的增效作用没有受到恢复时间的影响。另有报道则认为，在琥珀胆碱作用恢复45 min后使用维库溴铵，仍表现有明显的增强作用，而90 min后再用维库溴铵则无明显的增强作用。因此，后续用药的时机是两类肌肉松弛药相互作用的重要因素。如果非去极化肌肉松弛药在琥珀胆碱作用消除之前使用，则可能在非去极化肌肉松弛药起效之前，有一短暂的拮抗过程。相反，如果琥珀胆碱的肌肉松弛作用已完全消退，则由于给药时机不同，临床表现作用增强或作用无明显影响。

2. 影响机制

琥珀胆碱对随后使用的非去极化肌肉松弛药产生增效作用获得多数学者共识，对于影响机制学术颇多。有人认为，一次剂量的琥珀胆碱可使一些运动终板受体处于脱敏感状态，因而非去极化肌肉松弛药在这些运动终板中具有比平常更强的作用。但非去极化肌肉松弛药是在琥珀胆碱肌肉松弛作用完全消除后给予的，此时已无诱发颤搐反应的衰减，所以用脱敏感阻滞不能予以满意的解释。另有人认为，注射琥珀胆碱后非去极化肌肉松弛药的降解速度减慢因而作用增强。但多纳蒂(Donati)等发现给予琥珀胆碱1 mg/kg后，再给予阿曲库铵的消除半衰期并不延长，中央室容积和分布容积增加20%～30%。因此，琥珀胆碱并不是通过改变非去极化肌肉松弛药的药代过程而起到增效作用。还有一种解释是，通过肌张力监测获知琥珀胆碱的作用已完全消除时，多数终板受体或仍被琥珀胆碱占领，或刚脱离琥珀胆碱，但尚未恢复常态，从而导致对非去极化肌肉松弛药的亲和力增加。确切的机制有待进一步深入研究和探讨。

各位学者研究结果的差异与观察对象选择、麻醉方法及肌张力监测方法不同有关，与非去极化肌肉松弛药的剂量选择及给药时机也有密切关系。当非去极化肌肉松弛药剂量<1倍ED_{95}并在琥珀胆碱作用完全消除后给予，表现为作用增强。如非去极化肌肉松弛药的剂量超过1倍ED_{95}，琥珀胆碱的增效作用可能减少或不显著。若在琥珀胆碱肌肉松弛作用部分消除时(例如TOF的T_1恢复到基础值的10%或20%)给予非去极化肌肉松弛药，作用并不增强，相反有可能减弱。

（三）非去极化肌肉松弛药作用减弱时，为延长肌松效果而给予去极化肌肉松弛药

1. 临床现象

在腹腔内手术即将结束，非去极化肌肉松弛药的肌松效应已大部分消除时，腹肌张力增

加，难以关闭腹腔，试图用作用时间短的肌肉松弛药提供腹肌松弛的条件，便于关腹，同时不致引起术毕肌力恢复延迟，但非去极化肌肉松弛药的作用部分消除、肌力已经开始恢复时给予去极化肌肉松弛药所呈现的效应受下列因素影响：①给去极化肌肉松弛药时非去极化肌肉松弛药的残余量；②肌松效应消除程度；③去极化肌肉松弛药的用量。沃尔特斯（Walts）给患者先用筒箭毒碱，当诱发颤搐反应恢复到基础值的 10%～50%时，再给琥珀胆碱 40 mg/m^2 体表面积。发现给予琥珀胆碱后诱发颤搐反应测定值迅速增加，持续 10～20 s 后，诱发颤搐反应降至 0，5 min 后颤搐反应迅速恢复。布泽罗（Buzello）等认为琥珀胆碱 0.5 mg/kg 对不同恢复程度的泮库溴铵均产生双相反应，即先拮抗再加深泮库溴铵的阻滞，但随着泮库溴铵肌肉松弛作用消除程度增加，拮抗效应逐渐减弱，表现为加深泮库溴铵阻滞的作用。斯科特（Scott）等先给患者使用阿曲库铵 0.4 mg/kg，当 TOF 的 T_1 恢复至基础值的 50%时，给予不同剂量的琥珀胆碱，发现小剂量琥珀胆碱（0.25～1.5 mg/kg）拮抗阿曲库铵的阻滞作用，较大剂量时（2～3 mg/kg）则加深阿曲库铵的阻滞程度。费尔德曼（Feldman）等发现，静注 1.5 倍 ED_{90} 的维库溴铵后，当 T_1 恢复至基础值的 20%～30%时静脉注射十烃溴铵 0.1 mg/kg，十烃溴铵拮抗维库溴铵的阻滞作用，表现为加快维库溴铵的 T_1 和 TOFr 的恢复速度。然而大量临床经验表明，先用非去极化肌肉松弛药维持术中肌松，术毕前使用琥珀胆碱并不至于产生严重问题，其效应也无明显改变，但此种应用方法有可能引起明显的琥珀胆碱Ⅱ相阻滞，故应在监测下谨慎使用。

2. 影响机制

非去极化肌肉松弛药主要通过竞争性机制阻断神经肌肉接头后的乙酰胆碱受体而产生神经肌肉阻滞，这种阻滞在受体激动药浓度增加时可以被逆转（如抗胆碱酯酶药）。去极化肌肉松弛药亦可作为激动药作用于接头后乙酰胆碱受体，导致离子通道开放和终板膜去极化，随之产生肌纤维收缩，逆转非去极化肌肉松弛药的阻滞，但当去极化肌肉松弛药剂量增大时，去极化状态将被维持，使肌膜乙酰胆碱受体变成不能激动型。因此小剂量去极化肌肉松弛药呈现对非去极化肌肉松弛药的拮抗效应，一旦剂量增大，随着去极化作用的维持，产生神经肌肉阻滞效应。

因此，琥珀胆碱影响非去极化肌肉松弛药的恢复过程难以预计，取决于非去极化肌肉松弛药的种类、当前的阻滞程度和琥珀胆碱的剂量及注射次数。近年来的看法认为，这种给药方式并不可取，而推荐仍继续用小剂量的同种非去极化肌肉松弛药，或改用作用时间较短的其他非去极化肌肉松弛药。这样，阻滞性质单一，阻滞作用容易预测，必要时还可用新斯的明等药物进行拮抗。

（四）去极化肌肉松弛药与非去极化肌肉松弛药合用的相互作用

基姆（Kim）等研究发现，单独使用琥珀胆碱、阿曲库铵或米库氯铵的 ED_{50} 分别为 198.8 μg/kg、202.1 μg/kg 和 48.6 μg/kg；琥珀胆碱与阿曲库铵合用达到 ED_{50} 效应时，两药剂量均减少 41%（117.3 μg/kg 和 119.2 μg/kg）；琥珀胆碱与米库氯铵合用达到 ED_{50} 效应时，两药剂量均减少 38%（123.3 μg/kg 和 30.2 μg/kg），提示去极化肌肉松弛药与非去极化肌肉松弛药合用达到相同肌松效应时，用药剂量明显减少，但等辐射分析认为琥珀胆碱与阿曲库铵或米库氯铵合用时均有拮抗效应（图 10－4、图 10－5）。

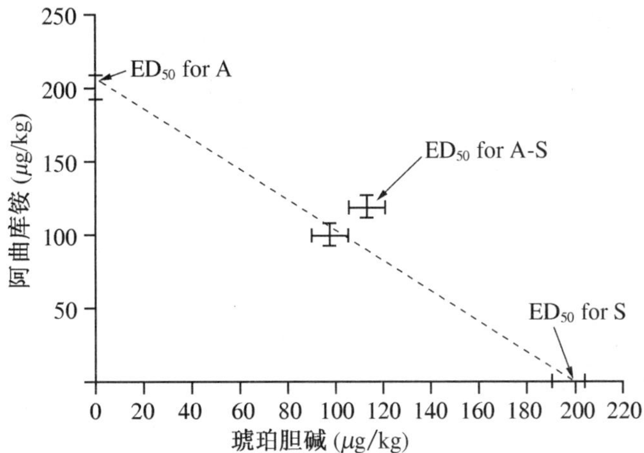

图 10-4 琥珀胆碱和阿曲库铵合用时肌松效应的等辐射分析

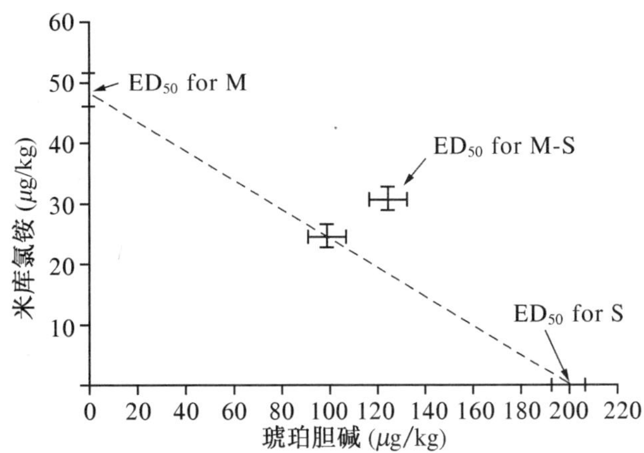

图 10-5 琥珀胆碱和米库氯铵合用时肌松效应的等辐射分析

二、非去极化肌肉松弛药复合使用的相互作用

(一) 两种非去极化肌肉松弛药合用的相互作用

1. 临床现象

纳吉布(Naguib)等比较罗库溴铵或米库氯铵单独使用和不同剂量合用时的起效时间、临床作用时间及恢复指数(表 10-3)结果显示第 4 组和第 5 组起效时间比第 1 组快得多,但第 5 组临床作用时间明显延长。罗库溴铵与米库氯铵合用时肌松效应呈协同作用(图 10-6)。在另一项研究中发现,罗库溴铵 450 μg/kg 与米库氯铵 150 μg/kg 合用时,起效时间为(55.0±26.7) s,与琥珀胆碱 1.0 mg/kg 的(55.1±11.4) s 几乎相同,但费莱彻(Fletcher)等认为罗库溴铵和米库氯铵以相同比例的 ED_{95} 合用时协同作用最强。纳吉布(Naguib)等对阿曲库铵和

米库氯铵的观测结果显示，单独使用时 ED_{50} 分别为 50.5 μg/kg 和 20.8 μg/kg，两药合用达到单独应用时相同效应时，阿曲库铵剂量为 23.8 μg/kg，米库氯铵剂量为 9.8 μg/kg，均比单独应用时减少 53%。阿曲库铵与米库氯铵合用时亦呈协同作用（图 10－7）。

表 10－3　罗库溴铵、米库氯铵单独使用或合用时的起效时间、临床作用时间及恢复指数

组　别	药物和剂量（μg/kg）	起效时间（s）	临床作用时间（min）	恢复指数（min）
第1组	罗库溴铵 600	99	36	14.8
第2组	米库氯铵 150	178	14.5	6.8
第3组	罗库溴铵 150＋米库氯铵 37.5	114	14.7	5.2
第4组	罗库溴铵 300＋米库氯铵 75	69	34	7.5
第5组	罗库溴铵 600＋米库氯铵 150	73	55	11.7

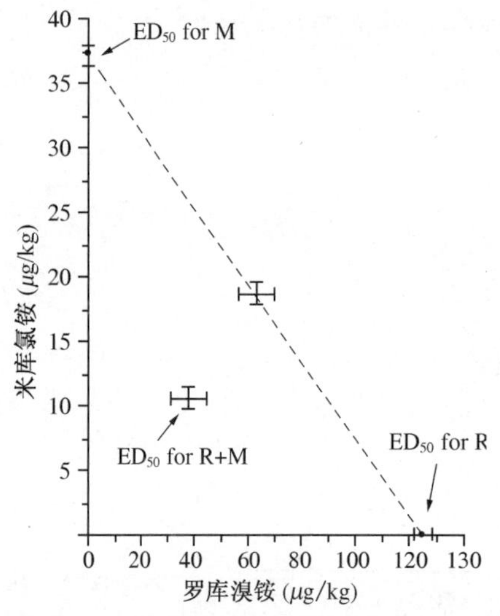

图 10－6　罗库溴铵与米库氯铵合用时肌松效应的等辐射分析

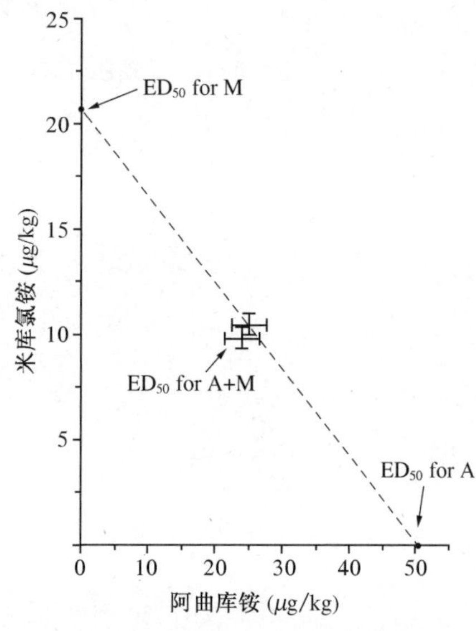

图 10－7　阿曲库铵与米库氯铵合用时肌松效应的等辐射分析

斯坦伯格（Steinberg）在成人氧化亚氮复合静脉麻醉时测定单独使用阿曲库铵和维库溴铵或两药合用时的有效剂量。单独使用阿曲库铵时 ED_{50}、ED_{90} 和 ED_{95} 分别为 144 μg/kg、234 μg/kg 和 277 μg/kg；单独使用维库溴铵时分别为 24 μg/kg、38 μg/kg 和 45 μg/kg；两药合用达到 ED_{50} 效应时，阿曲库铵和维库溴铵的剂量分别为 57 μg/kg 和 9 μg/kg；达到 ED_{90} 时，两药剂量分别为 93 μg/kg 和 14 μg/kg；达到 ED_{95} 时，两药剂量分别为 110 μg/kg 和 17 μg/kg。显示获得相同肌松效应时，阿曲库铵和维库溴铵的剂量均减少 60%，呈明显协同作用。斯隆（Sloan）等测定儿童维库溴铵的 ED_{50} 和 ED_{95} 分别为 0.021 mg/kg 和 0.037 mg/kg，阿曲库铵分别为 0.11 mg/kg 和 0.3 mg/kg。单独用药的维库溴铵组和阿曲库铵组的剂量均为 2 倍 ED_{95}（维库溴铵 0.074 mg/kg 和阿曲库铵 0.6 mg/kg），维库溴铵和阿曲库铵合用组两种肌肉松弛药均为 1 倍 ED_{95}（维库溴铵 0.037 mg/kg 和阿曲库铵 0.3 mg/kg）。维库溴铵组、阿曲库铵组和两药合用组的作用起效时间分别为(91±13) s、(55±10) s 和(62±15) s,临床作用时间分别为(25±6.1) min、(40±8.3) min 和(40±4.8) min。显示两药合用时的作用起效时间和临床作用时间与单独使用阿曲库铵基本相同,但两药合用组每种药的用量减少一半,可有效降低不良反应的发生率。梅勒托加(Meretoja)等观察患儿按 10∶1、4∶1和 1.6∶1的比例合用阿曲库铵和维库溴铵的效应(图 10-8),认为两种药物以这 3 种组合形式均呈协同作用,且在 4∶1混合时协同作用最强,提示采用等效剂量合用能获得最佳协同效果。此时达到 ED_{95}效应时,阿曲库铵和维库溴铵的剂量分别为(96±6) μg/kg 和(24±1) μg/kg,仅为单独用量时的 58%,用药量减少 40%。

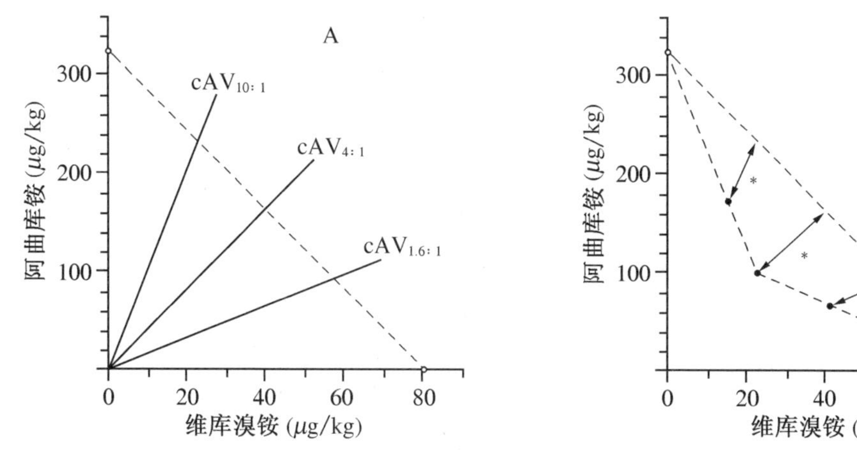

图 10-8 阿曲库铵与维库溴铵合用时肌松效应的等辐射分析

A 图中 cAV 表示阿曲库铵与维库溴铵合用,用虚线连接阿曲库铵和维库溴铵 ED_{95}值为等效线,B 图中的黑圆点表示不同比例 cAV 的 ED_{95}值均在等效线左侧,提示阿曲库铵与维库溴铵合用有协同作用。

非去极化肌肉松弛药根据化学结构可分为苄异喹啉类化合物和甾类化合物,前者包括氯筒箭毒碱、二甲筒箭毒碱、阿曲库铵、米库氯铵、顺阿曲库铵和多库氯铵等,后者包括泮库溴铵、维库溴铵、阿库溴铵、哌库溴铵和罗库溴铵等。多数学者认为化学结构不同的肌肉松弛药合用时,其效应呈协同作用;而结构相近者合用时表现效应相加。基姆(Kim)等比较不同化学结构非去极化肌肉松弛药合用时的效应,认为苄异喹啉类肌肉松弛药顺阿曲库铵与甾类肌肉松弛药维库溴铵或罗库溴铵合用时,产生程度不同的协同效应(图 10-9、图 10-10),而与化学结构相似的肌肉松弛药阿曲库铵合用时,产生相加作用(图 10-11),但顺阿曲库铵与米库氯铵虽均属于苄异喹啉类肌肉松弛药,两药合用时却产生明显协同作用(图 10-12)。至今尚未发现非去极化肌肉松弛药间呈拮抗作用的报道。

非去极化肌肉松弛药阻滞神经肌肉传递具有接头前和接头后双重作用,而每一种肌肉松弛药对接头前和接头后的亲和力不一样。因此,两种非去极化肌肉松弛药复合应用,有可能出现协同或相加作用(表 10-4)。泮库溴铵具有抑制血浆胆碱酯酶活性的作用,因此增强米库氯

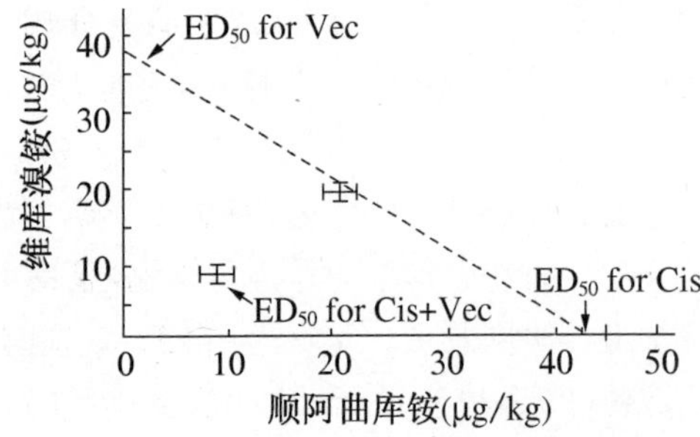

图 10－9　顺阿曲库铵与维库溴铵合用时肌松效应的等辐射分析

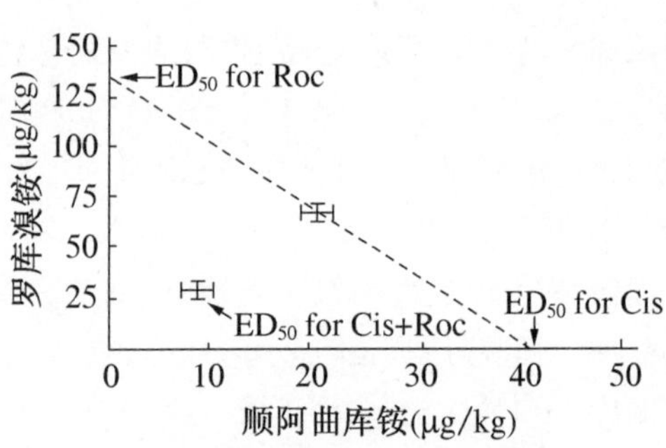

图 10－10　顺阿曲库铵与罗库溴铵合用时肌松效应的等辐射分析

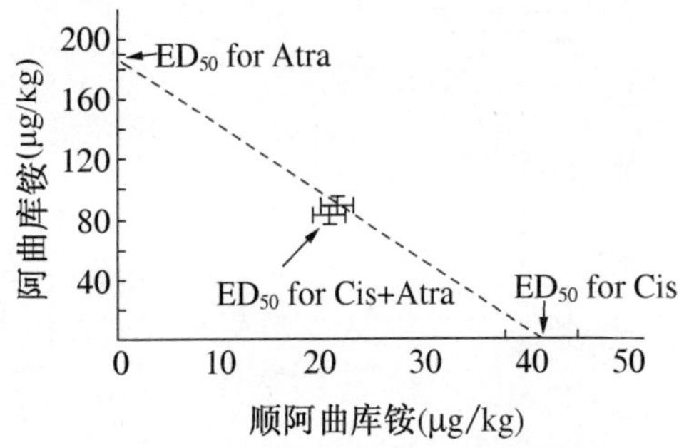

图 10－11　顺阿曲库铵与阿曲库铵合用时肌松效应的等辐射分析

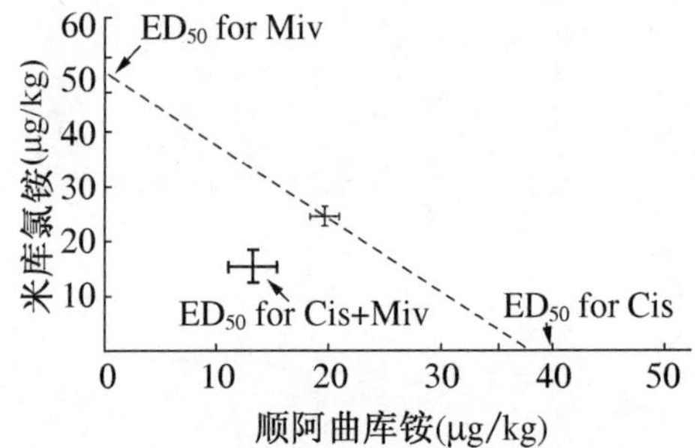

图 10－12　顺阿曲库铵与米库氯铵合用时肌松效应的等辐射分析

表 10－4　非去极化肌肉松弛药的相互作用

药物	氯筒箭毒碱	泮库溴铵	阿库氯铵	加拉碘铵	氯二甲箭毒	阿曲库铵	维库溴铵	米库氯铵	杜什氯铵	哌库溴铵
泮库溴铵	＋＋＋									
阿库氯铵	＋＋＋	0								
加拉碘铵	0	0	(0)							
氯二甲箭毒	0	＋＋＋	(＋)	(＋)						
阿曲库铵	0	0	＋	?	(0)					
维库溴铵	＋＋	0	0	?	(＋)	(＋)				
米库氯铵	(0)	(＋)	(＋)	?	(0)	0	(＋)			
杜什氯铵	(0)	(＋)	(＋)	?	(0)	0	(＋)	(0)		
哌库溴铵	(＋)	(0)	0	?	(＋)	(＋)	(0)	(＋)	(＋)	
罗库溴铵	(＋)	(0)	0	?	(＋)	(＋)	(0)	(＋)	(＋)	(0)

＋＋＋临床剂量增加明显；＋＋临床剂量增加；＋微弱增强，临床剂量无明显作用；(＋)可能增强；0 相加；(0)可能相加；? 尚不清楚

铵的肌松效应，两药复合应用表现为协同作用。非去极化肌肉松弛药相互作用的机制尚不清楚，仍有待于研究。一般认为，化学结构不同的苄异喹啉类和甾类肌肉松弛药合用可能产生协同作用（如泮库溴铵与氯筒箭毒碱，阿曲库铵与维库溴铵），而结构相似的肌肉松弛药合用可产生相加作用（如泮库溴铵与维库溴铵、氯筒箭毒碱与阿曲库铵）。有协同作用的非去极化肌肉松弛药复合应用时，因肌肉松弛作用增强，所以用药量可以减少，如顺阿曲库铵与罗库溴铵合用可以降低药物的费用。此外，合用目的是可以充分发挥两药的特点，如米库氯铵与罗库溴铵合用，保留了罗库溴铵的迅速起效和米库氯铵的迅速恢复的特点。肌肉松弛药复合应用时应注意监测肌力，防止用药过量。

2. 影响机制

非去极化肌肉松弛药合用时产生效应增强的确切机制尚不清楚，可能有以下几个方面的原因：①神经肌肉接头存在多个药物结合位点，包括突触前和突触后受体以及离子通道。由于每种肌肉松弛药对不同位点的亲和力不一定相同，由此产生肌松效应的协同作用；②不同肌肉松弛药之间药代动力学的相互影响；③突触后乙酰胆碱受体的不对称性，影响不同肌肉松弛药对 2 个 α 亚基的亲和力；④一种肌肉松弛药分子与受体的 α 亚基结合后，减少另一种肌肉松弛药的分子与同一受体另一个 α 亚基结合的机会；⑤对血浆胆碱酯酶的影响，如泮库溴铵可抑制血浆胆碱酯酶的活性，从而影响由该酶分解的肌肉松弛药的代谢，合用时使米库氯铵作用增强。

成人的烟酸-乙酰胆碱受体由 5 个亚单位构成，包括 2 个 α 亚基和 β、ε、δ 亚基各一个，彼此相邻包绕呈玫瑰花环形，中间形成离子通道。去极化过程时，细胞膜内外的离子经该通道转运。乙酰胆碱激动剂和拮抗剂在受体上的结合位点是 2 个 α 亚基。乙酰胆碱必须与 2 个 α 亚基结合离子通道才开放，但拮抗剂仅需与 1 个 α 亚基结合即可使离子通道关闭。2 个 α 亚基的氨基酸序列虽相同，但与它们相邻亚基的氨基酸序列不同，因此彼此之间的表面电荷、硬酯阻挠性以及结合亲和力都不完全相同。由于只需 1 个 α 亚基被肌肉松弛药分子结合即可发生离子通道阻滞，因此增加同一种肌肉松弛药的用量并不能使肌松效应线性增加。如果同时应用两种肌肉松弛药，由于第 1 种肌肉松弛药分子与第 1 个 α 亚基结合后，该部位侧链的硬酯干扰使第 2 种肌肉松弛药分子不能与其结合，因硬酯干扰同一通道的 2 个 α 亚基，使第 2 个 α 亚基亦不能与第 2 种肌肉松弛药分子结合。因此所有离子通道都只能被第 1 种或第 2 种肌肉松弛药分子阻滞，而不会有某个离子通道的 2 个 α 亚基同时与两种肌肉松弛药分子结合。所以阻滞所有离子通道所需两种肌肉松弛药的剂量均明显减少，甚至总药量亦减少，但引起的肌肉松弛作用强度却不变甚至增强，即表现为协同效应。

（二）两种非去极化肌肉松弛药的先后使用时的相互作用

临床上有两种情况将两种非去极化肌肉松弛药先后使用，一种情况是为缩短或延长某种肌肉松弛药的作用时间而换用另一种肌肉松弛药。另一种情况是为缩短诱导期间非去极化肌肉松弛药起效时间，采用预置量法给予非去极化肌肉松弛药。两种肌肉松弛药联合使用，对肌松效应将产生影响。

1. 为调整某种肌肉松弛药的作用时间而换用另一种肌肉松弛药

基姆(Kim)等将成年患者分成7组,诱导时分别给予维库溴铵、米库氯铵或罗库溴铵,当TOF的T_1恢复到基础值的25%时(临床作用间期),分别给予1/4插管剂量的维库溴铵或罗库溴铵、或1/5插管剂量的米库氯铵(表10-5)。结果显示维持期给予肌肉松弛药的临床作用间期受插管时选用肌肉松弛药种类的影响。插管时使用中时效的肌肉松弛药(维库溴铵和罗库溴铵),麻醉维持期如给予短时效的肌肉松弛药(米库氯铵),后者临床作用间期将明显延长;而插管时使用短时效的肌肉松弛药(米库氯铵),麻醉维持期如给予中时效的肌肉松弛药(维库溴铵和罗库溴铵),后者临床作用间期将明显缩短。布雷斯林(Breslin)等比较甾类(罗库溴铵)和苄异喹啉类(顺阿曲库铵)两种不同化学结构非去极化肌肉松弛药的相互影响。给予肌肉松弛药插管剂量后,待TOF的T_1恢复到基础值25%时给予维持期肌肉松弛药。尽管两种药均属于中时效的肌肉松弛药,但两种药物先后使用时,后者的临床作用时间(1组)比两种药物单独先后使用的临床作用时间(2组和3组)明显延长,提示两种药物之间存在协同作用(表10-6)。

表10-5 两种非去极化肌肉松弛药先后使用临床作用间期比较($\bar{x}\pm s$)

组别	插管剂量的肌肉松弛药(mg/kg)	维持期肌肉松弛药(mg/kg)	临床作用时间(min)
1组	维库溴铵 0.1	维库溴铵 0.025	30±5
2组	维库溴铵 0.1	米库氯铵 0.05	28±6
3组	罗库溴铵 0.6	罗库溴铵 0.15	42±12
4组	罗库溴铵 0.6	米库氯铵 0.05	40±8
5组	米库氯铵 0.25	米库氯铵 0.05	12±3
6组	米库氯铵 0.25	维库溴铵 0.025	18±6
7组	米库氯铵 0.25	罗库溴铵 0.15	13±2

表10-6 罗库溴铵对顺阿曲库铵临床作用的影响($\bar{x}\pm s$)

组别	插管剂量的肌肉松弛药(mg/kg)	维持期肌肉松弛药(mg/kg)	临床作用间期(min)
1组	罗库溴铵 0.60	顺阿曲库铵 0.03	41±10
2组	顺阿曲库铵 0.15	顺阿曲库铵 0.03	31±7
3组	罗库溴铵 0.60	罗库溴铵 0.15	25±8

米德尔顿(Middleton)等给患者先用筒箭毒碱,使TOF的T_1抑制程度超过90%,待T_1恢复到基础值10%时,将患者分成4组,分别每次追加阿曲库铵1.1 mg或2.0 mg,或维库溴铵0.25 mg或0.5 mg,使T_1最大抑制程度保持在90%。结果发现第一次追加药物后4组作用持续时间均较长,维库溴铵的阻滞程度比等效阿曲库铵更深,阿曲库铵组至第3次追加药物后作用时间趋于稳定,而维库溴铵组至第6次追加药物时作用时间才稳定的。罗伯茨(Roberts)等按上述方法观察先用哌库溴铵的患者,认为哌库溴铵与阿曲库铵、维库溴铵间有协同作用,且后两种药追加到第5次时作用时间才趋于稳定。提示不同非去极化肌肉松弛药先后使用时的协同作用强度并不完全相同。劳特玛(Rautoma)等的观察结果显示,术中曾用过阿曲库铵或

维库溴铵的患者，手术结束前改用米库氯铵并不能获得肌肉松弛作用时间短的效应，追加药物的作用时程仍接近先前所用的肌肉松弛药。

先后应用两种不同时效和不同结构的非去极化肌肉松弛药，目的是希望改变肌肉松弛药的作用时效。一般认为，改用肌肉松弛药后，需待原先使用的肌肉松弛药 3～5 个半衰期之后，第 2 种肌肉松弛药的时效特性才得以表现出来。此外，先应用的肌肉松弛药可能影响其后应用肌肉松弛药的药代和药放学特性。长时效肌肉松弛药多用于维持手术中的肌肉松弛作用，但在临近手术结束或关腹时，如因肌肉松弛作用不能满足手术需要而追加肌肉松弛药时，考虑到追加长时效肌肉松弛药后作用时间太长，而改用短时效肌肉松弛药，希望取得短时间的肌肉松弛作用。

有报道，用杜库溴铵后肌颤搐恢复至 25%时改用米库氯铵(0.04 mg/kg)，结果发现米库氯铵临床作用时间由对照组的 11 min 延长至 27 min。泮库溴铵恢复至 25%时改用米库氯铵 70 μg/kg 的临床作用时间由对照组的 10 min 延长至 54 min。说明在长时效泮库溴铵之后使用短时效的米库氯铵的肌肉松弛作用增强，作用时间明显延长。此外，还可能与泮库溴铵抑制血浆胆碱酯酶活性有关。同样，泮库溴铵明显延长中时效阿曲库铵和维库溴铵的肌松时效，可达单用时的 5 倍。同样，阿曲库铵可延长米库氯铵的时效，并使米库氯铵维持肌颤搐抑制 95%时静脉维持用量减少。因此，长时效肌肉松弛药半衰期较长(1.5～2 h)，改用短时效肌肉松弛药，约需数小时以上才显现短时效肌肉松弛药作用，并不能立即达到提供短暂肌松效果的目的。

短时效肌肉松弛药因其起效快、作用时间短、恢复完全而深受欢迎。有些麻醉医生习惯用中、短效肌肉松弛药作气管插管，而后改用长效肌肉松弛药。如用维库溴铵后改用泮库溴铵，米库氯铵后改用杜库氯铵，结果发现后续的长时效肌肉松弛药时效明显缩短，经 2～3 次维持量后才能达到对照组的肌肉松弛作用时间。短时效和中时效肌肉松弛药的半衰期较短，米库氯铵约 2 min，阿曲库铵为 20 min，对其后应用的长时效肌肉松弛药虽有影响，但较易在较短时间内呈现长时效肌肉松弛药的作用特性。

2. 诱导时采用预置量法给予非去极化肌肉松弛药

预置量法(priming principle)是在静脉注射插管剂量肌肉松弛药之前几分钟预先给予小剂量非去极化肌肉松弛药，可以使此后给予插管剂量肌肉松弛药的起效时间比一次注射插管剂量肌肉松弛药快。米格尔(Miguel)等在全麻诱导时先给患者注射氯筒箭毒碱 50 μg/kg 作为预置剂量，3 min 后再给予插管剂量的维库溴铵 60 μg/kg；另一组患者不采用预置量法诱导，只给予维库溴铵 60 μg/kg。结果显示，维库溴铵在阻滞过程中 TOF 的 T_1 抑制到基础值 80%的时间、给予维库溴铵后 60 s 和 90 s 时 T_1 抑制程度及 90 s 时 TOF 衰减程度、T_1 达到最大抑制程度的时间，采用预置量法诱导的患者均比未采用预置量法者短，认为与氯化筒箭毒碱和维库溴铵之间的协同作用有关。

阿卜杜拉蒂夫(Abdulatif)等用罗库溴铵 0.1 mg/kg 作为预置量，预置间期 1 min，再给予插管剂量的阿曲库铵 0.42 mg/kg。阿曲库铵作用起效时间缩短到(67±17) s，起效时间和插管状态明显优于诱导期单独使用琥珀胆碱或罗库溴铵者。布兰顿(Brandom)等研究发现给予泮库溴铵 15 μg/kg 3 min 后再给予米库氯铵 170～200 μg/kg，可使米库氯铵起效时间明显缩短，而作用时间明显延长。阿卜杜拉（Abdulla）认为同一种非去极化肌肉松弛药无论单次或分 2 次给药，给予插管剂量后 1 min 的插管条件均不如两种药合用；并且两药合用组插管时眼内压均不超过基础值，心率和血压变化不明显，提示两种肌肉松弛药联合使用的方法用于眼外伤或饱腹患者有明显优势。

3. 影响机制

两种肌肉松弛药先后使用时，后用肌肉松弛药的作用时效受先用肌肉松弛药特征的影响，其原因与乙酰胆碱受体安全限有关。当肌肉松弛药分子占据 70%～75%的乙酰胆碱受体时，诱发颤搐反应开始发生衰减，当 95%的受体被肌肉松弛药分子占据时，TOF 刺激时 T_1 最大抑制程度可达到 100%。当 T_1 恢复到基础值 25%以上时，临床肌松效果已经很差，但至少还有近 80%的乙酰胆碱受体被肌肉松弛药分子占据着，此时给予另一种肌肉松弛药仅占领剩余不足 20%的乙酰胆碱受体。因此临床肌松效应仍表现为先给肌肉松弛药的特征。随着药物追加次数的增加，先给予的肌肉松弛药分子逐渐从生物相中排除，通过 6 个消除半衰期后，追加的肌肉松弛药才表现自己的时效特征。

预置量法缩短插管剂量肌肉松弛药作用起效时间的原理在于预置剂量在插管剂量之前先占据一定数量的受体，使插管剂量的肌肉松弛药所要占据的受体数目减少，从而缩短起效时间。预置剂量用于清醒患者的理论依据为神经肌肉传导的安全范围大，被占据的受体少于 70%～75%时，不能监测到神经肌肉阻滞效应。因此预置量的大小应以使清醒患者不产生明显的症状为准，一般不超过对拇内收肌 ED_{95} 的 10%～30%。预置间期一般为 3～5 min，以使预置剂量有充分的时间占据一定量的受体，从而缩短插管剂量肌肉松弛药的作用起效时间。

4. 注意事项

采用预置量法给予麻醉诱导时的肌肉松弛药是在未给予麻醉诱导药物前先给予预置量的肌肉松弛药，待预置间期后再顺序静脉注射麻醉诱导药物和插管剂量的肌肉松弛药。给予预置量肌肉松弛药时患者仍处于清醒状态，常诉说有复视、不能鼓腮和吞咽困难等症状，0.2 倍 ED_{95} 维库溴铵和罗库溴铵已对眼睑肌和喉部肌群产生松弛作用，使上呼吸道自主保护功能受到抑制；同时肺通气储备功能亦明显下降，老年患者尤其明显。因处理过程有预置间期，麻醉总诱导时间比大剂量法（large dosage）和限时法（timing principle）明显长。因此，麻醉诱导前需向患者说明和解释可能出现的不适感，保持患者气道通畅，必要时需进行面罩人工通气支持。急诊需立即完成气管内插管的患者或饱胃患者不适用预注剂量法。

（三）非去极化肌肉松弛药复合应用的临床意义

适当和合理地复合应用不同的非去极化肌肉松弛药可充分发挥不同肌肉松弛药的优点，更好地满足手术的要求，保证患者的安全，取得较好的临床效果。复合用药主要基于以下目的：

1. 增强神经肌肉阻滞效果

协同作用使肌肉松弛作用明显增强，从而减少肌肉松弛药的用量。

2. 降低不良反应

减少肌肉松弛药的组胺释放作用及对心血管系统的影响，增加患者的安全性（表 10－7）。

由于复合用药减小了满足肌松所需的用药量，其血压降低、心动过速等不良反应也随之相应减小。

3. 加快药物起效时间和肌松恢复

通过适当药物的复合应用可显著缩短起效时间，方便紧急气管插管的实施。同时肌松恢复时间缩短可明显减少患者术后肌无力和呼吸功能不全的发生率。

4. 降低费用

狭义上指降低肌肉松弛药药量和药费，广义上则包括因肌肉松弛作用恢复快，从而减少拮抗药用量，缩短术后监护病房治疗时间等综合治疗所需的费用。因此，非去极化肌肉松弛药合理的复合应用可取得良好的临床效果，但不同药物和剂量之间的复合应用会产生不同的效果。应用时应掌握其临床使用的规律以及加强肌肉松弛作用的监测，以便合理、安全、有效地使用肌肉松弛药。

表 10－7　非去极化肌肉松弛药复合应用时优点及时效的变化

复合的药物	优　点	对时效的影响
泮库溴铵＋二甲筒箭毒	不良反应明显减少	时效类似或稍短于两药单独应用时
泮库溴铵＋筒箭毒	不良反应明显减少	时效类似或稍短于两药单独应用时
泮库溴铵＋维库溴铵		时效短于泮库溴铵
阿曲库铵＋维库溴铵	用量减少	时效与两药相似
阿曲库铵＋米库氯铵		时效介于两药单独应用时之间
罗库溴铵＋米库氯铵	起效缩短，恢复加快	时效类似或稍短于罗库溴铵

有关肌肉松弛药联合使用对肌松效应影响的机制尚在进一步研讨过程中。因此，在未掌握两种肌肉松弛药联合使用对肌松效应及机体可能发生的影响之前，宜慎重对待。有学者建议不应将肌肉松弛药随意联合使用，避免产生难以预料的相互作用而造成严重后果。

综上所述，肌肉松弛药的作用机制较为复杂，有关肌肉松弛药可能发生的相互作用相当繁多和复杂，许多新药不断进入临床，相互作用还在增多，临床麻醉中有多样化用药的趋势。药物相互作用有些是有益的，可加以利用；有些是有害的，应加以预防。然而，根据各种药物的药理、临床应用、给药时机以及患者中存在较大个体差异等影响因素综合考虑，加强神经肌肉功能的监测，有助于临床正确合理地使用肌肉松弛药，防止和及时处理可能发生的不良药物相互作用。

（陈锡明　欧阳葆怡）

参考文献

1 Abdulatif M, al-Ghamdi A, el-Sanabary M. Rocuronium priming of atracurium-induced neuromuscular blockade: the use of short priming intervals. J Clin Anesth. 1996,8(5):376－381.

2 Abdulla WY, Flaifil HA. Intraocular pressure changes in response to endotracheal intubation facilitated by atracurium or succinylcholine with or without lidocaine. Acta Anaesthesiol Belg. 1992, 43(2): 91－101.

3 Baumgarten RK, Carter CE, Reynolds WJ, et al, Priming with nondepolarizing relaxants for rapid tracheal intubation: a double-blind evaluation. Can J Anaesth. 1988,35(1):5-11.

4 Bowman WC, Rand MJ. Actions of triethylcholine on neuromuscular transmission. Br J Pharmacol, 1997,120(suppl 4):228-247.

5 Brandom BW. Atracurium and succinylcholine on the masseter muscle. Can J Anaesth. 1990,37(1): 7-11.

6 Breslin DS, Jiao K, Habib AS, et al. Pharmacodynamic interactions between cisatracurium and rocuronium. Anesth Analg, 2004,98(1):107-110.

7 Buzello W, Krieg N, Kuhls E, et al. Modification of pancuronium-induced nondepolarizing neuromuscular block by succinylcholine in anesthetized humans. Anesthesiology. 1983,59(6):573-576.

8 Campkin NT, Hood JR, Feldman SA. Resistance to decamethonium neuromuscular block after prior administration of vecuronium. Anesth Analg. 1993,77(1):78-80.

9 Chen XM, Wen DX, Hang YN, et al. Influence of succinylcholine on the dose-response relationship of subsequently administered rocuronium. Journal of Shanghai Second Medical University. 2005,17(1): 52-56.

10 Dawson J, Karalliedde L. Drug interactions and clinical anaesthetist. Eur J Anaesthesiol, 1998,15(2): 172-189.

11 Donati F, Gill SS, Bevan DR, et al. Pharmacokinetics and pharmacodynamics of atracurium with and without previous suxamethonium administration. Br J Anaesth. 1991,66(5):557-561.

12 Fawcett WJ, Stone JP. Recurarization in the recovery room following the use of magnesium sulphate. Br J Anaesth, 2003,91(3):435-438.

13 Feldman S, Fauvel N. Potentiation and antagonism of vecuronium by decamethonium. Anesth Analg. 1993,76(3):631-634.

14 Fletcher JE, Heard CM. The clinical effect of mixing different proportions of rocuronium and mivacurium. Paediatr Anaesth, 2004,14(2):152-157.

15 Glass PS, Gan TJ, Howell S, et al. Drug interaction: volatile anesthetics and opioids. J Clin Anesth, 1997,9(6 Suppl):18S-22S.

16 Glass PSA, Howell TJ, Gan TJ, et al. How to manage drug interactions. Eur J Anaesthesiol Suppl. 1997,15:33-39.

17 Jellish WS, Brody M, Sawicki K, et al. Recovery from neuromuscular blockade after either bolus and prolonged infusions of cisatracurium or rocuronium using either isoflurane or propofol-based anesthetics. Anesth Analg, 2000,91(5):1250-1255.

18 Kim DW, Joshi GP, White PF, et al. Interactions between mivacurium, rocuronium, and vecuronium during general anesthesia. Anesth Analg. 1996,83(4):818-822.

19 Kim KS, Na DJ, Chon SU. Interactions between suxamethonium and mivacurium or atracurium. Br J Anaesth, 1996,77(5):612-616.

20 Kim KS, Chun YS, Chon SU, et al. Neuromuscular interaction between cisatracurium and mivacurium, atracurium, vecuronium or rocuronium administered in combination. Anaesthesia. 1998,53(9): 872-878.

21 Kopman AF, Khan NA, Neuman GG. Precurarization and priming: A theoretical analysis of safety and timing. Anesth Analg, 2001,93(5):1253-1256.

22 Meretoja OA, Brandom BW, Taivainen T, et al. Synergism between atracurium and vecuronium in children. Br J Anaesth. 1993,71(3):440-442.

23 Middleton CM, Pollard BJ, Healy TE, et al. Use of atracurium or vecuronium to prolong the action of tubocurarine. Br J Anaesth. 1989,62(6):659-663.

24 Miguel RV, Barlow IK, Dombrowski DL. The effect of d-tubocurarine priming on an ED_{95} dose of vecuronium bromide. J Clin Anesth. 1994,6(2):106－109.
25. Motamed C, Donati F. Intubating conditions and blockade after mivacurium, rocuronium and their combination in young and elderly adults. Can J Anaesth, 2000, 47(3):225－231.
26 Motamed C, Donati F. Sevoflurane and isoflurane, but not propofol, decrease mivacurium requirements over time. Can J Anaesth, 2002, 49(9):907－912.
27 Naguib M. Neuromuscular effects of rocuronium bromide and mivacurium chloride administered alone and in combination. Anesthesiology. 1994, 81(2):388－395.
28 Naguib M, Abdulatif M, al-Ghamdi A, et al. Interactions between mivacurium and atracurium. Br J Anaesth, 1994, 73(4):484－489.
29 Paul M, Kindler CH, Fokt RM, et al. Isobolographic analysis of non-depolarising muscle relaxant interactions at their receptor site. Eur J Pharmacol, 2002, 438(1－2):35－43.
30 Pollard BJ. Applied neuromuscular pharmacology. Oxford University Press, 1995, 202.
31 Rautoma P, Meretoja OA, Erkola O, et al. The duration of action of mivacurium is prolonged if preceded by atracurium or vecuronium. Acta Anaesthesiol Scand. 1995, 39(7):912－915.
32 Richard A, Girard F, Girard DC, et al. Cisatracurium-induced neuromuscular blockade is affected by chronic phenytoin or carbamazepine treatment in neurosurgical patients. Anesth Analg, 2005, 100(2):538－544.
33 Roberts SP, Ramsay TM, Healy TE, et al. Extending a pipecuronium neuromuscular block. Increments of atracurium or vecuronium as an alternative to pipecuronium. Anaesthesia. 1993, 48(3):196－199.
34 Robertson EN, Driessen JJ, Booij LH. Suxamethonium administration prolongs the duration of action of subsequent rocuronium. Eur J Anaesthesiol, 2004, 21(9):734－737.
35 Rosow CE. Anesthetic interaction: an overview. J Clin Anesth, 1997, 9(6 Suppl):27－32.
36 Scott RP, Norman J. Effect of suxamethonium given during recovery from atracurium. Br J Anaesth. 1988, 61(3):292－296.
37 Sloan MH, Bissonnette B, Lerman J. Interaction of vecuronium and atracurium during halothane anaesthesia in children. Anaesthesia. 1998, 53(1):36－40.
38 Sonner JM, Antognini JF, Dutton RC et al: Inhaled anesthetics and immobility: Mechanisms, mysteries, and minimum alveolar anesthetic concentration. Anesth Analg, 2003, 97(3):718－740.
39 Steinberg D. Interaction between vecuronium and atracurium revisited by adapting an alternative method. Rev Esp Anestesiol Reanim. 2004, 51(10):583－588.
40 Szalados JE, Donati F, Bevan DR. Effect of d-tubocurarine pretreatment on succinylcholine twitch augmentation and neuromuscular blockade. Anesth Analg, 1990, 71(1):55－59.
41 Szmuk P, Ezri T, Chelly JE, et al. The onset time of rocuronium is slowed by esmolol and accelerated by ephedrine. Anesth Analg, 2000, 90(5):1217－1219.
42 Walts LF, Rusin WD. The influence of succinylcholine on the duration of pancuronium neuromuscular blockade. Anesth Analg. 1977, 56(1):22－25.
43 陈伯銮. 临床麻醉药理学. 北京:人民卫生出版社, 2000, 84－95.
44 胡国昌, 黄宇光. 围术期药物相互作用. 北京:中国医药科技出版社, 1996, 1－10.

第十一章 全身麻醉时肌肉松弛药使用方法

肌肉松弛药是作用在骨骼肌神经肌肉接头(终板)乙酰胆碱受体上的药物。由于药物占领受体,使通过运动神经传到终板区的兴奋无法引起一系列电生理变化,表现为肌肉松弛。临床麻醉时应用肌肉松弛药,可以在较浅的全身麻醉时保证肌肉松弛,便于手术操作,避免深麻醉对机体的不良影响。行机械通气的患者(包括麻醉期间及ICU患者)应用肌肉松弛药可使自主呼吸减弱或停顿,清除机械通气时自主呼吸的对抗。骨骼肌运动减弱或停止后,氧耗量明显减少,使重要脏器的氧供得以保证。处理骨骼肌强直痉挛性疾病(如癫痫持续状态)时,肌肉松弛药可以立即终止强直性抽搐,为原发病治疗与康复争取时间。

全身麻醉各阶段对肌肉松弛程度的要求不完全相同,麻醉诱导期希望肌肉松弛药起效时间尽可能短,尽快获得咬肌和喉部肌群松弛,以缩短建立人工气道的时间;麻醉维持期希望肌肉松弛药效果稳定,阻滞深度容易调整,药物代谢迅速,肌肉松弛药残余作用发生率低。选择适宜的肌肉松弛药给药方法,所获得效果能够更接近上述要求。

第一节 全身麻醉时使用肌肉松弛药的基本原则

一、给予肌肉松弛药前

(1) 确认患者使用肌肉松弛药的必要性以及没有使用肌肉松弛药禁忌证。

(2) 患者不存在困难通气和/或困难插管的征象。

(3) 患者既往如使用过肌肉松弛药,应无不良反应。

(4) 确定所选择肌肉松弛药的种类和合理剂量。

(5) 准备妥面罩通气器具和建立人工气道器具。

二、给予肌肉松弛药时

(1) 使用肌肉松弛药时需先给予有效镇静药,使患者意识暂时消失。

(2) 确保有效人工通气。

(3) 监测并调控肌肉松弛药阻滞程度,以最少的肌肉松弛药剂量达到临床肌松要求。

三、给予肌肉松弛药后

(1) 术毕必须进行人工呼吸直至肌肉松弛药作用消退,呼吸功能恢复正常。

（2）术毕无明确指征表明肌肉松弛药作用已经消退，应进行肌松药残余作用拮抗。

第二节　肌肉松弛药的给药途径

一、经外周静脉注射肌肉松弛药

经外周静脉途径注射肌肉松弛药是临床最主要和最常用的给药途径，各种肌肉松弛药的阻滞时间（例如，显效时间、起效时间、T_1 达到最大阻滞程度时间）和恢复时间（例如，临床作用时间）的定义都是从外周静脉注射肌肉松弛药开始计算（常用肘部静脉），但在缺乏外周静脉给药途径时，亦有选择其他途径给予肌肉松弛药的报告。

二、经肌内注射肌肉松弛药

20 世纪 50 年代初琥珀胆碱在临床使用后，因其作用起效快，肌松效果确切，深受麻醉医生青睐而得到广泛使用，但对于无法快速建立静脉给药途径的患者（如新生儿和婴儿以及大面积烧伤患者等）限制了琥珀胆碱的使用。

1955 年麦克唐纳（McDonald）等观察患者麻醉诱导后用含有或不含有透明质酸酶的琥珀胆碱 2 mg/kg 或 4 mg/kg 行肌内注射的临床效果。注药后 2～3 min 呼吸暂停，气管内插管条件满意，自主呼吸恢复正常需 8～50 min。此后有人观察到麻醉诱导后肌内注射琥珀胆碱 0.5 mg/lb、0.75 mg/lb 或 1.0 mg/lb，尽管并非所有患者都发生呼吸暂停，但儿童和成人分别在注药后 1～6 min 和2～8 min 均能顺利完成气管内插管。并认为婴幼儿和儿童麻醉诱导后肌内注射 10%琥珀胆碱 1.5～2.0 mg/lb，2～3 min 内所有患儿均获得满意的肌肉松弛并顺利完成气管内插管。

另有人观察婴幼儿麻醉诱导后肌内注射米库氯铵 0.25～0.8 mg/kg 的临床效果。婴儿组和儿童组注药后 6.8 min 和 10.4 min T_1 才抑制到基础值 10%，T_1 达到最大阻滞程度时间分别为 15.0 min 和 18.4 min；T_1 恢复到基础值 90%的时间长达 46 min 和 58 min。在婴幼儿麻醉诱导后肌内注射或静脉注射罗库溴铵临床效果对比研究时发现，婴儿组肌内注射剂量为 1.0 mg/kg、儿童组为 1.8 mg/kg，静脉注射剂量均为 0.45 mg/kg。肌内注射后的起效时间（7.4 min 和 8.9 min）是静脉注射后（2.5 min 和 2.4 min）的 3 倍或更多；婴儿组肌内注射后 T_1 自然恢复到基础值 25%和 90%的时间（76 min 和 112 min）是静脉注射后（27 min 和 54 min）的 2～3 倍；儿童组肌内注射后上述恢复时间（86 min 和 120 min）是静脉注射后（18 min 和 32 min）的 4 倍。

上述结果表明肌内注射肌肉松弛药后能获得良好的肌松效果，但作用起效和恢复均明显缓慢。

文献中对肌内注射肌肉松弛药的不同意见可以归纳为下述几方面：①即便是在紧急情况下或无法获得静脉注药途径时，在未排除患者对琥珀胆碱的禁忌证前（如高钾血症、神经肌肉疾病、饱胃或困难气道等），肌内注射琥珀胆碱存在潜在危险。②肌内注射琥珀胆碱或米库氯铵后，起效时间明显延长，恢复迟缓，不能显示超短时效和短时效肌肉松弛药的特性。③琥珀胆碱被血浆假性胆碱酯酶代谢，而非典型血浆假性胆碱酯酶由于酶基因变异，可直接影响琥珀胆碱代谢速率。此种异常酶基因由常染色体隐性遗传，在白种人群中发生率达0.03%～0.05%，给予琥珀胆碱前患者无任何征兆。给予琥珀胆碱后自主呼吸长时间不恢复会误认为肌内注射所致而延误正确判断和治疗。④罗库溴铵静脉注射时注药痛发生率超过50%，严重疼痛者超过10%，常采用同一静脉预注利多卡因等方法预防。肌内注射罗库溴铵时将同样存在注药痛的不良反应。⑤婴幼儿肌内注射罗库溴铵后 T_1 自然恢复到基础值90%的时间长达2 h，120 min以内的手术不推荐肌内注射罗库溴铵。⑥在无法获得静脉注药途径时，为顺利进行气管内插管，可以使用吸入麻醉药。2～6岁患儿吸入高浓度七氟烷后，不用肌肉松弛药亦能顺利完成气管内插管。⑦尽管有学者认为肌内注射肌肉松弛药开辟了临床给予肌肉松弛药的另一种途径，但多数学者认为肌内注射肌肉松弛药的弊大于利，不主张在临床麻醉时使用。

三、经舌注射肌肉松弛药

梅佐（Mazze）等曾观察10岁以下患儿在50%氧化亚氮-氟烷麻醉时不同途径给予琥珀胆碱的临床效果。琥珀胆碱剂量：静脉注射0.5 mg/lb，肌内注射（三角肌或股四头肌）1.0 mg/lb，舌内注射0.5 mg/lb。注药后至呼吸暂停时间分别为：静脉注射35 s、肌内注射210 s和舌内注射75 s；呼吸自然恢复到常态的时间分别为：静脉注射5 min、肌内注射9 min和舌内注射7 min。尽管舌内注射的作用起效时间比肌内注射明显快，且恢复时间亦未明显延长，但注药后室性心律失常的发生率达28%，多为二联律。因此，作者认为氟烷麻醉时不适宜采用舌内注射琥珀胆碱的方法。

古德拉（Goudra）等观察了一位76岁、体重65 kg、颈部活动障碍的患者在丙泊酚-芬太尼镇静下行上消化道内镜检查术，术中出现低氧血症时退出内镜，行面罩加压供氧效果不佳，即发生喉痉挛，拟经静脉途径补充丙泊酚和注射琥珀胆碱以缓解喉痉挛，但颈外静脉导管不慎脱落，失去静脉注药途径。立即将琥珀胆碱200 mg注入舌内，30 s后成功建立面罩通气，60 s后 SpO_2 恢复到100%。持续人工通气6～8 min后恢复自主呼吸，用腺苷控制室上性心动过速，患者清醒后无不良反应的记忆。舌内注射肌肉松弛药不应作为常规给药方法，当处于紧急情况时可作为有效的给药途径，但必须注意和控制心律失常。

四、经深静脉注射肌肉松弛药

经深静脉途径给予肌肉松弛药，起效时间将缩短，阻滞程度和维持时间不变。

第三节　全身麻醉诱导期肌肉松弛药使用方法

在全麻诱导过程中，用肌肉松弛药使喉部肌群和声带松弛是气管插管的重要条件。虽然有一些研究以及临床经验显示在不使用肌肉松弛药的情况下可以完成气管内插管，但通常需要较深的麻醉，且插管条件并不能达到最佳。门肯（Mencke）等在双盲对照研究中发现丙泊酚-芬太尼诱导过程中使用阿曲库铵 0.5 mg/kg，插管状态优良率达到 94.6%，不用肌肉松弛药的安慰剂组仅 66.7%。术后声嘶发生率两组分别为 16%和 44%，术后 72 h 内纤维喉镜观察到声带肥厚、肿胀、水肿、血肿、肉芽肿、杓状软骨脱位等声带后遗症的发生率肌肉松弛药组仅 8.1%，而安慰剂组高达 42%。提示麻醉诱导时使用肌肉松弛药能显著改善插管条件和减少手术后声嘶或声带损伤的发生率。纳吉布(Naguib)等认为静脉注射丙泊酚诱导后即使仅用 1/3 倍 ED_{95} 罗库溴铵，喉罩置入容易程度亦可增加 1 倍。因此建议对于没有使用肌肉松弛药禁忌证的患者，全麻诱导时应给予肌肉松弛药后再进行气管内插管。

一、全麻诱导期给予肌肉松弛药的方法

临床麻醉时采用静脉诱导快速气管插管中的“快速”是指尽可能地缩短从静脉注射麻醉诱导药至完成气管内插管建立有效人工通气的时间。其目的是：①尽量缩短麻醉诱导药(如丙泊酚、咪达唑仑、硫喷妥钠等)对血流动力学影响的时间；②尽量缩短麻醉诱导期无自主呼吸的时间，尤其是对于颌面部、颈部、舌咽部生理性畸形或病理性原因导致面罩通气困难的患者；③避免反流和误吸。在全麻诱导时，多选用起效快的静脉麻醉药(如丙泊酚)和肌肉松弛药。多数非去极化肌肉松弛药按常规剂量静脉注射后起效时间较慢，采用不同的给药方法，能使其缩短起效时间。

(一) 选择作用起效快的肌肉松弛药

根据给予 2 倍 ED_{95} 肌肉松弛药后的起效时间(从静脉注射肌肉松弛药至 TOF 中的 T_1 抑制 95%的时间)，肌肉松弛药可以分为 4 类：①特快起效类，起效时间在 1 min 以内，如琥珀胆碱；②快速起效类，起效时间在 1～2 min，如罗库溴铵；③中速起效类，起效时间在 2～4 min，如维库溴铵、泮库溴铵、米库氯铵、阿曲库铵和顺阿曲库铵；④慢速起效类，起效时间超过 4 min，如哌库溴铵和多库氯铵。静脉诱导行气管内插管时多选用起效较快的肌肉松弛药。琥珀胆碱起效最快，但由于其固有的缺点，使临床应用受到限制，包括发生高钾血症、Ⅱ相阻滞、术后肌痛及胃内压、颅内压和眼压升高等不良反应，以及因假性胆碱酯酶代谢异常引起药物作用时间延长和不能被胆碱酯酶抑制药拮抗等缺点。目前临床使用的非去极化肌肉松弛药中，罗库溴铵起效最快。

(二) 大剂量法(large dosage)

1. 缩短肌肉松弛药起效时间的原理

增加单位时间肌肉松弛药的血药浓度，使肌肉松弛药分子尽快地占领终板乙酰胆碱受体，从而使肌肉松弛药起效时间缩短。

2. 方法

全麻诱导时为气管内插管提供肌松条件，常采用 2 倍 ED_{95} 非去极化肌肉松弛药，并于 5 s 静脉注射完毕。多数非去极化肌肉松弛药给予 3 倍 ED_{95} 时起效时间能明显缩短。

3. 效果

舒尔茨(Schultz)等的患者在丙泊酚-咪达唑仑-芬太尼静脉诱导后，分别给予罗库溴铵 0.6 mg/kg(2 倍 ED_{95})、0.9 mg/kg(3 倍 ED_{95})或 1.2 mg/kg(4 倍 ED_{95})，发现 TOF 的 T_1 达到

100%阻滞程度的时间分别为78 s、60 s、60 s，提示罗库溴铵的插管剂量从3倍ED_{95}增加到4倍ED_{95}，作用起效时间并没有进一步缩短，但莱特霍尔(Lighthall)等观察发现丙泊酚或硫喷妥钠静脉诱导后的患者，3倍ED_{95}顺阿曲库铵或罗库溴铵的起效时间分别为200 s和134 s，剂量增加到4倍ED_{95}时，起效时间可分别缩短到162 s和95 s。尽管麻醉诱导药不同对罗库溴铵起效时间的影响使结果有差异，但后者研究显示，罗库溴铵剂量从3倍ED_{95}增加到4倍ED_{95}时，起效时间不能进一步缩短。5～6倍ED_{95}顺阿曲库铵的起效时间可缩短到1.8～2.0 min。

4. 评价

麻醉诱导时采用大剂量法给予肌肉松弛药适合较长手术过程或需手术后机械通气的患者。多数肌肉松弛药可将剂量增加到3倍ED_{95}，但增加肌肉松弛药的剂量会使其临床作用时间明显延长。2倍ED_{95}顺阿曲库铵起效时间4.4 min，临床有效时间41 min；剂量增加到6倍ED_{95}，起效时间可以缩短到2 min，但临床有效时间将延长到80 min。米库氯铵和阿曲库铵超过2倍ED_{95}时组胺释放逐渐明显增加，因此不宜增加单次注药剂量。

（三）预注剂量法(priming principle)

1. 缩短肌肉松弛药起效时间原理

(1) 受体学说　神经肌肉接头后膜乙酰胆碱受体对神经肌肉兴奋传导的作用的安全范围较大，当受体被肌肉松弛药分子占据不足75%时，仍能完成神经肌肉兴奋传导，肌力可无明显下降。当剩余的25%受体继续被肌肉松弛药分子占据时，神经肌肉兴奋传导才逐渐受到抑制，肌力开始下降。当受体被肌肉松弛药分子占据超过90%时，横纹肌完全松弛。预注剂量法的原理是先给予小剂量非去极化肌肉松弛药(预注剂量)，间隔一定的时间使肌肉松弛药分子占据近75%的乙酰胆碱受体，然后再给予较大剂量肌肉松弛药(插管剂量)去占据剩余的受体。由于第2次给予的肌肉松弛药只需占据此前剩余的受体，因此起效时间明显缩短。

(2) 生物相结合理论　费尔德曼(Feldman)认为，在神经突触裂隙，紧靠乙酰胆碱受体存在对非去极化肌肉松弛药具有高度亲和力的生物相结合部位，这个部位比乙酰胆碱受体更容易与非去极化肌肉松弛药分子结合。药物到达终板区域时，首先占据生物相结合部位，直到该部位完全被肌肉松弛药分子占据或根据药物解离常数从该结合部位离解，非去极化肌肉松弛药分子才能与乙酰胆碱受体结合。预注剂量法的原理是先给予小剂量非去极化肌肌肉松弛药(预注剂量)占据生物相结合部位，并使其饱和，再次给予肌肉松弛药的分子将直接与乙酰胆碱受体结合，从而缩短再次给予肌肉松弛药的起效时间。

2. 方法

麻醉诱导前先静脉注射10%诱导剂量非去极化肌肉松弛药(预注剂量)，间隔一定时间(预注间期)再顺序注射静脉麻醉药、镇痛药和90%诱导剂量肌肉松弛药(插管剂量)。

预注剂量以清醒患者不产生明显症状为准，一般不超过肌肉松弛药ED_{95}的10%～30%。常用肌肉松弛药预注剂量分别为：泮库溴铵0.007 mg/kg、维库溴铵0.01 mg/kg、阿曲库铵0.06 mg/kg、罗库溴铵0.06 mg/kg、顺阿曲库铵0.01 mg/kg。预注剂量越大，起效时间越快。但仅靠增大预注剂量缩短起效时间的方法并不合理，不能单纯用诱导剂量来推算预注剂量，尤其是插管剂量达数倍 ED_{95} 时。

预注间期一般为 3～5 min，使预注剂量的肌肉松弛药有充分时间占据一定量的终板乙酰胆碱受体或使生物相结合部位饱和，从而缩短插管剂量肌肉松弛药的起效时间。

在理想的预注剂量和预注间期前提下，用 1 倍 ED_{95} 非去极化肌肉松弛药可以缩短起效时间 20～30 s，但不能提供满意的插管条件，而且达到最大阻滞程度所需时间也较长。保持预注剂量与预注间期不变，增加插管剂量，不仅可以缩短起效时间，还可以改善插管条件，但肌肉松弛作用维持时间也明显延长。

3. 效果

施瓦茨(Schwarz)等的患者分别给予维库溴铵 0.015 mg/kg 或 0.02 mg/kg 的预注剂量，间隔 5 min，静脉诱导后分别给予维库溴铵 0.05 mg/kg 或 0.06 mg/kg 的插管剂量，插管剂量的起效时间分别为 1.63 min 和 1.40 min，与静脉注射琥珀胆碱 0.6 mg/kg 的起效时间(1.60 min)相似，比单次静脉维库溴铵 0.1 mg/kg 的起效时间(5.90 min)明显短。

纳吉布将患者分成 3 组，Ⅰ组和Ⅱ组分别给予预注剂量罗库溴铵 0.06 mg/kg 或米库氯铵 0.015 mg/kg，预注间期 3 min，用硫喷妥钠-芬太尼-氧化亚氮麻醉后，给予插管剂量罗库溴铵 0.54 mg/kg；Ⅲ组麻醉诱导后单次注射罗库溴铵 0.6 mg/kg；起效时间：Ⅰ组 73 s，Ⅱ组 58 s，Ⅲ组 90 s，显示预注剂量法的两组肌肉松弛药起效明显比单剂量注射法快。

霍夫曼等将患者分成 2 组，预注剂量法组先给予顺阿曲库铵预注剂量 0.01 mg/kg，预注间期 3 min，用依托咪酯-阿芬太尼-氧化亚氮麻醉后，给予插管剂量顺阿曲库铵 0.14 mg/kg；对照组麻醉诱导后给予顺阿曲库铵 0.15 mg/kg。预注剂量法组顺阿曲库铵插管剂量平均起效时间(178.4 s)比对照组(205.5 s)明显快。

林(Lin)的 3 组患者分别给予预注剂量罗库溴铵 0.06 mg/kg，顺阿曲库铵 0.01 mg/kg 及等容量生理盐水(对照组)，预注间期 3 min，麻醉诱导后前 2 组给予插管剂量顺阿曲库铵 0.14 mg/kg，对照组给予顺阿曲库铵 0.15 mg/kg。3 组插管剂量顺阿曲库铵起效时间分别为 117.0 s、151.0 s 和 221.5 s。马克(Mak)等的患者分别给予预注剂量罗库溴铵 0.09 mg/kg，顺阿曲库铵 0.015 mg/kg 及等容量生理盐水，预注间期 6 min，麻醉诱导后前 2 组给予插管剂量顺阿曲库铵 0.135 mg/kg，对照组给予顺阿曲库铵 0.15 mg/kg。3 组插管剂量顺阿曲库铵起效时间分别为 65.0 s、71.7 s 和 148.7 s，上述结果均显示预注剂量法顺阿曲库铵起效比单剂量法快，且罗库溴铵作为预注药物能使其后顺阿曲库铵的起效时间进一步缩短。

施密特(Schmidt)等的患者预注罗库溴铵 0.06 mg/kg，预注间期 3 min，诱导后给予罗库溴铵 0.54 mg/kg 的拇内收肌起效时间(105.4 s)明显比单次注射罗库溴铵 0.6 mg/kg 后的起效时间(139.2 s)短；喉内收肌的起效时间(44.7 s)也比单次注射法(74.0 s)短。

博克(Bock)给 1～7 岁的患儿预注罗库溴铵 0.06 mg/kg，间隔 1 min，诱导后给予罗库溴铵 0.54 mg/kg 的起效时间(55 s)明显比单次注射罗库溴铵 0.6 mg/kg 后的起效时间(85 s)短。

4. 评价

预注剂量法可用于中速或慢速起效类的肌肉松弛药，对于快速起效类肌肉松弛药因缩短起效时间有限，意义不大。尽管预注剂量法能够缩短插管剂量的起效时间，但预注间期较长，总诱导时间不仅没有缩短，反倒延长。

在预注间期患者常有复视、吞咽反射减弱等症状，难以接受。阿齐兹（Aziz）等给中青年患者静脉注射维库溴铵 0.01 mg/kg，4 min 后 70%患者发生眼睑下垂，30%发生复视，50%发生吞咽困难；静脉注射罗库溴铵 0.06 mg/kg，3 min 后 60%患者发生眼睑下垂，40%发生复视和吞咽困难。马哈詹（Mahajan）等给老年患者静脉注射维库溴铵 0.01 mg/kg，3 min 后所有患者均发生眼睑下垂，复视和不能鼓腮超过 10 s 者的发生率各占 60%，吞咽困难和不能持续抬头 4 s 者的发生率各占 40%。上述结果提示，0.2 倍 ED_{95} 维库溴铵和罗库溴铵已对眼睑肌和喉部肌群产生松弛作用，使上呼吸道自主保护功能受到抑制。

马哈詹（Mahajan）的老年患者给予维库溴铵预注剂量 3 min 时，用力肺活量（FVC）下降 10.1%，呼气储备容量（ERV）下降 51.8%，1 秒用力呼气量（FEV_1）下降 8.2%，功能残气量（FRC）下降 17.2%，总肺活量（TLC）下降 9.4%，在不吸氧的状态下，平均 SpO_2 从 96.8%下降到 93.9%。即使是阿齐兹（Aziz）研究的中青年患者给予维库溴铵预注剂量 4 min 时，FVC 也下降 10.1%，ERV 下降 22.8%，FEV_1 下降 8.2%，FRC 下降 9.4%；给予罗库溴铵预注剂量 3 min 时，FVC、ERV、FEV_1 和 FRC 4 项指标分别下降 7.1%、19.5%、9.0%和 8.5%。以上结果表明 0.2 倍 ED_{95} 维库溴铵和罗库溴铵已对肺功能产生一定的抑制作用，老年患者更明显。因此，用预注剂量法应保持患者气道通畅，必要时需进行面罩人工通气支持。急诊需立即完成气管内插管的患者或饱胃患者不适用预注剂量法。

（四）限时法（timing principle）

1. 缩短肌肉松弛药起效时间原理

全麻诱导时静脉注射的药物达到峰效应时间不完全相同，根据各种药物达到峰效应的时间，调整注药顺序，先静脉注射达到峰效应时间较长的药物，最后给予达到峰效应时间较短的药物，使较长达到峰效应的时间覆盖较短达到峰效应的时间。目的是使诱导药物达到峰作用时间能尽量接近，从而缩短总诱导时间。

2. 方法

静脉注射中速起效类肌肉松弛药的起效时间在 2～4 min，丙泊酚达峰时间 0.5～1.0 min，舒芬太尼达峰时间 3 min。以丙泊酚-芬太尼-维库溴铵静脉诱导为例，先静注插管剂量维库溴铵（2 倍 ED_{95}，5 s），间隔 2 min，待患者出现肌力减弱（眼睑下垂、握力减弱或呼吸幅度下降）时，再顺序注射舒芬太尼（0.3～0.4 μg/kg，10 s）和丙泊酚（2 mg/kg，30 s）。待丙泊酚注毕后 1 min，维库溴铵已达到最大阻滞程度，可以进行气管插管。总诱导时间不到 4 min。

3. 效果

西尔弗曼（Silverman）等将患者分成 3 组：限时法组，患者清醒睁眼，静脉注射维库溴铵 0.15 mg/kg，每 10 s 观察患者眼裂状态、握力和呼吸幅度，当眼睑下垂、最大握力和呼吸幅度开始下降时，静脉注射硫喷妥钠 4～6 mg/kg。预注剂量组，静脉注射维库溴铵 0.01 mg/kg，间隔 4 min，顺序注射硫喷妥钠 4～6 mg/kg 和维库溴铵 0.14 mg/kg。琥珀胆碱对照组，先静脉注射筒箭毒碱 3 mg，间隔 4 min，顺序注射硫喷妥钠 4～6 mg/kg 和琥珀胆碱 1.5 mg/kg。3

组均于最后一种药物注毕后 60 s 行气管内插管。插管评级达优者，限时法组(80%)与琥珀胆碱对照组(95%)差异不大，比预注剂量组(60%)明显好。因此当患者禁忌应用琥珀胆碱时，麻醉诱导用限时法给予非去极化肌肉松弛药能获得与琥珀胆碱起效速度相近的效果。

赛伯(Sieber)等的患者先静脉注射咪达唑仑 1～3 mg 和芬太尼 1 μg/kg，然后Ⅰ组和Ⅱ组给予罗库溴铵 0.6 mg/kg，待眼睑下垂时(32 s)注射硫喷妥钠 4～6 mg/kg，2 组分别于 45 s 和 60 s 后行气管内插管；Ⅲ组(对照组)静脉注射维库溴铵 0.01 mg/kg 后 3 min，顺序注射硫喷妥钠 4～6 mg/kg 和琥珀胆碱 1.5 mg/kg，60 s 后行气管内插管。3 组插管状态优良率无明显差异，但Ⅰ组和Ⅱ组总诱导时间(1.45 min 和 1.70 min)明显比琥珀胆碱对照组(4.25 min)短。

科亚马(Koyama)等的 2 组患者诱导时分别用限时法给予维库溴铵 0.15 mg/kg 和 0.2 mg/kg，肌力减弱时间分别为 57.6 s 和 42.2 s。分别于 40 s 和30 s 时静脉注射硫喷妥钠 4～5 mg/kg，70 s 后行气管内插管。2 组插管状态评级均为优。认为限时法用较大剂量的维库溴铵能获得快捷的麻醉诱导和气管插管。

冉建等诱导时分别静脉注射丙泊酚 2 mg/kg(30 s 注射完毕)、芬太尼 4 μg/kg(5 s 注射完毕)和米库氯铵 0.24 mg/kg(10 s 注射完毕)。按注药顺序将患者分成 3 组，Ⅰ组(大剂量法)，丙泊酚→芬太尼→米库氯铵；Ⅱ组(预注剂量法)，10%剂量米库氯铵→间隔 3 min→丙泊酚→芬太尼→90%剂量米库氯铵；Ⅲ组(改良限时法)，米库氯铵→丙泊酚→芬太尼。3 组均在 T_1 达到最大抑制程度时行气管内插管。插管状态评级：Ⅰ组优、良和差各占 75%、20%和 5%；Ⅱ组优为 85%、良为 15%；Ⅲ组全部为优。Ⅰ组插管状态明显不如Ⅲ组。Ⅲ组总诱导时间(从注入第 1 个诱导药到 T_1 达到最大抑制的时间)为 181.8 s，比Ⅰ组(232.9 s)和Ⅱ组(315.5 s)明显缩短。Ⅱ组在预注期间 15%的患者自诉复视，20%的患者自诉“眼皮重”。结果提示改良限时法(给予肌肉松弛药与静脉麻醉药之间无间隔停顿时间)能获得总诱导时间短和良好的插管条件的效果。

科尔(Koh)等先给患者静注芬太尼 1 μg/kg，面罩吸氧 3 min，诱导时分成 4 组，Ⅰ～Ⅲ组为限时法组，分别静注阿曲库铵 0.5 mg/kg(2 倍 ED_{95})、0.75 mg/kg(3 倍 ED_{95})和 1.0 mg/kg(4 倍 ED_{95})，眼睑下垂时静注硫喷妥钠 4～6 mg/kg，60 s 后行气管内插管。3 组眼睑下垂发生时间分别为 32.4 s、29.0 s 和 28.0 s，组间无明显差异。Ⅳ组(对照组)先静注阿曲库铵 0.025 mg/kg 和芬太尼 1 μg/kg，面罩吸氧 3 min 后，静注硫喷妥钠 4～6 mg/kg 和琥珀胆碱 1.5 mg/kg，60 s 后行气管内插管。Ⅱ组、Ⅲ组和Ⅳ组插管状态达优者分别占 85%、85%和 95%，无明显差别；而Ⅰ组插管状态达优者仅占 45%，明显低于Ⅱ～Ⅳ组，但Ⅰ～Ⅲ组静注阿曲库铵后分别有 30%、35%和 60%的患者出现皮肤潮红；40%～45%的患者在给予硫喷妥钠前主诉乏力和不能深呼吸；Ⅰ组和Ⅱ组各有 1 例发生支气管痉挛。该研究结果提示限时法用常量(2 倍 ED_{95})阿曲库铵时，诱导速度和为气管插管提供的肌松效果并不理想；增加剂量虽能改善插管条件，但阿曲库铵的不良反应亦增加。因此阿曲库铵不宜增大剂量和用限时法给药。

4. 评价

应用限时法通过临床观察肌力减弱，再行诱导插管能较好地实现个体化用药，克服预注剂量法预置间期长的缺点，且给药步骤简单，但需向患者说明可能出现复视和呼吸无力等不适。

在给予肌肉松弛药之前适当用镇静药物使患者处于安静或嗜睡状，术后随访并无不适的主诉。应用限时法应保持患者气道通畅，需进行面罩人工通气支持。

（五）联合使用麻黄碱

1. 缩短肌肉松弛药作用起效时间原理

（1）肌肉松弛药的作用部位在神经肌肉接头，药物通过血液运输从注药部位到作用部位，因此加快血流速度可以缩短运输时间，使肌肉松弛药更快到达神经肌肉接头发挥作用。全麻诱导时通常给药顺序是先镇痛、镇静药，然后是肌肉松弛药。大部分镇静、镇痛药可对循环系统产生一定的抑制作用，包括降低心肌收缩力，扩张血管，从而使血流速度减慢，随后给予肌肉松弛药到达作用部位的时间因而延长。肌肉松弛药起效时间是从开始注药计算，其中包括肌肉松弛药在体内转运时间，镇静、镇痛药引起的循环抑制会使起效时间延长。静脉注射小剂量麻黄碱能提高心输出量，加快外周血流速度，克服诱导药物对心血管功能的抑制作用，加快肌肉松弛药起效时间。

（2）麻黄碱对神经肌肉兴奋传导有一定影响。西贝（Sieb）等发现麻黄碱在神经肌肉接头的浓度低于 10^{-4} M/L 时，对神经肌肉兴奋传导无影响；浓度达到 10^{-4} M/L 时，产生终板电位所需的乙酰胆碱量子含量增加 21%，突触前所储存的乙酰胆碱量子的释放量增加 16%，而微终板电位的振幅降低 38%；当麻黄碱局部浓度达到 10^{-3} M/L 时，已无法检测出微终板电位。米隆（Milone）等亦发现麻黄碱局部浓度在 10^{-5}～10^{-4} M/L 范围内时，随药物浓度升高，离子通道开放时间缩短。

2. 方法

麻醉诱导前先静脉注射麻黄碱 0.05～0.1 mg/kg，间隔 0.5～1.0 min，顺序静脉注射镇静药-镇痛药-肌肉松弛药。

3. 效果

穆尼奥斯（Munoz）等在芬太尼和硫喷妥钠诱导前 3 min 用 0.07 mg/kg 的麻黄碱或等容量生理盐水预处理，结果显示罗库溴铵 0.6 mg/kg 在麻黄碱组的起效时间（72 s）比生理盐水对照组（98 s）明显缩短，而两组血压无显著差异。施姆克（Szmuk）等在硫喷妥钠、芬太尼诱导前分别静脉注射麻黄碱（0.07 mg/kg）、艾司洛尔（0.5 mg/kg）或等容量生理盐水。发现麻黄碱组罗库溴铵起效时间（64 s）比生理盐水组（93 s）明显缩短，艾司洛尔组（118 s）则明显延长，但诱导过程中 3 组的血压和心率组间比较均无明显差异。艾伯特（Albert）等用麻黄碱 0.07 mg/kg 预处理后，发现顺阿曲库铵（0.15 mg/kg）的起效时间明显缩短（167.0 s *vs.* 234.9 s），而且插管条件更好。金（Kim）等学者在异丙酚诱导前 30 s 静注麻黄碱 0.03 mg/kg、0.07 mg/kg 或 0.11 mg/kg，麻黄碱组（0.07 mg/kg 和 0.11 mg/kg）的维库溴铵（0.1 mg/kg）起效时间均有缩短，其中以麻黄碱 0.07 mg/kg 既提高心输出量，又没有心血管不良反应。因此多数学者认为心输出量增加可以缩短肌肉松弛药的起效时间，而心输出量下降则延长起效时间。

4. 评价

用麻黄碱缩短肌肉松弛药起效时间的效果与麻黄碱的给药时机和剂量有关。小松（Komatsu）等的择期手术患者用丙泊酚 1.5 mg/kg 行麻醉诱导，用 8 mg/(kg·h)的速度维持麻醉

10 min 后，静脉注射麻黄碱 0.21 mg/kg 或等容量生理盐水，1 min 后麻黄碱组的心脏指数增加 17%，但此时 2 组给予的维库溴铵(0.1 mg/kg)起效时间(183 s 和 181 s)没有明显差别。李德维等的患者静脉诱导后 3 min 时给予麻黄碱 0.2 mg/kg，3 min 后心输出量增加 13.5%，此时给予罗库溴铵 0.3 mg/kg 的起效时间(244.0 s)与生理盐水组(231.7 s)无显著差异。这两项研究结果均表明给予麻黄碱 0.2 mg/kg 后不仅使心输出量增加，还使平均动脉压和外周血管阻力指数增加，外周血管收缩可导致肌肉血流量下降，因此未能得到肌肉松弛药起效时间缩短的效果。

(六) 肌肉松弛药联合使用

1. 缩短肌肉松弛药作用起效时间原理

(1) 先给的琥珀胆碱作用已完全消除时，多数终板受体或仍被琥珀胆碱占领，或刚脱离琥珀胆碱，但尚未恢复常态，从而导致对后给的非去极化肌肉松弛药亲和力增加，作用起效增快。

(2) 化学结构不同的非去极化肌肉松弛药(苄异喹啉类和甾类)合用时，效应呈协同作用；结构相近者合用时表现效应相加。两种肌肉松弛药合用，肌松效应与单独用药相同时，作用起效时间缩短，且每种药的剂量减少一半左右，可以有效降低不良反应的发生率。

2. 效果

罗伯茨(Robertson)等给患者先用琥珀胆碱 1 mg/kg，当 TOF 的 T_1 恢复到基础值 90% 时，给予罗库溴铵 0.6 mg/kg，起效时间从单独使用罗库溴铵时的 74 s 缩短到 56 s，而 TOFr 恢复到 0.7 的时间从 47 min 延长到 58 min，但恢复指数基本相同(10 min 与 11 min)。纳吉布等观察发现罗库溴铵 0.6 mg/kg 起效时间 99 s，米库氯铵 0.15 mg/kg 起效时间 178 s，两药合用时(罗库溴铵 0.3 mg/kg 和米库氯铵 0.075 mg/kg)作用起效时间为 69 s，比两药单独使用时起效时间短得多。

3. 评价

尽管肌肉松弛药联合使用在达到两药单独使用相同效应时，能使作用起效时间缩短，减少用药剂量和组胺释放作用及对心血管系统的影响，但肌肉松弛药联合使用对肌松效应影响的机制尚未完全阐明，应慎重对待。为减少肌肉松弛药联合应用相互作用的复杂性，以采取单一种类用药为宜。

二、注意事项

(1) 首先需明确具体患者采用肌肉松弛药快速诱导的必要性和顺利进行气管内插管的可行性。

(2) 容易引起组胺释放增加或对心血管功能有影响的肌肉松弛药不宜增大一次用药剂量。

(3) 采用预注剂量法或限时法前需给予镇静药物，并进行面罩人工辅助呼吸。

(4) 在未掌握两种肌肉松弛药联合使用对肌松效应及机体可能发生的影响之前，应慎重对待肌肉松弛药联合使用的方法。

第四节　全身麻醉维持期肌肉松弛药使用方法

全身麻醉维持期使用肌肉松弛药可以在非深麻醉状态时保持骨骼肌松弛，提供满意手术野，避免机械通气与自主呼吸对抗，降低机体氧耗量。

一、全身麻醉维持期肌肉松弛药及使用方法的选择依据

（一）肌肉松弛药药特性

根据每种肌肉松弛药的药代动力学和药效动力学特点选择适合的肌肉松弛药。按肌肉松弛药临床有效作用时间（从开始静脉注射肌肉松弛药至 T_1 恢复到基础值25%的时间），肌肉松弛药可以分为：超短时效肌肉松弛药（<8 min），例如琥珀胆碱；短时效肌肌肉松弛药（8～20 min），例如米库氯铵；中时效肌肉松弛药（21～50 min），例如维库溴铵、罗库溴铵、阿曲库铵和顺阿曲库铵；长时效肌肌肉松弛药（>50 min），例如泮库溴铵、哌库溴铵和多库氯铵。按肌肉松弛药代谢特点，琥珀胆碱和米库氯铵由血浆丁酰胆碱酯酶水解；阿曲库铵和顺阿曲库铵经霍夫曼降解和酯解；罗库溴铵主要被肝脏摄取后以原形随胆汁排泄；维库溴铵主要在肝内代谢成3种去乙酰产物，有较弱的肌肉松弛作用；长时效肌肉松弛药主要经肾脏原形排出。

（二）患者病理生理特点

包括患者年龄、性别、体质状况，是否存在增强肌肉松弛药效应的病理生理状态（例如，酸中毒、低钙血症、低钾血症、高镁血症及重症肌无力等）或减弱肌肉松弛药效应的病理生理状态（例如，碱中毒、高钙血症、高钾血症、低镁血症、烧伤等）。

（三）药物相互作用

麻醉手术期间使用的其他药物与肌肉松弛药是否存在协同作用（例如，卤族吸入性麻醉药、氨基糖苷类和酰胺类抗生素、局麻药、呋塞米、β受体阻滞剂、钙通道阻滞剂、硝酸甘油等）或拮抗作用（例如，苯妥因、皮质激素、麻黄碱、去甲肾上腺素、雷尼替丁等）。

（四）手术对肌松要求

要求腹肌松弛，用TOF诱发拇内收肌颤搐反应监测肌松程度时，T_1（TOF的第1个反应）应维持在10%左右；要求膈肌松弛，PTC应小于或等于5；进行显微精细手术要求患者绝对制动时，需达到深肌松状态，即：PTC<2。

依据上述四个方面选择适合的肌肉松弛药和给药方法，争取以最少的肌肉松弛药剂量达到临床肌松的要求。

二、全身麻醉维持期肌肉松弛药使用方法

全身麻醉维持期通常选用中、短时效非去极化肌肉松弛药，有利于肌松程度及时调节及神经肌肉传导功能较快恢复。

（一）间断静脉注射（intermittent intravenous bolus）

在无肌肉松弛药效应监测条件时，通常于诱导时给予插管剂量中时效非去极化肌肉松弛

药后，当达到肌肉松弛药临床有效作用时间（T_1 恢复到基础值 25%）或出现微弱自主呼吸时，间隔 30 min 追加插管剂量 1/5～1/3 同种肌肉松弛药，手术结束前 30 min 不再追加。随间断注药周期肌松深度明显波动。

图 11-1 显示麻醉维持期间断静脉注射肌肉松弛药时拇内收肌诱发颤搐反应记录图。女性，69 岁，55 kg，静脉麻醉下行开腹手术，术中间断注射罗库溴铵。静脉诱导后给予 2 倍 ED_{95} 罗库溴铵 33 mg。30 min 后手术开始。给予插管剂量肌肉松弛药 45.75 min T_1 回升到 20%，追加 1/4 插管剂量罗库溴铵 8.3 mg。此后每隔 30 min 当 T_1 回升到 20%左右时追加罗库溴铵 8.3 mg，每次追加肌肉松弛药后肌松程度均加深到 T_1＝0%，此后逐渐恢复。最浅肌松程度在 T_1＝20%左右，达到手术对肌松效果的要求。如果追加肌肉松弛药间隔时间过长，肌力和肌张力已经开始明显恢复，不仅影响手术进程，还会损伤相应的肌肉。

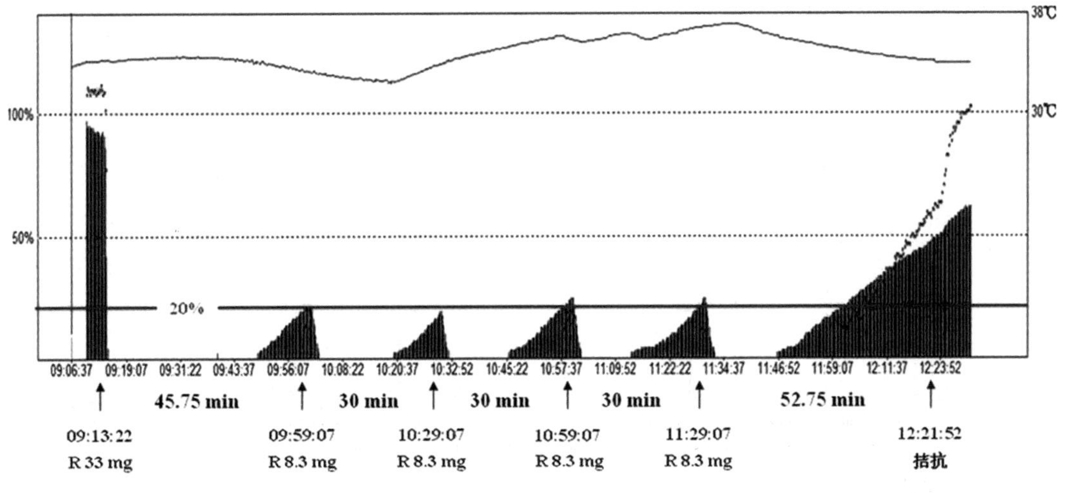

图 11-1　间断静注的肌松效应图

女性，69 岁，55 kg，静脉麻醉下行开腹手术，术中间断注射罗库溴铵。用 TOF WATCH SX 监测仪记录麻醉全程拇内收肌诱发颤搐反应。静脉诱导后给予 2 倍 ED_{95} 罗库溴铵 33 mg。30 min 后手术开始。插管剂量肌肉松弛药后间隔 45.75 min 时 T_1 回升到 20%，追加 1/4 插管剂量罗库溴铵 8.3 mg。此后每隔 30 min 当 T_1 回升到 20%左右时追加罗库溴铵 8.3 mg。第 4 次追加罗库溴铵后 30 min 手术临将结束，未继续追加肌肉松弛药。23 min 后手术结束，给予新斯的明-阿托品拮抗罗库溴铵肌松药残余作用。

图 11-2 显示男性，47 岁，体重 67 kg，在静脉麻醉下行开腹手术。用 TOF WATCH SX 监测仪盲法全程记录麻醉期间拇内收肌对 TOF 诱发的颤搐反应，施麻醉者不知监测结果，术中凭个人习惯间断注射罗库溴铵。术中有两个数十分钟的时段 T_1＞50%，已无肌肉松弛作用，手术虽能继续进行有赖于用自动拉钩撑开腹部创口，用器械持续撑住已经开始恢复肌力的腹部肌肉，可造成腹壁肌肉损伤。

图 11-3 显示男性，33 岁，体重 69 kg，在静脉麻醉下行中耳手术的肌张力监测记录。拟术中肌松维持在 T_1≤10%。麻醉全程 TOF WATCH SX 监测仪监测数据以及给予肌肉松弛药和各种操作时间（表 11-1）。

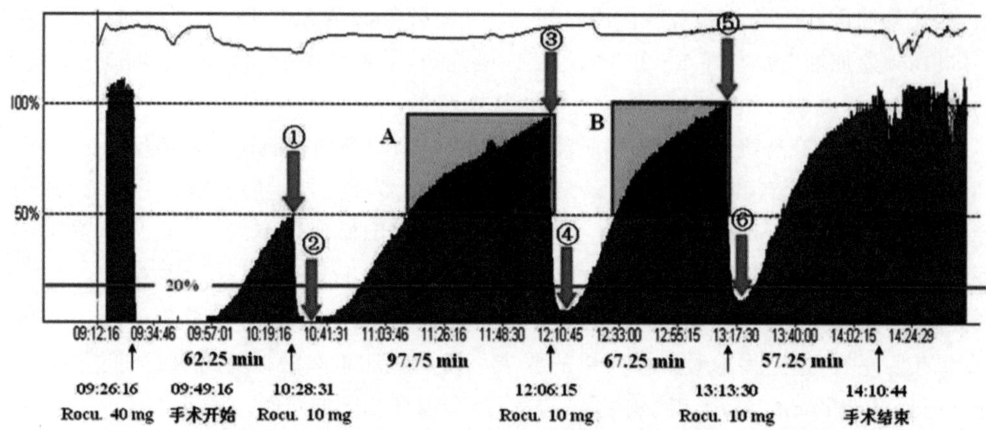

图 11－2　没有肌张力监测下随意用肌肉松弛药的肌松效应图

男性，47 岁，67 kg，静脉麻醉下行开腹手术，术中凭个人经验和习惯间断注射罗库溴铵。静脉诱导后 2 倍 ED_{95} 罗库溴铵 40 mg。23 min 后手术开始。插管剂量肌肉松弛药后间隔 62.25 min 首次追加1/4插管剂量罗库溴铵 10 mg，此时实测 T_1 已回升到 50%（①箭头所指）。追加罗库溴铵肌松程度很快增加，T_1＝0%（②箭头所指）。首次追加罗库溴铵后间隔 97.75 min 第 2 次追加罗库溴铵 10 mg，此时实测 T_1 已回升到 95%（③箭头所指）。第 2 次追加罗库溴铵后虽肌松程度很快增加，但最大阻滞程度只达到 T_1＝8%（④箭头所指）。第 2 次追加罗库溴铵后间隔 67.25 min 第 3 次追加罗库溴铵 10 mg，此时实测 T_1 已回升 100%（⑤箭头所指）。第 3 次追加罗库溴铵后最大阻滞程度只达到 T_1＝15%（⑥箭头所指），且 T_1 很快开始回升。此例在 A 和 B 两个方框时段基本无肌松效果。

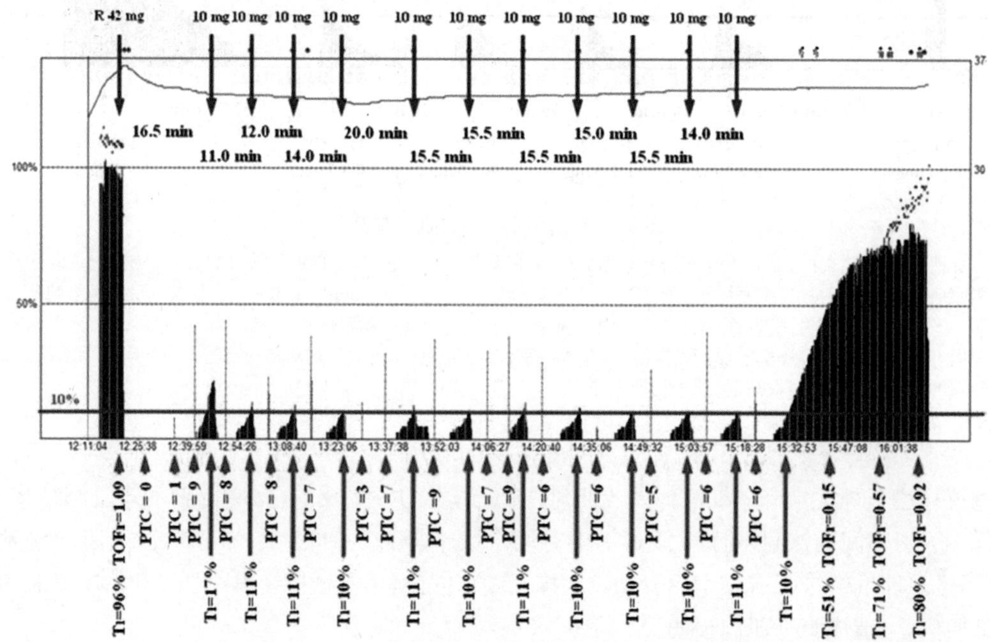

图 11－3　肌肉松弛作用检测下用药的肌松效应图

男性，33 岁，69 kg，静脉诱导后给予 2 倍 ED_{95} 罗库溴铵，术中拟维持肌松深度为 T_1＝10%。持续监测拇内收肌对 TOF 刺激的反应，当 T_1 回升到 10%时，间断静脉注射 1/4 插管剂量的罗库溴铵，直到手术结束。共追加罗库溴铵 11 次，平均间隔 15.0±2.4 min（11～20 min）。术毕自然恢复，无肌肉松弛药残余作用。

表 11 - 1　图 11 - 3 TOF WATCH SX 监测仪检测数据及给予肌肉松弛药和各种操作的时间

H:M:S	T_1(%)	PTC	罗库溴铵(mg)	H:M:S	T_1(%)	PTC	罗库溴铵(mg)	H:M:S	T_1(%)	PTC	罗库溴铵(mg)
12:20:08	98		40	13:24:21	10		10	14:31:36	12		
12:21:38	0	(插管)		13:24:51	11			14:32:36	0		
12:22:38				13:25:36	0			14:36:48		6	
12:28:58		0		13:30:21		3		14:41:47	3		
12:36:30		1		13:36:54		7		14:46:17	10		10
12:42:46		9		13:39:53	3			14:47:32	0		
12:43:24	3	手术开始		13:44:23	11		10	14:51:58		5	
12:45:24	11			13:44:38	13			14:57:27	3		
12:46:39	17		10	13:48:53	0			15:01:57	10		10
12:47:39	22			13:50:34		9		15:02:12	11		
12:48:54	0			13:54:48	3			15:03:42	0		
12:51:12		8		14:00:03	10		10	15:07:44		6	
12:54:11	3			14:00:18	11			15:11:43	3		
12:57:56	11		10	14:01:18	0			15:15:43	11		10
12:58:41	14			14:05:43		7		15:17:13	0		
12:59:41	0			14:11:42		9		15:21:24		6	
13:03:41		8		14:12:11	3			15:26:23	3		
13:06:10	3			14:15:26	11		10	15:30:23	10		
13:10:10	11		10	14:16:11	14			15:34:23	25		
13:10:55	13			14:16:56	0			15:41:38	51		
13:11:40	0			14:21:08		6		16:01:08	74		
13:15:52		7		14:26:21	3			16:04:38	80	TOFr=0.92(拔管)	
13:20:06	3			14:31:06	10		10	16:04:53	80	手术结束	

H:M:S　时:分:秒

麻醉诱导给予2倍 ED_{95} 罗库溴铵后 16.5 min T_1 恢复到基础值的 17%，首次追加罗库溴铵 10 mg 后 4.5 min 肌松深度达到 PTC=8，6.5 min 后 T_1 回升到 11%，再次追加罗库溴铵 10 mg。在 201.5 min 的手术过程中，每当 T_1 恢复到 10%时就追加罗库溴铵，共追加 11 次，平均间隔(15.0±2.4) min(11～20 min)。追加肌肉松弛药后肌松程度最深达到 PTC=3～9，追加肌肉松弛药时 T_1 处于 10%～11%。最后 1 次追加肌肉松弛药后 27.5 min T_1 恢复到基础值 25%，30 min 后顺利拔管，无肌肉松弛药残余作用(TOFr=0.92)。此例麻醉维持期肌肉松弛药给药过程和效果都达到预定计划要求，但方法繁琐，既要随时观察肌张力监测结果，又要 10 余分钟追加一次肌肉松弛药，在单人管理全身麻醉时有可能出现顾此失彼的局面。因此，麻醉维持期间断静脉注射肌肉松弛药的方法仅适用于术中只需追加不超过 2 次的肌肉松弛药或不超过 1.5 h 的手术。手术时间更长或需多次追加肌肉松弛药时，麻醉维持期用持续静脉给药的方式，效果更稳定且方法亦简单。

(二) 持续静脉注射(continuous intravenous injection)

1. 原则

①按手术期间对肌松深度的不同要求，调整肌肉松弛药输注速率。②肌肉松弛药个体差

异大，持续静脉注射时应监测肌力变化。③短时效肌肉松弛药最适宜持续静脉输注给药，中时效肌肉松弛药也可采用持续静脉输注给药，长时效肌肉松弛药不宜持续静脉输注给药。④改变肌肉松弛药静脉注射速率到出现肌松效应的变化有一个滞后过程。⑤多次追加或持续输注琥珀胆碱，时间超过半小时以上有可能发生阻滞性质变化，目前不主张使用。

2. 方法

诱导时给予插管剂量肌肉松弛药，当 T_1 恢复拟定阻滞水平时（例如：恢复到基础值 5%或 10%），开始静脉持续输注肌肉松弛药，调整输注速率，维持 T_1 在预定阻滞水平。手术临近结束时停止输注。

3. 肌肉松弛药持续静脉输注速率推荐范围

米库氯铵 3～15 μg/(kg · min)、阿曲库铵 4～12 μg/(kg · min)、顺阿曲库铵 1～2 μg/(kg · min)、罗库溴铵 9～12 μg/(kg · min)、维库溴铵 0.8～1.0 μg/(kg · min)。

4. 药代动力学的改变

肌肉松弛药持续静脉输注时药代动力学可以发生改变。麦考伊(McCoy)等和库珀(Cooper)等在研究罗库溴铵药代动力学时发现，单次静脉注药时中心室容积 38.5 ml/kg，稳态分布容积 207.1 ml/kg，分布半衰期 14.8 min，消除半衰期 97.2 min，清除率 3.7 ml/(kg · min)，平均停留时间 58.3 min。单次静脉注药后持续输注罗库溴铵时中心室容积(62.2 ml/kg)明显增大，分布半衰期(7.5 min)缩短 50%，稳态分布容积(212.5 ml/kg)、消除半衰期(85.6 min)、清除率 3.3 ml/(kg · min)和平均停留时间(67.2 min)亦有程度不同改变。药代动力学的改变可以引起药效动力学的变化。

5. 影响肌肉松弛药输注速率的因素

(1) 年龄直接影响输注速率　阿普费尔鲍姆(Apfelbaum)认为静脉麻醉期间为获得 T_1 达到 89%～99%的阻滞程度，成人静脉持续输注米库氯铵平均速率为 6～7 μg/(kg · min)，小儿比成人快 1 倍 14 μg/(kg · min)。沃洛什切克 · 吉拜克(Woloszczuk-Gebicka)等在小儿七氟烷麻醉期间为获得 T_1 达到 95%的稳定阻滞程度，静脉持续输注罗库溴铵平均速率为 8.4 μg/(kg · min)，比成人 6.1 μg/(kg · min)快 27%。同样在七氟烷麻醉期间为获得 T_1 达到 90%的稳定阻滞程度，库(Koo)等认为 35 岁左右中青年组患者静脉持续输注罗库溴铵平均速率为 4.2 μg/(kg · min)，而 70 岁左右老年组患者平均输注速率 2.9 μg/(kg · min)仅及中青年组患者输注速率的 69%。提示为达到同种肌肉松弛药持续静脉输注时相同的稳定阻滞程度，随着年龄增长，输注速率需减缓。

(2) 对肌松深度的不同要求　德霍兰德(d'Hollander)观察发现静脉麻醉时保持 TOF 计数=2 的肌松深度，成人米库氯铵输注速率只需 6 μg/(kg · min)，若保持 PTC=2 的深阻滞水平，输注速率需提高到 17 μg/(kg · min)。

(3) 吸入麻醉药与肌肉松弛药有协同作用　尚克斯(Shanks)等建议氧化亚氮-安氟烷或异氟烷吸入麻醉期间，保持 $T_1=5\%$的肌松深度，罗库溴铵持续输注速率应比静脉麻醉时降低 40%。塔基(Takagi)等发现麻醉维持期为保持$T_1=10\%$，持续静脉输注罗库溴铵至 90 min 时的输注速率未受诱导时罗库溴铵剂量(0.6 mg/kg 和 0.9 mg/kg)影响；丙泊酚麻醉组持续静脉输注罗库溴铵至 90 min 时的输注速率 7.5～7.7 μg/(kg・min)与初始速率7 μg/(kg・min)差异不明显，七氟烷麻醉组至 90 min 时的输注速率 3.4～3.9 μg/(kg・min)仅及初始速率的 48.6%～55.7%(图 11-4)。

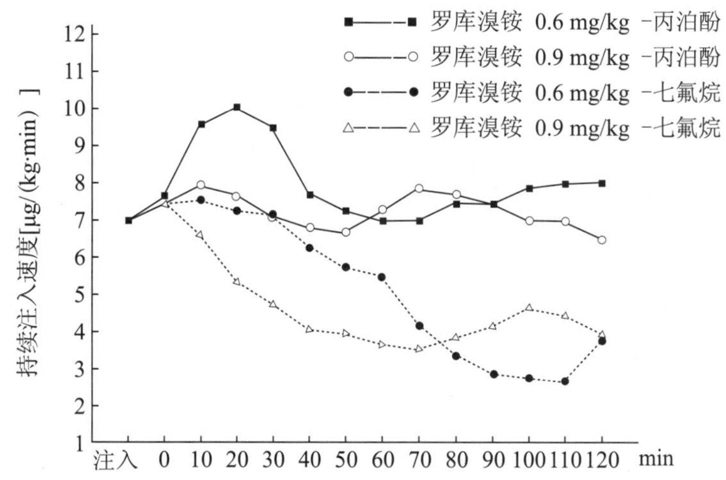

图 11-4　丙泊酚或七氟烷麻醉对不同诱导剂量罗库溴铵术中输注速率的影响

(4) 肌肉松弛药输注时间　米勒(Miller)等发现静脉麻醉时为保持 T_1=5%～10%，罗库溴铵和顺阿曲库铵输注的前 60 min 需将初始速率 10.2 μg/(kg・min)和 1.7 μg/(kg・min)逐渐调低，60 min 后输注速率稳定在 5.45～5.58 μg/(kg・min)和 0.81～0.86 μg/(kg・min)。

(5) 麻醉方法的影响　沃洛什切克・吉拜克等观察发现，氧化亚氮-芬太尼麻醉时罗库溴铵获得 $T_1$90%～99%稳态阻滞的平均输注速率为 16.7 μg/(kg・min)，1MAC 氟烷、异氟烷或七氟烷麻醉时罗库溴铵的输注速率分别为：13.6 μg/(kg・min)，13.1 μg/(kg・min)和 8.4 μg/(kg・min)，七氟烷麻醉时罗库溴铵获得 T_1=5%稳态阻滞的平均输注速率仅为氧化亚氮-芬太尼麻醉时的 50%。

(6) 低体温体外循环　卡妙(Cammu)等观察中度低体温(中心体温 33℃)体外循环对罗库溴铵和顺阿曲库铵维持 T_1 处于 15%时输注速率的影响。结果发现 CPB 前罗库溴铵和顺阿曲库铵平均输注速率分别为：4.42 μg/(kg・min)和 1.10 μg/(kg・min)，CPB 时平均输注速率分别降到：3.57 μg/(kg・min)和 0.75 μg/(kg・min)，CPB 后输注速率分别回升到：4.24 μg/(kg・min)和 0.98 μg/(kg・min)。显示 CPB 时肌肉松弛药需求量明显下降。

(7) 肝移植　温(Weng)等观察肝移植对罗库溴铵和阿曲库铵维持 T_1 处于 2%～10%时输注速率的影响。发现切肝前罗库溴铵和阿曲库铵平均输注速率分别为：0.468 mg/(kg・h)和 0.602 mg/(kg・h)，无肝期平均输注速率分别降低到 0.303 mg/(kg・h)和 0.507 mg/(kg・h)，新肝期输注速率分别回升到 0.429 mg/(kg・h)和 0.534 mg/(kg・h)。显示无肝期肌肉松弛药有呈需求量明显下降的过程。

（8）对肌肉松弛药静脉持续输注优势的评估　卡妙等在成人心脏瓣膜置换或冠脉搭桥手术时比较大剂量顺阿曲库铵（8倍 ED_{95}）和常规剂量（2倍 ED_{95}）诱导插管后持续输注顺阿曲库铵的临床效果，认为两组血流动力学均稳定，持续输注组肌松效果更平稳，且停止输注后 TOFr 恢复到 0.9 的时间较短，肌肉松弛药总用量明显减少。提示常规剂量诱导后持续输注顺阿曲库铵的临床效果比大剂量顺阿曲库铵更优越。米里施加德（Mirinejad）等在同样手术患者诱导时给予 4 倍 ED_{95} 顺阿曲库铵，静脉麻醉维持期间隔用药组 15 min 注射式顺阿曲库铵 0.02 mg/kg，持续输注组以 2 μg/(kg·min) 持续输注顺阿曲库铵，均保持拇内收肌 TOF 计数＝1。两组手术时间和 CPB 时间基本相同，但持续输注组顺阿曲库铵术中用量 89.7 μg/(kg·h) 明显比间隔用药组 32.8 μg/(kg·h) 多，且 TOFr 恢复到 0.8 的时间（64.2 min）比间隔用药组（43.8 min）延长 47%。因此静脉持续输注肌肉松弛药的优势还有待临床继续观察和评估。

（三）靶控静脉输注

1. 开环靶控静脉输注（open-loop target-controlled intravenous infusion）

靶控输注（Target Controlled Infusion，TCI）是以药代动力学与药效动力学为基础，以血浆或效应室药物浓度为指标，由计算机控制药物输注速率，达到按临床需要调节药物效应的静脉输注给药方法。靶控输注系统中有肌肉松弛药的药代动力学/药效动力学模型（PK/PD 模型），选择肌肉松弛药种类后，输入患者年龄、性别和体重等数据，设定血浆或效应室靶浓度。系统启动后将以设定的靶浓度自动调整输注速率。肌肉松弛药开环靶控输注是持续监测拇内收肌诱发颤搐反应，按临床需要的肌肉松弛药阻滞程度人工调整靶浓度。通常对近腕尺神经行透皮连续 4 次刺激（TOF），如能观察到拇内收肌有 1～3 次反应（TOF count＝1～3）为肌松程度分级的中度阻滞；如需加深阻滞程度则提高靶浓度，用强直后计数方式观察 PTC 值，从 PTC＝1 至 TOF 的 T_1 出现前为深度阻滞；如PTC＝0 则为极深阻滞。肌肉松弛药靶控输注是以设定的靶浓度为目标，系统自动调整输注速率；而肌肉松弛药持续静脉输注的手控输注（Manual Controlled Infusion，MCI）是由麻醉医生自行调整输注速率，以获得相应的肌松效应。因此肌肉松弛药靶控输注能实现个体化用药，能获得较稳定的血药浓度。

罗库溴铵属于中时效非去极化肌肉松弛药，起效快，代谢产物无肌肉松弛作用，其 PK/PD 特性适合靶控输注。阿尔瓦雷斯-戈麦斯（Alvarez-Gomez）、威尔德（Wierda）和库珀（Cooper）等均认为罗库溴铵药代动力学属三室模型，但中央室分布容积和室间转运速率常数各自报告并不相同。韦尔梅（Vermeyen）等通过上述 4 种罗库溴铵药代动力学参数作为药代模型，比较药效曲线下面积。靶控输注时血浆靶浓度设定为 2 μg/ml，持续输注至获得最大阻滞并稳定 45 s 后停药，获得观察药效（OE）时间曲线。Stanpump 药代学软件根据患者个体靶控输注数据（体重、血浆浓度、靶控输注时长）和 4 种药物模型进行模拟输注，每个患者获得 4 条血浆浓度-时间曲线，并计算出预测药效（PE）时间曲线。Szenohradszky 模型和 Alvarez-Gomez 模型的预测药效时间曲线下面积（AUC_{PE}）与观察药效时间曲线下面积（AUC_{OE}）之间有显著差异，Wierda 模型和 Cooper 模型的 AUC_{PE} 与 AUC_{OE} 之间没有差异。Szenohradszky 模型相关性最差，原因可能是 Szenohradszky 模型数据来自成年接受肾移植手术的肾衰竭患者，并认为是肾衰竭和肾移植手术改变罗库溴铵的分布容积；Cooper 的研究对象是肾功能正常患者和慢性肾衰竭需透析治疗的患者，认为肾衰竭降低罗库溴铵清除率。

杨(Yang)等在成年患者全身麻醉时用 Szenohradszky 模型靶控输注罗库溴铵。设定血浆靶浓度 2 μg/ml，以 0.3 μg/ml 幅度调整靶浓度，维持 T_1 阻滞90%～95%，手术结束前 30 min 停止靶控输注。在麻醉前和输注罗库溴铵后 360 min 内不同时点测定罗库溴铵血浆浓度，用非线性混合效应模型(Non-linear Mixed-Effect Modeling，NONMEM)进行药代动力学分析。结果表明校准曲线在 0.02～4 mg/kg 范围内拟合良好，认为三室模型更符合罗库溴铵药代动力学，但患者的年龄和体重将会影响药代动力学参数，即年龄增加 1 岁，中央室分布容积降低 1/109，清除率降低 1/104；体重增长 1 kg，清除率增加 1/154。

蒋茹等的成年患者用 Szenohradszky 模型行罗库溴铵靶控输注。血浆靶浓度设定为 3 μg/ml，术中维持 T_1<10%；对照组诱导时静脉注射罗库溴铵 0.6 mg/kg，术中当 T_1 恢复到基础值 25%时追加罗库溴铵 0.15 mg/kg。结果两组气管内插管条件、T_1 最大抑制程度和各项肌松恢复指标无显著差异，靶控输注罗库溴铵可获得更稳定的肌松程度，但是靶控输注组起效时间(226 s)比对照组(88 s)明显延长，用药量 17.5 μg/(kg·min)亦比对照组 13.4 μg/(kg·min)明显增多。

莫塔(Motamed)等用 Plaud 罗库溴铵二室模型靶控输注罗库溴铵(Plaud 模型是根据成年 ASA Ⅰ～Ⅱ级择期非出血性手术患者静脉麻醉时使用罗库溴铵的药代动力学测定结果)。诱导时用注药泵静脉注射罗库溴铵 0.15 mg/kg，获得初始肌松程度 T_1=50%左右，启动靶控输注罗库溴铵，维持 15 min。然后患者分成 2 组，对照组按预计 T_1 维持 50%的靶浓度输注罗库溴铵，不受肌张力监测结果影响；贝叶斯组利用贝叶斯算法(Bayesian algorithm)根据肌张力监测结果修正模型，在预测需要消除肌肉松弛药作用时停止输注。结果表明贝叶斯修正并未能提高靶控输注的准确度；但恢复阶段贝叶斯组的预测值与实测值很接近，执行误差中位数(MDPE)和执行误差绝对值中位数(MDAPE)比对照组显著下降。停止靶控输注至 TOFr>0.7 的时间，贝叶斯组(22 min)亦比对照组(32 min)短。

孙璐等在全身麻醉时用安装 Rupp 维库溴铵药代动力学模型的注药泵靶控输注或静脉输注维库溴铵(Rupp 模型是根据健康中青年和老年患者氧化亚氮-氟烷麻醉期间使用维库溴铵时药代动力学的测定结果)。靶控输注组麻醉诱导和维持期维库溴铵效应室靶浓度分别设定为 0.5 μg/ml 和 0.15～0.2 μg/ml；静脉输注组麻醉诱导时静脉注射维库溴铵 0.1 mg/kg，维持期维库溴铵输注速率为 1～2 μg/(kg·min)。结果显示靶控输注组维库溴铵用量和调节给药次数均比静脉输注组少，且能缩短拔管时间。

温丽丽等用安装 Marathe 阿曲库铵药代动力学模型的注药泵靶控输注阿曲库铵(Marathe 模型是根据烧伤患者使用阿曲库铵时药代动力学的测定结果)。静脉诱导后靶控输注阿曲库铵，效应室靶浓度 2 μg/ml，T_1=0%时行气管内插管。麻醉维持分为静脉麻醉组(持续静脉输注丙泊酚-瑞芬太尼)和吸入麻醉组(吸入 1.2MAC 七氟烷)。维持期阿曲库铵初始效应室靶浓度 1.8 μg/ml，以 0.1 μg/ml 幅度调整效应室靶浓度，维持 T_1≤5%。麻醉维持超过 3 h，每 30 min 记录效应室靶浓度(表 11-2)，两组维持稳定肌松程度所需效应室靶浓度均呈时间依赖性下降，120 min 后效应室靶浓度基本稳定。因七氟烷与阿曲库铵有协同作用，阿曲库铵效应室靶浓度较低，总用药剂量（1.78 mg/kg）比静脉麻醉组（2.19 mg/kg）小；术毕七氟烷经过度通气可迅速排出体外，消除增强肌松效应的作用，因此 TOFr 恢复到 0.9 的时间（44 min）比静脉麻醉组（52 min）更快。

表 11 - 2　静脉麻醉和吸入麻醉维持期靶控输注阿曲库铵各时段效应室靶浓度（μg/ml）

靶控输注时间	初始靶浓度	30 min	60 min	90 min	120 min	150 min	180 min
静脉麻醉组	1.80	1.70	1.63	1.58	1.53	1.47	1.43
吸入麻醉组	1.80	1.61	1.43	1.26	1.11	1.06	1.05

靶控输注非去极化肌肉松弛药时需根据患者年龄、性别和病情选择合适的肌肉松弛药及其相应的药物模型，在麻醉诱导阶段和维持阶段分别设定合适的血浆或效应室靶浓度，诱导期可以获得近似静脉注射肌肉松弛药的起效时间，维持期能保持较稳定的预定肌松程度，停止输注后肌肉松弛药作用消除快捷，但个体患者的 PK/PD 不会完全符合群体 PK/PD，术中也有众多因素影响肌肉松弛药的 PK/PD，开环靶控输注肌肉松弛药不可避免存在偏差。而且不同手术以及手术的不同阶段所需肌松程度也不相同。强调施麻醉者需结合临床情况和肌肉松弛药效应监测结果对靶浓度进行必要的调整，才能保证使用肌肉松弛药的安全性和有效性，并尽可能接近个体化用药。

2. 闭环反馈控制输注（closed-loop feedback control of infusion）

临床工作中监测神经肌肉阻滞程度通常是通过透皮刺激近腕尺神经观察拇内收肌诱发颤搐反应的强度。麻醉维持期肌肉松弛药间断给药不可避免地造成肌松阻滞程度明显波动，即使在肌张力监测条件下按预定肌松阻滞程度间断给药，也会造成向更深阻滞程度波动的过程。采用肌肉松弛药连续输注的方法可以减少这种现象，但由于患者之间存在肌肉松弛药药代动力学和药效动力学（PK/PD）以及生理和病理状态的个体差异，较难获得为维持肌松阻滞水平稳定所选择的肌肉松弛药适合输注速率。肌肉松弛药闭环控制输注的方法考虑到上述个体差异，故能够提供指令要求的稳定肌松水平。

闭环反馈控制输注是将患者的基本信息、选用肌肉松弛药和拟达到肌松程度的指令输入具有闭环反馈控制输注功能的注药泵。用 TOF 方式透皮刺激近腕尺神经，诱发拇内收肌颤搐反应的位移、加速度或肌电信号反馈到注药泵并识别肌松程度，如肌松程度高于指令水平，注药泵自动加速；如肌松程度低于指令水平，注药泵自动减速甚至暂停注药。加深或减浅肌松程度只需调整对肌松程度的指令，肌肉松弛药注药速率随即改变。用监测获得的信号控制输注速率，形成闭环系统，使肌松程度维持在指令水平。闭环反馈控制输注使肌肉松弛药给药过程自动达到指令要求，肌肉松弛药阻滞过程更加稳定。但肌肉松弛药达到深阻滞状态（PTC＜2）的闭环反馈控制输注系统尚有待进一步研发。

闭环反馈控制输注系统由神经肌肉阻滞监测仪、控制器和注药泵组成。控制器是关键部分，根据控制器工作原理可分为：开/关模式控制、PID 控制、模糊逻辑控制、多重预测控制和药物模型控制等闭环反馈控制输注系统。

(1) 开/关模式闭环输注系统　开/关模式是一种简单的控制模式。其本质是判断肌张力监测仪的输出数据，开/关注药泵电源，控制肌肉松弛药输注。开/关闭环输注系统结构简单，成本低廉；缺点是非智能控制，输注速率恒定，在神经肌肉阻滞波动大时不能判断信号真伪和迅速作出反应，导致阻滞深度超出安全范围。德·弗里斯(de Vries)等用 1 Hz 单次刺激透皮刺激近腕尺神经，监测小鱼际肌电图。诱发颤搐反应大于或等于基础值 16%时启动输注维库溴铵，初始速率 3 μg/(kg·min)，诱发颤搐反应≤基础值 14%时输注泵关闭。维持诱发颤搐反应在基础值 13%～17%，平均输注速率 1.1 μg/(kg·min)，停止肌肉松弛药输注至诱发颤搐反应恢复到基础值 70%平均 11 min(5～22 min)，个体差异较大。韦特(Wait)等利用 Relaxograph 组成结构更简洁的闭环输注系统，在成年患者手术中输注阿曲库铵 82.9 min(20～188 min)，平均输注速率 0.50 mg/(kg·h)，肌松深度波动在设定值的+6%和−3%之间，输注系统停止工作至拔管时间 25.5 min。年龄 5～36 个月的婴幼儿手术中输注阿曲库铵 179 min(111～440 min)，维持 88%～100%肌松程度，平均输注速率 0.40 mg/(kg·h)，停止输注肌肉松弛药至 TOFr 恢复到 0.75 平均 24.8 min。上述研究结果显示用开/关模式闭环输注系统输注肌肉松弛药能使肌松深度保持恒定，停止输注后恢复迅速。

(2) PID 控制的闭环输注系统　PID 控制是比例-积分-微分控制。比例(proportional，P)控制单元是一种最简单的控制方式，其输出与输入误差信号成比例关系；积分(integral，I)控制单元的输出与输入误差信号的积分成正比关系，可消除稳态误差；微分(derivative，D)控制单元的输出与输入误差信号的微分(即误差的变化率)成正比关系，可预测误差变化的趋势，修正将要发生的误差。这 3 种控制单元可以一种或多种组合成为控制器，但比例控制单元必不可少。

韦伯斯特(Webster)等的患者诱导时给予阿曲库铵后，用 PD 控制闭环输注系统输注阿曲库铵，指令肌松程度 T_1＝10%(5%～15%)。闭环输注系统启动至 T_1 获得稳定状态平均 13.57 min，T_1 达到稳定水平时为 8.90%，阿曲库铵平均输注速率 0.45 mg/(kg·h)，患者均获得满意肌松效果。关腹时停止肌肉松弛药输注，最后 1 针缝皮时静脉注射新斯的明和阿托品，2.65 min 后均可按指令伸舌和维持抬头。表明该输注系统控制肌松效果稳定，且恢复迅速。

(3) 模糊逻辑控制的闭环输注系统　模糊控制是以模糊集合论、模糊语言变量和模糊逻辑推理为基础的一种计算机数字控制技术，用语言规则叙述复杂系统的数学模型，是一种控制非线性和不确定程序的简单有效技术，从属于智能控制范畴。模糊控制的特点是既有系统化理论，又有大量实际应用背景。肌肉松弛药作用是非线性的，模糊逻辑将语言条件引入量化关系，将影响肌肉松弛药 PK/PD 的因素变成规则并结合到模糊逻辑中，通过非精确的定性条件例如“低”、“中”、“高”来处理不确定性，从而适用于控制肌肉松弛药非线性和不确定的过程。模糊规则的推导是应用模糊逻辑控制器的常见瓶颈。按照惯例，模糊规则是参照专家操控动作的模拟结果。

梅森(Mason)等采用自组织模糊逻辑控制器(self-organizing fuzzy logic controllers)，根据对包括阿曲库铵 PK/PD 的非线性量-效曲线特性的模拟，由人工编写规则库。闭环输注阿曲库铵负荷量 0.33 mg/kg 后，以 T_1 恢复到基础值 5%的时间评估患者对阿曲库铵的敏感度，确定初始输注速率。如果 T_1 恢复快(慢)，患者被判断为对阿曲库铵不敏感(敏感)，需要较高

(低)的初始输注速率。当 T_1 恢复超过 10%时,系统按程序追加阿曲库铵 5 mg 并按需重复,以维持 T_1 低于 10%。当 T_1 处于 5%～10%时,模糊逻辑控制器启动工作。系统在设定的 3 种肌松阻滞程度下顺序运行,Ⅰ阶段 T_1=10%,Ⅱ阶段 T_1=20%,Ⅲ阶段 T_1=10%,分别运行 45 min、35 min 和 47 min。Ⅰ阶段和Ⅲ阶段肌松深度平均误差(mean error,ME)高于设定值 1.1%和 0.28%,Ⅱ阶段低于设定值 0.43%。三个阶段前 30 min 阿曲库铵输注速率分别为 0.30～0.55 mg/(kg·h)、0.20～0.50 mg/(kg·h)和 0.19～0.46 mg/(kg·h),但三个阶段输注速率的平均标准差几乎相同 0.23、0.22 和 0.22 mg/(kg·h)。显示控制器对肌肉松弛药不同阻滞深度的指令能够自动调整出最佳输注速率。

(4) 多重预测控制器的闭环输注系统　黑默林等观测发现全静脉麻醉时持续输注丙泊酚后米库氯铵的效应会增强,认为与丙泊酚抑制肌膜的神经肌肉传导有关。为探讨全静脉麻醉时闭环控制输注丙泊酚和米库氯铵效果的稳定性,简达(Janda)等设计了同步闭环麻醉控制系统(simultaneous closed-loop anaesthesia control system),该系统分为两个部分,用 MATLAB 编程语言撰写多输入多输出(MIMO)控制器,监测信号的传输通过 RS232 连接到控制计算机。

该系统用 BIS 监测丙泊酚镇静深度,指令 BIS 目标值为 40,通过模糊-比例-微分控制器(Fuzzy-PD)和模糊-积分控制器(Fuzzy-I)调控丙泊酚注药泵的输注速率,保持丙泊酚镇静深度在指令水平。在平均 129 min 的控制输注过程中,BIS 值波动在指令±10%以内的占 65.5%,超出指令±30%的仅占 5.7%。全程平均输注速率 92 μg/(kg·min),最高 288 μg/(kg·min),最低 48 μg/(kg·min);执行误差中位数(median performance error,MDPE) −0.31%,执行误差绝对值中位数(median absolute performance error,MDAPE)6.76%,摆动度(wobble)6.32%。该系统用肌电图监测透皮单颤搐刺激尺神经诱发第一掌侧骨间肌的反应。指令肌松程度 T_1=10%。监测信号反馈到系统后,通过根据参数模型引入不相等的预测水平和控制水平的多重预测控制器(generalised predictive controller,GPC)调控米库氯铵注药泵的输注速率,保持肌松深度在指令水平。GPC 具有预测模型、滚动优化和在线反馈校正等特征,有优良的控制性能和鲁棒性(robustness)。肌松程度调整分两个阶段:第 1 阶段即识别阶段,目的是尽快达到指令肌松程度的 90%,识别患者的个体反应以确定肌肉松弛药剂量。先按体重给予米库氯铵,等待 3 min 以获得患者对肌肉松弛药的反应。评估患者当前阻滞程度,按需补充肌肉松弛药。当第 1 阶段调整成功后系统转向 GPC 控制器,第 2 阶段的焦点是将肌松程度维持在指令水平,控制器必须持续适应患者可能存在的个体差异状态。在平均 129 min 的控制输注过程中,T_1 波动在指令±10%以内的占 87.3%,超出指令±30%的仅占 3.9%。全程平均输注速率 4.25 μg/(kg·min),最高 6.85 μg/(kg·min),最低 2.30 μg/(kg·min);MDPE−0.38%、MDAPE 3.75%、摆动度 3.63%。所有患者的麻醉质量均达到优和良,未发生术中知晓,计算机控制给药过程镇静深度和肌松程度稳定,均未对丙泊酚和米库氯铵给药进行人为干预。提示用 BIS 监控镇静深度和用肌电图监控肌松深度的同步闭环麻醉控制系统能够准确地按指令自动完成预设定的要求。

(5) 药物模型闭环输注系统　肌肉松弛药的 PK/PD 由药物性质和患者状态所决定。单纯利用群体 PK/PD 的药物模型控制药物输注的系统，在临床应用时因患者的个体差异，药效会出现偏差，且不能自动修正。药物模型控制器的优点是即使肌张力监测仪出现故障或受到干扰无法获得正确信号时，仍可根据量-效曲线以开环形式继续输注。要修正个体差异的偏差，必须整合能接收肌张力监测数据并对输注速率作出修正的药物模型闭环输注系统的控制器，例如 PID 控制器和模糊逻辑控制器等。

肯萨那霍(Kansanaho)等的患者在 N_2O-静脉麻醉下用适应性药物反馈控制器(adaptive model-based feedback controller)控制肌肉松弛药输注速率，阿曲库铵组(n=39)、罗库溴铵组(n=50)和维库溴铵组(n=40)的肌松指令深度为 $T_1=10\%$，米库氯铵组(n=30)肌松指令深度 $T_1=5\%$。用 Relaxograph 监测示指近端第一掌骨骨间肌复合肌电图。诱导时分别静脉注射阿曲库铵 0.5 mg/kg、米库氯铵 0.15 mg/kg、罗库溴铵 0.6 mg/kg 和维库溴铵 0.08 mg/kg，然后用药物模型驱动的闭环输注系统输注与诱导相同的肌肉松弛药 90 min。4 组患者维持指令肌松程度的肌肉松弛药稳态输注速率分别为：阿曲库铵 0.32 mg/(kg·h)、米库氯铵 0.41 mg/(kg·h)、罗库溴铵 0.47 mg/(kg·h)和维库溴铵 0.069 mg/(kg·h)。MDPE、MDAPE、离散度(divergence)、摆动度、偏离(offset)和标准差(SD)的中位数(表 11-3)。显示米库氯铵组和罗库溴铵组的个体差异比阿曲库铵组和维库溴铵组更小，精确度更高。由于输注过程控制器不断集合和分析具体患者的量-效关系数据，适应和优化输注程序，随着肌肉松弛药输注时间延长，各组实测肌松程度与指令的偏离度逐渐缩小。此种适应性药物模型闭环控制输注系统能为中、短时效肌肉松弛药提供比较稳定的肌松水平。

表 11-3 适应性药物反馈控制器控制不同肌肉松弛药阻滞精度比较

组别	MDPE (%)	MDAPE (%)	Divergence (%/h)	Wobble (%)	Offset (%)	SD (%)
阿曲库铵	0.4 (0.0,1.1)	1.8 (1.3,2.3)	−2.9 (−6.9,−1.6)	1.9 (1.2,2.8)	0.6 (0.2,1.4)	3.1 (2.1,4.2)
米库氯铵	0.0 (−0.3,0.6)	1.3 (1.1,1.8)	−0.9 (−1.9,0.0)	1.2 (1.0,1.9)	−0.3 (−1.0,0.0)	1.8 (1.5,3.1)
罗库溴铵	0.5 (0.0,0.9)	1.3 (1.1,1.7)	−0.6 (−1.5,0.0)	1.1 (0.8,1.5)	0.4 (−0.1,0.8)	1.6 (1.3,2.0)
维库溴铵	1.1 (0.6,1.6)	1.9 (1.4,2.3)	−0.8 (−2.0,0.5)	1.8 (1.4,2.1)	1.0 (0.5,1.5)	2.1 (1.8,3.0)
*P**	<0.001	<0.001	<0.001	<0.001	<0.001	<0.001

MDPE：执行误差中位数；MDAPE：执行误差绝对值中位数；Divergence：离散度；Wobble：摆动度；Offset：偏离度；SD：标准差。表中为中位数值(第 25 和第 75 百分位数)。*用非参数方差分析测定。

低温和体外循环时使用肌肉松弛药能够防止患者发生不自主运动，并能降低氧耗量，但低温直接削弱了肌肉收缩功能，并影响肌肉松弛药的代谢；氧合器及体外循环下超滤可经多种途径影响肌肉松弛药的药代动力学。开始心肺转流(CPB)时，肌肉松弛药分布容积突然增大，血药浓度快速下降，神经肌肉阻滞程度变浅；但此时的低体温已降低神经兴奋传导速度，乙酰胆碱释放速度减慢，肌收缩力降低，肌张力减弱；肌肉组织灌注量下降亦干扰了肌肉松弛药的代谢和清除。

因此低温和体外循环时较难估计肌肉松弛药的作用时效和实际需求量。肯萨那霍等在低温体外循环麻醉过程用药物模型闭环控制输注系统给予阿曲库铵或维库溴铵，指令肌松程度维持在$T_1=10\%$。麻醉过程分成五个阶段，阿曲库铵和维库溴铵平均输注速率(表11-4)。

表11-4　麻醉过程阿曲库铵和维库溴铵平均输注速率

麻 醉 过 程	阿曲库铵	维库溴铵
CPB前	408±70	70±22
开始CPB首个10 min	510±195	110±75
维持CPB低体温30 min	120±78	5±4
近1 h CPB复温阶段	232±162	44±20
CPB后50 min	323±142	64±26

表中数值为均数±标准差，单位：μg/(kg・h)。

开始CPB首个10 min肌肉松弛药输注速率均有所增加，维持CPB低体温30 min阶段肌肉松弛药输注速率明显减缓，近1 h的CPB复温阶段肌肉松弛药输注速率均有所回升，CPB后50 min左右肌肉松弛药输注速率均回升到接近CPB前的水平。除维持CPB低体温阶段T_1在指令值10%以内波动外，其余阶段T_1均较平稳，波动范围很小。表明在低温体外循环麻醉过程用药物模型闭环控制输注系统给予阿曲库铵或维库溴铵的有效性和安全性。

模糊逻辑技术可以利用定性的临床参数，适用于针对患者生理状态作定性评估的药物模型和难以量化药效的药物模型。因此模糊逻辑技术不但可以直接控制药物输注速度，也可以通过比较实际药效和药物模型预测结果之间的差异，优化药物模型，间接调控药物输注速度。

舒马赫(Schumacher)等在闭环控制输注系统中建立米库氯铵12室药物模型，包括肌肉、脑、脂肪、肝脏和肺等组织的室，确定肌肉松弛药在这些组织中的消除系数、组织/血分配系数以及组织灌注量占总心输出量的比例，以肌肉室作为效应室。监测仪器不断拾取的T_1信号反馈到控制器，推导出肌肉室浓度，通过倒数换算将非线性的量-效关系数据线性化，并持续修正药物模型，控制器每5 s计算出新的能够维持肌松指令水平的输注速率。诱导时用注药泵注射米库氯铵0.3 mg/kg(3.8倍ED_{95})后，立即启动输注系统输注米库氯铵，指令肌松深度$T_1=10\%$。11例患者平均输注135 min(89～336 min)，维持过程平均用药量7.0 μg/(kg・min)，实测T_1值与指令水平比较，平均偏差(mean deviation)0.3%，平均绝对离差(mean absolute deviation, MAD)1.8%，MDPE 0.1%，MDAPE 1.4%，摆动度1.4%，表明该输注系统具有较好的精确度。停止输注米库氯铵后平均15.3 min TOFr恢复到0.7。1例腹腔镜手术患者麻醉过程米库氯铵输注速率与相应T_1测定值的记录(图11-5)。

(6) 小结　更新型的闭环反馈控制麻醉药物的输注方法仍在不断研发过程中，以期获得智能化更高，更能自动适应不同生理病理状态以及个体差异的控制器，使麻醉过程更安全、有效和简便。

3. 注意事项

(1) 肌松阻滞程度的监测　强调肌肉松弛药持续静脉注射时应监测肌力变化，是为了及时和准确掌握肌松程度，确保肌肉松弛药临床应用的安全性和有效性。TOF WATCH SX监

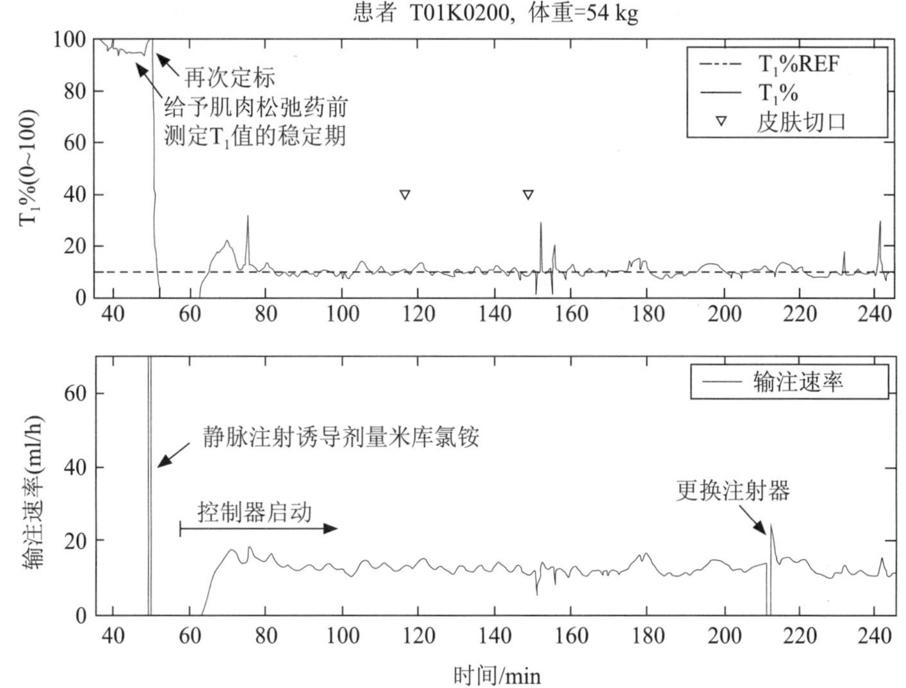

图 11－5　腹腔镜手术持续输注米库氯铵的肌松效应图

1 例腹腔镜手术患者麻醉过程米库氯铵输注速率与相应 T_1 测定值。上图虚线为指令肌松程度(T_1＝10%)；实线为实测 T_1 值。左侧▽：手术开始；右侧▽：腹腔镜通过腹膜。下图为静脉注射诱导剂量米库氯铵后控制器调控米库氯铵输注效率，实测 T_1 值基本维持在指令水平。

测仪能够测定诱发肌颤搐反应时拇内收肌发生位移的加速度，根据牛顿第二定律，间接反映肌收缩力。用 TOF 或 PTC 刺激模式的 T_1 或 PTC 值判断肌松程度。此仪器监测结果准确及时，但操作较复杂，不易在临床监测时常规应用。

用具有 TOF 刺激模式的神经刺激器透皮刺激近腕尺神经，目测或触感观察拇内收肌出现诱发颤搐反应的次数，即 TOF 计数。科克加德(Kirkegaard)等研究发现，麻醉诱导给予肌肉松弛药后，用神经刺激器透皮刺激一侧近腕尺神经，触感发现拇内收肌出现 1 个颤搐反应时(TOF 计数＝1)，另侧用力-位移换能器同步测定拇内收肌 T_1 中位数为 4%；出现 2 个反应时(TOF 计数＝2)，另侧拇内收肌 T_1 中位数为 12%；TOF 计数＝3 或 4 时，另侧拇内收肌 T_1 中位数分别为 24%和 26%。提示用神经刺激器透皮刺激近腕尺神经，通过判断拇内收肌发生收缩反应的次数可以评估一定范围的肌松程度。

用临床征象评估肌松程度时主要观察腹肌紧张度和膈肌活动度。不同肌群联合监测时发现肌肉松弛药在膈肌、腹直肌和腹外侧肌达到 T_1 最大阻滞程度与拇内收肌基本相同，但恢复时间比拇内收肌短得多，尽管监测拇内收肌的 T_1 还处在基础值的 0～10%水平，膈肌和腹部肌群的 T_1 可能已恢复到更高水平，出现自主呼吸与机械通气不匹配、咳嗽和腹肌紧张的征象。因此当临床提示腹肌紧张度增加或机械通气气道压力逐渐上升时，可以认为膈肌和腹部肌群的 T_1 可能已经超过基础值 10%；当腹式呼吸出现时膈肌的 T_1 已经超过基础值 20%；如果患者发生咳嗽或呛咳，除提示膈肌的 T_1 超过基础值 20%，还表明麻醉偏浅。

通过仪器和临床征象判断肌肉松弛药药阻滞程度，使肌肉松弛药的应用能达到患者个体化的需要，也为判断气管内插管和拔管时机提供参考。

（2）顺阿曲库铵持续静脉注射与霍夫曼降解　顺阿曲库铵在体内主要靠霍夫曼降解，即在生理 pH 值(7.4)和正常体温(37℃)条件下，产生 N-甲四氢罂粟碱和单季铵丙酰酸盐中间代谢产物而失去肌肉松弛作用。有人认为在室温条件下顺阿曲库铵每月自然降解 8%。为尽量降低药物自然降解率，强调储存和运输顺阿曲库铵注射液必须在 2～8℃条件下进行。许(Xu)等将原装未开封的顺阿曲库铵注射液分别在 4℃和 23℃环境下保存，发现在 23℃环境下保存 45 d 的顺阿曲库铵注射液效价仍能维持基础值 90%以上。提示麻醉维持期静脉持续输注全程冷链运输保存的顺阿曲库铵，室温对药物效价不会有明显影响。

（李德维　欧阳葆怡）

参考文献

1 Beldavs J. Intramuscular succinylcholine for endotracheal intubation in infants and children. Can J Anaesth, 1959, 6(2): 141-147.

2 Cauldwell CB, Lau M, Fisher DM. Is intramuscular mivacurium an alternative to intramuscular succinylcholine? Anesthesiology, 1994, 80(2): 320-325.

3 Foldes FF, Brown IM. The possible dangers of intramuscular succinylcholine. JAMA, 1961, 177(7): 514-515.

4 Glowacki FT, Austin S, Greifenstein FE. Intramuscular doses of succinylcholine as an adjunct in anesthesia. Anesth Analg, 1958, 37(4): 211-216.

5 Goudra BG, Penugonda LC, Sinha AC. Intra-lingual succinylcholine for the treatment of adult laryngospasm in the absence of IV access. J Anaesthesiol Clin Pharmacol, 2013, 29(3): 426-427.

6 Kaplan RF, Uejima T, Lobel G, et al. Intramuscular rocuronium in infants and children: a multicenter study to evaluate tracheal intubating conditions, onset, and duration of action. Anesthesiology, 1999, 91(3): 633-638.

7 Mazze RI, Dunbar RW. Intralingual succinylcholine administration in children: an alternative to intravenous and intramuscular routes? Anesth Analg, 1968, 47(5): 605-615.

8 McDonald IH, Bryce-Smith R. Intramuscular suxamethonium. Br J Anaesth, 1955, 27(7): 338-345.

9 Szmuk P, Radulescu A, Ezri T, et al. Intramuscular Rocuronium. Anesthesiology, 1997, 86(2): 506.

10 Albert F, Hans P, Bitar Y, et al. Effects of ephedrine on the onset time of neuromuscular block and intubating conditions after cisatracurium: preliminary results. Acta Anaesthesiol Belg, 2000, 51(3): 167-171.

11 Aziz L, Jahangir SM, Choudhury SN, et al. The effect of priming with vecuronium and rocuronium on young and elderly patients. Anesth Analg, 1997, 85(3): 663-666.

12 Bergeron L, Bevan DR, Berrill A, et al. Concentration-effect relationship of cisatracurium at three different dose levels in the anesthetized patient. Anesthesiology, 2001, 95(2): 314-323.

13 Bock M, Haselmann L, Böttiger BW, et al. Priming with rocuronium accelerates neuromuscular block in children: a prospective randomized study. Can J Anaesth, 2007, 54(7): 538-543.

14 Deepika K, Bikhazi GB, Mikati HM, et al. Facilitation of rapid-sequence intubation with large-dose

vecuronium with or without priming. J Clin Anesth, 1992, 4(2): 106 - 110.

15 Erhan E, Ugur G, Gunusen I, et al. Propofol-not thiopental or etomidate-with remifentanil provides adequate intubating conditions in the absence of neuromuscular blockade. Can J Anesth, 2003, 50: 108 - 115.

16 Feldman S(吴新民译). 神经肌肉阻滞, 北京: 科学出版社, 1998. P47.

17 Hoffmann W, Schwarz U, Ruoff M, et al. Effects of priming technique on onset profile of cisatracurium. Anaesthesiol Reanim, 1999, 24(5): 130 - 133.

18 Kim KS, Cheong MA, Jeon JW, et al. The dose effect of ephedrine on the onset time of vecuronium. Anesth Analg, 2003, 96(4): 1042 - 1046.

19 Klemola UM, Mennander S, Saarnivaara L. Tracheal intubation without the use of muscle relaxants: remifentanil or alfentanil in combination with propofol. Acta Anaesthesiol Scand, 2000, 44: 465 - 469.

20 Koh KF and Chen FG. Rapid tracheal intubation with atracurium: the timing principle. Can J Anaesth, 1994, 41(8): 688 - 693.

21 Komatsu R, Nagata O, Ozaki M, et al. Ephedrine fails to accelerate the onset of neuromuscular block by vecuronium. Anesth Analg, 2003, 97(2): 480 - 483.

22 Koyama K, Katayama A, Okamoto Y, et al. Evaluation of the timing principle with vecuronium. Masui, 1992, 41(3): 441 - 445.

23 Lepage JY, Malinovsky JM, Malinge M, et al. Pharmacodynamic dose-response and safety study of cisatracurium (51W89) in adult surgical patients during N_2O - O_2 - opioid anesthesia. Anesth Analg, 1996, 83(4): 823 - 829.

24 Lighthall GK, Jamieson MA, Katolik J, et al. A comparison of the onset and clinical duration of high doses of cisatracurium and rocuronium. J Clin Anesth, 1999, 11(3): 220 - 225.

25 Lin SP, Chang KY, Chen YJ, et al. Priming with rocuronium to accelerate the onset time of cisatracurium during intubation. J Chin Med Assoc, 2009, 72(1): 15 - 19.

26 Mak PH, and Irwin MG.. The effect of cisatracurium and rocuronium on cisatracurium precurarization and the priming principle. J Clin Anesth, 2004, 16(2): 83 - 87.

27 Mahajan RP, Hennessy N, Aitkenhead AR. Effect of priming dose of vecuronium on lung function in elderly patients. Anesth Analg, 1993, 77(6): 1198 - 1202.

28 Mencke T, Echternach M, Kleinschmidt S, et al. Laryngeal morbidity and quality of tracheal intubation: a randomized controlled trial. Anesthesiology, 2003, 98: 1049 - 1056.

29 Milone M and Engel AG. Block of the endplate acetylcholine receptor channel by the sympathomimetic agents ephedrine, pseudoephedrine, and albuterol. Brain Res, 1996, 740(1 - 2): 346 - 352.

30 Munoz HR, Gonzalez AG, Dagnino JA, et al. The effect of ephedrine on the onset time of rocuronium. Anesth Analg, 1997, 85(2): 437 - 440.

31 Naguib M. Different priming techniques, including mivacurium, accelerate the onset of rocuronium. Can J Anaesth, 1994, 41(10): 902 - 907.

32 Naguib M. Neuromuscular effects of rocuronium bromide and mivacurium chloride administered alone and in combination. Anesthesiology, 1994, 81(2): 388 - 395.

33 Naguib M, Samarkandi AH. The use of low-dose rocuronium to facilitate laryngeal mask airway insertion. Middle East J Anesthesiol, 2001, 16: 41 - 54.

34 Robertson EN, Driessen JJ, Booij LH. Suxamethonium administration prolongs the duration of action of subsequent rocuronium. Eur J Anaesthesiol, 2004, 21(9): 734 - 737.

35 Schmidt J, Irouschek A, Muenster T, et al. A priming technique accelerates onset of neuromuscular blockade at the laryngeal adductor muscles. Can J Anaesth, 2005, 52(1): 52 - 54.

36 Schultz P, Ibsen M, Φsterqaard D, et al. Onset and duration of action of rocuronium—from tracheal

intubation, through intense block to complete recovery. Acta Anaesthesiol Scand, 2001, 45(5): 612-617.

37 Schwarz S, Ilias W, Lackner F, et al. Rapid tracheal intubation with vecuronium: the priming principle. Anesthesiology, 1985, 62(4): 388-391.

38 Sieb JP and Engel AG. Ephedrine: effects on neuromuscular transmission. Brain Res, 1993, 623(1): 167-171.

39 Sieber TJ, Zbinden AM, Curatolo M, et al. Tracheal intubation with rocuronium using the "timing principle". Anesth Analg, 1998, 86(5): 1137-1140.

40 Silverman SM, Culling RD, Middaugh RE. Rapid-sequence orotracheal intubation: a comparison of three techniques. Anesthesiology, 1990, 73(2): 244-248.

41 Stevens JB, Wheatley L. Tracheal intubation in ambulatory surgery patients: using remifentanil and propofol without muscle relaxants. Anesth Analg, 1998, 86: 45-49.

42 Szmuk P, Ezri T, Chelly JE, et al. The onset time of rocuronium is slowed by esmolol and accelerated by ephedrine. Anesth Analg, 2000, 90(5): 1217-1219.

43 李德维，欧阳葆怡，冉建，等. 麻黄碱和多巴胺对罗库溴铵起效时间的影响. 河北医药，2007，29(4)：298-300.

44 冉建，欧阳葆怡. 米库氯铵给药方式对全麻诱导时间的影响. 广东医学，1999，20(7)：517-518.

45 Alvarez-Gomez JA, Estelles ME, Fabregat J, et al. Pharmacokinetics and pharmacodynamics of rocuronium bromide in adult patients. Eur J Anaesthesiol, 1994; 11(Suppl 9): 53-56.

46 Apfelbaum JL. Mivacurium chloride administration by infusion. Acta Anaesthesiol Scand Suppl, 1995, 106: 55-57.

47 Cammu G, Coddens J, Hendrickx J, et al. Dose requirements of infusions of cisatracurium or rocuronium during hypothermic cardiopulmonary bypass. Br J Anaesth, 2000, 84(5): 587-590.

48 Cammu G, Boussemaere V, Foubert L, et al. Large bolus dose vs. continuous infusion of cisatracurium during hypothermic cardiopulmonary bypass surgery. Eur J Anaesthesiol, 2005, 22: 25-29.

49 Cooper RA, Maddineni VR, Mirakhur RK, et al. Time course of neuromuscular effects and pharmacokinetics of rocuronium bromide (Org 9426) during isoflurane anaesthesia in patients with and without renal failure. Br J Anaesth, 1993, 71(2): 222-226.

50 de Vries JW, Ros HH, Booij LH. Infusion of vecuronium controlled by a closed-loop system. Br J Anaesth, 1986, 58(10): 1100-1103.

51 d'Hollander AA, Pytel AV, Merzouga BM, et al. The quantitative distinction between train of four "counts of 2" and posttetanic "counts of 2" evidenced by a stable paralysis/stable infusion rate method in anesthetized patients receiving mivacurium. Anesth Analg, 2005, 100: 1348-1351.

52 Hemmerling TM, Le N, Decarie P, et al. Total intravenous anesthesia with propofol augments the potency of mivacurium. Can J Anaesth, 2008, 55(6): 351-357.

53 Janda M, Simanski O, Bajorat J, et al. Clinical evaluation of a simultaneous closed-loop anaesthesia control system for depth of anaesthesia and neuromuscular blockade. Anaesthesia, 2011, 66(12): 1112-1120.

54 Kansanaho M, Olkkola KT. Performance assessment of an adaptive model-based feedback controller: comparison between atracurium, mivacurium, rocuronium and vecuronium. Int J Clin Monit Comput, 1996, 13(4): 217-224.

55 Kansanaho M, Hynynen M, Olkkola KT. Model-driven closed-loop feedback infusion of atracurium and vecuronium during hypothermic cardiopulmonary bypass. J Cardiothorac Vasc Anesth, 1997, 11(1): 58-61.

56 Kirkegaard H, Heier T, Caldwell, JE. Efficacy of Tactile-guided Reversal from Cisatracurium induced

Neuromuscular Block. Anesthesiology,2002,96:45－50.
57 Koo BN, Bai SJ, Shin YS, et al. The relationship of the anthropometric variables to the infusion rate of rocuronium in the elderly. Yonsei Med J,2005,31;46(5):643－647.
58 McCoy EP, Mirakhur RK, Maddineni VR, et al. Pharmacokinetics of rocuronium after bolus and continuous infusion during halothane anaesthesia. Br J Anaesth,1996,76(1):29－33.
59 Marathe PH, Dwersteg JF, Pavlin EG, et al. Effect of thermal injury on the pharmacokinetics and pharmacodynamics of atracurium in humans. Anesthesiology,1989,70(5):752－755.
60 Mason DG, Edwards ND, Linkens DA, et al. Performance assessment of a fuzzy controller for atracurium-induced neuromuscular block. Br J Anaesth,1996,76(3):396－400.
61 Miller DR, Wherrett C, Hull K, et al. Cumulation characteristics of cisatracurium and rocuronium during continuous infusion. Can J Anaesth,2000,47:943－949.
62 Mirinejad M, Azarfarin R, Asl AA. Cisatracurium in cardiac surgery—continuous infusion vs. bolus administration. Middle East J Anesthesiol,2007,19:563－572.
63 Motamed C, Devys JM, Debaene B, et al. Influence of real-time Bayesian forecasting of pharmacokinetic parameters on the precision of a rocuronium target-controlled infusion. Eur J Clin Pharmacol, 2012,68(7):1025－1031.
64 Plaud B, Proost JH, Wierda JM, et al. Pharmacokinetics and pharmacodynamics of rocuronium at the vocal cords and the adductor pollicis in humans. Clin Pharmacol Ther,1995,58(2):185－191.
65 Rupp SM, Castagnoli KP, Fisher DM, et al. Pancuronium and vecuronium pharmacokinetics and pharmacodynamics in younger and elderly adults. Anesthesiology,1987,67(1):45－49.
66 Schumacher PM, Stadler KS, Wirz R, et al. Model-based control of neuromuscular block using mivacurium: design and clinical verification. Eur J Anaesthesio,2006,23(8):691－699.
67 Shanks CA, Fragen RJ, Ling D. Continuous intravenous infusion of rocuronium (ORG 9426) in patients receiving balanced, enflurane, or isoflurane anesthesia. Anesthesiology,1993,78:649－651.
68 Szenohradszky J, Fisher DM, Segredo V, et al. Pharmacokinetics of rocuronium (ORG 9426) in patients with normal renal function or patients undergoing renal transplantation. Anesthesiology,1992,77(5): 899－904.
69 Takagi S, Ozaki M, Iwasaki H, et al. Effects of sevoflurane and propofol on neuromuscular blocking action of Org 9426 (rocuronium bromide) infused continuously in Japanese patients. Masui,2006,55(8):963－970.
70 Vermeyen KM, Hoffmann VL, Saldien V. Target controlled infusion of rocuronium: analysis of effect data to select a pharmacokinetic model. Br J Anaesth,2003,90(2):183－188.
71 Wait CM, Goat VA, Blogg CE. Feedback control of neuromuscular blockade. A simple system for infusion of atracurium. Anaesthesia,1987,42(11):1212－1217.
72 Webster NR, Cohen AT. Closed-loop administration of atracurium. Steady-state neuromuscular blockade during surgery using a computer controlled closed-loop atracurium infusion. Anaesthesia,1987,42(10):1085－1091.
73 Weng XC, Zhou L, Fu YY, et al. Dose requirements of continuous infusion of rocuronium and atracurium throughout orthotopic liver transplantation in humans. J Zhejiang Univ Sci B, 2005, 6(9): 869－872.
74 Wierda JM, Kleef UW, Lambalk LM, et al. The pharmacodynamics of Org 9426, a new non-depolarising neuromuscular blocking agent, in patients anaesthetized with nitrous oxide, halothane and fentanyl. Can J Anaesth,1991, 38(4 Pt 1):430－435.
75 Woloszczuk-Gebicka B, Lapczynski T, Wierzejski W. The influence of halothane, isoflurane and sevoflurane on rocuronium infusion in children. Acta Anaesthesiol Scand,2001,45(1):73－77.

76 Xu QA, Zhang YP, Trissel LA, et al. Stability of cisatracurium besylate in vials, syringes, and infusion admixtures. Am J Health Syst Pharm,1998,55:1037－1041.

77 Yang L, Wang HL, Zhang LP, etal. Population pharmacokinetics of rocuronium delivered by target-controlled infusion in adult patients. Chin Med J (Engl),2010,123(18):2543－2547.

78 蒋茹，张马忠，闻大翔，等. 罗库溴铵 TCI 与间断单次静注肌松效应比较. 上海第二医科大学学报，2004,24(11):955－957.

79 欧阳葆怡. 全身麻醉维持期肌肉松弛药的合理应用. 中华医学杂志，2013,93(37):2934－2935.

80 孙璐，邵忠新，王天元. 腹部手术患者靶控输注与静脉输注维库溴铵维持肌松效果的比较. 中华麻醉学杂志，2010,30(1):110－111.

81 温丽丽，林文前，操隆辉，等. 阿曲库铵靶控输注的肌松效应研究. 岭南急诊医学杂志，2007,12(12):435－437.

82 中华医学会麻醉学分会. 肌肉松弛药合理应用专家共识(2013). 中华医学杂志，2013,93(25):1940－1943.

第十二章　肌肉松弛药与神经肌肉疾病

神经肌肉疾病包括神经源性肌病和肌源性肌病，主要病理改变多发生在神经肌肉接头，常继发于中枢神经系统、外周神经或肌纤维的病变。神经肌肉疾病患者因呼吸肌力的减弱和对肌肉松弛药敏感性的增高，术后易发生呼吸衰竭。麻醉中肌肉松弛药使用不当可能发生严重并发症，甚至危及生命，其中包括延髓性麻痹、意识障碍、高钾血症、肌肉强直僵硬或恶性高热。

第一节　神经肌肉疾病的分类和病情估计

一、神经肌肉疾病的分类

神经肌肉疾病主要分为神经源性肌病和肌源性肌病。

（一）神经源性

（1）神经元将神经源性肌病分为上运动神经元和下运动神经元疾病两类。一般将脊髓和脑干神经元归为下运动神经元，大脑皮质神经元归为上运动神经元。神经细胞损伤可分为神经元直接受损（如肌萎缩性侧束硬化症和脊髓灰质炎）或神经元之间通路受损（如脑梗死、卒中）所致。上运动神经元通路受损可致肌肉无力、共济失调和肌肉萎缩。下运动神经元病变可为炎症、外伤、肿瘤、中毒、变性、压迫的代谢障碍等引起的病变所致。

（2）神经轴突损伤或脱髓鞘性疾病均可损害神经传导功能。

（二）肌源性

肌源性肌病主要指在运动终板内和周围肌肉纤维或肌肉结缔组织内因解剖学和生物化学变化引起的多种疾病，而非神经系统内的病变。分子遗传学和细胞电生理学领域的进展促进了对这类疾病病因学和病理学的了解，如钠通道和氯通道病与肌强直和周期性麻痹有关，肌浆内质网上的钙通道的变异可能是恶性高热的原因，并且已经改变了传统意义上的神经肌肉疾病的分类。

1. 肌膜

肌强直的特点是肌收缩后的肌肉松弛延迟，机械刺激（叩击）、随意收缩和琥珀胆碱可触发肌肉痉挛性收缩。肌强直包括 3 类，即营养不良肌强直、先天性肌强直和强直性肌痉挛病，均涉及肌膜钠和氯离子通道的异常。

2. 收缩单位

肌营养不良为遗传性肌肉疾病，主要受损部位在肌纤维，收缩单位逐渐纤维化和被脂肪组织取代，表现为肌肉进行性无力。

3. 其他

碳水化合物和脂肪代谢异常，导致热量供需失衡、线粒体功能障碍、膜电解质通透性异常等可导致肌无力疾病。此外，自身免疫疾病（僵人综合征和 Moersh-Wolt-Man 综合征）所致肌肉活动过度、肌纤维持续活动（神经肌强直），以及其他先天性疾病（软骨营养不良性肌）均可导致肢体严重僵硬。

（三）神经肌肉传导

在许多病理情况下，正常的神经肌肉传导会发生改变，如脊髓损伤，中风或长期不运动导致中枢神经活动减少；急性多发性神经炎和肌营养不良性侧索硬化引起初级运动神经元的病变；肌无力样综合征以及由于外源性应用镁或某些抗生素导致的突触前乙酰胆碱释放减少；而重症肌无力和一些罕见的通道病产生突触后骨骼肌受体的功能异常低下。这些神经肌肉疾病导致的病理生理改变影响神经肌接头传导，从而导致肌肉松弛药药理发生明显改变。

经典药理学则认为减少激动剂的暴露可使突触后受体上调，而增加暴露则可使受体下调。因此神经信号输入下降的疾病将引起骨骼肌上的烟碱样乙酰胆碱受体（nAchR）上调。在原发性肌病状态下，包括许多肌营养不良症，在慢性肌肉再生的基础上存在 nAchR 数目上的增加（上调）。nAchR 上调在肌肉组织上以两种方式存在，即成年型和胎儿型 nAchR。nAchR 上调是以胎儿型（$\alpha_2\beta\delta\gamma$）受体向接头外扩散为特征的。在功能性失神经支配后 48 h 内已有明显表现。此外，在失神经支配后除了成熟的 Na^+ 通道，还在肌膜上表达不成熟的 Na^+ 通道。胎儿型 nAchR 对非去极化肌肉松弛药不敏感，而对琥珀胆碱的敏感性大大增加。当不成熟的受体去极化开放通道时间延长时，大量的钾离子外流，可导致高钾血症。有研究表明使用琥珀胆碱后，在 nAchR 数量和高钾血症严重程度之间存在正相关。相比而言，突触后 nAchR 表达减少可导致其对去极化肌肉松弛药不敏感，而对非去极化肌肉松弛药更为敏感。但是，不过也有功能性失神经支配的患者对非去极化肌肉松弛药敏感的临床报道。对此的解释是正常情况下，颤搐反应只有在 70％的受体被去极化肌肉松弛药占据时才会下降，即只要 30％的 nAchR 未被阻滞就可保证神经肌肉传导的进行。但与健康患者不同，失神经支配的患者原先可能已经存在临床或亚临床的肌力虚弱，神经肌肉传导的安全界限下降。在这种患者，即使使用小剂量的非去极化肌肉松弛药阻滞 10％的突触后 nAchR，也会导致明显的肌肉松弛。这样尽管胎儿型 nAchR 上调以及对非去极化肌肉松弛药的敏感性下降，但这些患者仍然可能在使用非去极化肌肉松弛药时产生明显的肌松效应，需要完全逆转神经肌肉阻滞来恢复足够的呼吸功能（表 12－1）。

表 12－1　烟碱样乙酰胆碱受体上调和下调相关的情况

烟碱样乙酰胆碱受体上调	烟碱样乙酰胆碱受体下调
脊髓损伤	重症肌无力
卒中	抗胆碱酯酶中毒
烧伤	有机磷中毒
长期不动	
长期应用肌肉松弛药	
多发性硬化	
急性多发性神经炎	

二、神经肌肉疾病的病情估计

神经肌肉疾病种类繁多,病理过程累及脊髓、外周神经、神经肌肉接头和肌肉。虽然原因各异,最终均影响患者的呼吸、循环功能,以及营养状况。疾病本身、麻醉和手术均会加重这些重要脏器的损害,甚至发生严重并发症。因此,神经肌肉疾病患者的围术期处理十分重要。

(一) 脏器功能障碍

1. 呼吸系统

呼吸功能依赖于呼吸肌的活动。呼吸失功是导致神经肌肉疾病患者死亡的最重要原因。呼吸系统受损程度与疾病性质和病程有关,但呼吸功能与全身肌肉乏力程度并无直接平行关系。术前,对患者的基本呼吸功能进行仔细地评估,包括吸气用力、呼气用力(咳嗽)和维持气道通畅的能力。

神经肌肉疾病对呼吸功能影响常表现为通气储备能力的丧失,患者无法增加每分通气量。围术期肺功能的变化和全身代谢率的升高将会增加患者的呼吸做功,导致肌肉疲劳和通气功能衰竭。吸气做功增加的早期反应表现为:①呼吸形式改变,辅助肌参与呼吸运动。②呼吸频率加快,吸气时间延长,死腔/潮气量之比增大。这些反应削弱了通气效率,增加了通气衰竭的危险性。呼吸肌疲劳常影响机体对高碳酸血症和低氧血症的通气反应。患者睡眠期间中枢性驱动机制进一步减弱。晚间高碳酸血症加重,患者常有嗜睡困倦,晨起头痛等症状。

患者呼吸肌失功损害了咳嗽能力。胸腹手术后,用力呼气量进一步减少。咳嗽无力和分泌物潴留增多,导致肺不张,细菌感染和肺炎随之发生。

神经肌肉疾病常影响喉头和声带肌肉的功能,严重者可发生误吸和气道阻塞。气道(舌、颌、咽后壁、声带、喉等)处肌肉均可累及。此外,某些病理过程涉及脑干或脑神经。Ⅸ、Ⅹ、Ⅻ对脑神经支配气道肌肉,而支配气道的感觉神经经过Ⅸ、Ⅹ对脑神经到中枢神经系统。迷走神经单侧受损则产生吞咽困难、食物反流,以及体位性气道阻塞等症状。舌咽神经受损可影响呃逆反射活动,有反复发生误吸的危险。麻醉和肌肉松弛药的残余作用可能影响神经肌肉疾病患者的上呼吸道肌肉的功能。

2. 循环系统

循环功能障碍也是神经肌肉疾病患者死亡的常见原因,可分为自主神经功能失调和心肌功能衰竭两类(表 12-2、表 12-3)。麻醉、失血、脱水和感染可加重对循环系统的损害。

表 12-2 引起自主神经功能失调的部分疾病

原发性周围性神经疾病	全身性疾病
急性感染性神经炎	糖尿病
急性间隙性卟啉症	全身性淀粉样变
	尿毒症
	结缔组织疾病(进行性全身性硬化症)
	痛风病

表12-3 引起心肌失功的神经肌肉疾病

遗传性神经肌肉疾病	其他神经肌肉疾病
强直性肌营养不良	腓骨肌萎缩症
多发性肌阵挛（Friedrich's 运动失调）	肱骨腓骨肌萎缩征
进行性肌营养不良	肌小管肌病（中央核性肌病）
假肥大性肌营养不良	眼颅躯体综合征（Kearns-Sayre）
贝克肌营养不良（Becker's）	急性感染性神经炎
埃布尔肌营养不良（Erb's）	尼曼林肌病（Nemaline）
面肩胛臂肌营养不良	引起心肌病的神经肌肉疾病
	脊髓灰质炎
	周期性麻痹
	酒精性肌病

3. 营养障碍

神经肌肉疾病常伴有全身营养不良，慢性神经肌肉疾病患者多有食欲缺乏、胃排空延迟、肠蠕动紊乱和便秘等症状，影响消化吸收。吞咽功能受损害患者常禁食和禁饮。自主神经功能紊乱可致肠功能失调，影响营养物质的吸收利用。蛋白质营养不良可加重通气功能障碍，并增加伤口裂开的危险。

（二）术前评估

1. 呼吸系统

活动时呼吸急促是神经肌肉疾病患者的常见特征性表现，病情严重者甚至无法进行任何活动。端坐呼吸是膈肌乏力的特征，因为仰卧位时腹内容物的重力作用限制了膈肌的活动。患者常见晨起头痛、睡眠时呼吸暂停和打鼾、白天嗜睡，以及体位性气道阻塞等。应重点询问有无吞咽困难和误吸病史。患者可能因肺部感染和呼吸衰竭入院。呼吸浅快、辅助肌用力呼吸、膈肌和辅助肌的呼吸形式变化，以及呼吸肌活动不协调等都是呼吸肌肉乏力的体征。吸气期腹壁反常性活动提示膈肌严重乏力，尤其平卧时更明显。

实验室检查可提供患者氧合、通气肌肉功能和气道完整性方面的情况（表12-4）。胸片可诊断肺不张和浸润。术前肺功能检查包括肺活量（FVC）和吸气力（IF）测定。FVC能估计呼吸肌力量和胸壁顺应性。最大IF也有助于评估呼吸肌力量。流速-容量环可评估上气道和呼吸肌失功程度，峰流速和吸气流率下降的程度。

2. 循环系统

自主神经失功的程度很难用无创性方法进行评估，常见体征有直立性低血压、静息时心动过速、麻痹性肠梗阻、无汗症和瞳孔固定等。术前详细了解病史，并进行标准心电图、超声心动图和胸片检查。

3. 营养状况

术前了解体重下降情况、食欲和吞咽困难病史。低蛋白血症、贫血、低血钙血症提示严重营养不良，应进行积极营养疗法，以防止术后感染，促进伤口愈合。

表 12-4　呼吸功能的实验室评估

项　　目	正常值	临界值	衰竭
氧合			
动脉氧饱和度(%)	>97(吸空气)	>95(吸氧)	>95(吸氧)
动脉氧分压(mmHg)	>75(吸空气)	>75(吸氧)	75(吸氧)
胸片肺不张	无	小节段	肺叶
通气			
$PaCO_2$(mmHg)	正常	<50	<50
pH	正常	正常	7.37
吸气用力(cmH_2O)	>20	>30	<30
肺活量(ml/kg)	>15	10～15	<10
气道			
吞咽	液体,固体	固体	误吸
呼吸	无阻塞	体位性阻塞	

第二节　麻醉药对神经肌肉疾病患者的影响

一、全身麻醉

吸入麻醉药(氟烷、安氟烷、异氟烷)均能抑制神经肌肉传导,高浓度吸入可使肌肉收缩力下降50%。麻醉结束后,正常人血中麻醉药浓度迅速下降,无明显肌肉乏力现象。然而,神经肌肉疾病患者血中即使残留低浓度麻醉药,也使术后神经肌肉功能的恢复明显延迟。

二、肌肉松弛药

去极化和非去极化肌肉松弛药在不同的神经肌肉疾病患者中的反应有明显差异(表12-5)。

表 12-5　神经肌肉疾病患者对肌肉松弛药的反应

神经肌肉疾病	非去极化肌肉松弛药	去极化肌肉松弛药
失神经支配肌肉	正常	高血钾症
重症肌无力	增强	抗药
重症肌无力综合征	增强	增强
肌强直	正常～增强	挛缩
肌营养不良	正常～增强	心律失常

去极化肌肉松弛药琥珀胆碱可使失神经支配的肌肉发生病理性挛缩和致死性的高血钾症。这种高血钾反应在急性神经损伤后最早约3周,最迟在6个月均可发生。这类患者忌用琥珀胆碱,且预先使用小剂量非去极化肌肉松弛药并不能减少琥珀胆碱引起的挛缩和高钾血症。失神经支配的肌肉对非去极化肌肉松弛药的反应正常,但作用时间延长。

神经肌肉接头功能异常患者使用非去极化肌肉松弛药后肌肉松弛作用增强,作用时间延长。有主张这类患者不用非去极化肌肉松弛药为宜，也有认为可在4个成串刺激严密监测肌肉松弛作用下使用小剂量非去极化肌肉松弛药。

神经肌肉传导有缺陷的患者对琥珀胆碱的反应不一，有些患者表现为抗药，另一些患者表现为Ⅱ相阻滞，作用时间延长。重症肌无力患者不宜使用琥珀胆碱。

原发性肌肉疾病患者对肌肉松弛药的反应区别较大，难以预测，肌肉松弛药需减量谨慎使用。患者对肌肉松弛药反应的评估一般采用区域性箭毒试验作为标准的测试方法。该试验可定量测出神经-肌肉接头对非去极化肌肉松弛药的反应。方法是用驱血带阻断患者一侧手臂的循环，静注小剂量箭毒后用9 Hz刺激尺神经3 s，观察手部肌电图的反应。反应越小，衰减越大，提示患者对非去极化肌肉松弛药越敏感。相反，反应大而衰减越小，则提示患者对非去极化肌肉松弛药有较大抗药性。

三、区域阻滞麻醉

一般对患者无明显的不良影响，但对卟啉症患者使用酰胺类局麻药应谨慎。区域阻滞可阻断部分交感神经的作用产生低血压已存在自主神经功能紊乱患者更应引起警惕。

第三节　神经系统疾病

一、缺血性疾病

对侧肢体无力或偏瘫，多因血管病变所致，也可由颅内肿瘤引起。这些患者对非去极化肌肉松弛药常表现抗药性，用琥珀胆碱后则出现高钾血症。区域性箭毒试验常显示麻痹侧对去极化肌肉松弛药有抗药性，但抗药程度与病变严重程度或卒中的年龄无明显关系。用泮库溴铵的插管剂量后，正常侧完全阻滞，而麻痹侧的4个成串刺激无反应，强直刺激也无衰减。因此，围术期监测神经肌接头的反应时，有可能会过低估计神经-肌肉阻滞的深度，导致术毕过早停止机械通气。

二、感染

（一）亚急性海绵状脑病

亚急性海绵状脑病，也称为克-雅病(Creutzfeldt-Jakob disease，CJD)、慢性海绵状脑病、痉挛性假性硬化、皮质-纹状体-脊髓变性病。由一种非病毒、非细胞性的感染性朊所致人类海绵样脑病，中枢神经系统的多个水平(脊髓和大脑皮质)发生弥漫性的细胞内液泡形成和细胞体丧失。多发生在成人，仅25%发生在青少年。典型表现：逐渐记忆缺损、视力模糊或减退、眼球运动异常，不自主动作，继之病情进行性恶化，表现为进行性痴呆，步态不稳，出现小脑、锥体及锥体外症候，常见明显的肌阵挛，无力、肢体强直、震颤、共济失调、舞蹈样动作、头痛、构音障碍或失语等。累及延髓者有吞咽困难、发音障碍。进一步恶化则呈去大脑强直状，或呈昏迷状，各种肌阵挛及僵直消失。绝大部分患者于起病后1年内死亡，少数可存活2年或以上。脑电图呈周期性的弥漫性慢波，特别是每秒出现一次三相波或三相波与慢波交替，有时出现脑电抑制。CT及MRI检查可见与病程进展成比例的皮质萎缩和脑室扩大。患者常有吞咽功能障碍而发生误吸危险；疾病常累及运动神经元，故麻醉时推荐使用非去极肌肉松弛药，避免使用琥珀胆碱。

（二）脊髓灰质炎

为脑干和脊髓内运动神经元病变的病毒感染性疾病。后遗症期受累肌肉出现萎缩，神经功能不能恢复，造成受累肢体畸形。部分瘫痪型病例在感染后数十年，发生进行性神经肌肉软弱、疼痛，受累肢体瘫痪加重，称为“脊髓灰质炎后肌肉萎缩综合征”。有脊髓灰质炎病史的患者对去极化和非去极化肌肉松弛药的敏感性均有所增强。此外，在发病多年以后，患者仍可能再度发生呼吸功能不全、吞咽困难和四肢乏力等症状。这类患者使用非去极化肌肉松弛药时应减量，拔管前注意评估呼吸功能，防止发生术后呼吸衰竭。

三、运动神经元疾病

（一）脊髓损伤和卒中

脊髓损伤与中风引起的肌肉虚弱或麻痹与中枢运动神经元的功能障碍有关。乙酰胆碱释放下调导致不成熟型nAchR的上调。接头外胎儿型nAchR的上调导致对非去极化肌肉松弛药的不敏感，却增加对琥珀胆碱的敏感性，并且易于诱发高钾血症。

琥珀胆碱诱发高钾血症的易损期尚不清楚，从1周到几个月不等。因为nAchR上调一般发生在失神经支配后的48 h之内，因此，在损伤后24 h内可以安全使用琥珀胆碱。有报道1例患有上运动神经元病变的患者在6个月之后使用琥珀胆碱后发生了高钾血症。在卒中或脊髓截瘫后恢复过程中，除非确认患者对非去极化肌肉松弛药的敏感性已转变为正常，否则对琥珀胆碱诱发的高血钾反应不会消失。胎儿型nAchR上调的持续时间不确定。近来研究表明，琥珀胆碱诱发的高血钾反应在损伤一年后仍会发生。由于受异常nAchR表达程度和其他因素的影响，因此这些患者最好避免使用琥珀胆碱。

（二）虚弱综合征（多神经元病和肌病）

这种疾病在重症患者中普遍发生，病因起源多样。已确认的有3种：重症肌病、肌球蛋白丧失相关的肌病和急性坏死性肌病。而多神经元病已被命名为“重症多神经元病”，是一种弥散性的轴突多神经元病，在50％～70％的多器官功能衰竭和败血症的患者中会发生，病因可能是多因素的。如果患者得以幸存，恢复可能迅速而完全。在对92例虚弱综合征的重症患者回顾性研究中，肌电图显示43％患者患有肌病，而28％患者患有外周神经病。虚弱可导致患者撤离呼吸机的时间延迟。肌病可能是因为长期卧床不动或者与负氮平衡有关。在患有多神经元病和肌病的重症患者的骨骼肌中检出有细胞因子表达激活的免疫反应。此外，发现存在nAchR抗体导致的nAchR减少。动物实验表明，亚急性或长时间败血症的大鼠模型对箭毒敏感性增加。重症多神经元病患者长时间使用肌肉松弛药可能对运动神经元轴突的产生毒性作用。

ICU长时间内使用肌肉松弛药也可能引起虚弱综合征，尚不清楚这种情况与废用性肌肉萎缩、肾衰或使用糖皮质激素的重症患者发生多神经元病和其他肌病等因素的关系。有研究显示这些患者在使用甾类肌肉松弛药时，肌松恢复的时间常常会明显延迟。此外，琥珀胆碱可能诱发虚弱综合征患者发生高钾血症，应避免使用。

（三）脊肌萎缩症

脊肌萎缩症又称脊髓性肌萎缩、进行性脊髓性肌萎缩症，是一类由脊髓前角运动神经元和脑干运动神经核变性导致肌无力、肌萎缩的疾病。属常染色体隐性遗传病。可起病于婴儿期，儿童期或青少年期，其特征是由脊髓前角细胞与脑干内运动核进行性变性引起的骨骼肌萎缩。大多数病例都属常染色体隐性遗传，第5号染色体上一个单独的基因位点上的等位基因发生突变。临床可以分为4种类型。

1. Ⅰ型脊肌萎缩症（Werdnig-霍夫曼病，婴儿脊髓性肌萎缩）

因脊髓前角细胞退化性病变导致躯干和四肢肌肉严重乏力，胎儿宫内活动较弱。大多数患儿在出生时就有肌张力过低的表现；在6个月龄期前，所有患儿都已表现出明显的运动功能发育的延缓。95%的患儿在1岁前后死亡，没有病例能存活超过4岁的，通常由于心肌无力，死于呼吸衰竭。

2. Ⅱ型脊肌萎缩症（慢性 Werdning-Hoffmenn 病）

患儿大多数是在6～12个月期间出现症状，在2岁以前所有患儿都已有明显症状，不到25%的患儿能学会坐，但没有能走或能爬的。所有患儿都显出肌张力过低，伴松弛性肌肉无力，腱反射消失与肌肉束颤。可有吞咽困难.患儿往往因呼吸道并发症在早年夭折，但也有病情进展自发停顿的，使患儿处于永久性非进展性的无力状态中。病程延至青春期或青壮年，则常死于呼吸衰竭。

3. Ⅲ型脊肌萎缩症（Wohlfart-Kugelberg-Welander 病，少年脊髓性肌萎缩）

一般在5～15岁开始发病，病理变化及遗传方式与前两种变形相似，但病情进展较为缓慢，预期寿命也较长。近端肢体乏力渐进性加重。腿部的无力与肌萎缩最为显著，以股四头肌与髋关节屈肌最早出现症状，较后可累及臂部，无力现象往往从近端向远端扩展。患者有时需进行脊柱侧凸的手术。麻醉可选用非去极化肌肉松弛药，但肌肉松弛作用延长和术后拔管时间延迟。这类患者使用琥珀胆碱可能引发严重高钾血症。

4. Ⅳ型脊肌萎缩症（成年慢性近端脊肌萎缩症，SMAⅣ）

遗传方式不定（常染色体隐性，常染色体显性，性联），成年期发病（年龄30～60岁），病情进展缓慢，可能无法将其与肌萎缩性侧索硬化症的下运动神经元型病例作鉴别。

（四）肌萎缩性脊髓侧索硬化症

肌萎缩性脊髓侧索硬化症（amyotrophic lateral sclerosis，ALS），又称卢·格里克症（Lou Gehrig's disease），肌萎缩侧索硬化症，俗称为渐冻人症，是运动神经元病的一种，是累及上运动神经元（大脑、脑干、脊髓），又影响到下运动神经元（颅神经核、脊髓前角细胞）及其支配的躯干、四肢和头面部肌肉的一种慢性进行性退化性疾病。美国报道ALS的发病率（每年新发病例）为2/10万～4/10万，患病率为4/10万～6/10万中国尚无确切的流行病学资料。病例为散发，发病年龄在40～50岁，男女之比约3:2。起病隐匿，缓慢进展，常表现为上、下运动神经元合并受损的混合性瘫痪。症状有四肢乏力、萎缩、下肢痉挛、肌肩、关节强硬、吞咽困难和饮水呛咳，多数无感觉障碍。患者多在发病18个月内靠轮椅活动，3～5年内死于呼吸衰竭。吞咽困难者常发生误吸。此病尚无有效治疗，以对症为主：呼吸困难者，吸氧，必要时辅助呼吸；吞咽困难者鼻饲或静脉高营养，维持营养及水电解质平衡；神经营养药物；利鲁唑和安坦可减轻上运动神经元损害引起的肌肉痉挛和肌张力增高。

肌萎缩侧索硬化症患者使用琥珀胆碱可能引起高钾血症和循环衰竭，而对非去极化肌肉松弛药的敏感性增加，应尽可能避免使用肌肉松弛药。患者呼吸储备较差，术后应加强呼吸管理。

（五）多发性神经病变

1. 急性感染性神经炎(guillain-barre syndrome，GBS)

急性、特发性、感染性、多发性神经病变，累及感觉神经、自主神经和运动神经，肢体近端比远端更明显，也可累及脑神经。多表现为对称性下肢乏力，累及呼吸和气道肌肉时需机械通气治疗。自主神经病变则表现为血压不稳定和心律失常。患者合并感染时，呼吸肌常不足以支持正常的呼吸，需要气管插管和机械通气。琥珀胆碱可能引发高钾血症，禁忌使用。麻醉管理主要关注患者呼吸和自主神经功能，琥珀胆碱可引起严重高钾血症，而对非去极化肌肉松弛药的敏感性增加。根据是否存在感觉神经异常，可分为急性运动轴突神经病和急性运动感觉神经病。如果患者出现眼肌麻痹、共济失调以及肌腱反射消失，但无肢体无力时称为Fisher综合征。

最有可能的致病源为空肠弧状菌、巨细胞病毒、E-B病毒、支原体、狂犬病毒，甚至猪流感疫苗等。患者体内一般可检测到存在神经节苷脂抗体。在外周神经轴突和髓鞘上存在大量神经节苷脂。有研究发现郎飞节和神经肌肉接头处存在不同的神经节苷脂。循环血液中的抗体既可阻断突触前电压门控性钙通道，也阻断突触后nAchR通道，从而产生神经肌肉传递受阻。GBS患者采用在血浆去除法去除抗体后临床症状有所好转。急性炎性多发性神经根神经病变的最终病程是巨噬细胞侵犯髓鞘，吞噬轴突上的髓磷脂，导致脱髓鞘，从而产生肌肉功能性失神经支配以及突触后膜上nAchR的上调。原先存在运动单位丧失和抗体阻断突触前或突触后nAchR通道，也会造成对去极化肌肉松弛药的敏感。

2. 多发性硬化病

多发性硬化(multiple sclerosis，MS)是以中枢神经系统白质脱髓鞘病变为特点，遗传易感个体与环境因素作用发生的自身免疫性疾病。发病率约为8/10 000。平均发病年龄一般在20～40岁，也可见于小儿，女性发病的人数2倍于男性。其临床特征为发作性视神经、脊髓和脑部的局灶性障碍。多发性硬化症影响脑和脊髓的神经元，逐渐造成大脑和脊髓的斑块性的神经脱髓鞘，髓鞘的瘢痕形成影响神经轴突的信号传递，以失去大脑和脊髓对外周的控制。病变部位运动单位的动作电位平均放电频率减少，而放电变异性增加，以至多部位的僵硬或丧失功能。导致感觉、运动、自主神经或神经精神上的异常。可引起各种症状，包括感觉改变、视觉障碍、肌肉无力、忧郁、协调与讲话困难、严重的疲劳、认知障碍、平衡障碍、体热和疼痛等，严重的可以导致活动性障碍和残疾。目前尚无有效的治疗办法。

临床症状时轻时重。应激、创伤、感染、高热和手术均可触发病情恶比。麻醉和手术可能加重临床症状。多发性硬化患者使用肌肉松弛药取决于临床综合征。在慢性运动虚弱的患者，失神经支配诱发的静息电位下降明显会导致肌肉虚弱无力，可能因 nAchR 的上调导致对去极化肌肉松弛药的敏感性增加。使用琥珀胆碱可能引发高血钾。由于肌肉数量减少和神经肌肉传递安全性下降，患者可能对非去极化肌肉松弛药异常敏感。

3. 腓骨肌萎缩症（peronialmyoatrophy）

腓骨肌萎缩症又称 Charcot-Marie-Tooth 病（CMT）、遗传性运动感觉神经病（hereditary motor and sensory neuropathy，HMSN），患病率约为 40/10 万人。本病 80.9%为单基因遗传病，散发病例约占 20%。遗传方式以常染色体显性遗传最常见，其次是常染色体隐性遗传及 X-连锁遗传。常于儿童或青春期隐袭起病。男性多于女性，进展缓慢。多数患者肌萎缩和肌无力从下肢远端肌肉（腓骨肌、伸趾总肌和足部小肌肉）开始，逐渐向上发展，且对称。上肢肌萎缩多从手部小肌肉开始，但通常不超过前臂下 1/3 部位。四肢腱反射减弱或消失，跟腱反射消失多见。常染色体隐性遗传患者可伴有共济失调、脊柱侧凸等改变。可分为四型。

Ⅰ型为常染色体显性或隐性遗传，但以常染色体显性最为常见。约 60%在 10 岁以前起病，男性较多见。病理特点为慢性脱髓鞘过程，即有髓纤维呈脱髓鞘、薄髓鞘和髓鞘再生改变，同时伴有雪旺细胞增生，呈洋葱头样肥大，胶原纤维增生，胶原囊形成。间质血管改变比较明显，主要为内皮细胞增生，吞饮小泡增多。尸检病理发现脊髓前角细胞和后根神经节细胞减少或消失，颈髓上段薄束内的有髓纤维数量也减少。

Ⅱ型为常染色体显性遗传，发病年龄较晚，平均为 25 岁。发病率低（约为 CMT1 型的 1/3）。病理特点为慢性轴突变性和有髓纤维数量减少，粗有髓纤维受累较重，偶见继发性节段性脱髓鞘，无串珠样髓球形成和吞噬细胞吞噬髓鞘等急性轴突坏变的特征。无髓纤维也表现为轴突变性和数量减少，偶见再生纤维。无神经肥大、胶原纤维增生和胶原囊形成。

Ⅲ型又称为 Dejerine-Sottas 综合征，其中还包括先天性髓鞘缺陷性神经病（congenital hypomyelinic neuropathy）。此型临床少见，仅占全部 CMT 患者的 1%左右。周围神经病理特点与 CMT1 型相似。

Ⅳ型又称遗传性共济失调性多发性神经炎或 Refsum 病。为常染色体显性遗传。婴儿型在婴儿后期至儿童前期起病，成人型 10～30 岁起病。CMT4 型的尸检病理发现周围神经从神经根到神经末梢呈弥漫性结节样肥厚，镜检可见神经轴突变性和脱髓鞘，雪旺细胞和胶原纤维增生形成洋葱头样结构，雪旺细胞内可见类晶体样包涵体。

腓骨肌萎缩症患者运动单位丧失出现肌无力，对非去极化肌肉松弛药比较敏感。然而，没有证据表明阿曲库铵和米库氯铵的作用延长。目前，虽然尚无 CMTD 患者使用琥珀胆碱发生不良事件和发生恶性高热的确切证据，但术中使用可能诱发恶性高热的药物时仍需谨慎。

4. 创伤

运动神经元损伤后，骨骼肌乙酰胆碱受体大量增多，琥珀胆碱去极化可引起危险的高钾血症导致严重心律失常甚至心搏骤停的危险，而对非去极化肌肉松弛药相对不敏感。这种对琥珀胆碱的敏感性在去神经损伤后 4 d 已形成，约 7 d 就可致严重高钾血症。对肌肉松弛药反应异常的持续时间尚不能肯定,某些患者可持续数周或数年之久。截瘫以下水平的肌肉对非去极化肌肉松弛药的敏感性下降。

5. 脑性麻痹

脑性麻痹(Cerebral palsy. CP),又称脑麻痹、大脑性麻痹、脑瘫,是胎儿或新生儿脑缺氧造成的痉挛性麻痹。由于伤害的位置不同,许多脑性麻痹的患者会有感官发展及平衡力不佳、智力、认知能力、语言能力及学习能力缺损。此外患者亦可能有癫痫、视力障碍、听力障碍等其他障碍。可分为五个类型:①痉挛型最为多见,患者的某些肌肉会变得十分僵硬,影响活动,可表现为半身麻痹、下肢麻痹、三肢麻痹和四肢麻痹。②徐动型,无法控制四肢与躯干的慢速活动,控制动作统合协调,平衡及质素受损。③颤震型,身体颤抖,缺乏平衡和协调身体的能力。④低张型,肌肉张力较常人低,表现乏力,走路时容易跌倒。⑤混合型,痉挛型+徐动型、痉挛型+颤震型、低张型+颤震型。

患者常需进行各种矫形手术治疗,以减低痛楚、增强活动功能、方便家人照顾。常见骨科手术有肌腱松懈术、肌腱转移术、骨骼矫正手术。神经外科手术有脑室分流术和选择性脊椎神经后根切除术等。这些患者常有胃内容物反流,不能有效清除喉头分泌物,一般采用快速麻醉诱导方法。患者对琥珀胆碱敏感性轻度增加。对维库溴按的抗药性与抗惊厥药物治疗有关。用琥珀胆碱后并未出现高钾血症现象。

6. 黏多糖病

黏多糖病(mucopolysacharidosis,MPS)又称黏多糖沉积病,是蛋白多糖(黏蛋白,PG)降解障碍,引起不同的酸性黏多糖在体内堆积所产生的各种病理改变,属于隐性遗传性酶代谢异常,导致全身各组织内黏多糖堆积的稀有疾病。黏多糖可沉积于机体的多个部位。沉积于皮下下面的结缔组织,可致颜面粗糙,皮肤僵硬,张口受限;沉积于关节可致关节僵硬;沉积于头颅,可致交通性脑积水,智力落后;沉积于心脏瓣膜,可致心脏瓣膜病变,发生心功能不全;沉积于内脏,可致肝脾增大,腹部膨隆,腹股沟疝气,脐疝等;沉积于呼吸道系统导致扁桃体和腺样体肥大,气道狭窄,声带增厚,常有慢性复发性鼻炎,讲话声音粗,呼吸粗,睡眠打呼噜。黏多糖病临床上分为 7 种不同的类型,各类型的代谢基础相似,但遗传类型和临床表现各不相同,此病预后较差。

患者多因瓣膜性和缺血性心脏或肺部损害死于儿童期。除肌肉乏力外,还有严重的骨骼和关节的病变。黏多糖病患者有时需行心瓣膜置换、疝气修补、人工耳蜗和角膜移植等手术以改善患者的生活质量。麻醉期间呼吸和循环系统并发症发生率和病死率较高。患者常并发上呼吸道解剖异常。

第四节　原发性肌肉疾病

一、肌营养不良

(一) 特点

假肥大型肌营养不良症是一组属于为 X 连锁隐性遗传性的以进行性骨骼肌萎缩和无力

为特征骨骼肌疾病，有时也累及心肌。临床上主要表现为不同程度和分布的进行性加重的骨骼肌。血清酶活性检测可见肌酸磷酸激酶（CPK）的增商，还可见乳酸脱氢酶，谷氨酸转氨酶，天冬氨酸转氨酶，醛缩酶等多种酶类的活性增高。采用分子生物学和基因诊断技术，该病分成多个亚型。

1. 杜氏进行性肌营养不良症（Duchenne 型肌营养不良，DMD）

此病最为多见，是为X染色体连锁性，发病率约为1/3 500男婴，有阳性家族史者约占21.6%，无地理或种族间明显差异。多在儿童期发病，在不同的疾病阶段，患者可存在肌无力和萎缩，病程和预后也各异。起病隐袭，半数患儿开始行走较晚（15个月后），多为行走慢，不能正常跑步，容易跌倒；肌无力自躯干和四肢近端开始缓慢进展，下肢重于上肢；骨盆带肌肉无力，肌张力减低，由于髂腰肌和股四头肌无力而登楼及蹲位站立困难，进而腰椎前突，因盆带肌无力而走路时向两侧摇摆，呈典型鸭步；由仰卧站立时由于股肌和髂腰肌的无力，患儿必须先转为俯卧位，然后以双手支撑双足背、膝部等处顺次露附，方能直立，称为 Gowers 征，为本病的特征性表现；肩胛带肌肉也同时受累，举臂无力，因前锯肌和斜方肌无力，不能固定肩胛内缘，使肩胛游离呈冀状支于背部，称为翼状肩胛，当双臂前推时尤为明显；一般四肢近端肌萎缩明显，双腓肠肌假性肥大见于90%患儿，是因萎缩肌纤维周围均被脂肪和结缔组织充填，故体积增大而肌力减弱，触之坚硬；假性肥大尚可见于臂肌、三角肌、冈下肌等；也可见轻度面肌无力，但发音、吞咽、眼肌运动不受累；由于病情进展，逐渐出现关节挛缩，常见于髋关节、膝关节、跟腱，后期出现肘关节及躯干肌挛缩。由于肌肉无力，在青春期以前患儿就不能行走，要坐轮椅。多数患儿心肌受累，表现为窦性心动过速，异常的R波，V1导联S波变浅，深的Q波（胸导联），P-R间期缩短，V1导联出现Rsr波群及束支传导阻滞。晚期出现心脏扩大，心力衰竭，心律失常。约18～20岁时患者出现夜间低通气情况，晚期病情加重需呼吸机支持。一般在青春期后期由于心肺功能的并发症而死亡。患者多有脊柱侧凸病变，脊柱稳固手术能部分改变患者的生活质量，但不能阻止患者呼吸功能的日趋恶化。

2. 贝克型进行性肌营养不良（Duchenne-Becker 肌营养不良，BMD）

此病较为少见。与DMD为同一种基因引起的疾病，通常认为本病的发病率为DMD的1/10，比DMD少见，具有DMD必有的特征，如x连锁隐性遗传、腓肠肌肥大、近端肢体无力、血清CK增高，EMG和肌肉病理呈肌病表现。与DMD不同点是发病年龄较晚（在5～20岁发病），症状相对较轻，病情进展速度慢（病程可达25年以上，往往20岁以后仍能行走），多不伴有心肌受累或仅轻度受累，预后较好，又称良性型。

（二）诊断

（1）血清生化检查，肌酸磷酸激酶（CK）明显升高，达1.5～2万U/L。

（2）肌肉活体组织检查可见散在的退行性变和坏死肌纤维，肌内膜结缔组织增加，肌纤维被脂肪组织替代。

（3）肌电图表现为肌源性改变，病变肌肉呈低电位，波形持续时间缩短，而多相波增高。其他尚应做心电图、脑电图等检查。

（4）基因诊断，应用DMD基因缺失热点9对引物PCR分析，缺失型大宗病例的检出率为

47.5%～49.6%。

（三）对肌肉松弛药的反应和麻醉处理

(1) 未经诊断的肌营养不良症患者因使用琥珀胆碱引发高钾血症和心跳骤停，已有很多报道，应避免使用。这种情况导致了美国食品药品管理局对儿科患者使用琥珀胆碱发出警告，因为这个人群中症状不明显的肌营养不良患者存在潜在的危险性。

(2) 对非去极化肌肉松弛药的反应正常，也有报道对非去极化肌肉松弛药的敏感性增加，作用时间延长。可以使用中短时效的非去极化肌肉松弛药，但应注意肌张力监测。

(3) 对胆碱酯酶抑制药的反应尚不清楚。

(4) 肌营养不良患者的呼吸储备功能较差，术后常需呼吸支持。

(5) 术中注意维护心脏功能，治疗严重心律失常，避免心脏收缩力的抑制。

(6) 有报道认为，Duchenne 型肌营养不良患者易发生恶性高热。因此，琥珀胆碱以及其他可能触发恶性高热的药物均应避免使用。

二、肌强直

肌强直性肌病(myotonicmyopathies)系指受累骨骼肌肉在收缩后不易放松，连续收缩后减轻或消失，寒冷能使症状加重为特征的一组肌肉疾病。包括强直性肌营养不良症、先天性肌强直和副肌强直症等。

（一）特点

属遗传性肌肉疾病，以强直性挛缩为特点，肌强直的特征是肌肉活动启动困难，伴有自主收缩后肌肉松弛延迟。主要病变在肌纤维，但神经肌接头常有氯通道和钠通道的受损。

1. 强直性肌营养不良

以常染色体显性方式遗传的多系统疾病，15～25 岁发病，子代起病年龄有早于父代的倾向。男性多于女性。受累骨骼肌肉强直而不易放松和进行性肌肉萎缩。以上面部肌、颞肌和胸锁乳突肌受累最为突出。少数类型以前臂远端萎缩为主。患者面容消瘦、额纹平坦、眼睑下垂、颧骨隆起、唇厚、口微张，呈典型的斧状头。颈细长，过度前倾如鹅颈。几乎均有早秃及全身多系统功能紊乱，如白内障、男性睾丸萎缩、糖尿病及心律失常，巨结肠、胆石症等。叩击鱼际肌、腓肠肌、舌肌时可见肌强直。患者多数存在限制性通气功能不全，导致慢性肺泡通气不足，而非呼吸肌乏力所致。患者常有肌力虚弱、吞咽困难、胃排空延迟，心脏传导功能异常，以及对镇静药和镇痛药非常敏感，肺内误吸的危险增加。

2. 氯通道性肌强直(先天性肌强直)

肌膜氯通道基因异常，多数为常染色体显性遗传(Thomsen 病)，少数为隐性遗传(Becker 病)。病变一般比较局限，但肌肉强直性挛缩症状较为严重。普遍性骨骼肌肉强直和肥大，寒冷环境中症状加重，温暖和重复活动后可以减轻症状。严重病例在突然受惊后可引起全身肌肉的强直性收缩，无法动弹。最轻者可无任何自觉主诉，仅在家谱调查中发现。个别肌强直者，多次肌肉重复收缩后症状不见减轻，反而加重，称为反常性肌强直。无肌肉萎缩和多系统损害体征。周身肌肉肥大，大鱼际、股四头肌、腓肠肌等均可引起叩击性肌强直。表现为叩击部位肌肉凹陷、肌球、拇指内收或对掌后不能立即分开。肌电图可见持续性肌强直性放电现象。

3. 钠通道性肌强直(先天性类肌强直 paramyotomacongenita)

为少见的常染色体显性遗传性疾病，肌膜钠通道的基因异常所致，幼年起病，发病率极低。与其他类型肌强直症状有所不同，突出表现为寒冷时诱发的肌强直和全身肌无力，进入温暖环境后症状立即改善等特点。随年龄增长可能逐步好转。

（二）诊断

根据用力收缩后不易放松之体征，叩击肌肉出现肌球和肌电图检查见到巨大动作电位，诊断肌强直并不困难。根据是否伴随肌肉萎缩和有否诱发因素等区分何种类型的肌强直性肌病。

（三）对肌肉松弛药的反应和麻醉处理

肌强直性肌病患儿对全麻药的呼吸抑制作用特别敏感，而肌强直性肌病妊娠患者由于体内激素水平的改变，临床表现可能加重，导致围术期呼吸功能不全。因此，这些患者必须谨慎对待。应重视肌肉松弛药的选择问题。使用琥珀胆碱后可引起广泛的肌肉痉挛性收缩(图12-1)，持续2～5 min，这影响通气和气管插管，其程度与琥珀胆碱用量有关，还可引发高血钾症。此外，肌强直性肌病患者用琥珀胆碱引起的严重持续性肌肉强直和恶性高热相似，提示两者有一定的关系。有报道一例肌强直性肌病患者在使用琥珀胆碱后发生肌肉强直以及心搏骤停。虽然心肺复苏前没有测定血钾浓度，但推测血钾升高可能是此例患者心搏骤停的原因。另外，这些患者心脏本身就存在异常。此类患者禁用琥珀胆碱。

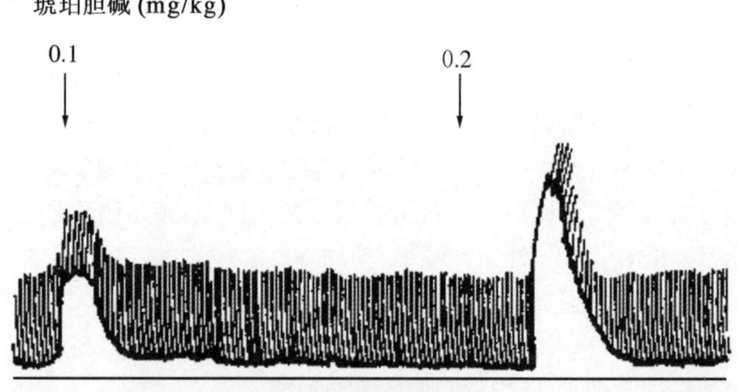

图12-1　强直性肌营养不良患者静注琥珀胆碱后的肌肉痉挛性收缩

肌强直性肌病患者对非去极化肌肉松弛药反应有所不同，强直性肌营养不良表现敏感，而其他类型则表现耐药。一般认为可以使用中短时效的非去极化肌肉松弛药，但应加强肌张力监测。术后用抗胆碱酯酶药可诱发肌强直，原因是肌强直的肌肉对于乙酰胆碱作用的敏感性增加。因此，术后让肌张力自然恢复为宜。

电灼或手术刺激可引起强直性挛缩。由于病理改变位于肌纤维内，肌肉松弛药和区域阻滞不能解除痉挛。只有直接作用于肌纤维的药物如局麻药、苯妥英钠、丹曲林、挥发性麻醉药才能松弛肌强直。切口周围肌肉使用局麻药浸润可预防或减轻肌肉痉挛的发作。

三、中央核肌病

中央核肌病(centronuclear myopathy)该病1966年由斯皮罗(Spiro)等首先报道,由于病理表现类似胎儿期的肌管,也称为肌管肌病(myotubular myopathy)。病理突出特征是具中央核的肌纤维比例明显增高。Ⅰ型肌纤维中显示深染色核(核心区),由无组织的肌纤维组成,缺乏线粒体和氧化酶活性。电子显微镜分析核心区显示收缩细胞器瓦解,并且内质网和横小管膜数量和结构改变。中央核肌病可分为以下四个类型。诊断主要依赖组织学和临床表现。该病引起钙离子从异常的钙通道中“漏出”,因此与恶性高热有关。应将患者当做是恶性高热的敏感者,麻醉时应避免使用可能触发恶性高热的药物。

(1) X连锁隐性遗传性中央核肌病又称肌管肌病,受累主要见于男性,常在胎儿期或新生儿期发病,妊娠时有胎动减少、羊水过多、胸部肋骨较细。出生时全身肌力弱、肌张力低,被称为松软婴儿(floppy infant),常无自发运动,伴眼外肌麻痹、面肌无力、狭长脸、高腭弓、四肢腱反射消失,严重者出现呼吸及吞咽困难,甚至出现窒息。大部分的患婴在出生后第1个月内死亡。若给予呼吸支持和药物后,部分患婴可幸存到青少年时期或者更长。家族母系中常常有自发流产史或新生男婴死亡史。X连锁隐性遗传的女性携带者多无症状,少部分表现为轻度肌力弱或面肌无力,仅一些非对称性X染色体的灭活或者X染色体结构异常者有较明显甚至严重的症状。

(2) 常染色体显性遗传性中央核肌病为较常见的中央核肌病,新生儿期到成年期均可起病,临床症状轻重度不一,常以肢体远端或近端肌肉无力为首发症状,主要表现为肌肉无力、眼睑下垂、眼外肌麻痹、高腭弓、跟腱挛缩、张口困难、腱反射减低或消失,以四肢远端或下肢肌无力更为明显。部分出生时即发病,出现限制性通气障碍,需无创呼吸支持通气。病情常缓慢进展,少数发展到中年不能独立行走,甚至出现限制性通气障碍。新生儿期至成年早期发病,临床症状较轻。表现为全身肌无力、眼外肌受累、中度的吞咽和呼吸功能受损。

(3) 常染色体隐性遗传性中央核肌病发病率较低,婴儿期到成年期起病,临床症状常为中至重度,特征为面肌无力,可严重累及咀嚼肌和眼肌,如眼睑下垂和眼外肌麻痹等,但并非所有患者均有眼肌麻痹,且可随病情进展逐渐出现。近端肌、远端肌均可受累,肌无力常轻度进展,可伴足部畸形、高腭弓和脊柱侧凸畸形等。根据其临床表现可分为3个亚型:①眼外肌麻痹的早发型(婴儿或儿童期起病);②无眼外肌麻痹的早发类型;③无眼外肌麻痹的晚发类型(成年起病)。

(4) 散发型中央核肌病现仍有部分散发型中央核肌病未找到特定的突变基因,临床表现呈多样性,多为良性,常缓慢进展,但也有个别出生时较重。也许是存在还未发现的基因突变,故暂归此类。

四、炎症性肌病

炎症性肌病是一组病因不甚明确的炎症性横纹肌病,其特点是髋周、肩周、颈、咽部肌群进行性无力。可分为多发性肌炎（polymyositis，PM）和皮肌炎（dermatomyositis，DM）。

（一）临床表现

（1）原发性多发性肌炎起病多隐袭，病情于数周或数月发展至高峰，受累肌群包括四肢近端肌肉、颈部屈肌、脊柱旁肌肉、咽部肌肉等，但面肌受累罕见。肌无力是主要症状。部分患者肢体远端肌肉也受累，表现前臂、手、小腿、足无力。体检可见有肌力低下，25%患者肌肉有压痛。晚期可出现肌萎缩。罕见的爆发型表现为横纹肌溶解、肌红蛋白尿、肾衰竭。除肌肉外、内脏系统亦可受累。临床表现心律失常、心力衰竭等。可出现肺功能障碍、气短，严重者吞咽困难，可导致吸入性肺炎。全身表现可有发热、关节痛、体重减轻、雷诺现象等。

（2）原发性皮肌炎除肌炎表现外，尚有皮疹，可在肌炎之前、同时，或以后出现。皮疹可为多样性，但典型皮疹为面、颈、前胸上部弥漫性红斑（又称红皮病）以及关节伸侧的红斑性鱼鳞屑性疹，疹中间可以萎缩。如发生在掌指关节及近端指间关节伸侧，则称为Gottron斑丘疹，颇具特征性。上眼睑可有特殊淡紫色肿胀，称为向阳性皮疹，也是本病的特征之一。还可出现指甲基底和指甲双侧充血以及腱结节。

（3）恶性肿瘤相关肌炎或皮肌炎约占肌炎或皮肌炎总数的10%。肌炎或皮肌炎可先于癌肿1～2年出现，或同时或后于肿瘤出现。所患肿瘤多是肺、胃、结肠、乳腺、卵巢癌和淋巴瘤。因此所有成人肌炎或皮肌炎患者，尤其是40岁以上者均应警惕肿瘤的存在。

（4）儿童期肌炎或皮肌炎起病急骤较成年人多见，肌水肿和肌痛明显；多伴发血管炎，出现消化道出血，胃肠黏膜坏死，胃肠穿孔或视网膜血管炎等症；后期多发生皮下和肌钙化、肌挛缩。

（5）其他结缔组织病伴发的肌炎或皮肌炎许多结缔组织病，特别是系统性红斑狼疮、系统性硬皮症、干燥综合征、类风湿关节炎、血管炎等常并发肌病或肌炎，但一般症状不重。如有典型肌炎或皮肌炎的临床表现和确诊依据，则称为重叠综合征，约占肌炎或皮肌炎总数的2%。

（6）包涵体肌炎老年男性较多见，发病率可占肌炎或皮肌炎的1/7。可有不典型临床表现，如不对称性、远端肌无力。

（7）其他肌炎，如嗜酸粒细胞性肌炎、局灶结节性肌炎等。

（二）诊断

具备以下4个条件可确诊为肌炎，如伴发典型皮疹则为皮肌炎。

（1）典型对称性近端肌无力表现。

（2）肌酶谱升高血肌酸磷酸激酶最敏感，但醛缩酶、谷氨酸转氨酶、天冬氨酸转氨酶、乳酸脱氢酶也有诊断价值，绝大多数患者有酶升高。肌炎的急性期肌酶谱升高，提示肌肉受损分解，病情好转后下降。

（3）肌电图表现为低波幅短程多相波；插入（电极）性激惹增强，表现为正锐波，自发性纤颤波；自发性、高频放电。肌电图示肌源性损害，对本病有重要诊断价值。

（4）肌活检异常，表现为肌纤维变性或空泡性坏死，肌纤维粗细不一，有再生现象，肌束周炎性细胞浸润和纤维化。

（三）麻醉处理

肌炎或皮肌炎患者常接受皮质类固醇激素和免疫抑制药治疗。这些患者常有吞咽困难引起的慢性误吸、呼吸肌乏力和结缔组织疾病引起的肺间质变化，导致呼吸功能不全。循环方面有心脏传导功能异常、心肌病等对心脏功能构成威胁。多发性肌炎患者可能对维库溴铵敏感，考虑到患者可能存在呼吸功能不全，拔管前应监测肌张力和呼吸功能恢复情况。

五、代谢性肌病

代谢性肌病是一组由于细胞内 ATP 合成及能量转运的生化通路异常而产生的一组疾病，主要与糖原、脂质或线粒体代谢异常有关。临床主要表现为骨骼肌的功能障碍，如运动不耐受、肌肉痉挛性疼痛，甚至肌肉分解坏死，可伴有其他脏器功能的障碍。症状可以持续明显，也可仅在剧烈运动后才出现。肌酶谱和肌电图常可提示肌源性损害，当合并有神经肌肉同时受累时，单纤维肌电图有助于识别肌病的存在。麻醉和使用肌肉松弛药应小心谨慎。

第五节　神经肌肉接头疾病

一、重症肌无力

重症肌无力(myasthenia gravis，MG)以骨骼肌无力和易疲劳为特征的一种神经-肌肉传递障碍的获得性自身免疫性疾病。发生率为 5～40 人/10 万。

（一）病因和发病机制

MG 的确切病因和发病机制目前尚不清楚，但已知是一种自身免疫性疾病，其抗原为乙酰胆碱受体(AchR)，致病性抗体为 AchR 抗体(AchR-Ab)，靶器官为神经肌肉接头后膜上的 AchR。自身免疫缺陷或神经肌肉接头处的突触后膜乙酰胆碱受体的失活导致受体数目和突触后膜皱褶的消失。

（二）临床表现

重症肌无力的临床特征主要为骨骼肌极易疲劳，晨轻晚重，而肌肉外表检查无异状，症状时而缓解，时而加重。临床表现或为上睑下垂、复视、眼球不能运动；或表现为嘶哑失音、咀嚼困难，面部表情淡漠；重者头位不能保持正常；或为两臂上举困难，不能洗脸梳头。当全身肌肉受累时，表现为全身肌肉极度疲乏，进食、吞咽、呼吸、翻身均有困难。感染或外伤等易诱发肌无力危象，导致呼吸衰竭或死亡。患者约 75%伴有胸腺增生和 15%患胸腺瘤。一般认为，不论有无胸腺瘤，都适于施行胸腺切除术。胸腺切除结合其他综合措施，可使肌无力的缓解率提高到 90%。

（三）诊断

主要诊断依据：肌肉力弱，易疲劳；对抗胆碱酯酶的反应性良好；肌电图发现神经肌肉传递功能的障碍，低频重复刺激出现递减现象；血清 AchR-Ab 高于正常；肌肉病理检查有突触间隙变宽、突触后膜皱褶减少、Ach-R 数目减少。按照患者的眼肌和非眼肌无力可进行分类(表 12－6)。

表 12-6　肌无力分类

分类	特　点
Ⅰ类	眼肌无力
Ⅱ类	轻度非眼部肌肉无力
Ⅲ类	中度非眼部肌肉无力
Ⅳ类	重度非眼部肌肉无力
Ⅴ类	需气管插管或气管切开

（四）治疗

处理主要针对改善神经肌肉传导功能。抗胆碱酯酶药物是治疗重症肌无力最常用的药物。这些药物在神经肌肉接头处通过抑制终板的乙酰胆碱酯酶增加乙酰胆碱的数量。吡啶斯的明是最常用的药，口服给药时，作用时间为 2～4 h。抗胆碱酯酶药物过量可能致胆碱能危象，特点是肌无力加重和过度的毒蕈碱样作用，包括多涎、腹泻、瞳孔缩小和心动过缓。症状较轻的患者通常只用抗胆碱酯酶药物，中到重度的疾病需要联合应用抗胆碱酯酶药物和免疫调节制剂。一般先使用皮质类固醇激素，然后使用唑硫嘌呤或环孢素。也可以使用其他一些免疫调节疗法，包括环磷酰胺、麦考酚酸酯和免疫球蛋白。有吞咽困难、呼吸衰竭或准备接受外科手术的患者，术前为了使肌力恢复正常，也可以进行血浆置换疗法。全身性重症肌无力患者可行胸腺切除术。

（五）对肌肉松弛药的反应

重症肌无力患者功能性乙酰胆碱受体数目减少，因此对去极化和非去极化肌肉松弛药的反应异常。对琥珀胆碱初量的反应小于正常人，提示可能抗药，而重复用药则快速出现Ⅱ相阻滞和麻痹。有报道重症肌无力患者琥珀胆碱 ED_{50} 和 ED_{95} 分别是正常人的 2 倍和 2.6 倍。

重症肌无力患者一般对琥珀胆碱表现为抗药，但也有表现敏感者，可能因常用抗胆碱酯酶药治疗，导致琥珀胆碱水解率降低所致。此种患者对非去极化肌肉松弛药十分敏感，肌肉松弛作用增强，作用时间延长，用药剂量可减少至正常人的 1/10～1/2。维库溴铵 ED_{95} 小于正常人 2.5 倍。如减少非去极化肌肉松弛药的剂量，其恢复时间与正常患者相似。由于这类患者对肌肉松弛药反应异常，有主张术中不使用肌肉松弛药，吸入麻醉药即可提供满意的肌肉松弛作用。一般认为重症肌无力患者应用非去极化肌肉松弛药应属安全，行胸腺切除术使用维库溴铵 0.04 mg/kg 或阿曲库铵 0.2 mg/kg 是安全有效的，但用药过程中应进行肌张力监测，调整用药量。

重症肌无力缓解期的患者对肌肉松弛药反应不一，故其用药标准应与活动期患者相同。如需用增强肌肉松弛药作用的药物尤须注意其作用明显增强，例如给重症肌无力患者用泮库溴铵 1 mg 完全恢复后，再使用噻替哌和庆大霉素时，患者可出现深度麻痹现象。同样，奎尼丁和普鲁卡因酰胺也会加剧重症肌无力的症状。

（六）麻醉处理

重症肌无力的患者可能要做胸腺切除术或其他外科手术或产科手术。不论什么情况，患者术前都应该进行积极地治疗。对于有呼吸肌和口咽肌受累的患者，术前应静脉输注免疫球蛋白或行血浆置换疗法。

胸腺切除术的患者有必要对抗胆碱酯酶药物、免疫抑制剂或激素治疗进行调整。围术期应用抗胆碱酯酶药物存在争议。围术期使用抗胆碱酯酶药会增强迷走神经反射和胃肠道蠕动过强，可能引起肠吻合口裂开。而且，这些药物也抑制血浆胆碱酯酶，可能延长脂类局麻药和琥珀胆碱的作用时间。反之，停用抗胆碱药物后，进行性全身型重症肌无力的患者的病情可能明显恶化。患者恢复进食后应该恢复抗胆碱酯酶药物治疗。必要时，也可以按照口服的1/30从非肠道途径给予抗胆碱酯酶药。

胸腺切除术中，呼吸管理至关重要，必须常规施行辅助呼吸或控制呼吸以保证足够的通气量，但要避免过度通气。术中有可能损伤胸膜，应予以警惕。术后拔管应严格掌握指征，一般推荐保留气管导管送回ICU，以便于清除气管内分泌物和呼吸支持治疗。

二、肌无力综合征

肌无力综合征（Lambert-Eaton myasthenic syndrome，LEMS）是一种副肿瘤综合征，累及神经-肌肉连接突触前膜电压门控式Ca离子通道，进而影响兴奋-收缩耦联过程的罕见自身免疫性疾病。该疾病对电压门控式Ca离子通道的抑制使得突触前膜释放的乙酰胆碱减少，进而影响到终板电位的产生以及肌肉的收缩过程。肌无力综合征在病因学类似于重症肌无力，但两者在临床表现与发病特点上存在诸多差异。肌无力综合征发病较为罕见，易发人群为中老年男性患者，青少年偶有累及。约2/3伴有癌肿，如小细胞肺癌、胃癌、前列腺癌和直肠癌等，也偶有伴发其他自身免疫病如系统性红斑狼疮等。

Lambert-Eaton肌无力综合征以近端肌肉无力为特征，典型病例肌无力从下肢开始，但也可以扩展而累及上肢、延髓支配的肌肉和呼吸肌。四肢肌肉乏力最为常见，却很少影响吞咽和眼外肌功能。与重症肌无力患者的不同点在于经锻炼后临床症状可获改善，且对抗胆碱酯酶药反应差，发病与癌症有关（表12-7）。其病理改变为神经肌接头的突触前乙酰胆碱释放延迟。重复神经刺激可促进释放乙酰胆碱，故可逐期改善肌肉收缩强度。钾通道阻断药氨哌利啶可以延长钙动作电位的时间，增加神经递质的释放，能明显改善该类患者的症状。患肌短暂用力收缩后肌力反而增强，持续收缩后成病态疲劳，依酚氯铵和新斯的明试验不明显，高频神经重复电刺激呈特异性反应，血清乙酰胆碱抗体阴性。

表12-7　重症肌无力和肌无力综合征的临床特征

临床特征	重症肌无力	肌无力综合征
性别	女＞男	男＞女
主要症状	眼外肌，吞咽和面肌乏力	远端肢体乏力（下肢重于上肢）
其他症状	活动后疲劳	活动后肌力增强
	肌痛罕见	肌痛常见
	反射正常	反射减退或消失
肌电图	反复刺激（＜10Hz）后衰减	低频刺激（≤3Hz）后衰减
		高频刺激（20～50Hz）后增强
肌肉松弛药	非去极化肌肉松弛药敏感	非去极化和去极化肌肉松弛药敏感
	去极化肌肉松弛药抗药	
抗胆碱酯酶药	反应好	反应差
并发疾病	胸腺瘤25%	并发小细胞癌症
	胸腺增生约75%	无胸腺疾病

这类患者对非去极化肌肉松弛药和琥珀胆碱都极其敏感，单纯吸入挥发性麻醉剂通常可以为气管插管和大多数外科手术操作提供满意的肌肉松弛。麻醉时肌肉松弛药要减量。有报道仅注箭毒 5 mg 产生了长达数小时的麻痹。应加强肌肉松弛作用和呼吸功能的监测。这类患者用抗胆碱酯酶药不能完全对抗非去极化肌肉松弛药作用。此外，术前不宜停用氨哌利啶治疗，术后亦宜尽早恢复氨哌利多治疗。

第六节　其他神经肌肉疾病

一、线粒体肌病

线粒体肌病是一组临床和生化上异源性的疾病，主要表现为线粒体结构上的异常。线粒体肌病通常与线粒体异常增生有关，线粒体常聚集在内质网下和肌纤维之间。线粒体 DNA 和核酸 DNA 转录上调产生大量增生的线粒体，以代偿由于线粒体变异导致的生物能量缺失。这些变化损害电子传递链的功能，导致 ATP 生成下降，并形成自由基。这些毒性的产物进一步促进线粒体的损害，包括线粒体 DNA、蛋白和脂质的氧化。因此，氧自由基在线粒体肌病的发病机制中也扮演了重要的角色。

业已确认，肌病综合征可以是独立的或多系统的，除特征性的线粒体肌病的临床表现外，综合征还可表现为慢性进行性的外眼肌麻痹，包括 Kearns-Sayre 综合征、MELAS 综合征（线粒体肌病、脑病、乳酸酸中毒和中风样发作）、MERRF 综合征（肌阵挛性癫痫和粗糙的红纤维），MNGIE 综合征（肌病、外眼肌麻痹、神经病和胃肠道性脑病）以及 NARP 综合征（神经病、共济失调和视网膜色素瘤）。获得性线粒体肌病与患者使用抗病毒药齐多夫定有关，该药物可能损害肌肉中线粒体的 DNA。有证据表明线粒体参与神经肌肉接头处突触传递的强直后强化。电生理研究未显示任何相关的特异性的生化和遗传学上的缺陷，但与线粒体肌病的临床体征相一致。

虽然，研究提示线粒体肌病不累及神经肌接头，但患者对非去极化肌肉松弛药的敏感性增加。这种敏感性的增加与在重症肌无力中观察到的幅度相似。也有报道称这些患者对琥珀胆碱敏感性增加，但线粒体肌病与恶性高热之间的关系尚不清楚，但是这种可能性仍然存在。

二、通道病

细胞膜由脂质双层构成，对离子不通透。通道是位于脂质膜上的大分子蛋白复合物，可由配体或电压变化所激活，调节细胞内离子的进出，从而引起细胞发生去极化或超极化。通道结构取决于不同的基因编码通道蛋白亚单位。在骨骼肌系统，肌病通常与 Na^+，K^+，Ca^{2+}，Cl^- 和 nAchR 的变异有关，如前面所提到的 CMTD 和先天性肌无力综合征等。另外一些比较少见的离子通道病（表 12 - 8）。

表 12-8 人神经肌肉疾病中的通道变异

离子通道亚单位	疾 病
电压敏感性	周期性高血钾麻痹
Na^+ 通道 α 亚单位	先天性肌强直症
电压门控性 Cl^- 通道	先天性肌强直
电压门控性 Ca^{2+} 通道	周期性低血钾麻痹
配体门控性 Ca^{2+} 通道(RyR1)	恶性高热
nAchR 通道	中央核病、先天性肌无力综合征
连接素	Charcot-Marie-Tooth 病

(一) 电压敏感性钠通道病

周期性高血钾麻痹是一种自体免疫性疾病,表现为周期性高血钾和肌肉无力发作(表 12-9)。已经发现这种疾病与骨骼肌 Na^+ 通道 α 亚单位的基因变异有关。患者的肌纤维产生持续的 Na^+ 电流导致内质网去极化,并且使正常的 Na^+ 通道失活。在发生麻痹时,这种失活不能产生正常的动作电位。周期性麻痹一般发生在 20 岁左右,逐渐发展,麻痹发生时间比较短,运动或应急,甚至进食含高钾的食物后可以诱发。一般很少累及呼吸。预防性的应用排钾利尿剂可以有效地减少症状的发作次数和严重程度。

表 12-9 家族性周期性麻痹

分 型	发作时血钾 (mmol/L)	诱 因	其 他 特 征
周期性低血钾性麻痹	<3.0	大量富糖饮食	心律失常
		剧烈运动	心电图低钾表现
		输入葡萄糖和胰岛素	
		应激	
周期性血高钾性麻痹	>5.5	运动	肌肉乏力范围小,可能局限于舌和眼睑
		输入钾盐溶液	
		代谢性酸中毒	
		低温	

手术前减少钾的应用,预防碳水化合物的消耗,避免促进钾释放的麻醉药物。高钾急性升高时,可输入葡萄糖和胰岛素溶液。麻醉处理主要针对避免诱因、选择肌肉松弛药,当症状发作时加以适当治疗。术中应维持患者正常的体温。琥珀胆碱可使血钾升高,使患者出现肌无力症状。此外,由骨骼肌钠通道基因变异引起的周期性高血钾麻痹与恶性高热之间的关系已得到确立,故患者应避免使用琥珀胆碱。没有证据表明周期性高血钾麻痹患者对非去极化肌肉松弛药的敏感性增加,可以使用非去极化肌肉松弛药。

(二) 电压门控性钙通道病

周期性低血钾性麻痹可能起源于 Ca^{2+} 通道的异常,累及的基因编码二氢吡啶受体 α_1 亚单位。虽然它是周期性麻痹中最常见的一种形式,但仍然相对罕见,发病率大约为 1∶100 000。

胰岛素刺激钠钾 ATPase 泵可导致低血钾，由于细胞内外钾平衡为负，钾电导几乎接近 0，从而引起细胞膜电学上的不稳定。

与钠通道疾病引起的周期性高血钾性麻痹不同，钙通道异常在某些患者中发病非常严重，而患有相同基因变异的女性疾病严重程度远低于男性。起病通常由于摄入高碳水化合物或应用胰岛素而诱发。摄入高含量的钾可以治疗肌麻痹的发作，可以预防性的使用乙酰唑胺也是有效的，其机制是通过产生代谢性酸中毒，从而降低肾脏排出 K^+。

低温、葡萄糖和盐负荷或代谢性碱中毒可以诱发肌肉麻痹。术中心电图监测心律失常和 T 波变化，以及监测体温、血电解质和葡萄糖的变化，尤其是钾离子的水平。低钾性患者术中应适量补钾，一般不用含糖溶液。对于没有肌肉麻痹症状的患者，应监测神经肌肉功能和仔细地滴定中短效非去极化肌肉松弛药的剂量。对一个钙通道变异引起周期性低血钾的家族进行了 21 例的麻醉，术后有 7 例患者发生了术后轻度或重度的麻痹。术后发生低血钾应进行鉴别诊断。有报道，这些患者对琥珀胆碱反应正常，但与恶性高热之间的仍存在相关性。

（三）配体门控性钙通道病(Ryanodine Receptors)

恶性高热是一种具有家族遗传性的亚临床肌肉病。主要是由吸入麻醉药和琥珀胆碱所触发的骨骼肌异常高代谢状态。恶性高热一旦发生，病情进展迅速，表现为全身肌肉痉挛，体温急剧升高，氧耗量急速增加，二氧化碳大量生成，产生呼吸性和代谢性酸中毒，患者可因多器官功能衰竭而死亡，死亡率可高达 60%。

1. 发病机制

一般认为恶性高热易感者肌肉细胞存在遗传性缺陷，在某些药物触发下，肌质网对钙离子易于释放而难于吸收，导致肌质内钙离子急剧升高，使肌纤维呈持续性强直收缩，产生大量体热。由于肌代谢亢进，ATP 大量消耗，终至循环衰竭。

恶性高热通常是常染色体遗传异常为特征，与Ⅰ型 ryanodine 受体(RyR1)基因上 30 个不同的变异有关。Ryanodine 基因编码介导内质网释放钙离子的通道，细胞内钙浓度的升高引起肌肉的收缩。而反过来，关闭或失活通道以及 ATP 依赖的泵从胞质中排出钙离子则引起肌肉的松弛。当暴露在某些麻醉药的情况下，RyR1 变异引起内质网上的钙通道异常开放与恶性高热的发生有关。这种基因变异在恶性高热发病易感者中占 50%多。在某些家族，除染色体 19q 外可能还存在其他的基因变异。另外一种钙通道变异发生在 α2β 亚单位，也与恶性高热有关。因为存在多种表达，临床显型的外显率不完全，这种疾病的分子诊断比较复杂。虽然有多种的变异，但最终的结果都是暴露在某些药物如麻醉药时细胞内钙稳态发生异常，并且有可能发生恶性高热。在欧美国家，麻醉中该病的整体发病率为 1∶15 000，如果仅考虑成年人，那发病率更低，大约为1∶50 000。未治疗的患者死亡率达到 60%。

2. 临床表现

①吸入卤族麻醉药及静注去极化肌肉松弛药后，体温急剧上升，每数分钟升高 1℃，甚至高达 43℃。②全身肌肉是强直样收缩，上肢屈曲挛缩，下肢僵硬挺直，直至角弓反张。任何肌肉松弛药不但不能使强直减轻，反而使强直加重。③急性循环衰竭多表现为严重低血压、室性心律失常及肺水肿。④血清肌酸磷酸激酶(CPK)极度升高。并有肌红蛋白尿。⑤离体肌肉碎

片放入氟烷、琥珀胆碱、氯化钾或咖啡因溶液中呈收缩反应，即为阳性，约有 90%的可靠性。此外，患者有明显呼吸性及代谢性酸中毒。

急性危象后表现：①肌肉疼痛可持续数天至数周，并有肌肉肿胀。②中枢神经系统损伤，所遗留的缺陷如四肢麻痹、失明、耳聋等。③肾衰竭。④有的患者，虽渡过急性危象期，但数小时后可因复发而死亡。

3. 治疗

目前治疗恶性高热最有效的药物是丹曲林，通过抑制肌浆网内钙离子释放，在骨骼肌兴奋-收缩耦联水平上发挥作用，使骨骼肌松弛。临床所用的丹曲林是冻干制剂，每瓿含有丹曲林 20 mg、甘露醇 3 g 和适量的氢氧化钠，pH 值 9.5，使用时需用 60 ml 蒸馏水溶解。首次剂量为 2.5 mg/kg，每 5 min 可追加一次，直至症状消失，最大剂量可达 10～20 mg/kg，一般不超过 40 mg/kg。为防止复发可间隔 10～12 h 给予 2.5 mg/kg。

4. 预防及麻醉处理

(1) 术前详细询问病史，特别注意有无肌肉病、麻醉后高热等个人及家族史。对可疑。恶性高热患者应化验检查 CK、LDH、丙氨酸转氨酶、天冬氨酸转氨酶等，有条件者应做氟烷-咖啡因骨骼肌体外收缩试验确诊。

(2) 对可疑恶性高热患者，麻醉时应避免使用诱发恶性高热的药物(吸入麻醉药及琥珀胆碱等)，尽量选用局麻或神经阻滞。麻醉手术过程中应监测 $P_{ET}CO_2$ 及体温，特别是 $P_{ET}CO_2$ 监测对于早期诊断恶性高热具有重要价值。

(3) 如果出现恶性高热的临床表现，应立即终止吸入麻醉药，更换钠石灰及麻醉机，并用高流量氧进行过度通气，尽快结束手术。迅速开始下列治疗措施：静脉注射丹曲林；立即开始降温(包括戴冰帽及酒精擦浴、静脉输注冷盐水、胃内及膀胱内冰盐水灌洗、甚至体外循环降温等措施)；纠正酸中毒及电解质紊乱；适当应用升压药、利尿药等，以稳定血流动力学，保护肾脏及其他脏器功能。

(4) 在发病的 24～36 h 内，恶性高热可能再次发作。手术后应加强监测和治疗，以确保患者安全度过围术期。

(5) 进行氟烷-咖啡因骨骼肌体外收缩试验明确诊断并对患者及其直系亲属进行基因检测，筛选恶性高热易感者并建立档案，避免恶性高热的再次发生。

综上所述，对神经肌肉疾病患者麻醉应详细了解病情，进行完整的术前评价，制订合理的麻醉计划和选择适当的麻醉药物和肌肉松弛药，术中和术后提供严格的血流动力学和肌松程度的监护。神经肌肉疾病常累及全身多个系统，围术期应加强循环和呼吸功能管理和神经、神经肌肉功能监测如治疗，提高麻醉患者的安全性。

(陈锡明　梁伟民)

参考文献

1 Barash PG, Cullen BF, Stoelting RK, ed. Clinical Anesthesia. 5th edn. Lippincott Williams & Wilkins, 2005.

2 Blatter JA, Finder JD. Perioperative respiratory management of pediatric patients with neuromuscular disease. PaediatrAnaesth. 2013, 23(9): 770 - 776.

3 Blichfeldt-Lauridsen L, Hansen BD. Anesthesia and myasthenia gravis. ActaAnaesthesiol Scand. 2012, 56 (1): 17 - 22.

4 Booij LH, Vree TB. Skeletal muscle relaxants: pharmacodynamics and pharmacokinetics in different patient groups. Int J ClinPract. 2000, 54(8): 526 - 534.

5 Briggs ED, Kirsch JR. Anesthetic implications of neuromuscular disease. J Anesth, 2003, 17 (3): 177 - 185.

6 Brislin RP, Theroux MC. Core myopathies and malignant hyperthermia susceptibility: a review. PaediatrAnaesth. 2013, 23(9): 834 - 841.

7 Ciccoto G1, Blaya M, Kelley RE. Stiff person syndrome. NeurolClin. 2013, 31(1): 319 - 328.

8 Díaz-Manera J, Rojas-García R, Illa I. Treatment strategies for myasthenia gravis. Expert OpinPharmacother. 2009, 10(8): 1329 - 1342.

9 Engel AG, Ohno K, Sine SM. Congenital myasthenic syndromes: Progress over the past decade. Muscle Nerve, 2003, 27(1): 4 - 25.

10 Farbu E, Softeland E, Bindoff LA. Anaesthetic complications associated with myotoniacongenita: case study and comparison with other myotonic disorders. ActaAnaesthesiolScand, 2003, 47(5): 630 - 634.

11 Farrugia ME, Vincent A. Autoimmune mediated neuromuscular junction defects. CurrOpinNeurol, 2010, 23(5): 489 - 495.

12 Gold R, Schneider-Gold C. Current and future standards in treatment of myasthenia gravis. Neurotherapeutics. 2008, 5(4): 535 - 551.

13 Gregory, Jason DO, McGoldrick, Kathryn E. Anesthetic Implications of Neuromuscular Disease. Survey of Anesthesiology, 2004, 48(2): 213.

14 Grosman C, Zhou M, Auerbach A. Mapping the conformational wave of acetylcholine receptor channel gating. Nature, 2000, 403(6771): 773 - 776.

15 Harper CM. Congenital myasthenic syndromes. SeminNeurol, 2004, 24(1): 111 - 123.

16 Islander G. Anesthesia and spinal muscle atrophy. PaediatrAnaesth. 2013, 23(9): 804 - 816.

17 Jani-Acsadi A, Lisak RP: Myasthenic crisis: Guidelines for prevention and treatment. J Neurological Sci 2007, 261(1 - 2): 127 - 133.

18 Jani-Acsadi A, Lisak RP. Myasthenia gravis. Curr Treat Options Neurol. 2010, 12(3): 231 - 243.

19 Juel VC. Myasthenia gravis: Management of myasthenic crisis and perioperative care. Semin Neurol. 2004, 24(1): 75 - 81.

20 Kennedy DD, Fletcher N, HindsC. Neuromuscular dysfunction in critical illness: what are we dealing with? Curr Opinion Anaesth, 2000, 13: 93 - 98.

21 Lerman J. Perioperative management of the paediatric patient with coexisting neuromuscular disease. Br J Anaesth. 2011, 107(Suppl1: i) 79 - 89.

22 Mahadeva B, Phillips II L, Juel VC. Autoimmune disorders of neuromuscular transmission. Semin Neurol. 2008, 28(2): 212 - 227.

23 McCarthy EJ. Malignant hyperthermia: Pathophysiology, clinical presentation, and treatment. AACN Clin Issues, 2004, 15(2): 231 - 237.

24 Miller RD, ed. Anesthesia. 7th edn. Elsevier, 2009. 1171 - 1194.

25 Muenster T, Mueller C, Forst J, Huber H, Schmitt HJ. Anaesthetic management in patients with Duchenne muscular dystrophy undergoing orthopaedic surgery: a review of 232 cases. Eur J Anaesthesiol. 2012, 29(10): 489 - 494.

26 Murphy GS, Szokol JW, Franklin MM, et al. Postanesthesia care unit recovery times and neuromuscular

blocking drugs:a prospective study of orthopedic surgical patients randomized to receive pancuronium or rocuronium. AnesthAnalg,2004,98(1):193 - 200.

27 Racca F,Mongini T,Wolfler A,et al. Recommendations for anesthesia and perioperative management of patients with neuromuscular disorders. Minerva Anestesiol. 2013,79(4):419 - 433.

28 Romero A,Joshi GP. Neuromuscular disease and anesthesia. Muscle Nerve. 2013,48(3):451 - 460.

29 Sidransky MA1,Tran NV,Kaye AD. Anesthesia considerations in stiff person syndrome. Middle East J Anesthesiol. 2013,22(2):217 - 221.

30 Skeie GO,Apostolski S,Evoli A,et al. Guidelines for treatment of autoimmune neuromuscular transmission disorders. Eur J Neurol 2010,17(7):893 - 902.

31 Toothaker TB,Rubin M. Paraneoplastic neurological syndromes:A review. The Neurologist. 2009,15(1):21 - 33.

32 Tornoehlen LM,Pascuzzi RM. Thymoma,myasthenia gravis,and other paraneoplastic syndromes. HematolOncClin N Am. 2008,22(3):509 - 526.

33 Turakhia P,Barrick B,Berman J. Patients with neuromuscular disorder. Med Clin North Am. 2013,97(6):1015 - 1032.

34 Veyckemans F,Scholtes JL. Myotonic dystrophies type 1 and 2:anesthetic care. PaediatrAnaesth. 2013,23(9):794 - 803.

35 Watanabe A,Watanabe T,Obama T,et al. Prognostic factors for myasthenic crisis aft ertranssternal-thymectomy in patients with myasthenia gravis. J ThoracCardiovasc Surg. 2004,127(3):868 - 876.

36 Wu JY,Kuo PH,Fan PC,et al. The role of non-invasive ventilation and factors predicting extubation outcome in myasthenic crisis. Neurocrit Care. 2009,10(1):35 - 42.

第十三章　影响肌肉松弛药作用的因素

许多生理和病理因素可影响肌肉松弛药在体内分布、消除及神经肌肉接头对肌肉松弛药的敏感性，从而影响肌肉松弛药起效、强度和时效，此外术前及术中应用的许多药物可以通过不同途径与肌肉松弛药产生相互作用，增强或减弱肌肉松弛药作用及其不良反应。

第一节　影响琥珀胆碱作用的因素

一、年龄

新生儿对去极化肌肉松弛药较不敏感。抑制肌颤搐 90%的琥珀胆碱量新生儿、婴儿、儿童和成人分别为 0.5 mg/kg，0.6 mg/kg，0.35 mg/kg 和 0.29 mg/kg。在健康儿童，常规不持续输注琥珀胆碱。一般情况下看似无异常的儿童，使用琥珀胆碱后可能出现心脏骤停，同时发生高血钾、横纹肌溶解及酸中毒，这些尤见于未被发现的肌营养不良小儿中。

二、温度

低温影响肌肉和肝肾等血流量，影响肌肉松弛药代谢、消除、酶活性、肌肉松弛药与蛋白结合，以及对肌肉松弛药的敏感性。尽管根据英格兰(England)的研究显示，低温对于非去极化肌肉松弛药作用的影响要大于去极化肌肉松弛药，但对于最常用的去极化肌肉松弛药琥珀胆碱，早期许多动物体外试验都报道低温下其药效增强，同时也有研究认为低温对于十季铵阻滞作用的影响要大于、至少等于对琥珀胆碱的影响。维舍利克(Wislicki)的研究结果显示蛙的腹直肌从 36℃降至 30℃后，琥珀胆碱阻滞的时间延长了 1 倍，同时注药后去极化动作电位幅度增加，持续时间延长，发生肌束震颤的持续时间由 20 s 延长到了 2 min，他们认为这种变化主要是由于低温下血浆胆碱酯酶活力降低，延缓了琥珀胆碱的水解。

三、血浆胆碱酯酶量或质的异常

琥珀胆碱为血浆胆碱酯酶分解，影响血浆胆碱酯酶量和活性的因素均可影响琥珀胆碱的药效。胆碱酯酶通过控制琥珀胆碱到达、离开神经肌肉接头后，部位及药物的水解速率影响其起效和作用维持时间。

(一) 血浆胆碱酯酶质的异常

血浆胆碱酯酶活性由两个等位基因控制。血浆胆碱酯酶质的异常是由于异常基因而形成非典型血浆胆碱酯酶。人群中有3%～5%该酶由非典型基因组成，只有在静注一次常用量的琥珀胆碱产生异常延长的肌肉松弛作用时才被发现。该酶的异常基因已知有不典型的酶基因(E^a)和氟化物敏感基因(E^f)。两个正常酶基因(E^u)组成纯合子(E^uE^u)的酶，分解琥珀胆碱的速度正常。如果该酶由正常酶基与异常基因组成杂合子，如E^uE^a或E^uE^f，琥珀胆碱时效轻度延长。如果该酶由这两种异常基因的杂合子组成(E^aE^f)或由两个不典型的酶基因的纯合子组成如(E^aE^a)，则琥珀胆碱的作用异常延长，可达数小时。局麻药地布卡因(dibucaine)可抑制正常血浆胆碱酯酶活性的80%，而对非典型基因组成的酶的抑制敏感性差，抑制纯合子E^uE^u的活性仅为20%，抑制杂合子E^uE^a的活性在40%～60%。据统计国外人群中96%的血浆假性胆碱酯酶为正常基因组成的纯合子酶(E^uE^u)，由异常基因组成纯合子的不典型血浆假性胆碱酯酶(E^aE^a)的人占1/3 200，杂合子组成的酶E^aE^u为1/480，E^uE^f为1/200，E^fE^a/2 000。国内尚未有这方面统计资料，但根据临床经验估计国内异常酶的发病率可能较上述数据要低。地布卡因指数DN反映的是先天性血浆胆碱酯酶质的异常，不能反映后天性此酶量的不足，也不能代表酶水解底物如琥珀胆碱或米库氯铵的能力。

（二）血浆胆碱酯酶量和活性的异常

酶活性指单位时间被水解的底物分子，通常用国际单位IU表示。血浆胆碱酯酶由肝脏合成，严重肝脏疾病使该酶合成减少。血浆胆碱酯酶在肝硬化、高龄、妊娠、烧伤、严重营养不良等情况下其血浆浓度降低。有许多药可抑制血浆假性胆碱酯酶活性，如口服避孕药、单胺氧化酶抑制剂、有机磷杀虫剂，治疗青光眼的二乙氧磷酰硫胆碱和治疗重症肌无力的抗胆碱酯酶药、抗肿瘤药如氮芥、环磷酰胺以及肌肉松弛药如泮库溴铵等，这些药均可延长琥珀胆碱时效。H_2组胺受体拮抗剂对胆碱酯酶活性及琥珀胆碱作用时间无影响。间羟舒喘灵酯是特布他林的前体药物，可明显抑制胆碱酯酶活性，延长琥珀胆碱时效。β受体阻滞剂艾司洛尔虽抑制胆碱酯酶，但只轻度延长琥珀胆碱的作用时间。

维比·莫根森(Viby-Mogensen)证实，胆碱酯酶活性的正常范围很广，胆碱酯酶活性明显降低只会导致100%肌颤搐恢复时间适度延长。严重肝脏疾病时，血浆胆碱酯酶活性即使降为正常的20%，琥珀胆碱引起的呼吸暂停也只从正常3 min延长至9 min。即便二乙氧磷酰硫胆碱能使胆碱酯酶活性由对照组的49%降至为无活性，神经肌肉阻滞时间的增加范围为2～14 min，没有发现其作用持续时间超过23 min。

四、神经肌肉疾病

重症肌无力是一种体内有抗体致乙酰胆碱受体功能降低的自身免疫性疾病，对琥珀胆碱相对不敏感，使用时易发生Ⅱ相阻滞和肌张力恢复延缓。可以使用去极化或非去极化肌肉松弛药，但剂量宜小。由支气管未分化细胞癌引起的肌无力综合征患者和重症肌无力相似，但其不同点是这类患者对琥珀胆碱十分敏感。

肌强直综合征有3类，即营养不良肌强直、先天性肌强直和强直性肌痉挛。肌强直患者应用琥珀胆碱可引起持续肌痉挛性收缩，持续2～5 min，影响通气，其程度与琥珀胆碱用量有关，这类患者禁用琥珀胆碱。

肌营养不良症为X染色体短臂序列基因缺陷所致，常染色体显性遗传。此类患者对去极化和非去极化肌肉松弛药均敏感且拮抗药无效，尤其是琥珀胆碱应禁忌使用。有报道假肥大性肌营养不良患者应用琥珀胆碱可致心搏骤停，故应避免应用琥珀胆碱。

烧伤、上运动神经元和下运动神经元损伤以及神经脱髓鞘病变等均可引起该神经支配肌肉的神经肌肉接头以外的乙酰胆碱受体大量增生，对去极化肌肉松弛药敏感，有引起高钾血症等危险。

第二节　影响非去极化肌肉松弛药作用的因素

一、生理因素

（一）年龄

年龄对肌肉松弛药作用是多方面的，由于神经肌肉接头在出生后12周内发育尚未完全成熟，新生儿对非去极化肌肉松弛药较敏感。当然，足月儿和早产儿应用肌肉松弛药都是安全的。婴儿出生后身体组成成分和肝肾功能随年龄增长而变化，将影响肌肉松弛药作用。如细胞外液随年龄增加而减少，从而影响用药的初量和延长消除半衰期，使其对肌肉松弛药敏感性增加，使肌肉松弛药抑制50％肌颤搐所需的血药浓度减少，但分布容积随年龄增长亦有增加，故氯筒箭毒碱和维库溴铵的初量没有明显改变。新生儿对肌肉松弛药的个体差异大，尤其对早产儿、败血症和低血容量患儿，用药宜谨慎并减小剂量。因分布容积的增加和清除率的降低使消除半衰期延长，故追加药的时间间隔应延长。阿曲库铵的作用随着婴儿和儿童年龄增加其分布容积减小，同时血浆清除率婴儿较儿童大，分布半衰期和消除半衰期趋于缩短，但对新生儿和婴儿抑制肌颤搐95％的阿曲库铵减少，这提示其敏感性增加。儿童的肌肉松弛药起效较快，这可能与心输出量大和循环时间短有关。

婴儿对阿曲库铵与维库溴铵的药代动力学和药效动力学差异很大。婴儿对维库溴铵较儿童更敏感（ED_{95}分别为0.047 mg/kg，0.081 mg/kg）。在新生儿，维库溴铵是长效肌肉松弛药，因其分布容积大，清除率不变，作用时间长。而阿曲库铵在儿童和成人作用时间没有明显差异。虽然分布容积也是增加，但阿曲库铵清除率也加快。故新生儿、儿童和成人阿曲库铵插管剂量一样，并且作用持续时间也没差别。儿童0.1 mg/kg顺阿曲库铵2 min即可起效，临床维持大约30 min，新生儿和儿童顺阿曲库铵ED_{95}的量分别为0.043 mg/kg和0.047 mg/kg，且维持90％～99％神经肌肉阻滞所需的平均静脉输注速率在婴儿和儿童也是相同的。

罗库溴铵无论在成人、婴儿或儿童都属中时效肌肉松弛药，起效快，在婴儿强度大于儿童，但起效较儿童慢。在儿童，0.6 mg/kg罗库溴铵较0.1 mg/kg维库溴铵或0.5 mg/kg阿曲库铵能产生更好的插管条件。三角肌肌注（婴儿1.0 mg/kg，儿童1.8 mg/kg）罗库溴铵约3 min可以插管。成人饱胃快诱导插管的罗库溴铵推荐剂量为1.2 mg/kg。

老年患者的神经肌肉结构出现退行性变，如接头前乙酰胆碱储存和释放减少、接头下间隙距离增加、运动终板皱褶变平、接头后膜受体减少、肌组织量减少、脂肪组织相对量增加、肌肉张力减退、细胞外液量减少和肌肉松弛药分布容积变小，但受体的敏感性未变。这就意味着老年患者和成年人对同样血浆浓度肌肉松弛药的神经肌肉阻滞程度相同。老年患者心输出量降低，内脏和肾血流减少，肾小球滤过率降低，血清白蛋白减少，丙种球蛋白增加，以及肝肾功能改变，消除半衰期延长，影响肌肉松弛药作用消除，肌肉松弛药作用时间延长，但老年患者肌肉松弛药药效学可能没有变化。

老年患者有影响消除因素存在时其肌肉松弛药药量应适当减少。泮库溴铵，氯二甲箭毒、dTc、维库溴铵、罗库溴铵等在老年患者的药代和药效动力学都有改变，其血浆清除率的减少能解释其作用时间的延长，上述肌肉松弛药的代谢清除依赖于肝或肾(或两者)。令人费解的是，长时效肌肉松弛药杜什氯铵、哌库溴铵几乎完全由肾消除，但其药效和药代在老年患者与成年人未见明显不同。老年患者杜什氯铵肌肉阻滞持续时间更长，但清除率和消除半衰期与成年人相同。哌库溴铵肌肉阻滞持续时间，分布容积，清除率，消除半衰期老年患者与成年人相同。需要更进一步的研究来说明这个问题。不过阿曲库铵的消除不依赖肝肾功能，因此老年患者用量不需相应减小。顺阿曲库铵也通过霍夫曼消除，在老年患者其起效延迟，作用时间不延长，分布容积的增加导致消除半衰期的延长，清除率不变。老年患者胆碱酯酶活性虽然仍在正常范围，但与年轻患者相比约降低 26%。因米库氯铵通过胆碱酯酶代谢，其清除率在老年患者可能轻度减少，故作用持续时间延长 20%～25%，维持恒定肌肉阻滞深度所需的输注速度也减少。

总之，老年患者使用非去极化肌肉松弛药(除阿曲库铵和顺阿曲库铵外)时，为维持预期肌松深度，追加药物的时间间隔延长，所需药物剂量减少。老年患者神经肌肉功能的恢复通常延长，应注意药物的选择和阻滞程度的监测。使用泮库溴铵后肌松恢复不完全或不充分可增加这类患者围术期肺部并发症的发生。

(二) 肥胖

肥胖患者非去极化肌肉松弛药的药代动力学是否会有改变，报道不尽相同。虽然泮库溴铵作用持续时间不受患者体重影响，但肥胖患者杜什氯铵、维库溴铵或罗库溴铵肌松消退慢，这表明这些药物清除率降低。而阿曲库铵肌松消退无影响，可能因为阿曲库铵的消除不依赖于器官功能。肥胖者肌肉松弛药用量不应该根据患者实际体重计算，否则可能会导致药物的相对过量。

(三) 温度

温度的变化会引起一系列的生理代谢及器官功能的改变，影响肌肉松弛药的代谢和时效。低温延长非去极化肌肉松弛药作用时间。当肌肉温度低于 35.2℃时，每降低 1℃，拇内收肌收缩力减少 10%～16%。为维持肌肉温度高于 35.2℃，中心温度必须保持在 36.0℃。

1. 低温对肌肉松弛药作用的影响

全身低温时，肌肉松弛药在循环和神经肌肉位点之间移动缓慢，起效、恢复延迟，肌肉松弛药在肝脏、肾脏的清除排泄或自身降解受到影响，药物的清除半衰期延长，神经肌肉传导阻滞的时间相应延长。低温对肌肉松弛药作用的影响与低温程度有关。研究证实，低温影响肌肉和肝肾等血流量；抑制了肝脏内载体介导的转运系统，肝脏对药物的摄取能力下降，从而使药物的清除过程延长；低温条件下，肾脏血流量减少，肾小球滤过率下降，肾脏的总清除率下降，肾脏对肌肉松弛药的排泄能力下降；血液黏滞度增加，影响肌肉松弛药代谢、消除、酶活性和肌肉松弛药与蛋白结合，减少肌肉松弛药清除以及影响对肌肉松弛药的敏感性；低温下乙酰胆碱的合成、释放和代谢也均受影响。由于不同肌肉松弛药在神经肌肉结合部的作用过程不同，在体内的清除排泄过程也不尽相同，因此低温对于它们的影响也有差别。

（1）去极化与非去极化肌肉松弛药的差别　目前的研究认为低温主要对非去极化肌肉松弛药有影响；而不少研究认为，低温对去极化肌肉松弛药作用消退的影响则小得多。英格兰(England)等通过孤立前臂技术在研究维库溴铵、罗库溴铵、十季铵肌肉松弛作用的实验中发现，中度低温降低了所有3种药的恢复速度，而去极化肌肉松弛药十季铵的这种改变明显要小。

吴新民等也在类似的志愿者实验中证明：十季铵在不同低温时恢复时间指数无显著改变，而维库溴铵和罗库溴铵在低温时恢复指数明显延长。这些都提示了非去极化肌肉松弛药和去极化肌肉松弛药在神经肌肉结合部的作用过程不同。非去极化肌肉松弛药进人突触裂隙作用于乙酰胆碱受体可能经历一个较复杂的生物相结合过程，去极化肌肉松弛药的重要作用部位可能是突触前乙酰胆碱受体，引起其先兴奋后阻滞，神经肌肉突触前乙酰胆碱受体结构简单，没有与突触后相似的生物相结合部。根据阿列纽斯(Arrhenius)假说，温度对于生物学反应速度的影响大于对于物理学过程速度的影响，在10℃以上物理过程变化速度与温度改变间的比例常数(Q)约是115，而对于生物学反应Q约是218。因此维库溴铵和罗库溴铵作用的消退可能是涉及生物相结合的生物学过程，而十季铵作用的终止可能是一个物理学过程。这就使低温对于非去极化肌肉松弛药维库溴铵和罗库溴铵作用消退的影响大于去极化肌肉松弛药十季铵。

（2）甾体类与苄异喹啉类肌肉松弛药的差别　低温增强罗库溴铵、维库溴铵、泮库溴铵、阿曲库铵、顺阿曲库铵等的肌肉松弛作用，延长时效和恢复。阿曲库铵的霍夫曼消除过程在pH值下降和低温时减慢。实际上，低温时阿曲库铵作用时间明显延长。例如：0.5 mg/kg阿曲库铵37℃下作用维持时间为44 min，而在34.0℃时为68 min。温度的降低也能减慢神经的传导。肌肉温度从35℃降到23.5℃可导致神经传导速度减少50%。

在多项早期研究中，许多学者发现低温对甾类与苄异喹啉类肌肉松弛药影响的差别，有报道低温时甾类肌肉松弛药泮库溴铵更有效，而苄异喹啉类的筒箭毒箭和二甲筒箭毒箭的药效则减弱。阿齐兹(Aziz)等在研究低温对肌肉松弛药体外药效的实验中，维持溶液二氧化碳的浓度常量，使之在温度改变过程中更接近于人体生理状态。他们发现在低温(27℃)时，甾类的肌肉松弛药(罗库溴铵、哌库溴铵、维库溴铵和泮库溴铵)的药效显著增加，但苄异喹啉类肌肉松弛药(筒箭毒碱、二甲筒箭毒碱)的药效无显著改变。这种差异可能的解释包括筒箭毒碱有突触前的作用模式，而甾类肌肉松弛药主要是引起突触后的效应；这2类药物作用于突触后膜上不同亚型乙酰胆碱受体的亲和力有差别；筒箭毒碱在低温下有抗乙酰胆碱酯酶活力的效应。

（3）低温对几种非去极化肌肉松弛药的影响

维库溴铵　在体内的代谢和排泄主要依赖肝脏和肾脏，而肝脏和肾脏对维库溴铵的消除有明显温度依赖效应。考德威尔(Caldwell)等在研究中发现,在34～38℃的范围内,温度每降低1℃,维库溴铵的清除率(CL)降低11.3%,其作用持续时间延长。而且当温度下降时,温度改变引起的效应增大:当使用0.1 mg/kg的维库溴铵后,中心体温由37℃降至36℃,维库溴铵的作用持续时间延长15%;而当中心温度由35℃降至34℃,作用持续时间延长了22%。在肝脏,低温对维库溴铵清除率的影响可能并不是通过肝脏血流的变化介导的,而是由于维库溴铵在肝脏的消除是载体介导的活性转运过程,这一过程在低温时受到了抑制。博福特(Beaufort)等在动物实验中也发现低温显著和可逆地减少了维库溴铵的肝脏摄取,降低了由维库溴铵代谢为32去乙酰维库溴铵的肝胆排泌速度。考德威尔等认为,由于低温时出现肾脏血流减少和肾小球滤过率降低,使维库溴铵的肾脏清除率降低。同时他们发现低温时维库溴铵的Keo(效应室药物消除速率常数)降低,而C_{50}(使颤搐刺激肌张力降低50%的稳态血浆浓度)并未改变。这就说明,低温使维库溴铵在循环和神经肌肉位点之间移动缓慢,使其起效和消退延缓;但低温并未改变维库溴铵及其代谢产物3羟基维库溴铵在神经肌肉位点上的敏感度。类似结果在儿科患者中也得到验证,威辛顿(Withington)等在研究婴儿和儿童低温心肺转流时发现,在深低温和中低温时维库溴铵需求量分别比36℃时减少了84%和92%。

阿曲库铵和顺阿曲库铵 阿曲库铵在体内的消除不依赖肝肾功能,通过霍夫曼消除(约占总体清除率的33%～40%)在体内自行降解或通过血浆中的酯酶进行酶性分解。霍夫曼降解和酶性分解有显著的温度依赖性,因此低温对阿曲库铵的持续作用及消退有明显影响。有报道阿曲库铵应用于低温心肺转流手术,其半衰期明显延长,持续输注速度明显减少。莱斯利(Leslie)等的研究数据显示,浅低温(34℃)使阿曲库铵作用消退至T_1恢复到10%的作用持续时间延长了60%。顺阿曲库铵的分解可能较阿曲库铵更依赖于温度和pH值,低温及心肺转流(CPB)明显影响其药物动力学。

卡妙(Cammu)等在CABG术浅低温CPB(33℃)的研究中发现:在CPB前、CPB时及CPB后,达到$T_1/T_0$15%的肌松要求,顺阿曲库铵的平均输注速度分别为1.1 g/(kg・min)、0.75g/(kg・min)、0.98g/(kg・min),有明显差异。因此他们认为,在浅低温CPB时,顺阿曲库铵的输注速度应减半,即使在CPB后,由于体温继续进一步下降,其输注速度也应小于转流前。

罗库溴铵 是一种起效快的非去极化肌肉松弛药,其药代动力学与维库溴铵相似。肝肾功能减退对它作用的影响要小于维库溴铵和泮库溴铵,而老年和低温会明显降低其血浆清除率,延长其作用。斯梅勒斯(Smeules)等认为,低温CPB时,罗库溴铵的清除半衰期和分布半衰期、复温后的维持剂量、尿液中药物排泌量与常温时并无差别,但低温却影响了它在肝脏中的摄取和储存,改变药物的分布和量效关系。研究结果显示,罗库溴铵在低温CPB(25～28℃)时,神经肌肉敏感性增加,肌肉收缩性降低,血浆清除率下降,持续时间明显延长。中度低温(30.4±0.8℃)时,其血浆清除率同样下降,同时平均残留时间延长,自发恢复延迟。而在浅低温(33℃)时,维持T_1/T_0于15%,罗库溴铵在CPB前、CPB时、CPB后的平均输注速度并无差别。

泮库溴铵 在体内有一半经肝脏和肾脏排除,对肝肾功能有作用的因素会影响其消除。在早期的研究中就有报道,泮库溴铵在29℃低温时,其持续作用时间比34℃和39℃要分别延长2.5倍和3倍，其机制可能是由于低温时神经肌肉敏感性的增加和泮库溴铵在胆道和肾脏排泄减少而致血浆清除率降低。在奥尼施(Ohnishi)等28℃低温人体实验中，需求量减少的数值则是90%。阿齐兹(Aziz)等在离体实验中也观察到，类似的结果，27℃时泮库溴铵的C_{50}明显降低，浓度-阻滞程度曲线较37℃时左移，说明其在27℃时更有效。

杜什氯铵 在体内主要经肾脏排泄，极少量随胆汁排出。奥索库玛(Asokumar)等报道，(26～30℃)低温时较常温(33～36℃)时该药的药代动力学有明显改变，其临床作用持续时间延长。$T_{1/2\beta}$(消除半衰期)延长30.6%，MRT(平均残留时间)延长33.9%，Vdss(稳态时的表观分布体积)增加23.1%。而低温时肾脏清除率降低了近50%，同时肾脏清除占总体清除的百分比降低18%，这就说明低温时有更大比例的杜什氯铵通过肝胆途径排泄。因此低温对于杜什氯铵作用的影响主要是通过肾脏功能改变引起的，低温使主动分泌和重吸收杜什氯铵的酶的活性受到抑制，肾血管阻力增加，引起了这些改变。

(4) 低温对新斯的明拮抗作用的影响 在多个观察低温对于新斯的明拮抗非去极化肌肉松弛药作用影响的研究中，由于实验条件不同及实验设计的差异，研究结果仍有差别。阿齐兹(Aziz)的研究认为，在27℃，新斯的明对甾类肌肉松弛药(罗库溴铵、哌库溴铵、维库溴铵和泮库溴铵)的拮抗作用略有增加(20%～30%)，对苄异喹啉类药物(筒箭毒碱与二甲筒箭毒碱)的拮抗作用则显著增强(70%～80%)。他们认为筒箭毒碱有突触前的效应和在低温下抗乙酰胆碱酯酶的效应影响了新斯的明的拮抗作用。而海尔(Heie)等在浅低温(<34℃)的研究中发现，新斯的明中央室的分布体积减小38%，峰效应的起效时间推迟22%，但新斯的明的清除率，最大效应或拮抗作用的持续时间并没有改变。由于低温对肌肉松弛药阻滞神经肌肉传导作用的影响是复杂的，目前的研究结果还存在着差别甚至互相矛盾的地方。对于这些影响，究竟是肌肉松弛药代谢和排泄的改变，还是局部作用部位突触的影响，什么起了主要作用，研究者们仍缺乏一致的看法。

2. 高温对于肌肉松弛药作用的影响

高温对于肌肉松弛药作用影响的研究报道甚少，中心体温>38℃的患者在选择性麻醉手术中并不常见，但20余年来，术中高温腹腔内化疗已被证明是治疗局部腹腔内恶性肿瘤的有效手段，可将中心体温提高到39℃甚至42℃的全身高温(WBH)的技术也日趋成熟。科讷(Kene)等认为，采取合适的麻醉处理及监测，全身高温及化疗不会引起严重和持续的器官功能障碍，是安全的治疗方法。

在早期动物试验中，迈耶(Meye)等就发现，要维持90%～100%的神经肌肉阻滞程度，阿曲库铵的输注速度在42℃时是8.5±0.4 g/(kg·min)，明显高于38℃时的6.2±0.3 g/(kg·min)。在(26～42℃)范围内，阿曲库铵的注射速度与中心体温呈线性相关。同时他们认为，由于接受高温热疗的晚期癌肿患者往往会有处于失代偿边缘的肝肾功能，或要接受肾毒性较大的顺铂等药物的化疗，而每次WBH治疗又要持续1 h以上。因此肝肾功能依赖甚少，重复注射不会引起蓄积的阿曲库铵是用于WBH的理想药物。目前高温对于肌肉松弛药作用影响的研究还只限于观察到药效降低、作用时间缩短的趋势，对于具体药物代谢和排泄及神经肌肉突触作用部位的影响，还存在着较为广阔的研究空间。

二、病理因素

（一）血浆胆碱酯酶量或质的异常

米库氯铵也是经血浆胆碱酯酶分解，该酶量的减少和质的异常均可影响米库氯铵的代谢。

（二）肝肾疾病

肝功能和肾功能严重损伤影响肌肉松弛药的药代动力学。肾脏对大多数药物包括肌肉松弛药在体内的代谢和清除起着很重要的作用，所以在肾衰竭患者特别是接受肾移植手术的终末期肾衰竭患者的麻醉中，如何选择合适的肌肉松弛药是一个较为重要的问题。肾衰竭对非去极化肌肉松弛药的药理学影响主要有两方面：一是肾衰竭时，肾脏对药物的清除率降低，消除半衰期延长；另一是肾衰竭时血浆中某些对药物代谢起作用的酶的活性降低，从而影响药物的代谢。无论是通过上述哪种途径，肾衰竭对非去极化肌肉松弛药的影响都表现为肌肉松弛药的消除半衰期延长，肌肉松弛作用时间延长，恢复延迟。肾衰竭引起的病理生理改变，如分布容积增加，低蛋白血症变化等可影响肌肉松弛药的结合，血液透析也可影响肌肉松弛药与血浆蛋白结合。肝肾疾病对肌肉松弛药作用的影响详见第十八章。

（三）神经肌肉疾病

重症肌无力患者对非去极化肌肉松弛药异常敏感。肌强直综合征对非去极化肌肉松弛药反应正常，但用新斯的明拮抗时可出现肌强直，故这类患者可选用阿曲库铵，但术后让肌张力自然恢复，避免用抗胆碱酯酶药拮抗。

三、药物相互作用

局麻药都会阻滞神经肌肉的传导，增强去极化和非去极化肌肉松弛药的阻滞作用。Ozku试验显示维拉帕米和氨氯地平减弱非神经肌肉疾病患者的神经肌肉传导功能。而临床报道提示维拉帕米能增强肌肉松弛作用。这些药物的相互作用的临床意义有待研究。

第三节　肌肉松弛药的复合应用对肌肉松弛作用的影响

关于肌肉松弛药的复合应用问题第十章中已有详述，本节仅简述临床上复合应用后肌松效应的变化。

一、非去极化肌肉松弛药与去极化肌肉松弛药的复合应用

应考虑两药阻滞的机制和消除途径，两种阻滞机制不同的肌肉松弛药复合应用可减弱作用强度，且非去极化肌肉松弛药促使去极化肌肉松弛药琥珀胆碱发生Ⅱ相阻滞，有些非去极化肌肉松弛药抑制血浆胆碱酯酶活性，这可能增强琥珀胆碱作用如泮库溴铵与琥珀胆碱合用。

琥珀胆碱起效快于其他肌肉松弛药，在临床上用于麻醉诱导。麻醉维持一般不再继续用琥珀胆碱，而改用非去极化肌肉松弛药。琥珀胆碱和非去极化肌肉松弛药合用，其相互作用与使用顺序的不同而表现为拮抗或者增强。临床上有下列 3 种情况。

（一）先用非去极化肌肉松弛药后再注琥珀胆碱

诱导时为了减轻琥珀胆碱的不良反应如肌纤维成束收缩，减少术后肌痛，降低高血钾症及腹内压升高反应等，在静注琥珀胆碱前数分钟先静注小量的非去极化肌肉松弛药，其后静注琥珀胆碱的作用被减弱，要保持预期的琥珀胆碱的阻滞深度，必须要增加琥珀胆碱用量。比较不同的非去极化肌肉松弛药，如氯筒箭毒碱、拉碘铵、泮库溴铵和维库溴铵等，以氯筒箭毒碱削弱琥珀胆碱作用最大。一般推荐预注量为1/3～1/5倍ED_{95}，在3～5 min后给药，而琥珀胆碱的剂量需增至1.5～2 mg/kg。泮库溴铵因有抑制胆碱酯酶作用，所以后用琥珀胆碱的时间延长。

（二）先用琥珀胆碱后再用非去极化肌肉松弛药

诱导用琥珀胆碱作气管插管，肌松维持用非去极化肌肉松弛药，此时琥珀胆碱增强其后的非去极化肌肉松弛药的作用。注琥珀胆碱20 min后，即使拇收肌颤搐张力已恢复到基础值，再注非去极化肌肉松弛药，肌肉松弛作用仍增强。琥珀胆碱通过某种机制使受体-离子通道发生轻度改变，以及Ⅱ相阻滞，使随后使用的非去极化肌肉松弛药的阻滞得到强化，作用时间亦延长。重复推注或滴注琥珀胆碱可能比单次注药更容易产生Ⅱ相阻滞，随后的非去极化肌肉松弛药作用延长。

（三）非极化肌肉松弛药后再用琥珀胆碱

术中用非去极化肌肉松弛药维持，在手术结束时非去极化肌肉松弛药作用消退，如再加深肌松达到腹肌松弛缝合腹膜时，有些麻醉医生惯用静注琥珀胆碱，这可能减弱非去极化肌肉松弛药作用，又产生去极化阻滞，以及在其后的肌肉松弛药残余作用中，还有琥珀胆碱的Ⅱ相阻滞。因此，总的肌松效果难以预计，取决于非去极化肌肉松弛药的种类、当前的阻滞程度和琥珀胆碱的剂量和注射次数。近年来的看法认为，这种给药方式并不可取，而推荐仍继续用小剂量的同种非去极化肌肉松弛药，或作用时间较短的其他非去极化肌肉松弛药。这样阻滞作用容易预测，阻滞性质单一，必要时可用新斯的明等进行拮抗。

二、非去极化肌肉松弛药复合运用

（一）非去极化肌肉松弛药同时复合应用

一般认为，甾类肌肉松弛药和苄异喹啉类肌肉松弛药伍用时表现为协同作用，如泮库溴铵与氯筒箭毒碱，阿曲库铵与维库溴铵之间均有协同作用。而同类肌肉松弛药配伍使用表现为相加作用，如泮库溴铵与维库溴铵、氯筒箭毒碱与阿曲库铵之间表现为相加作用。有协同作用的非去极化肌肉松弛药复合应用时，因肌肉松弛作用增强，所以合用的药量可以减少，这有利于肌松迅速恢复，并有可能加快起效。肌肉松弛药复合应用时应注意神经肌肉功能监测，防止用药过量。

（二）两种非去极化肌肉松弛药的先后应用

先后应用两种不同时效和不同结构的非去极化肌肉松弛药，目的是希望改变肌肉松弛药的作用时效。一般认为，改用肌肉松弛药后，需待原先使用的肌肉松弛药3～5个半衰期之后，第二种肌肉松弛药的目的时效性才得以表现出来。此外，先应用的肌肉松弛药可能影响其后应用肌肉松弛药的药代和药效特性。

长效肌肉松弛药多用于维持手术中的肌肉松弛作用，但在临近手术结束或关腹时，如果肌松不能满足手术需要而追加肌松时，考虑到追加长效肌肉松弛药的时效太长，而改用短效肌肉松弛药，希望取得短时效的肌肉松弛作用。有报道，用杜什氯铵后肌颤搐恢复至25%时改用追加维持量米库溴铵(0.04 mg/kg)，结果发现米库溴铵临床作用时间(肌颤恢复至25%)由对照组的11 min延长至54 min。这说明短效米库溴铵应用于长效泮库溴铵后其作用增强，时效明显延长。此外，还与泮库溴铵抑制血浆胆碱酯酶活性有关。同样，泮库溴铵明显延长中效阿曲库铵和维库溴铵的肌松时效，可达单用时的5倍。阿曲库铵也可延长米库氯铵的时效，并使米库氯铵维持肌颤搐抑制95%时静滴量减少。因此，长时效肌肉松弛药半衰期较长(1.5～2 h)，改用短时效肌肉松弛药，约需数小时以上才显现短效作用，临床上达不到短效肌肉松弛药的目的。

短效肌肉松弛药因其起效快、作用时间短，恢复完全，而深受欢迎。有些麻醉医生习惯用中、短效肌肉松弛药作气管插管，而后改用长效肌肉松弛药。如用维库溴铵后改用泮库溴铵，米库氯铵后改用杜什氯铵，结果发现后续的长效肌肉松弛药时效明显缩短，在2～3次维持量后才能恢复至对照组的作用时间。短效和中效肌肉松弛药的半衰期短，米库氯铵约2 min，阿曲库铵为20 min，对其后应用的长效肌肉松弛药虽有影响，但易在较短时间内呈现长效肌肉松弛作用(表13-1)。

表13-1　非去极化肌肉松弛药复合应用时优点及时效的变化

复合的药物	优　点	对时效的影响
泮库溴铵+二甲筒箭毒	不良反应明显减少	时效类似或稍短于两药单独应用时
泮库溴铵+筒箭毒	不良反应明显减少	时效类似或稍短于两药单独应用时
泮库溴铵+维库溴铵	用量减少	时效缩短于泮库溴铵
阿曲库铵+维库溴铵	用量减少	时效与两药相似
阿曲库铵+米库氯铵	用量减少	时效介于两药单独应用时之间
罗库溴铵+米库氯铵	起效缩短，恢复加快	时效类似或稍短于罗库溴铵

(王　庆　徐金东　赵国栋)

参考文献

1 Ozkul Y: Influence of calcium channel blocker drugs in neuromuscular transmission. Clin Neurophysiol 2007Sep,118(9):2005-2008.

2 Savarese JJ, Ali HH, Basta SJ, et al. The clinical pharmacology of mivacusium chloride(BW B1090U): a short-acting nondepolarizing ester neuromuscular blocking drug. Anesthesiology,1998,68:723.

3 Wastila WB, Machi RB, Turnu GL, et al. Comparative pharmacology of cisatracurium(51 W89), atracurium and five isomers in cat. Anesthesiology,1996,85:169.

4 Donati F, Meistelman C, Plaud B. Vecuronium neuromuscular blockade at the diaphragm, the onkiculasisoculi, and adductor pollicis muscles. Anesthesiology,1990,73:870.

5 Lasijani GE, Gnatzl, Minassian 55, et al. Comparative evaluation of the neuromuscular and cardiovasculasr effects of pipecuronium, pancuronium, atracurium and vecuronium under isoflurane anesthesia. Pharmacotherapy, 1992, 12: 278.

6 Magosian T, Flannesy KB, Millei RD, Comparison of nocuronium, succinylcholine and vecuronium for rapid-sequene induction of anesthesia in adult patients. Anesthesiology, 1993, 79: 913.

7 Rolly G, DeBrock M, DeMey JC. Intubating conditions and time course of action of rocuronium bromide. Anesthesiology, 1992, 77: A963.

8 Khalil M, d'Honneur G, Duvaldestin P, et al. Pharmacokinetics and pharmacodynamics of rocuronium in patients with cirrkosis. Anesthesiology, 1994, 80: 1241.

9 Lien CA, Schmith VD, Belmont MR, et al. Pharmacokinetics of cisatracurium in patients receiving nitrous oxidelopioid/larkitunate anesthesia. Anesthesiology, 1996, 84: 300.

10 Nignovic V, Fox JL. Atracurium decay and the formation of laudanosine in humans. Anesthesiology, 1991, 74: 446.

11 Cook DR, Freeman JA, Lai AA, et al. Pharmacokinetics and pharmacodynamics of doxacurium in normal patients and in those with hepatic or renal failure. Anesth Analg, 1991, 72: 145.

12 Levy JH, Davis GK. Determination of the hemodynamics and histamine release of rocuronium (ORG9426) when administered increased doses under Nz O10z sufentanil anesthesia. Anesth Analg, 1994, 78: 318.

13 Wiesda JM, Schuringa M. Cardiovascular effects of an intubating dose of rocuronium 0. 6 mg/kg-1 jnanesthetized patients. Br J Anaesth, 1997, 78: 586.

14 Schiese S. Comparison of vecuronium with ORG 9487 and their interacting. Can J Anaesth, 1997, 44: 1138.

15 Dekaere B. ORG 9487 neuromuscular block at the adductor pollicis and the laryngeal adductor muscles in human. Anesthesiology, 1997, 86: 1300.

16 Pitts ME, Thanapoulos A, Kirn J, et al. The cardiovasculasr and histamine releasing properties of Organon 9487. Anesth Analg, 1998, 86: 110.

17 Kison DF, Schmith VD, Wargin WA, et al. Importance of the organ-dependant elimination of cisatracurium. Anesth Analg, 1996, 83: 1065.

18 Ali HH, Lier CA, Witkoski T, et al. Efficacy and safety of divided dose administration of mivacurium for a 90-second tracheal intubatiorL J Clin Anesth, 1996, 8: 276.

19 Van poorten JF, Dhasmana KM, Kuypers RS, Erdmann W: Verapamil and reversal of vecuronuim neuromuscular blockade. Anesth Analg 63: 155 - 157: 1984.

20 Mosita T, Tsukagoshi H, Sugaya T, et al. The effects of sevoflurane are similar to those of isoflurane on the neuromuscular block produced by vecuronium. Br J Anaesth, 1994, 72: 465.

21 Vanlinthout LE, Booij LH, Van Egmond J, et al. The effects of isoflurane and sevoflurane on the magnitude and time course of neuromuscular block produced by vecuronium, pancuronium and atracurium. Br J Anaesth, 1996, 76: 389.

22 Wright PM, Hast P, Lau M. et al. The magnitude and time course of vecuronium potentiation by desflurane versus isoflurane. Anesthesiology, 1995, 82: 404.

23 Morita T, Kusosaki D, Tsukagoshi H, et al. Factors affecting neostigmine reversal of vecuronium block during sevoflurane anesthesia. Anesthesia, 1997, 52: 538.

24 Van vlyman JM. The effects of reversal of neuromuscular blockade on autonomic control in the perioperative period. Anesth Analg, 1997, 84: 148.

25 Cronnelly R, Starski DR, Miller RD, et al. Renal function and the pharmacokinetics of neostigmine in anesthetized man. Anesthesiology, 1979, 51: 222.

26 Heier T,E. Caldwell J. Impact of hypothermia on the Response to Neuromuscular blocking Drugs. Anesthesiology,2006,1070 - 1080.
27 杭燕南,王祥瑞,薛张纲,等. 当代麻醉学,第 2 版. 上海:上海科学技术出版社,2013. 138 - 154.
28 Feldman S, ed. Neuromuscular Block. A division of Reed Educational and Professional Publishing Ltd,1996.
29 庄心良,曾因明,陈伯銮. 现代麻醉学,第 3 版. 北京:人民卫生出版社,2003. 562 - 589.
30 Miller RD, ed. Anesthesia. 5th Edn. Hardcourt Publishers Limited,2000:412 - 490.
31 England AJ, Wu X, Richards KM, et al. The influence of cold on the recovery of three neuromuscularblocking agents in man. Anaesthesia,1996,51(3):236 - 240.
32 吴新民,王东信,李军. 低温对肌肉松弛药作用消退的影响. 临床麻醉学杂志,1998,14:21 - 23.
33 Aziz L, Ono K,Ohta Y. Effect of hypothermia on the in vitro potencies of neuromuscular blocking agents and on their antagonism by neostigmine. British Journal of Anaesthesia, 1994, 73 (5): 662 - 666.
34 Caldwell JE,Heier T, Wright PM, et al. Temperature dependent pharma co kinetics and pharmacodynamics of vecuronium. Anesthesiology, 2000, 92(1): 84 - 93.
35 Beaufort TM,Proost JH, Maring J, et, al. Effect of hypothermia on the he patic uptake and biliary excretion of vecuronium in the isolated perfused rat liver. Anesthesiology, 2001, 94(2): 270 - 279.
36 Withington D, Menard G, Harris J, et al. Vecuronium pharmacokinetics and pharmacodynamics during hypothermic cardiopulmonary bypass in infants and children. Can J Anaesth, 2000, 47 (12):1188 - 1195.
37 Leslie K,Sessler DI, Bjorksten AR, et al. Mild hypothermia alters propofol pharmacokinetics and increases the duration of action of atracurium. Anesth Analg, 1995, 80(5): 1007 - 1014.
38 Cammu G, Coddens J, Hendrickx J, et al. Dose requirements of infusions of cisatracurium or rocuronium during hypothermic cardiopulmonary bypass. Br J Anaesth, 2000, 84 (5): 587 - 590.
39 Smeulers NJ, Wierda JM, van den Broek L, et al. Hypothermic cardiopul monary bypass influences the concentration-response relationship and the biodisposition of rocuronium. Eur J Anaesthesiol Suppl, 1995, 11: 91 - 94.
40 Ohnishi Y, Uchida 0, Nakajima T, et al. Maintenance doses of vecuronium and pancuronium during hypothermic cardiopulmonary bypass. Masui,1993,42(7):995 - 1001.
41 Heier T, Clough D, Wright PM, et al. The influence of mild hypothermia on the pharmacokinetics and time course of action of neostigmine in anesthetized volunteers. Anesthesiology,2002,97(1):90 - 95.
42 Ceelen WP, Hesse U, de Hemptinne B, et al. Hyperthermic intraperitoneal chemoperfusion in the treatment of locally advanced intra-abdominal cancer. Br J Surg, 2001, 88(1): 152 - 157.
43 Kerner T, Deja M, Ahlers 0, et al. Whole body hyperthermia: a secure procedure for patients with various malignancies? Intensive Care Med,1999,25(9):898 - 900.
44 Motamed C, Menad R, Farinotti R, et al. Potentiation of mivacurium blockade by low dose of pancuronium: A pharmacokinetic study. Anesthesiology 2003,98 (5):1057 - 1062.

第十四章　肌肉松弛药在老年患者中的应用

尽管老年患者个体之间存在差异，但在生理学和机体构成方面，很多差异是与年龄紧密相关的。我们可以将年龄划定为“时间性”年龄和“功能性”年龄，两者在概念上有所差别，显而易见，与简单的“时间性”年龄相比，“功能性”年龄能更好地指导临床药物的合理应用。老年患者常合并多系统疾病，而且病情错综复杂，这对临床医学提出一个新的课题：虽然目前的外科手术水平、麻醉及监护水平较以往有明显提高，但老年患者围术期并发症乃至死亡的发生率仍远远高于年轻患者。因此，如何确保老年患者围术期安全仍是我们临床医学的重要课题。尤其是有关肌肉松弛药的正确选择和剂量合理应用等对围术期老年患者的康复起到重要作用。

第一节　老年患者的生理学变化对肌肉松弛药作用的影响

一、老年患者的生理学变化

老年患者是非常独特的人群。其特点不仅与逐渐增长的年龄有关，而且还与营养、感染、慢性基础疾病等多方面因素有关。据有关资料表明，年龄超过 75 岁的老年患者比年龄低于 65 岁的患者更容易患有各种疾病。事实上，仅有 1/5 的老年患者术前没有进行过医药干预。老年患者是药物应用的最大人群，超过 80％的老年患者术前至少服用过一种药物，所以既往用药种类与剂量与围术期麻醉用药之间的相互作用或不良反应的危险性远远增加。总之，老年患者的脏器功能呈现出年龄相关性改变，增加了麻醉药应用的不可预测性，因此，在老年患者中麻醉用药的选择与剂量的调节应十分谨慎。

（一）心血管系统

据统计 65 岁以上老年患者并存心脏病者超过 10％，动脉粥样硬化导致高血压和冠状血管血流减少；老年患者心脏舒张功能降低和收缩压（和脉压）增高，进而导致心室肥厚和射血时间延长；静脉血管容积缩小使“血管容量储备”能力降低；以上多种因素致心输出量降低，当年龄超过 30 岁后，每增长 1 岁，心输出量降低约 1％，而且老年患者的心脏对儿茶酚胺的反应性较年轻患者明显降低，呈现对前负荷依赖性。心输出量的降低可导致肌肉松弛药分布缓慢，从而造成老年患者肌肉松弛药起效缓慢。

（二）呼吸系统

老年患者呼吸中枢兴奋性较低，喉反射和咳嗽反射减弱，易发生异物误吸、排痰困难，从而造成肺部感染和肺不张。随着年龄的增长肺泡表面积减少，一般而言，80 岁老年患者比 20 岁年轻患者降低约 30%；肺的弹性回缩力进行性下降，潮气量、最大呼气量及肺容积均降低，肺顺应性下降，但残气量、功能残气量和闭合容积反而增加，肺活量和 1 秒用力呼气量逐渐降低，从而导致小气道萎陷；解剖无效腔增加，气体弥散能力下降。年龄越大，动脉血氧张力也逐渐下降，造成机体对缺氧和高碳酸血症的反应性降低，使老年患者更易发生呼吸系统的并发症。

统计学表明，腹部手术、长时间手术、高龄以及肌肉松弛药残余作用是术后发生肺脏并发症的主要危险因素。而且随着年龄的增加，上述危险因素也随之增加。

（三）肾脏和肝脏

随年龄增加，肌酐清除率逐渐降低，但血肌酐却依然保持平稳，这是由于从骨骼肌中产生的肌酐也随年龄的增加而相应减少所致，虽然 80 岁老年患者的肾小球滤过率可能仅为 20 岁年轻患者的 50%，但两者的血肌酐可能均处于正常水平，因此，对于老年患者来说，血肌酐并不能完全预测肾功能。因心输出量变化及年龄相关的肾小球硬化，导致老年患者肾血流量和肾小球滤过率均降低，每增加 1 岁约降低 1%（当年龄超过 40 岁以后）。因此，在老年患者中应用经肾脏排除的肌肉松弛药消除半衰期延长，易发生肌松药残余作用延长。例如，筒箭毒碱主要由肾脏排除，在老年患者中其清除半衰期为 268 min，而在年轻患者中为 173 min。

细胞色素 P450 活性随年龄增加而减弱，Ⅰ相反应（氧化和还原）和Ⅱ相反应（结合）反应能力下降；肝脏组织和肝血流随着衰老而减少，年龄每增长 1 岁，肝脏的血流也降低约 1%，而且肝脏的重量也随着年龄的增长而降低，肝体积缩小 28%～44%；因此，经肝脏代谢的药物其清除率也会随年龄增长逐渐降低。例如，在老年患者中，维库溴铵的清除半衰期为 125 min，而在年轻患者中为 78 min。在药物的再分布相期间，血药浓度迅速下降，这时适于逆转肌肉松弛药的肌肉松弛作用（但阿曲库铵和顺阿曲库铵除外）。反复应用肌肉松弛药或大剂量应用肌肉松弛药时，可使肌肉松弛药的阻滞作用明显延长。如果药物的清除为器官依赖性，而且当血药浓度下降十分缓慢时试图逆转药物的肌肉松弛作用时，效果通常并不理想。在老年患者中，肌肉松弛药的器官清除率降低，故其血药浓度下降缓慢，肌肉松弛作用常会延迟。

（四）神经系统

1. 中枢神经系统

老年患者由于神经元的进行性减少使脑组织出现一定程度的萎缩，易导致低压性脑积水，神经递质活性降低，对麻醉药的需求量减少。老年患者脑血流量减少，但脑血管自主调节功能一般仍能保持正常。如果老年患者具有卒中和动脉粥样硬化的危险因素，则脑血管的舒缩反应性降低，特别是低氧不能使脑血流量增加。老年患者脊髓也同样出现退行性改变，神经元减少、神经胶质增生。

2. 周围神经系统

老年患者末梢神经纤维和神经细胞突触减少，外周神经节段脱髓鞘，运动神经和感觉神经传导速度减慢，各种感觉阈值均增高。

3. 自主神经功能

老年患者压力反射、冷刺激的缩血管反应和体位改变后的心率反应均启动较慢，反应幅度较小，不能有效地稳定血压。

（五）肌肉和脂肪组织含量

随着年龄的增长，机体水分减少，骨骼肌萎缩，肌肉组织含量有所降低，仅占年轻患者的50%，身体的脂肪组织构成也随之增加。在老年患者，肥胖是最常见的营养紊乱（20%～40%）。在皮下脂肪丢失的同时脂肪呈向心性聚集。因为肌肉组织是肌肉松弛药的靶器官，所以在老年患者中，依据体重计算肌肉松弛药应用剂量常会过量。

（六）血浆结合蛋白

随着年龄的增长，血浆白蛋白含量下降。酸性药物易与白蛋白结合，所以导致这些药物的游离血药浓度升高。药物的蛋白结合率降低，使其分布容积增加，清除半衰期延长。

肌肉松弛药是碱性药物，与血浆球蛋白结合；肌肉松弛药的蛋白结合程度不高（仅为20%～50%），血浆蛋白含量的细微变化，对肌肉松弛药的游离药物含量影响轻微。关于老年患者中应用肌肉松弛药与血浆蛋白含量相互关系方面的研究不明确。卡梅伦（Cameron）等在体内条件下，比较阿曲库铵、米库氯铵、杜什氯铵和维库溴铵在老年、年轻和肥胖患者中应用时的蛋白结合率，他们发现，尽管在高脂血症中阿曲库铵的游离药物含量减少，但老年患者和肥胖患者中上述药物的蛋白结合率并没有降低。

（七）内分泌系统

年龄的增长对下丘脑-垂体-肾上腺皮质轴和交感-肾上腺髓质轴以及相关的激素水平产生一定程度的影响，导致下丘脑调节神经内分泌功能减退，负反馈调节的敏感性降低，免疫功能和应激性降低。老年患者甲状旁腺功能降低，容易引起骨质疏松。所有老年患者糖耐量均降低。老年患者的体温调节中枢敏感性降低，以及机体组成成分的变化尤其是肌肉组织的减少，使他们在围术期容易发生低体温。在低温状态下，尤其是老年患者群，大多数肌肉松弛药的阻滞持续时间有所延长，急诊或大手术中更容易发生。

二、老年患者的药代动力学变化

老年患者的生理学改变可导致肌肉松弛药的药代学变化，但是，年龄本身对肌肉松弛药的药代动力学并不能造成显著影响。这些离子状态的药物呈高度亲水性，其分布容积较低。大多数药物在某种程度上是由肾脏滤过后排出体外的，但还可经过多种途径被清除。例如，维库溴铵剂量的30%被肾脏清除，肾衰竭患者中其清除半衰期明显延长，而且重复用药后容易造成药物的蓄积。维库溴铵同样也经过肝脏代谢，故肝功能异常可使其肌松效应延长（图14-1）。也就是说，当老年患者的肝肾功能受损或储备功能降低时，依赖肝或肾代谢的肌肉松弛药的消除半衰期会延长，如泮库溴铵、维库溴铵、罗库溴铵。

三、老年患者的药效动力学变化

神经肌肉接头的敏感性升高，可使肌肉松弛药的阻滞程度增加和作用时间明显延长。许多研究表明，在老年患者中，肌肉松弛药的效能并没有显著变化。贝尔（Bell）等选取91名65岁以上的老年患者，对阿曲库铵、维库溴铵和泮库溴铵的效应曲线进行研究。他们发现老年患

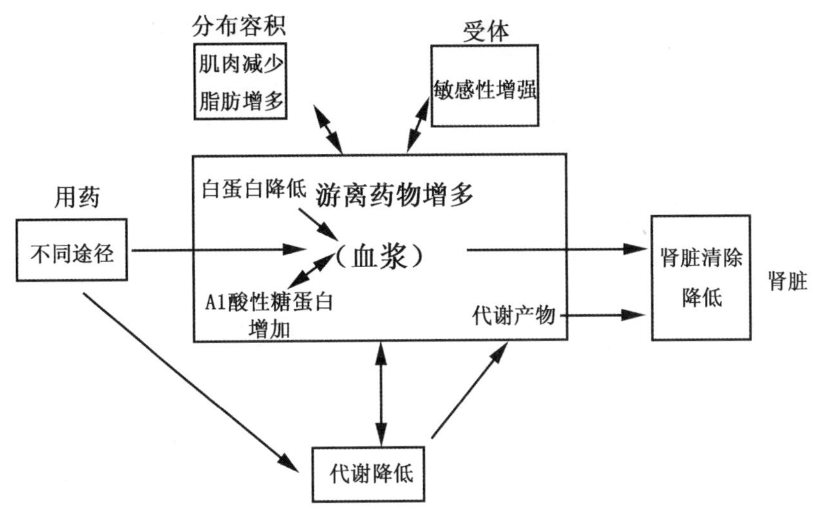

图 14-1 老年患者群中药物反应的影响因素

者颤搐刺激抑制 50%和 95%所需剂量(即 ED_{50} 和 ED_{95})与年轻患者没有差异。药效学参数 k_{e0} 代表药物在血浆及效应室之间的平衡常数。在多种肌肉松弛药的研究中,研究者发现在老年患者中 k_{e0} 有所降低,这与肌肉松弛药在老年患者群中起效缓慢相一致,可能是由于心输出量降低和局部血流改变等因素所致。K_{e0} 数值低,表示肌肉松弛药达到峰效应后其血药浓度下降缓慢,所以老年患者群中肌肉松弛药的阻滞时间延长。而且由于平衡缓慢,肌肉松弛药的效应室峰效应浓度降低,最大阻滞强度减弱。

第二节 肌肉松弛药在老年患者中的应用

根据老年患者生理及药理学特点,应选择短时效肌肉松弛药。麻醉期间,有两大类肌肉松弛药应用于临床,即去极化肌肉松弛药和非去极化肌肉松弛药。他们可作用于运动终板,通过改变乙酰胆碱的正常效能来产生药理作用,即钠离子内流和钾离子缓慢外流。年龄对各种去极化肌肉松弛药的活性影响轻微,但药物起效显著延迟。年龄对于非去极化肌肉松弛药(即竞争性阻滞)具有明显的影响。非去极化肌肉松弛药是季铵类物质,在正常 pH 值下充分离子化。老年患者非去极化肌肉松弛药的药效反应有明显的改变,这对于药物的安全应用十分重要(表 14-1)。

一、去极化肌肉松弛药

血浆胆碱酯酶活性的变化可能会影响老年患者群中琥珀胆碱的作用持续时间,但有证据表明,尽管血浆胆碱酯酶活性随年龄增长而降低,但这并不足以使琥珀胆碱的作用时间延长,因为琥珀胆碱能迅速被血浆中正常的胆碱酯酶水解。有关老年患者应用琥珀胆碱的研究还不明确。老年患者心输出量降低可能会造成琥珀胆碱起效缓慢,但仍需进一步证实。

表 14－1　成年人、婴儿和老年人的肌肉松弛药药代动力学参数的比较

肌肉松弛药	VDss(L/kg)			Clp[ml/(kg · min)]			$T_{1/2elim}$(min)		
	成年人	婴儿	老年人	成年人	婴儿	老年人	成年人	婴儿	老年人
阿库氯铵	0.32	0.32	0.37	1.3		0.53	200		440
阿曲库铵	0.20	0.21	0.10	6.6	7.7	5.30	21	20	22
顺阿曲库铵									
杜什氯铵	0.13	0.22	0.22	2.2		3.66	86		96
加拉碘铵	0.20			1.2			134		
甲筒箭毒	0.45		0.28	1.1		0.36	269		530
米库氯铵	0.11			18.7		16.9	18		
泮库溴铵	0.20	0.21	0.32	1.8	1.7	1.19	150	103	170
哌库溴铵	0.31		0.39	2.5		2.4	154		181
罗库溴铵	0.21	0.24	0.31	5.8	3.1	3.4	56	50	137
筒箭毒碱	0.37	0.47	0.28	1.7	1.6	0.79	164	306	268
维库溴铵	0.27	0.32	0.18	5.2	5.7	3.6	71	65	58

VDss(L/kg)＝分布容积　Clp[ml/(kg · min)]＝清除率　$T_{1/2elim}$(min)＝消除半衰期

二、非去极化肌肉松弛药

（一）苄异喹啉类肌肉松弛药

1. 阿曲库铵

阿曲库铵是一种非去极化苄异喹啉类肌肉松弛药。它可以在血浆中通过多种机制被清除，包括酯类水解、被血浆中非特异性酯酶催化、霍夫曼降解和肾脏排除。其中霍夫曼降解是在正常 pH 值条件下的一种自动非酶类降解过程。阿曲库铵经霍夫曼降解后产生的代谢产物为 N－甲基四氢罂粟碱，这是一种中枢神经系统刺激物。

阿曲库铵表现为非器官依赖性清除，所以阿曲库铵在老年患者群中应用其作用时程应不会发生变化。但不同的研究得出的结论却错综复杂。斯拉沃夫（Slavov）等选择老年患者和年轻患者各 40 例，分别应用阿曲库铵比较肌肉松弛作用的持续时间。他们发现，两组患者间阿曲库铵（0.5 mg/kg）的作用恢复时间（T_1/T_0，为 25%）相似（分别为 46 min，47 min），而且重复用药后也没有明显变化。所以他们认为在老年患者群中阿曲库铵的清除率没有发生变化。而帕克等的研究结果恰恰相反，他们发现随着年龄的增长，阿曲库铵的清除率也逐渐降低（Pearson 相关系数＝－0.345，$p < 0.5$），而且清除半衰期延长，但分布容积没有变化。

肯特（Kent）等选取 11 例老年患者和 10 例年轻患者，观察阿曲库铵和 N－甲基罂粟碱的药代学特性。他们发现老年患者中阿曲库铵的平均半衰期较年轻患者明显延长[23.1 ± 3.8 min vs(20.1 ± 2.0) min]；但两组间分布容积和清除率没有明显差异。两组间清除半衰期的临床相关性较差。在老年患者中，N－甲基四氢罂粟碱的清除半衰期也明显长于年轻患者[(229±54) min vs (173±56) min]，而清除率则明显降低(0.29±0.12) L(kg · h) vs(0.04±0.1) L/(kg · h)。他们认为可能由于肾脏清除功能的影响，造成阿曲库铵清除率的器官依赖性较低。

克蒂斯(Kitts)等选取老年患者(74～76 岁)和年轻患者(39～45 岁)各 5 例。比较阿曲库铵的药代学变化。他们发现两组间的清除率相似,但老年患者中清除率的器官依赖性较低,非器官依赖性升高。在老年患者组中,分布容积明显增加,清除半衰期明显延长。他们认为在老年患者中应用阿曲库铵后肌松恢复会延迟。基茨(Kitts)等在他们的研究中,分析了阿曲库铵的效应时程。他们发现在老年患者和年轻患者中颤搐抑制 50%时的稳态血药浓度相似。

帕克(Parker)等在老年患者中观察性别、年龄及麻醉方式对阿曲库铵药效学的影响。他们发现年龄与清除速率常数 k_{eo}之间呈负相关(相关系数为－0.507,$p<0.005$)。随着年龄的增长,其他药效学参数没有变化。

应用阿曲库铵后,可能造成组胺释放,从而影响心血管系统的稳定性。然而临床资料并不支持上述观点。肖顿(Shorten)等观察在老年患者中应用阿曲库铵后组胺的释放情况。他们发现,老年患者中组胺含量有所增加,但低于年轻患者组。在组胺含量和心血管系统方面并无相关性。选用硫喷妥钠和阿曲库铵诱导后可能发生轻度低血压,但这与选用硫喷妥钠和维库溴铵诱导相似。他们认为所选用的肌肉松弛药与心血管方面的改变无关,而且由此引发的心血管反应非常轻微。没有证据表明在老年患者中应用阿曲库铵应改变剂量。

2. 顺阿曲库铵

顺阿曲库铵是 RR' 光学异构体。其效能比阿曲库铵强 4～5 倍,但起效稍缓。与阿曲库铵相比,顺阿曲库铵具有更多优点,而且不会引发组胺释放。其裂解产物 N－甲基四氢罂粟碱的含量也比阿曲库铵低。霍夫曼降解是其主要清除途径(77%)。也有少量(23%)药物是器官依赖方式消除,其中,在健康人群中,约 16%的药物经尿液排出。在老年患者中应用 0.1 mg/kg 顺阿曲库铵后达到 90%阻滞效应所需时间远远高于年轻患者[(3.4±1.0) min vs (2.5±0.6) min]。在老年患者中,顺阿曲库铵的清除半衰期轻度延长[(25.5±3.7) min vs (21.5±2.4 min)],分布容积有所增加[(0.13 ± 0.01) L/kg vs (0.11 ± 0.01) L/kg],但两组间清除率相似[(0.30 ± 0.05) L/(kg・h) vs (0.284 ± 0.05) L/(kg・h)]。奥恩斯坦(Ornstein)等认为在老年患者和年轻患者中,顺阿曲库铵的药效学特性有轻度变化,可能是由于肾脏功能降低所致,关于药物恢复方面两组之间没有明显临床差异。

索罗恰(Soroochian)等发现在老年患者中应用 0.1 mg/kg 顺阿曲库铵,其最大阻滞效应起效时间延迟(4.0 min vs 3.0 min),而两组间药物作用持续时间以及血浆清除率相似。但老年患者中药物的表观分布容积增加(13.3 vs 9.71)。他们也发现在老年患者中药物的生物相平衡常数(keo)降低,作用起效时间延迟。

德尼克(Doenick)等选取 60 例 ASA 分级Ⅰ-Ⅱ级患者,应用维库溴铵和顺阿曲库铵,并比较起效时间、插管条件和血浆组胺释放情况。他们发现,0.25 mg/kg 顺阿曲库铵与 0.15 mg/kg 维库溴铵的起效时间相似。而 0.15 mg/kg 顺阿曲库铵起效缓慢。顺阿曲库铵组患者的组胺水平有所上升,但没有统计学意义。在其他研究中,维库溴铵和顺阿曲库铵均没有引发全身性或皮肤组胺释放,肥大细胞也没有脱颗粒现象。

3. 米库氯铵

米库氯铵是一种短效的苄异喹啉类肌肉松弛药，2～3 min 起效，临床作用持续时间为15～20 min，经血浆胆碱酯酶失活。米库氯铵比阿曲库铵更易引发组胺释放，表现为皮肤潮红。

杜哈巴(Duhaba)等选取21例年轻患者和20例老年患者，比较美维库铵的输注用量。他们发现术中初始30 min之内，老年患者的药物输注用量低于年轻患者，但此后两组没有明显差别。两组患者对米库氯铵的需求量随时间递减。

古奇苏赞(Goudsouzian)等在老年患者中应用米库氯铵，发现若根据 ED_{95} 进行剂量调节，长时间用药后血药浓度并不增加。输注持续时间和术后肌肉松弛恢复并没有相关性，但老年患者输注速率低[4.3 μg/(kg·min) vs 6.0 μg/(kg·min)]。研究者认为老年患者中输注速率低，可能是由于其他因素的影响，例如重新分布和排出改变，一项关于米库氯铵和维库溴铵的肌松效应的研究发现，在老年患者和年轻患者中米库氯铵作用持续时间没有明显差异。

马蒂那尼(Maddineni)等选取40例老年患者(70～86岁)和20例年轻患者(19～40岁)，应用0.15 mg/kg米库氯铵后观察肌松效应及血流动力学变化。他们发现两组肌松起效时间相似，但老年患者恢复时间明显延长。老年患者中 T_1/T_2 恢复至25%的时间为(55 ± 5.7) min，而年轻患者为(17.2 ± 4.4) min。TOF恢复至0.7所需时间为[(32.8 ±7.1) min vs (26.1 ± 5.0) min]。老年患者的药物平均需求量降低[3.67(1.0～7.4) μg/(kg·min) vs 5.5(3.5～7.4) μg/(kg·min)]。老年患者应用米库氯铵15 s后没有明显血流动力学变化。有15%的老年患者和30%的年轻患者可发生皮肤潮红。

老年患者中应用米库氯铵后作用时间延长，或清除速率降低，这主要是由于血浆胆碱酯酶活性随年龄增长而逐渐降低，较年轻患者降低26%，可导致作用持续时间延长20%～25%。然而这方面的依据还不十分充分。有关年龄对血浆酯酶活性的影响，还需进一步研究。

4. 杜什氯铵

杜什氯铵是一种长效，非去极化肌肉松弛药。目前仅在美国应用，其临床作用持续时间为60～120 min，经肝胆和肾脏系统清除。马特尔(Martrew)和哈珀(Harper)选取21例年轻患者(18～55岁)和17例老年患者(65～85岁)，应用30 μg/kg杜什氯铵发现两组药物起效均较长，但老年患者尤其明显(7.71 min vs 5.71 min)。T_4/T_1 恢复至25%所需平均时间不受年龄的影响(老年患者为66.32 min，年轻患者为79.42 min)。老年患者应用新斯的明后TOFr恢复至0.7所需时间明显延长。两组间血流动力学无明显临床意义。

有研究选取9例老年患者(70～83岁)和9例年轻患者(19～39岁)，比较杜什氯铵的药代学和药效学特性。老年患者组的杜什氯铵清除半衰期延长(119.71 min vs 75.94 min)，血浆清除率降低[0.110 L/(kg·h) vs 0.150 L/(kg·h)]，但分布容积没有明显变化，在老年患者组，药物起效明显延迟(12.91 min vs 8.90 min)，keo也明显降低，但两组在阻滞50%时效应室药物浓度相似，表明老年患者的神经肌肉接头对杜什氯铵的敏感性没有改变。研究者认为：年龄相关的肌肉组织血流减弱可能是造成keo降低的主要因素，并且老年患者中的肌肉松弛药药代学变化与肾功降低有关。

5. 筒箭毒碱

主要是经尿液排出，马泰奥(Matteo)和布拉泽顿(Brotherton)分别在老年患者和年轻患者中应用 0.3 mg/kg 箭筒毒碱 6 h 后，比较血药浓度下降曲线，发现老年患者组中血药浓度明显升高，而分布容积显著降低，血浆清除率降低，清除半衰期明显延长。老年患者的神经肌肉接头敏感性没有变化，但恢复指数明显延长。

(二) 甾类肌肉松弛药

1. 泮库溴铵

泮库溴铵是甾类去极化肌肉松弛药，临床作用时间为 60～90 min。主要由肾脏排除，同时也可经肝脏代谢，其代谢产物 3-去乙酰泮库溴铵仍然具有神经肌肉阻滞活性。有研究选取 12 例老年患者和 12 例年轻患者，比较泮库溴铵的药代学和药效学特性，他们发现老年患者中，泮库溴铵清除率有下降趋势，而且清除半衰期明显延长(151 ± 57) min vs (130 ± 37) min。麦克劳德(Mcleod)等发现年龄与泮库溴铵清除率之间有相关性($r=-0.794$，$p<0.001$)。

杜瓦尔德斯蒂(Duvaldestin)等证实，在老年患者中，泮库溴铵的清除率降低，作用时间延长。老年患者应用泮库溴铵 2 h 后，有 18%的药物经尿液排出，而这只是年轻患者的一半。

2. 维库溴铵

有研究选取 8 例老年患者和 8 例年轻患者，观察维库溴铵的药效学和药代学特性，发现老年患者中自主呼吸恢复时间明显延长，50%恢复时间为(97.1±29) min，而年轻患者为(39.8±14) min，而且恢复指数分别为(49.4±11) min 和(15.0±8) min。在老年患者，清除半衰期明显延长(125±55) min vs (78±21) min，血浆清除率下降(0.16±0.04) L/(kg·h) vs (0.34±0.19) L/(kg·h)。

研究者认为老年患者应用维库溴铵作用时间延长，是由于老年患者的维库溴铵血浆清除率降低，分布容积降低，但恢复指数和清除指数没有改变。

有研究选取 40 例老年患者和 40 例年轻患者，比较 0.5 mg/kg 阿曲库铵和 0.1 mg/kg 维库溴铵的作用持续时间，发现老年患者应用维库溴铵后，T_4/T_1 恢复至 25%时所需时间明显延长(50 min vs 36 min，$p<0.01$)。重复应用维库溴铵后，作用时间也随之延长，并与注药次数有关。研究者认为，老年患者中维库溴铵作用时间延长与清除率降低及 k_{eo}降低有关，重复给药尤其明显。

麦卡锡(McCarthy)等选取 20 名年轻患者(平均年龄 34 岁)，20 名中年患者(60 岁)和 30 名老年患者(80 岁)比较维库溴铵起效和作用时间，发现组间起效时间无明显差异。T_4/T_1 恢复至 25%所需时间明显延长。研究者认为，老年患者单次注射维库溴铵，作用持续时间明显延长，而且其他研究表明维库溴铵的剂量反应曲线没有变化，故这种作用时间延长是由药代学因素造成的。

3. 哌库溴铵

哌库溴铵作用持续时间为 60 min，不会引发组胺释放，不会引起心血管不良反应。50%哌库溴铵经肾排除。奥斯汀(Ornstein)等选取 20 例老年患者和 10 例年轻患者，应用 70 μg/kg 哌库溴铵并比较药代学和药效学特性。他们发现老年患者中药物起效明显延迟(6.9±2.6) min vs (4.3±1.5) min，两组患者恢复自主呼吸所需时间等药代学参数相似。

4. 罗库溴铵

有研究选取20例老年患者和20例年轻患者，应用600 μg/kg罗库溴铵，并观察药效学和药代学特性，他们发现两组患者中药物起效时间相似(4.5±2.4) min vs (4.1±1.5) min，但老年患者组作用持续时间明显延长 T_4/T_1 恢复至25%：(42.4±14.5) min vs (27.5±7.1) min。老年患者中血浆清除率明显降低(0.22±0.06) L/(kg·h) vs (0.30±0.09) L/(kg·h)，分布容积也明显降低(0.4±0.12) L/(kg·h) vs (0.55±0.28) L/kg。与年轻患者相比，罗库溴铵的清除半衰期增加(98±69) min vs (82±46) min，但没有显著差异。研究者认为老年患者中罗库溴铵作用时程差异可能与药代学变化有关。

蒙塔马德(Montamcd)和多纳蒂(Donati)选取45例年轻患者(26～62岁)和45例老年患者(65～90岁)，应用美库氯铵和/或罗库溴铵，观察插管条件和神经肌肉阻滞情况，他们发现在老年患者中，肌松效应恢复至25%所需时间为罗库溴铵(54±17) min，两药合用则为(35±11) min远远高于年轻患者(39±11) min，(25±7) min。

肖顿(Shorten)等选取30例老年患者，比较0.9 mg/kg罗库溴铵和0.12 mg/kg维库溴铵的心血管反应。他们发现，两组心率和血压没有明显变化，应用罗库溴铵和维库溴铵前后，血浆中去甲肾上腺素和肾上腺素水平没有显著变化。

三、抗胆碱酯酶药

有研究选取老年患者，观察应用新斯的明拮抗哌库溴铵后肌肉松弛作用，结果表明，老年患者组TOFr为0.6时所需恢复时间明显较年轻患者延长(11±0.24) min vs (5.08±3.99) min。另一项研究选取中年(34～56岁)患者和老年(71～80岁)患者，采用0.07 mg/kg新斯的明拮抗甲筒箭毒(筒箭毒碱的一种合成衍生物)的肌肉松弛作用，并观察新斯的明的血药浓度衰减曲线，结果表明两组间的药效学特性相似。新斯的明的血药浓度和颤搐反应的恢复之间存在稳定的相关性。在老年患者组，新斯的明的平均初始分布容积轻度降低(0.07±0.02) L/kg vs (0.1±0.04) L/kg。研究者认为药物分布容积的降低反映了在神经肌肉接头处浓度较高，这也意味着老年患者中最大药效持续时间将延长。

杨(Yong)等选用老年患者，应用0.07 mg/kg新斯的明和0.14 mg/kg吡啶斯的明用以拮抗甲筒箭毒，结果表明在老年患者中吡啶斯的明最大作用时间明显延长(35.3±8.2) min vs (14.4±4.2) min。新斯的明也有相似的研究结果(32±10) min vs (11±2) min。在老年患者中抗胆碱酯酶药作用持续时间延长，有利于防止筒箭毒化。

也有研究选用依酚氯铵、新斯的明和吡啶斯的明，分别在老年患者和年轻患者中应用，以比较各种药物的剂量和作用持续时间的变化。结果发现，在应用相同剂量的抗胆碱酯酶药物时，老年患者的作用时间明显延长(表14-2)。

老年患者对于酸中毒非常敏感，这将影响肌松拮抗药的活性和作用持续时间。在重症老年患者中代谢性酸中毒常复合呼吸性酸中毒，而且会导致严重的“抗新斯的明性箭毒化(neostigmine-resistant curarisation)”，这时患者表现为昏迷，心动过速，抽搐和中心静脉压升高，应立即检测酸碱平衡情况，并予以纠正。

表 14-2 在老年患者和年轻患者抗胆碱酯酶药物的剂量和作用时间

抗胆碱酯酶药	剂量(mg/kg)	作用持续时间(min)	
		老年患者	年轻患者
依酚氯铵	1	2.2	1.3
新斯的明	0.07	32	11
吡啶斯的明	0.14	35	14

四、老年重症患者中肌肉松弛药的应用

尽管老年重症患者中应用肌肉松弛药方面尚无前瞻性或对照性研究。但也有证据表明，在这类危重患者中应用经器官清除和非去极化肌肉松弛药会造成肌肉松弛作用延迟。1 名 79 岁男患者，急诊行主动脉动脉瘤修补术，术后机械通气，采用持续输注的方式应用 105 mg 泮库溴铵 96 h。患者术后 24 h 内发生急性肾衰竭。至术后 4 d，仍然可以在血浆和 haemofiltrate 中监测到泮库溴铵及其代谢产物 3-desacety 泮库溴铵，因此患者很难脱离机械通气。

如果在重症患者中应用具有器官依赖型清除特性的肌肉松弛药，肌肉松弛作用将会延迟，这种现象在老年患者中更加明显。这种情况下不应使用泮库溴铵。而顺阿曲库铵的清除具有非器官依赖性，而且不会引发心血管反应，因此最适于老年重症患者的应用。

总之，任何一种肌肉松弛药都可以成功用于老年患者，但从药代学角度考虑，老年患者应用非去极化肌肉松弛药时，剂量要减少且追加间隔时间也应延长。由于阿曲库铵和顺阿曲库铵的非肝肾依赖性更适于高龄患者中应用。在老年患者中，阿曲库铵的清除半衰期轻度延长，但没有临床意义。尽管阿曲库铵可能引发组胺释放，但不足以造成低血压。在老年患者中，顺阿曲库铵很少引起组胺释放，而且不会引起血流动力学变化，仅起效时间有所延长，但患者苏醒并不受影响。若老年患者的肝肾功能受到损伤，阿曲库铵和顺阿曲库铵的清除具有非器官依赖的特性，所以非常适用于此类患者。而米库氯铵、维库溴铵和罗库溴铵在老年患者中应用时，肌肉松弛作用时间将明显延长，而且难以预测。

（王俊科）

参考文献

1 Miller RD. Miller's Anesthesia, 7th edition, Churchill Livingstone 2010.

2 Tristan MC, Jennifer MH. Selecting neruomuscular-blocking drugs for elderly patients. Drugs Aging, 2003,20(2):124-140.

3 Moore EW, Hunter JM. The new neruomuscnlar blocking agents: do they offer any advantages? Br. J. Anesth,2001,87(6):912-925.

4 Booij LH. Neuromuscular transmission and its pharmacological blockade. Phar world sci,1997,19(1):45-52.

5 Chris D. Anesthetic drugs in the elderly. Pharmac Ther,1995,66:369-386.

6 Kent AP, Hunter JM. The pharmacodynamics of alcuromium in the elderly. Anesthesia,1991,46. 271-

274.

7 Bryson HM，Faulds D，Cisatracurium besilate. A review of its pharmacology and clinical potential inanesthetic practice. Drugs，1997，87：690－692.

8 Parker CJ，Hunter JM，Snowdon SL. Effect of age，sex and anesthetic technique on the pharmacokinetics of atracurium. Br J Anesth，1992，69. 439－443.

9 盛卓人，王俊科. 实用临床麻醉学. 第 4 版. 北京：科学出版社. 2010.

第十五章 肌肉松弛药在小儿患者中的应用

第一节 小儿神经肌肉系统

在婴儿期，由于骨骼肌收缩性能的改变，肌肉占全身体重比例的升高，这些导致小儿神经肌肉接头对肌肉松弛药的敏感性与成人不同。另外，肌肉松弛药的表观分布容积、再分布和消除，可能还包括代谢速率的改变等，这些因素影响着肌肉松弛药的药物剂量反应（如 ED_{50} 和 ED_{90}）及作用时间。肌肉松弛药的 ED_{95} 被认为和药物的分布容积以及其作用位点的浓度相关。这些因素的影响大小和年龄相关。肌肉松弛药的表观分布容积和细胞外液容积高度相关。婴儿的细胞外液比例比年长儿和成人高。在整个生命过程中细胞外液容积和体表面积成一定的比例（6～8 L/m^2）。

一、神经肌肉接头和神经肌肉传导

出生时神经肌肉接头并未完全发育，随着神经纤维的髓鞘化，胎儿运动神经的传导速度加快。胎儿在妊娠后期及出生后的几周内，肌管不断地和成熟的肌纤维连接（表 15－1）。肌纤维的种类随着成熟而改变，如成人的膈肌有 55％的Ⅰ型纤维（慢收缩性肌肉对非去极化肌肉松弛药敏感），但在新生儿只有 26％。如手的一些慢收缩性肌肉逐渐转变成快收缩性肌肉，随之而来的是肌肉力量速度关系的变化。在出生后的第 1 个月膈肌和肋间肌内的慢收缩性肌纤维增多。

表 15－1 骨骼肌纤维的发育

年 龄	发 育
孕 4 周	由间质细胞发育成合胞体，肌纤维母细胞发育为肌管
孕 5 周	合胞体肌管变长
孕 9 周	初级肌纤维内肌丝出现
孕 5 月	更多肌丝的出现和延长
出生时	多核的骨骼肌细胞的形成
成 年	肌纤维变粗变长，肌丝增多并分化成肌球蛋白和肌动蛋白，细胞核散在分布，肌纤维变粗变成熟；肌原纤维细丝聚集成束状并形成肌原纤维

出生时的突触传递是缓慢的，重复神经刺激下乙酰胆碱释放的速度并没有增快。婴儿神经传导的有效范围比成人要小。因此，出生后神经肌肉接头的特性表现为：①乙酰胆碱受体在

功能和分布上发生变化；②慢收缩性肌纤维（Ⅰ型肌纤维）在出生后6个月内增加数倍；③年龄<2个月的婴儿在连续4个成串刺激后的比率（train-of-four ratio，TOFr）较低，TOF刺激后衰减更为明显；④和同期的婴儿相比早产儿的这些差异更大。

二、乙酰胆碱受体

（一）接头后乙酰胆碱受体

接头后的乙酰胆碱受体由5个亚单位组成，形成一个梅花状通道结构，为离子通道，即所谓"甜饼圈的洞"（doughnut hole）（图15－1）。每个通道由两个α_1单位和一个β_1、ε及δ亚单位组成。这些亚单位被排成特定的序列（逆时针方向$\alpha_1{}^* - \varepsilon - \alpha_1 - \delta - \beta_1$）。$\alpha_1$和右旋筒箭毒碱具有高度的亲和力。乙酰胆碱和神经肌肉阻滞药的结合位点位于α_1/δ之间。胎儿乙酰胆碱受体与成人相比有一个亚单位的结构不同，即在胎儿的乙酰胆碱受体中γ亚单位取代了成人乙酰胆碱中ε亚单位。有假设认为在婴儿期同时存在着成人型乙酰胆碱受体和胎儿型乙酰胆碱受体，在这段时期，成人型的乙酰胆碱占主要部分。两种乙酰胆碱的亚型在功能上有所不同（表15－2、图15－2）。

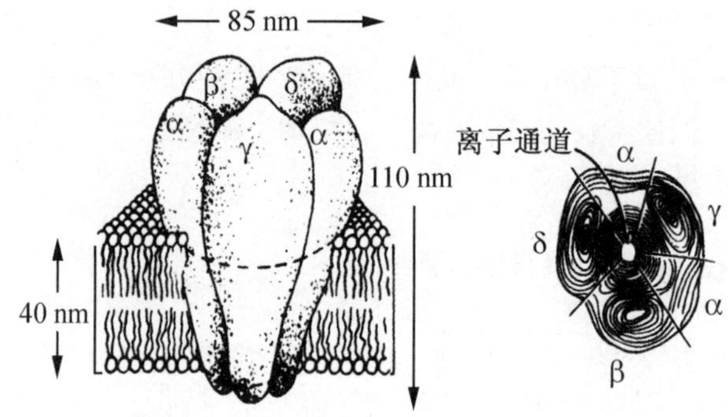

图15－1 小儿乙酰胆碱模式图

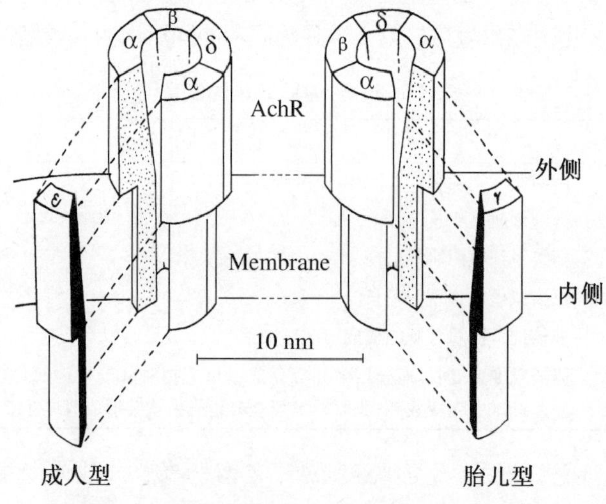

图15－2 成人型和胎儿型乙酰胆碱结构的比较

表 15-2　两种乙酰胆碱受体的不同特征

成人型乙酰胆碱受体	胎儿型乙酰胆碱受体
ε 亚单位	γ 亚单位
位于终板区域	位于接头、接头间隙
寿命稳定(平均寿命为 2 周)	寿命不稳定(平均寿命约为 24 h)
大的单个通道	小的单个通道
开放时间短暂	开放时间长 2～10 倍
不易被激动药去极化	易被激动药去极化
更易被竞争性拮抗药物阻滞	不易被竞争性拮抗药物阻滞

这些不同导致了婴儿肌肉的乙酰胆碱受体对非去极化肌肉松弛药敏感性的增强。

（二）接头前乙酰胆碱受体

接头前受体(α_3 亚单位)对乙酰胆碱的运转和释放起着调节作用。和接头后受体相比它们有着不同的结合特性以及可能还有不同的通道特性。接头前受体拮抗剂可以消除由高频神经冲动引起的乙酰胆碱释放。这些接头前受体能够促进乙酰胆碱移动至预备释放的储存点,并且对高频神经冲动起反馈控制作用。有关 α_3 亚单位的发育情况并不明了。

（三）接头间乙酰胆碱受体

接头间隙乙酰胆碱受体(胎儿型)数量有限,它松松地结合在年长婴儿、儿童和成人的肌细胞膜,正常时神经活动抑制了接头间隙内乙酰胆碱受体的生物合成。当神经运动功能缺陷、肌肉创伤、烧伤、肌萎缩、脓毒症、长期应用肌肉松弛药,这些将会导致乙酰胆碱受体数量的增多,特别是接头间隙内乙酰胆碱受体数量的增多(即受体上调)。

三、神经肌肉的传导

乙酰胆碱在神经末梢的转运、释放、再合成已经得到很好的阐述。新生儿尤其早产儿,强直刺激时乙酰胆碱作用可能受到限制。新生儿和成人相比强直刺激下其神经肌肉功能更易衰减。重复给予频率为 1～2 Hz 的刺激并不引起肌颤搐强度的衰减,但是当频率达到 20 Hz 时,肌颤搐强度明显衰减。古德索安(Goudsouzian)(1980 年)注意到婴儿(10 天到 1 年,采用氟烷麻醉)在缓慢和快速刺激后拇指的收缩时间比年长儿延长。婴儿和儿童相比,在 20 Hz、50 Hz、100 Hz 时的肌颤搐衰减程度并无减弱,但强直刺激仅持续了 5 s。TOFr、强直后易化(posttetanic facilitation)程度、强直/抽搐(tetanus/twitch)比值,这些多随着年龄的增长而增大。

第二节　去极化肌肉松弛药

琥珀胆碱是惟一被用于临床的去极化肌肉松弛药,以快速起效超短持续时间而常作为气管插管的肌肉松弛药来使用。琥珀胆碱由血浆胆碱酯酶代谢,血浆胆碱酯酶活性在新生儿时期较弱,但是在 3 个月的婴儿与 12 岁的少儿比较活性几乎没有变化。婴儿和幼儿(<2 岁)对琥珀胆碱更加耐药,有更快的清除率和更短的起效时间(同等 ED_{95} 的倍数)。

琥珀胆碱的主要不良反应为颤搐、眼内压增加、呼吸恢复延迟、与高钾血症相关的肌膜损伤、咬肌痉挛，恶性高钾血症，甚至死亡，婴儿和幼儿这种并发症的发生率比较高。据报道在未诊断出有进行性假肥大性肌营养不良的小儿，使用琥珀胆碱后，有40%～50%的死亡率与顽固性异常心搏骤停（心室纤维化，心室停搏）有关。在这些患儿中，琥珀胆碱可能会引起横纹肌溶解和高钾血症。这一系列的严重不良反应的病例报道引起了不小的反响，以至于美国食品药品管理局（FDA）将琥珀胆碱列入了"黑名单"。

一、琥珀胆碱的药效学特性

与年长儿和成人相比，以体重计算，新生儿和婴儿需要琥珀胆碱2倍的剂量才能抑制神经肌肉传递，达到肌松。婴儿1 mg/kg的琥珀胆碱引起的神经肌肉阻滞等效于6～8岁小儿0.5 mg/kg，两组神经肌肉传递恢复到50%和90%的时间没有统计学差异。新生儿和婴儿用琥珀胆碱2～3 mg/kg，儿童用1～2 mg/kg，成人用1～1.5 mg/kg能达到相似的插管条件。如果按每平方米体表面积计算琥珀胆碱剂量，则各年龄组小儿及成人琥珀胆碱的量效接近。琥珀胆碱各年龄段的ED值（表15-3、图15-3）。

表15-3　琥珀胆碱各年龄组的ED值

年　龄	ED_{50}（μg/kg）	ED_{95}（μg/kg）	ED_{50}（$μg/m^2$）	ED_{95}（$μg/m^2$）
新生儿	250	625	3 952	9 881
婴　儿	317	729	6 277	14 436
年长儿	184	423	4 416	10 154
成　人	—	290	—	11 940

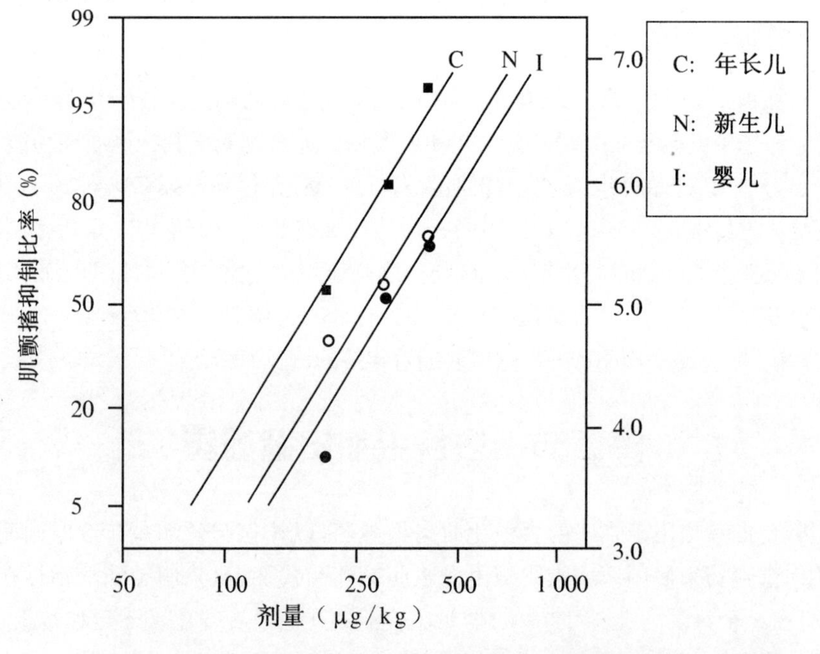

图15-3　各年龄组琥珀胆碱的剂量-反应关系

琥珀胆碱可产生两种不同类型的阻滞：Ⅰ相和Ⅱ相。Ⅰ相阻滞琥珀胆碱与乙酰胆碱受体结合，和乙酰胆碱一样引起膜上离子通道开放，结合后受体构型改变，膜的持续去极化阻断了正常神经肌肉兴奋传导，导致肌肉松弛。小儿在连续应用琥珀胆碱时，部分小儿开始出现快速耐受现象(用药量增加)，表现为通道的持续开放，受体开始不敏感，琥珀胆碱开始表现为非去极化阻滞的特性。这就是脱敏感阻滞或称为Ⅱ相(或Ⅱ重)阻滞。小儿快速耐受通常发生于应用约 3 mg/kg 琥珀胆碱之后，而Ⅱ相阻滞出现在应用 4 mg/kg 之后。某些婴儿对琥珀胆碱的神经肌肉效应表现出极度抵抗性，需应用 3～4 倍于常规的剂量。

肌肉注射琥珀胆碱也是有效的途径，达到完全肌松需时 3～4 min。常常颤搐反应消失前即可出现呼吸肌松弛。肌内注射琥珀胆碱后心率未见有明显变化。

琥珀胆碱的作用持续时间很短，是因为血浆假性胆碱酯酶对其的迅速水解。氟烷麻醉下用琥珀胆碱维持 95%颤搐抑制，2 月龄、7 月龄婴儿和儿童输注速率分别为 25 mg/(kg・h)、9 mg/(kg・h)、6 mg/(kg・h)。这表明婴儿较儿童有更高的琥珀胆碱血浆清除率。

二、琥珀胆碱的不良反应

(一) 心律失常

琥珀胆碱对心血管系统的影响明显。典型的表现为，静脉给琥珀胆碱后最先产生心动过缓和低血压，15～30 s 后出现心动过速和高血压。在婴幼儿常可见到有意义持续的窦性心动过缓(50～60 次/min)，心搏骤停罕见。单次静脉注射琥珀胆碱 80%小儿出现结性心律和室性异位搏动，而肌内注射给药则很少看到这些心律失常。在第 2 个剂量的琥珀胆碱后，心动过缓以及其他心律失常的发生率比较高。

在所有年龄段小儿，阿托品能有效治疗琥珀胆碱所致的心动过缓，婴儿常用剂量为 0.03 mg/kg，在年长儿 0.005 mg/kg 即可。

(二) 肺水肿和肺出血

库克(Cook)等(1981 年)报道了几例小婴儿，在肌内注射琥珀胆碱(4 mg/kg)后仅仅几分钟即出现暴发性肺水肿的病例。肺水肿治疗可用 CPAP 通气模式。

(三) 胃内压增高

琥珀胆碱可以增加胃内压，胃内压的增加与肌肉强烈成束收缩直接相关。在成人，强烈的成束收缩后胃内压力可高达 40 cmH_2O。当胃内压超过 20 cmH_2O 时，食管贲门括约肌的作用可能减弱，反流和误吸可能发生。与成人相比，婴幼患儿因为肌肉群有限，很少有强烈成束收缩。塞勒姆(Salem)等(1972 年)观察到婴儿静脉用琥珀胆碱后胃内压仅增加 4 cmH_2O，有一些患儿胃内压反而下降。

(四) 眼内压增高

不管小儿或成人，静脉或肌内注射琥珀胆碱可使眼内压增加。琥珀胆碱引起脉络膜血管扩张是一个原因，但主要的原因是眼外肌收缩。典型的表现是，静脉用琥珀胆碱后眼内压在 60 s 内开始升高，2～3 min 达高峰，5～7 min 后降至原水平。贯穿性眼外伤患者用琥珀胆碱，眼内压增加可导致玻璃体通过受伤部位凸出，严重者可能失明。在青光眼患者，如果注射琥珀胆碱5～7 min内即用眼压计测眼压，可能导致眼内压异常增高，甚至导致不必要的外科手术。

（五）颅内压升高

明顿(Minton)等(1986年)认为琥珀胆碱本来就可以升高颅内压，主要是因为脑代谢的刺激和脑血流增加。这些影响如预先用非去极化肌肉松弛药可减弱，能用硫喷妥钠或利多卡因治疗。

（六）高钾血症

一般患儿琥珀胆碱增加血浆钾浓度0.3～0.5 mmol/L。钾的警戒浓度可高达11 mmol/L，超过可引起心律失常，但钾的警戒浓度随着条件不同可发生变化，这些条件有烧伤、严重创伤、卒中、脊髓损伤和肌肉疾病，共同的特点是严重的组织破坏或者中枢神经系统损伤伴有肌肉的废用，但在这些易感患儿中，肌肉强烈的成束收缩是肯定会引起血钾增高。没有资料表明，高钾血症对婴儿比对成人影响小。

（七）肌红蛋白血症和肌酸酶增高

青春期前的患者用琥珀胆碱(1 mg/kg)后，肌红蛋白血症发生率似乎较高，特别是氟烷麻醉的患者。成人用琥珀胆碱很少导致肌红蛋白血症。肌酸磷酸激酶的血浆浓度(肌肉损伤的标志)在小儿用琥珀胆碱后有明显的升高，肌红蛋白血症和肌酸磷酸激酶的血浆浓度升高可不伴有肌肉的强烈成束收缩。预用小剂量非去极化肌肉松弛药、口服丹曲林或静注硫喷妥钠可避免或减少肌红蛋白的升高。

（八）咬肌痉挛、牙关紧闭和恶性高热

大多数的临床医生都知道琥珀胆碱与恶性高热有关。恶性高热典型的表现为肌肉僵硬或强烈成束收缩，体温快速升高，脉搏增加，呼末CO_2分压增加，但偶尔恶性高热仅表现为牙关紧闭，僵硬的下颌用外力张口都相当困难。用琥珀胆碱后出现牙关紧闭有恶性高热倾向的患者中仅仅大约一半与遗传因素有关。咬肌高张力或僵硬程度与琥珀胆碱阻滞神经肌肉功能有剂量相关性，这使得放置喉镜时发生困难。正常剂量下咬肌痉挛也许是咬肌高张力的一个极端状态，常需要用外力帮助才能张口。咬肌痉挛可能不但在程度上而且在本质上也不同于咬肌高张力，如果这样，咬肌痉挛还是有别于使用琥珀胆碱后咬肌高张力的极端状态。仅以牙关紧闭来诊断恶性高热是远远不够的，肌酸磷酸激酶的测定和肌肉活组织检查可能有助于诊断，仅仅以临床症状做出诊断是相当困难。

三、琥珀胆碱的临床应用

完全取消使用琥珀胆碱的说法在过去几年变得相当普遍，许多人认为琥珀胆碱应从临床上消失，甚至完全淘汰。FDA将琥珀胆碱列入“黑名单”的警告和替代药增加使得使用大为减少，在有神经损伤、神经肌肉疾病、烧伤、严重创伤的患者，使用琥珀胆碱的心血管不良反应的危险，还有琥珀胆碱有触发肌肉强直、咬肌痉挛和恶性高热的危险，尽管存在这么多的危险，但琥珀胆碱良好和便利的插管还是使其在诱导时普遍使用，因为没有合适的替代药，但麻醉诱导时用新的短效和中效肌肉松弛药气管插管和所谓预先给药原则(priming principle)和其他临床的一些方法(如尽可能缩短肌肉松弛药的起效时间)已经使琥珀胆碱的使用量大为减少。

目前常规外科手术中琥珀胆碱少用，主要是因为其罕见但可威胁生命的并发症，如恶性高热、未明确诊断肌营养不良患者的心搏骤停。有的教科书推荐，儿科患儿需紧急插管或需即刻保证气管通畅的情况时，才使用琥珀胆碱。琥珀胆碱起效时间具有剂量相关性，儿童静脉注射1.5～2.0 mg/kg，大约40 s时获得95%的神经肌肉抑制；1.0 mg/kg的剂量在约50 s时达同等程度的抑制。小于1岁的婴儿，因其巨大的细胞外液量而应用静脉注射3 mg/kg的剂量更为合适。

小于3岁的小儿，其胃内压升高的后果并不明显，因而没有必要用非去极化肌肉松弛药来预防肌颤，但较大儿童可以考虑预防肌颤。注意预先小剂量非去极化肌肉松弛药可引起如复视等不良反应，另外，紧急情况下消除肌颤的好处多是理论上的，且胃内压升高的继发后果(反流及误吸)也可用甲状软骨压迫法来预防。使用琥珀胆碱后即刻心跳停止，几乎总是因为高血钾。好的预后取决于对高血钾所致心律失常的迅速处理。

琥珀胆碱对下列疾病状态属于禁忌：神经疾病(截瘫、卒中)、肌肉营养不良、肌强直、烧伤及恶性高热。

第三节　非去极化肌肉松弛药

小儿的大部分手术为短小手术，所以短、中效肌肉松弛药在小儿中大量应用，使得对这些药物常常仅给予单一插管剂量即可维持至术毕。术毕小儿如表现轻度肌无力，一般可于短时间内恢复。有人认为，如果距最后一次给药时间已>45 min，则有理由推测神经肌肉功能已近恢复，肌肉松弛作用拮抗不再必要，但这一推论须经临床征象或肌张力监测证实。小儿非去极化肌肉松弛药的主要药效学特征(表15-4)。

表15-4　小儿非去极化肌肉松弛药的主要药效学特征

	首次剂量(mg/kg)	起效时间(min)	临床有效时间(min)	逆转是否必要	常见不良反应
米库氯铵	0.25	1.5～2.0	7～9	否	快速给药可引起组胺释放
阿曲库铵	0.50	1.5～2.0	25～35	是*	快速给药可引起组胺释放
顺阿曲库铵	0.10	2.0～2.5	25～35	是*	无
维库溴铵	0.10	1.5～2.5	25～35	是*	无
罗库溴铵	0.60	1.0～1.5	20～30	是*	无
泮库溴铵	0.10	2.0～3.0	30	是	心血管不良反应
哌库溴铵	0.10	2.0～3.0	40	是	无
杜什氯铵	0.05	3.0～6.0	40	是	无
阿库氯铵	0.3	2.0～3.0	30	是	无
筒箭毒碱	0.5	2.0～4.0	40	是	心血管不良反应释放组胺

*如果4个成串刺激或双短强直刺激无衰减持续15 min，则逆转没有必要。

非去极化肌肉松弛药的代谢有4种途径：肾脏排泄、肝脏的摄取、储存和排泄、生物转化(包括霍夫曼清除)；组织组合(表15-5)。各种非去极化肌肉松弛药的代谢程度各不相同，霍夫曼清除和酶解反应对阿曲库铵及顺阿曲库铵的代谢起主要作用；血浆胆碱酯酶与米库氯铵的代谢密切相关。已经证明肝脏的生物降解与甾类肌肉松弛药的代谢相关。小部分(20%～30%)泮库溴铵是经过代谢的，维库溴铵的代谢最明显。

表 15-5　肌肉松弛药的代谢途径

药　物	肝胆代谢	生物转化	肾脏排泄
米库氯铵	×	××	—
阿曲库铵	×	××	—
顺阿曲库铵	×	××	—
维库溴铵	××	×	×
罗库溴铵	××		×
泮库溴铵	×		××
哌库溴铵	×		××
杜什氯铵	—	—	××

××主要途径，×次要途径。

一、米库氯铵

（一）药代学特性

米库氯铵是一新型短效非去极化肌肉松弛药，由3种立体异构体组成，有活性的重要异构体是反反式及顺反式，被血浆胆碱酯酶迅速水解，因此具有较短的半衰期和较快的清除率，但水解速度比琥珀胆碱慢。顺-顺式同分异构体具较小的肌肉松弛作用，但其水解速度较慢。

米库氯铵在小儿的肌肉松弛作用持续时间很短，是仅有的几个经过血浆而不是经过肾脏或肝脏清除的神经肌肉阻滞剂之一。目前，已经有许多关于米库氯铵在婴儿和儿童体内代谢的药代动力学研究(表15-6)。在婴儿米库氯铵的体内分布容积高于儿童，婴儿和儿童的体内清除率高于成人60%(反-反式)和90%(顺-反式)。这个结论可以间接通过一项临床研究得到证实，达到稳定的神经肌肉阻滞效应(95%的肌颤抑制)，米库氯铵在婴儿和儿童输注速率大约是成人的2倍。米库氯铵的优点是可以长时间输注，并且不会有药物的蓄积和停药后恢复时间的延迟。

表 15-6　米库氯铵3种同分异构体在小儿的药物代谢动力学参数

	反-反式	顺-反式	顺-顺式
AUC[ng/(ml·min)]	4 032±1 095	1 768±569*	1 502±414*
MRT(min)	2.2±1.1	1.5±1.0	7.7±2.4+
Vd(ml/kg)	85.1±53.5	83.9±67.8	83.9±15.7
CL[ml/(kg·min)]	38.5±10.9	56.3±17.9	11.6±4.0+
$t_{1/2\beta}$(min)	1.2±0.2	0.8±0.2	4.5±1.6*+

AUC血浆浓度曲线下的面积；MRT停留时间；Vd分布容积；CL清除率；$t_{1/2\beta}$消除时相的半衰期。运用Student Newman Keuls测试分析变量。

*与反-反式的比较有差别，+与顺-反式的比较有差别。

（二）药效学特性及临床应用

在氟烷麻醉下，婴儿和儿童米库氯铵 ED_{95} 的剂量分别是 85 μg/kg 和 89 μg/kg。在婴幼儿麻醉过程中，米库氯铵可以像琥珀胆碱一样迅速达到完全的神经肌肉阻滞效应，但是插管的条件却没有后者理想。在儿童麻醉过程中，米库氯铵达到完全的神经肌肉阻滞效应的速度比琥珀胆碱要慢。在吸入氟烷麻醉的过程中，将米库氯铵的剂量从 200 μg/kg 增加到 300 μg/kg，并没有缩短其给药后达到完全的神经肌肉阻滞效应的时间（1.5 min）。在舒芬太尼和丙泊酚静脉麻醉下，0.25 mg/kg 的米库氯铵用于小儿麻醉诱导，对术中的脑电双频指数和脑状态指数没有影响。

小儿插管时米库氯铵的剂量为 200～250 μg/kg。这一剂量可在 1.5～2 min 内达最大的颤搐抑制，恢复至 T_{25} 需 6～10 min，完全恢复需 15～20 min。剂量增至 300 μg/kg 时，起效时间降到 1.3 min；当增加到 400 μg/kg 时起效时间无明显缩短，而恢复时间却延长了。米库氯铵的肌松时间比琥珀胆碱长 1 倍，是阿曲库铵或维库溴铵的 30%～50%。

（三）影响因素

卤化麻醉药可强化米库氯铵的肌肉松弛作用。氟烷的强化作用最小，而异氟烷、七氟烷则较为显著。N_2O-O_2-阿片类药麻醉下，维持 90%～95% 神经肌肉阻滞，输注速率为 0.78～0.95 mg/(kg · h)。1MAC 氟烷或异氟烷可以减少米库氯铵的输注量，当吸入药物持续 1 h 以上时，输注量减少达最大值，即分别减少 32%、70%。即使输注数小时，停药时也不会发生恢复延迟。

在异丙酚-阿芬太尼 N_2O-O_2 麻醉下，琥珀胆碱对小儿米库氯铵的肌肉松弛作用无影响；在氟烷麻醉下，琥珀胆碱使米库氯铵的肌松时间延长；如果在给予米库氯铵前使用了时效更长的非去极化肌肉松弛药，则可能由于药物间的协同作用，肌肉松弛作用延长。

有肝肾功能障碍或血浆胆碱酯酶活性降低的成人，米库氯铵肌肉松弛作用时间随着肝肾功能障碍的严重程度而增加。同样的研究在小儿还未进行。对于有肝功能衰竭的成人，给予米库氯铵 0.15 mg/kg，其神经肌肉阻滞的持续时间大约是正常人的 3 倍。

（四）不良反应

米库氯铵具有导致肥大细胞释放组胺的作用。最常表现为周身红晕，极少出现低血压。在吸入氟烷麻醉下，给予米库氯铵 0.3 mg/kg 后，未出现低血压及皮肤潮红等症状。大量（如 0.4 mg/kg）快速注射米库氯铵可以诱导组胺的释放。血浆胆碱酯酶缺陷时，其作用时间延长。

二、阿曲库铵

（一）药代学特性

阿曲库铵是一中时效非去极化肌肉松弛药，通过非特异酯酶代谢或者霍夫曼降解清除。上述两条途径均易受 pH 值和温度变化的影响。在正常生理状态下，阿曲库铵主要通过酶解代谢，霍夫曼降解则是次要途径。血浆胆碱酯酶的缺乏或者结构异常将轻度或不影响阿曲库铵的代谢。阿曲库铵的药物代谢动力学在婴儿、儿童及青少年、成人中各不相同，与儿童或成人相比，阿曲库铵在婴儿体内的容积分布更广，清除速率更快，半衰期更短（表15-7）。

表15-7 小儿阿曲库铵的药物代谢动力学

药代学参数	儿童	婴儿
$t_{1/2\alpha}$(min)	2.1±0.56	1.04±0.34
$t_{1/2\beta}$(min)	19.1±4.5	13.6±1.4*
Vd(ml/kg)	139.0±23.48	176.6±22.2*
CL[ml/(kg·min)]	5.1±0.56	9.0±1.65

*与儿童组比较 $P<0.05$。

在儿童给予氧化亚氮、硫喷妥钠和阿片类药麻醉时，为了达到阿曲库铵95%±5%的稳定的神经肌肉阻滞效果，在给予单次剂量后需要8～10 μg/(kg·min)的维持剂量，持续的输注并不会产生药物的蓄积，神经肌肉的恢复也很迅速，婴儿需要量与此相似，但新生儿需要量减少25%，在氟烷、异氟烷、安氟烷麻醉下需要量分别减少20%、35%、50%，4～5 μg/(kg·min)。达到同等神经肌肉阻滞效果时，其恢复时间没有差别。根据以上数据可以对阿曲库铵的消除进行评估，在保持稳定的麻醉状态时，阿曲库铵的输注速率(Iss)等同于它的消除速率(Rss)，阿曲库铵的代谢直接与其清除和CSS_{95}相关，在小儿达到这种所谓的平衡麻醉时，Css_{95}的值大约2 μg/ml。霍莱德(Hollander)等人记录在达到稳定的麻醉状态时，从16岁到85岁的患者中阿曲库铵的输注速率大约是14.4 mg/kg，等价于240 mg/(m^2·min)。阿曲库铵在体内的代谢并不依赖于肝脏和肾脏，因为其清除主要依靠霍夫曼降解和非特异酯酶代谢，其清除的半衰期和在体内作用持续的时间并不因为肾脏功能的障碍而延长（表15-8）。尽管如此，在胆汁和尿中仍可见到阿曲库铵的原型及其代谢产物。在这些患者中，阿曲库铵的药物代谢动力学、药效持续时间及清除速率没有明显的差别。

表15-8 肌肉松弛药在正常人和肝、肾功能不全的患者的药物代谢动力学

药物	正常患者			肝功能不全			肾功能不全		
	Vdss (L/kg)	$t_{1/2\alpha}$ (hr)	CL [ml/(kg·min)]	Vdss (L/kg)	$t_{1/2\alpha}$ (hr)	CL [ml/(kg·min)]	Vdss (L/kg)	$t_{1/2\alpha}$ (hr)	CL [ml/(kg·min)]
氯筒箭毒碱	0.3～0.5	2～5.8	1～2.7	NA	NA	NA	0.25	2.2	1.5
泮库溴铵	0.14～0.4	1.7～2.4	1～2	0.21～0.42	3.4～5.1	0.6～1.5	0.29	4.3	0.9
维库溴铵	0.18～0.26	0.5～1.3	3	0.23	1.2	2.7	0.19	0.8	5.3
阿曲库铵	0.18	0.33	5～6	0.16	0.35	5.2	0.22	0.4	5.3
罗库溴铵	0.20	1.5	3.7～5	0.25	2.5	2.6	0.20	1	2.5
顺阿曲库铵	0.16	—	5.7	0.20	—	6.6	—	—	—

（二）药效学特性及临床应用

给予儿童及青少年2～3倍ED_{95}的剂量(0.3～0.4 mg/kg)多数可在2 min之内达到满意的气管插管条件。给予插管剂量阿曲库铵后，临床上神经肌肉完全阻滞的时间为15～30 min，继之以20 min的中度阻滞（颤搐高度5%～25%），完全恢复常需40～60 min。儿童与成人相比，前者每千克体重对阿曲库铵的需要量多于后者，而一般情况下恢复却快于后者，但这一差别较小。

全凭静脉麻醉下，儿童维持 95%的颤搐衰减阿曲库铵的输注速率为 0.5～0.6 mg/(kg·h)，婴儿需要量与此相似，但新生儿需要量减少 25%。在氟烷、异氟烷、安氟烷麻醉下需要量分别减少 20%、35%、50%，4～5 μg/(kg·min)。采取间歇给药维持肌松，应当约 15 min 追加初始剂量的 1/3。

（三）不良反应

阿曲库铵没有神经节阻滞和解迷走神经作用。它可引起组胺释放，尤其在大剂量或给药速度过快时，有时可在颈、面部观察到红晕。由组胺引起的不良反应在儿童少于成人。

三、顺阿曲库铵

（一）药代学特性

顺阿曲库铵是由 10 种光学和几何学的同分异构体组成的混合物。在顺阿曲库铵顺-顺结构中的 $R-R^1$ 光学同分异构体，其作用较阿曲库铵强 1.5 倍，较大的剂量也不会引起组胺的释放。顺阿曲库铵因为具有原始的 N-甲基四氢罂粟碱和丙烯酸酯结构，通过酯酶水解使血浆中的丙烯酸酯转化成醇类，所以主要通过霍夫曼降解成为 N-甲基四氢罂粟碱和 pH 值依赖的化学降解途径清除。肾功能不全或者肝脏疾病对顺阿曲库铵的药物代谢动力学影响很小。顺阿曲库铵作用较阿曲库铵强，长时间持续输注也不会产生 N-甲基四氢罂粟碱的蓄积。杜霍默尔(Dhonmeur)等人，对有呼吸窘迫综合征的成人患者持续输注顺阿曲库铵 0.5～8 d，结果顺阿曲库铵的清除率稍稍不同于正常人群，血浆中 N-甲基四氢罂粟碱的浓度低于 1 200 ng/ml。赖克(Reich)等人给先天性心脏病手术的患儿输注顺阿曲库铵，其清除率偏高，作用持续时间缩短，并且血浆中 N-甲基四氢罂粟碱的浓度低于 2 000 ng/ml。

（二）药效学特性及临床应用

在 1MAC 氟麻醉烷下，2～12 岁小儿顺阿曲库铵的 ED_{50}、ED_{95} 分别为 23 μg/kg 和 41 μg/kg，N_2O-O_2-阿片类药麻醉下 ED_{95} 为 55 μg/kg。德鲁依特(DeRuiter)和 Crawford 等人发现，在氧化亚氮和硫喷妥钠麻醉下，婴儿和儿童的顺阿曲库铵的 ED_{90} 和 ED_{95} 值没有明显的差别[分别为婴儿(29±3) μg/kg 和(43±9) μg/kg，儿童(29±2) μg/kg 和(47±7) g/kg]。

在氟烷麻醉下给予儿童 2 倍 ED_{95} 剂量的顺阿曲库铵起效时间为 2.5 min，这与在硫喷妥钠-阿片类药麻醉-七氟烷麻醉下相似，产生临床有效肌松时间为 27～31 min，肌颤搐 25%恢复至 75%时间为 10～11 min。在氟烷阿片类药麻醉下，给予婴儿和儿童 150 μg/kg 的顺阿曲库铵，2 min 时达到优良插管条件率分别为 94%、100%。婴儿较儿童的临床有效时间延长 20%，两者的肌颤搐 25%恢复至 75%时间相似。梅勒托加(Meretoja)发现在氟烷麻醉下用 1～2 倍 ED_{95} 剂量的顺阿曲库铵后恢复迅速，恢复指数 9～11 min，从 5%到 95%恢复的时间为 25～30 min。塔尔维勒(Talvalnen)等人发现，在氧化亚氮和阿片类药麻醉下给予 100 μg/kg 的顺阿曲库铵后，其平均起效时间婴儿快于儿童(2.0±0.8) min vs (3.0±1.2) min，作用持续时间(25%神经肌肉恢复的时间)婴儿明显长于儿童(43.3±6.2) min vs (36.0±5.4) min，一旦神经肌肉功能开始恢复，其恢复速率在 2 个年龄组没有明显的差别，十分明确的一点是肝肾疾患并不会明显改变顺阿曲库铵药效学参数。国内黄文起等和上官王宁等分别观察了顺阿曲库铵在成人和小儿的药效学情况（表15－9）。

表15－9　顺阿曲库铵（0.1 mg/kg）在国人的作用时效（min）

时效参数	小　儿	成　人
起效时间	3.25±0.3	5.6±0.9
TOF 无反应期	20±4	
临床作用时间（T_{25}恢复）	34±4	40±2.5
恢复指数	8.5±2.1	10.8±1.1

四、维库溴铵

（一）药代学特性

维库溴铵为一中效肌肉松弛药。它的消除半衰期却相对较长。其中时效作用是药物快速重新分布的结果。维库溴铵大部分被肝脏摄取，原型通过肝胆系统排出，部分由肾排出，部分被生物转化。其3羟基代谢产物有一定肌肉松弛作用。单次给维库溴铵（0.1～0.2 mg/kg）后很少或不会产生3羟维库溴铵。

维库溴铵的药代学参数（表15－10）。维库溴铵的在婴儿体内的分布容积和平均停留时间长于儿童，清除率没有明显的差别，C_{SS50}婴儿低于儿童，较大的分布容积和相对固定的清除率使得维库溴铵在婴儿体内停留的时间较久。肌肉松弛药恢复依赖于药物的容积分布和清除，维库溴铵较长的体内停留时间和较低的清除敏感性是其在婴儿作用时间较长的原因所在。

表15－10　不同年龄维库溴铵的药物代谢动力学

年龄组	$t_{1/2\beta}$(min)	CL[ml/(kg·min)]	Vdss(ml/kg)	C_{pss50}(ng/ml)
婴儿	64.7±30.2	5.6±1.0	357±70	57.3±17.7
儿童	41.0±15.1	5.9±24	204±116	109.8±28.1
成人	70.7±20.4	5.2±0.7	269±42	93.7±33.5

$t_{1/2\beta}$消除半衰期，CL清除率，Vdss稳态分布容积，C_{pss50}达到50%神经肌肉阻滞时的稳态血浆浓度。

（二）药效学特性及临床应用

维库溴铵的效应呈现明显的年龄依赖趋势。在N_2O－阿片类药麻醉下，维库溴铵的ED_{95}在新生儿和婴儿为47～48 μg/kg，3～10岁的儿童为81 μg/kg，12～15岁青少年为55 μg/kg。儿童维库溴铵的ED_{95}高于婴儿和成人。给予相同剂量的维库溴铵（2倍ED_{95}），婴儿的作用持续时间（从注药开始到90%神经肌肉恢复的时间）最长（婴儿、儿童和成人分别是73 min、35 min和53 min）。因此，维库溴铵对于婴儿来说并不是中效的肌肉松弛药，而是一个实际上的长效肌肉松弛药。阿片类药和氧化亚氮麻醉下的儿童，持续滴注2.4 μg/(kg·min)，即60 μg/(m^2·min)的维库溴铵，可以维持95%肌松，该输注速率比成人（18～85岁）高好几倍。青少年维库溴铵维持95%肌松输注速率为0.9 μg/(kg·min)、45 μg/(m^2·min)。维库溴铵在儿童比成人恢复快。新生儿和婴儿的维持肌松需要量比儿童减少60%，比青少年减少40%。给予儿童初始剂量100 μg/kg，通常在20 min内给予首次追加剂量，随后每15～20 min给予初始剂量的1/3。新生儿和婴儿的初始剂量70 μg/kg之后30～40 min内给予首次追加剂量，随后，每20～30 min给予初始剂量的1/3。吸入麻醉药对维库溴铵有强化作用，因此，吸入麻醉后上述剂量应当适当减少。常用剂量下婴儿的恢复时间较儿童长1倍。

（三）不良反应

维库溴铵没有解迷走神经作用和交感神经节阻滞作用。

五、罗库溴铵

（一）药代学特性

罗库溴铵是一中时效肌肉松弛药。血浆蛋白结合率约为30%。肝脏摄取和胆汁排泄是罗库溴铵的主要清除途径，肝胆清除大约75%，肾脏清除大约9%。罗库溴铵在肾功能障碍患者体内的作用时间延长。罗库溴铵很少(大约3%)或几乎没有在体内代谢。

婴儿的罗库溴铵清除率小于儿童4～7 ml/(kg・min)，而分布容积相对较大。这些资料与成人比较，儿童比婴儿及成人的血浆清除率高，分布容积小，导致体内残留时间及肌松时间显著缩短。达到相同肌松程度时，婴儿的罗库溴铵血药浓度低于儿童。

（二）药效学特性及临床应用

1. 效价

罗库溴铵的肌肉松弛作用强度较弱，其效价大约是维库溴铵的1/8～1/10，与同等效价的其他肌肉松弛药相比(同样倍数ED_{90}剂量)，低效价的罗库溴铵起效更快。氟烷麻醉下儿童罗库溴铵的ED_{50}和ED_{90}分别为179 μg/kg和303 μg/kg。N_2O-O_2-阿片类药麻醉下略高一些。在儿童罗库溴铵维持90%～99%神经肌肉阻滞，N_2O-阿片类药麻醉下的输注速率为1 mg/(kg・h)，氟烷和异氟烷使输注速率减少20%，七氟烷减少50%。靶控输注达到ED_{50}时婴儿、儿童和成人的罗库溴铵效应室浓度分别为652 ng/ml、1 200 ng/ml、954 ng/ml，表明在婴儿效能最强，儿童最弱。

2. 起效及作用时间

给予0.6 mg/kg罗库溴铵后，0.8 min与1.3 min内可达到90%与100%的神经肌肉阻滞，临床有效肌松时间为21～29 min，T_{25}和T_{75}的恢复时间为9 min和11 min。剂量增至0.9 mg/kg，可轻度改善1 min时的插管条件，剂量为1.2 mg/kg(3～4倍ED_{95})时，进一步缩短起效时间。沃卡菲(Woclfel)等报道静脉单次给予0.6 mg/kg的罗库溴铵后，产生完全的神经肌肉阻滞效应时间(拇内收肌阻滞)在婴儿和儿童分别是50 s和80 s。在儿童将剂量增加到0.8 mg/kg，神经肌肉阻滞效应时间缩短至30 s。T_{25}的恢复时间，<10个月的婴儿是1～5岁儿童的2倍(分别是45.1 min和26.7 min)。这种年龄相关的差别与维库溴铵相似。

3. 气管插管

在芬太尼和氧化亚氮麻醉下，比较罗库溴铵(0.6 mg/kg)、维库溴铵(0.1 mg/kg)和阿曲库铵(0.5 mg/kg)在小儿(1.5～6岁)的插管条件和起效时间，罗库溴铵60 s时可以插管，维库溴铵120 s时可以插管，阿曲库铵180 s时可以插管。罗库溴铵的插管质量(以喉头松弛、声带运动和膈反应作为评价指标)优于维库溴铵和阿曲库铵。因此可得出结论：在临床医生可接受的小儿插管条件下，罗库溴铵比维库溴铵和阿曲库铵快得多。富斯-布德尔(Fuchs-buder)和塔索维(Tassonvi)观察了 70 名 3～7 岁的小儿应用 0.6 mg/kg 和 0.9 mg/kg 罗库溴铵行快速诱导的插管条件，60 s 时的条件均满意，而最短分别是 12.5 s 和 11.6 s，最长的时间是 193 s 和 118 s，认为罗库溴铵比其他非去极化肌肉松弛药起效更快，插管条件良好。雷诺德(Revnolds)等报道如果无法开放静脉通路，在小儿可使用罗库溴铵进行肌内注射，合并使用 1%氟烷，在 2.5 min 亦同样得到良好的插管条件。

（三）不良反应

罗库溴铵有一定的解迷走神经作用，可暂时引起心率增快 10～15 次/min。大剂量使心率增快和血压升高，临床剂量不产生有意义的心血管不良反应；其支气管痉挛发生率较一般肌肉松弛药高，通常这种痉挛为轻度且对吸入麻醉药有较好反应。

罗库溴铵起效快、作用时间中等及引起轻微的心动过速，使得其成为极其适用于患儿肌肉松弛药。罗库溴铵在 ICU 患儿中的应用还不是很清楚。

六、泮库溴铵

泮库溴铵是一长效肌肉松弛药。因为其肌松阻滞的可预测性和相关的心血管兴奋性在婴幼儿和儿童广泛应用。

（一）药代学特性

血浆蛋白结合率约为 80%。泮库溴铵部分在肝脏代谢失活，其 3-羟基代谢产物有弱的肌松活性；大部分经肾脏排出。氟烷麻醉下儿童泮库溴铵的分布容积为 203 ml/kg，血浆清除率为 1.7 ml/(kg · min)，这导致了它较长的消除半衰期。

（二）药效学特性

小儿泮库溴铵的量-效关系(ED 值)(表 15-11)。从表中看出，婴幼儿比年长儿对泮库溴铵更为敏感。非吸入全身麻醉下，泮库溴铵的初始剂量通常为 0.1 mg/kg，这个剂量是 N_2O-硫喷妥钠-阿片类药麻醉下儿童 ED_{95} 的 1.1～1.2 倍，与 N_2O-阿片类药麻醉下比较，N_2O-氟烷麻醉下婴儿和儿童的 ED_{95} 减少 30%。婴儿泮库溴铵的起效较儿童和成人快。氟烷麻醉下 70 μg/kg 泮库溴铵产生 90%神经肌肉阻滞时间随年龄增长而延长。

表 15-11　各年龄段泮库溴铵的 ED 值

年龄组	ED_{50}		ED_{95}	
	mg/kg	mg/m²	mg/kg	mg/m²
3～6 个月	24±7	448±136	45±7	849±151
7～12 个月	30±5	602±90	52±9	1 050±175
1～3 岁	34±9*	753±198	62±18*	1 394±401
4～6 岁	29±8	1 022±524*	62±13*	2 136±855*

* 与 3～6 个月组相比有明显差别。

等效剂量(如 1 倍 ED_{95} 剂量)的泮库溴铵在婴儿和儿童维持的肌松时间相似。在儿童维持 95%神经肌肉阻滞，泮库溴铵的需要量平均为 59 μg/(kg · h)。首次追加剂量通常在初始剂量之后 30～45 min 给予，临床上一般每 20～40 min 追加初始剂量的 1/4。儿童泮库溴铵的肌松恢复较成人快。

（三）临床应用及不良反应

在婴儿各种心脏及其他高风险手术中，曾经常倡导用泮库溴铵。泮库溴铵的解迷走作用（心动过速）可对抗芬太尼或舒芬太尼的迷走作用（心动过缓）。

因为泮库溴铵在神经节水平阻断迷走神经活性，释放去甲肾上腺素会引起心动过速，血压升高。它没有组胺释放作用。

七、哌库溴铵

哌库溴铵是泮库溴铵的同类药，它没有心血管不良反应，也不引起组胺释放。给药后 40%以原形自肾脏排泄；小部分在肝脏脱去乙酰基，分泌入胆汁。婴儿的血浆清除率较儿童和成人低，各年龄组间的分布容积未见不同，但婴儿的消除半衰期最长。

N_2O-阿片类药麻醉下的儿童，哌库溴铵 ED_{95} 为 70～84 μg/kg，在氟烷麻醉下为 48～62 μg/kg，婴幼儿为 35 μg/kg。与儿童比较，婴儿和新生儿的哌库溴铵 ED_{95} 分别减少 30%和 40%。1 倍 ED_{95} 剂量的哌库溴铵在婴儿起效时间较儿童或成人短，但自主恢复时间并未延长，与年长儿相似。如给多倍的 ED_{95} 量时，预计恢复时间延长。

给予婴儿和儿童 1 倍 ED_{95} 剂量哌库溴铵后，神经肌肉功能完全恢复大约需要 1 h，肌颤搐 25%恢复至 75%的时间相似，平均为 25 min。氟烷麻醉下维持 90%～95%神经肌肉阻滞，哌库溴铵的输注速率在婴儿为 32 μg/(kg・h)、儿童为 38 μg/(kg・h)。这些维持剂量相当于 ED_{95} 的 70%～80%。

哌库溴铵由于其良好的心血管的稳定性，常用于心血管手术麻醉和重症手术的麻醉以及 ICU 患者。

八、杜什氯铵

杜什氯铵是一长效肌肉松弛药，作用时间与泮库溴铵相似。它主要以原形被分泌入尿和胆汁，也被胆碱酯酶缓慢水解。肾衰竭患者杜什氯铵的肌肉松弛作用略有延长。杜什氯铵对自主神经没有影响，极微的释放组胺作用，因此心血管不良反应很小。

杜什氯铵是已知肌肉松弛药中效能最强的，氟烷麻醉下 2～12 岁小儿的 ED_{50} 和 ED_{95} 分别为 14.8 μg/kg 和 27～32 μg/kg，硫喷妥钠-阿片类药麻醉下，婴儿、儿童、青少年的 ED_{95} 分别为 25 μg/kg、53 μg/kg、41 μg/kg，这呈现出典型的药效-年龄变化趋势。在儿童即使给予大剂量的杜什氯铵，它的起效时间仍然很长。

在儿童氟烷麻醉下，50 μg/kg 杜什氯铵产生的临床有效肌松时间和肌松恢复 25%～75%的时间分别为 44～51 min 和 30～33 min。这些时间短于在成人的相应时间。相同剂量的杜什氯铵 T_{25} 恢复时间和起效时间具有年龄相关性差异，在氟烷麻醉下的儿童与 N_2O-O_2-阿片类药麻醉下的成人相比，起效时间短些、恢复快些。儿童在 N_2O－阿片类药麻醉下，维持 90%～95%的神经肌肉阻滞，杜什氯铵的维持量为 56 μg/kg，这个剂量是 ED_{95} 的 1.1 倍。

九、阿库氯铵

阿库氯铵是一长效肌肉松弛药。主要以原形自肾脏排泄，少量被分泌入胆汁。它对血压影响轻微，引起轻度组胺释放。

婴儿的阿库氯铵 ED_{95} 较儿童减少30%，起效也快于儿童。静脉全麻下阿库氯铵的首次剂量通常为0.3 mg/kg，这个剂量稍大于儿童的 ED_{95}（0.27 mg/kg）。在儿童其血浆清除率为2.7 ml/(kg·min)，消除半衰期为131 min。与成人比较，儿童阿库氯铵起效较快，临床有效时间较短。

通常于初始剂量之后30～45 min给予追加剂量来维持肌松。一般追加剂量是初始剂量的1/5。在儿童维持95%神经肌肉阻滞的需要量为0.11 mg/(kg·h)，相当于 ED_{95} 的40%。

十、筒箭毒碱

虽然筒箭毒碱不再有商业价值，但对它的剂量反应关系和药代动力学的研究常作为其他肌肉松弛药研究的参照物。

筒箭毒碱是一种长效肌肉松弛药，血浆蛋白结合率少于50%，75%以原形自肾脏排泄，10%～20%分泌入胆汁，少量被代谢。新生儿筒箭毒碱的分布容积比年长儿和成年人大得多，而血浆清除率年龄间无大的差异。如分布容积根据体表面积计算，儿童和成人相近为7～8 mg/m²，6～9个月的婴儿为5～6 mg/m²，新生儿只有4 mg/m²，这预示哪怕去除分布容积差异的因素，新生儿和婴儿对筒箭毒碱仍然相当敏感。更重要的是，50%神经肌肉阻滞（C_{pss50}）稳态血浆浓度具有年龄相关性，新生儿的 C_{pss50} 大约是成年人的1/3。在新生儿消除半衰期和分布容积变异最大。

早期一项研究提示，氟烷麻醉下筒箭毒碱 ED_{95} 在新生儿、婴儿和儿童间没有差别，平均为320 μg/kg，年龄越小变异越大。在婴儿筒箭毒碱的起效较儿童快。氟烷麻醉下给予婴儿和儿童0.4 mg/kg筒箭毒碱，达到90%神经肌肉阻滞时间分别为1.6 min、5.2 min。筒箭毒碱的临床有效时间和肌松的自主恢复在婴儿和儿童相似，有时在婴儿稍长些。

筒箭毒碱有神经节阻滞和组胺释放作用，经常引起血压降低和反射性心率增快，可致支气管痉挛。

第四节　小儿肌肉松弛药的选择和拮抗

一、非去极化类肌肉松弛药的一些特点

①不同的肌肉松弛药使用等效剂量，理论上应产生相同的肌松效果。肌松效果和体内的药物浓度固然重要，但也许肌松效应和不良反应之间的权衡更为重要。②ED值大的肌肉松弛药起效时间明显缩短（如罗库溴铵）。强效的吸入麻醉药可能缩短肌肉松弛药的起效时间和浓度依赖性的作用持续时间。③在选择肌肉松弛药时必须考虑它的起效时间、持续时间、不良

反应和消除方式(肝、肾代谢或自行消除)。必须考虑患者年龄和病理状况影响肌肉松弛药的药效。④非去极化肌肉松弛药的不良反应主要是心血管系统,这些心血管不良反应主要与组胺大量释放、神经节阻滞和解迷走神经有关。此外,心血管作用具有年龄相关性,在婴幼儿和儿童给几倍 ED_{95} 值的阿曲库铵或维库溴铵发现很小的心血管不良反应。

二、目前小儿肌肉松弛药使用的情况

(一) 琥珀胆碱

主要用于①有饱胃误吸风险患儿的快速程序诱导;②可疑困难气道和气管插管;③希望有满意的插管条件;④紧急状况如喉痉挛时使用。

(二) 泮库溴铵和哌库溴铵等长效肌肉松弛药

主要用于①心血管手术麻醉;②ICU 需长时间机械通气的小儿;③需要稳定的血流动力学患儿(如小儿低心排)。

(三) 罗库溴铵、阿曲库铵等中效肌肉松弛药

①目前大部分小儿手术使用该类肌肉松弛药;②阿曲库铵由于有霍夫曼降解途径,更多用于新生儿和婴儿;③罗库溴铵由于起效快、作用持续时间短、组胺释放少,更多用于年长些的小儿。

三、小儿肌肉松弛药应用的趋势

(一) 小儿肌肉松弛药

使用正在减少。这是由于:①ICU 中长效肌肉松弛药的使用在减少,这是因为我们现在的镇静技术提高;②小儿术中知晓的发生可能比我们相信的更常见,而肌松可能促使术中知晓的发生。

(二) 琥珀胆碱

使用在急剧地减少。这是由于①新药如七氟烷、瑞芬太尼等足够产生满意的气管插管条件而无琥珀胆碱所具有的不良反应,如心动过缓、恶性高热,甚至威胁生命;②日间手术和门诊手术的增多,要求麻醉时间要短、清醒快、能安全回家,这样合用肌肉松弛药和阿片类药的全麻少了,并更多地使用区域麻醉;③气道控制更多地使用喉罩,而不再需要肌松下进行插管。

(三) 罗库溴铵

在小儿的应用正在增加。这是由于:①因其稳定的血流动力学,罗库溴铵在 ICU 是一个常用的插管药物,这是一个代替泮库溴铵等长效肌肉松弛药非常有用的药物;②能代替琥珀胆碱进行气管插管。儿童误吸不常见,但一旦发生就有很高的死亡率。因此,小儿麻醉专家对于琥珀胆碱用于高风险插管如幽门狭窄,气管食管瘘持怀疑态度。因罗库溴铵的插管时间也很短,所以对仍希望快速插管的麻醉医生来说是个很好的代替药。

四、神经肌肉阻滞的拮抗

婴幼儿肌肉松弛药的残留,增加了潜在的通气不足的危险,大多数麻醉医生主张常规拮抗

非去极化肌肉松弛药，这样做能保证逆转神经肌肉的阻滞。婴幼儿和成年人一样，部分受体仍然被阻滞时，神经肌肉的传递也能恢复正常，但存在潜在的危险，因此有建议大剂量的新斯的明(70 μg/kg)常规使用。选择肌肉松弛药时，注意其作用时效，在决定使用剂量时就应考虑到拮抗。某些抗生素、低血压、低氧血症、酸中毒、低钙血症等会延长非去极化肌肉松弛药的阻滞时间，而低氧血症、酸中毒、深度镇静、麻醉药等也能导致婴幼儿的呼吸抑制。

新斯的明拮抗筒箭毒50%的肌肉松弛作用时，新斯的明用量分别为小儿15 μg/kg、成人23 μg/kg，而作用持续时间各年龄无区别，这表明新斯的明在婴儿的消除半衰期要短一些，作用持续时间和消除半衰期的不一致可能是由于新斯的明对胆碱酯酶的氨甲酰化的作用。用依酚氯铵拮抗筒箭毒的50%的肌肉松弛作用时，依酚氯铵的用量分别为婴儿145 μg/kg、儿童233 μg/kg、成人128 μg/kg，依酚氯铵的分布容积所有年龄均无区别，而消除半衰期婴儿要短于儿童和成人，显然清除率在婴儿更快些，有人提出这是否限制了依酚氯铵在小儿的应用。

用不同剂量的新斯的明(0.036 mg/kg或0.07 mg/kg)或依酚氯铵(0.7 mg/kg或1.43 mg/kg)拮抗泮库溴铵，在最先5 min，在所有的年龄依酚氯铵的拮抗速度比新斯的明快，至10 min时，两者拮抗速度在婴儿和儿童之间无明显区别，但均比成人快。如果认为拮抗开始时的恢复速度比较重要，依酚氯铵比新斯的明更好些。新斯的明用大剂量比小剂量好。用拮抗药(任何剂量)后30 min，神经肌肉传递功能无年龄间的差别。新斯的明具有封顶效应。

到目前为止，最新用于临床的肌松拮抗药氯更葡糖钠(sugammadex)应用于儿童的研究尚少，只被批准用于2岁以上的儿童，按2 mg/kg拮抗中度肌松(TOF计数为2)。1名全身轻型重症肌无力患儿在行胸腺瘤摘除术时，诱导时应用了0.2 mg/kg的罗库溴铵，手术结束TOFr恢复到32%，此时给予2 mg/kg的氯更葡糖钠，仅120 s TOFr恢复到100%，成功逆转了残余阻滞。该药的不良反应：氯更葡糖钠因与甾类非去极化肌肉松弛药的结合选择性很高，故其不良反应较少出现，偶出现皮肤红疹、低血压、心动过速、气道压升高等不良反应，根据过敏的严重程度可用甲泼尼龙、去甲肾上腺素或者肾上腺素来抢救。正因为对氯更葡糖钠过敏性的担忧，尚未被美国FDA批准上市，目前在国内尚无此药。

氯更葡糖钠的药物经济学评价。在芬兰，氯更葡糖钠(100 mg/ml)1支需要74欧元，而成人使用的罗库溴铵仅需6欧元，若使用新斯的明混合格隆溴铵拮抗则仅需2欧元。相对于我们传统用药来说氯更葡糖钠的确是太昂贵了。但对于25 kg体重儿童来说，1支氯更葡糖钠经过无菌操作可以用于4人，这样费用就大大降低了。医生、护士、护工在芬兰的费用是每分钟13～17欧元，氯更葡糖钠的使用可以使肌松恢复的时间缩短至少10 min，如此每人缩短10 min，就节省了大量的花销。并且氯更葡糖钠的使用也避免了术后肌肉松弛药残余作用导致并发症的各种费用。

“中时效(intermediate-acting)”肌肉松弛药的使用使我们不得不重新审视“始终要拮抗”的这一条准则。显然，用客观的标准来判断神经肌肉传递功能使得肌肉松弛药的安全范围扩大了，这个标准包括TOFr＞0.9、能维持50 Hz的强直抽搐、肺活量达15～20 ml/kg、上下肢屈曲肌力正常以及吸气压力＞50 cm H_2O，如果小儿用肌肉松弛药后不拮抗能达到其中的几条，就可以不必拮抗肌松，但如果有疑问，还是用拮抗药为好。

（连庆泉　李兴旺）

参考文献

1 安刚，主编. 婴幼儿麻醉学. 北京：人民卫生出版社. 2002. 275－291.

2 Bissonnette B, Dalens B. Pediatric anesthesia: principles & practice. lst edn. New York: McGraw-Hill. 2001:278－296.

3 Motovama EK, Davis PJ. Smith's anesthesia for infants and children. 7th edn. Philadelphia: Mosby. 2005:213－227.

4 Zelicof_Paul A, Smith-Lockridge A. Controversies in rapid sequence intubation in children. Curr Opin Pediatr. 2005, 17:355－362.

5 Weber F, Kriek N, Blussé van Oud-Alblas HJ. The effects of mivacurium-induced neuromuscular block on Bispectral Index and Cerebral State Index in children under propofol anesthesia-a prospective randomized clinical trial. Paediatr Anaesth. 2010, 20:697－703.

6 Schaller SJ, Fink H. Sugammadex as a reversal agent for neuromuscular block: an evidence-based review. Core Evid. 2013, 8:57－67.

7 Takeda A, Kawamura M, Hamaya I, Kitamura H, Muto R, Mitono H. Case of anesthesia for thoracoscopic thymectomy in a pediatric patient with myasthenia gravis: reversal of rocuronium-induced neuromuscular blockade with sugammadex. Masui. 2012, 61:855－858.

8 Godai K, Hasegawa-Moriyama M, Kuniyoshi T, Kakoi T, Ikoma K, Isowaki S, Matsunaga A, Kanmura Y. Three cases of suspected sugammadex-induced hypersensitivity reactions. Br J Anaesth. 2012, 109:216－218.

9 Meretoja OA. Neuromuscular block and current treatment strategies for its reversal in children. Paediatr Anaesth. 2010, 20:591－604.

第十六章　肌肉松弛药在心脏手术中的应用

几十年来心脏手术技术和范围迅速发展，从低温体外循环心内直视手术到常温不停跳心脏手术，再到非体外循环下心脏手术和经皮介入技术；新术式的发展以及麻醉技术、术前治疗水平的提高，使得心脏手术的适应证不断扩大，对麻醉的要求也逐渐提高。除静脉麻醉药和吸入麻醉药之外，肌肉松弛药在心脏手术中应用也十分重要，无论是常规的低温体外循环手术还是目前迅猛发展的微创心脏手术，都要使用肌肉松弛药，合理选择和使用肌肉松弛药，对于保持血流动力学平稳、术中维持完美肌松、术后肌力迅速恢复，以及对其他器官系统不产生不良作用非常重要。

第一节　肌肉松弛药对心血管的作用

在心脏手术麻醉中，肌肉松弛药的心血管不良反应颇受重视。

心率是由自主神经双向调控——心交感神经节前神经元突触末梢释放乙酰胆碱，可激活节后神经元膜上的N胆碱能受体，节后神经元的突触组成心脏神经丛，支配心脏各个部分；心交感神经节后神经纤维末梢释放去甲肾上腺素，能与心肌细胞膜上β_1受体结合，加快心率；心迷走神经节前和节后神经元都是胆碱能神经元，节后神经纤维末梢释放的乙酰胆碱作用于心肌细胞的M型胆碱能受体，可使心率减慢。在心交感神经纤维末梢表面也存在M型胆碱能受体，后者也是迷走神经末梢释放乙酰胆碱的作用靶点，通过这种突触前调节方式，可使心交感神经末梢释放的递质减少。

理想的肌肉松弛药应对心率无影响。然而试验研究发现，肌肉松弛药有抗毒蕈碱(阿托品样)作用，可增加心交感活性，其原理如下：①直接作用于心肌细胞，防止迷走神经释放乙酰胆碱引起的负性变时和负性变力作用；②阻止神经元摄取去甲肾上腺素，阻止迷走神经释放的乙酰胆碱对交感神经末梢释放去甲肾上腺素的抑制作用。

去极化肌肉松弛药琥珀胆碱的分子结构由2个乙酰胆碱分子组成，其可兴奋烟碱样受体和毒蕈碱样受体，兴奋交感神经，释放去甲肾上腺素；作用于心脏窦房结毒蕈碱样受体，使交感神经紧张性高的患者心动过缓，甚至发生心搏骤停。筒箭毒碱在临床上已使用近50年，它并不会引起心动过速，但由于其组胺释放和致低血压作用，已逐渐被其他非去极化肌肉松弛药所替代。长效非去极化肌肉松弛药泮库溴铵也有解迷走及拟交感作用，其可以阻止交感神经末梢摄取去甲肾上腺素，增加轴突释放去甲肾上腺素的能力，可致心率增快、血压升高、心输出量增加，大剂量使用（2～3倍ED_{95}）时尤为明显。另一种长效甾类非去极化肌肉松弛药哌库溴铵在临床使用剂量时无心血管不良反应，不会导致心动过速，这是其主要优点。罗库溴铵是一种中效甾类非去极化肌肉松弛药，虽然其有弱解迷走作用，但在临床用量时并无明显的心血管反应。

使用泮库溴铵等肌肉松弛药会加快心率，从而增加心肌缺血的发生率。当心率增快时使用β受体阻滞剂治疗是有效的。但很明显，选择合适的肌肉松弛药并配合适当的术前用药能够避免上述情况发生，较心率增快时再进行治疗更积极、更安全、对患者更有利。

肌肉松弛药的组胺释放作用也是引起低血压和心动过速的原因之一，尤其是苄异喹啉类肌肉松弛药。肌肉松弛药引起的组胺释放作用不属于免疫反应，而是肌肉松弛药达到一定血药浓度时，兴奋肥大细胞和嗜碱性粒细胞，释放组胺。肌肉松弛药的用药量和注药速度与组胺的释放有一定关系。肌肉松弛药组胺释放作用引起的低血压需要使用血管收缩药物纠正；在术前已有支气管哮喘或COPD的患者，组胺释放可以引起强烈的支气管痉挛。筒箭毒碱、阿曲库铵和米库氯铵的组胺释放作用明显，而顺阿曲库铵则较为安全。甾类非去极化肌肉松弛药引起的组胺释放作用不明显。

麻醉诱导期间的血流动力学波动与麻醉药物的相互作用也有关系。从20世纪80年代中期至今，陆续有很多关于麻醉诱导期间严重心动过缓甚至心搏骤停或严重低血压的报道。所报道的大部分病例在麻醉诱导时使用维库溴铵、阿曲库铵、琥珀胆碱或根本没有使用肌肉松弛药，泮库溴铵的使用率很低。此外，很多病例在使用阿片类药物之前或同时都使用了镇静催眠药。

缺血性心脏病患者，若术前没有很好地使用β受体阻滞剂控制心率，术前口服苯二氮䓬类药物、使用阿片类药物诱导，合用无拟交感作用的肌肉松弛药，既可降低心率，又不至于引起严重心动过缓。若患者长期使用β受体阻滞剂，术前静脉使用镇静催眠药、诱导时使用强效阿片类药物及无拟交感作用的肌肉松弛药，则发生循环虚脱的可能性就非常大。对于这样的患者，建议先使用适量的阿片类药物诱导，再静脉注射少量镇静催眠药，如此，即便使用维库溴铵等拟交感神经作用弱的肌肉松弛药也较为安全。

麻醉诱导期间的血流动力学波动与麻醉药物之间的相互作用具有一定关系。从20世纪80年代中期至今，陆续有很多关于麻醉诱导期间严重心动过缓甚至心搏骤停或严重低血压的报道，所报道的大部分病例在麻醉诱导时使用维库溴铵、阿曲库铵或琥珀胆碱，多数在同时使用阿片类药物和镇静催眠药。因此有文献推荐，在使用苯二氮䓬类和芬太尼类药物诱导时，使用泮库溴铵可以抵消前两类药物减慢心率的作用。近年在心血管手术中使用罗库溴铵和顺阿曲库铵，对心率影响很小，并能维持血流动力学稳定。

常规的心脏手术均需要低温体外循环，体外循环和低温明显影响肌肉松弛药的药代动力学；不同的心脏疾病具有不同的病理生理学，因此肌肉松弛药的使用也有所不同。

第二节 体外循环和低温对肌肉松弛药的影响

心脏手术影响麻醉药的药代动力学的最主要因素是体外循环（CPB）和低温。体外循环期间有许多原因可以改变药物的分布、代谢和消除，因此，心脏手术中使用肌肉松弛药必须考虑到体外循环和低温的影响。

一、血液稀释及药物与血浆蛋白的结合

成人预充液容积通常为1.5～2 L，可使血浆容积增加40%～50%，血细胞比容降至25%或更低。由于血液稀释，血液中现存药物总的浓度下降。药物的有效血浆浓度与血浆蛋白结合量相关，只有游离的药物才能弥散进入组织、发挥作用。血液稀释时血浆蛋白浓度下降，蛋白结合率高的药物游离部分比例增高、药效增强。药物分布容积也是影响CPB过程中血药浓度的一大因素，分布容积大的药物能较好抵抗血液稀释的作用。肝素通过脂蛋白脂酶和肝酯酶消除，CPB过程中使用的肝素可与其他药物竞争性结合血浆蛋白，使其他药物游离部分增多。

二、低血压与血流改变

CPB期间非搏动性灌注、血液稀释及体循环阻力下降可引起CPB时血压降低，肝、肾、脑、胰腺、骨骼肌等局部血液灌注减少，若同时使用血管收缩剂，则可能产生细胞内缺氧，甚至引起细胞内酸中毒。酸碱平衡发生的变化影响对pH值敏感药物的组织分布。

三、低温

低温可以直接作用于肝微粒体，改变肝内循环，降低酶活性，减少肝肾血流。使依靠肝肾清除的药物清除率明显下降。低温降低阿片类药物受体与特定阿片类药物的亲和力，使挥发性麻醉药MAC值线性下降。

四、肺隔离技术

CPB期间肺动脉血流被阻断，而支气管血流保持完整。肺部是碱性药物（如利多卡因、芬太尼、普萘洛尔）的储存器，若在CPB期间使用碱性药物，其血药浓度增高；而肺部再灌注后，肺隔离之前使用的药物重新进入循环，增加全身血药浓度。

五、CPB环路成分的吸收作用

许多药物可与体外循环设备如人工管道、氧合器等作用而被摄取，如芬太尼、阿芬太尼和舒芬太尼等。

低温本身可产生部分神经肌肉阻滞，一些研究表明，在低温条件下，即使不使用肌肉松弛剂，神经肌肉接头的传导也会降低。当体温在35.2℃以上时，肌抽搐张力不受影响，低于此温度，肌肉温度每降低1℃，肌抽搐张力降低约15%。低温引起上述作用的原因可能是低温影响神经肌肉接头乙酰胆碱的动员和释放，同时修饰突触后的胆碱能受体，从而影响神经传导，低温还可以改变温度依赖性胆碱酯酶的活性。同时，低温可以减弱肌肉的机械收缩功能。

体外循环及低温下肌肉松弛药代谢和消除减慢，乙酰胆碱合成、释放和代谢减少，临床可

见低温时筒箭毒碱、琥珀胆碱等肌肉松弛药起效延缓、强度增高、作用延长。低温时霍夫曼清除速度降低，低温下阿曲库铵维持90%～95%神经肌肉阻滞所需剂量仅为常温时的一半。低温下泮库溴铵的作用时间延长达1.8倍，维库溴铵作用时间延长5倍，常温下前者为长效肌肉松弛药，后者为中效肌肉松弛药，低温状态下两者作用时间相似。研究已证实，当体温低至32℃以下时神经肌肉接头对维库溴铵、泮库溴铵、罗库溴铵、阿曲库铵、甲筒箭毒、杜什氯铵的敏感性增加，但不增加对双烯丙毒马钱碱和筒箭毒碱的敏感性。中度到深度低温可以减少对肌肉松弛药的需要量达80%以上。

由于体外循环及低温对肌肉松弛药代谢的影响，体外循环下心脏手术时肌肉松弛药的作用较难以估计；不同个体对肌肉松弛药的敏感性也存在较大差异，但与CPB前相比，CPB中这种个体差异明显减弱。一般说来，体外循环及低温可以减少肌肉松弛药的用量。由于清除率降低，体外循环期间肌肉松弛药的血药浓度先暂时性下降，随后升高，因此肌肉松弛药的维持用量非常少，只要在体外循环开始时及复温期间加量使用即可；而对于那些受CPB影响很小的肌肉松弛药，使用策略与非体外循环手术无异。心脏手术中维持足够的肌松程度是必需的，一则是为了防止患者活动，再则防止因肌松不够引起氧耗增加。因此，除熟悉每种肌肉松弛药的作用机理及药代动力学的改变之外，在术中使用肌张力监测仪进行实时监测也是不错的选择。

第三节　肌肉松弛药在不同心脏疾病患者中的使用

一、冠状动脉旁路手术中肌肉松弛药的应用

冠状动脉旁路手术是最常见的心脏手术之一，常用的术式有体外循环心脏停搏下冠状动脉旁路移植手术、体外循环心脏非停跳下手术、非体外循环下手术和微创冠状动脉旁路移植术。

根据患者病史、体格检查和实验室检查结果，可将患者分为高危和低危组：高危组患者左室功能差，如心力衰竭、射血分数＜40%，左室舒张末压＞18 mmHg，心脏指数＜2.0 L/(min·m^2)，室壁运动障碍，3支血管病变，新近发生心肌梗死，合并心脏瓣膜病变等；低危组患者左室功能良好。缺血性心脏病患者通常合并有全身系统性疾病如糖尿病、高血压、支气管哮喘、COPD等，通常伴有肥胖、吸烟、缺乏运动，术前长期使用β受体阻滞剂和/或钙通道阻滞剂。这些无疑给麻醉医生以很大的挑战，麻醉医生必须熟悉各种药物的作用机理，根据患者的心脏病理生理学、心功能情况、患者长期药物治疗效果、术前用药及手术方式来选择合适的肌肉松弛药，制订合理的麻醉方案，以保持围术期血流动力学平稳，防止心肌缺血的发生，保证患者安全。

对缺血性心脏病患者来说，适当地控制心率是防治心绞痛和预防心肌梗死的有效手段之一，不仅可以减少因心率增快、血压升高引起的“血流动力学介导”的心肌缺血；也可降低心肌氧耗量，增加冠脉血流，减少因冠脉血流暂时性减少造成的非“血流动力学介导”的心肌缺血。

对冠心病患者来说，诱导时应减慢用药速度，保持血流动力学平稳。要根据患者的插管条件选择诱导时使用的肌肉松弛药。若术前检查未见明显的困难气道，可用非去极化肌肉松弛药进行诱导，心血管反应少，建议使用起效最快的非去极化肌肉松弛药—罗库溴铵。维库溴铵、哌库溴铵等虽然起效较慢，但也可用于麻醉诱导。缺血性心脏病患者多肥胖，困难气道发生率高，清醒气管插管不适用于此类患者，强烈的应激可能加重心脏负担，甚至再发心肌梗死。建议诱导插管，可以使用琥珀胆碱 2 mg/kg，达到充分的肌肉松弛时进行气管插管，琥珀胆碱起效快、肌松完全、作用时间短，但在血钾偏高、高龄及心率慢的患者不建议使用，以免发生严重的心动过缓甚至心搏骤停。需要注意的是：无论何种诱导方式及何种诱导药物，务必保证患者在诱导期间的通气和氧供，这对冠心病患者相当重要。术中维持可使用罗库溴铵、维库溴铵或哌库溴铵，这些药物在心血管方面的安全性都是相似的，因此具体药物的选择要看是否需要快速拔除气管导管（快通道）。

若患者心功能良好，可以应用快通道心脏麻醉技术，适当使用阿片类药物和肌肉松弛药，术后早期拔管。具体见下文。

二、瓣膜置换或修补术中肌肉松弛药的应用

心脏瓣膜疾病大多为后天性，在国内以风湿性病变居多。瓣膜性心脏病最常见的是二尖瓣病变，其次是主动脉瓣病变或者联合瓣膜病变。不同瓣膜性心脏病的病理生理改变及心功能各有不同，其共性为跨瓣膜血流异常使心腔的（压力或容量）负荷增加，心脏的有效心输出量（CO）下降。

二尖瓣狭窄使得左心房血流在心脏舒张期进入左心室受阻，左心房容量过负荷，左房代偿性扩张，而左心室前负荷不足，心搏量处于正常低水平，EF 降低；同时肺静脉压升高，肺血容量增加，肺淤血，顺应性下降。

二尖瓣关闭不全的主要病理生理改变是二尖瓣反流，使左心房负荷和左心室舒张期负荷加重。左心房除接受肺静脉回流的血液外，还接受左心室反流的血液，左房压力的升高进一步引起肺静脉和肺毛细血管压力升高，继而扩张和淤血。左心室舒张期容量负荷增加，使左心室扩大。慢性者早期通过代偿，心搏量和射血分数增加，左心室舒张末期容量和压力可不增加，此时可无临床症状；失代偿时，心搏量和射血分数下降，左心室舒张期末容量和压力明显增加，临床上出现肺淤血和体循环灌注低下等左心衰竭的表现。

主动脉瓣狭窄使收缩期左心室后负荷增加，左心室收缩力增强以克服跨瓣压差、维持静息时正常心输出量，由此产生左心室肥厚、左心室舒张期顺应性下降、舒张末期压力升高。左心室肥厚，收缩力加强，会明显增加心肌氧耗，同时肥厚的心室壁使内膜下心肌面临缺血风险，再加上心排量减少引起低血压和心肌供血供氧不足，进一步加重心肌缺血，严重时甚至有晕厥、心律失常和猝死风险。

主动脉瓣关闭不全时，舒张期大量血液反流回左心室，使左心室容量负荷加重，左心室舒张末期容积增大，早期心搏量增加，射血分数正常，随病情进展，左心室进一步扩张，左心室舒张末期容积和压力显著增加，严重扩张的心肌导致收缩能力受损，当左心室收缩减弱时，心搏

量减少。主动脉瓣反流明显时，主动脉舒张压明显下降，冠脉灌注压降低，心肌血供减少，进一步减弱心肌收缩力。

因此，心脏瓣膜病变手术麻醉的关键是在围术期尽量保护各种代偿机制来维持有效心输出量。以瓣膜狭窄为主要病变的瓣膜性心脏病麻醉管理的关键是避免心动过速，心动过速使心脏舒张期缩短，经瓣口的血流更少，并且加重心肌氧耗，应维持心率在 100 次/min 以内，最佳心率为 60～80 次/min。以瓣膜关闭不全为主要病变的瓣膜性心脏病应维持较快的心率(80～100 次/min)，以减少反流，避免心脏舒张期过负荷；亦应降低左心后负荷，以增加前向血流，减少反流。单个瓣膜的双病变(如二尖瓣狭窄合并关闭不全)或联合瓣膜病(如二尖瓣狭窄合并主动脉关闭不全)的麻醉处理要比单个瓣膜的单种病变复杂，一般而言，麻醉处理原则应首先针对病变最严重的瓣膜，同时又要考虑另一病变瓣膜的情况。

肌肉松弛药的使用原则为：应选用避免引起心血管反应的肌肉松弛药。维库溴铵、哌库溴铵、罗库溴铵和顺阿曲库铵对循环影响甚微，适用于瓣膜狭窄的患者。泮库溴铵使心率轻度增加，若使用大剂量芬太尼麻醉则选用泮库溴铵为合适，能避免大剂量芬太尼导致的心动过缓，但肌肉松弛药的选择并非绝对，麻醉诱导时选择合适的麻醉药物和剂量、减慢注药速度、必要时使用心血管药物，这些措施对心率和血压的影响远较肌肉松弛药的作用更大。

病程较长的二尖瓣病变往往合并肺动脉高压。肺动脉高压患者对组胺比较敏感，组胺可能引起肺动脉高压危象或低氧发作，因此在选择肌肉松弛药时要避免使用有组胺释放作用的药物。另外，此类患者可能伴有右心压力和容量超负荷、消化道充血、胃内容物排空延迟、静脉压力增高、肝肾功能受损等。一般来说心脏手术为择期手术，并非一定要行快速序贯诱导，但对于上述有右心功能不全的患者来说，消化道充血、胃内容物排空延迟，反流误吸的可能性增大，理论上快速序贯诱导还是必要的。在这样的情况下应选择快速起效肌肉松弛药如琥珀胆碱或起效最快的非去极化肌肉松弛药罗库溴铵，尽早创造良好的气管插管条件。

三、先天性心脏病纠治术中肌肉松弛药的应用

先天性心脏病行手术治疗的患者多为小儿，必须根据他们的生理特点使用肌肉松弛药，与成人相区别。关于肌肉松弛药在小儿患儿的使用另有介绍。一般来说，琥珀胆碱 1～2 mg/kg 常用于气管插管。箭毒可引起血压下降，小儿心脏手术已不用。泮库溴铵静脉缓慢注射，不致引起心率和血压改变，但快速注射气管插管剂量(0.1 mg/kg)可引起心动过速。泮库溴铵与大剂量芬太尼合用，可拮抗芬太尼的心动过缓作用，这种作用同样存在于小儿。其他肌肉松弛药如阿曲库铵、维库溴铵、哌库溴铵对心血管无不良作用，适用于小儿心脏手术，可根据病情需要选用，但有两点必须注意：肺动脉高压与肌肉松弛药的关系在儿童更为明显，引起组胺释放的肌肉松弛药使用时必须更加小心；多数先天性心脏病与气道异常有关，如 Pierre Robin 综合征(即小儿下颌畸形和唇腭裂)，可能引起气管插管困难。这种情况下，需创造良好的快速插管条件，充分完善的肌松必不可少。部分复杂先天性心脏病患儿术后可能需要持续使用肌肉松弛药 2～3 d，持续机械通气，帮助心肺功能恢复。

第四节 快通道心脏麻醉中肌肉松弛药的使用

近年来医疗健康服务不断要求降低医疗支出，有效利用目前设备和医疗资源，为此，应运而生快通道技术。快通道心脏麻醉（fast track anesthesia，FTA）可以避免气管导管刺激引起的血压增高、心率增快、氧耗增加；避免长时间机械通气影响呼吸功能恢复，减少呼吸系统并发症；患者更少需要使用血管活性药物；可较快离开 ICU，提高医疗资源的利用率；减少患者的住院费用；经临床证实，这种技术安全可靠，不增加围术期的死亡率和发病率。

快通道心脏麻醉是指在心脏手术后早期拔除气管导管（<6 h）；为进一步减少 ICU 停留时间、降低医疗费用支出，目前提出了超快通道心脏麻醉（Ultra-fast track anesthesia，UFTA）技术。UFTA 技术是选择合适的麻醉方法和麻醉药物，在 FTA 基础上使患者术毕即刻气管拔管或术后 1 h 内拔管，尽早回到普通病房，并在 48～72 h 内出院。

伴随着非体外循环下心脏手术、微创心脏手术以及介入心脏手术的发展，快通道及超快通道麻醉已势在必行，而且麻醉技术的改进和新型麻醉药物以及拮抗药物的出现，使快通道和超快通道的实施越来越简单易行。现在，快通道及超快通道心脏麻醉不仅用于非体外循环下心脏手术，一些体外循环下的手术，从简单的房、室间隔缺损修补到较复杂的冠状动脉旁路移植或瓣膜置换术，以及复杂的先天性心脏病手术如双向 Glenn 分流术，Fontan、Ross 手术，甚至深低温停循环的手术都可以应用这种技术。

在目前情况下，若患者有下列情况应考虑放弃快通道心脏麻醉：①左心室显著功能不全；②发生手术并发症或术后心功能衰竭，需用 IABP 等辅助循环的患者；③严重 COPD；④再次手术或急诊手术；⑤BMI≥35 kg/m^2。

心脏手术术后早期拔管有许多优势，即使仅提前 1～3 h 也是有利的。若患者拔管时间缩短，发生知晓和不适的可能性也随之降低；拔管后，患者左室舒张末容积、每搏功、心脏指数都明显升高；早期拔管还可以减少镇静和镇痛药物的用量，有利于患者早期活动，减少肺内分流和肺不张，改善肺功能；早拔管提高患者围术期生活质量，患者感觉舒适。

麻醉过程中使用大剂量芬太尼（50～100 μg/kg）虽然可以维持比较平稳的血流动力学，但由于芬太尼的呼吸抑制作用，患者通常需要在术后较长时间才能拔管，故在 ICU 停留时间长。快通道心脏手术要求麻醉策略有适当改变，减少麻醉性镇痛药物的用量，以避免拔管延迟。新型阿片类药物，如瑞芬太尼代谢迅速、舒芬太尼镇痛作用强呼吸抑制小，是快通道麻醉更好的选择，术中芬太尼总量控制在 15 μg/kg 以下，对拔管多无显著影响。肌肉松弛药的选择也相当重要，罗库溴铵和阿曲库铵是不错的选择，维库溴铵和泮库溴铵在控制剂量的情况下亦可以选用。心脏手术中肌肉松弛作用不是绝对需要，但使用肌肉松弛药可以减少浅麻醉下体动与膈肌运动，防止低温引起的寒战。术中肌张力监测（如 TOF 监测）有助于使用合适剂量的肌肉松弛药，避免术后残余肌肉松弛作用的发生。

为保证安全，必须保证心脏手术后气管拔管前停用所有阿片类药物、苯二氮草类药物，并且等待肌肉松弛药残余作用完全消退。许多研究都认为肌肉松弛药残余作用是引起早期拔管延迟的主要原因。使用泮库溴铵的患者入ICU时几乎每位患者TOFr均<0.7,在最后一个剂量使用之后7 h还测量到严重的残余药肌肉松弛作用。而罗库溴铵组患者入ICU时半数患者TOFr>0.7,最后一个剂量使用之后2 h内所有患者的神经肌肉功能完全恢复。泮库溴铵组患者气管拔管的时间较罗库溴铵组延迟4 h。因此在快通道心脏麻醉中必须注意泮库溴铵等长效肌肉松弛药肌肉松弛作用的延迟效应。而使用短效或中效肌肉松弛药有助于神经肌肉接头功能的恢复,患者术后不易出现肌肉乏力的临床症状。

术后使用拮抗剂拮抗肌肉松弛药的作用,可以明显减少肌肉松弛药残余作用的危险性。仅通过临床症状,常难以判断肌肉松弛药残余作用,有些学者建议在心脏手术结束后使用抗胆碱酯酶药物。事实上,并没有很多麻醉医生这样做。美国的一项调查证实只有9%的心脏麻醉医生会在拔管前常规使用拮抗剂。对于心脏手术患者来说,胆碱酯酶抑制药引起的心动过缓、阿托品或格隆溴铵诱发的心动过速,以及不合时宜的拮抗导致的血流动力学波动都会带来较大风险。

近几年,氯更葡糖钠(sugammadex)的诞生和应用似乎为肌肉松弛药的拮抗带来光明的前景。由于氯更葡糖钠的内腔同罗库溴铵分子具有互补性,可以高度选择性地拮抗甾类肌肉松弛药罗库溴铵,对同类药物维库溴铵也有良好的拮抗作用,而对苄异喹啉类非去极化肌肉松弛药及去极化肌肉松弛药琥珀胆碱无拮抗作用。由于氯更葡糖钠在血浆中快速地整合甾类肌肉松弛药,阻止其与胆碱能受体结合,因此只要给予足量的拮抗药(2 mg/kg)就能完全有效地螯合血浆中游离型肌肉松弛药,使得神经肌肉阻滞迅速恢复。实验证明,在给予罗库溴铵后,当TOF计数T_2恢复到可探测时给予足量的氯更葡糖钠,TOFr都能在3 min内恢复到0.9以上。而且,这种作用与肌肉松弛药作用时间、深度无关,与机体酸碱环境、肾脏功能无关,与其他合用麻醉药的种类无关,无胆碱酯酶抑制剂所引起的心血管系统、呼吸系统及消化系统不良反应。

但是,尽管有如此多的优点,氯更葡糖钠在心脏麻醉苏醒期的应用经验却非常之少,一方面,中短效肌肉松弛药本身代谢迅速,控制好它们的用量及给药时机,一般不会影响术后拔管;另一方面,快通道麻醉本身的用意即在降低成本,减少花费,氯更葡糖钠高昂的费用限制了它的应用。

在心外科ICU中对心脏手术患者进行神经肌肉功能监测,可以判断肌力完全恢复的时间,避免肌松药残余作用的危害。气管拔管后15 min,仍然要对患者行体格检查以判断是否留有肌肉松弛药残余作用。不建议给气管拔管后清醒的患者使用TOF监测,有条件的情况下建议使用加速肌电图仪。

有学者进行了一项大样本的回顾性研究,以明确CABG手术中使用长效或中效肌肉松弛药对ICU停留时间及住院时间的影响。结果发现使用维库溴铵和泮库溴铵与ICU停留时间和术后住院时间长短无关。选择何种肌肉松弛药并不会影响ICU停留时间和住院时间,这一点并不奇怪,是否能够出ICU有很多标准,无论是否气管插管,多数患者术后第一天均在ICU度过。但是,现在的超快通道可以避免心脏手术患者进入ICU,而直接采用PACU模式,萨尔希亚(Salhiyyah)记录2004～2010年共11 895例心脏手术患者,其中5 367例无快通道禁忌证的患者术后直接进入PACU,共4 510例(84%)拔管后于手术当日送返普通病区,不再进入ICU,术中肌肉松弛药使用罗库溴铵,术毕不予以拮抗。中山医院对于行介入心脏手术的患者，包括经皮主动脉瓣置入术、经心尖主动脉瓣植入术、经皮肺动脉瓣植入术、mitral clip 治疗二尖瓣关闭不全等手术也采用此种模式，无麻醉后并发症发生。

综上所述，快通道心脏麻醉及超快通道心脏麻醉复合应用各种麻醉技术，充分利用各自优点，以达到术毕即刻气管拔管的目的。尽可能减少苯二氮䓬类药物、中、长效麻醉性镇痛药物的用量，以吸入麻醉药或超短效类药物，如瑞芬太尼、异丙酚维持麻醉。减少快通道手术患者肌肉松弛药残余作用的办法有使用中效肌肉松弛药、术中术后神经肌肉功能监测、拔管前常规临床肌力检查、当使用泮库溴铵时使用拮抗剂逆转肌肉松弛药残余作用。美国加利弗尼亚 Loma Linda 大学医学中心在 CPB 前使用泮库溴铵，CPB 后改用罗库溴铵；加拿大 de l'universite de Montreal 医学中心使用罗库溴铵 0.6 mg/kg 诱导，间断输注罗库溴铵麻醉维持进行超快通道心脏麻醉；一些中心用胸段硬膜外麻醉（TEA）复合全身麻醉，即可减少麻醉药和肌肉松弛药的使用，又可达到完美的术后镇痛。因此，肌肉松弛药的使用并非绝对，只要掌握原则、密切监测均可安全实现快通道或超快通道心脏麻醉。

（郭克芳　薛张纲）

参考文献

1 Jaffe RA. Et al. Anesthesiologist's Manual of Surgical Procedures. Lippincott Williams & Wilkins Inc. 2004.

2 Gothard JWW. Et al. Cardiovascular and Thoracic Anaesthesia. Elsevier Health Sciences. 2003.

3 Murphy GS, et al. The Use of neuromuscular blocking drugs in adult cardiac surgery: results of a national postal survey. Anesth Analg. 2002,95:1534 - 1539.

4 Murphy GS, et al. Impact of shorter-acting neuromuscular blocking agents on fast-track recovery of the cardiac surgical patient. Anesthesiology. 2002,96:600 - 606.

5 Mets B. The pharmacokinetics of anesthetic drugs and adjuvants during cardiopulmonary bypass. Acta Anaesthesiol Scand January. 2000,44:261 - 273.

6 Haanschoten MC1, van Straten AH, ter Woorst JF, et al. Fast-track practice in cardiac surgery: results and predictors of outcome. Interact Cardiovasc Thorac Surg. 2012,15:989 - 994.

7 Salhiyyah K1, Elsobky S, Raja S, et al. A clinical and economic evaluation of fast-track 8 recovery after cardiac surgery. Heart Surg Forum. 2011,14:E330 - 334.

8 Hemmerling TM1, Romano G, Terrasini N, et al. Anesthesia for off-pump coronary artery bypass surgery. Ann Card Anaesth. 2013,16:28 - 39.

9 Cammu G1, Coart D, De Graeve K, et al. Reversal of rocuronium-induced neuromuscular block with sugammadex in heart failure patients: a prospective observational study. Acta Anaesthesiol Belg. 2012, 63:69 - 73.

10 Hemmerling TM and Zaouter C. Neuromuscular blockade and outcome in cardiac anesthesia. Ann Card Anaesth 2010,13:189 - 191.

11 郭克芳，罗红，金翔华，等. 快通道冠脉旁路手术中芬太尼和舒芬太尼麻醉效果的比较. 中国临床医学. 2008,15:419 - 420.

12 孙志荣，薛张纲，郭克芳，等. 大陆首例经皮主动脉瓣置换术的麻醉处理。中华麻醉学杂志. 2011,31:639 - 640.

第十七章　肌肉松弛药在神经外科手术中的应用

在神经外科手术中应用肌肉松弛药有利于呼吸管理和颅内压（intracranial pressure，ICP）的控制，不仅能为手术提供满意条件，而且也常用于术后呼吸治疗和惊厥控制。由于神经外科手术的特殊性，合理应用肌肉松弛药显得尤为重要。

第一节　肌肉松弛药对脑代谢、脑血流和颅内压的影响

肌肉松弛药属水溶性药物，不能通过血脑屏障（blood-brain barrier，BBB），对脑代谢率（cerebral metabolic rate，CMR）不产生直接作用。非去极化肌肉松弛药对脑血流量（cerebral blood flow，CBF）也无直接作用，但可通过组胺释放或解迷走作用等间接改变脑血流动力学，引起 CBF 的改变，进而影响 ICP。去极化肌肉松弛药和非去极化肌肉松弛药对 CMR、CBF 和 ICP 的影响也各具特点。

一、去极化肌肉松弛药

动物实验表明犬静脉注射琥珀胆碱 1 mg/kg 后 CBF 增加至对照值的 151％，持续 15 min 后 CBF 才降至 127％，然后逐渐恢复至对照水平，在 CBF 剧增的同时 ICP 也相应升高。现认为这一反应与琥珀胆碱引起的肌纤维成束收缩致胸内压升高影响颈静脉回流有关。这种反应对于 ICP 正常的患者一般较短暂，仅持续数分钟，升高的程度也较轻，但对 ICP 已升高以致颅内顺应性降低的患者，琥珀胆碱升高 ICP 的幅度更大，持续时间也更长。有研究表明，在脑肿瘤患者静脉注射琥珀胆碱 1 mg/kg 可使 ICP 平均升高 5 mmHg，其中 40％患者的 ICP 升高超过 8 mmHg，在麻醉深度不足时升高更加明显。预先应用小剂量非去极化肌肉松弛药有助于预防肌颤和继发的 ICP 增高，例如在静脉注射琥珀胆碱 1 mg/kg 前先静脉注射维库溴铵 0.014 mg/kg，ICP 升高最大值仅为 3 mmHg。

二、非去极化肌肉松弛药

（一）苄异喹啉类

传统的苄异喹啉类肌肉松弛药如筒箭毒碱、阿曲库铵和米库氯铵易引起组胺释放，表现为低血压、心动过速、支气管痉挛和皮肤征象等。脑血管扩张常引起 CBF 和 ICP 增加，实验显示犬和猫静脉注射筒箭毒碱 0.4 mg/kg 可使 CBF 在 10～20 min 持续增加，同时引起 ICP 的升

高。已有ICP升高患者应尽量避免使用可引起组胺释放的肌肉松弛药。给人单次静脉注射筒箭毒碱0.6 mg/kg即可引起一过性血压降低和心动过速，同时出现面部潮红和脑血管扩张。组胺释放程度与肌肉松弛药的药量和注射速度有关，例如阿曲库铵单次快速静脉注射0.4 mg/kg对健康人无组胺释放反应，但剂量分别增至0.5 mg/kg、0.6 mg/kg和0.8 mg/kg时则分别有30%、50%和90%的患者产生组胺释放反应。若将注射速度由15 s延长至75 s，静脉注射阿曲库铵0.6 mg/kg则不出现组胺反应和血流动力学变化，这是因为减慢静脉注射速度使其血药浓度缓慢上升，保持在引起肥大细胞兴奋组胺释放的阈值以下。在静脉注射阿曲库铵0.6 mg/kg之前15 min先静脉注射H_1或H_2受体拮抗剂也可预防组胺释放反应。米库氯铵起效快且持续时间短，常用量时对心血管系统无影响，但仍可引起组胺释放。新型的苄异喹啉类肌肉松弛药，如顺阿曲库铵在临床应用剂量组胺释放反应轻微。

（二）甾类

甾类肌肉松弛药如泮库溴铵、哌库溴铵、维库溴铵和罗库溴铵等对CBF和ICP影响轻微，适用于神经外科患者的麻醉诱导和维持。

1. 泮库溴铵

实验证实泮库溴铵不升高健康犬的CBF、CMR和ICP，但它的解迷走作用可使血压和心率升高，对于ICP正常的患者不至于产生不良影响，若用于脑血流自动调节机制受损患者则可能明显增加CBF和ICP，应慎用。

2. 哌库溴铵和维库溴铵

这两种肌肉松弛药几乎不引起组胺释放，也没有明显的血流动力学变化，对CBF、CMR和ICP均无影响，实验表明维库溴铵用于ICP升高的猫时不诱发ICP的进一步升高。

3. 罗库溴铵

罗库溴铵是目前临床上起效最快的非去极化肌肉松弛药。静脉注射0.6 mg/kg的罗库溴铵，90 s后可进行气管插管，若增至1.0 mg/kg，约60 s即可达到满意的插管条件，尤其适用于琥珀胆碱禁忌时的快速气管插管。罗库溴铵不释放组胺，在大剂量注射（0.9 mg/kg）时可能有轻度的解迷走作用，介于泮库溴铵与维库溴铵之间，但在临床应用剂量并无明显的心率和血压变化，也不影响神经外科患者的ICP和脑灌注压（cerebral perfusion pressure，CPP）。

第二节　神经外科手术中肌肉松弛药的应用

神经外科手术中应用肌肉松弛药有利于呼吸管理和控制ICP、避免术中体动和呛咳，可减少麻醉药的用量，利于术后早期清醒，但若使用不当也可引起严重后果。

一、麻醉诱导

最常用静脉诱导，患者入室后应对其进行一次总体的神经功能评定，避免选择引起ICP升高的麻醉药物。

琥珀胆碱静脉注射可引起短暂的肌颤、ICP和眼内压升高，不推荐用于择期开颅手术患者，但由于其起效和代谢迅速，在需要快速肌松以控制和保护气道时仍不失为一个较好的选择，应注意控制麻醉深度，减轻置入喉镜、气管插管和气管内吸引等有害刺激引起的ICP升高。在烧伤、截瘫和严重肌肉损伤患者使用琥珀胆碱可使血钾浓度明显升高，因此，近期烧伤、脊髓损伤截瘫（损伤10～100 d）、血钾升高、严重肌肉损伤和恶性高热史患者应禁用。

择期神经外科手术推荐使用非去极化肌肉松弛药辅助诱导，如维库溴铵、罗库溴铵和顺阿曲库铵，同时应用合理的镇静和镇痛药物，待充分起效后再置入喉镜和气管插管，避免在此过程中出现血压急剧升高，导致ICP升高和动脉瘤破裂等。诱导前必须仔细评估气道情况，尤其是垂体瘤引起肢端肥大症和肥胖患者往往伴有显著的气道解剖改变，需采用处理困难气道的措施，必要时选用清醒插管。

对于重度颅脑创伤患者，尽早气管插管可保护呼吸道、防止误吸、保证足够的通气、避免缺氧、低碳酸血症和高碳酸血症。存活的重度颅脑创伤患者中，1%～3%的成年人和0.5%的儿童合并有颈椎损伤，跌倒时头部首先着地或高速机动车辆事故的伤者中10%或更高可能伴有颈椎骨折。侧位放射线检查对于颈椎骨折漏诊率可达20%，因此推荐还要同时照正位（前后位）和张口位（暴露齿状突），有报道指出可使骨折漏诊率降至7%。在没有经X线检查排除颈椎骨折的情况下，紧急气管插管时推荐保持颈椎中立位。面部骨折和软组织水肿可影响声门暴露，可考虑使用纤维支气管镜进行气管插管，严重面部和/或喉部损伤时考虑气管切开。在怀疑颅底骨折、严重面部骨折和出血倾向时要避免经鼻插管。出现中耳腔出血、耳漏、乳突和眼周瘀斑时高度怀疑颅底骨折，颅底骨折时经鼻腔插管有可能将污染物直接带入脑组织，因此应尽量避免。

所有颅脑创伤患者都应视为饱胃，插管前应预吸氧，然后快速麻醉诱导，过程中保持环状软骨压迫和保持头部中立位。在严重创伤患者可考虑不使用任何麻醉药经口清醒插管，但在清醒、不合作和挣扎的患者很难施行。根据患者的心血管状况，几乎所有静脉麻醉药都可用来麻醉诱导。神经外科患者紧急插管时肌肉松弛药的选择一直是多年来争议的问题，琥珀胆碱可以增加ICP，然而在急性呼吸道阻塞、饱胃、需要插管后进行神经学检查的患者，快速起效和清除的琥珀胆碱的好处要超过短暂ICP升高带来的风险。尤其是对于呼吸道不通畅和饱胃患者，琥珀胆碱是用于气管插管和快速控制呼吸道的良好选择。罗库溴铵起效快且对颅内动力学无影响，可用于神经外科麻醉替代琥珀胆碱，常用剂量为0.6～1 mg/kg。神经外科手术常常需要在侧卧位或俯卧位下进行，由于在全麻下肌肉完全松弛，脊柱和关节均处于无支撑和无保护状态，在改变体位时，应特别注意搬动体位时的统一步调，即保持头、颈、背、下肢围绕一个纵轴转动以防脊柱（颈椎、腰椎）损伤、关节扭曲和神经血管牵拉伤。

二、麻醉维持

可使用吸入、全凭静脉或静吸复合维持麻醉。全凭静脉麻醉时需要相应增加肌肉松弛药的用量，防止术中突然的体动和呛咳。常用分次静脉注射法维持肌松，根据肌肉松弛药消除半衰期的长短和肌张力监测结果，间隔一定时间追加初始剂量的1/5～1/3。中时效和短时效肌肉松弛药可以选用持续静脉输注法，根据肌肉松弛作用监测调节给药速度，神经肌肉接头处的药物浓度呈相对动态稳定，维持恒定满意的肌松，有效地防止术中体动和呛咳，尤其适合应用于神经外科手术麻醉。以维库溴铵为例，以0.1 mg/kg静脉注射后以0.05 mg/(kg·h)的速度持续静脉输注可获得满意的肌松状态，若选用顺阿曲库铵，可使用0.15 mg/kg静脉注射后以0.1 mg/(kg·h)的速度持续静脉输注。

三、麻醉苏醒

择期神经外科手术多要求患者术后尽早恢复意识以及时进行神经功能评估，麻醉苏醒力求平稳，不可过早停用麻醉药，手术结束撤下头架和包扎头部敷料时仍应维持足够的麻醉深度，以防患者呛咳导致ICP急剧增高和脑内创面出血。苏醒期避免高血压、寒战、呛咳和躁动，保证通气量，防止缺氧和二氧化碳蓄积。应确保呼吸肌的肌力充分恢复，能够维持正常通气功能。术后呼吸抑制会引起缺氧和二氧化碳蓄积，明显升高血压和ICP，建议在手术结束后使用肌松拮抗药，常用新斯的明和阿托品。阿片类受体拮抗剂如纳洛酮慎用，以防突然苏醒躁动引起剧烈的血流动力学波动甚至再次出血。

对于常规的幕上肿瘤切除术，若手术过程顺利，患者一般情况良好，呼吸、循环稳定，吞咽反射灵敏，抬头能持续5 s，潮气量＞6 ml/kg，彻底清除气管和口咽内的分泌物和血液后即可拔出气管导管。待患者清醒，可遵从指令，吸空气后SpO_2不低于95％，呼之睁眼，能点头示意后，方可送回病房或ICU。手术创伤大、可疑累及呼吸中枢、有后组脑神经损伤出现吞咽困难、呛咳反射明显减弱、颈段和上胸段脊髓手术后呼吸肌麻痹或咳嗽无力的患者，术后应保留气管导管，必要时继续行呼吸支持治疗。搬动患者时要注意头部不过分转动，以免发生脑干移位，导致呼吸停止。

四、神经外科手术中的肌张力监测

神经外科手术中需要保证患者制动，禁忌出现体动和呛咳。呛咳使脑静脉回流受阻，引起ICP急剧升高，发生在诱导期可能造成动脉瘤破裂或高血压脑出血，在术中发生会导致手术损伤和脑膨出，在关颅后则有可能引起创面再次出血。临床上术中多选用尺神经通过4个成串刺激(TOF)进行肌张力监测。一般腹部手术中TOF保持仅出现T_1和T_2 2个肌颤搐时即可满足手术中的肌松需要，但神经外科手术对肌松提出了更高的要求。不同肌群对肌肉松弛药的敏感性并不一致，膈肌对肌肉松弛药的敏感性较外周肌肉低，因此即使外周肌肉对TOF刺激的反应已完全消失时，手术中出现强烈刺激时膈肌可能仍有活动，引发呛咳反应，因此TOF监测对于神经外科手术的肌张力监测有一定的局限性，无法对零以下更深的神经肌肉阻滞程度进行评估，因此强直刺激后刺激(PTC)更适合于要求绝对肌松时的肌张力监测，主要优点是可定量监测TOF和单次颤搐刺激不能检测的深度神经肌肉阻滞。例如当处理颅内血管瘤时要求极深的肌松，要求达到刺激气道隆突也不致发生呛咳，此时将PTC维持在1～2可避免剧烈的呛咳，PTC＝0时才能保证完全抑制咳嗽反射。PTC的主要局限性是2次间隔至少需6 min，因此不能连续动态观测神经肌肉阻滞程度。术中联合使用PTC与TOF监测可取长补短，更科学地指导肌肉松弛药的应用，术毕宜选用TOF进行肌张力恢复的判断以及指导拮抗药的应用。

第三节 神经外科患者应用肌肉松弛药的特殊性

一、开颅术中过度通气对非去极化肌肉松弛药作用时效的影响

神经外科麻醉中常常应用适度的过度通气以利于降低ICP和提供脑松弛。现认为过度通气可缩短非去极化肌肉松弛药神经肌肉阻滞时间，有研究发现将$PaCO_2$降至30 mmHg时可使哌库溴铵神经肌肉阻滞时间缩短12.6%。过度通气对非去极化肌肉松弛药神经肌肉阻滞的影响考虑可能与以下两个方面有关：①过度通气引起呼吸性碱中毒，使细胞外液pH值升高，提高神经兴奋性，促使Ca^{2+}进入轴浆，并促使囊泡与细胞膜融合，加速释放乙酰胆碱，对抗肌肉松弛药作用，缩短神经肌肉阻滞时间；②在碱性环境下肌肉血管扩张、血流增加，加速残留在神经肌肉接头内的肌肉松弛药进入血循环被代谢和清除。所以在施行过度通气时应相应增加非去极化肌肉松弛药的用量和追加次数。

二、低温对肌肉松弛药的影响

在实施某些复杂的动脉瘤和脑血管畸形手术时可能需要应用低温技术以延长脑组织的缺血耐受时间。核心体温降低到34℃以下时，机体会动员多种调节机制增加产热和减少散热以保持正常体温，最明显的反应就是寒战。寒战会使中枢兴奋性增高，氧耗量成倍增加，同时升高血压和ICP，所以在低温过程中应保证足够的肌松以避免寒战发生。低温还降低肌肉和肝肾等血流量，延缓肌肉松弛药的代谢和消除，导致非去极化肌肉松弛药的时效明显延长。临床应用时应适当减量，最好使用肌张力监测以正确指导肌肉松弛药的合理应用。

三、癫痫患者肌肉松弛药的应用

研究表明抗惊厥药物可以明显缩短非去极化肌肉松弛药的作用时效，而且服用抗惊厥药物时间越长，复合用药种类越多，影响就越大。抗惊厥药物可能从以下几个方面影响非去极化肌肉松弛药肌肉松弛作用：①长期服用抗惊厥药物的患者，血中α_1糖蛋白水平较高，肌肉松弛药与蛋白的结合量增多；②苯妥英钠和卡马西平等抗惊厥药可直接作用于乙酰胆碱受体；③抗惊厥药有肝代谢酶诱导作用，可加速肌肉松弛药在体内的代谢；④多种抗惊厥药物之间有相加作用，丙戊酸钠可抑制肝脏对苯巴比妥钠等的分解，还可置换苯妥英钠的蛋白结合点，使苯妥英钠血浆游离浓度升高；⑤复合应用镇静药时可使抗惊厥药代谢延缓、药效增强，进一步加强酶促作用。所以对术前长期服用抗惊厥药物的患者，非去极化肌肉松弛药剂量宜加大，追加用药的次数也应增多，最好持续肌张力监测以指导合理临床用药。

第四节 肌肉松弛药对神经功能监测的影响及注意事项

随着神经外科学的发展，术中神经功能监测应用越来越广泛，对麻醉管理也提出了更高的要求。

一、脑电（electroencephalogram，EEG）监测

癫痫灶切除术和动脉瘤夹闭术等常常需要监测 EEG，麻醉中尽量避免使用可能影响脑电活动的药物，并且要保持麻醉深度的恒定，过深和过浅的麻醉都会影响脑电监测的结果，但对肌肉松弛药的使用没有限制。

二、肌电（electromyography，EMG）监测

在脑桥小脑角区或延髓等部位手术中，需要进行三叉神经、面神经、迷走神经和副神经等的肌电监测（EMG），记录神经受到机械和物理刺激后肌肉的运动反应，有助于预防神经损伤。肌肉松弛会直接影响肌电监测结果，导致神经受到牵拉或损伤时不能引起相应的肌肉活动，增加神经损伤的概率。尽管理论上部分神经肌肉阻滞时也可测到肌电图，但在颅神经监测时最好避免使用任何肌肉松弛药。应选用短时效肌肉松弛药，在开始监测前 1 h 应停用肌肉松弛药，适当增加吸入麻醉药浓度和镇痛药用量，在监测结束后再使用肌肉松弛药。

三、感觉诱发电位（EP）

如体感诱发电位（SSEPs）、脑干听觉诱发电位（BAEPs）和视觉诱发电位（VEPs），对麻醉的要求与脑电监测类似，不限制肌肉松弛药的使用。

四、运动诱发电位（MEPs）

SSEPs 主要反映的是脊髓后索神经功能的完整性，不能直接评估运动神经系统的功能状态，在复杂脊髓手术中，同时监测感觉神经传导功能和运动神经传导功能的完整性十分必要。MEPs 监测包括皮质运动诱发电位和脊髓运动诱发电位。

（一）皮质运动诱发电位

是指经头皮电刺激运动皮质产生的神经肌肉诱发电位，是一种非常敏感、简单、有效的监测运动神经传导功能的完整性的方法。其原理是经头皮刺激运动皮质，兴奋运动神经元和中间神经元，再通过皮质脊髓束将兴奋信号下传至脊髓前角细胞，最终引起运动神经所支配的肌肉收缩，即复合性肌肉动作电位（CMAP）。通过肌肉电极记录的各组不同的肌肉复合性肌肉动作电位波幅作为评估运动神经传导功能完整性的依据。皮质运动诱发电位监测对麻醉提出了更高的要求，多种吸入麻醉药以及氧化亚氮都可减少，甚至完全抑制大脑神经元的活动，麻醉过深会造成复合性肌肉动作电位反应波幅降低，从而影响诱发电位的发生。运动诱发电位监测时不能使用任何肌肉松弛药。静脉麻醉对皮质运动诱发电位影响小，但也应注意剂量和药物组合。有报道使用 6～10 mg/(kg・h)丙泊酚复合瑞芬太尼 0.2～0.35 μg/(kg・min)全凭静脉麻醉，期间不使用吸入麻醉药和任何肌肉松弛药，证实效果满意。

（二）脊髓运动诱发电位

主要用于监测脊髓运动功能，麻醉药物对脊髓的影响较皮质相对较小，但也要注意麻醉对脊髓运动功能的抑制反应，同样不能使用肌肉松弛药。

第五节　神经系统疾病患者使用肌肉松弛药的注意事项

一、颅内疾患

（一）偏瘫

多数系上运动神经元病变或损伤所致，对非去极化肌肉松弛药和去极化肌肉松弛药都可表现出异常反应。对非去极化肌肉松弛药主要表现为耐药性，常于卒中后第 3 天出现。应用局部箭毒试验(RCT)进行测试，可显示麻痹侧对非去极化肌肉松弛药有耐药性，与健侧相比强度弱且恢复快。因此，偏瘫患者应用神经-肌肉接头监测时，可能会过低估计肌松的强度，从而误导术毕过早停止机械通气，应予注意。

（二）多发性硬化症

是中枢神经系统脱髓鞘性疾病，表现肌无力、麻木、感觉异常及视力障碍，偶尔出现肌挛缩。个案报道指出对阿曲库铵耐药，也有报道应用琥珀胆碱后出现高血钾和肌挛缩。一般认为此类患者使用肌肉松弛药还是较安全的。

（三）大脑性麻痹

是胎儿或新生儿因脑缺氧所引起的痉挛性运动麻痹，曾有个案报道对维库溴铵耐药，应用琥珀胆碱出现高钾血症致心搏骤停。由于此类患儿多数同时合并蛛网膜下腔出血，因此心跳停止的原因尚难定论。目前普遍认为此类患者应用肌肉松弛药尚属安全。

（四）弥漫性颅内病变

脑外伤、脑炎晚期或脑动脉瘤破裂等可引起弥漫性颅内病变，应用琥珀胆碱可引起高钾血症，甚至心搏骤停，原因尚不清楚。因此，除在脑损伤 24 h 以内，不宜应用琥珀胆碱。帕金森病和亨廷顿舞蹈病患者对肌肉松弛药的反应无异常。

二、脊髓病变或损伤

（一）截瘫

长时间骨骼肌瘫痪的患者，静脉注射琥珀胆碱后肌颤使细胞内钾离子大量释放到血液循环，可引起高血钾症，有导致心律失常甚至心搏骤停的危险。需要肌松时，宜用非去极化肌肉松弛药。截瘫患者脊髓损伤平面较低仅涉及下肢者，对非去极化肌肉松弛药的敏感性增强。应用琥珀胆碱后可引起高钾血症，且与剂量无关，主要与损伤时间有关，伤后 1 周内用药即可出现高钾血症，于伤后 85 d 用药仍可发生。由于化学敏感性的接头外受体，可在肌肉失神经支配 2 d 内出现。因此，禁用琥珀胆碱。

（二）肌萎缩性侧索硬化症

属于中枢神经退行性病变，涉及部位包括运动神经节和脊髓锥体束，其神经—肌肉接头功能的异常主要是合成乙酰胆碱所需的酶含量异常降低。症状为肌无力和肌萎缩，偶尔肢体痉挛，表现为运动引起的渐进性无力、强直刺激反应衰减。对非去极化肌肉松弛药敏感，用抗胆碱酯酶药可改善上述症状。

（三）脊髓灰质炎

表现为病变部位肌肉动作电位减小，强直刺激反应衰减，患者对非去极化肌肉松弛药的敏感性增强。

三、外周神经病变

（一）末梢神经病变

症状为感觉丧失、感觉异常、偶尔肌无力和肌萎缩。但与重症肌无力有区别，对应用抗胆碱酯酶药的反应不敏感。多数患者 RCT 正常，有些患者的肌电图与重症肌无力相似。严重患者应用琥珀胆碱后可能出现高钾血症或室性心动过速。

（二）神经纤维瘤

属遗传性疾病，一般对琥珀胆碱表现为耐药，对非去极化肌肉松弛药表现敏感性增强。

（三）格林—巴利综合征

又称急性感染性神经炎，一般认为与病毒感染和自身免疫疾病有关。肌肉的失神经支配往往发生在起病后 2～4 周，神经再分布发生在第 4～5 周。有报道患者在失神经支配期间对维库溴铵表现耐药，而进入神经再分布期则出现高敏反应。此病于恢复期应用琥珀胆碱可引起高血钾，可能与肌肉失神经支配和化学敏感性接头外受体有关。

（四）肌肉失神经支配

常因末梢神经损伤所致，去神经支配的肌肉对箭毒反应正常，但对琥珀胆碱可出现肌肉挛缩并释放钾。去神经支配的肌肉越多，注射琥珀胆碱后产生的高血钾危险性越大，最早在 3 周，最迟在 6 个月均可产生。预先应用非去极化肌肉松弛药也不能减轻或消除琥珀胆碱所引起的肌挛缩和高钾血症，此类患者禁用琥珀胆碱。

四、原发性神经—肌肉接头病变

（一）重症肌无力

重症肌无力是一种表现为神经—肌肉传递障碍而影响骨骼肌收缩功能的获得性自身免疫性疾病，其致病性抗体为 AchR 抗体（AchR-Ab），靶器官为神经肌肉接头（NMJ）突触后膜上的乙酰胆碱受体（AchR）。尽量采用保留呼吸气管内插管，可在小剂量镇痛、镇静药配合表面麻醉下完成；对过度紧张、手术时间较长的患者可采用硫喷妥钠或丙泊酚及用肌肉松弛药快速诱导插管，但重症肌无力患者对非去极化肌肉松弛药敏感性增强，只需要常规剂量的 1/4～1/5 即满足肌松要求，且作用时间延长，故以短效药物为安全。一些抗生素（如链霉素、新霉素、庆大霉素、肠黏菌素等）可阻碍乙酰胆碱释放，有神经肌接头阻滞作用，可加重肌无力，应引起注意。

重症肌无力患者对琥珀胆碱反应异常，其初量的反应小于正常人，提示可能出现耐药，有报道重症肌无力患者琥珀胆碱的 ED_{50} 和 ED_{95} 分别是正常人的 2.0 倍和 2.6 倍，但重复用药则快速出现Ⅱ相阻滞和持续阻滞。

由于这类患者对肌肉松弛药的反应异常，一般不主张应用肌肉松弛药，但也有人认为重症肌无力患者使用中、短效非去极化肌肉松弛药尚属安全，但用药过程应常规监测神经一肌肉接头阻滞作用，并逐渐增加药量；需注意用能增强肌肉松弛药作用的药物时，其作用可明显增强。例如给重症肌无力患者应用泮库溴铵 1 mg 完全恢复后，再应用噻替派和庆大霉素，患者可出现深度肌麻痹现象。同样，奎尼丁和普鲁卡因也可加剧重症肌无力的症状。

（二）肌无力综合征

以肢体近端肌肉疲劳和肌痛为特点，与重症肌无力患者的不同点在于锻炼后可获得改善，且对使用抗胆碱酯酶药的反应差。其病理改变为神经-肌肉接头的突触前乙酰胆碱释放延迟。这类患者对非去极化肌肉松弛药和琥珀胆碱都极敏感。

五、肌肉病变

（一）肌强直

属遗传性肌肉功能紊乱，以强直性挛缩为特点，主要病变在肌纤维，神经—肌肉接头处常有 Na^+、Cl^- 通道受损，患者对琥珀胆碱和非去极化肌肉松弛药的反应均正常。有报道静脉注射小剂量琥珀胆碱(40 mg)也可引起全身挛缩，而大剂量则仅出现肌肉松弛。此可能是琥珀胆碱对神经一肌肉接头的反常作用，即颤搐反应降低时，基础肌张力增加。肌强直患者应用琥珀胆碱很不安全，因一旦出现全身挛缩，很难进行气管插管及控制通气。琥珀胆碱引起的强直与恶性高热相似，提示两者可能存在相关性。此类患者应禁用琥珀胆碱。电灼或手术刺激可引起强直性挛缩。由于其病理改变在肌纤维，因此肌肉松弛药和区域阻滞不能解除其痉挛，只有直接作用于肌纤维的药物如局麻药、苯妥英钠、曲丹洛林（硝苯呋海因）、吸入麻醉药才能使肌强直松弛。切口周围肌肉应用局麻药浸润也可防止或减轻挛缩。

（二）家族性周期麻痹

特点为间断性急性发作性肌无力或骨骼肌麻痹，原因是骨骼肌钠通道通透性异常增加，肌电图的表现虽与肌强直患者相似，但应用非去极化肌肉松弛药或琥珀胆碱均安全有效。进行肌张力监测以采用面部肌肉较手部为好，因前者不易受影响。

（三）肌肉营养不良与多发性肌炎

1. 肌肉营养不良

特点是骨骼肌和非骨骼肌渐进性无力，主要受损部位在肌纤维，神经-肌肉接头也受累。RCT 提示对箭毒的敏感性正常，仅阻滞时间延长。有报道这类患者使用琥珀胆碱后出现高血钾而引起心搏骤停，另外某些患者还有可能诱发非典型性恶性高热，故不宜用琥珀胆碱。

2. 多发性肌炎

系结缔组织病，特点是肌炎和退行性改变，应用非去极化肌肉松弛药和琥珀胆碱都未见明显异常。

（王保国　金海龙）

参考文献

1 Ronald D. Miller. Miller's Anesthesia. 7th edition. Churchill Livingstone Publishers. 2009. 859－912.

2 庄心良，曾因明，陈伯銮. 现代麻醉学. 第3版. 北京：人民卫生出版社. 2003. 562－589.

3 安刚，薛富善. 现代麻醉学技术. 北京：科学技术文献出版社. 2001. 839－863.

4 王恩真. 神经外科麻醉学. 第2版. 北京：人民卫生出版社. 2000. 293－317.

5 Glover CD, Carling NP. Neuromonitoring for Scoliosis Surgery. Anesthesiol Clin. Mar 2014, 32(1): 101－114.

6 Wachter D, Christophis P, Stein M, Oertel MF. Use of multimodal electrophysiological monitoring to predict outcome after subarachnoid hemorrhage? A prospective series. J Neurosurg Sci. Sep 2011, 55(3): 179－187.

7 Sloan T, Sloan H, Rogers J. Nitrous oxide and isoflurane are synergistic with respect to amplitude and latency effects on sensory evoked potentials. J Clin Monit Comput. Apr 2010, 24(2): 113－123.

8 Eager M, Shimer A, Jahangiri FR, Shen F, Arlet V. Intraoperative neurophysiological monitoring (IONM): lessons learned from 32 case events in 2069 spine cases. Am J Electroneurodiagnostic Technol. Dec 2011, 51(4): 247－263.

9 Kelleher MO, Tan G, Sarjeant R, Fehlings MG. Predictive value of intraoperative neurophysiological monitoring during cervical spine surgery: a prospective analysis of 1055 consecutive patients. J Neurosurg Spine. Mar 2008, 8(3): 215－221.

第十八章　肌肉松弛药在肝脏与肾脏功能障碍患者中的应用

肝脏和肾脏是药物体内代谢、消除的重要器官。由于肌肉松弛药种类和结构多样，肝脏和/或肾脏功能障碍对肌肉松弛药代谢的影响也不尽相同。本章重点讨论肌肉松弛药在肝脏与肾脏功能障碍患者的药效和药代学变化以及临床应用。

第一节　肝肾功能对肌肉松弛药代谢的影响

肝脏与肾脏是大部分肌肉松弛药代谢的主要部位。肝脏主要通过细胞色素氧化酶 P450、UDP-葡萄糖醛酸转移酶等代谢酶对药物进行氧化还原和/或结合反应，使代谢产物较易于通过肾脏和/或胆汁排出体外。肾脏则是大部分肌肉松弛药的主要排泄器官。

一、肝脏在肌肉松弛药代谢中的作用

肝脏的药物代谢分为氧化、结合以及分泌入胆汁 3 个时相。氧化、还原和水解称为Ⅰ相反应，主要由细胞色素氧化酶 P450 催化；结合反应称为Ⅱ相反应，除与葡萄糖醛酸、硫酸、谷胱甘肽结合外，还有甲基化、N-乙酰化、氨基酸结合等；Ⅲ相反应是通过结合反应使药物变为水溶性，提高其与毛细血管膜转运的亲和性，易分泌入胆汁。肝脏对肌肉松弛药的代谢主要指对肌肉松弛药进行生物转化和/或直接分泌入胆汁而排泄。

（一）生物转化作用

血浆中的肌肉松弛药经肝细胞摄取、代谢酶进行转化从而生成新的代谢产物，最终易于通过肝脏和/或肾脏排出体外。肌肉松弛药在肝脏的生物转化包括Ⅰ、Ⅱ和Ⅲ相反应，其中主要经Ⅲ相反应代谢(图 18-1)。

1. Ⅰ相代谢

Ⅰ相反应也称官能团反应，参与Ⅰ相代谢的是一个庞大的基因超家族编码的依赖细胞色素氧化酶 P450 的混合功能氧化酶系统，其中主要成分是细胞色素氧化酶 P450。Ⅰ相反应包括羟化、脱烃、脱氨、环氧化、脱硫、脱卤和水解等反应。如泮库溴铵有 10%～20%在肝脏内代谢羟化成为 3-羟基维库溴铵；而维库溴铵在体内可产生 3-羟维库溴铵、17-羟维库溴铵和 3，17-羟维库溴铵 3 种代谢产物，其中前者为主要途径。

2. Ⅱ相代谢

Ⅱ相反应又称结合反应，谷胱甘肽、葡萄糖醛酸及硫酸根等基团在相应基团转移酶的作用

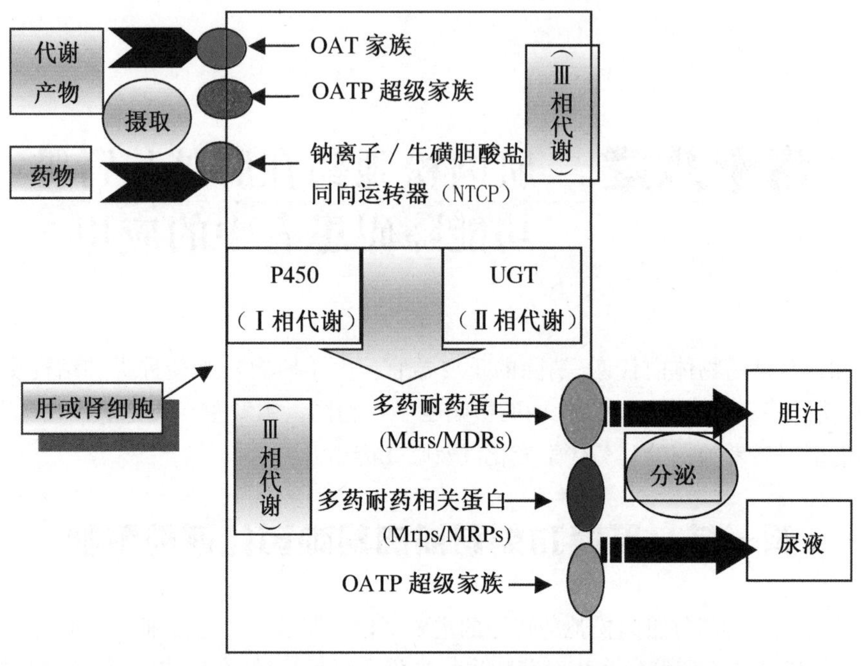

图 18－1　代谢产物和药物在肝脏或肾脏的代谢示意图

OAT：有机阴离子转运体；OATP：有机阴离子转运多肽；P450：为细胞色素氧化酶系统；UGT 为葡萄糖醛酸转移酶

下，使药物形成非活性形式（也有例外，如吗啡生成的是活性物）而易于从肾脏随尿或从肝脏随胆汁分泌而排泄。

3. Ⅲ相代谢

近年来发现肝细胞和肾小管上皮细胞上存在着一类转运载体，即有机阴离子转运多肽（organic anion translating peptide，OATP），它们在细胞摄取和分泌内源性化合物和外源性物质如药物时起着重要作用，机体首先需要从血浆中摄取这些物质，才能进一步对它们进行代谢。有学者将 OATP 对其底物的转运作用称为除Ⅰ相和Ⅱ相代谢之外的Ⅲ相代谢，把 OATP 称为Ⅲ相代谢酶。此外，以往发现的有机阳离子转运体（Organic cation transporter，OCT）和有机阴离子转运体（Organic anion transporter，OAT）均是细胞跨膜转运体，它们分别主要转运分子量较小的有机阳离子和有机阴离子。从代谢的角度来说，由于物质在体内的代谢首先需要将它们转运至细胞内，除了 OATP 之外，OAT 和 OCT 等膜转运体都应是Ⅲ相代谢酶。图 18－2 为大鼠有机阴离子转运多肽（大鼠为 Oatp，人类为 OATP）、大鼠 OAT 和 OCT 的结构示意图。

OATP 是一个超家族的转运体，最初命名时因为其主要转运有机阴离子，但后来发现它还转运种类众多的内源性化合物和外源性有机阳离子和无电荷的化合物，如胆红素等有机胆盐、维库溴铵等二价有机阳离子等体积较大的化合物。OATP 还对血脑屏障、胎盘屏障等生物屏障的形成和维持起重要作用。疾病状态和病理生理的变化会影响 OATP 在肝脏和肾脏等器

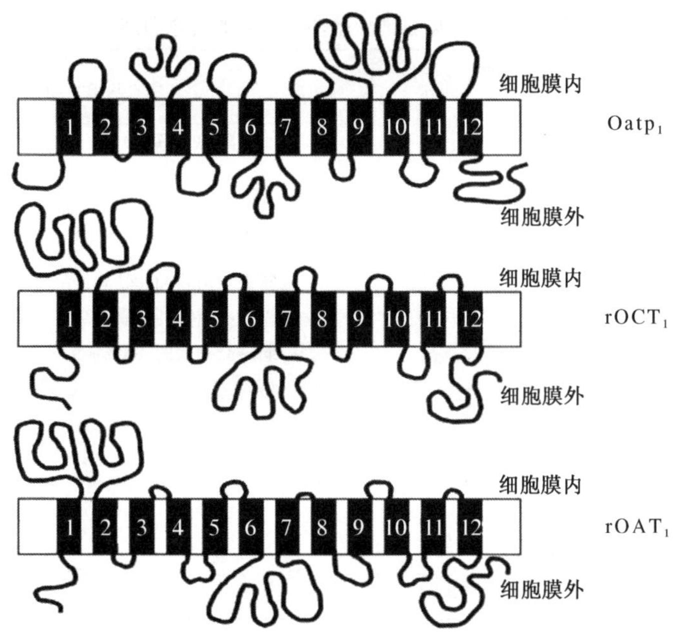

图 18-2 大老鼠有机阴离子转运多肽(Oatp1)、大鼠有阳离子转运体($rOCT_1$)和大鼠有机阴离子转运体(rOAT1)跨膜结构示意图。

3 个转运体均有 12 次跨膜,Oatp1 在第 9 和第 10 次跨膜区域的细胞外有 1 个大环而在最初的 2 次跨膜区域细胞外有 1 个大环。

官的表达改变,从而影响其底物的代谢。目前已经发现一些麻醉药和内源性阿片类物质是 OATP 的底物。

各种酶的基因多态性是个体及种间药物代谢差异的基因基础,酶活性的数量或活性的下降也会使药物的代谢受到明显影响。有研究表明,慢性肝硬化和阻塞性黄疸患者 P450 数量和活性均有明显下降,这也可能是慢性肝病患者药物代谢能力下降的主要原因之一。此外,不同病理条件下,内源性化合物在体内代谢的堆积可导致一些酶类的数量和质量发生改变,这些代谢酶的变化可进一步影响同一底物的药物代谢。

(二) 分泌药物入胆汁而排泄

肝脏除了以上对药物的摄取和转化作用外,还可通过胆汁分泌途径将一些药物和代谢产物经粪便直接排出体外。甾类肌肉松弛药及其代谢产物大都经胆汁排泄,因而其代谢会受到一定程度影响。罗库溴铵主要以原型经肝脏摄取并经胆汁分泌。梗阻性黄疸时罗库溴铵经胆汁分泌减慢,其临床作用时间显著延长。

二、肾脏在肌肉松弛药代谢中的作用

几乎所有肌肉松弛药都或多或少在肾脏中浓缩,随尿排出体外。故肾脏在肌肉松弛药的代谢中有重要作用。不同种类肌肉松弛药由于分子结构的不同,其肾脏代谢水平也不尽相同(表 18-1)。

表 18-1　常见肌肉松弛药在体内的代谢和消除

肌肉松弛药	肾排泄（原型%）	胆汁排泄（原型%）	肝代谢（%）	其他代谢途径
琥珀胆碱	<2	—	—	胆碱酯酶水解（90%）
氯筒箭毒碱	80	20	—	—
氯二甲箭毒	>98	<2	—	—
杜什氯铵	>90	<10	—	—
阿曲库铵	10～40	—	—	霍夫曼消除和非特异性酯酶水解（60%～90%）
顺阿曲库铵	16	—	—	霍夫曼消除（80%）
米库氯铵	<5	—	—	胆碱酯酶水解（95%～99%）
泮库溴铵	85	15	10～20	—
哌库溴铵	>90	<10	10	—
维库溴铵	20～30	30～40	30～40	—
罗库溴铵	<10	>70	<5	—
瑞库溴铵	20	未知	5	—
加拉碘铵	100	—	—	—
阿库氯铵	80～90	10～20	—	—

氯筒箭毒碱有 80%通过肾排出，其余经胆汁排泄。氯二甲箭毒则 98%原形经肾从尿中排出体外。加拉碘铵和十烃溴铵几乎是完全依赖肾脏排出。这些药物的代谢主要依赖肾脏，在无尿时其代谢将会受到明显影响。

甾类肌肉松弛药总体上经肾脏代谢较箭毒类少。泮库溴铵也有 85%以原形由尿排出，其余 15%可在肝脏内代谢产生 3-羟基和 17-羟基维库溴铵，经由肾脏或肝脏排出体外，因此依赖于肾脏排泄是泮库溴铵的主要缺点之一。作为泮库溴铵单季铵衍生物的维库溴铵除了不具有心血管系统不良反应外，其代谢更多通过胆汁排泄，从而减少了对肾脏的依赖。再后来研制的罗库溴铵去除了维库溴铵的 3 乙酰基团，在体内几乎不代谢，更多通过胆汁排泄。瑞库溴铵是维库溴铵 16-N-丙酰-17β-丙酸盐衍生物，是迄今发现的起效最快的非去极化肌肉松弛药，但由于可能导致严重支气管痉挛的不良反应而未能进一步在临床麻醉中应用。肝功能障碍时瑞库溴铵的代谢变化不大，但是肾衰竭时其清除率约下降 30%。

苄异喹啉类肌肉松弛药总体上不依赖肝肾功能代谢。阿曲库铵主要通过非特异性酯酶水解和霍夫曼消除自行降解。顺阿曲库铵和米库氯铵是一种双酯型苄异喹啉化合物，可被血浆胆碱酯酶很快降解，其速率为琥珀胆碱的 70%～80%。在体内消除不直接依赖肝肾功能，但肝和肾功能两者均衰竭，则直接影响米库氯铵的分解。因此，肾衰竭可使胆碱酯酶活性降低 30%～50%，从而导致时效延长。在遗传性血浆胆碱酯酶异常或活性下降的患者中，其时效可延长至数小时。虽然正常情况下 10%的苯磺酸阿曲库铵是从尿中排出，但在无肾功能时，阿曲库铵、米库氯铵和琥珀胆碱可经非肾脏途径完全从血浆中清除。

三、肌肉松弛药的其他代谢形式

（一）胆碱酯酶和非特异性酯酶水解作用

血浆胆碱酯酶可分解琥珀胆碱和米库氯铵，分解米库氯铵的速率为琥珀胆碱的 70%～

80%。两者的消除不直接依赖肝肾功能，但肝和肾功能两者均衰竭时会直接影响血浆胆碱酯酶的活性，肾衰竭可能使胆碱酯酶活性降低 30%～50%，从而延长肌肉松弛药的时效。在血浆胆碱酯酶异常或活性低下时，可以影响米库氯铵的时效。阿曲库铵在人体内由非特异性酯酶分解约占 60%，这也是阿曲库铵消除的重要方式之一。

（二）霍夫曼消除

阿曲库铵和顺阿曲库铵可通过一种化学反应自行降解，即霍夫曼消除。两药在生理 pH 值和体温下就进行霍夫曼消除，在碱性条件下会更易于消除。过度通气将加速阿曲库铵的降解。此外，费希尔(Fisher)等的研究认为，除非特异性酯酶分解和霍夫曼消除 2 条通路外，还有其他重要通路存在。因此阿曲库铵的代谢尚待进一步研究。

顺阿曲库铵是阿曲库铵 10 个异构体中的一种，其作用为后者的 4 倍。和阿曲库铵一样，它也通过霍夫曼消除，没有母体分子的酯水解。其霍夫曼消除占到总清除率的 77%。顺阿曲库铵的清除和 N-甲基四氢罂粟碱的形成几乎不受肝功能障碍的影响。

四、药物自身化学结构对肝脏和肾脏代谢的影响

（一）分子大小对药物在体内代谢的影响

药物及其代谢产物通常是通过尿液和胆汁排泄的，而这两种消除通路又是相互补充的。海容(Hiron)等 1976 年就证实，低分子量化合物通过尿液排泄多，而通过胆汁排出少(<10%)；高分子量化合物主要通过胆汁消除。30 种有机芳香族化合物在大鼠体内的消除表明，分子质量<350 道尔顿(Dalton，D)时主要的排泄途径是尿液，350～450 Da 时两种途径都有，而在 450～850 Da 时主要经胆汁排泄。1984 年，克拉森(Klaassen)等证明，要通过胆汁排泄的有机阴离子其分子质量界限值大约 500 Da。如果其中一条通路被阻断或抑制，另一条通路则可能总体上增强。既然这个过程是载体介导，内源性血浆内物质和药物在组织摄取和/或分泌时就可能有竞争和饱和。

（二）脂溶性和电荷基团对药物在体内代谢的影响

在大鼠单价有机阳离子分子质量位于 200±50 Da，两价有机阳离子易于从胆汁中排泄。然而，同样是两价阳离子的潘库溴铵和维库溴铵却不同，虽然他们分子量在此范围，但维库溴铵主要在肝内消除，而前者却以肾脏排泄为主，提示除分子量因素外，还应考虑到化学分子结构的因素。许多分泌到胆汁中去的有机物是含有亲水亲油两极性分子，有电荷的极性基团，如羧酸、磺酸、四铵基团，或结合于非极性部分如环结构或长链。用一系列分子量逐渐增加的单价有机阳离子及两价有机阳离子(甾类肌肉松弛药)及有机阴离子来研究分子的极性和非极性部分的平衡对于其经胆汁排泄至关重要。虽然维库溴铵和泮库溴铵仅有单甲基不同，维库溴铵从阳离子中心分离出一个质子，脂溶性可变得更大，并平衡剩余的阳离子团，从而出现显著的胆汁分泌。

分泌到胆汁中去的许多药物，其特点是其总的脂溶性和电荷基团，高度结合于血浆蛋白。阴离子药物主要结合于白蛋白，而阳离子药物则结合于血清类黏蛋白或 α_1 酸性糖蛋白。可以看出，阳性、阴性离子的脂溶性和他们与血浆蛋白结合及肝内的排泄率都有很大关系。总体来

说，能分泌到胆汁中去的药物，其常有较高的分子量，包含有亲水亲油两重的结构，并有较高血浆蛋白结合率；而分泌到尿中去的药物其分子量常较低，可溶性较强，血浆蛋白结合率较低。图 18－3 为代谢产物及药物分子特征与肝脏或肾脏代谢关系示意图。

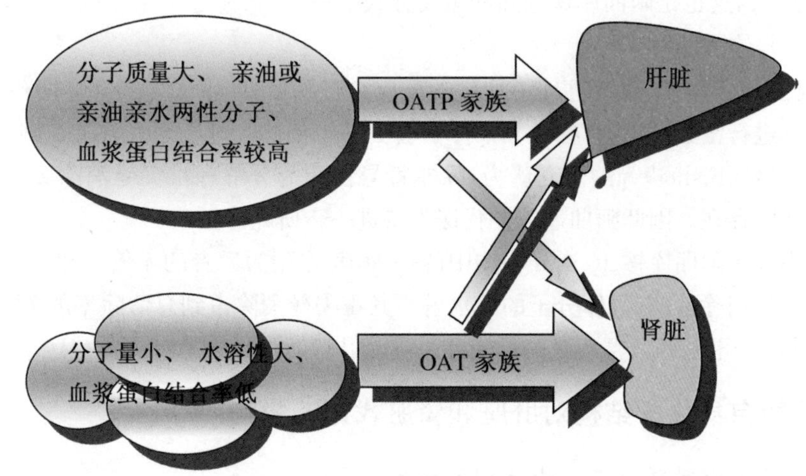

图 18－3 代谢产物及药物分子特征与肝脏或肾脏代谢关系示意图

第二节 肝肾功能障碍对肌肉松弛药代谢的影响

一、肝功能障碍对肌肉松弛药的药效与药代学的影响

（一）肝功能障碍对肌肉松弛药药效的影响

临床研究表明，严重肝硬化患者需要更大剂量的筒箭毒碱和泮库溴铵才能达到与普通患者相同程度的肌松效果。这是因为：①筒箭毒碱和泮库溴铵在肝硬化患者往往有较大的分布容积，故需较大一些的剂量才能达到相同的药效；②该类患者有较高浓度的 γ 球蛋白，与球蛋白结合的筒箭毒碱和泮库溴铵增多，游离药物相对较少，也会使有效药物减低；③严重肝病时，血浆胆碱酯酶水平降低，以至神经肌肉接头处的乙酰胆碱浓度升高，结果对筒箭毒不敏感。

（二）肝功能障碍对肌肉松弛药药代学的影响

肝功能障碍对多数肌肉松弛药的代谢有明显影响，尤其是以肝脏作为主要代谢部位的药物。

1. 影响药物生物转化

所有在肝脏内转化的药物作用时间可延长。对甾类肌肉松弛药的代谢去羟基作用会明显减弱，从而影响此类药物的代谢速度。由于一些肌肉松弛药的代谢需在肝脏进行生物学转化，在肝功能出现障碍时这些药物的消除减慢，所有在肝脏内转化的药物作用时间可延长。肝硬化和阻塞性黄疸患者的肝细胞细胞色素 3A4 家族活性和含量都有明显下降。约有 12％的维库溴铵清除通过转化为3－去乙酰维库溴铵，30％～40％以原形通过胆汁分泌。维库溴铵也通过肾脏排泄。

2. 影响药物从胆汁中排泄

肝硬化及阻塞性黄疸的患者胆汁分泌速度明显减慢，尤其是阻塞性黄疸。对于主要经胆汁分泌的肌肉松弛药，其消除时间可有明显延长；部分从胆汁中分泌的药物，其代谢也有一定程度的延长。如罗库溴铵等在肝功能障碍时，其作用时间延长。有研究表明，在阻塞性黄疸患者，胆汁分泌受阻导致罗库溴铵作用时效显著延长。

3. 影响依赖血浆胆碱酯酶代谢肌肉松弛药的消除

肝脏是血浆胆碱酯酶合成的主要场所。严重肝病时血浆胆碱酯酶水平降低，以至神经肌肉接头处的乙酰胆碱浓度升高，大大延长琥珀胆碱的作用时间；同时米库氯铵的时效也大大延长。库克(Cook)和希德·佩普森(Heed-Papson)等观察到肝硬化和肝功能衰竭患者血浆胆碱酯酶活性明显低于正常水平；米库氯铵的药代学参数显示肝硬化患者 T_1 恢复到75%和 TOFr 恢复到0.7的时间比肝功能正常者分别延长85.8%和58.1%；肝功能衰竭患者 T_1 恢复到25%时间为肝功能正常患者的3.06倍，显示肝功能越差，米库氯铵的肌肉松弛作用越长。

虽然肝功能障碍对阿曲库铵代谢水平并无明显影响，但由于其代谢产物之一的N-甲基四氢罂粟碱能自由通过血脑屏障并且具有中枢兴奋作用，而且其在体内需要通过肝肾消除，并且半衰期较其母体长，伴有肝脏病症的患者使用阿曲库铵时N-甲基四氢罂粟碱浓度可能升高，但目前尚未有术中N-甲基四氢罂粟碱引起的不良反应报道。ICU内合并肝功能障碍的患者如长期输注阿曲库铵应警惕阿曲库铵代谢产物引起的不良反应。

4. 肝功能障碍时水电解质紊乱、低蛋白血症影响肌肉松弛药的代谢

肝功能障碍常可产生腹水和水肿、低蛋白血症、电解质紊乱，而这些对肌肉松弛药的代谢可产生复杂的影响。低蛋白质血症时，肌肉松弛药与白蛋白结合率下降，游离的肌肉松弛药增加，从而导致有药理活性的部分增多，可能发生“意外的”药物敏感性增强。肝硬化、门脉高压可使肝血流减少，药物的代谢和清除可减慢。

二、肾功能障碍对肌肉松弛药药效和药代的影响

（一）肾功能障碍对肌肉松弛药药效的影响

肾功能患者常有水钠潴留、细胞外液量增大，分布容积增大，可使肌肉松弛药初始剂量作用显得有些“迟钝”，获得满意的插管条件所需时间可能相对正常肾功能者要长。泮库溴铵单次静脉注射4 mg后5 min，肾衰竭组和正常肾组血药浓度分别为0.45 μg/ml和0.6 μg/ml。故插管剂量可适当调大，但同时应小心肌肉松弛药清除速度减慢而造成作用时间延长。但对于肾衰竭患者长期透析治疗尤其是术前进行超滤的患者，肌肉松弛药起效时间则有加快趋势。

（二）肾功能障碍对肌肉松弛药药代学的影响

肾脏是体内大多数药物排泄的主要器官之一。肌肉松弛药中箭毒类药基本上都从肾脏代谢，甾类肌肉松弛药中泮库溴铵、哌库溴铵主要由肾脏排泄，苄异喹啉类肌肉松弛药杜什氯铵也有>90%的部分从肾脏排泄，肾功能障碍时这些药物的代谢会受到显著影响。维库溴铵20%～30%从肾脏排泄，肾衰竭对其代谢也有一定影响。阿曲库铵10%～40%可经肾脏排

泄，而顺阿曲库铵则有约 16%经肾排泄，米库氯铵肾脏代谢不足 5%，罗库溴铵则不足 10%，提示肾衰竭对这 2 种肌肉松弛药影响较小。

三、肝肾功能障碍时机体药物代谢的自我调节现象

（一）肝功能障碍时的肝外组织对药物代谢的代偿现象

罗库溴铵超过 70%通过胆汁排泄，肝功能下降时罗库溴铵代谢理论上会受到显著影响，但临床和动物实验结果却不尽支持这个结论。哈利勒（Khalil M）等发现在不同程度肝损害（Child B 和 Child C）的患者中，罗库溴铵的作用虽然有一定延长，但并未发现罗库溴铵清除分数有明显下降；费希尔（Fisher）等用一次给药法研究了肝移植患者病肝切除前与切除后罗库溴铵的代谢，未发现两者有明显变化；林高（Lin Gao）等在肝移植术中发现，罗库溴铵需要量在无肝期较无肝前期下降仅 24%，而东方肝胆医院无转流肝移植则下降达 47%，前者术中尿量接近正常而后者由于肾淤血而少尿可能是两者差异显著的主要原因。

动物实验中，结扎肾血管的正常大鼠罗库溴铵肌松维持时间与未结扎肾血管的大鼠无显著差异，而阻塞性黄疸大鼠则延长近 2.5 倍，提示肾脏在黄疸大鼠罗库溴铵代谢中占有重要地位。阻塞性黄疸大鼠结扎肝动脉和门静脉的无肝代谢模型中，罗库溴铵代谢速度较正常大鼠增加约 30%，说明罗库溴铵肝外代谢有一定程度增强。另外，还有研究证实，阻塞性黄疸大鼠对氨基马尿酸（PAH）清除率增加 1.5～2 倍，也提示大鼠在肝功能障碍早期，肾功能代偿性增强。这些结果提示肝功能障碍时药物的代谢可能有一定程度改变，肝脏代谢减少而肾脏代谢可能增加。

肝功能障碍时药物代谢变化的可能机制目前仍不清楚。推测这可能是机体为减少肝功能障碍时代谢产物的堆积而改变了一些代谢酶类在不同器官的表达，从而使这些器官对代谢产物的排泄功能发生了改变。由于内源性代谢产物和许多药物有同一转运载体，故在某些病理条件下代谢产物变化而产生的转运体变化，可以影响药物的转运。

肝功能障碍时胆红素等代谢产物堆积，机体为增加这些代谢产物的排泄，相关离子转运体在肾脏的表达会发生代偿性改变，从而增加肾脏对代谢产物的分泌。Lee 研究表明，胆管结扎后 1d 大鼠肾脏 MRP2 的蛋白表达已经上调，而且对氨基马尿酸在肾脏的清除率也明显升高；但是肝脏 MRP2 的蛋白和 mRNA 表达均显著下降。家族性非溶血性黄疸综合征大鼠肾脏 OATP1 的 mRNA 表达仅为正常大鼠的 36%，由于 OATP1 主要功能是摄取，表达下降可能意味着肾小管对 OATP1 底物的重吸收减少，从而经肾脏排泄增加。胆管结扎大鼠肝脏 OATP1 表达有明显下降，可能是机体为减少肝细胞进一步摄取有毒性作用的胆红素而进行的调节。在人类炎症胆汁淤积患者中，OATP-C mRNA 水平下降。

虽然目前相关研究虽然还不多，但也有迹象表明，肝功能障碍时 OATP 和 MRP2 等转运体都发生了不同程度的改变，从而减少堆积的代谢产物对机体的损伤。但需要指出的是，肾脏对肝功能障碍时对内源性和外源性物质清除的代偿性增加只是在肝功能障碍尚未引起肾功能下降的前提下，而且其代偿幅度也是有限的。

（二）肾功能障碍时肝脏的代偿作用

同肝功能下降时肾脏对药物代谢程度增强相似，肾功能下降时药物经肝脏的代谢也可能会增加。已经证实，对于无肾脏的狗从胆汁中排出的筒箭毒碱达初始量的34%。正常情况下筒箭毒碱经胆汁和唾液分泌量很小，而在某些异常情况下这样的排泄途径可能成为该药重要的血浆清除方式。

第三节　肌肉松弛药在肝肾功能障碍患者中的应用

苄异喹啉类肌肉松弛药由于肝脏代谢较少，肝功能障碍对其影响较小。肝功能障碍患者静注顺阿曲库铵0.1 mg/kg，除了清除率和稳态分布容积略大外，其他药代动力学指标及肌松恢复情况与正常人相同。

一、肌肉松弛药在肝功能障碍患者中的应用

不同原因所致肝功能障碍如阻塞性黄疸、肝炎和肝硬化对肌肉松弛药代谢的影响不尽相同；肝移植由于需经历病肝、无肝及新肝等3个时相，肌肉松弛药的代谢更为复杂，与其他手术也有不同特点。

（一）阻塞性黄疸

阻塞性黄疸可使以胆汁排泄为主的肌肉松弛药的作用时效延长，但起效时间和恢复时间无明显改变。甾类肌肉松弛药及其代谢产物大都经胆汁排泄，阻塞性黄疸时消除半衰期延长，临床作用时效延长；追加药物时间宜适当延长。有研究表明，罗库溴铵0.6 mg/kg静脉注射后阻塞性黄疸患者起效时间未见明显延长，作用时效延长约50%，也有研究认为单次注射后黄疸患者作用时间并未明显延迟。重复用药罗库溴铵的作用时效可随重复次数增多而延长，有研究发现第4次追加罗库溴铵后作用时效延长约60%，第6次追加用药时可延长1倍。肝内胆管结石、部分肝管阻塞无明显黄疸的患者，罗库溴铵TOF恢复至25%的时间无明显延长，但重复追加用药，同样可见到临床作用时间逐渐延长的趋势，提示此类患者即使肝功能正常，长时间反复用药，也有可能有蓄积作用。

泮库溴铵用于阻塞性黄疸患者时，消除半衰期和清除分数为正常肝功能患者的2倍，神经肌肉阻滞时间延长。原因主要是分布容积和稳态分布容积的增大，分别为正常肝功能者的1.5～2倍。另外，也有研究认为肝外胆管阻塞所致血浆胆盐水平增高，可能抑制泮库溴铵的摄取和转化，也是清除分数降低的可能原因之一。

阿曲库铵的消除不依赖肝肾功能，肝肾功能障碍时其在体内的消除并无明显变化，是肝肾功能障碍时较合适的药物。比昂（Bion JF）等对10例在ICU等待肝移植的急性重型肝炎的患者（其中有6例合并肾衰竭需行血液透析）阿曲库铵代谢进行了研究，观察时间38～217 h，发现其平均稳态清除率为8.6 ml/(min·kg)，TOF恢复到75%的时间为63 min。阿曲库铵代谢产物N-甲基四氢罂粟碱有一定蓄积，但尚未达到临床引起中枢性症状的程度。

（二）急性肝炎

急性肝炎可使肝脏生物转化功能和胆汁分泌功能下降，需经肝脏代谢的药物在体内的消除可能受到明显影响。由于急性肝炎一般为手术麻醉的禁忌证之一，故临床麻醉中关于急性肝炎时肌肉松弛药代谢资料较少。布洛纳(Blobner)等发现急性肝炎大鼠模型维库溴铵作用时间是对照组的144%，血浆清除率仅对照组的68%。而N-甲基精氨酸治疗则有助于提高P450的活性和维库溴铵的清除率。

梅耶(Mayer)等发现急性肝炎大鼠模型阿曲库铵的作用时间较正常大鼠有明显缩短，仅为正常大鼠的40%，其原因可能为乙酰胆碱受体的上调，及急性肝炎时阿曲库铵蛋白结合率的升高。目前急性肝炎时肌肉松弛药代谢的临床资料尚少，但有限的资料提示我们，急性肝炎时甾类肌肉松弛药的代谢可能有明显延长，应注意适当减少用量，延长用药间隔时间；而阿曲库铵则可适当增大用药剂量及减少用药间隔时间。

（三）肝硬化

药效学上，肝硬化患者由于药物分布容积增大，消除半衰期延长，血浆药物浓度消除速度减慢，首剂药量需求增大，相同剂量下插管条件下降。药代学上，主要从肝脏代谢的肌肉松弛药临床无反应期、肌松维持时间、恢复指数、蓄积作用都有较明显增加。部分依赖肝脏代谢的肌肉松弛药代谢也受到一定影响，而主要从肝外途径消除的肌肉松弛药代谢则无明显影响。

甾类肌肉松弛药多经肝脏代谢，肝硬化时其代谢往往有较明显变化。有研究表明，肝硬化患者罗库溴铵插管时间较无肝硬化者延长近0.5～1倍，相同条件下插管条件为优的比率下降约30%。罗库溴铵临床肌松无反应期延长约60%，肌松维持时间延长约20%，TOF恢复时间延长约60%，恢复指数延长20%～100%。和黄疸患者相似，追加用药临床作用时间可逐渐延长，追加用药次数越多，蓄积作用越明显。有研究表明，前3次追加用药临床作用时间延长不明显，但第4次追加用药后临床作用时间可延长50%，第6次加延长作用时间1倍。故临床应用时可适当增加初始剂量或适当延迟插管时间，追加用药时可适当增大给药间隔时间，减少用药量。

苄异喹啉类肌肉松弛药如阿曲库铵及顺阿曲库铵代谢不依赖于肝功能，肝硬化患者对此类肌肉松弛药临床作用时间无明显影响，但米库氯铵(美维松)在肝功能降低的患者作用时间明显延长，这可能是由于血浆假性胆碱酯酶的来源减少、肝硬化后肝脏对美维松的降解速度减慢所致。

（四）肝移植

与普通手术不同，肝移植术中肌肉松弛药的代谢要经历无肝前期、无肝期及新肝期等3个时相。终末期肝病患者术前往往肝功能处于终末期，术前药物代谢速度减慢；无肝期肝脏缺如，药物代谢完全依赖肝外组织，代谢速度可能进一步减慢；新肝期待新肝逐渐发挥功能，药物代谢速度可逐渐恢复至接近或超过无肝期前水平。肌肉松弛药在该类患者中应用时，应注意肌肉松弛药的代谢特点、术前肝功能状态和手术不同时相的代谢特点，合理用药。

无肝期肌肉松弛药的代谢由于患者处于无肝状态，药物代谢发生较大改变。无肝期肌肉松弛药的代谢影响因素：①肌肉松弛药种类；②术前肝肾功能；③无肝期尿量；④出血量；⑤体温;⑥其他因素。

苄异喹啉类肌肉松弛药因不依赖肝肾功能,故其代谢影响不大。德·沃夫(De Wolf)等对14例终末期肝病患者行肝移植手术的患者与肝肾功能正常患者的顺阿曲库铵单次注射后的药代动力学进行了研究,结果发现前者分布容积增加约10%,清除分数亦增加约10%,但消除半衰期相似,TOF恢复到25%的时间、恢复指数亦无明显差异。法曼(Farman)等在肝移植术(306±80) min时间里,阿曲库铵(0.38±0.14) mg/(kg·h)维持肌松满意,所需输注速度与肝功能正常者无显著差异。

东方肝胆医院曾对40例原位肝移植患者术中罗库溴铵需要量进行了研究。研究发现无肝前期、无肝期与新肝期罗库溴铵需要量分别为(3.2±1.2) μg/(kg·min)、(1.7±0.6)与(2.1±0.7) μg/(kg·min),无肝期罗库溴铵需要量较无肝前期下降47%。高(Gao L)等相似条件下无肝期罗库溴铵需要量仅下降24%。两者相差较大的原因可能为,前者为无转流肝移植,无肝期肾脏处于淤血状态,呈少尿或无尿,这样可能减低了肾药物清除作用,而后者静脉转流可保持尿量稳定,罗库溴铵仍可从尿中排出。此外,静脉转流对肌肉松弛药代谢尚可能有一定影响。

上海交通大学医学院附属仁济医院报道,对23例行成人-小儿的活体肝移植的婴幼儿,术中罗库溴铵持续输注的药效学研究发现,罗库溴铵2倍ED_{95}剂量诱导的起效时间为(82.86±14.77) s,无肝前期、无肝期与新肝期罗库溴铵需要量分别为(2.80±0.96) μg/(kg·min)、(1.81±0.34) μg/(kg·min)、(2.54±0.98) μg/(kg·min),与无肝前期比较,无肝期罗库溴铵的需要量下降了35%($P<0.05$),新肝期基本保持不变。

无肝期肌肉松弛药应如何应用是肝移植术肌肉松弛药应用的主要问题之一。阿曲库铵因不受肝肾功能的影响,故其无肝期用量无明显变化。罗库溴铵无肝期用药剂量可用以下情况作为参考:①非转流肝移植罗库溴铵需要量可能较小;如有静脉转流,罗库溴铵需要量可能稍大;②术前如有肝肾综合征,则无肝期罗库溴铵需要量可能较小;③无肝期尿量较多,罗库溴铵需要量可能较大,尿量少或无尿,则需要量可能较小;④参考无肝前期需要量,无肝期罗库溴铵需要量下调量与术前Child-Pugh改良评分成负相关,也即该评分越高,无肝期罗库溴铵需要量变化越小;⑤无肝期出血量对于肌肉松弛药用量也是一种可变因素,部分肌肉松弛药可随失血而被排出患者体外,如出血量较多应注意肌肉松弛药可能需适当增加;⑥体温低于36℃时肌松效应可增强,故肌肉松弛药需要量可适当调小;⑦肌肉松弛药的药效监测可指导肌肉松弛药的合理使用,而且监测肌肉松弛药需要量还可反映新植入的肝脏的功能恢复情况。有研究发现,新肝期罗库溴铵的需要量逐渐恢复,维持在略高于无肝期水平,新肝期罗库溴铵需要量持续下降的患者,在术后均被发现肝功能不良,数天后死亡,但有研究认为罗库溴铵不能反映新肝功能。

二、肌肉松弛药在肾功能障碍患者中的应用

(一)肾功能障碍患者的肌肉松弛药药效学

一般认为,肾衰竭患者分布容积增大,肌肉松弛药起效延迟。有报道显示,泮库溴铵单次

静脉注射 4 mg 后 5 min，肾衰竭组和对照组血药浓度为 0.45 μg/ml 和 0.6 μg/ml，因此，肾功能障碍患者全麻诱导时，肌肉松弛药起效时间可有明显延迟，相同剂量下插管条件较肾功能障碍患者差。

但对于术前作透析治疗尤其是超滤治疗的患者，肌肉松弛药的起效时间则不仅不会延迟，反而起效时间可能缩短。马皓林等发现，术前做透析治疗的肾移植患者阿曲库铵、维库溴铵及米库氯铵起效时间都比肾功能正常者快 25%～40%。这可能是因为术前透析治疗，尤其是超滤治疗可使患者分布容积明显降低，表观分布容积减少所致。

（二）肾功能障碍患者的肌肉松弛药药代学

1. 苄异喹啉类肌肉松弛药

阿曲库铵的消除依赖酯酶水解和霍夫曼消除，肾衰竭不影响其消除，其单剂量和重复剂量临床作用时间、恢复时间都与正常肾功能者无明显差异，但肾功能不全患者长时间及反复用药其恢复时间可能延长，其代谢产物 N-甲基四氢罂粟碱在肾衰竭患者可能产生蓄积，但其血浆浓度尚远远低于其毒性水平。

顺阿曲库铵消除主要通过霍夫曼消除，而在人靠酯酶分解的作用有限，并有仅 16%经肾脏消除，在肾衰竭的患者清除率降低约 13%。其主要代谢产的N-甲基四氢罂粟碱，主要经肾排泄，但由于顺阿曲库铵较阿曲库铵强，用量少及代谢产生的 N-甲基四氢罂粟碱也少，故不良反应也相应减少。

米库氯铵用于肾衰竭患者的作用时间较肾功能正常者延长 1.5 倍，恢复指数也明显增大。这可能是由于肾衰竭患者的血浆胆碱酯酶活性降低（其机理不明）所致，也可能是由于肾脏对米库氯铵的某种异构体的清除率降低所致。故肾功能障碍时米库氯铵代谢受到较明显影响。

2. 甾类肌肉松弛药

泮库溴铵主要在肾脏经尿排泄，肾功能减退明显影响该药的代谢。有研究表明，泮库溴铵单次静脉注射 4 mg 后 4 h 肾衰竭组和对照组血药浓度为 0.18 μg/ml 和 0.067 μg/ml，提示肾脏功能衰竭患者应用泮库溴铵减少剂量，适当延长给药间隔时间。

詹马斯塔（Gramstad）报道，在肾衰竭患者阿曲库铵、维库溴铵和泮库溴铵的 ED_{95} 分别是（375.6、67.2、86.6）μg/kg。维持肌肉松弛程度在 90%所需的剂量三者分别为 409.4 μg/(kg · h)、78.3 mg/(kg · h)、14.2 μg/(kg · h)。阿库溴铵的维持剂量不受肾衰竭影响，而维库溴铵和泮库溴铵维持剂量则分别仅为相应对照组的 77%和 38%。

有报道在 46 例做肾移植的肾衰竭患者和 53 例肾功能正常患者中，对比研究了维库溴铵、罗库溴铵、米库氯铵和阿曲库铵的起效时间和维持时间，结果表明，4 种肌肉松弛药都能安全地运用于终末期肾衰竭患者。维库溴铵和罗库溴铵的无反应时间和作用持续时间无明显差异，但随追加用药次数增多有逐渐延长的趋势；阿曲库铵则作用时效和恢复未见延长；米库氯铵的无反应期延长 60%。库珀（Cooper）等根据肾移植患者罗库溴铵肌肉松弛作用维持时间比肾功能正常者延长 30%～40%，推测可能有更多的罗库溴铵经肾脏排泄，比例可能高于动物实验所报道的 10%。普鲁斯特（Proost）等的研究结果显示，罗库溴铵经肾脏排泄的比例可达 27%。虽然罗库溴铵在体内消除主要依赖于肝功能，但肾消除障碍对罗库溴铵药效的影响也不容忽视。而且，肾移植患者应用罗库溴铵后其肌肉松弛作用表现出很大的个体差异性。库勒-布兰德(Khuenl-Brady)等认为这是由于肾衰竭患者白蛋白浓度低的原因。其次，罗库溴铵在肾移植患者还表现出随追加用药次数增多，药效逐渐延长的趋势。动物实验和人体实验均证实，罗库溴铵在体内仅有不足5%代谢为几乎无神经阻滞作用的17-羟罗库溴铵。故肾功能障碍时多次注射罗库溴铵的药效延长，不是由于代谢产物的蓄积，而是首次追加量尚包含药物分布的时间，多次追加用药使罗库溴铵不再有分布时间。

肌张力监测对于肾移植术中合理使用肌肉松弛药同样有重要意义。终末期肾病患者病情变化大，对肌肉松弛药代谢个体差异大，新植入的肾脏何时、何种程度恢复功能差异也较大。肌张力监测可指导肌肉松弛药的个体化应用。

3. 箭毒类肌肉松弛药

由于此类药物主要由肾脏代谢，故肾功能障碍患者应尽量不选此类药物。

应当注意的是，终末期肾衰竭患者应尽量避免使用琥珀胆碱。虽然琥珀胆碱起效快，作用时间短，但琥珀胆碱1 mg/kg可使正常人血钾上升0.5～0.7 mmol/L，事先预注非去极化肌肉松弛药也不能预防。此外，肾衰竭患者常合并尿毒症，多次使用琥珀胆碱可能会诱发高钾血症。

（王振猛　周脉涛　俞卫锋）

参考文献

1 Miller RD, ed. Anesthesia. 5th ed. Elisevier Science, 04. Chapter 12 Pharmacology of Muscle Relaxants and Their Antagonists 412-490. Chapter 20, Neuromuscular Physiology and Pharmacology, 735-752.

2 庄心良，曾因明，陈伯銮 主编. 现代麻醉学. 第3版. 北京：人民卫生出版社，2004. 266-274；562-589.

3 俞卫锋 主编. 麻醉与复苏新论. 第二军医大学出版社，2001. 29-45；46-49.

4 曾苏 主编. 药物代谢学. 浙江大学出版社，2004. 9-34；35-65.

5 Mikkaichi T, Suzuki T, Tanemoto M, Ito S, Abe T. The organic anion transporter (OATP) family. Drug MetabPharmacokinet, 2004;19(3):171-179.

6 Roth M, Obaidat A, Hagenbuch B. OATPs, OATs and OCTs: the organic anion and cation transporters of the SLCO and SLC22A gene superfamilies. Br J Pharmacol, 2012;165(5):1260-1287.

7 Wang ZM, Zhang P, Lin MJ, Tan B, Qiu HB, Yu WF. Influence of obstructive jaundice on pharmacodynamics of rocuronium. PLoS One 2013;8(10):e78052.

8 Brandoni A, MH Hazelhoff, Bulacio RP, Torres AM. Expression and function of renal and hepatic organic anion transporters in extrahepatic cholestasis. World J Gastroenterol 2012 18(44):6387-6397.

9 Wang Z, Bao Y, Lu J, Yu W. Is neuromuscular relaxation of rocuronium prolonged in patients with obstructive jaundice? Med Hypotheses 2011;76(1):100-101.

10 范秋维，Roger Eltringham，于布为，彭章龙. 罗库溴铵对肾功能正常和肾衰患者的药效学比较. 中华麻醉学杂志 2004;24(1):7-9.

11 王永光，徐建国，陆小兴，等. 罗库溴铵用于肝胆疾患病人的肌松效应. 中华麻醉学杂志 2003;23(10):731-733.

12 Moore, E. W. and J. M. Hunter. The new neuromuscular blocking agents: do they offer any advan-

tages? Br JAnaesth 2001;87(6):912 - 925.

13 Cammu G, Bossuyt G, De Baerdemaeker L, Den Blauwen N, Struys M, Mortier. Dose requirements and recovery profile of an infusion of cisatracurium during liver transplantation. J ClinAnesth,2002,14(2):135 - 139.

14 Higuchi K, Kobayashi Y, Kuroda M, Tanaka Y,Itani T, Araki J, Mifuji R, Katio M, Adachi Y. Modulation of organic anion transporting polypeptide 1 and multidrug resistance protein 3 expression in the liver and kidney of Gunn rats. Hepatol Res 2004;29(1):60 - 66.

15 Mayer B,Fink H, Bogdanski R, Stadler J, Blobner M. Inflammatory liver disease shortens atracurium-induced neuromuscular blockade in rats. Eur J Anaesthesiol,2001;18(9):599 - 604.

16 Gao L, Ramzan I, Baker B. Rocuronium plasma concentrations during three phases of liver transplantation: relationship with early postoperative graft liver function. Br J Anaesth,2002;88(6):764 - 770.

17 Gao L, Ramzan I, Baker B. Rocuronium infusion requirements and plasma concentrations at constant levels of neuromuscular paralysis during three phases of liver transplantation. J ClinAnesth,2003;15(4):257 - 266.

18 Blobner M, Kochs E, Fink H, Mayer B, Veihelmann A, Brill T, Stadler J. Pharmacokinetics and pharmacodynamics of vecuronium in rats with systemic inflammatory response syndrome: treatment with N1G-monomethyl-L-arginine. Anesthsiology 1999;91(4):999 - 1005.

19 vanMiert MM, Eastwood NB, Boyd AH, Parker CJ, Hunter JM. The pharmacokinetics and pharmacodynamics of rocuronium in patients with hepatic cirrhosis. Br J ClinPharmacol 1997; 44(2): 139 - 144.

20 Driessen JJ, Robertson EN, Van Egmond J, Booij LH. Time-course of action of rocuronium 0. 3 mg · kg^{-1} in children with and without endstage renal failure. PaediatrAnaesth,2002;12(6):507 - 510.

21 Proost JH, Eriksson LI, Mirakhur RK, Roest G, Wierda JM. Urinary, biliary and faecal excretion of rocuronium in humans. Br J Anaesth,2000;85(5):717 - 723.

第十九章　肌肉松弛药在腹部手术中的应用

腹部手术常常累及多个脏器，手术时间长，手术创伤大，术中内环境变化各不相同，随着近20年来各类腹腔镜手术、显微手术以及机器人手术的开展，特别是那些手术时间长、操作精细的手术，对麻醉和肌松提出更高要求。目前大部分腹部手术都在静吸复合全麻下进行，稳定而适度的肌松是完成这类手术的重要条件。如何解决个体差异性需求同时促进患者术后早期恢复，优化不同肌肉松弛药的给药方式和剂量，维持恰当的肌松程度，应引起麻醉医生和外科医生的共同关注。

第一节　开腹手术中肌肉松弛药的应用

在腹部手术中肌肉松弛药的临床用途包括以下几方面：①复合麻醉药进行快速诱导及气管插管，使咬肌松弛、声门开大，有利于插管操作。②与镇静镇痛药物同时使用，在术中获得满意的肌肉松弛，为腹腔内进行部分精细操作创造条件。应选用非去极化肌肉松弛药，便于手术结束后的拮抗。

一、腹部手术患者的病理生理变化

（一）循环功能和内环境改变

由于胃肠道出血、呕吐、腹泻、发热以及肠道内液体的积存和腹膜炎等原因，消化系统病变的患者易发生脱水、电解质紊乱、贫血、营养不良等情况，严重者可引起循环紊乱。临床上可以见到有体位性低血压、心动过速、黏膜干燥、皮肤弹性降低及尿量明显减少等征象。在胃液大量丢失的患者可引起代谢性碱中毒，而大量腹泻、肠梗阻及感染中毒性休克都存在不同程度代谢性酸中毒，上述变化可影响肌肉松弛药的药效。

（二）对呼吸功能的影响

腹内巨大肿瘤、腹胀、腹水、肥胖、头低位可影响患者的通气功能和术后呼吸恢复，尤其是老年患者易发生术后低氧血症和肺部感染。

（三）手术刺激膈肌和引起迷走神经反射

腹腔脏器受自主神经支配，手术挤压和牵拉时可发生神经反射性血压、心率及呼吸改变。手术刺激膈肌，使其收缩功能降低，术后易发生低氧血症。

（四）反流及误吸

腹部手术患者胃排空延迟，特别是急诊手术术前准备不充分，易引起恶心呕吐，甚至反流及误吸，术后可并发吸入性肺炎。

（五）关腹困难和出血

肥胖、再次手术、腹腔感染、组织水肿、放疗及激素治疗后的患者关腹困难及术中出血可能较多。

二、开腹手术对麻醉和肌松需求的特点

（一）开腹手术对麻醉和肌松的要求较高

（1）开腹手术要求操作区域充分显露（图 19－1），显露不好将导致手术时间延长，切口扩大，其后果为增加术后疼痛、伤口感染、切口裂开或切口疝等。全身麻醉在适当麻醉深度下，配合肌肉松弛药为开腹手术创造良好手术条件。

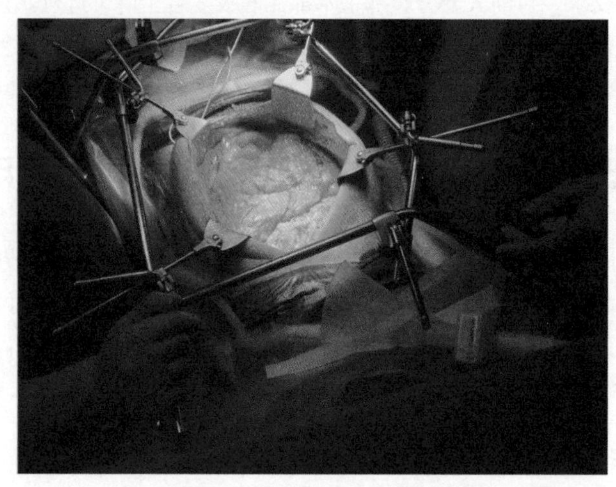

图 19－1　操作区域显露良好（腹肌松弛，小肠和结肠不突出在切口外）

（2）全身麻醉时吞咽反射消失或减弱，尤其是急诊和饱胃患者，用肌肉松弛药后，在诱导和插管时有误吸的危险，因此需用快速诱导插管，并采用积极的预防措施。

（3）腹部手术的患者除术前因消化道疾病易于丢失液体外，术中由于失血、水分蒸发的液体丢失也十分明显，对肌肉松弛药的作用有一定影响，应予以适当的补充。

（4）术前放置胃管可妨碍面罩与面部密封接触，影响麻醉诱导的正压通气。同时胃管的置入可使食管括约肌松弛，并起引流条作用使胃内液体反流，麻醉前应将胃内容物吸净。

（二）以下病情有特殊要求

1. 呃逆

为膈肌痉挛的表现，可自发发生，也可由外界刺激引起。此时需去除对膈肌的外界刺激如胃扩张、拉钩、纱布、血块等，并适当加深麻醉同时追加肌肉松弛药。

2. 肠管扩张

多见于急性肠梗阻患者，腹腔内肠腔扩张，腹内压增加，可导致膈肌活动受限，致使通气功能降低。腹水的放出使腹内压突然降低，除引起低血压外还可引起腹腔内脏的水肿，造成肠管

扩张。此时需持续胃肠减压，积极纠正脱水并适当纠正电解质紊乱(低氯、低钠或低钾)及酸中毒，并维持足够麻醉深度，追加肌肉松弛药。

3. 化脓性胆管炎

常伴有肝功能损害、发热、黄疸、水电解质紊乱、酸碱失衡；胆管压力过高，胆汁逆流可引发化脓性毛细胆管炎，绝大多数患者处于感染性休克状态。术前应积极进行抗休克治疗，同时改善肝功能，并给予维生素 K_1。这类患者常存在不同程度的肌肉松弛药作用时效延长，术中宜在肌张力监测情况下小剂量追加非去极化肌肉松弛药，避免肌肉松弛药残余作用；尤其是存在明显梗阻性黄疸的患者要注意尽量避免使用主要通过肝胆排泄的非去极化肌肉松弛药，如罗库溴铵、维库溴铵等，可以考虑使用不依赖肝肾功能代谢的药物，如琥珀胆碱、阿曲库铵、米库氯铵及顺阿曲库铵等，常选用顺阿曲库铵。

4. 脾切除术

脾脏较小，但位置深藏于季肋下，术中需要良好的肌松条件，较大脾脏或巨脾手术困难，对肌松要求更高，以利于显露和止血。大部分脾切除术患者术前存在不同程度的贫血、血小板降低，术中需做好脾血和腹腔内血的加收与回输的准备。

三、开腹手术中常用肌肉松弛药的使用

使用非去极化肌肉松弛药行气管内插管时，一般给予 2 倍 ED_{95} 或更多的诱导剂量，以缩短药物起效时间，临床常用肌肉松弛药的插管剂量参考(表 19-1)。

表 19-1　临床常用肌肉松弛药气管插管剂量起效与时效

肌肉松弛药	ED_{95} (mg/kg)	插管药量 (mg/kg)	起效 (min)	T_1 25%恢复 (min)	T_1 95%恢复 (min)
琥珀胆碱	0.5	1.0	1.0	6～12	12～15
阿曲库铵	0.2	0.3～0.4	2～3	40～50	50～70
顺阿曲库铵	0.05	0.2	2.6～2.7	66～70	83～91
米库氯铵	0.07	0.2	2～3	12～15	30
泮库溴铵	0.05	0.08～0.1	2～3	90～100	120～150
哌库溴铵	0.045	0.08	2～3	90～120	120～150
维库溴铵	0.04	0.08～0.1	2～3	45～60	60～80
罗库溴铵	0.3	0.6	1.5	23～75	60～70

根据外科手术对肌松的要求，在整个手术期间没有必要自始至终保持同样深度的肌松。一般外科手术，肌颤搐抑制达 85%，此时 4 个成串刺激可以允许出现 T_1、T_2 甚至可出现 T_3，只要抑制 T_4 就能满足手术要求。而腹部手术对肌松要求较高，一般要求肌颤搐抑制 95%。用 4 个成串刺激只能保留有一个肌颤搐(即保留 T_1 而 T_2、T_3 及 T_4 均应被抑制)。术中追加非去极化肌肉松弛药可采用间断静注或持续静脉输注的方法。①间断静注肌肉松弛药：通常间隔 30 min 追加中时效肌肉松弛药。术中间断追加非去极化肌肉松弛药剂量一般为初量的1/5～1/3，应以最少量的肌肉松弛药达到临床对肌松的要求。②持续静脉输注肌肉松弛药：按手术对肌松深度要求调整肌肉松弛药输注速率，获得适宜肌松深度，需注意肌肉松弛药个体差异

大，患者年龄、病理生理状态及麻醉药和术中用药对肌肉松弛药的药效会产生不同的影响，因此在术中需根据临床征象和手术需要来调整输注速率。最适宜持续静脉输注的是短时效肌肉松弛药如米库氯铵，中时效肌肉松弛药也适宜持续静脉输注，如顺阿曲库铵和罗库溴铵，而长时效肌肉松弛药如泮库溴铵等则不主张持续静脉输注。另需注意改变肌肉松弛药静脉输注速率到出现肌肉松弛药效变化有滞后过程，要强调在肌松效应监测下进行肌肉松弛药持续输注。

静脉持续输注非去极化肌肉松弛药在术中维持肌颤搐抑制 95%，停药后肌张力一般能较快恢复，如维库溴铵停止静脉持续输注后肌颤搐 25%恢复时间为 13 min，肌颤搐由 5%恢复到 95%的时间为 32 min。老年患者或合并脏器疾病时如肝衰、肾衰竭时，长期静脉输注停药后的恢复时间可能延长，但是阿曲库铵及顺阿曲库铵两药在体内消除不依赖肝、肾功能，停止静脉输注后 12.5 min 肌颤搐恢复 25%，肌颤搐由 5%恢复到 95%的时间约为 26.6 min，长期持续输注停药后其恢复并无延长趋势。米库氯铵停药后肌张力恢复较阿曲库铵、顺阿曲库铵、维库溴铵和罗库溴铵更快，肌颤搐 25%恢复时间为 5.7 min，由 5%恢复到 95%的时间为 13.6 min。

（一）琥珀胆碱

琥珀胆碱起效快、作用迅速完善和时效短，为超短效去极化肌肉松弛药。静脉注射琥珀胆碱 0.5 mg/kg 的起效时间为 60～90 s，咬肌、咽喉肌和眼肌的起效时间更快，在 60 s 以内。静脉注射琥珀胆碱 1 mg/kg 后可维持呼吸暂停 4～5 min，肌张力完全恢复需 6～12 min。婴幼儿除静脉注射外还可以肌内注射，此时琥珀胆碱用注射用水稀释至 10 mg/ml，用量 1.5～2.0 mg/kg。在紧急情况下琥珀胆碱还可气管内或舌下给药。长期以来，琥珀胆碱曾广泛用于气管插管，由于其存在较多不良反应，现已较少使用。如部分患者胃内压有不同程度的升高，达 30 cmH_2O 以上，最高可到 120 cmH_2O。胃内压升高与腹肌强烈的肌纤维成束收缩及迷走神经兴奋有关。饱胃患者有可能会导致胃内容物反流误吸，对于大量腹水、肠梗阻及裂孔疝的患者，胃内压>15 cmH_2O 就可能引起反流，推荐使用非去极化肌肉松弛药诱导插管，或在使用琥珀胆碱前应用小剂量非去极化肌肉松弛药或/和抗迷走药。

近年来，对于快速诱导插管时琥珀胆碱的使用剂量重新引起麻醉医生的关注。是否对琥珀胆碱临床剂量应重新认识？以往琥珀胆碱诱导插管的剂量为 1 mg/kg，在这一剂量下，几乎所有患者都能够达到快速诱导插管所需的满意肌松程度和插管条件。琥珀胆碱的 ED_{95} 是 0.3 mg/kg，1 mg/kg 是>3 倍 ED_{95} 的剂量。琥珀胆碱的诸多不良反应也与剂量相关。因此，静脉注射 0.5～0.6 mg/kg 琥珀胆碱 1 min 后进行气管插管，其起效时间、阻滞程度以及插管条件与 1 mg/kg 琥珀胆碱差异无显著差异，而呼吸停止时间和自主呼吸恢复时间却比使用 1 mg/kg 琥珀胆碱明显缩短。因此，0.5～0.6 mg/kg 琥珀胆碱可以作为气管插管剂量。

（二）阿曲库铵

阿曲库铵的 ED_{95} 为 0.23 mg/kg，起效时间为 3～4 min，恢复指数为 10～15 min，90%肌颤搐恢复时间为 30 min。反复给药或持续静脉滴注无蓄积作用，恢复指数不受用药总量影响，肌颤搐一旦开始恢复，其恢复指数相对恒定。儿童及老年患者的恢复与成人一样，气管插管剂量为 0.4～0.5 mg/kg。此药消除不受肝、肾功能影响，适用于肝、肾功能不全患者。

阿曲库铵曾被广泛应用于各类腹部手术，提供了可靠的肌松条件，但需注意临床使用阿曲库铵剂量超过 2 倍 ED_{95} 时可能有迷走神经阻滞作用，需与其他疾病或手术因素相区别。阿曲库铵有组胺释放而引起低血压和心动过速，还可引起支气管痉挛，现几乎被顺阿曲库铵代替。

（三）顺阿曲库铵

顺阿曲库铵是阿曲库铵 10 个异构物中的一个，为顺旋光异构体，其强度是阿曲库铵的 4 倍。顺阿曲库铵与阿曲库铵一样，均是中时效非去极化肌肉松弛药，ED_{95} 为 0.05 mg/kg，起效时间为 3～4 min，恢复指数 10～15 min，顺阿曲库铵 0.15 mg/kg 可以在 5 min 内获得满意的插管条件。

顺阿曲库铵的恢复指数不受给药总量及给药方式的影响，其清除率约为 5 ml/(kg・min)，消除半衰期约为 24 min，其消除主要通过霍夫曼消除，靠酯酶水解的作用有限，长时间持续使用顺阿曲库铵并无明显蓄积作用。顺阿曲库铵在术中单次追加剂量为 0.03 mg/kg，临床有效作用时间约 20 min，持续输注剂量一般推荐维持在 1～2 μg/(kg・min)。

顺阿曲库铵作用较阿曲库铵强，用量少并且代谢产生的 N-甲四氢罂粟碱也少，因此代谢产物所致的不良反应也相应减少。其药效学与药动学不受肝、肾功能及年龄影响，无组胺释放，临床剂量无明显的心血管不良作用，4 倍 ED_{95} 剂量也未有血流动力学改变。目前顺阿曲库铵已广泛用于临床麻醉，并逐渐替代了阿曲库铵。

开腹手术中，由于手术时间长，腹腔脏器长时间暴露可以导致低体温及水电解质紊乱，需注意在体温较低和代谢性酸中毒时顺阿曲库铵消除速度减慢，可能出现少量蓄积，应尽可能在肌张力监测下选择追加药物的时机和剂量，避免术后肌松药残余作用。

（四）米库氯铵

米库氯铵是短时效双酯型苄异喹啉类非去极化肌肉松弛药，含有 3 个异构体，顺-反(35%～40%)、反-反式(50%～60%)和顺-顺式(4%～8%)米库氯铵 ED_{95} 量为 0.08 mg/kg。3～6 min 起效，恢复指数为 6～8 min。气管插管量为 0.2 mg/kg，给药后 90 s 可作气管插管，临床肌松维持 15～20 min。持续静脉滴注维持在 5～10 μg/(kg・min)，停药后恢复迅速，无蓄积作用。因此肌肉松弛药残余作用发生率明显比中时效非去极化肌肉松弛药低。米库氯铵的消除半衰期约 2 min，清除率为 50～100 mg/(kg・min)。此药迅速被假性胆碱酯酶降解，因此遗传性假性胆碱酯酶基因异常的患者不宜使用米库氯铵，另有少量经肾和肝消除，分解产物无肌肉松弛作用。

米库氯铵有与阿曲库铵相似的心血管不良反应。剂量为 0.2 mg/kg 时有 1/3 患者可因释放组胺而引起一过性低血压及面部红斑，剂量增至 0.25 mg/kg 时有 50%患者释放组胺，减少用量及延缓给药速度可减轻组胺释放。

米库氯铵适用于肌力需迅速恢复，以及快速拔除气管导管的短时间腹部手术或仅用于腹部手术的诱导插管。米库氯铵在体内消除不直接依赖肝、肾功能，但肝衰竭和(或)肾衰竭可能使胆碱酯酶活性降低 30%～50%，而延长米库氯铵的时效，所以在用于阻塞性黄疸、重症胆管炎等可能合并有肝功能异常的患者时需考虑其作用时效，注意观察和拮抗肌肉松弛药残余作用，适时拔管。使用米库氯铵后不主张用新斯的明拮抗，因为米库氯铵属于短时效非去极化肌肉松弛药，作用时间短，容易自然恢复，对于酶基因异常患者由于治疗前无任何症状和征象表明有此种基因异常，给予新斯的明后进一步干扰对肌肉松弛药作用延长原因的分析、诊断和处理。

（五）维库溴铵

维库溴铵是一种单季铵甾类肌肉松弛药，与泮库溴铵相比起效更快、药效增强、脂溶性增高，进而增加肝的吸收与消除。维库溴铵不释放组胺，也没有类似泮库溴铵的解心脏迷走神经作用，所以被认为是安全性很高的肌肉松弛药。

维库溴铵的 ED_{95} 为 0.05 mg/kg，起效时间 4～6 min，剂量增加到 3 倍和 5 倍的 ED_{95} 量时，其起效时间可分别缩短至 2.8 min 和 1.1 min，静脉注射 ED_{95} 剂量时的恢复指数为 10～15 min，90％肌颤搐恢复时间为 30 min。气管插管剂量为 0.08～0.12 mg/kg，3 min 内可以达到满意插管条件，追加剂量为 0.02～0.05 mg/kg。

维库溴铵主要在肝脏代谢和胆汁排泄，其代谢产物经肾排泄。虽然维库溴铵的消除半衰期较阿曲库铵长，但由于其分布更迅速，致血浆浓度迅速下降，所以其临床时效和恢复速率与阿曲库铵相似，但大剂量应用时其恢复指数较大，重复用药可出现蓄积作用。在腹部手术中应用需注意阻塞性黄疸及肝硬化患者中维库溴铵的消除减慢，时效延长。

（六）罗库溴铵

罗库溴铵是起效较快的中时效甾类非去极化肌肉松弛药。其作用强度约为维库溴铵的 1/7，时效为维库溴铵的 2/3。罗库溴铵起效时间虽不及琥珀胆碱，但已经是至今临床上广泛使用的非去极化肌肉松弛药中起效最快的一个。罗库溴铵 ED_{95} 为 0.3 mg/kg，起效时间 3～4 min，时效 10～15 min，90％肌颤搐恢复时间为 30 min。气管插管剂量为 0.6 mg/kg，注药 90 s 后可行气管插管，临床肌松时效 45 min。如用量增至 1.0 mg/kg，则给药后 60 s 即可插管，临床肌松时效延长达 75 min。此药不良反应较少，尤其适用于禁用琥珀胆碱的患者作气管插管。

罗库溴铵推荐的单次追加维持剂量为 0.15 mg/kg，在长时间吸入麻醉患者可适当减少至 0.075～0.1 mg/kg，最好在肌肉颤搐恢复至基础值 25％或对 4 个成串刺激具有 2～3 个反应时给予维持剂量。若连续输注罗库溴铵，建议先静注负荷剂量 0.6 mg/kg，当肌松开始恢复时再行连续输注，适当调整输注速率，使肌肉颤搐高度维持在对照的 10％左右或维持于对 4 个成串刺激保持 1～2 个反应。在成人静脉麻醉下，维持该水平肌松时的滴注速率范围为 5～10 μg/(kg · min)，吸入麻醉下 5～6 μg/(kg · min)，由于输注需要量因人及麻醉方法而异，输注给药时建议采用连续肌张力监测。

罗库溴铵有弱的解迷走神经作用，但在临床应用剂量下并不引起明显的心率和血压变化。罗库溴铵不释放组胺，其消除主要依靠肝脏，70％以上以原形通过胆汁排出，其次是肾脏。肝功能障碍可延长时效达 2～3 倍，用于腹部手术如门脉高压、阻塞性黄疸等肝功能不全患者需同时监测神经肌肉阻滞情况，避免药物蓄积和肌松药残余作用。老年患者用药后肌松起效略慢，但作用时间延长。复合吸入麻醉条件下，重复追加 3 次以上可能发生轻微的蓄积作用。

四、腹腔手术腹肌紧张无法缝合腹膜的处理

（一）分析可能原因

(1) 没有根据手术不同阶段追加肌肉松弛药，调控肌松深度。

(2) 手术很快结束，肌肉松弛作用逐渐消退，顾虑追加肌肉松弛药后呼吸恢复缓慢。

(3) 麻醉过浅。

(4) 患者肥胖，腹腔内脂肪堆积。

(5) 炎症水肿或肠内气体增多致使肠腔扩张，关腹困难。

(6) 高热和内环境紊乱，影响肌肉松弛药的效果。

(二) 处理方案

(1) 适当加深麻醉，最好加用吸入麻醉。

(2) 补充 1/5～1/3 初始剂量的非去极化肌肉松弛药。

(3) 不宜使用琥珀胆碱。

(4) 有些患者因疾病原因，炎症水肿或肠胀气，应与外科医生密切合作，先把缝线穿在腹膜上，待腹肌稍松后，两侧腹壁加压，打结缝合腹膜。

(5) 特殊情况下(非麻醉和肌肉松弛药的原因)，如急性胰腺炎腹腔内脏器重度炎性水肿致使肠梗阻或者严重肠炎性水肿胀气，应由手术医生特殊处理，如延迟关腹等。

第二节　腹腔镜手术中肌肉松弛药的应用

自 20 世纪 80 年代末开展腹腔镜胆囊切除术以来，因具有创伤小、术后疼痛轻、恢复快等优点，已在临床上广泛应用。现已不再局限于上腹部手术，腹腔内许多器官的手术可以在腹腔镜下完成。多数腹腔镜手术需行二氧化碳(CO_2)气腹和体位改变来满足手术，上腹部手术气腹需达 12～15 mmHg；下腹部手术需 10～12 mmHg。CO_2气腹是将医用高纯CO_2灌注入腹腔内气，鼓起腹腔，形成气腹。CO_2气腹能确保足够视野，是腹腔镜手术的关键要素。CO_2气腹和体位改变等因素带来的生理影响使腹腔镜手术的麻醉和肌肉松弛药的应用有其特殊之处。

一、气腹对机体的影响

(一) 气腹对呼吸功能的影响

由于气腹引起腹内压力与容积的增加，高腹腔内压直接使膈肌上抬、腹壁张力增大，胸廓运动受限，致呼吸道峰值压力增加，肺顺应性降低，潮气量下降，呼吸死腔量增大，且因压迫肺基底段，而降低功能残余气量，致通气/血流(V/Q)失调，甚至发生肺不张。高腹腔压力主要是通过呼吸力学和肺通气两方面影响呼吸功能，其作用程度与腹腔压力的高低有直接联系。研究表明，腹腔内压维持在 12～15 mmHg 范围时，呼吸道峰值压力可升高 50%～100%，甚至更高的水平，高气道压力能使肺通气量下降，同时相应的增加机械性肺损伤的风险。以CO_2作为气腹时呼吸功能变化与单纯腹部膨胀不同，具有明显的呼吸刺激作用。气腹时膈肌和隆突向头侧移位，若气管导管近端固定，导管尖端可移位或进入支气管内。上述变化在头低位时可更显著。

(二) 气腹对循环功能的影响

气腹对循环的功能影响有：①直接压迫心脏，造成心脏舒张障碍，心输出量下降。②胸腔内压升高使腔静脉回流受阻，静脉回流量降低，可致血压下降。③压迫腹主动脉及交感神经使血管收缩。

CO_2气腹对循环系统的影响程度与腹腔压力的高低相关，气腹压力在10～15 mmHg范围时，胸腔内压力以及右房压的增高，中心静脉压上升，同时持续高腹腔压力导致下肢静脉回流受阻，回心血量减少，心输出量减少。若腹腔压力继续增加，体循环压力增大，心输出量进一步下降，平均动脉压下降。研究报道发现，若气腹压力>40 mmHg可引起下腔静脉受压。因此，心功能减退患者行腹腔镜手术时应采用低气腹压，气腹压力最好在12 mmHg以下，以免对患者的循环带来大的危害。另外，麻醉、体位的变化、神经内分泌反应及CO_2吸收等相互作用均可使血流动力学发生变化。部分文献报道气腹时平均动脉压（MAP）增加，心脏后负荷伴左室壁压力增加，体循环阻力（SVR）明显增加，气腹早期更明显，气腹后10～15 min有部分恢复。气腹还可引起心律失常，快速充气更多见，常见的心律失常为反射性窦性心动过缓，房室分离及结性心律较少见。

（三）CO_2气腹对血气的影响

CO_2气腹时易经腹膜大量吸收入血，导致高碳酸血症，临床上用$P_{ET}CO_2$监测能够早期发现$P_{ET}CO_2$上升；通常$P_{ET}CO_2$可反映动脉血CO_2分压（$PaCO_2$），而且$PaCO_2$ > $P_{ET}CO_2$，但是CO_2气腹时，$P_{ET}CO_2$常>$PaCO_2$。在合并严重心肺疾患、高代谢的患者，极易发生高碳酸血症和酸血症。

（四）气腹对神经、内分泌及代谢的影响

尽管腹腔镜手术对神经、内分泌的影响明显轻于同类开腹手术，但CO_2气腹作为一种刺激，仍然可引起机体明显的应激反应，表现在激活下丘脑-垂体-肾上腺腺轴，引起相应的内分泌激素释放。气腹时血浆肾素、血管加压素及醛固酮明显升高，可能与腹压增高，压迫腹腔血管，使心输出量和肾血流量减少有关。

（五）气腹压力造成的其他影响

CO_2气腹对肝功能和肾功能产生影响。术中因CO_2气腹导致的腹内压迅速升高及手术结束后在短时间内排出CO_2使腹内压骤降，这种突然改变的腹内压导致了门静脉血流的明显波动及器官血流的再灌注，尤其对肝窦kuppffer细胞及上皮细胞的损伤较为明显。高压气腹会引起尿素（BUN）、肌酐（Cr）的升高，主要与CO_2气腹引起的高碳酸血症及酸中毒和气腹直接的机械压力压迫使肾血流量减少有关。腹压降低，引起灌注损伤，炎性因子释放、组织缺氧、损伤和器官功能受损。

腹腔镜术后残余CO_2与水分反应转变为碳酸，膈肌在酸性物质刺激下产生肩部反射性疼痛。另外，在高气腹压力下，膈肌被动上抬呈极紧张状态，持续强烈牵拉膈下神经，致神经缺血、水肿，术后患者可出现明显且持久的肩部放射痛，更高的气腹压力增加术后疼痛降低了患者满意度，延缓出院时间且增加费用。

二、腹腔镜手术全麻的特点

（一）腹腔镜手术采用气管插管全麻的优点

采用气管插管及使用肌肉松弛药进行控制呼吸，有利于保证适当的麻醉深度和维持有效的通气，又可避免膈肌运动，有利于手术操作。可监测 $P_{ET}CO_2$，调整分钟通气量，有效地排除 CO_2 气腹后吸收的 CO_2，使 $P_{ET}CO_2$ 在正常范围。

（二）选用对循环影响轻的麻醉药物

腹腔镜下的人工气腹可增加心脏负荷，降低心输出量，尽可能选用对循环影响轻的麻醉药物，以减轻对循环功能的影响。

（三）采用静吸复合维持麻醉

不主张应用 N_2O，因其可能引起术中肠扩张，增加术后恶心呕吐发生率。

（四）麻醉管理需注意

最大限度减少术中胃内容物反流，应经鼻插胃管减压，这样不但减少反流发生。而且降低了气腹套管针损伤内脏的危险性，同时有利于上腹部手术野的暴露。气腹时可使腹内压增加12～20 mmHg，此时可适当过度通气使 $P_{ET}CO_2$ 在正常范围。

（五）尽早识别并发症

气腹后 CO_2 通过开放的小静脉以及气腹针误入血管可造成 CO_2 栓塞，$P_{ET}CO_2$ 监测能及早发现 CO_2 栓塞的早期征象，栓塞一旦发生应立即停止手术，解除气腹，吸入纯氧，把患者置于左侧卧位。必要时采取高压氧等综合治疗措施。腹内压力过高容易引起 CO_2 逸出腹腔，造成皮下气肿，应立即观察患者呼吸情况，以明确是否伴有气胸。一旦出现气胸应立即解除气腹，必要时行胸腔闭式引流术。

三、腹腔镜手术中肌肉松弛药的应用

目前腹腔镜手术时的气腹内压为 12 mmHg 左右，而正常门静脉压力为 7～10 mmHg，因此，腹腔内脏器血液和淋巴回流受阻，若手术时间长，可造成脏器缺血和炎性因子释放等。研究证实最好把腹内压控制在＜12 mmHg，可减轻这种不良影响。腹镜手术时足够深度的肌肉松弛非常重要，以防腹内压升至过高。

2013 版的肌肉松弛药合理应用的专家共识指出，腹腔镜手术时应达深肌松，减低腹壁肌肉张力，改善腹腔顺应性，深肌松使得低压气腹获得足够暴露成为可能，确保腹内压＜12 mmHg，以减少腹内脏器缺血-再灌注损伤和全身炎症反应以及对腹壁的压力伤，可以使膈肌彻底放松，同时有利术野的显露和操作，能够优化手术视野，为腹部手术提供理想的手术条件，缩短手术时间，降低术中不良事件及并发症风险，并能改善早期预后。

（一）腹腔镜手术中良好肌松可以改善手术条件

腹腔镜手术期间给予肌肉松弛药可以增大腹腔容积，增加手术视野。丹勒斯（Danneels）等报道认为，虽然患者之间腹部容积变化不同，但固定气腹压力下，肌肉松弛药使腹部平均容积增大 0.95 L，在身高较高或腹部容积较小者使用肌肉松弛药，容积增加更明显。

肌肉松弛药的使用使腹腔镜手术能得以在较低的气腹压力下顺利进行，以减少或避免一些气压相关的损伤和并发症。欧洲内镜外科协会-腹腔镜手术中气腹临床实践指南（The European Association for Endoscopic Surgery clinical practice guideline on the pneumoperitoneum for laparoscopic surgery）专家组建议在确保手术视野充分暴露的情况下，使用最低的气腹压力，而不是常规压力。安妮（Anne K）等研究发现在适当的肌松程度下，8 mmHg 的气腹压力下也能顺利完成手术。其中，在深肌松组完成手术的比率是 60%，而在中等深度组此比率降至 35%。

（二）腹腔镜手术需要达到的肌松程度

腹腔镜手术时应达深肌松，其定义为 PTC＝1 或 2，TOF＝0（图 19－2）。在这样的肌松情况下，可以完成普胸外科、心胸外科、神经外科、眼科、显微外科及腹腔镜手术等（表 19－2）。腹腔镜手术采用深肌松后改善了外科手术条件，有助于降低气腹压力，尤其是在行腹腔镜下后腹膜手术时，深肌松不仅可以明显改善外科手术条件，而且较低的气腹压力对术中及术后患者的心肺功能没有明显影响。

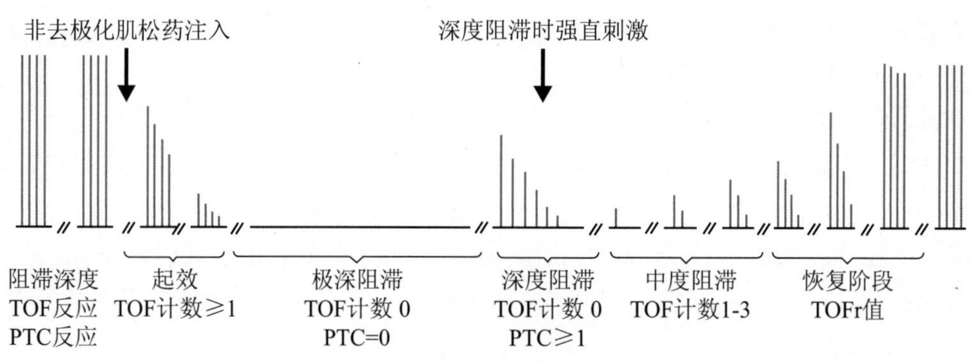

图 19－2 各种不同肌松程度的 TOF 监测

表 19－2 不同程度肌松的临床应用

肌松程度	PTC	TOF 计数	适 用 情 况
极深阻滞	0	0	气管插管
深度阻滞	≥1	0	普胸外科、心胸外科、神经外科、眼科、显微外科及腹腔镜手术等
中度阻滞		1～3	一般外科手术

（三）腹腔镜手术中尤其需要持续监测肌松情况

由于机体不同部位的骨骼肌对肌肉松弛药的敏感性不同，躯体肌和四肢肌对肌肉松弛药的敏感性高于喉内收肌和膈肌。喉内收肌和膈肌的肌松起效时间比拇内收肌快，这是因为喉内收肌和膈肌的血供比外周肌群丰富所致，同样这些肌肉内的血药浓度降低也较迅速，而且喉内收肌及膈肌的恢复的血药浓度较外周肌群的高，因此其恢复早于拇内收肌。所以临床上一组神经-肌肉监测的结果不能简单的外推至其他神经-肌肉群，一般用拇内收肌监测肌松程度，其结果并不能完全反映腹部肌群的张力。要达到相同深度的肌松，膈肌比拇内收肌所需的有效剂量更大，恢复时间也更快。有文献报道罗库溴铵的 ED_{95} 剂量在膈肌为 0.50 mg/kg，而在拇内收肌仅为 0.24 mg/kg，颤搐高度恢复至 90%的时间在膈肌仅为 35 min，而在拇内收肌为 64 min。

（四）腹腔镜手术中持续输注肌肉松弛药的注意点

维持肌松最常用的方法是间断静注，根据肌肉松弛药消除半衰期的长短，间隔一定时间追加初量的 1/5～1/3。追加量根据肌张力监测结果而调节，追加间隔时间，中时效肌肉松弛药 15～20 min，长时效肌肉松弛药 40～60 min。间断静注使血药浓度难以维持在稳定状态，肌松程度随着血药浓度变化而改变。尤其是时效短的肌肉松弛药用间断静注其肌松程度难以维持在相对恒定的水平。

中时效和短时效肌肉松弛药可用静脉输注方法，静脉输注可以根据肌张力监测调节给药速度，控制肌松深度。维持稳态的血药浓度，避免给药过量，且停药后一般恢复迅速恒定。血浆清除快、半衰期短的肌肉松弛药，静脉输注数分钟即可获得稳态血药浓度。中短效非去极化肌肉松弛药米库氯铵，持续静脉输注方法适用于腹腔镜手术麻醉，对终末期肾衰竭患者也是安全有效的，此药尤其适用于停药后需肌张力迅速恢复而不希望用抗胆碱酯酶药拮抗的患者。

（五）腹腔镜手术中肌肉松弛药 TCI 维持用药方法

采用 TCI－Ⅰ型注射泵可在术中使用维库溴铵、罗库溴铵等肌肉松弛药维持肌松，使用此方法维持肌松可减少麻醉医生的工作量，且可减少肌肉松弛药的用量，并有利于术后肌松恢复。TCI 可维持稳定的血药浓度，产生稳定肌松效果因此肌肉松弛药用量较少且给药调节次数较少，术后肌松消退较快；而以恒定速率静脉输注给药缺点是血药浓度逐渐升高，肌肉松弛药用量及给药调节次数较多，清除时间较长，导致术后肌松恢复延迟。

TCI 技术以药动—药效学理论为依据，用计算机程序控制输注泵变速输注，可以快速达到并维持设定的效应室靶浓度，由于药物效应与效应部位药物浓度密切相关，通过观察和调整效应室靶浓度，有可能大致判断肌松程度、维持适宜肌松水平。维库溴铵的维持用量效应室靶浓度为 0.15～0.20 μg /ml，罗库溴铵的效应室靶浓度推荐为 0.8～1.0 μg /ml。TCI 给药肌松效应稳定，停止输注后恢复较快，适于麻醉维持。

也有文献报道的 TCI 给药方法采用 Dell 计算机、美国斯坦福大学谢弗（Shafer）编写的 Stanpump，电缆 R232 串行口和 Graseby 3500 组成 TCI 系统，选用 Plaud 药代动力学参数模型，进行效应室靶浓度输注。TCI 根据群体药代动力学参数用计算机程序控制输注，依据预先设定其靶浓度实现效应部位的浓度，以达到一定的药物效应，并提示麻醉维持期采用 TCI 技术有利于预测肌张力恢复时程和把握逆转用药时机，促进患者术后早期恢复。

肌松程度采取闭环程序控制是实现全身麻醉计算机自动化管理迈出的第一步，肌肉松弛药的临床作用时间存在明显的个体差异，靶控输注则可根据群体药动学参数不断计算输入速率获得与维持所需的效应室浓度。肌张力监测仪可获取相对独立、相对可靠的数据，受个体干扰因素少，将其作为反馈信息基本成分的录入使肌松程度闭环程序控制给药系统得以在临床逐步推广。肌肉松弛药在靶控输注模式下使用肌张力监测仪，依据监测结果合理调控用药量与时间会更加精确和安全。闭环靶控输注被认为是更符合临床实际需要的靶控模式，而实施的前提是匹配与药效有特异性的反馈指标，当前，临床多以拇内收肌松弛程度监测肌松作为特异性的反馈指标。腹腔镜手术中可采用肌肉松弛药 TCI 维持用药方法。

（六）腹腔镜手术的肌肉松弛药残余作用问题

由于术中需要维持 PTC＝1 或 2，TOF＝0 程度的深肌松，而且深肌松必须维持到标本切除、止血、结扎、吻合等主要外科手术步骤完成之后，腹腔镜手术不存在逐层关闭的腹部切口，对于这类患者，应当选择合理的停药时机，注意在复苏期严密观察，避免肌肉松弛药残余作用造成的并发症，精准评估肌松恢复情况，确保适时拔除气管导管，保障围术期肌肉松弛药的用药安全。

要做到优化肌松管理，避免肌肉松弛药残余作用，需要注意以下几点：

（1）首先要选择肌肉松弛药残余作用发生率低的肌肉松弛药，尽量不在手术的中后期追加长时效的非去极化肌肉松弛药。根据药物消除代谢途径和患者基本情况个体化选择肌肉松弛药种类，避免因为患者的肝肾功能问题而造成肌肉松弛药蓄积。

（2）要重视神经肌肉功能监测，可靠的肌张力监测可以在术中指导单次追加药物的时间，也可以提示持续输注药物的剂量调整，并且可以根据肌张力监测情况和手术进展选择合适的停药时机，减少术毕时的肌肉松弛药残余作用。

（3）低温可以减慢肌肉松弛药的代谢消除，造成肌肉松弛药蓄积，复苏延迟，所以需注意加强术中保温。同时为了避免酸中毒和电解质紊乱对肌肉松弛药代谢的影响，术中及术后复苏阶段应当及时监测并纠正酸碱和电解质紊乱。注意药物间的相互作用，如吸入麻醉药可以不同程度地增加肌肉松弛药作用时程，另有部分抗生素对肌肉松弛药的作用也有影响，需要综合考虑，必要时调整肌肉松弛药的剂量。

（4）在术中维持深肌松的患者要格外注意如何在复苏期间合理使用肌松拮抗药，虽然有研究指出使用肌松拮抗药并不减少术后呼吸系统并发症，但斯里瓦斯塔瓦（Srivastava）等综合了多项研究得出以下结论：不拮抗比拮抗肌肉松弛药残余发生率更高，不拮抗的自然恢复并不可靠，但掌握拮抗的时机与剂量也非常关键，富克斯·布德（Fuchs-Buder）等指出在低程度阻滞水平（TOFr＝0.4 或 0.6）时小剂量（如新斯的明10～30 μg/kg）即能达到有效拮抗。拔管前应仔细评估患者的肌松恢复情况，尽量保持机械通气直到肌肉松弛药作用消退。

（周　洁　仓　静　杭燕南）

参考文献

1 Levano S, Ginz H, Siegemund M, et al. Genotyping the butyrylcholinesterase in patients with prolonged neuromuscular block after succinylcholine. Anesthesiology. 2005, 102(3): 531 - 535.

2 El-Orbany Ml, Joseph NJ, Salem MR, et al. The neuro-nuscular effects and tracheal intubation conditions after smalldoses of succinycholinr. AnesthAnalg. 2004, 98: 1680 - 1685.

3 庄心良，曾因明，陈伯銮. 现代麻醉学. 第 3 版. 北京：人民卫生出版社，2006. 562 - 589.

4 Donati F, MeistelmanC, Plaud B. Vecuronium neuromuscular blockade at the diaphragm, theonkiculasis oculi, and adductor pollicis muscles, Anesthesiology. 1990, 73: 870 - 873.

5 RobertsonEN, DriessenJJ, Booij LH. Pharmacokinetics and pharmacodynamics of rocuronium in patients with and without renal failure. Eur J Anaesthesiol. 2005, 22: 4 - 10.

6 Lien CA, Schmith VD, Belmont MR et al. Pharmacokinetics of cisatracurium in patients receiving nitrous oxide/opioid/larkitunate anesthesia. Anesthesiology. 1996, 84: 300.

7 周洁，齐波，王祥瑞，等. 肝功能不全门脉高压患者罗库溴铵的肌松效应. 中华麻醉学杂志. 2004, 24(8): 585 - 587.

8 Srivastava A, Hunter J M. REVERSAL OF Neuromuscuar block. Br J Anaesth. 2009, 103(1): 115 - 129.

9 Fuchs Boder T, Meistelman C, Alla F, et al. Antagonism of low degrees of atracurium-inuced neuromuscular blockade: dose-effect relationship for neostigmine. Anesthesiology. 2010,112(1):34 - 40.
10 BrullS J, Naguib M. Selective reversal of muscle relaxation in general anesthesia: focus on Sugammadex. DrugDesDevelTher. 2009,21(3):119 - 129.
11 Sacan O, White PF, Tufanogullari B, et al. Sugammadex reversal of rocuronium-induced neuromuscular blockade: a comparison with neostigmine-glycopyrrolate and edrophonium-atropine. AnesthAnalg. 2007,104(3):569 - 574.
12 Vanacker BF, Vermeyen KM, Struys MM, et al. Reversal of rocuronium-induced neuromuscular block with the novel drug sugammadex is equallyeffective under maintenance anesthesia with propofol or sevoflurane. AnesthAnalg. 2007,104(3):563 - 568.
13 Eleveld DJ, Kuizenga K, Proost JH, et al. A temporary decrease in twitch response during reversal of rocuronium-induced muscle relaxation with a small dose of sugammadex. AnesthAnalg. 2007,104(3): 582 - 584.
14 Miller RD. Sugammadex: an opportunity to change the practice of anesthesiology? AnesthAnalg. 2007, 104(3):477 - 478.
15 Srivastava A, Niranjan A. Secrets of safe laparoscopic surgery: Anaesthetic and surgical considerations. J Minim Access Surg. 2010,6(4):91 - 94.
16 Neudecker J, Sauerland S, Neugebauer E, et al. The European Association for Endoscopic Surgery clinical practice guideline on the pneumoperitoneum for laparoscopic surgery. SurgEndosc. 2002, 16 (7):1121 - 1143.
17 Jean PC, Frederic P, Gilles dH, et al. Neuomuscular Effects of Rocuronium on the Diaphragm and Adductor Pollicis Muscles in Anesthetized Patients. Anesthesiology. 1994(81):585 - 590.
18 Staehr-Rye AK, Rasmussen LS, Rosenberg J, et al. Optimized surgical space during low-pressure laparoscopy with deep neuromuscular blockade. Dan Med J. 2013,60(2):A4579.
19 Philipp F, Gotz G, Manfred B, et al. Clinical Predictors of Duration of Action of Cisatracurium and Rocuronium Administered Long-Term. American Journal of Critical Care. 2009,18(5):439 - 444.
20 孙璐,邵忠新,王天元. 腹部手术患者靶控输注与静脉输注维库溴铵维持肌松效果的比较. 中华麻醉学杂志. 2010,30(1):110 - 111.
21 张卫,樊肖冲,阚全程,等. 罗库溴铵靶控输注用于老年患者腹部手术效果观察. 郑州大学学报(医学版). 2008,43(2):276 - 278.
22 Boon M1, Martini CH, Aarts LP Martijin B, Christian HM, Leon PHJ A, et al. Effect of variations in depth of neuromuscular blockade on rating of surgical conditions by surgeon and anesthesiologist in patients undergoing laparoscopic renal or prostatic surgery(BLISS trial): study protocol for a randomized controlled trial. Trials 2013,14:63.
23 邬子林,余守章,徐世元,等. 腹部手术患者罗库溴铵不同给药方式肌松效应的比较. 中华麻醉学杂志. 2006,26(9):781 - 784.
24 吴奇伟,岳云,张忱. 腹部手术中闭环与开环靶控输注罗库溴铵的药效比较. 中华临床医学杂志(电子版). 2012,6(6):1605 - 1606.
25 Joomye S, Yan D, Wang H, et al. Consumption of Cisatracurium in different age groups, using a closed loop computer controlled system. BMC Anesthesiology 2014,14:29.
26 吴新民. 特殊患者肌肉松弛药物的选择. 中华医学杂志,2013,93(37):2929 - 2930.

第二十章 肌肉松弛药在控制严重抽搐时的应用

抽搐是一种临床征象，可以由高热或多种疾病引起，包括破伤风和癫痫等痉挛性疾病；也可以由医疗措施所致，例如控制精神症状的电抽搐疗法。抽搐的临床症状是骨骼肌频繁地强直性收缩，导致机体氧耗量剧增，严重和频繁发作的抽搐可因组织缺氧而累及呼吸循环功能，并危及生命安全。有效地控制抽搐为原发疾病的治疗提供先决条件，并能缓解和消除抽搐导致的不良后果。疾病引起的频繁抽搐多数用静脉注射止惊类药物治疗能够控制症状，但少数患者效果欠佳。肌肉松弛药选择性松弛骨骼肌，减弱或终止频繁地骨骼肌强直性收缩，缓解全身痉挛性疾病对呼吸循环功能的严重影响，降低氧耗和颅内压。电抽搐治疗时肌肉松弛药能够防止骨骼肌强烈收缩造成机体的损伤，提高治疗安全性。

抽搐患者使用肌肉松弛药的注意事项：①高热引起的频繁抽搐主要见于婴幼儿，需立即用物理或药物方法降低体温，同时配合止惊药治疗，只要体温控制到 39℃以下，抽搐自然停止。不考虑使用肌肉松弛药；②疾病引起的抽搐首选止惊药物治疗。当常规药物治疗无效，继续使用止惊药物易造成药物中毒，或者严重的频繁抽搐伴有呼吸衰竭时，可以考虑给予肌肉松弛药配合治疗；③给予肌肉松弛药前需采用药物镇静使患者意识暂时消失，以消除给予肌肉松弛药后患者对不能自主控制呼吸的烦躁、恐惧和焦虑情绪；④用肌肉松弛药治疗必须在确保患者有效通气的前提下进行，包括面罩通气、气管内插管和机械通气；⑤肌肉松弛药配合治疗和其他止惊药物治疗一样是对症治疗措施，不能替代原发病及病因治疗，但它可以迅速有效控制抽搐，有利于防治因顽固抽搐所致的缺血缺氧和急性呼吸功能不全引发的多脏器功能障碍，为原发病治疗创造条件和争取时间。

第一节 电抽搐疗法时使用肌肉松弛药

一、电抽搐治疗的目的和效果

1938 年意大利神经精神病学医生比宁（Bini）和塞雷弟（Cerletti）首先在临床上对谵妄躁狂型精神分裂症患者实施电诱导抽搐治疗使症状得到控制。20 世纪 50 年代芬克（Fink）运用科学严谨的研究方法给电抽搐疗法（Electroconvulsive Therapy，ECT）冠以科学的合法性。ECT 是将一定量的电流通过大脑，引起患者意识丧失，皮层广泛性电发放和全身抽搐，达到控制精神症状的一种治疗方法。作用机制尚未完全阐明，多认为与下述 3 种作用有关：①调节单胺类神经递质;②改变神经营养因子;③抗惊厥因素。ECT对抑郁情绪有影响可能是因为改变5-羟色胺和多巴胺活性,改变γ氨基丁酸(GABA)和去甲肾上腺素水平。ECT常用于情绪障碍治疗,抑郁症被认为是ECT最佳适应证,尤其是伴有严重自杀倾向、拒食或木僵状态时可作为首选。对抗抑郁药物治疗无效或不能耐受药物治疗的患者需行ECT治疗。更年期抑郁及老年期抑郁患者对药物治疗的疗效欠佳或不良反应较明显,ECT是最好的选择。ECT治疗抑郁症的有效率为70%~100%(抗抑郁药物为60%~80%),对躁狂症的有效率为80%,对精神分裂症的疗效为40%~70%,虽不更优于抗精神病药物,但ECT起效迅速,能尽快缓解临床症状。

二、ECT对机体可能产生的伤害和预防

ECT对机体潜在的最严重危险是骨与关节损伤和心血管危象,必须防止发生。传统电抽搐治疗(Tradition ECT,T-ECT)时患者处于清醒状态,电抽搐时躯干和肢体剧烈强直阵挛发作,可引起椎骨和四肢长骨骨折、关节脱位以及其他物理性损伤;虽对脑部通电时患者一过性意识消失,但治疗后出现头痛、头晕及肌肉酸痛等不良反应,使患者对再次T-ECT时易产生明显的心理恐惧和医从性差。1941年贝内特(Bennett)在ECT治疗前给患者注射小剂量箭毒(Curare),使原来电抽搐时发生的剧烈强直阵挛发作变成松弛的肌纤维颤动发作,骨和关节的并发症明显减少。因箭毒作用时间较长,1952年霍姆伯格(Holmberg)建议用琥珀胆碱代替箭毒。ECT治疗时合并使用肌肉松弛药,抽搐发作明显减弱甚至消失,故亦称为无抽搐电抽搐疗法(Non-Convulsive Electroconvulsive Therapy,NC-ECT)。1955年萨尔茨曼(Saltzman)在ECT开始前静脉注射硫喷妥钠,待患者入睡后再静脉注射琥珀胆碱,从而消除了使用肌肉松弛药后患者的窒息感及对ECT的恐惧感,使ECT技术更趋安全,成为现代ECT应用的标准技术,称为改良ECT(Modified-ECT,M-ECT)。

由于ECT治疗时强烈的电刺激可诱发明显心血管反应,包括:初始短暂的副交感神经兴奋性增加和随之而来的交感反应亢强。最初的电刺激可产生持续10~15 s迷走神经主导的副交感神经性窦性心动过缓和低血压,甚至发生窦性间歇(sinus pause)和心搏骤停。抽搐发作后,随之出现源于丘脑和通过脑干、脊髓、椎旁星状神经节和心脏加速度神经下行的交感神经刺激,肾上腺素能神经的刺激导致儿茶酚胺释放突然增加,出现窦性心动过速、心律失常和血压升高,或因双侧枕叶视觉皮质缺血性损害导致视野缺失而失明(cortical blindness)。如果没有进行适当的控制和干预,严重者可出现难以控制的高血压、室性期前收缩呈二联律或三联律、室性心动过速和心室颤动,亦可诱发心肌缺血或梗死,颅内出血,失代偿性充血性心力衰竭和动脉瘤破裂。ECT期间正常心功能患者心血管危象的发生率为8%,有心血管疾病患者的发生率可高达80%以上。因此,目前ECT治疗时强调持续监测患者各项生命体征,用短时效的药物稳定患者的血流动力学,调控适宜的神经肌肉阻滞深度,使ECT技术更加安全、文明和完善。采用全身麻醉、给予肌肉松弛药、监测和调控生命体征的现代电抽搐疗法(Modern ECT)或高级电抽搐疗法(Advanced ECT)能使合并心血管疾病的患者和老年患者及孕妇安全顺利地完成ECT治疗。

三、ECT时肌肉松弛药配合治疗

由于ECT作用起效迅速、作用时间短、恢复快，一次治疗时间多为10余分钟，因此ECT时选择肌肉松弛药也应具备作用起效快、维持时间短和恢复快且无蓄积作用的特性。使用肌肉松弛药前必须先静脉注射短时效的麻醉诱导药物，如丙泊酚或依托咪酯，待患者意识消失后，再给予超短时效肌肉松弛药琥珀胆碱，也可以选择小剂量的非去极化肌肉松弛药，如米库氯铵和罗库溴铵，但需要在麻醉复苏时充分拮抗非去极化肌松药残余作用。

（一）琥珀胆碱

琥珀胆碱属去极化类肌肉松弛药，是现代麻醉实践中最重要、最常用、也是最有争议的麻醉科用药之一。通过对琥珀胆碱半个多世纪的临床应用和实验研究，已公认琥珀胆碱具有作用起效迅速、维持时间短暂和肌松完善的特点，因此ECT时多推荐选用琥珀胆碱。常用剂量为0.5～1.0 mg/kg，作用起效时间30～60 s，临床有效时间5～10 min。首次ECT治疗建议使用剂量为1.0 mg/kg，以后的治疗根据首次治疗时患者肢体抽搐的数量和程度调整剂量。

琥珀胆碱的固有不良反应对机体可造成严重损害，甚至是致命的。因此，只有充分认识到琥珀胆碱可能引起的各种不良反应，从适应证的选择，禁忌证的把握，以及用药剂量和给药方法等多方面采取预防措施，始能发挥琥珀胆碱的优势。琥珀胆碱主要的固有不良反应包括：高钾血症、双相阻滞、术后肌痛和琥珀胆碱代谢异常，其中最严重的是高钾血症。琥珀胆碱作用起效时的去极化过程使神经肌肉接头区细胞膜乙酰胆碱受体离子通道开放，钠离子内流到细胞内，钾离子外流到细胞外，出现一过性血清钾浓度升高。正常患者血清钾升幅不超过0.5 mmol/L，10 min内恢复到正常水平。使用琥珀胆碱后引起异常高钾血症的原因与乙酰胆碱受体上调（receptor upregulation）有关，包括失神经支配综合征（下运动神经元和直接肌肉损伤以及上运动神经元损害）、大面积烧伤、制动和肌萎缩、持续应用阈下剂量非去极化肌肉松弛药、严重感染和败血症等。乙酰胆碱受体上调时，一方面受体ε亚单位转变成γ亚单位，使受体通道开放时间延长；另一方面受体量增加，扩展到终板外膜表面的接头外受体成倍增加，肌膜去极化时间延长。给予琥珀胆碱后细胞内钾离子漏出量增加，使血清钾浓度明显增高。此外横纹肌溶解症（rhabdomyolysis）患者给予琥珀胆碱后也会使血清钾浓度明显增高。神经阻滞剂恶性综合征（neuroleptic malignant syndrome，NMS）、恶性高热（Malignant hyperthermia，MH）、或紧张性精神病患者使用琥珀胆碱还可能会引起尖端扭转型室性心动过速和心搏骤停。库珀（Cooper）报告罹患紧张型精神分裂症的中年妇女并无引起乙酰胆碱受体上调的明显诱因，ECT治疗前血清钾浓度4.0 mmol/L，给予镇静药物和琥珀胆碱120 mg后血清钾浓度急速上升至6.8 mmol/L，ECT后2 min和4 min血清钾浓度仍处在6.9 mmol/L和5.9 mmol/L，ECG的T波呈高尖状，数小时后血清钾浓度才回降到麻醉前水平。因此对血清钾浓度已处于正常值高限或有潜在性高钾血症的患者禁忌使用琥珀胆碱；对"常态"患者亦应警惕发生血清钾浓度突然升高的危险。血浆丁酰胆碱酯酶活性严重低下或遗传性酶基因异常的患者也不宜使用琥珀胆碱。

（二）非去极化肌肉松弛药

ECT时使用非去极机化肌肉松弛药没有琥珀胆碱去极化过程肌束颤搐和胆碱能激活的

相关不良反应，亦无引起高钾血症和恶性高热的潜在风险。多数非去极化肌肉松弛药的作用时间比 ECT 的治疗过程长，在肌肉松弛药种类选择时需考虑到患者对不同肌肉松弛药的敏感程度和 ECT 治疗过程的特点，术中客观监测肌松程度，术毕拮抗肌肉松弛药残余作用。

1. 米库氯铵

米库氯铵是短时效苄异喹啉类非去极化肌肉松弛药，消除半衰期仅 1.97 min，清除率达到 70.4 ml(kg · min)，95%～99%被血浆丁酰胆碱酯酶水解灭活，水解速率 1.76±0.14 μmol/h，相当于琥珀胆碱水解速率的 70%～88%。成人 ED_{95} 值为 0.07～0.08 mg/kg。静脉诱导后给予米库氯铵 0.15 mg/kg，起效时间 2～3 min，临床有效时间 15～20 min，可以在 ECT 治疗时替代琥珀胆碱。萨瓦诺斯(Savarese)等认为米库氯铵 0.08 mg/kg 比琥珀胆碱 0.5～1.0 mg/kg 的肌松效应弱，50%患者不能有效控制电抽搐治疗诱发的强直阵挛发作，建议将剂量提高到 0.15 mg/kg。尽管有作者认为给予米库氯铵 0.15 mg/kg 或<0.2 mg/kg 的剂量并不能有效缓解 ECT 的强直阵挛性反应，但多数学者认为 ECT 前 3 min 给予米库氯铵 0.2 mg/kg 能产生有效肌松。

吉特林(Gitlin)等认为重症肌无力患者用米库氯铵 0.15～0.25 mg/kg 已足够适合 ECT 治疗。另有作者认为米库氯铵 0.12～0.16 mg/kg 在神经阻滞剂恶性综合征患者也能产生适当的肌松效应。在脊髓灰质炎后综合征的患者行 ECT 治疗时，发现给予米库氯铵 0.11 mg/kg 能避免 ECT 导致的大量肌肉收缩，ECT 结束脑电图不再显示痫样放电时给予新斯的明逆转肌肉松弛药残余作用，患者自主很快呼吸恢复。因米库氯铵被血浆丁酰胆碱酯酶水解，消除半衰期很短，可由其自然恢复，不主张常规用胆碱酯酶抑制药物拮抗。血浆丁酰胆碱酯酶活性严重低下或遗传性酶基因异常的患者，不建议使用米库氯铵。将米库氯铵的剂量控制在 3 倍 ED_{95} 以内，注药速度在 30 s 以上，不会引起明显组胺释放。

2. 阿曲库铵和顺阿曲库铵

阿曲库铵和顺阿曲库铵均属于中时效苄异喹啉类非去极化肌肉松弛药。ECT 治疗前 2～3 min 给予阿曲库铵 0.5 mg/kg (2.5 倍 ED_{95}) 能有效缓解强直-阵挛性抽搐并避免肌肉过度收缩。吕(Lui)等发现阿曲库铵 0.3 mg/kg 已足够保持 T_1 阻滞 75%～89%，而 0.5 mg/kg 能获得 T_1 阻滞 90%～100%，但 TOFr 恢复到 0.5 的时间 0.5 mg/kg 组[(9.2±0.8) min]比 0.3 mg/kg 组[(4.3±0.4) min]长 1 倍。故 ECT 时用低剂量阿曲库铵(0.3 mg/kg)能减少神经肌肉阻滞延长的风险。

希基(Hickey)等研究因紧张型精神分裂症而行 ECT 治疗的患者。治疗前检查血浆胆碱酯酶总活性 20.9 units/L(正常值 43～69)，地布卡因数目 17(正常值78～85)，氟化物数目 17(正常值 57～64)，氯化物数目 50(正常值 11～20)，符合非典型纯合子丁酰胆碱酯酶基因特征。在 5 次 ECT 治疗过程中，3 次给予琥珀胆碱，2 次给予阿曲库铵。结果显示 T_1 抑制 90%的肌肉松弛药剂量分别是琥珀胆碱 2.5 mg，阿曲库铵 15 mg。起效时间均为 6 min。完成 ECT 治疗后，给予琥珀胆碱的患者由其自然恢复，给予阿曲库铵的患者用依酚氯铵拮抗肌松药残余作用。T_1 恢复到基础值 90%的时间琥珀胆碱组是 20 min，阿曲库铵组是 16 min。结果提示，对非典型丁酰胆碱酯酶基因异常的患者行 ECT 时可以用阿曲库铵替代琥珀胆碱，但未显示阿曲库铵比琥珀胆碱更多的优势。

顺阿曲库铵在剂量 0.05 mg/kg 时，达 90%峰效应时间约 4.5 min，100%最大效应需 7 min。增加剂量能缩短达峰时间但导致作用时间延长，不适合 ECT 治疗时间要求。

3. 罗库溴铵和维库溴铵

罗库溴铵和维库溴铵均属于中时效甾类非去极化肌肉松弛药。德森（Dodson）认为 ECT 时患者给予维库溴铵 2 mg 能提供与琥珀胆碱 30 mg 相同的神经肌肉阻滞效果。赫里奥特（Herriot）等在 ECT 时先静脉注射维库溴铵 1 mg，再给予硫喷妥钠 175 mg 和琥珀胆碱 50 mg，能明显减少因琥珀胆碱去极化过程的肌颤搐引起的术后肌痛。有资料报道了 3 例神经阻滞剂恶性综合征（NMS）患者 ECT 时用硫喷妥钠 2.5～5.0 mg/kg 诱导后静脉注射维库溴铵 0.1 mg/kg，完成 ECT 后用丙泊酚维持患者镇静直到肌肉松弛药作用完全消除，麻醉时间（38 min）比硫喷妥钠-琥珀胆碱麻醉（19 min）延长 1 倍，患者均安全有效地完成 ECT 治疗。

罗库溴铵的肌松效应能被抗胆碱酯酶药物拮抗，对血流动力学无明显影响。有研究团队比较琥珀胆碱和罗库溴铵用于 ECT 的效果。ECT 治疗前 90 s 两组患者分别给予罗库溴铵 0.3 mg/kg 或琥珀胆碱 1 mg/kg。治疗结束后罗库溴铵组给予新斯的明拮抗肌松药残余作用。比较两组患者术毕睁眼时间、抬头时间和压舌板试验均无明显差异，罗库溴铵组自主呼吸恢复时间（9.46 min）比琥珀胆碱组（8.07 min）稍长。认为罗库溴铵与肌松拮抗药物合用可作为 ECT 治疗时琥珀胆碱的替代药物。威廉姆斯（Williams）等研究的患者体重约 90 kg，诊断重度抑郁症伴严重幻听，给予美索比妥（methohexital）80 mg 镇静后静脉注射琥珀胆碱 80 mg，行 ECT 治疗。术毕 30 min 自主呼吸和运动功能均未恢复。检查血浆胆碱酯酶浓度 375 IU/L（正常值 3 342～7 582 IU/L），地布卡因数目 19.2，提示丁酰胆碱酯酶基因异常。气管内插管机械通气支持后 2 h 自主呼吸恢复。此后 4 次 ECT 治疗时均改用罗库溴铵 30 mg，术毕用新斯的明拮抗肌松残余作用，恢复均良好，无不良反应。

氯更葡糖钠（sugammadex）是一种合成的 γ 环糊精，具有迅速逆转罗库溴铵或维库溴铵不同深度神经肌肉阻滞的效能。久司保志（Hoshi）等对拟行 ECT 患者静脉注射丙泊酚 1.0 mg/kg，待患者入睡后静脉注射琥珀胆碱 1.0 mg/kg 或罗库溴铵 0.6 mg/kg，T_1 消失时行 ECT，完成 ECT 后罗库溴铵组立即静脉注射氯更葡糖钠 16 mg/kg。罗库溴铵组 T_1 恢复到基础值 10%（5.03 min）和 90%（7.15 min）的时间均比琥珀胆碱组（7.05 min 和 9.60 min）短。两组从注射肌肉松弛药到自主呼吸恢复（4.60 min 和 4.68 min）以及睁眼（7.68 min 和 9.08 min）时间差异不明显。提示行 ECT 时可以用罗库溴铵-氯更葡糖钠替代琥珀胆碱。卡杜（Kadoi）等在 ECT 时采用上述麻醉方法，发现氯更葡糖钠 16 mg/kg 时罗库溴铵组 T_1 恢复到 90%时间（6.45 min）比琥珀胆碱组（7.15 min）快，氯更葡糖钠 8 mg/kg 时 T_1 恢复到 90%时间（7.70 min）与琥珀胆碱组相近，而氯更葡糖钠 4 mg/kg 时 T_1 恢复到 90%时间（9.38 min）比琥珀胆碱组慢。提示给予罗库溴铵后 2 min 立即逆转其肌松效应时，氯更葡糖钠剂量以 16 mg/kg 为宜。

罗库溴铵-氯更葡糖钠组合具有肌肉松弛作用起效快和消除快的优势。静脉注射罗库溴铵 1.0 mg/kg 后 1 min 就能达到深肌松状态（PTC<2），3 min 后静脉注射氯更葡糖钠 16 mg/kg，仅

1.6 min TOFr 就恢复到 0.9,如 15 min 后才静脉注射氯更葡糖钠 16 mg/kg,TOFr 恢复到 0.9 仅需 0.9 min。罗库溴铵和氯更葡糖钠对血流动力学无明显影响,亦不干扰脏器正常功能,不适合使用琥珀胆碱和新斯的明的患者,可以用罗库溴铵-氯更葡糖钠配合 ECT 治疗。

成人型肌营养不良症是一种遗传性肌病,特点是进行性肌肉无力和退化。明显的肌无力导致突触后乙酰胆碱受体上调,去极化肌肉松弛药琥珀胆碱刺激这些受体引起细胞内钾离子大量释放,导致潜在性致命的心律失常。对此类患者行 ECT 治疗可给予罗库溴铵替代琥珀胆碱,术毕用新斯的明或氯更葡糖钠拮抗或消除肌松残余作用。

Brugada 综合征是一种编码离子通道基因异常所致的家族性原发心脏疾病,是在无器质性心脏病的情况下发生心室颤动的一种危急病征,由常染色体显性遗传。心电图特点是 V_1 - V_3 导联右束支传导阻滞、ST 段抬高、室性心动过速和心室颤动,可以突然发生心脏停搏。α 肾上腺素能激动剂可诱发该病征发生恶性心律失常甚至猝亡。因琥珀胆碱刺激交感神经节烟碱受体,可使交感神经节后纤维末端瞬间释放大量内源性儿茶酚胺,静脉注射琥珀胆碱 3 min 后血浆去甲肾上腺素水平可骤然增加 2 倍以上,对 Brugada 综合征患者具有极大威胁。卢卡哈斯(Luckhaus)等的报道的患者因术前未能明确诊断 Brugada 综合征,ECT 治疗时使用琥珀胆碱导致患者心搏骤停。故 Brugada 综合征患者行 ECT 治疗时禁忌使用琥珀胆碱。新斯的明可加重 ST 段抬高及其毒蕈碱效应,亦不适用于该类患者。Brugada 综合征患者行 ECT 治疗时用罗库溴铵和氯更葡糖钠是安全有效的。

血浆丁酰胆碱酯酶缺乏患者或对琥珀胆碱过敏患者行 ECT 时可给予罗库溴铵-氯更葡糖钠替代琥珀胆碱。

（三）ECT 时神经肌肉接头功能监测和非去极化肌肉松弛药作用的有效逆转

患者对非去极化肌肉松弛药的敏感性个体差异较大,如罗库溴铵的 ED_{50} 变异系数超过 25%,甚至同龄组患者罗库溴铵的 ED_{50} 可以从最小 0.09 mg/kg 到最大 0.25 mg/kg。ECT 期间对非去极化肌肉松弛药的作用进行客观监测可以确定达到满意肌肉松弛的肌肉松弛药剂量,避免发生肌松效果不足或肌松残余作用,确保使用肌肉松弛药的有效性和安全性。

有学者认为 ECT 时肌松程度以监测 TOF 的 T_1 抑制到基础值的 11%～25%较恰当,但业界并未明确 ECT 时肌肉松弛药最佳阻滞水平。临床肌肉效应监测结果提示,TOF 透皮刺激近腕尺神经,拇内收肌对诱发刺激反应刚消失时,T_1 =0%,拇内收肌神经肌肉接头完全阻滞,即通过尺神经传导到拇内收肌肌膜的神经冲动无法引起拇内收肌收缩反应。同样,拇内收肌的强直刺激后计数(PTC)=5 时,膈肌的神经肌肉接头才完全阻滞(膈肌 T_1 =0%),不会出现由膈神经传导冲动引起的膈肌痉挛性收缩反应。因此可以根据不同肌群肌肉松弛药效应联合监测的结果作为 ECT 时需达到肌松程度的参考。

采用无抽搐 ECT 时,肌松程度需达到深阻滞状态(PTC＜2),而治疗过程仅数分钟就结束,用胆碱酯酶抑制剂(例如新斯的明)不能立即逆转深度神经肌肉阻滞状态。即使此时给予新斯的明,当新斯的明作用开始消退时(消除半衰期1 h),未完全代谢的非去极化肌肉松弛药将引起再箭毒化,增加呼吸抑制风险。因此需待患者出现自主微弱呼吸或 TOF 计数=2 时才能给予新斯的明拮抗非去极化肌肉松弛药残余作用。由于 ECT 能引起急性自主神经功能改变，导致ECT患者用新斯的明逆转非去极化肌肉松弛药时更易产生副交感神经主导的不良反应。因此，ECT时联合应用罗库溴铵和氯更葡糖钠，能比琥珀胆碱更快恢复电抽搐治疗患者的自主呼吸。卡杜（Kadoi）等在老年组（73±3）岁和年轻组（38±8）岁患者行ECT时采用相同的麻醉方法，静脉注射罗库溴铵（0.6 mg/kg），$T_1=0$ 时行ECT；当肌纤维颤动发作消失时静脉注射氯更葡糖钠（8.0 mg/kg）。TOFr恢复到0.9的时间老年患者组[（7.4±0.6）min]仅比年轻患者组[（6.7±0.6）min]慢40 s，且与两组心脏指数变化无关。提示老年患者行ECT时同样适合使用罗库溴铵-氯更葡糖钠。

第二节　控制癫痫持续状态抽搐时肌肉松弛药的使用

一、癫痫持续状态概述

癫痫（epilepsy）是慢性反复发作性短暂脑功能失调综合征，以脑神经元异常放电引起反复痫性发作为特征。国际抗癫痫联合会（International League against Epilepsy）对癫痫持续状态（status epilepticus，SE）的定义为一次癫痫发作持续30 min以上或反复发作而间歇期意识无好转逾30 min者。临床上以全面强直-阵挛持续状态最常见。全面强直-阵挛发作系指全身肌肉抽动及意识丧失的发作。发作期间脑电图为典型的爆发性多棘波和棘-慢波综合，每次棘-慢波综合可伴有肌肉跳动，严重者有脑水肿和颅内压增高表现。特发性癫痫常与遗传因素有关，多为难治性癫痫。继发性癫痫的原因包括：①不规范抗痫药治疗；②器质性病变；③急性代谢性疾病和各种自身因素，如癫痫患者在发热、全身感染、外科手术、精神高度紧张及过度疲劳时，即使维持治疗药物的有效血药浓度也可诱发持续状态。诱发因素包括有发热、感染、劳累、饮酒、酒精戒断、妊娠及分娩等，停用镇静剂，服用异烟肼、三环或四环类抗抑郁药亦可诱发。与成人相比，儿童癫痫持续状态与感染有更高的相关性。癫痫持续状态属于需要抢救的急症。

二、癫痫持续状态引起强直性抽搐的机制

癫痫持续状态可被分为抽搐型与非抽搐型。全身抽搐型癫痫持续状态最常见，非抽搐型是抽搐型癫痫持续状态的演变或发生在复杂部分癫痫持续状态中。目前认为癫痫持续状态的发生与脑内致痫灶兴奋及周围抑制失调有关，致痫灶周围区域可抑制痫性发作，使其持续一定时间后停止，当周围区域抑制减弱，痫性活动在皮质突触环内长期运转，可导致部分性持续发作；痫性活动由皮质通过下行纤维投射至丘脑及中脑网状结构，可引起意识丧失，再由弥散性丘脑系统传布到整个大脑皮质，引起全面性强直-阵挛性癫痫发作（Generalized tonic-clonic seizures，GTCS）。

大脑切片研究表明癫痫持续状态包括开始和维持阶段。癫痫持续状态可由过度兴奋性刺激引发，但由于缺乏γ-氨基丁酸（GABA）介导的神经元抑制而呈持续发作状，继而可能会改变GABA亚型结构。奥尔德雷奇（Alldredge）阐述了 $GABA_A$ 受体调节在癫痫持续发作中的作

用,以及基因易感性在癫痫持续状态中的作用。随着癫痫发作的持续,海马 GABA 亚型就出现不同的药理特性。有研究表明海马神经元在癫痫持续发作 30 min 后开始死亡。研究发现通过兴奋 NMDA(N-甲基-D-天门冬氨酸)持续介导神经元的刺激,会持续癫痫活动,提示 NMDA 受体拮抗剂可以控制癫痫持续状态的发作。

三、癫痫持续状态对机体的危害

癫痫持续状态对机体损害的主要原因是发作过程全身横纹肌持续强直性收缩和发作性震挛,代谢突然增加并伴高热,全身耗氧量急剧增高,而呼吸肌持续强直性收缩使通气功能遭受抑制,导致机体缺氧和二氧化碳潴留。癫痫发作过程损害脑血管的自动调节,从而影响下丘脑的自主调节,并会增高颅内压。癫痫持续状态发作早期血压明显升高,心动过速,恶性心律失常,甚至因急性心脏扩张和肺水肿导致死亡;发作后期会出现心血管虚脱、循环衰竭、吸入性肺炎、急性肺损伤和肺动脉高压等并发症,使脑组织进一步缺氧。代谢超负荷并抑制葡萄糖转运,产生严重代谢性酸中毒和脑缺氧-缺血性损伤。代谢紊乱、高热、横纹肌溶解、严重酸中毒以及弥散性血管内凝血会导致多器官功能衰竭。癫痫持续状态平均死亡率高达 20%,老年患者高达 35%,癫痫持续时间越长就越难控制,死亡率会进一步增加。对能够救治成功者,有可能因持续发作时间较长,增加神经系统的直接损伤而发展为慢性癫痫。

四、癫痫持续状态的治疗

(一)癫痫持续状态的临床药物治疗

研究表明癫痫持续状态发作超过 5 min 已不太可能自发停止,因此当全身强直-阵挛性发作超过 2 min 就应开始抗癫痫药物治疗,而不是发作 30 min 后才处理。癫痫持续状态治疗主要目的是支持生命体征;辨别、处理和消除诱发原因;终止抽搐发作。

肖文(Shorvon)将癫痫持续状态的治疗分成四个阶段:

第一阶段(<10 min)立即给患者吸入高浓度氧气,评估心肺功能,保证气道通畅和及时抢救。

第二阶段(10~30 min)需观察神经活动,建立各项生命体征监测,急查各项血液学和生化指标,建立静脉输液通路,维持血流动力学稳定和纠正酸碱失衡,减轻低血压和低脑血流灌注的影响。

第三阶段(30~60 min)需进行颅部 CT 扫描和脑脊液检查寻找病因,积极治疗癫痫引起的缺氧、低血压、颅内压增高、肺水肿、高血压、心律不齐、心力衰竭、乳酸性酸中毒、高热、低血糖、电解质紊乱等病理生理改变。

第四阶段(30~90 min)若抽搐仍未终止,应立即将患者送至重症病房监护。监测有创动脉血压、呼气末 CO_2、脉搏氧饱和度、中心静脉压和放置 Swan-Ganz 导管监测,有条件也应做脑电图(EEG)、颅内压和脑水肿情况的监测。若抽搐在常规治疗后仍持续达 90 min,已是难治性癫痫,将会引起严重并发症,需予以全身麻醉处理。气管插管机械通气不仅能辅助治疗一些并发症,而且全身麻醉药物是终止肢体抽搐和脑电图痫样发作的有效手段。

曼诺(Manno)将治疗癫痫持续状态的药物分成三线：

一线药物是首选的主流治疗药物　包括苯二氮䓬类中的地西泮(diazepam)、劳拉西泮(lorazepam)和咪达唑仑(midazolam)。苯二氮䓬类可增强γ氨基丁酸(GABA)能神经传递功能和突触抑制效应；还有增强GABA与$GABA_A$受体相结合的作用。$GABA_A$受体是氯离子通道的门控受体，由两个α和两个β亚单位构成氯离子通道。β亚单位上有GABA受点，当GABA与之结合时，氯离子通道开放，氯离子内流，使神经细胞超极化，产生抑制效应。在α亚单位上有苯二氮䓬受体，苯二氮䓬与之结合时，通过促进GABA与$GABA_A$受体结合使氯离子通道开放频率增加，更多的氯离子内流，增强抑制效应，中断痫性活动在皮质突触环内的运转而终止癫痫发作。

二线药物是苯妥英(phenytoin)和磷苯妥英(fosphenytoin)　苯妥英对癫痫全面强直-阵挛发作(大发作)的控制主要是提高病灶周围正常细胞的兴奋阈值，抑制异常高频放电向周围正常脑组织的扩散。苯妥英对钠离子通道具有选择性阻断作用，主要与失活状态的钠离子通道结合，减少钠离子内流，即对高频率异常放电的神经元的钠离子通道阻滞作用明显，可抑制其高频反复放电，而对正常神经元的低频放电无明显影响，达到膜稳定的作用。

三线药物是苯巴比妥(phenobarbitone)　苯巴比妥是长效巴比妥类药物，可使神经细胞的氯离子通道开放，细胞过极化，呈GABA作用。治疗浓度苯巴比妥可降低谷氨酸的兴奋作用并加强GABA的抑制作用，抑制中枢神经系统单突触和多突触传递，抑制癫痫病灶的高频放电及其向周围扩散。对中枢的抑制作用随剂量加大，表现为镇静、催眠、抗惊厥及抗癫痫，大剂量对心血管系统和呼吸系统有明显抑制作用，过量可麻痹延髓呼吸中枢而致死。

目前仅55%～80%全身惊厥型的癫痫持续状态在最初的治疗时能得到控制，对于难治性癫痫持续状态可以用丙泊酚、咪达唑仑或硫喷妥钠行全身麻醉治疗。

（二）用全身麻醉药治疗癫痫持续状态

顽固性癫痫持续状态(refractory status epilepticus)是指癫痫活动持续1 h，患者对各种抗癫痫治疗无反应。此时可以用全身麻醉药物消除异常脑电波和癫痫活动，并预防进一步脑损害。帕维埃宁(Parviainen)报告10例顽固性癫痫持续状态患者已持续发作6～12 h，分别用磷苯妥英、丙戊酸盐、拉莫三嗪、托吡酯、卡马西平、氯硝西泮治疗均未能控制发作，继而用硫喷妥钠麻醉治疗。静脉注射诱导剂量硫喷妥钠5 mg/kg，每隔3～5 min注射硫喷妥钠1～2 mg/kg，平均29 min后脑电监测出现持续5～10 s的爆发抑制波型，硫喷妥钠用量13～21 mg/kg。然后开始静脉输注硫喷妥钠，初始速率5 mg/(kg・h)，如脑电爆发抑制波型持续出现30 min，则将硫喷妥钠输注速率减慢1 mg/(kg・h)；如未达到脑电爆发抑制，则静脉注射硫硫喷妥钠1 mg/kg，并将硫喷妥钠输注速率增加2 mg/(kg・h)。维持脑电爆发抑制波型12 h后停止输注硫喷妥钠。硫喷妥钠总用量87～143 mg/kg，维持脑电爆发抑制波型硫喷妥钠输注速率5～8 mg/(kg・h)，血药浓度19～32 mg/L，所有患者的临床症状都得到控制。治疗日用晶体液和胶体液扩容，血流动力学基本稳定，但布朗(Brown)认为硫喷妥钠静脉输注有诸多不良反应，包括药物脂肪积聚、高代谢、循环功能不稳定、停止输注后需要长时间恢复和药物输注过程需要监测血药浓度。丙泊酚和咪达唑仑具有快速代谢清除率，比硫喷妥钠和苯巴比妥更少引起低血压。奥尔德雷奇（Alldredge）建议当癫痫持续状态对巴比妥类药物治疗无反应时可给予丙泊酚，负荷剂量 1～2 mg/kg，持续输注速率 2～10 mg/(kg・h)。硫喷妥钠和丙泊酚控制癫痫持续状态优势的比较有待获得大样本随机对照研究结果才能有客观结论。

博里斯（Borris）认为癫痫持续状态时地西泮和巴比妥类药物的作用会衰减，N-甲基-D-天冬氨酸（NMDA）受体拮抗剂如氯胺酮可能更有效。沃克（Walker）对不适宜使用丙泊酚和硫喷妥钠的患者静脉注射氯胺酮（100 mg/h），成功控制患者的癫痫持续状态。谢斯（Sheth）的患者经各种抗癫痫药物和抗惊厥药物治疗均未能控制顽固性癫痫持续状态，静脉注射氯胺酮 2 μg/kg，1.5 min 后脑电图痫样波型消失，癫痫持续状态症状得到控制，但仅维持 15 min 脑电图痫样波型和临床症状又重新出现，再次静脉注射相同剂量氯胺酮后，静脉持续输注氯胺酮 48 h，最大速率逐渐增加到 7.5 μg/(kg・h)，顽固性癫痫持续状态得到控制。罗萨蒂（Rosati）研究的患儿常规抗惊厥药物治疗未能控制癫痫持续状态，静脉持续输注平均速率 36.5 μg/(kg・min)氯胺酮后癫痫持续状态均得到有效控制。

当癫痫持续状态患者对持续静脉输注麻醉药物无反应时，可以用吸入麻醉药治疗。癫痫持续状态患者吸入异氟烷，当呼气末异氟烷浓度达到 1.2%～5.0%时出现脑电爆发抑制，临床症状可得到控制。

五、癫痫持续状态时肌肉松弛药配合治疗

20 世纪 50 年代初尼斯比特（Nisbet）治疗癫痫持续发作患儿时给予苯巴比妥钠、副醛和东莨菪碱均未能抑制癫痫发作，因咬肌痉挛无法清除口腔内血性分泌物，出现发绀，脉搏快速微弱。静脉注射右旋筒箭毒碱 15 mg 后，下颌松弛，惊厥停止，吸除分泌物后插入气管导管并行机械通气。45 min 后，肌肉松弛药作用开始消退时癫痫发作再次出现，继续给予右旋筒箭毒碱 3 mg。3 h 后癫痫发作完全停止。患儿救治成功提示用肌肉松弛药配合治疗癫痫持续状态的有效性。沃尔斯（Walls）认为癫痫持续状态患者可以用快速起效并具有抗惊厥作用的硫喷妥钠 3 mg/kg 和琥珀胆碱 1.5 mg/kg 静脉诱导后行气管内插管，维持期给予苯二氮䓬类药物和维库溴铵 0.1 mg/kg，持续监测脑电图和评估临床征象，确保其他抗惊厥措施能有效终止癫痫发作。如果颅内压升高，则插管前给予利多卡因 1.5 mg/kg、芬太尼 3 μg/kg 和维库溴铵 0.1 mg/kg 能减轻治疗和插管引起的颅内压升高。

难治性癫痫持续状态用吸入或静脉全身麻醉药物均能控制患者的持续抽搐状态，但这些药物对呼吸都有不同程度的抑制，需在完成气管内插管后进行有效机械通气。非去极化肌肉松弛药多用于静脉诱导时，下颌和喉部肌群松弛后能尽快建立人工气道，缩短因持续抽搐导致组织缺氧的时间。持续输注肌肉松弛药可以降低肺顺应性，并减少机体氧耗量，但各种肌肉松弛药均无中枢抗痉挛作用，需与抗惊厥药物联合使用。

第三节　控制重症破伤风患者肌痉挛和肌肉僵直时肌肉松弛药的使用

一、破伤风概述

破伤风(tetanus)系由破伤风杆菌外毒素导致的神经系统中毒性疾病，以进行性发展的肌肉强直为特征，伴有发作性加重。破伤风杆菌属革兰阳性产芽胞性厌氧菌，菌体或其产生的外毒素在伤口处并不产生明显病理改变，而是通过分泌出和扩散到全身的溶血毒素和痉挛毒素导致发病。溶血毒素可引起心肌损害；痉挛毒素强烈刺激中枢神经系统，产生骨骼肌强直或阵发性强烈痉挛。初始症状为牙关紧闭和颈部肌肉强直，随后痉挛扩散到其他肌肉，面肌痉挛可引起口唇缩拢或口角内缩呈痉挛性苦笑状；四肢和腹壁肌肉强直；躯干肌肉强直，发作加重时出现角弓反张性痉挛；喉肌与呼吸肌的痉挛导致呼吸困难；惊厥性发作可由外界刺激诱发而引起窒息，或因频繁的强烈肌痉挛和溶血毒素的作用引起心肌损害导致心力衰竭。严重发作者治疗不及时死亡率达10%～40%。

二、破伤风引起肌痉挛和肌肉僵直的机制

破伤风痉挛毒素在α运动神经元的神经肌肉接头处进入神经系统。毒素通过轴突逆行到细胞体，并迁移到其他神经元的突触间隙，阻止突触前抑制性神经元神经递质释放。痉挛毒素附和在血清球蛋白上，运输到脊髓前角灰质或脑干的运动神经核。到达中枢神经系统后的毒素主要结合在灰质中突触小体膜的神经节甙脂上，使其不能释放抑制性递质(甘氨酸或氨基丁酸)，以致α运动神经系统失去正常的抑制性，引起特征性的全身横纹肌的紧张性收缩或阵发性痉挛。当毒素作用于脑干和脊髓后，由于原动肌和拮抗肌同时收缩，产生特异性的肌肉痉挛。血源性传播的毒素进入到大脑第四脑室，使破伤风早期出现牙关紧闭和颈项强直等症状。脊髓抑制性神经元和交感神经系统常受损害，导致大汗、血压不稳定和心率增速等。一旦破伤风毒素在神经元胞体结合受体，将永久性地抑制神经递质的释放，直到新的突触形成才能重新释放神经递质。

三、重症破伤风对机体的危害

破伤风痉挛性抽搐继续进展时，全身持续性强直状态呈现发作性加重，伴有剧烈的痉挛样疼痛。背部和腹部肌群同时收缩时因背部肌群较为有力，躯干背曲成弓形，形成“角弓反张”或“侧弓反张”。强烈的肌痉挛，可使肌腱断裂，甚至发生骨折。膀胱括约肌痉挛可引起尿潴留。持续呼吸肌和膈肌痉挛发作时患者面唇青紫，通气困难。破伤风毒素可引起自主神经功能紊乱，其机制包括毒素对脑干和自主中间神经元的作用、毒素对心肌的直接作用以及肾上腺的抑制。主要表现为交感神经系统的过度活跃，但副交感神经受累也会发生，如突发心搏骤停是破伤风严重的并发症，还包括心率减慢、过度流涎和支气管分泌物增加。痉挛持续发作会导致喉

梗阻、急性呼吸衰竭和呼吸抑制。患者可因惊厥发作引起窒息,或因频繁的强烈的肌痉挛导致心力衰竭。出现高热是病情加重的标志,体温甚至在死亡后仍可继续升高。尿毒症、低血压与胃扩张最易发生在发病后 7～14 d,喉痉挛、呼吸暂停、运动麻痹与肺炎均属危重并发症。治疗经过顺利的患者,肌痉挛发作的频率与严重度逐渐减少,但全身性强直常持续数周,牙关紧闭常为最后消失的症状。

四、破伤风的综合治疗

破伤风综合治疗包括 5 个方面,即中和未结合的破伤风毒素、清除毒素来源、控制肌痉挛和肌肉僵直、控制自主神经功能紊乱和支持疗法。

(一) 中和未结合的破伤风毒素

人破伤风免疫球蛋白(Human Tetanus Immunoglobulin,TIG)是高效价破伤风抗体,能中和破伤风毒素,起到治疗破伤风梭菌感染的作用,尤其适用于对破伤风抗毒素(Tetanus Antitoxin,TAT)有过敏反应的患者。治疗剂量为3 000～6 000 IU,可臀部多点肌内注射,尽快将预计用量注射完毕。用 TIG 行被动免疫时,可以同时用破伤风类毒素(Tetanus Toxoid,TT)自动免疫,但注射部位和用具应分开。TIG 只能中和血液中的游离毒素,不能中和已经与神经细胞结合的毒素,因此强调 TIG 需早期使用。

(二) 清除破伤风毒素来源

对受污染的创口或创面进行彻底清创,终止破伤风毒素的来源。用抗生素预防和治疗其他合并感染。青霉素(Penicillin)静脉或肌肉注射的用量需达到 10 万 IU/(kg · d),持续 7～10 d。应注意青霉素的化学结构与中枢神经系统抑制性介质 γ 氨基丁酸(GABA)相似,大剂量使用青霉素时可以对 GABA 产生竞争性抑制,造成中枢神经系统过度兴奋。阿曼答斯亚哈(Ahmadsyah)认为病情和治疗方法基本相似的破伤风患者,甲硝唑(Metronidazole)组的死亡率(7%)明显比青霉素组(24%)低,幸存者治愈出院不超过 20d 者的比率甲硝唑组(86%)比青霉素组(66%)明显高。破伤风患者选用甲硝唑更安全有效。

(三) 控制肌痉挛和肌肉僵直

苯二氮䓬类药物常用于控制破伤风引起的肌肉僵硬和痉挛,地西泮(diazepam)持续输注的初始速率为 20 mg/(kg · d),逐渐增加速率直到肌肉痉挛得到控制或出现地西泮不良反应,平均输注速率 55.4 mg/(kg · d)、20～120 mg/(kg · d)。大剂量地西泮会引起心肌和呼吸抑制,因此对呼吸和循环功能需进行支持。咪达唑仑(midazolam)比地西泮不良反应小,持续输注安全性更高。博格(Borgeat)认为破伤风患者持续输注丙泊酚(propofol),当血药浓度达到 2.90～3.20 μg/ml 时,破伤风引起的僵直咬肌的肌电图诱发颤搐反应波幅可降低75%～90%,全身肌肉僵直和肌痉挛缓解。吩噻嗪类药物如氯丙嗪(chlorpromazine)用于破伤风治疗的药理作用包括 α 受体阻滞、脑干网状结构抑制和抗胆碱能作用。丹曲林(dantrolene)通过抑制肌浆网内钙离子释放,间接抑制肌球蛋白 ATP 酶的活性,在骨骼肌兴奋-收缩耦联水平上发挥作用,使骨骼肌松弛。阿奎勒 · 伯纳尔(Aguilar Bernal)的患儿治疗破伤风时用丹曲林控制肌痉挛,死亡率(33%)比不用丹曲林患儿的死亡率(73%)明显下降。采用丹曲林治疗应在循环功能未衰竭前尽快完成静脉注射，以免发生循环衰竭后因骨骼肌血流灌注不足，丹曲林不能到达作用部位而无法发挥肌松弛作用。阿蒂格尔（Attygalle）的破伤风患者在30 min内缓慢静脉注射硫酸镁（magnesium Sulphate）负荷剂量75～80 mg/kg后，以1～2 g/h的速率持续输注硫酸镁，95%患者（38/40）的肌痉挛和肌肉僵直症状得到缓解，此时测定硫酸镁血药浓度为2～4 mmol/L。另2例患者硫酸镁输注速率提高到4.5～5.0 g/h肌痉挛也得到控制。硫酸镁能缓解肌痉挛的机制可能与NMDA（N-甲基-D-天冬氨酸）受体复合物中存在阳离子通道，镁离子通过该受体进入离子通道，阻止钙离子通过，抑制NMDA受体兴奋性，减少钙离子依赖性突触前神经递质乙酰胆碱的释放，而产生中枢性抗肌痉挛作用有关。

（四）控制自主神经功能紊乱

重症破伤风除发生全身骨骼肌持续性痉挛抽搐外，心脏自律性不稳定是另一主要特征，表现为不稳定的高血压和心动过速，甚至严重高血压和心动过速与低血压和心动过缓交替出现，心律失常和外周血管收缩，多汗、发热、通气过度、分解代谢亢进。有认为由副交感神经或基底神经节功能障碍导致迷走神经过度激活所致，亦有认为与调节心脏节律性的交感和副交感神经功能均减退，且以副交感神经功能减退占优有关。因此，需根据临床表现选用相应药物调整和稳定自主神经功能。包括使用β肾上腺素能受体阻滞药、吗啡、硫酸镁、可乐定、阿托品、丙戊酸钠、血管紧张素Ⅰ转换酶（ACEI）和腺苷等。索瑟恩（Southorn）的研究发现破伤风患者治疗过程血流动力学极不稳定，经第1和第2腰椎间隙置入硬膜外导管，以5～8 ml/h的速率向硬膜外间隙持续泵注0.25%布比卡因，当患者下肢逐渐变暖和干燥时，血流动力学趋于稳定。认为与腰段硬膜外神经阻滞后血中儿茶酚胺水平降低有关。

（五）支持疗法

破伤风患者的治疗涉及多学科的处理，目标是缓解肌痉挛和维持生命体征稳定。维持气道通畅、氧治疗和人工通气可以纠正低氧血症；心血管活性药物的合理应用可以稳定血流动力学；体液和营养治疗是维持内环境稳定的重要措施；保护各脏器功能的措施可为治疗过程提供基础。按Ablett破伤风病情分级标准，Ⅲ级（ⅢA和ⅢB）属于重症破伤风，此类患者病情凶险，治疗棘手，病死率极高，需在重症监护病房（ICU）对各项生命指征进行持续监测和检测，根据病情的变化调整治疗计划，加强治疗过程的护理，直到各项生命指征稳定和临床症状缓解。特鲁希略（Trujillo）分析681例重症破伤风患者治疗后的转归，认为经ICU加强治疗后的病死率（15.0%）仅为常规治疗后病死率（43.6%）的1/3。

五、重症破伤风患者肌肉松弛药配合治疗

（一）重症破伤风患者使用肌肉松弛药配合治疗的必要性

多数学者认为，破伤风引起难以控制的肌痉挛和肌肉僵直时，用肌肉松弛药物配合治疗能有效缓解呈痉挛性收缩的骨骼肌、降低肺顺应性、提高组织氧合、降低机体氧耗量，明显提高患者的生存率。吉利根（Gilligan）回顾分析不同年代的2组破伤风患者重症监测治疗的发展趋势，认为肌肉松弛药的使用及包括间歇正压通气等各种支持治疗措施显著提高患者生存率，同时也降低了肌痉挛引起骨折和骨化性肌炎的并发症。有学者持不同意见，阿蒂格尔（Attygalle)认为重症破伤风患者用硫酸镁治疗不仅可以缓解肌痉挛和肌肉僵直，并具有镇静作用，且无需使用肌肉松弛药和人工通气，从而避免由此可能产生的并发症，包括深静脉血栓、气压伤和呼吸道感染等。詹姆斯(James)则认为重症破伤风患者治疗过程中因疾病和治疗药物的影响已有程度不同的呼吸抑制，用肌肉松弛药和人工呼吸配合治疗对控制疾病是有利的。2011年巴西《成人破伤风治疗指南》(Guidelines for the management of accidental tetanus in adult patients)亦肯定重症破伤风患者治疗时采用肌肉松弛药和人工呼吸的必要性和有效性。

(二) 重症破伤风患者使用肌肉松弛药治疗的历史

19世纪50年代塞尔(Sayre)和威尔斯(Wells)曾先后尝试将箭毒(curare)用于破伤风治疗；70余年后科尔(Cole)、弗洛里(Florey)和韦斯特(West)仍在探索用箭毒素或筒箭毒碱(tubocurarine)治疗破伤风的方法学，终应护理和气道管理困难使该技术难以广泛开展。1954年拉森(Lassen)和赫尼(Honey)用氯化筒箭毒碱治疗破伤风时采用机械间歇正压呼吸(intermittent positive-pressure respiration)，克服了用箭毒治疗过程因肌肉麻痹导致呼吸抑制的问题，使治疗安全性得到保证。由于筒箭毒碱作用时间较长，可调节性差，有神经节阻滞作用，20世纪50年代初史密斯(Smith)和福里斯特(Forrester)分别在治疗重症破伤风患者时使用1949年交付临床麻醉使用的非去极化肌肉松弛药加拉碘铵(gallamine)和1950年交付临床麻醉使用的去极化肌肉松弛药琥珀胆碱(succinylcholine)，增加了当时破伤风治疗使用肌肉松弛药种类的选择性。

(三) 重症破伤风患者用肌肉松弛药配合治疗

1. 肌肉松弛药的合理选择

重症破伤风患者治疗时选择肌肉松弛药的种类需考虑以下几个方面：

(1) 作用起效快、肌松深度容易调节、无蓄积作用的中、短时效非去极化肌肉松弛药。

(2) 对机体生理功能无明显影响。

(3) 同时用于治疗的药物不影响肌肉松弛药的效果。

(4) 是否存在并发症，如合并心血管功能障碍的患者避免使用对循环功能有兴奋作用的肌肉松弛药，肝肾功能不全的患者可以选择不依赖肝肾代谢的肌肉松弛药。

琥珀胆碱作用起效快且肌松效果确切，曾用于破伤风的治疗过程，但其去极化作用和固有的不良反应，并不适合破伤风患者治疗时使用。非去极化肌肉松弛药中，筒箭毒碱的神经节阻滞作用和加拉碘铵的剂量相关性心动过速均不适合破伤风治疗时使用。20世纪60年代后各种新型甾类和苄异喹啉类非去极化肌肉松弛药陆续交付临床麻醉使用，这些新型肌肉松弛药也在破伤风治疗时得到使用。

泮库溴铵(pancuronium)是甾类长时效非去极化肌肉松弛药。杜塔(Dutta)的49例重症破伤风患者中Ablett's ⅢB级达43例(其余为ⅢA级)。在综合治疗过程中静脉注射泮库溴铵2～4 mg，随即以1～2 mg/h的速率持续静脉输注泮库溴铵，并进行机械通气支持，直到肌痉挛减弱或消退。救治成功的14例平均持续输注泮库溴铵和机械通气13.3 d。尽管泮库溴铵能够有效缓解破伤风引起的肌痉挛和肌肉僵直，但泮库溴铵抑制心脏M胆碱能受体，呈解迷走神经作用，同时泮库溴铵能促使交感神经末梢释放去甲肾上腺素，并阻止去甲肾上腺素再摄取，呈拟交感作用，表现对心血管系统的兴奋作用。因此泮库溴铵并不完全适合破伤风患者救治时使用。

法索拉克(Fassoulak)指出80岁高龄重症破伤风患者既往有心力衰竭和心肌梗死史，综合治疗时必须保护和支持心功能。选用对心血管系统无明显影响的甾类中时效非去极化肌肉松弛药维库溴铵(vecuronium)静脉持续输注，输注速率从开始4～5 mg/h逐渐降低到2～4 mg/h和1～3 mg/h，维持拇内收肌诱发颤搐反应的TOF计数＝0，直至肌痉挛完全缓解。

2. 肌肉松弛药的使用方法

先给予镇静药物，如巴比妥类药物、苯二氮䓬类药物或丙泊酚，使患者充分镇静和意识消失后，静脉注射1～2倍ED_{95}剂量的非去极化肌肉松弛药，完成气管内插管后行机械通气，静脉持续输注同种肌肉松弛药，输注速率以能够抑制肌痉挛或TOF计数＝1～2为指标。由于非去极化肌肉松弛药分子需占据95%以上神经肌肉接头乙酰胆碱受体才能阻断神经肌肉兴奋传导，使骨骼肌松弛；只要30%神经肌肉接头乙酰胆碱受体未被肌肉松弛药分子占据，就能完成神经肌肉兴奋传导，使骨骼肌保持原有张力，对于破伤风患者则是肌痉挛和肌肉僵直未缓解。给予诱导剂量肌肉松弛药是为占据95%以上的乙酰胆碱受体，持续输注肌肉松弛药是为保持肌肉松弛药分子在乙酰胆碱受体上的占有量，持续阻断神经肌肉兴奋传导，维持骨骼肌呈松弛状态。

奥科(Orko)研究的重症破伤风患者治疗时持续静脉输注丙泊酚和咪达唑仑镇静止痉，同时静脉输注维库溴铵和机械通气。维库溴铵输注速率以TOF计数维持1～2为目标。肌痉挛和肌肉僵直完全缓解后才停止输注，持续输注35 d，平均速率6～8 mg/h，血药浓度0.13～0.33 μg/ml。2个月后患者治愈出院。

阿纳塔斯瓦(Anandaciva)收治的药瘾患者罹患重症破伤风，呈半昏迷状态，ICU紧急处理时静脉注射丙泊酚和琥珀胆碱，气管内插管，输注吗啡和咪达唑仑镇静，给予抗生素、破伤风免疫球蛋白及破伤风类毒素等综合治疗，同时静脉注射罗库溴铵8 μg/kg后以8 μg/(kg・min)的速率持续静脉输注罗库溴铵，拟维持TOF计数＝1，但肌痉挛未得到控制。静脉注射罗库溴铵0.9 mg/kg，输注速率提升到10 μg/(kg・min)控制肌痉挛，却发生心动过速。停用罗库溴铵改用阿库氯铵0.25 mg/(kg・min)持续输注，有效控制了肌痉挛。共输注阿库氯铵13 d，直到肌痉挛完全缓解。此例用罗库溴铵控制肌痉挛效果不理想似与患者存在药瘾的基础状态和罗库溴铵使用方法欠妥有关。罗库溴铵ED_{95}＝0.3 mg/kg，首次静脉注射8 μg/kg仅为2.7% ED_{95}，无肌松弛效果，导致持续输注罗库溴铵也未能达到预期效果。而持续输注阿库氯铵是在给予罗库溴铵0.9 mg/kg(3倍ED_{95})后进行的，此时95%以上乙酰胆碱受体已经被罗库溴铵分子占据，输注阿库氯铵只是维持受体占据量，故能有效控制肌痉挛。此例提示用肌肉松弛药配合治疗重症破伤风患者时，给予诱导剂量肌肉松弛药的重要性。

阿曲库铵是苄异喹啉类中时效非去极化肌肉松弛药，代谢途经主要通过霍夫曼消除，87%的中间代谢物N-甲四氢罂粟碱(laudanosine)经肝脏代谢。动物研究发现N-甲四氢罂粟碱对中枢神经系统有刺激作用，血浆浓度达到11 μg/ml会引起抽搐。皮特(Peat)在治疗破伤风患者频发肌痉挛时使用地西泮等药物止痉效果不满意，静脉注射阿曲库铵后行气管内插管，机械通气维持呼吸，持续静脉输注阿曲库铵 71 d，平均输注速率 1.3 mg/(kg・h)，肌痉挛得到有效控制。肌肉松弛药输注期间，阿曲库铵血浆浓度 1.5 μg/ml，N－甲四氢罂粟碱血浆浓度 0.985 μg/ml，远低于 N－甲四氢罂粟碱可能引起抽搐的血浆浓度阈值；停止输注阿曲库铵后 24 h N－甲四氢罂粟碱血浆浓度降至 0.014 μg/ml。上述结果说明肝肾功能正常的破伤风患者用阿曲库铵配合缓解肌痉挛是有效和安全的。

六、注意事项

（1）重症破伤风患者必须是已经进行破伤风免疫药物、抗生素和镇静解痉药物等治疗的基础上，肌痉挛和肌肉僵直未能缓解时才考虑使用肌肉松弛药，但仅仅是缓解症状，对于还未结合的破伤风毒素需用破伤风免疫药物（TIG、TAT 和 TT）中和。

（2）给予肌肉松弛药前先用镇静药使患者意识暂时消失；准备好有效机械通气设备和器具。

（3）选择适合具体患者的肌肉松弛药；重视使用肌肉松弛药的诱导剂量。

（4）为确保持续输注肌肉松弛药的安全性和有效性，需客观监测患者对肌肉松弛药效应的反应程度。美国危重症医学学会建议，ICU 治疗的患者应用肌肉松弛药时，需采用连续 4 个成串刺激（TOF）的方法评估肌松效应，将神经肌肉阻滞程度调整到 TOF 计数＝1～2。在 ICU 治疗的重症破伤风患者应在此要求范围内。

（蓝　岚　欧阳葆怡）

参 考 文 献

1 Bini L. Professor Bini's notes on the first electro-shock experiment. Convuls Ther. 1995，11(4)：260－261.

2 Fink M. Meduna and the origins of convulsive therapy. Am J Psychiatry. 1984，141(9)：1034－1041.

3 Ishihara K，Sasa M. Mechanism underlying the therapeutic effects of electroconvulsive therapy (ECT) on depression. Jpn J Pharmacol. 1999，80(3)：185－189.

4 McGarvey KA，Zis AP，Brown EE，et al. ECS-induced dopamine release：effects of electrode placement，anticon-vulsant treatment，and stimulus intensity. Biol Psychiatry. 1993，34(3)：152－157.

5 Sanacora G，Mason G，Rothman D，et al. Increased cortical GABA concentrations in depressed patients receiving ECT. Am J Psychiatry. 2003，160(3)：577－579.

6 Nott MR，Watts JS. A fractured hip during electro-convulsive therapy. Eur J Anesthesiol. 1999，16(4)：265-267.

7 Sarpel Y，Togrul E，Herdem M，et al. Central acetabular fracture－dislocation following electroconvulsive therapy：report of two similar cases. J Trauma. 1996，41(2)：342-344.

8 Bennett AE. Curare：a preventive of traumatic complications in convulsive shock therapy (including a preliminary report on a synthetic curare－like drug). 1941. Am J Psychiatry. 1994，151(6 Suppl)：248-258.

9 Bennett AE. Preventing traumatic complications in convulsive shock therapy by curare. JAMA. 1940，114(4)：322－324.

10 Holmberg G, Thesleff S. Succinyl-choline-iodide as a muscular relaxant in electroshock therapy. Am J Psychiatry. 1952,108(11):842 - 846.

11 Saltzman C, Konikov W, Relyea RP. Modification of electroshock therapy by succinylcholine chloride. Dis Nerv Syst. 1955,16(5):153 - 156.

12 Geersing PG, Bulte CS, Viersen VA, et al. Beat-to-beat hemodynamic monitoring during electroconvulsive therapy. J ECT. 2011,27(3):189 - 191.

13 Koga Y, Mishima Y, Momozaki M, et al. A case of nonsustained ventricular tachycardia immediately following modified electroconvulsive therapy in a depressive patient. J Anesth. 2011,25(4):595 - 598.

14 Welch CA, Drop LJ. Cardiovascular effects of ECT. Convuls Ther. 1989,5(1):35 - 43.

15 Ding Z, White PF. Anesthesia for electroconvulsive therapy. Anesth Analg 2002,94(5):1351 - 1364.

16 Wagner KJ, Mollenberg O, Rentrop M, et al. Guide to anaesthetic selection for electroconvulsive therapy. CNS Drugs. 2005,19(9):745 - 758.

17 Fredman B, Smith I, Etienne J, et al. Use of muscle relaxants for electroconvulsive therapy: how much is enough? Anesth Analg. 1994,78(1):195 - 196.

18 Weinger MB, Partridge BL, Hauger R, et al. Prevention of the cardiovascular and neuroendocrine response to electroconvulsive therapy: I. Effectiveness of pretreatment regimens on hemodynamics. Anesth Analg. 1991,73(5):556 - 562.

19 Folk JW, Kellner CH, Beale MD, et al. Anesthesia for electroconvulsive therapy: a review. J ECT. 2000,16(2):157 - 170.

20 Hudcova J, Schumann R. Electroconvulsive therapy complicated by life-threatening hyperkalemia in a catatonic patient. Gen Hosp Psychiatry. 2006,28(5):440 - 442.

21 Belin RP, Karleen CI. Cardiac arrest in the burned patient following succinyldicholine administration. Anesthesiology. 1966,27(4):516 - 518.

22 Zisselman MH, Jaffe RL. ECT in the treatment of a patient with catatonia: consent and complications. Am J Psychiatry. 2010,167(2):127 - 132.

23 Tolmie JD, Joyce TH, Mitchell GD. Succinylcholine danger in the burned patient. Anesthesiology. 1967,28(2):467 - 470.

24 Tobey RE. Paraplegia, succinylcholine and cardiac arrest. Anesthesiology. 1970,32(4):359 - 364.

25 Martyn JA, Richisfeld M. Succinylcholine-induced hyperkalemia in acquired pathological states: etiologic factors and molecular mechanisms. Anesthesiology. 2006,104(1):158 - 169.

26 Gronert GA. Cardiac arrest after succinylcholine: mortality greater with rhabdomyolysis than receptor upregulation. Anesthesiology. 2001,94(3):523 - 529.

27 Cooper RC, Baumann PL, McDonald WM. An unexpected hyperkalemic response to succinylcholine during electroconvulsive therapy for catatonic schizophrenia. Anesthesiology. 1999,91(2):574 - 575.

28 George AL Jr, Wood CA Jr. Succinylcholine-induced hyperkalemia complicating the neuroleptic malignant syndrome. Ann Intern Med. 1987,106(1):172.

29 Cooper RC, Baumann PL, McDonald WM. An unexpected hyperkalemic response to succinylcholine during electroconvulsive therapy for catatonic schizophrenia. Anesthesiology. 1999,91(2):574 - 575.

30 Martyn JA, Richtsfeld M. Succinylcholine-induced hyperkalemia in acquired pathologic states: etiologic factors and molecular mechanisms. Anesthesiology. 2006,104(1):158 - 169.

31 Mirzakhani H, Welch CA, Eikermann M, et al. Neuromuscular blocking agents for electroconvulsive therapy: a systematic review. Acta Anaesthesiol Scand. 2012,56(1):3 - 16.

32 Savarese JJ, Ali HH, Basta SJ, et al. The clinical neuromuscular pharmacology of mivacurium chloride (BWB1090U). A short-acting nondepolarizing ester neuromuscular blocking drug. Anesthesiology. 1988,68(5):723 - 732.

33 Cheam EWS, Critchley LAH, Chiu PT, et al. Low dose mivacurium is less effective than succinylcholine in electroconvulsive therapy. Can J Anaesth 1999,46(1):49 - 51.

34 Taylor S. Electroconvulsive therapy: a review of history, patient selection, technique, and medication management. South Med J. 2007,100(5):494 - 498.

35 Kelly D, Brull SJ. Neuroleptic malignant syndrome and mivacurium: a safe alternative to succiynylcholien? Can J Anaesth. 1994,41(9):845 - 859.

36 Janis K, Hess J, Fabian JA, et al. Substitution of mivacurium for succinylcholine for ECT in elderly patients. Can J Anaesth 1995,42(7):612 - 613.

37 Gitlin MC, Jahr JS, Margolis MA, et al. Is mivacurium chloride effective in electroconvulsive therapy? A report of four cases, including a patient with myasthenia gravis. Anesth Analg. 1993, 77(2): 392 - 394.

38 Liu S, Modell JH. Anesthetic management for patients with postpolio syndrome receiving electroconvulsive therapy. Anesthesiology. 2001,95(3):799 - 801.

39 Dwersteg JF, Avery DH. Atracurium as a Muscle Relaxant for Electroconvulsive Therapy in a Burned Patient. Convuls Ther. 1987,3(1):49 - 53.

40 Lui PW, Ma JY, Chan KK. Modification of tonic-clonic convulsions by atracurium in multiple-monitored electroconvulsive therapy. J Clin Anaesth. 1993,5(1):16 - 21.

41 Hickey DR, O'Connor JP, Donati F. Comparison of atracurium and succinylcholine for electroconvulsive therapy in a patient with atypical plasma cholinesterase. Can J Anaesth. 1987, 34(3(pt1)): 280 - 283.

42 Kopman AF, Klewicka MM, Kopman DJ, et al. Molar potency is predictive of the speed of onset of neuromuscular block for agents of intermediate, short, and ultrashort duration. Anesthesiology. 1999, 90(2):425 - 431.

43 Dodson ME. Short acting neurmuscular blockers and ECT. Br J Anaesth 1985,57(9):933 - 934.

44 Herriot PM, Cowain T, McLeod D. Use of vecuronium to prevent suxamethonium-induced myalgia after ECT. Br J Psychiatry. 1996,168(5):653 - 654.

45 Setoyama K, Hirata T, Saeki H, et al. Anesthetic management for electroconvulsive therapy in the patients with a history of neuroleptic malignant syndrome. Masui. 2009,58(5):633 - 636.

46 Turkkal DC, Gokmen N, Yildiz A, et al. A cross-over, post-electroconvulsive therapy comparison of clinical recovery from rocuronium versus succunylcholine. J Clin Anesth. 2008,20(8):589 - 593.

47 Williams J, Rosenquist P, Arias L, McCall WV. Pseudo-cholinesterase deficiency and electroconvulsive therapy. J ECT. 2007,23(3):198 - 200.

48 Hoshi H, Kadoi Y, Kamiyama J, et al. Use of rocuronium-sugammadex, an alternative to succinylcholine, as a muscle relaxant during electroconvulsive therapy. J Anesth. 2011,25(2):286 - 290.

49 Kadoi Y, Hoshi H, Nishida A, et al. Comparison of recovery times from rocuronium-induced muscle relaxation after reversal with three different doses of sugammadex and succinylcholine during electroconvulsive therapy. J Anesth. 2011,25(6):855 - 859.

50 Puhringer FK, Rex C, Sielenkamper AW, et al. Reversal of profound, high-dose rocuronium-induced neuromuscular blockade by sugammadex at two different time points: an international, multicenter, randomized, dose-finding safety assessor-blinded, Phase II trial. Anesthesiology, 2008, 109(2): 188 - 197.

51 Bryson EO, Aloysi AS, Katz M, Popeo D, Kellner CH. Rocuronium as muscle relaxant for electroconvulsive therapy in a patient with adult-onset muscular dystrophy. J ECT. 2011,27(4):e63 - 64.

52 Brugada J, Brugada P, Brugada R. The syndrome of right bundle branch block ST segment elevation in V1 to V3 and sudden death-the Brugada syndrome. Europace. 1999,1(3):156 - 166.

53 Nigrovic V, McCullough LS, Wajskol A, et al. Succinylcholine-induced increases in plasma catecholamine levels in humans. Anesth Analg. 1983,62(7):627 - 632.

54 Luckhaus C, Hennersdorf M, Bell M, et al. Brugada syndrome as a potential cardiac risk factor during electroconvulsive therapy (ECT). World J Biol Psychiatry. 2008;9(2):150 - 153.

55 Tsutsumi YM, Tomiyama Y, Horikawa YT, et al. General anesthesia for electroconvulsive therapy with Brugada electrocardiograph pattern. J Med Invest. 2011,58(3 - 4):273 - 276.

56 Visser WA, Ermens AA, De Boer HD, et al. Rocuronium reversed by sugammadex for electroconvulsive therapy in a patient with prolonged duration of action of succinylcholine. Anaesth Intensive Care. 2011,39(6):1153 - 1154.

57 Konishi J, Suzuki T, Kondo Y, et al. Rocuronium and sugammadex used effectively for electroconvulsive therapy in a patient with Brugada syndrome. J ECT. 2012,28(2):e21 - 22.

58 Eissa S, Lim KS. Rocuronium and sugammadex as a novel management strategy in a patient with plasmacholinesterase deficiency presenting for electroconvulsive therapy. Anaesth Intensive Care. 2011,39(4):764 - 765.

59 Batistaki C, Kesidis K, Apostolaki S, et al. Rocuronium antagonized by sugammadex for series of electroconvulsive therapy (ECT) in a patient with pseudocholinesterase deficiency. J ECT. 2011,27(1):e47 - 48.

60 Messer B, Wilkes J. The use of rocuronium and sugammadex in a patient with a history of suxamethonium allergy. Anaesthesia. 2011,66(9):844.

61 Murphy GS, Szokol JW, Marymont JH, et al. Intraoperative acceleromyographic monitoring reduces the risk of residual neuromuscular blockade and adverse respiratory events in the postanesthesia care unit. Anesthesiology. 2008,109(3):389 - 398.

62 Murphy GS, Brull SJ. Residual neuromuscular block: lessons unlearned. Part I: definitions, incidence, and adverse physiologic effects of residual neuromuscular block.. Anesth Analg. 2010,111(1): 120 - 128.

63 Murphy GS, Szokol JW, Marymont JH, et al. Residual neuromuscular blockade and critical respiratory events in the postanesthesia care unit. Anesth Analg. 2008,107(1):130 - 137.

64 Miller RD, Van Nyhuis LS, Eger EI 2nd, et al. Comparative times to peak effect and duration of action of neostigmine and pyridostigmine. Anesthesiology. 1974,41(1):27 - 33.

65 Maixner DF, Hermida AP, Husain MM, et al. Succinylcholine shortage and electroconvulsive therapy. Am J Psychiatry. 2011,168(9):986 - 987.

66 Kadoi Y, Nishida A, Saito S. Recovery Time After Sugammadex Reversal of Rocuronium-Induced Muscle Relaxation for Electroconvulsive Therapy Is Independent of Cardiac Output in Both Young and Elderly Patients. J ECT. 2013,29(1):33 - 36.

67 Lowenstein DH, Alldredge BK. Status epilepticus. N Engl J Med. 1998,338(14):970 - 976.

68 Nisbet HIa. Status epilepticus treated with D-tubocurarine and controlled respiration. Br Med J. 1959, 1(5114):95 - 96.

69 DeLorenzo RJ, Hauser WA, Towne AR, et al. A prospective, population-based epidemiologic study of status epilepticus in Richmond, Virginia. Neurology. 1996,46(4):1029 - 1035.

70 Lowenstein DH. Status epilepticus: an overview of the clinical problem. Epilepsia. 1999;40(Suppl 1): S3 - 8.

71 Manno EM. Status epilepticus: current treatment strategies. Neurohospitalist. 2011,1(1):23 - 31.

72 Rafiq A, Zhang YF, DeLorenzo RJ, et al. Long-duration self-sustained epileptiform activity in the hippocampal-parahippocampal slice: a model of status epilepticus. J Neurophysiol. 1995, 74 (5): 2028 - 2042.

73 Alldredge BK, Lowenstein DH. Status epilepticus: new concepts. Curr Opin Neurol. 1999, 12(2): 183 - 190.

74 Nevander G, Ingvar M, Auer R, et al. Status epilepticus in well-oxygenated rats causes neuronal necrosis. Ann Neurol. 1985, 18(3): 281 - 290.

75 Cockerell OC, Rothwell J, Thompson PD, et al. Clinical and physiological features of epilepsia partialis continua. Cases ascertained in the UK. Brain. 1996, 119(Pt 2): 393 - 407.

76 Singhal PC, Chugh KS, Gulati DR. Myoglobinuria and renal failure after status epilepticus. Neurology. 1978, 28(2): 200 - 201.

77 Felcher A, Commichau C, Cao Q, et al. Disseminated intravascular coagulation and status epilepticus. Neurology. 1998, 51(2): 629 - 631.

78 Wasterlain CG, Fujikawa DG, Penix L, Pathophysiological mechanisms of brain damage from status epilepticus. Epilepsia. 1993, 34(Suppl 1): S37 - 53.

79 Gordon IJ, Nisbet HI, Jones ES. Status epilepticus treated with a muscle relaxant: the first success. QJM. 2000, 93(12): 837 - 838.

80 Shorvon S. Tonic clonic status epilepticus. J Neurol Neurosurg Psychiatry. 1993, 56(2): 125 - 134.

81 Treatment of convulsive status epilepticus. Recommendations of the Epilepsy Foundation of America's Working Group on Status Epilepticus. JAMA. 1993, 270(7): 854 - 859.

82 Theodore WH, Porter RJ, Albert P, et al. The secondarily generalized tonic-clonic seizure: a videotape analysis. Neurology. 1994, 44(8): 1403 - 1407.

83 Rosenow F, Knake S. Recent and future advances in the treatment of status epilepticus. Ther Adv Neurol Disord. 2008, 1(1): 33 - 42.

84 Walker MC. The epidemiology and management of status epilepticus. Curr Opin Neurol. 1998, 11(2): 149 - 54.

85 Holtkamp M. Treatment strategies for refractory status epilepticus. Curr Opin Crit Care. 2011, 17(2): 94 - 100.

86 Parviainen I, Uusaro A, Kälviäinen R, High-dose thiopental in the treatment of refractory status epilepticus in intensive care unit. Neurology. 2002, 59(8): 1249 - 1251.

87 Brown LA, Levin GM. Role of propofol in refractory status epilepticus. Ann Pharmacother. 1998, 32 (10): 1053 - 1059.

88 Yaffe K, Lowenstein DH. Prognostic factors of pentobarbital therapy for refractory generalized status epilepticus. Neurology. 1993, 43(5): 895 - 900.

89 Prabhakar H, Bindra A, Singh GP, et al. Propofol versus thiopental sodium for the treatment of refractory status epilepticus (Review). Evid Based Child Health. 2013, 8(4): 1488 - 1508.

90 Prabhakar H, Bindra A, Singh GP, et al. Propofol versus thiopental sodium for the treatment of refractory status epilepticus. Cochrane Database Syst Rev. 2012, 8: CD009202.

91 Borris DJ, Bertram EH, Kapur J. Ketamine controls prolonged status epilepticus. Epilepsy Res. 2000, 42(2 - 3): 117 - 122.

92 Walker MC, Howard RS, Smith SJ, et al. Diagnosis and treatment of status epilepticus on a neurological intensive care unit. QJM. 1996, 89(12): 913 - 920.

93 Sheth RD, Gidal BE. Refractory status epilepticus: response to ketamine. Neurology. 1998, 51(6): 1765 - 1766.

94 Rosati A(1), L'Erario M, Ilvento L, et al. Efficacy and safety of ketamine in refractory status epilepticus in children. Neurology. 2012, 79(24): 2355 - 2358.

95 Mirsattari SM, Sharpe MD, Young GB. Treatment of refractory status epilepticus with inhalational anesthetic agents isoflurane and desflurane. Arch Neurol. 2004, 61(8): 1254 - 1259.

96 Walls RM, Sagarin MJ. Status epilepticus. N Engl J Med. 1998,339(6):409.

97 Montecucco C, Schiavo G. Mechanism of action of tetanus and botulinum neurotoxins. Mol Microbiol. 1994,13(1):1－8.

98 Singhi S, Jain V, Subramanian C. Post-neonatal tetanus: issues in intensive care management. Indian J Pediatr. 2001,68(3):267－272.

99 Tsueda K, Oliver PB, Richter RW. Cardiovascular manifestations of tetanus. Anesthesiology. 1974,40(6):588－592.

100 Ahmadsyah I, Salim A. Treatment of tetanus: an open study to compare the efficacy of procaine penicillin and metronidazole. Br Med J. 1985,291(6496):648－650.

101 Borgeat A, Dessibourg C, Rochani M, et al. Sedation by propofol in tetanus-is it a muscular relaxant? Intensive Care Med. 1991;17(7):427－429.

102 Aguilar Bernal OR, Bender MA, Lacy ME. Efficacy of dantrolene sodium in management of tetanus in children. J R Soc Med. 1986,79(5):277－281.

103 Attygalle D, Rodrigo N. Magnesium sulphate for control of spasms in severe tetanus. Can we avoid sedation and artificial ventilation? Anaesthesia. 1997,52(10):956－962.

104 Southorn PA, Blaise GA. Treatment of tetanus-induced autonomic nervous system dysfunction with continuous epidural blockade. Crit Care Med. 1986,14(3):251－252.

105 Trujillo MH, Castillo A, España J, et al. Impact of intensive care management on the prognosis of tetanus. Analysis of 641 cases. Chest. 1987,92(1):63－65.

106 Fassoulaki A, Eforakopoulou M. Vecuronium in the management of tetanus. Is it the muscle relaxant of choice? Acta Anaesthesiol Belg. 1988;39(2):75－78.

107 Lee HC, Ko WC, Chuang YC. Tetanus of the elderly. J Microbiol Immunol Infect. 2000,33(3):191－196.

108 Thwaites CL, Farrar JJ. Preventing and treating tetanus. Br Med J. 2003,326(7381):117－118.

109 Murray MJ, Cowen J, DeBlock H, et al. Clinical practice guidelines for sustained neuromuscular blockade in the adult critically ill patient. Crit Care Med. 2002,30(1):142－156.

110 Gilligan JE, Lawrence JR, Clayton D, et al. Tetanus and the evolution of intensive care in Australia. Crit Care Resusc. 2012,14(4):316－323.

111 James MF. Magnesium sulphate for the control of spasms in severe tetanus. Anaesthesia. 1998,53(6):605－606.

112 Lisboa T, Ho YL, Henriques Filho GT, et al. Guidelines for the management of accidental tetanus in adult patients. Rev Bras Ter Intensiva. 2011,23(4):394－409.

113 Sykes K. Treating severe tetanus with muscle paralysis and intermittent positive pressure ventilation. Eur J Anaesthesiol. 1998,15(3):380.

114 Cole L. Tetanus treated with curare. The Lancect 1934,224(5792):475－477.

115 Florey HW, Harding HE. The Treatment of tetanus. The Lancect 1934,224(5802):1036－1041.

116 West R. Intravenous curarine in treatment of tetanus. The Lancect 1936,227(5862):12－16.

117 Lassen HC, Bjørneboe M, Ibsen B, et al. Treatment of tetanus with curarisation, general anaesthesia, and intratracheal positive-pressure ventilation. The Lancet. 1954,267(6847):1040－1044.

118 Honey GE, Dwyer BE, Smith AC, et al. Tetanus treated with tubocurarine and intermittent positive-pressure respiration. Br Med J. 1954,2(4885):442－443.

119 Smith E, Thorne NA. Tetanus successfully treated with gallamine triethiodide. Br Med J. 1952,2(4797):1291－1293.

120 Forrester AT. Treatment of tetanus with succinylcholine. Br Med J. 1954,2(4883):342－344.

121 Dutta TK, Das AK, Sethuraman KR, et al. Neuroparalysis and ventilatory support in severe tetanus.

J Indian Med Assoc. 2006,104(2):63－66.
122 Orko R, Rosenberg PH, Himberg JJ. Intravenous infusion of midazolam, propofol and vecuronium in a patient with severe tetanus. Acta Anaesthesiol Scand. 1988,32(7):590－592.
123 Anandaciva S, Koay CW. Tetanus and rocuronium in the intensive care unit. Anaesthesia. 1996,51(5):505－506.
124 Hennis PJ, Fahey MR, Canfell PC, et al. Pharmacology of laudanosine in dogs. Anesthesiology. 1986,65(1):56－60.
125 eat SJ, Potter DR, Hunter JM. The prolonged use of atracurium in a patient with tetanus. Anaesthesia. 1988,43(11):962－963.

第二十一章　肌肉松弛药在门诊短小手术中的应用

门诊手术或日间手术(day surgery)，在美国约占总手术量的60%，我国由于经济、文化、交通和居住条件等原因，门诊手术的比例相对较少，而且多数是在局麻下施行的短小手术。近10年来北京、上海等城市的三甲医院设有专门的门诊手术区域，门诊手术占总手术量30%左右。门诊手术的模式已经有了根本性的变化，不再局限于短小手术，其中大多数都需要全身麻醉。而且，门诊手术患者的全身情况也比以前更加复杂。

一些特殊的门诊手术，如腹腔镜手术、耳鼻喉手术和微创手术，都需要使用肌肉松弛药。肌肉松弛药的选择仍然给麻醉医生带来了困扰。去极化肌肉松弛药琥珀胆碱会引起术后患者肌痛，但非去极化肌肉松弛药明显增加术后肌肉松弛药残余作用的发生。术后肌肉松弛药残余作用延长患者留观时间，并且需要使用肌松拮抗药治疗。目前国内惟一可选择的肌松拮抗药是新斯的明，该药能导致术后恶心呕吐(PONV)的发生。此外，肌肉松弛药和新斯的明都能诱发组胺释放并引起心血管反应。

尽管一些新型肌肉松弛药不断应用于临床，但这并未解决所有问题。门诊手术大多是短小手术，时间在30～60 min，因此应使用起效快1～2 min，而且维持时间短的肌肉松弛药。同时，这些肌肉松弛药还应不干扰血流动力学，并尽量避免引起组胺释放。因此，门诊麻醉理想肌肉松弛药应该是起效迅速；维持时间短；自然降解产物无活性、无蓄积作用；没有不良反应；容易拮抗和预测。

第一节　门诊手术常用的肌肉松弛药

一、去极化肌肉松弛药

琥珀胆碱是一种起效快，维持时间短的去极化肌肉松弛药多年前就应用于临床。它能使全身所有的肌肉都在很短时间内达到深度阻滞，包括声带肌，因此能提供良好的插管条件。琥珀胆碱的肌松恢复也远较目前所应用的其他肌肉松弛药快。此外，低廉的价格也使得该药物仍然是目前德国门诊手术中最常用的肌肉松弛药。

但是，琥珀胆碱主要依靠血浆假性胆碱酯酶水解，如果患者血浆胆碱酯酶的类型和含量异常，就会导致琥珀胆碱的临床作用时间延长。有些门诊患者服用过抗胆碱酯酶药，环孢素类化疗药物，或者有遗传性酶的异常，就可能发生这种现象。琥珀胆碱还有其他一些潜在的不良反应，包括心血管不良反应、胃内压、眼内压和颅内压上升、高钾血症、肌球蛋白血症和恶性高热等。有些严重的不良反应还会威胁生命安全。在门诊手术麻醉中，一个尤为引人关注的问题是麻醉后肌肉疼痛。丘吉尔·戴维森(Churchill-Davidson)首先报道门诊麻醉患者术后发生肌痛的概率和强度要比那些术后在病床上待满 48 h 的患者高。有很多方法被尝试用于减轻术后肌痛，但目前为止最有效的办法是事先给予小剂量非去极化肌肉松弛药。有趣的是，在对行诊断性腹腔镜手术患者进行的研究发现，用维库溴铵替代琥珀胆碱后并没有降低肌痛的发生率，肌痛的分布和持续时间在两组相似。这个现象提示腹腔镜手术后的肌痛可能和手术中气腹压力或其他一些因素有关。

二、非去极化肌肉松弛药

由于琥珀胆碱不良反应多，导致人们研发出时效较短的非去极化肌肉松弛药。时效短或中等的非去极化肌肉松弛药都适合在门诊麻醉中使用。其中，阿曲库铵、顺阿曲库铵和米库氯铵属于苄异奎琳类、维库溴铵和罗库溴铵属于甾类。这些药物的起效时间都较琥珀胆碱长，事先给予预注剂量(priming)可以加快起效。维持剂量可以间断给药或连续泵注。

(一) 米库氯铵

米库氯铵是用于临床的短时效肌肉松弛药。与中时效肌肉松弛药如阿曲库铵和维库溴铵相比，米库氯铵的临床作用时间仅是它们的一半，但仍是琥珀胆碱的两倍。但米库氯铵在大剂量快速注射时容易诱发组胺释放，并因此引起一些心血管不良反应。大剂量米库氯铵会使临床作用时间显著延长，用新斯的明拮抗加快肌松恢复的作用是有限的。米库氯铵与琥珀胆碱相似，都是通过酶裂解消除，但米库氯铵的水解速度是琥珀胆碱的 70%～90%。米库氯铵血浆半衰期为 2.6 min，琥珀胆碱为 1.8 min。在血浆假性胆碱酯酶异常的患者中使用米库氯铵会导致作用时间明显延长。在普通人群中，该酶轻度异常的比例约为 1/25，这时米库氯铵作用时间会延长 50%，由于米库氯铵本身作用时间短，因此问题不大。而该酶严重异常的比例约为 1/2 500，在这些患者中米库氯铵阻滞时间可达 2～4 h。

米库氯铵的临床作用时间很适合用于门诊手术，但起效时间较慢，0.2～0.25 mg/kg(2～3 倍 ED_{95})的起效时间是 2～3 min。这个剂量也会引起组胺释放和短暂的血压下降。有一种方法是先给米库氯铵 0.15 mg/kg，30 s 后再给 0.1 mg/kg，这样可以缩短起效时间，减少组胺释放的不良反应发生。米库氯铵 T_1 恢复 25%的时间大约是 20 min，完全恢复的时间为 30 min。有证据显示米库氯铵在拇内收肌的起效时间较膈肌和咽喉肌长，因此在使用米库氯铵插管时可以监测眼轮匝肌。米库氯铵的临床作用时间与大多数门诊手术时间相近，因此不需常规使用拮抗药物，这样也可以避免新斯的明引起的术后恶心呕吐(PONV)。

(二) 阿曲库铵和顺阿曲库铵

阿曲库铵 0.4～0.5 mg/kg(2 倍 ED_{95})的起效时间为 2～3 min，T_1 恢复 25%时间为 35～45 min。其在正常体温和 pH 值时自然裂解，也有部分通过酶解。阿曲库铵十分适合有严重肝肾疾病的门诊患者。大剂量的阿曲库铵有明显的组胺释放作用。

顺阿曲库铵不引起剂量相关的组胺释放，也不影响血压和心率。顺阿曲库铵 0.2 mg/kg

（4倍 ED_{95}）或0.4 mg/kg（8倍 ED_{95}）可以在2.5或者1.5 min内使 T_1 达到90%阻滞，但是这样的剂量使得 T_1 恢复95%时间显著延长。与阿曲库铵相似，顺阿曲库铵也通过霍夫曼裂解，可以用于有严重脏器功能不全的门诊患者。

（三）维库溴铵

维库溴铵0.1 mg/kg（2倍 ED_{95}）的插管时间为2.5～3 min，T_1 恢复25%时间为25～40 min，大剂量可使其延长。维库溴铵的优点是没有心血管不良反应，这对那些血压容易波动的门诊患者来说是十分适合的，但是如果同时使用其他迷走神经兴奋药物，可以引起心率减慢甚至停搏。维库溴铵依赖肝肾代谢，在有严重肝肾功能障碍的门诊患者中可以导致作用延长。

（四）罗库溴铵

罗库溴铵是目前发达国家使用最为广泛的一种中时效肌肉松弛药。0.6 mg/kg的罗库溴铵（2倍 ED_{95}）能在90 s内引起深度的神经肌肉阻滞，提供可与琥珀胆碱相当的良好插管条件。除了短暂轻度的心率加快外，几乎不引起其他的心血管不良反应。

罗库溴铵的临床作用时间约为40 min，这对大多数门诊手术来说时间太长了。贝文（Beven）等用减量的罗库溴铵0.45 mg/kg，并用0.07 mg/kg新斯的明进行拮抗，这种方案使得罗库溴铵的临床作用时间降为25 min，但又减慢了罗库溴铵的起效，2～3 min后才能达到临床可接受的插管条件。门诊手术时间通常较短，平均为24 min，这样的起效时间（3 min）约占到整个手术的13%。此外，由于门诊手术患者使用新斯的明也会引起一些不良反应，在有些患者中应避免使用。0.45 mg/kg罗库溴铵的自然消退过程（TOFr＞0.7）也是相当长的（＞30 min）。因此，罗库溴铵目前还不能被称为门诊手术中的一个理想肌肉松弛药，只是小剂量罗库溴铵还能在门诊手术中有一席之地。

门诊麻醉常用肌肉松弛药的药效动力学（表21-1）。

表21-1　门诊麻醉常用肌肉松弛药

	琥珀胆碱 1 mg/kg	米库氯铵 0.25 mg/kg	阿曲库铵 0.5 mg/kg	顺阿曲库铵 0.2 mg/kg	维库溴铵 0.1 mg/kg	罗库溴铵＋新斯的明拮抗 0.45 mg/kg＋0.07 mg/kg
最大阻滞时间（s）	67±27	127±50	192±18	162±6	165±15	181±80
临床作用时间（min）	9±3	21±5	46.4±1.6	68.3±2.4	40±6	24.5±4.1
恢复指数（min）	2±1	9±5	12±1.5	14.2±1.2	12±3	10.5±5.2
恢复至 T_4/T_1＝0.7的时间（min）	—	32±7	75±5	89.9±3.4	80±8	27.6±9.2

三、门诊手术中肌肉松弛药的选择

门诊的眼耳喉手术时间很短，又需要气管插管（而非喉罩）控制气道时，可以使用琥珀胆碱1.5～2.0 mg/kg。此外，饱胃患者或肥胖患者等气道难于控制的情况下，可以使用琥珀胆碱，但一般不宜在门诊手术室施行麻醉。

当手术时间较长，或者需要患者在术中保持绝对制动，可以给予非去极化肌肉松弛药。这种情况下，给予米库氯铵和罗库溴铵优于维库溴铵、阿曲库铵和顺阿曲库铵。剂量的选择应综合考虑两个方面的因素：①期望达到的插管条件；②手术时间。剂量越大，插管条件越好，但维持时间也越长。门诊手术麻醉应格外关注术后肌肉药残余作用。即使是单剂量肌肉松弛药，忽略肌松拮抗也有可能给患者带来严重并发症。

第二节　门诊麻醉中肌肉松弛药残余作用和肌肉松弛药拮抗的问题

门诊患者手术后等待肌力完全恢复是十分必要的，这能避免一些严重的并发症。在麻醉恢复室我们可以经常看到肌力恢复不全的患者，目前使用的中时效肌肉松弛药引起术后肌肉松弛药残余的危险高达40%～60%。此外。肌肉松弛药残余作用可以导致术后肺部并发症，增加患者的死亡率，延长住院天数。术后恶心呕吐是患者麻醉后另一常见并发症。大多数患者甚至认为这比疼痛还要难忍，也可导致门诊患者住院或住院天数延长。

有证据显示拮抗肌肉松弛药残余作用可能增加PONV的危险。但如果手术结束时不使用拮抗药，即使是中时效和短时效肌肉松弛药也不能避免术后肌肉松弛药残余作用的发生。因此，必须考虑到肌肉松弛药残余作用的潜在危险。门诊手术麻醉时是否使用拮抗药，仍然存在争论。

一、肌肉松弛药残余作用

（一）肌肉松弛药残余作用的病理生理

1. 肌肉松弛药残余作用和呼吸肌功能

术后神经肌肉功能的完全恢复对于患者维持足够通气，保持咳嗽反射是十分必要的。多年来，拇内收肌肌张力监测TOFr＝0.7一直被视为非去极化肌肉松弛药作用消退的“金标准”，近年拔管时TOFr＝0.9才被认为肌肉松弛作用完全消退，术后患者通气功能恢复。这主要是依据当TOFr＝0.9时，患者能够维持足够的吸气力量和分钟通气量。然而，一些更新的有关肌肉松弛药残余作用病理生理研究结果的出现，又将促使我们追求更严格的肌松恢复指标。

2. 肌肉松弛药残余作用和咽喉肌功能

越来越多的证据显示，当中央型呼吸肌，如膈肌已完全恢复时，相当一部分维持气道的其他肌肉肌力仍然较弱。帕夫林(Pavlin)等认为能维持足够肺通气并不代表气道功能完全恢复。根据他们的资料，吸气压达到-25 cmH_2O并不保证有足够的能力保护气道。在自愿受试者中，－50 cmH_2O是呼吸道安全的有效保证，包括吞咽活动。埃里克森(Eriksson)在有部分肌肉松弛药残余作用的自愿受试者中评估了休息时和吞咽时的咽部肌肉功能。他们的数据显示，咽部肌肉，特别是上部食管括约肌对肌肉松弛药残余作用十分敏感，仅当拇内收肌TOFr＞0.9时，才代表咽部肌肉功能完全恢复。因此，TOFr＜0.9时代表患者仍有肌肉松弛药残余作用，咽部肌肉功能恢复不全，存在误吸的危险。

3. 肌松残余作用和缺氧性通气调节

机体缺氧时可通过颈动脉体内化学感受器发放传入神经冲动，引起通气增加。有证据显示非去极化肌肉松弛药影响缺氧性通气调节。当 TOFr＝0.7 时，健康受试者缺氧性通气反应降低 30%。苄异奎琳类和甾类肌肉松弛药都能同样程度的影响缺氧性通气反应，但这种变化的个体间差异很大。这种相互作用的机制可能与肌肉松弛药残余作用时颈动脉体化学感受器受体活性受到抑制，对缺氧产生调节机制的能力受到限制有关，这方面还需进一步阐明。目前也不明确是否抗胆碱酯酶药物能否逆转这种反应。很明显，麻醉后早期患者还会有阿片类药、镇静药和吸入麻醉药的残余作用，这时如果还有肌肉松弛药残余作用，则更增加了呼吸抑制的危险。因此，在拔管前一定要使拇内收肌 TOFr≥0.9，这样才可以消除肌肉松弛药残余作用所造成的缺氧性通气调节反应抑制。

4. 肌松残余作用和患者舒适度

科普曼(Kopman)等比较了清醒健康受试者在 TOFr＝0.7 和 0.9 时的主观感受。他们惊讶地发现当 TOFr<0.75 时，所有受试者均感到不舒服，当 TOFr<0.9 时，所有受试者均反映有视觉障碍。这些作者指出，定义一个满意地肌松恢复和不同情况有关。如果是一个住院患者，当他从腹部手术中恢复过来，也接受了足够的阿片类药物镇痛，那么有复视或者握力下降这些症状并不会成为一个主要问题。而当患者已经完全从麻醉状态下清醒，马上就要回家了，那这些症状则会引起患者的主观不满。因此在门诊手术场所中，完全肌松消退的指标必须是 TOFr≥0.9。

5. 肌肉松弛药残余作用和神经肌肉传递的安全性

根据神经肌肉传递安全范围的理论，当 70%的神经肌肉接头处乙酰胆碱受体仍然被非去极化肌肉松弛药占据时，TOF 反应就已恢复正常。但此时，神经肌肉接头处有任何乙酰胆碱浓度的降低，都会再度加强神经肌肉阻滞程度，所谓“再箭毒化”。这样，术后早期患者往往还有很大比例的乙酰胆碱受体仍然被肌肉松弛药分子占据，这时其他药物的相互作用就很容易影响神经肌肉功能。设想一个门诊患者在这种情况下就离开了医院回家，会存在多大的危险。现有的神经肌肉监测指标中，强直刺激是最能判断神经肌肉功能是否已完全恢复的指标。目前，我们还无法确切了解如何界定神经肌肉传递的安全范围，这方面还需要进一步的工作。目前最好的避免“再箭毒化”的方法就是让患者达到完全肌松消退。现在大家已经接受 TOFr＝0.9 为肌松恢复指标。然而，虽然有了更严格的标准，但是我们仍还不能肯定神经肌肉功能恢复的安全界限是什么。

（二）临床麻醉中的肌肉松弛药残余作用

以往的研究显示，使用泮库溴铵后，发生肌肉松弛药残余作用（即 TOFr<0.7）的比率是 30%～40%，而在中时效肌肉松弛药（维库溴铵、罗库溴铵和阿曲库铵）中的比率为 5%～10%。在一项对维库溴铵的调查中发现，如果术中不用肌张力监测，术毕也不使用拮抗药，那么术后肌肉松弛药残余作用的比率是 42%。甚至对于米库氯铵，这个临床作用时间最短的非去极化肌肉松弛药，在不用拮抗的时候也会发生肌肉松弛药残余作用。

如果采用更严格的标准 TOFr＝0.9，肌肉松弛药残余作用的发生比率更高。迪力(Dilly)

等研究了单次剂量的中时效肌肉松弛药使用后的肌肉松弛药残余作用情况。他们发现，在那些相对短小的手术（60～90 min）中，大约有 40％的患者麻醉结束时 TOFr＜0.9，而对那些时间较长的手术（＞2 h），也有 30％的患者在麻醉结束时 TOFr＜0.9。这样看来，如果在手术结束时不用药物拮抗肌松的话，那么肌肉松弛药残余作用是十分普遍的。一项大型临床研究的结论中，肌肉松弛药残余作用被确定为发生术后肺部并发症的一个独立危险因素。

二、抗胆碱酯酶类拮抗药物对 PONV 的影响

（一）机制

抗胆碱酯酶药（新斯的明或依酚氯铵），一般都和抗胆碱能药物（阿托品或格隆溴铵）一起使用，后者可以对抗 M 受体作用。这种用法至少在理论上可以减少 PONV 的发生，但有报道，拮抗药和格隆溴铵一起使用后发生 PONV 的概率是阿托品的 2 倍。这提示抗胆碱能药物镇吐作用的机制可能是在中枢，因为格隆溴铵不易透过血脑屏障。同样，也有文章指出无论是阿托品还是格隆溴铵，都不能减少 PONV 的发生。抗胆碱酯酶药物的拟胆碱能作用能增加胃动力和胃液的分泌，但目前还不肯定这两种药物混合使用对 PONV 的确切影响。

（二）循证医学的证据

特拉莫（Tramer）和福斯-比德（Fuchs-Buder）的荟萃分析回顾了 1998 年以前的一批随机对照试验，这些试验是关于拮抗药对 PONV 的影响和不用拮抗的危险性的研究。在那些没有接受拮抗药的患者中，术后早期和晚期 PONV 的发生率分别是 10％～40％和 10％～70％。而那些接受拮抗治疗的患者中，结果从图 21－1 可以看出，当使用新斯的明 1.5 mg 拮抗的时候，早期和晚期恶心和呕吐的发生率都是负值，这提示小剂量新斯的明似乎还能抑制 PONV 的发生。仅在新斯的明剂量增至 2.5 mg 时，需要治疗恶心呕吐的数值才全为正值，这说明新斯的明诱发 PONV 是与剂量相关的，但由于这些试验的样本数太少，因此需要以谨慎的态度看待这些结果。

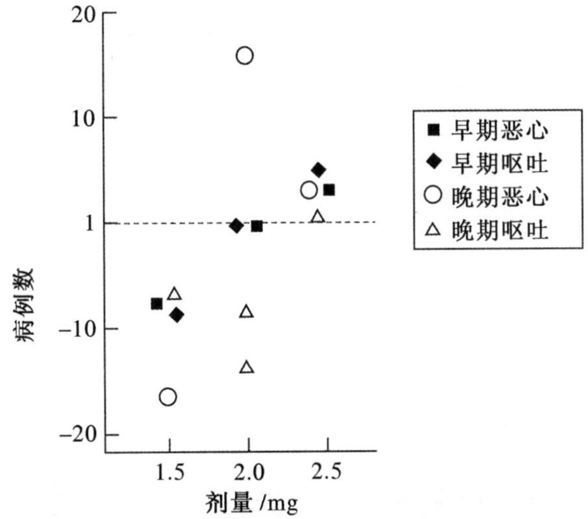

图 21－1　术后因恶心呕吐而需药物治疗的病例数和新斯的明剂量的关系

1998年后又有一些试验参与这项调查。表21-2总结了总样本数为503人的有关新斯的明与阿托品或格隆溴铵联合应用时PONV的发生率。其中4个试验包含有一组安慰剂组，另一个只是比较阿托品和格隆溴铵。乔希(Joshi)等发现给门诊患者用新斯的明2.5 mg和格隆溴铵0.5 mg，呕吐发生率和需要治疗的数量与省略拮抗时没有明显差异。麦考特(McCourt)等报道，新斯的明和阿托品或格隆溴铵合用时，呕吐发生率与安慰剂组相似。他们认为无论是否给拮抗药以及是否同时给抗胆碱能药，都不影响术后恶心呕吐的发生。Nelskyla等进一步证明，给门诊妇科腹腔镜手术患者使用新斯的明2 mg和格隆溴铵0.4 mg，并不增加PONV的发生。但伊齐柏(Chhibber)等报道，新斯的明与阿托品合用时，PONV的发生率较新斯的明与格隆溴铵合用时低，不过需要用药物治疗的比例两组没有明显差异。洛维斯塔(Lovstad)等也报告大剂量新斯的明(如50 μg/kg)增加术后恶心的发生，并使需要用药物治疗的可能性增加。

表21-2　1998年后有关肌肉松弛药拮抗和PONV的试验资料

试验设计	麻醉药	肌肉松弛药	拮抗药	PONV
对照：未处理 门诊患者 n=100 [14]	异丙酚 芬太尼，氧化亚氮 异氟烷	罗库溴铵 米库氯铵	新斯的明2.5 mg和 格隆溴铵0.5 mg	无差异
安慰剂对照 n=120[15]	硫喷妥钠 芬太尼，氧化亚氮 异氟烷	罗库溴铵	新斯的明20～50 μg/kg 和格隆溴铵10 μg/kg 或阿托品20 μg/kg	无差异
安慰剂对照 妇科患者 n=100 [16]	异丙酚，氧化亚氮	米库氯铵	新斯的明2.0 mg 和格隆溴铵0.4 mg	无差异
无对照 儿科患者 n=93 [17]	氟烷 氧化亚氮 吗啡	阿曲库铵	新斯的明60 μg/kg 和格隆溴铵10 μg/kg 或阿托品15 μg/kg	阿托品组： 发生率低
安慰剂对照 妇科患者 n=90 [18]	异丙酚 芬太尼，氧化亚氮 异氟烷	米库氯铵	新斯的明50 μg/kg 和格隆溴铵10 μg/kg	新斯的明组： 发生率高

三、新型肌松拮抗药氯更葡糖钠(sugammadex)

近年新型肌松拮抗药氯更葡糖钠问世，不久将在中国上市。氯更葡糖钠能高效地结合甾体类肌肉松弛药分子，使神经肌肉阻滞获得迅速恢复，不良反应很少，能被安全地应用于门诊麻醉患者，降低术后肌肉松弛药残余作用的风险。

四、忽略肌肉松弛药拮抗可引发的危险

特兰莫尔(Tramer)和富克斯-巴德(Fuchs-Buder)的meta分析指出，由于没有使用拮抗药出现术后肌无力而需用抗胆碱酯酶药或紧急气管插管的危险性是1∶30，而那些使用拮抗药物

的患者没有一个发生这种情况的。

术后呼吸系统不良事件与肌肉松弛药残余作用密切相关，而忽略肌肉松弛药残余作用增加了这种危险性。麻醉恢复室（PACU）中，存在肌肉松弛药残余作用（TOF<0.9）的患者，更易发生低氧血症。当未给予肌松拮抗药时，即使是使用了中时效肌肉松弛药，仍然有45%～60%的患者在到达PACU时存在肌肉松弛药残余作用，5%的患者肌肉松弛药残余作用可能持续长达4 h。虽然抗胆碱酯酶药不能消除这种风险，但如果在肌张力监测下使用，可以极大地降低术后肌肉松弛药残余作用发生的危险。因此，门诊手术中我们应该常规进行肌肉松弛药拮抗。

第三节　门诊手术中的肌肉松弛药应用策略

门诊手术需要良好的肌松条件以保证手术的正常进行。生理学上，骨骼肌在休息期能达到理想的松弛程度，无需再另外使用肌肉松弛药。因此，只要给予足够的镇静药物维持麻醉深度，阿片类药物消除手术带来的疼痛刺激，理论上就能使骨骼肌维持在休息状态。但是，门诊手术都是短小手术，且患者术后很快会出院，这又限制了术中麻醉药和阿片类药物的使用。因此，合理使用肌肉松弛药既能保证手术质量，又能加快患者术后的恢复。

大部分的四肢手术都能在不使用肌肉松弛药的情况下进行，如足部、膝部、腕部等微创或开放手术。良好的局部麻醉（包括神经阻滞）联合全身麻醉（喉罩控制气道）能提供理想肌松和良好的手术条件。而且，神经阻滞还能为患者减轻或消除术后疼痛，减少术后阿片类药物的使用。然而，一些需要特殊体位的四肢手术仍然需要肌肉松弛药的帮助。肩关节镜手术需要在侧卧位下进行，而下肢后部的手术需要患者俯卧位，这些情况下，会通过气管插管来保持气道通畅，这时就需使用肌肉松弛药。但应认识到，局麻药会延长肌肉松弛药的作用时间。

腹部开放手术也需要使用肌肉松弛药，它们对肌松的要求与相应的手术刺激程度有关。有一点必须被清醒的认识到，完全阻断神经肌肉传递并不会带来更好的手术条件，反而增加术后不良反应的发生。如果在腹部开放手术中使用喉罩通气，在麻醉诱导过程中甚至可以不使用肌肉松弛药，仅在进腹和关腹时才会需要肌肉松弛药的帮助。

腹腔镜技术能降低术后病残和死亡率，减少住院时间，加快患者的恢复，已经成为诊断和治疗腹腔内几乎所有脏器疾病的常用武器。对于在门诊腹腔镜手术中，一项回顾性调查比较了喉罩自主呼吸和气管插管机械呼吸两种麻醉方法在妇科腹腔镜手术的应用，结果发现，自主呼吸组（不用肌肉松弛药）气腹起始压力较高，但术中气腹压力与机械通气（使用肌肉松弛药）组无明显差异，而且，手术条件及术后并发症的发生率在两组间均无明显差异。然而，更多的研究发现，腹腔镜手术保留自主呼吸并非最佳选择。目前腹腔镜手术多用CO_2建立气腹，CO_2易于通过腹膜吸收进入血管，再由肺部排出体外。正常人群可以通过代偿性呼吸加深加快增加CO_2的排出。而在麻醉过程中，患者的呼吸中枢受到抑制，呼吸代偿能力明显受到抑制，因此，血中CO_2分压的上升速度明显加快。因此，术中保留自主呼吸仅适用于一些时间较短（10～5 min）的腹腔镜手术。腹腔镜手术对气道通畅的要求较高，但一些改良型喉罩（如

LMA-Proseal™）的应用能基本替代气管插管，因此也降低了肌肉松弛药的用量，对于大多数的门诊腹腔镜手术，麻醉医生只需让患者维持中等程度的肌松即可，但对于一些特殊部位的腹腔镜手术，如后腹膜腔，仍需要较深的肌松条件，这主要由于这些部位腔隙较小，而且周围有较多的肌肉围绕。

如果在门诊手术中使用肌肉松弛药，我们建议常规使用肌张力监测，这能极大地降低术后肌肉松弛药残余的发生。使用简易神经刺激仪，麻醉医生可以通过主观触觉或者视觉来判定TOF恢复程度，但这并不能确保患者肌松恢复完全。加速度型肌松仪（Acceleromygraphy）体积小，易于携带，能通过换能器将加速度值转换成电流值，精确显示肌颤搐强度和TOF比值，已经越来越多地使用于临床麻醉。近年的一项meta分析指出，与临床体征检查和简易神经刺激仪相比，加速度肌张力监测仪能更准确地诊断术后肌肉松弛药残余作用。

尽管很多麻醉学指南中都建议在门诊麻醉中使用肌松拮抗药，但一项针对欧美麻醉医生的调查发现，大约仅有40％的麻醉医生会在手术结束时常规给予拮抗药物，这主要是由于担忧与新斯的明有关的不良反应。但是，这些不良反应与术后肌肉松弛药残余作用的危害相比，孰轻孰重，这是需要大家值得考虑的。关于这一点，在本章第二节已经详加讨论。

第四节　肌肉松弛药在儿科门诊手术中的应用特点

在儿科手术中使用肌肉松弛药主要是因为：①在头颈部手术时保护气道；②提供手术需要的肌松；③减少吸入麻醉药和静脉麻醉药的使用。最后一点对婴儿十分重要，他们脆弱的呼吸系统和心血管系统很容易受到麻醉药物的干扰。大多数肌肉松弛药在小儿患儿中的起效和消除较成人快。同样，非去极化肌肉松弛药的拮抗也更快。因此，肌肉松弛药残余作用在儿科患儿中发生率很低。然而，非去极化肌肉松弛药在1岁以下的患儿中消除较慢，因此作用时间也相应延长。儿科门诊麻醉中常用肌肉松弛药在儿童患儿中的药效动力学见表21－3。

表21－3　儿科门诊麻醉中常用肌肉松弛药及剂量

	剂量(mg/kg)	起效时间(min)	T_1/T_4 恢复(min)		
			5%～10%	25%	>90%
琥珀胆碱	2	<1.0	4～6	5	7～10
米库氯铵	0.2	1.5～2	6～8	8～11	14～18
阿曲库铵	0.5	1～1.5	23～29	27～36	53～58
顺阿曲库铵	0.15	2～3	29～36	36～46	55～65
维库溴铵	0.1	1～3	15～59	20～>60	35～97
罗库溴铵	0.6	1～1.5	20～35	27～42	42～82

1993年以前，琥珀胆碱在儿科患者中应用十分普遍。随着琥珀胆碱不良反应报道的不断增多，特别是在事先诊断未明的杜瓦（Duchenne's）病小儿中发生数起因高钾引起心搏骤停，美国食品药品总署（FDA）于1995年3月建议琥珀胆碱在儿科手术中的使用应仅限于急救插管。虽然很多儿科麻醉医生并不认同，但是琥珀胆碱在儿科手术中的应用还是从1996年的84％

降到1999年的45%左右。琥珀胆碱2 mg/kg在儿科患儿中的起效和维持时间分别是30～60 s和7～10 min。琥珀胆碱肌注也十分有效。这一点在儿童吸入麻醉中突发喉痉挛时很有用。在三角肌处注射琥珀胆碱4～5 mg/kg，可以在60 s内缓解喉痉挛，阻滞时间大约20 min。

米库氯铵0.2 mg/kg在婴儿和儿童中的起效时间不到2 min，T_1恢复25%和95%时间分别为8～11 min和14～18 min。米库氯铵肌肉松弛作用在儿童中恢复相当快，麻醉结束时常不需要再用抗胆碱酯酶药物拮抗。米库氯铵在成人和儿童中持续输注不产生药物蓄积。在儿童中的维持剂量为14～16 μg/(kg·min)，成人中为6 μg/(kg·min)。这反映出儿童血浆清除米库氯铵的能力约为成人的2倍。米库氯铵在儿童中引起组胺释放较少，一般血压下降不超过10%，减少药量，缓慢推药可进一步减少组胺释放。

阿曲库铵和顺阿曲库铵互为同分异构体。顺阿曲库铵的药效是阿曲库铵的6倍，引起组胺释放也远较阿曲库铵少。理论上这两个药均没有蓄积作用，但阿曲库铵的时效容易预测，而顺阿曲库铵的个体差异较大。因此，儿科门诊手术更多选择阿曲库铵，特别是小剂量阿曲库铵(如0.25 mg/kg)。

虽然维库溴铵常规插管剂量是0.1 mg/kg，但有人在2～10岁的儿童中用0.04 mg/kg维库溴铵诱导插管，T_1抑制95%时间为2.6 min，此时插管条件满意的比率是96%。8 min后，T_1开始恢复，如果辅以拮抗药，小剂量维库溴铵可以被用于门诊短小手术。值得注意的是，维库溴铵在1岁以下婴儿和新生儿中时效延长。维库溴铵0.1 mg/kg在1岁以上儿童中的临床作用时间是20～30 min，在新生儿和1岁以下婴儿中可达1 h以上。这可能是因为新生儿和1岁以下婴儿体内药物分布容积较大，但药物清除却和其他年龄儿童相似。因此，维库溴铵在1岁以下婴儿和新生儿中应被认为是一种长时效肌肉松弛药。

罗库溴铵是起效最快的非去极化肌肉松弛药，即使0.3 mg/kg(1倍ED_{95})也能使患儿(2～7岁)在2 min达到满意的插管条件，而且在27 min内完全恢复。这种小剂量罗库溴铵很适合在儿科门诊短小手术中应用。与维库溴铵不同，在新生儿和1岁以下婴儿中，罗库溴铵仍然保持其中时效肌肉松弛药的特征。T_1恢复到25%时间在儿童(1岁以上)和婴儿(1岁以下)中分别是27 min和42 min。1～2倍ED_{95}的罗库溴铵对儿科患儿心血管系统没有明显影响。

(陆志俊　于布为)

参考文献

1 White P. Ambulatory anesthesia advancements into the new millennium. Anest Analg 2000; 90: 1234 - 1235.

2 Maltby JR, Beriault MB, Watson MC, et al. The LMA-ProSeal is an effective alternative to tracheal intubation for laparoscopic colecystectomy. Can J Anaesth 2002;49:857 - 862.

3 Osmer C, Vogele C, Zickmann B, Hempelmann G. Comparative use of muscle relaxants and their reversal in three European Countries: a survey in France, Germany and Great Britain. Eur J Anaesthesiol 1996;13:389 - 399.

4 Churchill-Davidson HC: Suxamethonium (succinylcholine) chloride and muscle pains. Br Med J 74:74,

1954.
5 Zahl K, Apfelbaum JL: Muscle pain occurs after outpatient laparoscopy despite the substitution of vecuronium for succinylcholine. Anesthesiology 70:408,1989.
6 Sarner JB, Brandom BW, Woelfel SK et al. Clinical pharmacology of mivacurium chloride (BW B1090U) in children during nitrous oxide-halothane and nitrous oxide-narcotic anesthesia. Anesth Analg 1989;68:116-121.
7 Maddenini VR, Mirakhur RK. Prolonged neuromuscular block following mivacurium. Anesthesiology 1993;78:1181-1184.
8 Ali HH, Brull SJ, Witkowski T, et al: Efficacy and safety of divided dose mivacurium for rapid tracheal intubation. Anesthesiology 79:A934,1993.
9 Donati F, Meistelman C, Plaud B. Vecuronium neuromuscular blockade at the adductor muscles of the larynx and adductor pollicis. Anesthesiology 74:833,1991.
10 Sayson SC, Mongan PD: Onset of action of mivacurium chloride: A comparison of neuromuscular blockade monitoring at the adductor pollicis and the orbicularis oculi. Anesthesiology 81:35,1994.
11 Starr NJ, Sethna DH, Estafanous FG: Bradycardia and asystole following the rapid administration of sufentanil with vecuronium. Anesthesiology 64:521,1986.
12 Cook DR. Can succinylcholine be abandoned? Anesth Analg 2000;90:24-28.
13 Bevan JC, Fowler C, Kahwaji R et al. Early and late of rocuronium 0.45 mg/kg with neostigmine 0.07 mg/kg in adults and children. Anesth Analg 1999;83:333-339.
14 Baillard C, Gehan G, Reboul-Marty J et al. Residual curarization in the recovery room after vecuronium. Br J Anaesth 2000;84:394-395.
15 Dilly MP, Plaud B, Thery V, Debaene B. Incidence of residual neuromuscular block in the PACU after a single intubating dose of intermediate duration muscle relaxant. Br J Anaesth 1999; 82(Suppl. 1):A30.
16 Rabey PG, Smith G. Anaesthetic factors contributing to postoperative nausea and vomiting. Br J Anaesth 1992;69(Suppl. 1):40S-45S.
17 Ali HH, Wilson RS, Savarese JJ, Kitz RJ. The effect of tubocurarine on indirectly elicted train of four muscle response and respiratory measurements in humans. Br J Anaesth 1975;47:570-575.
18 Pavlin EG, Holle RH, Schoene R. Recovery of airway protection compared with ventilation in humans after paralysis with curare. Anesthesiology 1989;70:381-385.
19 Eriksson LI, Sundman E, Olsson R et al. Functional assessment of the pharynx at rest and during swallowing in partially paralyzed humans. Anesthesiology 1997;87:1035-1043.
20 Eriksson LI. The effects of residual neuromuscular blockade and volatile anaesthetics on the control of ventilation. Anesth Analg 1999;89:243-251.
21 Kopman AF, Yee PS, Neuman GG. Relationship of the train-of-four fade ratio to clinical signs and symptoms of residual paralysis in awake volunteers. Anesthesiology 1997;86:765-771.
22 Fuchs-Buder T. Magnesium sulphate enhances residual neuromuscular block induced by vecuronium. Br J Anaesth 1996;76:565-566.
23 Bevan DR, Kahwaji R, Ansermino JM et al. Residual block after mivacurium with or without edrophonium reversal in adults and children. Anesthesiology 1996;84:362-367.
24 Berg H, Viby-Mogensen J, Roed J et al. Residual neuromuscular block is a risk factor for postoperative pulmonary complications. Acta Anaesthesiol Scand 1997;41:1095-1103.
25 Salmenpera M, Kuoppamaki R, Salmenpera A. Do anticholinergic agents affect the occurrence of postanaesthetic nausea? Acta Anaesthesiol Scand 1992;36:445-448.
26 Chisakuta AM, Mirakhur RK. Anticholinergic prophylaxis does not prevent emesis following strabis-

mus surgery in children. Paediatr Anaesth 1995;5:97-100.
27 Trame'r MR, Fuchs-Buder T. Omitting antagonism of neuromuscular block: effect on postoperative nausea and vomiting and risk of residual paralysis. A systematic review. Br J Anaesth 1999; 82: 379-386.
28 Joshi GP, Garg SA, Hailey A, Yu YS. The effects of antagonizing neuromuscular blockade by neostigmine and glycopyrrolate on nausea and vomiting after ambulatory surgery. Anesth Analg 1999; 89:628-631.
29 McCourt KC, Mirakhur RK, Kerr CM. Dosage of neostigmine for reversal of rocuronium block from two levels of spontaneous recovery. Anaesthesia 1999;54:651-655.
30 Nelskyla K, Yli-Hankala A, Soikkeli A, Korttila K. Neostigmine with glycopyrrolate does not increase the incidence or severity of postoperative nausea and vomiting in outpatients undergoing gynaecological laparoscopy. Br J Anaesth 1998;81:757-760.
31 Chhibber AK, Lustik SJ, Thakur R, Francisco DR, Fickling KB. Effects of anticholinergics on postoperative vomiting, recovery and hospital stay in children undergoing tonsillectomy with or without adenoidectomy. Anesthesiology 1999;90:697-700.
32 Lovstad RZ, Thagaard KS, Berner NS, Raeder JC Neostigmine 50 mg/kg with gylcopyrrolate increases postoperative nausea in women after laparoscopic gynaecological surgery. Acta Anaesthesiol Scand 2001;45:495-500.
33 de Boer HD, van Egmond J, von de Pol F, Bom A, Booij LH. Sugammadex, a new reversal agent for neuromuscular block induced by rocuronium in the anaesthetized Rhesus monkey. Br J Anaesth 2006; 96:473-479.
34 Cammu G, De Kam PJ, Demeyer I, Decoopman M, Peeters PA, Smeets JM, Foubert L. Safety and tolerability of single intravenous doses of sugammadex administered simultaneously with rocuronium or vecuronium in healthy volunteers. Br J Anaesth. 2008;100:373-379.
35 Naguib M, Brull SJ. Sugammadex: a novel selective relaxant binding agent. Expert Rev Clin Pharmacol 2009;2:37-53.
36 Murphy GS, Szokol JW, Franklin M, Marymont JH, Avram MJ, Vender JS. Postanesthesia care unit recovery times and neuromuscular blocking drugs: a prospective study of orthopedic surgical patients randomized to receive pancuronium or rocuronium. Anesth Analg 2004;98:193-200.
37 Debaene B, Plaud B, Dilly MP, Donati F. Residual paralysis in the PACU after a single intubating dose of nondepolarizing muscle relaxant with an intermediate duration of action. Anesthesiology 2003; 98:1042-1048.
38 Hayes AH, Mirakhur RK, Breslin DS, Reid JE, McCourt KC. Postoperative residual block after intermediate-acting neuromuscular blocking drugs. Anaesthesia 2001;56:312-318.
39 Caldwell JE. Reversal of residual neuromuscular block with neostigmine at one to four hours after a single intubating dose of vecuronium. Anesth Analg 1995;80:1168-1174.
40 Baxter MRN, Bevan JC, Samuel J, Donati F, Bevan DR. Postoperative neuromuscular function in pediatric day-care patients. Anesth Analg 1991;72:504-508.
41 Rosenberg H, Gronert GA. Intractable cardiac arrest in children given succinylcholine. Anesthesiology 1992;77:1054.
42 Liu LMP, DeCook TH, Goudsouzian NG, Ryan JF, Liu PL. Dose response to intramuscular succinylcholine in children. Anesthesiology 1981;55:599-602.
43 Meretoja OA, Olkkola KT. Pharmacodynamics of mivacurium in children using a computer-controlled infusion. Br J Anaesth 1993;71:232-237.
44 Meretoja OA, Taivainen T, Wirtavuori K. Pharmacodynamics of mivacurium in infants. Br J Anaesth

1994;73:490－493.
45 Frediani M, Capanna M, Casini L, Lorenzetti MG, Bianchini G, Pacini P. The use of low doses of intermediate acting muscle relaxants in adenotonsillectomy. Minerva Anestesiol 1993;59:109－114.
46 Kalli I, Meretoja OA. Duration of action of vecuronium in infants and children anaesthetized without potent inhalation agents. Acta Anaesthesiol Scand 1989;33:29－33.
47 Meretoja OA. Is vecuronium a long-acting neuromuscular blocking agent in neonates and infants? Br J Anaesth 1989;62:184－187.

第二十二章 肌肉松弛药在ICU危重患者中的应用

肌肉松弛药在ICU中的应用已经有30多年的历史。在20世纪80～90年代，美国的ICU病房约有30%的危重患者需进行较长时间的机械通气，其中50%左右的患者使用肌肉松弛药肌肉松弛药。使用肌肉松弛药后，机械通气相对容易管理，导致临床上出现使用肌肉松弛药过多，甚至有乱用现象，但近10多年来，呼吸机同步性能不断提高和呼吸治疗模式增多，并对使用肌肉松弛药后的并发症高有所警惕，使用率大大降低。据上海交通大学医学院附属仁济医院外科ICU 2000～2005年统计，机械通气患者肌肉松弛药的使用率为5%左右，文献报道为10%～15%。

危重患者肌肉松弛药的药效动力学和药代动力学发生改变，对肌肉松弛药的敏感性增强，不良反应增多。然而，近年文献报道肌肉松弛药用于ARDS患者，能降低氧耗、改善氧合、预防呼吸做功、增加胸廓顺应性、降低炎性介质的释放、降低过度通气、防止人机不同步，并且有助于肺复张的治疗。

在ICU中患者本身病情较严重，全身情况差，多伴有水电解质和酸碱平衡紊乱，甚至有多脏器功能衰竭(MOF)，危重病患者发生肌肉萎缩和肌力下降的征象也常有报道。肌肉松弛药使用不当将增加肺不张的发生、膈肌头端移位、分钟通气量降低影响CO_2的排出以及可能导致气道关闭。ICU中的危重患者需要制动或消除自主呼吸与机械通气对抗，以及治疗全身痉挛性疾病，一般先用镇静药和镇痛药，达不到预期目的时才应用肌肉松弛药。本章介绍ICU中危重患者使用肌肉松弛药的特点，肌肉松弛药的选择和应用方法，使用肌肉松弛药的目的和范围，以及注意事项、不良反应和并发症防治。

第一节 ICU中危重患者应用肌肉松弛药的特点

ICU中应用肌肉松弛药与麻醉期间应用肌肉松弛药不完全相同，首先应考虑到ICU患者的病情，归纳ICU中危重患者使用肌肉松弛药有以下特点。

一、肌肉松弛药代谢的变化

ICU中患者需用肌肉松弛药时，一般病情较手术时危重，在气管插管或气管切开下行机械通气者多，全身情况差，伴有水、电解质和酸碱紊乱、脏器功能减退，甚至多脏器功能衰竭，这些均影响肌肉松弛药的药效学和药代学。在ICU中进行肌肉松弛药的药代动力学研究的难度较大，故这方面工作长期以来未能顺利开展。最近，赛格雷多(Segredo)进行了一次小样本的试验，分别测定维库溴铵在 ICU 患者中的血浆清除率和稳态分布容积。在 6 位患者中，有 5 例患者对维库溴铵的血浆清除率随着时间的延长而发生变化，其中 3 例增加，最高者增加了 61%；2 例减少，最甚者减少了 58%，但这些患者维库溴铵的稳态分布容积则在整个试验过程(3～6 d)中保持恒定，平均为 494 ml/kg，略高于正常水平。对于前者是与患者的脏器功能和合并应用其他药物有关，而后者是因为长期使用大剂量肌肉松弛药后，使其有机会进入一些血供较差的组织。沃塞尔(Waser)用放射显影的方法测定了肌肉松弛药在动物体内的分布。在单次注射临床剂量的肌肉松弛药后连续观察 6 h，在结缔组织等一些血供差的组织内检测不到肌肉松弛药分子。而连续输注一段时间后，则观察到肌肉松弛药分子进入这些组织，因而使其分布容积增加。由此可见，影响 ICU 中危重患者肌肉松弛药药代动力学的因素很多，而且非常复杂，也说明临床用药个体差异较大，应视具体情况而定。

二、ICU 危重患者对肌肉松弛药的耐受性

在手术过程中，随着肌肉松弛药使用时间的延长，患者对肌肉松弛药的敏感性增加，用药量减少。而 ICU 危重患者使用肌肉松弛药用量较手术时大，用药时间长，其量可达手术期间的数倍乃至数 10 倍。用量远超过临床安全用药范围，说明 ICU 危重患者连续使用肌肉松弛药可出现耐药性。因不同患者间的个体差异较大，在使用时需不断调节肌肉松弛药的输注速度。有文献报道了 2 例患者使用维库溴铵的时间分别长达 8 周和 12 周，维库溴铵的使用剂量分别增加到初始剂量的 6 倍和 5 倍。还有学者报道连续输注泮库溴铵 5d 后，发现其剂量由第 1 天的 0.059 mg/(kg・h)增加到第 5 天的 0.083 mg/(kg・h)，增加了 34%。目前多用乙酰胆碱受体上调学说来解释这种现象。长期制动也可能造成体内神经肌肉突触间隙外的乙酰胆碱受体数量增加。另外，甾类肌肉松弛药的体内蓄积作用也可能是产生药物耐受性的原因。但近来的一些试验却报道了不同的结果。研究阿曲库铵和顺阿曲库铵在 ICU 中的应用时，也观察了它们用药量的变化。发现在阿曲库铵组的患者中有 46%的患者的用药量没有明显改变，有 36%的患者的用药量随时间的延长而增加，剩下 18%的用药量则减少。在顺阿曲库铵组患者中这 3 项数值分别为 52%、19%和 26%。并没有得出什么有意义的结论。因此，个体差异较大，也没有有规律性，应按肌肉松弛作用监测及呼吸变化，经常调节肌肉松弛药剂量。

三、原有神经肌肉病变

危重患者的肌膜和血脑屏障受损时，肌肉松弛药在持续应用时，易进入细胞内，甚至进入中枢神经系统，从而引起骨骼肌损害和中枢神经毒性。

四、药物的相互作用

ICU 患者的治疗用药种类繁多，如抗生素、激素等，这些药物有可能与肌肉松弛药之间发生药物相互作用，影响药效且产生不良反应。

第二节　危重患者肌肉松弛药的选择和应用方法

一、肌肉松弛药的选择

（一）琥珀胆碱

不良反应较多，特别是高钾血症严重威胁患者的生命安全。所以除了快速诱导气管插管外，在ICU中没有其他应用指征。

（二）泮库溴铵

是最早应用于ICU中的肌肉松弛药。由于泮库溴铵的作用维持时间长，一般间断给药，故曾是ICU中最多用的肌肉松弛药。但是，泮库溴铵主要是经肾脏排泄，对合并有肾衰竭的患者有产生停药后肌无力综合征的可能。而且泮库溴铵的解迷走作用较强，剂量稍大或注射太快，可使心率增快和血压升高，对血流动力学的影响较大。20世纪80年代，一些新的中短效肌肉松弛药问世后，其应用逐渐减少，但近来的一些研究报道又重新肯定了泮库溴铵的优点，在肌张力监测的指导下应用泮库溴铵，指出以平均3 mg/h的速度给药，既能达到良好的肌肉松弛作用，又能避免停药后肌无力综合征和心血管不良反应的发生。比较了ICU中常用的3种肌肉松弛药的费用，以泮库溴铵最为便宜。所以，泮库溴铵在ICU不合并肾功能不全的患者较长期机械通气中，仍是主要应用的肌肉松弛药之一。在丹麦进行的一次调查中，泮库溴铵的应用占到63%。

（三）哌库溴铵

哌库溴铵是一长时效甾类非去极化肌肉松弛药，与泮库溴铵相比，其强度较强、时效长。临床应用剂量无心血管不良反应，也不释放组胺，其消除主要经肾以原型由尿排出，少量随胆汁排出，部分在肝内代谢，其3羟基衍化物强度为哌库溴铵的40%～50%，消除半衰期为是100 min。肾衰竭明显延长其消除半衰期。ED_{95}为0.05～0.06 mg/kg，起效时间5～6 min，恢复指数30～40 min，90%肌颤搐恢复时间80～90 min。气管插管量0.1 mg/kg，3～3.5 min完全阻滞，临床时效70～110 min，维持量为0.06 mg/kg。单次静注哌库溴铵对成人和婴儿的作用较儿童强，老年患者起效时间较慢，如无肾功能不全则不影响时效。哌库溴铵尤其适用于心脏手术后施行机械通气的患者，对血流动力学无明显影响。

（四）维库溴铵

是一种与泮库溴铵结构相似的甾类肌肉松弛药，但是维库溴铵的作用维持时间明显短于泮库溴铵，属于中时效的肌肉松弛药。它的主要优点是心血管稳定性强。在动物实验中发现，当剂量增加到临床剂量的76倍时，几乎不引起组胺释放或出现解迷走作用，所以对血流动力学不稳定的患者有特殊的优点。因此在美国ICU所用的肌肉松弛药中，维库溴铵占到52%。但是连续使用维库溴铵后，肌力恢复的时间较长，为3～8 h。特别是在同时应用大剂量激素的患者中，有停药后肌无力综合征发生的病例报道。维库溴铵主要通过肝脏代谢(约占50%)，但是维库溴铵的3-OH、17-OH、3,17-$(OH)_2$代谢产物却主要通过肾脏排泄，而且3-OH

维库溴铵的肌肉松弛作用较强，为维库溴铵的50%～70%，所以肝肾功能减退均会影响维库溴铵的代谢，再加上维库溴铵的体内蓄积作用明显，这些均有可能造成停药后肌无力综合征的发生。文献报道用维库溴铵0.9±0.1 μg/(kg·h)连续输注80±7 h，停药后TOFr>0.7的恢复时间为1～2 h(30 min～48 h)。

（五）罗库溴铵

罗库溴铵是起效快的中时效甾类非去极化肌肉松弛药。其作用强度为维库溴铵的1/7。时效为维库溴铵的2/3。起效时间虽不及琥珀胆碱，但罗库溴铵是至今临床上广泛使用的中起效最快的非去极化肌肉松弛药。动物实验证明此药无心血管不良影响。虽然罗库溴铵有弱的解迷走神经作用但在临床应用剂量并无明显的心率和血压变化。罗库溴铵不释放组胺，其药代动力学与维库溴铵相似，消除主要依靠肝脏，其次是肾脏。肾衰竭虽然血浆清除减少但并不明显影响其时效与药代动力学，而肝功能障碍可延长时效达2～3倍，这可能与分布容积增加有关。老年患者用药量应略减。ED_{95}为0.3 mg/kg，起效时间3～4 min，时效10～15 min，90%肌颤搐恢复时间30 min。气管插管量0.60 mg/kg，注药90 s后可作气管插管。临床肌松维持45 min。如作快速气管插管用量增至1.0 mg/kg，待60～90 s即可插管，临床肌松时效延长达75 min。此药尤其适用于琥珀胆碱禁用时作气管插管。罗库溴铵有特效的拮抗药氯更葡糖钠(sugammadex)，它能与肌肉松弛药以1∶1的比例形成化学螯合，从而加速肌肉松弛药与乙酰胆碱烟碱样受体分离，拮抗肌肉松弛药的作用，由于作用不涉及毒蕈碱样受体，不需要与抗胆碱药合用。此拮抗药的另一特点是能拮抗深的肌肉松弛作用，在罗库溴铵肌肉松弛作用强的时候也有拮抗作用。缩短肌张力恢复时间，且拮抗后无筒箭毒化发生，斯帕尔(Sparr)报道在ICU中危重患者应用罗库溴铵共32例，间断静注组27例，0.54 mg/kg维持80%阻滞，持续用药29 h，停药后100 min后出现TOF。连续输注组5例，0.54 mg/(kg·h)维持75%阻滞63.4 h，停药后60 min TOF开始恢复。

（六）阿曲库铵

属于苄异喹啉类肌肉松弛药，代谢途径以霍夫曼水解为主，不依赖肝肾功能。大剂量使用阿曲库铵后，不影响肌力的恢复，但剂量超过2倍ED_{95}及注速过快，可导致组胺释放，而引起心率加快和血压降低。在ICU中以0.5 mg/(kg·h)的速度连续应用阿曲库铵36～72 h，停药后拇内收肌TOFr恢复至0.7的时间为60 min。另有文献报道0.6～1.2 mg/(kg·h)连续输注24～200 h，停药后2 h恢复，但是阿曲库铵的霍夫曼水解产物劳达诺辛(laudanosin)，在动物实验中被发现可以引起抽搐。虽然在人体中尚不清楚其发生不良反应的阈值，但长期使用有可能增加危险性。

（七）顺阿曲库铵

是阿曲库铵的同分异构体，它与阿曲库铵的区别主要有两点：①肌肉松弛作用强，约为阿曲库铵的3倍，由于临床应用剂量明显低于阿曲库铵，所以劳达诺辛的产量低，降低发生抽搐的危险性；②引起组胺释放的作用小，当剂量增加到8倍ED_{95}时，几乎不引起组胺释放。作为一种新型的肌肉松弛药，顺阿曲库铵在ICU中的应用尚处于试验阶段。有文献报道比较顺阿曲库铵和维库溴胺在ICU中的应用，结果表明，顺阿曲库铵的平均输注速度为0.16 mg/(kg·h)，维库溴胺的输注速度为0.54 mg/(kg·h)。在停药后肌力恢复方面，两组患者的拇内收肌TOFr恢复至0.7时间分别为(68±13) min和(387±163) min，顺阿曲库铵组恢复较快。维库溴胺组中发生停药后肌无力综合征的远较顺阿曲库铵组为多。另一研究报道的顺阿曲库铵的输注速度为0.19 mg/(kg·h)，与之相比，阿曲库铵的平均输注速度为0.47 mg/(kg·h)，约为顺阿曲库铵的2.5倍。而顺阿曲库铵组患者体内的劳达诺辛的浓度为1.3 ng/ml，仅为阿曲库铵组(4.4 ng/ml)的1/3。ICU患者对顺阿曲库铵的血浆清除率略高于健康人群。这些结果说明顺阿曲库铵较现有的肌肉松弛药更适合于在ICU中使用。

二、剂量和用珐

机械通气使用肌肉松弛药的剂量，常较手术麻醉时大。根据文献报道和临床经验，首次剂量相当于气管插管剂量，但个体差异较大，部分患者应用1/2插管剂量即可，少数患者可超过插管剂量，每小时静脉连续输注的剂量与气管插管剂量相近(表22-1)。分析ICU中患者肌肉松弛药用量比手术麻醉时大的原因如下：①镇静药和镇痛药剂量不足，尤其是清醒患者肌肉松弛药的用量更大；②ICU中患者与手术麻醉患者的病情不同，尤其是年轻患者，原来无肺部疾患，肺顺应性明显降低，则肌肉松弛药的用药剂量较大；③长期用药可产生耐药性。

表22-1 ICU中患者常用肌肉松弛药的剂量和用法

肌肉松弛药	首次剂量(mg/kg)	单次静注(mg/kg)	连续输注[mg/(kg·h)]
泮库溴铵	0.06～0.1	0.01～0.05	
哌库溴铵	0.06～0.1	0.01～0.05	
维库溴铵	0.06～0.15	0.01～0.04	0.06～0.1
罗库溴铵	0.6～1.0	0.15～0.3	0.3～0.6
阿曲库铵	0.4～0.5	0.1～0.15	0.3～0.6
顺阿曲库铵	0.1～0.15	0.05～0.1	0.1～0.15

ICU中选用合适的肌肉松弛药后，希望停药后肌张力迅速恢复，以便停药后能立即撤离呼吸机和评定脑功能，而ICU中肾功能损害非常常见，以肾脏排泄为主要消除途径的长效肌肉松弛药，如泮库溴铵等不适合用于这类患者，以免时效延长。对呼吸功能不全合并肾功能受损患者宜选用的肌肉松弛药是阿曲库铵、维库溴铵、罗库溴铵及顺阿曲库铵，因其时效短，需持续静滴或静注维持肌松。阿曲库铵用量较手术麻醉时大，甚至高达1.0 mg/(kg·h)，且仍需复合应用吗啡和咪达唑仑，但停药后肌张力恢复快而完全。上海交通大学医学院附属仁济医院在20世纪90年代初，曾有1例30岁的男性暴发性中毒性肺炎并发ARDS的患者，呼吸十分急促，发生呼吸机严重对抗，在用镇静、镇痛药同时静脉输注阿曲库铵，用IPPV+PEEP呼吸模式，呼吸人机对抗消失，维持SpO_2和$PetCO_2$在正常范围，因患者年轻力壮，阿曲库铵的用量很大，坚持15 d，总量达225支(5 623 mg)，停药后2 h呼吸恢复。患者最后肺部病变好转，痊愈出院。维库溴铵的应用剂量个体差异大，代谢产物有肌肉松弛作用，长期用药停药后恢复时间延长，且规律性不好。有报道维库溴铵1 mg/kg，停药后37 h肌张力仍未恢复。持续性支气管哮喘患者，应避免使用甾类肌肉松弛药如维库溴铵、泮库溴铵等，以免产生甾类肌肉松弛

药综合征,合并应用大剂量皮质激素治疗的患者更易发生,以致停药后肌张力长时间不恢复产生严重软瘫,血肌酸激酶升高和肌坏死,需人工通气维持,恢复缓慢,常需历时数月。这类患者应用苄异喹啉类肌肉松弛药如阿曲库铵,发生此情况者少见,但阿曲库铵的代谢产物N-甲四氢罂粟碱,有中枢兴奋作用,犬的中毒水平为17 μg/ml,可引起癫痫样发作。人的中毒水平尚未确定,该代谢产物主要经肝代谢,部分经肾排泄,临床报道肾衰竭患者静注阿曲库铵0.6 mg/kg后以每小时0.6 mg/kg维持29 h,停药后130 min,血中N-甲四氢罂粟碱已不能测出。另有报道即使阿曲库铵用量高达1.0 mg/kg,其代谢产物也未发现有中枢刺激现象。目前已有比阿曲库铵不良反应更少的顺阿曲库铵,适用于肝、肾功能不全及脏器移植患者施行机械通气有呼吸机对抗时使用。

ICU中应用肌肉松弛药的给药方法一般主张小剂量间断静注,而不贸然采用持续静滴或静注,在追加药量之前一定要确定有肌张力恢复的确切证据后方可给药。马斯舍(Mascia)和默里(Murry)报道按肌肌肉松弛药指南合理用药,当TOF<2时停止用药,TOF>2时维持目前输注速率,而2<TOF<3时,增加输注速率,TOF>3则单次静注追加剂量,合理用药既安全又经济。对脓毒血症、肝肾功能衰竭和大剂量应用激素治疗的患者,肌肉松弛药不应长期应用,一般维持时间不超过24 h。对哮喘持续状态且用激素治疗者,不宜选用甾类肌肉松弛药,更应避免长期用药。对自主呼吸与机械通气对抗的患者,应先针对病因,在应用肌肉松弛药前改变或选择合适的通气方式,调整镇静药和镇痛药用量,如未见效最后才考虑应用肌肉松弛药。

第三节　目的和使用范围

一、消除患者自主呼吸与机械通气对抗

为了消除患者自主呼吸与机械通气对抗和防治气道压力过高,常使用肌肉松弛药,因为较高的气道压力可加重机械通气对心血管功能和器官血流的影响,并易致肺气压伤;ARDS及哮喘持续状态的患者,气道压力升高,常发生患者呼吸与机械呼吸对抗;胸部外伤患者(气管或支气管破裂等)适当减低胸膜腔内压也很重要,以免加重对呼吸和循环的影响。特别是在一些实施特殊呼吸治疗的患者中,例如“反比通气”、“可允许性高碳酸血症”等,指征尤为强烈,但在用肌肉松弛药同时应注意去除气道压力升高的原因,若有低氧血症、代谢性酸中毒及肺顺应性降低等,经机械通气呼吸模式、潮气量和呼吸频率等参数调整,在短期内仍不易纠正者,可使用肌肉松弛药,以便发挥机械通气的有效呼吸支持作用。

二、在ALI/ARDS中应用

2009年加拿大39个ICU168例H_1N_1感染的危重患者的一项前瞻性研究中指出,28%持续低氧的患者,在接受辅助通气期间使用肌肉松弛药。肌肉松弛药能降低氧耗、改善氧合、预防呼吸做功、增加胸廓顺应性、降低炎性介质的释放、降低过度通气、防止人机不同步并且有助

于肺复张的治疗。2010年帕帕赞(Papazian)等报告肌肉松弛药用于ARDS患者的机械通气，可改善氧合，减少呼吸机相关性肺损伤，但也可能导致肌肉软弱。作者对340例术后2天的肌肉松弛药用于治疗严重ARDS患者进行评估。分为2组：顺阿曲库铵组($n=178$)，对照组($n=162$)。90天死亡率为31.6%，对照组为40.7%，28天的死亡率为23.7%和33.3%($P=0.05$)。2组肌肉软弱程度无明置差异。但也有报道ICU中应用肌肉松弛药并不影响死亡率。近年文献报道指出ARDS患者的机械通气时，短期应用顺阿曲库铵不增加气压伤、肌肉软弱和死亡率的风险，但是对ICU中ARDS患者应用肌肉松弛药的收益和风险尚有争议，需进一步深入研究。

三、控制抽搐和胸壁僵直

破伤风、癫痫持续状态和脑缺氧后抽搐等痉挛性疾病，可影响呼吸和加重缺氧；镇痛药芬太尼静注过快或剂量太大，可使胸壁僵直，也影响通气，应用肌肉松弛药可使抽搐停止，胸壁僵直消失，保证有效通气。

四、消除寒战、降低呼吸作功和减少氧耗

呼吸急促、用力或寒战，不能达到机械通气有效呼吸治疗的目的，使呼吸作功和氧耗增加，甚至导致缺氧，应用肌肉松弛药可使上述情况改善。近来也有报道顺阿曲库铵用于低温颅脑外伤患者，防止寒战和抽搐。

五、降低颅内压

闭合性脑外伤及颅内肿瘤患者颅内压升高，应用肌肉松弛药，同时给予镇静药和镇痛药，减轻疼痛和不良刺激，有利于维持正常脑血流，可使颅内压降低。但文献报道尚有争议，认为对应用肌肉松弛药后降低颅内压的作用不明显。

六、治疗诊断或病情要求严格静止不动

诊断方面如为了便于MRI、CT检查，需要制动，治疗方面包括气管插管、气管切开等操作；心脏等大手术术后循环功能不稳定，应用肌肉松弛药后，应用呼吸机进行呼吸支持，既保证充分供氧和维持正常二氧化碳分压，有利于心血管功能的恢复。

第四节　ICU中应用肌肉松弛药的不良反应和注意事项

一、不良反应

（一）对循环的影响

肌肉松弛药不良反应包括影响自主神经功能和释放组胺。剂量大时不良反应增加，以致引起心血管功能紊乱。琥珀胆碱可致心动过缓；泮库溴铵可阻断去甲肾上腺素再摄取和促进

肾上腺素释放，引起血压升高和心动过速；大剂量筒箭毒可引起组胺释放，导致血压下降，大剂量阿曲库铵也可致心动过速。

（二）对呼吸影响

部分或完全箭毒化患者，气道保护性反射减弱，咳嗽反射减弱或被完全抑制，痰液难以排出易发生肺不张和肺部感染等并发症，患者长期卧床不动也可发生深静脉栓塞和肺梗死。

（三）对神经系统影响

长期应用肌肉松弛药，可影响脑中乙酰胆碱受体，干扰血脑屏障功能。非去极化肌肉松弛药有中枢神经系统兴奋作用，可发生肌强直、抽搐及自主神经改变。

（四）对周围神经和肌肉的影响

长时间应用肌肉松弛药在停药后可出现长时间肌无力，其原因可能与肌肉松弛药所引起的肌病、运动神经元损害以及长时间的神经肌肉传递阻滞有关，多德森（Dodson）的研究发现，长期使用肌肉松弛药的患者，乙酰胆碱受体减少，从分子学说明肌病发生的机制。临床资料表明，肌肉松弛药用药量大、用药时间长则神经疾病发病率高。肝肾功能不全以及哮喘患者应用激素治疗，当合用甾类肌肉松弛药时可发生严重软瘫、肌酸激酶升高和肌坏死，以致在停药后需机械通气的发生率增高达15％～40％。促使急性肌病发生的因素包括营养不良、同时给予氨基糖苷或环孢素、高血糖、肾或肝功能不全、发热及严重的代谢或电解质紊乱。另外，长时间肌肉松弛使患者失去肌紧张性保护作用，易发生低温、压疮及周围神经损伤，应引起重视，并加强保温和护理。

二、注意事项

（一）排除与机械通气对抗的原因

包括呼吸机故障、呼吸参数调节不当、回路漏气及管道被分泌物阻塞等。

（二）重视肌肉松弛药的药代动力学变化

ICU中患者常有多脏器功能损害或减退，长期使用肌肉松弛药可产生蓄积作用，应引起注意：①肾衰竭患者应避免使用主要肾脏排泄的肌肉松弛药，否则肌肉松弛作用将延长。肾移植后用免疫抑制剂环孢素可延长泮库溴铵的作用，对琥珀胆碱的作用时效无影响，但血钾浓度可明显高至危险程度；②肝功能减退患者，合成假性胆碱酯酶减少，琥珀胆碱作用时间延长，对阿曲库铵和维库溴铵的影响较小；③阿曲库铵通过霍夫曼途径代谢，易在体内自行消除，可用于多脏器功能衰竭患者。

（三）正确选择药物和调节剂量

单次静注可选择中长效的肌肉松弛药，如泮库溴铵或哌库溴铵，心动过速者不宜用泮库溴铵。

（四）静脉输注方法

应正确计算浓度和剂量，易保证持续而恒定地输注药物，最好用定量注射泵或输液泵，必要时应用神经肌肉功能监测仪，监测肌松程度，指导用药。

（五）与镇静药和镇痛药配合使用

可减少肌肉松弛药的剂量，同时患者也感觉舒适。

（六）加强肌张力监测

在持续用药期间原则上保持肌张力抑制 80%～90%，用 4 个成串刺激监测时不应是 4 个肌颤搐完全消失，而要保留 T_1 或 T_1 和 T_2，在间断静注追加用药前用监测仪确定肌张力已有恢复后再追加用药。

（七）慎重使用肌肉松弛药

当危重病患者同时接受激素治疗时尤其应该注意。研究发现激素和肌肉组织持续松弛两种情况同时出现时肌病的发生率大大增加。在危重病肌病的病因回顾性研究中发现肌肉组织的持续松弛是疾病发展的惟一因素。因此应避免连续使用肌肉松弛药，当必须使用肌肉松弛药时，最好先间断给药，这样能使肌肉功能部分恢复，并能判断是否还要继续使用肌肉松弛药治疗。

三、结语

ICU 中危重患者使用肌肉松弛药应严格掌握适应证，机械通气发生呼吸机与患者呼吸对抗时，在排除与机械通气对抗的原因后，并已应用了镇静药和镇痛药，而病变严重，患者呼吸依然急促，气道压力较高，低氧血症没有改善，则考虑短期应用肌肉松弛药治疗，一般讲利多弊少。心脏病患者手术后呼吸支持，为了减少机械通气对血流动力学影响，可适当放宽应用肌肉松弛药的指征。但是，目前国内外关于在 ICU 中危重患者应用肌肉松弛药的情况差异很大，少数也有乱用或使用不当现象。因此，应制订使用规范或常规，充分了解肌肉松弛药的药理作用、适应证、禁忌证、剂量和用法及注意事项。力求达到正确使用肌肉松弛药，以减少不良反应的发生。

（赵贤元　皋　源　杭燕南）

参考文献

1 Arroliga A, Frutos-Vivar F, Hall J, et al. Use of sedatives and neuromuscular blockers in a cohort of patients receiving mechanical ventilation. Chest 2005;128(2):496 - 506.

2 Arroliga AC, Thompson BT, Ancukiewicz M, et al. Use of sedatives, opioids, and neuromuscular blocking agents in patients with acute lung injury and acute respiratory distress syndrome. Crit Care Med 2008;36(4):1083 - 1088.

3 Elbradie S. Neuromuscular efficacy and histamine-release hemodynamic changes produced by rocuronium versus atracurium: a comparative study. Egypt NatlCanc Inst. 2004 Jun;16(2):107 - 113.

4 Kumar A, Zarychanski R, Pinto R, et al. Critically ill patients with 2009 influenza A(H_1N_1) infection in Canada. JAMA 2009;302(17):1872 - 1879.

5 Papazian L, Forel JM, Gacouin A, Neuromuscular blockers in early acute respiratory distress syndrome. N Engl J Med. 2010 Sep 16;363(12):1107 - 1116.

6 Best evidence in critical care medicine: The role of neuromuscular blocking drugs in early severe acute

respiratory distress syndrome. Can J Anaesth. 2012 Jan;59(1):105 - 108.

7 Warr J, Thiboutot Z, Rose L, et al. Current therapeutic uses, pharmacology, and clinical considerations of neuromuscular blocking agents for critically ill adults. Ann Pharmacother. 2011 Sep;45(9):1116 - 1126.

8 Alhazzani W, Alshahrani M, Jaeschke R, et al. Neuromuscular blocking agents in acute respiratory distress syndrome: a systematic review and meta-analysis of randomized controlledtrials. Crit Care. 2013 Mar 11;17(2):R43.

9 Hraiech S, Forel JM, Papazian L. et al. The role of neuromuscular blockers in ARDS: benefits andrisks. Curr Opin Crit Care. 2012 Oct;18(5):495 - 502.

10 杭燕南,庄心良,蒋豪. 当代麻醉学. 上海:上海科学技术出版社. 2002:1281 - 1291.

11 陆志俊,于布为. 肌肉松弛药在患者的应用. 上海市麻醉学学术年会知识更新汇编. 2003.

12 杭燕南,邓羽霄,王祥瑞,等. ICU 中危重病患者神经肌肉获得性疾病研究进展. 麻醉与监护论坛. 2005:405 - 407.

13 Chivite FN, Martinez OA, Marraco BM, et al. Intracranial Pressure response during secretion aspiration after administration of a muscle relaxant] EnfermIntensiva. 2005,16:143 - 152.

14 Inoue S, Kawaguchi M,SasaokaN,etal. Effects of neuromuscular block on systemic and cerebral hemodynamics and bispectral index during moderate or deep sedation in critically ill patients. Intensive Care Med. 2006,32(3):391 - 397.

15 Murray MJ, CowenL,DeBlock H, et al. Clinical practice guideless for sustained. neuromuscular blockade in the adult critically ill patient. crit Care Med 2002,30:142 - 156.

16 MasciaMF,KochM,MedicisJJ, et al. Pharmacoeconomic impact of rational use guideline on the provision of analgesia, sedation, and neuromuscular blockade in critical care. Crit Care Med 2000,28:2300 - 2306.

17 Hall JB[1], Schweickert W, Kress JP. Role of analgesics, sedatives, neuromuscular blockers, and delirium. Crit Care Med. 2009;37(10 Suppl):S416 - 421.

18 Mehta S, Burry L, Fischer S, Martinez-Motta JC, et al. Canadian survey of the use of sedatives, analgesics, and neuromuscular blocking agents in critically ill patients. Crit Care Med. 2006 Feb;34(2):374 - 380.

19 Chawla R[1], Myatra SN[2], et al. Ramakrishnan N[3],Current practices of mobilization, analgesia, relaxants and sedation in Indian ICUs: A survey conducted by the Indian Society of Critical Care Medicine. Indian J Crit Care Med. 2014 Sep;18(9):575 - 584.

20 Szakmany T, Woodhouse T. The use of cisatracurium in critical care: A review of the literature. Minerva Anestesiol. 2014 Apr 10.

21 Warr J, Thiboutot Z, Rose L,Current therapeutic uses, pharmacology, and clinical considerations of neuromuscularblocking agents for critically ill adults. Ann Pharmacother. 2011 Sep;45(9):1116 - 1126.

22 Forel JM, Roch A, Papazian L. Paralytics in critical care: not always the bad guy. Curr Opin Crit Care. 2009 Feb;15(1):59 - 66.

23 赵贤元,皋源,杭燕南. 肌肉松弛药在 ICU 中应用的新进展,危重病医学,2011:476 - 478.

第二十三章　肌肉松弛药的残余作用

肌肉松弛药已成为现代麻醉不可缺少的辅助用药。随着对肌肉松弛药的不断研究开发，新一代肌肉松弛药对人体产生的不良反应逐渐减少，但术后肌肉松弛药残余作用在临床上仍时有发生，严重者可危及患者生命安全。

术后肌肉松弛药残余作用（postoperative residual curarization，PORC）即在全身麻醉中应用肌肉松弛药后，在术后拔除气管导管后一段时间内，由于神经肌肉功能尚未恢复至正常水平而造成呼吸、视觉、吞咽等功能受限的现象。

第一节　术后肌肉松弛药残余作用的危害

麻醉、手术过程中有许多因素能影响术后呼吸功能的恢复，但是，肌肉松弛药的残余阻滞作用是其中一个重要的因素。近年来，术后肌肉松弛药残余作用的发生率还相当高，术后肌松药残余作用主要表现为苏醒延迟、低氧血症、呼吸道梗阻以及心脏停搏。肌松药残余作用增加了低氧血症及高碳酸血症的危险，降低了化学感受器对缺氧的敏感性，以及咽和食管上段肌肉功能未恢复，可能增加反流和误吸的危险。术后肌松药残余作用还可引起术后肺部并发症（postoperative pulmonary complication，POPC），包括肺炎、呼吸衰竭、支气管痉挛、低氧血症、呼吸音异常、肺不张等的发生。术后肌松药残余作用可明显延长住院时间，增加术后的并发症和死亡率。

严重的肌松药残余作用会影响呼吸功能，可能损害吸气流速，呼吸道保护反射如吞咽、呛咳等反射减弱，引起呼吸道梗阻或误吸。轻度肌松药残余作用虽对潮气量、分钟通气量及肺活量的影响较小，但仍可影响到机体的正常反射活动，如影响对缺氧的反应.而且导致食管肌肉运动不协调，使患者易发生反流和误吸。此外，肌松药残余作用可能会引起患者苏醒期或苏醒后出现类似于术中知晓的精神创伤和强烈的应激反应。

肌松药残余作用引起这些表现的可能机制包括：①低氧和二氧化碳蓄积引起的通气增加被抑制，呼吸中枢对缺氧的反应性减低；②存在部分神经-肌肉阻滞时，肌肉松弛药可能会损害颈动脉体的烟碱受体，导致对缺氧性通气反应有显著抑制；③残余神经-肌肉阻滞存在，呼吸肌肌力没有完全恢复，通气量降低，并且呼吸肌力降低，可引起无力咳嗽，不能有效清除分泌物，而导致术后肺部并发症的发生；④肌松药残余作用会使食管括约肌的静息张力降低，咽缩窄肌的收缩力下降，导致误吸的可能；⑤术后肌松药残余作用可明显延长住院时间，增加术后的并发症和死亡率，尤其是呼吸系统的并发症是十分危险的，可危及患者的生命。

第二节　影响肌肉松弛药作用的因素

导致肌松药残余作用的因素比较复杂，可以是单个或多个因素的叠加。许多生理和病理因素可影响肌肉松弛药在体内分布、消除及神经肌肉接头对肌肉松弛药的敏感性，从而影响肌肉松弛药的起效、强度和时效。从肌肉松弛药的药效和药代动力学方面来看，长时效的非去极化肌肉松弛药比中短效肌肉松弛药更容易产生肌松药残余作用。

一、生理因素

（一）年龄

新生儿对去极化肌肉松弛药较不敏感。目前认为新生儿和婴幼儿由于神经肌肉接头发育未成熟，以及肌肉松弛药的分布容积较大和消除较慢，影响了需要量和延长时效，使其对于肌肉松弛药的敏感性增加，恢复时间也相应延长。

老年患者的神经肌肉可能出现退行性变，接头前乙酰胆碱储存和释放减少、接头下间隙距离增加、运动终板皱褶变平、接头后膜受体减少，体液总量和肌组织量均减少，脂肪组织相对量增加，肌肉张力减退、肌肉松弛药分布容积变小，肝和肾血流减少，血浆清除率也有所改变，因此肌肉松弛药的代谢速率减慢。

（二）温度

低温时非去极化肌肉松弛药的作用增强时效延长，其影响与低温程度有关。温度的变化会引起一系列的生理代谢及器官功能的改变，影响肌肉松弛药的代谢和时效。低温既影响神经肌肉接头的功能，又干扰了肌肉松弛药的药代动力学。低温对神经肌肉接头的直接作用被认为是影响肌肉松弛药作用的重要原因，低温影响乙酰胆碱的释放，降低胆碱酯酶活性，改变突触后膜对乙酰胆碱和肌肉松弛药的敏感性，影响肌肉松弛药与受体的亲和力，改变了肌细胞收缩功能。此外，低温影响肌肉和肝肾等血流量，影响肌肉松弛药代谢、消除及酶活性和肌肉松弛药与蛋白的结合，以及影响对肌肉松弛药的敏感性。低温本身还直接影响肝脏中参与药物代谢的酶的作用。

低温减慢代谢的肌肉松弛药包括阿曲库铵和顺阿曲库铵，低温延迟排泄的肌肉松弛药包括泮库溴胺和维库溴胺。

（三）肥胖

肥胖患者的术后肌松药残余作用发生率比非肥胖麻醉患者要高(33% vs. 26%)。肥胖者药物分布容积较大，因此肌肉松弛药用量不应该根据患者实际体重计算，因为这种计算出的剂量可能导致起效延迟，引起药物的相对过量。因此，可以按照校正体重(corrected body weight，CBW)计算剂量。CBW＝IBW＋0.4×(总体重－IBW)。

二、病理因素

（一）血浆胆碱酯酶

血浆胆碱酯酶量的减少或质的异常影响某些肌肉松弛药的分解而影响其时效。

（二）肝肾功能影响

肝功能和肾功能严重损伤影响肌肉松弛药的药代动力学。同时，药物的代谢途径也是影响肌肉松弛药作用时间的重要因素。对肝肾功能异常的患者使用主要经肝肾代谢的肌肉松弛药，会导致肌松药残余作用的风险显著增加。肝或肾功能损害，作用时间延长。肝疾病引起体液潴留，分布容积增加，血浆浓度降低，因此肌肉松弛药的初量可能较正常人大，但追加量应减少、间隔要长。

（三）神经肌肉疾病

(1) 重症肌无力是一种体内有抗体致乙酰胆碱受体功能降低的自身免疫性疾病，对去极化相对不敏感，使用时易发生Ⅱ相阻滞和肌张力恢复延迟。

(2) 肌强直综合征有3类，即营养不良性肌强直、先天性肌强直和强直性肌痉挛病。肌强直患者应用琥珀胆碱可引起持续肌肉痉挛性收缩，持续2～5 min，影响通气，其程度与琥珀胆碱用量有关，这类患者禁用琥珀胆碱。肌强直综合征对非去极化肌肉松弛药反应正常，但较易发生术后呼吸抑制，用新斯的明拮抗时可出现肌强直，故这类患者可选用阿曲库铵，但术后应让肌张力自然恢复，避免用抗胆碱酯酶药拮抗。

(3) 肌营养不良症为X染色体短臂序列基因缺陷所致，常染色体显性遗传。此类患者对去极化和非去极化肌肉松弛药均敏感且拮抗药无效，尤其是琥珀胆碱应禁忌使用。有报道假肥大性肌营养不良患者应用琥珀胆碱可致心搏骤停，故应避免应用琥珀胆碱。

(4) 烧伤、上运动神经元和下运动神经元损伤以及神经脱髓鞘病变等均可引起该神经支配肌肉的神经肌肉接头以外的乙酰胆碱受体大量增生，对去极化肌肉松弛药敏感，有引起高钾血症等危险。

(5) 对家族性周期性麻痹者应根据其血钾水平选择肌肉松弛药。

(6) 电解质和酸碱平衡紊乱也会干扰肌肉松弛药的代谢。

①低钾、高钠、高镁和低钙血症都可以增强非去极化肌肉松弛药的作用，肌松药残余作用的概率也随之增加。钙剂可拮抗肌肉松弛药与镁的协同作用。②酸-碱平衡呼吸性及代谢性酸中毒延长非去极化肌肉松弛药的阻滞作用，且对抗新斯的明的作用。③另外，术后通气不足可以影响神经肌肉阻滞的恢复，术后肌松药残余作用导致的通气不足可以进一步影响神经肌肉功能的恢复，造成恶性循环。

三、药物相互作用

多种抗生素以及吸入麻醉药、局部麻醉药、钙通道阻滞药、激素及利尿剂等均可增加肌肉松弛药的作用，手术中若不考虑这些药物的相互作用而适当减少肌肉松弛药的用量也会导致肌肉松弛药残余作用的风险增加。

第三节　肌肉松弛药残余作用的评估

因为肌松药残余作用的主要危害是对呼吸道和肺通气功能的损害，因此，必须要保证肌张力的恢复足以维持肺通气功能和保持呼吸道的通畅。

一、临床主观标准

手术室、PACU、ICU，主观的目测或触感评估是最常用的方法。一般清醒合作的患者，可用一些临床试验来判断，包括抬头5 s、抬腿5 s、睁大眼睛、伸舌对抗、有效咳嗽和持续握拳等，另外还有肺活量、潮气量和最大吸气力的测定。其中抬头5 s被认为是较好地反应肌肉松弛作用恢复的临床指标，因为能够完成该试验不仅反映机体呼吸功能基本恢复，可以维持正常的通气量和吸气力量，更重要的是反映患者的气道保护功能恢复正常，防止肌肉松弛作用恢复过程中气道阻塞以及误吸的发生，但有时仅靠潮气量或肺活量正常或接近正常，或能伸舌、睁眼等体征，不能排除肌松药残余作用的存在。这种主观的判断受多种因素影响，如全麻深浅以及中枢神经抑制药的作用，且要求患者清醒合作，也不能精确定量或定性的评估肌肉松弛药作用。尤其是反复应用长效肌肉松弛药的患者与术后老年患者，除了对肌松药残余作用的监测外，应加强术后呼吸道管理与呼吸功能的监测，以避免发生术后呼吸并发症。

二、监测客观标准

但是有些患者不能合作，如小儿、胸腹部颈椎手术的患者，精神病患者等。目前常用的客观的肌张力监测技术包括肌机械描记法（MMG）、肌电描记法（EMG）、肌肉加速度描记法（AMG）。客观监测常用的刺激模式主要是对外周神经刺激反应的测定，以此反映肌肉的肌松恢复程度，包括单次颤搐刺激（single twich）、4个成串刺激（TOF，train of four stimulation）、强直刺激（titanic）、强直刺激后计数（post titanic count，PTC）和双短爆发刺激（double burst stimulation，DBS）等。

使用肌张力监测可以决定气管插管和拔管时机，在手术中维持适当肌松满足手术要求，并可以指导使用肌肉松弛药的方法、剂量和追加肌肉松弛药的时间。另外，可通过肌张力监测鉴别术后呼吸抑制的原因，指导拮抗剂的应用，预防肌松药残余作用所引起的术后呼吸功能不全。

20世纪70年代初，4个成串刺激（TOF）监测成为确定肌肉松弛药作用恢复水平的金标准。4次成串刺激（TOF）是目前最常使用的评价肌松药残余作用的刺激模式，指连续给予4个波宽为0.2 ms，频率为2 Hz的电刺激，记录肌颤搐强度。TOFr≥0.7以往常被作为排除术后肌松药残余作用的标准。但近年来，已有研究提出TOFr≥0.7并不能完全证明肌松恢复，有研究证明TOFr＝0.8时，咽部肌肉功能障碍的发生率28%，误吸的发生率达到80%。只有TOFr≥0.9时，才能完全排除术后残余肌松。随着诊断标准的提高（TOFr从0.7提高到0.9），肌松药残余作用发生比例明显升高。巴特力（Butterly A）等研究发现在TOFr＜0.9时术后肌松药残余作用发生率显著增高。而令人惊讶的是，有时即使在拇内收肌部位检测到TOFr＞0.9或是1.0时，也会存在呼吸功能障碍。这也许是因为不同肌群对肌肉松弛药的敏感性存在差异。在呼吸肌（膈肌）、非呼吸肌（拇内收肌）和上呼吸道肌群（骸骨舌骨肌、咽肌）之间比较，在给予同等量肌肉松弛药的情况下，肌肉松弛药敏感性：上呼吸道肌群＞非呼吸肌＞呼吸肌，阻滞深度：上呼吸道肌群＞非呼吸肌＞呼吸肌，肌肉松弛作用消退先后：呼吸肌＞非呼吸肌>上呼吸道肌群。所以，尽管膈肌的呼吸功能已基本恢复，一些上呼吸道肌群很可能仍然处于一定的阻滞深度，其调节呼吸系统的功能尚未完全恢复。肌肉松弛药对不同肌群的作用强度和时效存在差异的确切原因和机制尚不清楚，可能不同肌群的血流不同，影响了肌肉松弛药的分布和再分布速率。因此可见，肌松药残余作用对呼吸功能的影响机制相当复杂，临床上不能仅以拇内收肌 TOFr 比值>0.9 来判断呼吸功能的恢复，还应仔细观察临床体征。

近年来，随着对不同肌张力监测仪研究的深入，发现该标准还需要作一些修订，用机械描记仪(mechano-myograph，MMG)或肌电图(electromyogram，EMG)进行肌张力监测，TOFr 恢复到 0.9 即可以保证肌松恢复良好，若用加速度仪(acceleromyograph，AMG)进行肌张力监测，TOFr 需要恢复到 1.0 才能确保无肌松药残余作用。

第四节　肌肉松弛药残余作用的预防及处理

肌肉松弛药残余作用的危害很大，在临床工作中，麻醉医生需要利用各种手段来减少直至避免肌肉松弛药残余作用的发生，提高麻醉的安全性。

一、拔管前常规使用肌松拮抗药

拮抗非去极化肌肉松弛药有助于减少肌松药残余作用的发生率。临床上使用的肌松拮抗药有两类，胆碱酯酶抑制药和氯更葡糖钠(sugammadex)，前者已经使用了几十年，为临床麻醉作出了巨大贡献，目前仍然是临床工作中使用最多的拮抗药，但由于其不良反应较多，科研人员正在研究新型的肌松拮抗药。氯更葡糖钠(sugammadex)就是一种新的拮抗药，它已经在全球 50 多个国家上市，在中国也已完成Ⅲ期临床药物试验，相信不久就会上市。

(一) 胆碱酯酶抑制药

增加乙酰胆碱的浓度或延长乙酰胆碱作用时间均可能拮抗肌肉松弛药的作用。为了加速肌肉松弛过程的逆转，抗胆碱酯酶药如新斯的明应该常规使用，其作用机制依赖于突触间隙增加的乙酰胆碱浓度，主要为抑制乙酰胆碱酯酶活性，减少乙酰胆碱破坏，使乙酰胆碱累积，与非去极化肌肉松弛药在神经肌肉接头处竞争受体，从而恢复正常的神经肌肉传递。当神经肌肉功能的自主恢复开始时新斯的明才能使用，若过早给予新斯的明常常是无效的，相反，可能还会由于乙酰胆碱的浓度过高引起严重的不良反应。

选择胆碱酯酶抑制药拮抗肌松的时机很关键，最好是在 TOF 的 4 个颤搐均出现以后，这样有助于缩短使用拮抗药到肌松完全恢复的时间。当 4 个抽搐反应值均可见到时给予新斯的明，神经肌肉功能将在 10～15 min 内充分恢复。此外，胆碱酯酶抑制药还存在毒蕈碱样不良反应，包括心动过缓、分泌物增加、支气管痉挛和恶心呕吐等，需要使用抗毒蕈碱药物如阿托品或格隆溴铵来对抗。

(二) 氯更葡糖钠(sugammadex)

氯更葡糖钠是一种环糊精(cyclodextrin)的衍生物，为晶状结构复合物，并不作用于胆碱酯酶，对毒蕈碱样受体和烟碱样受体无作用，能够直接和氨基甾类肌肉松弛药以 1∶1的比例形成化学螯合，使得肌肉松弛药分子离开乙酰胆碱受体，从而迅速逆转深度神经肌肉传导阻滞作用，不引起血流动力学的显著改变，是一种有希望替代胆碱酯酶抑制剂的新型的肌肉松弛药拮抗药，但对苄异喹啉类肌肉松弛药和去极化肌肉松弛药无明显效果，其中拮抗罗库溴铵效果最好，维库溴铵次之，泮库溴铵最差。氯更葡糖钠拮抗甾类肌肉松弛药时存在明显的剂量依赖性，只要剂量足够氯更葡糖钠能够在很短时间内逆转甾类肌肉松弛药产生的任何深度肌肉松弛作用。根据氯更葡糖钠的这一特点，临床上可以完全消除甾类肌肉松弛药产生的肌松药残余作用。但是，氯更葡糖钠的作用机制决定其不能拮抗苄异喹啉类肌肉松弛药，使用范围存在一定的局限性，目前还不能完全取代胆碱酯酶抑制药。

氯更葡糖钠是一种耐受性好且对罗库溴铵诱导的深度神经肌肉传导阻滞作用有快速逆转作用的药物。恢复的时间随着剂量的增大而减少。有研究报道，罗库溴铵诱导的深度神经肌肉传导阻滞可被≥2 mg/kg 的氯更葡糖钠成功逆转。氯更葡糖钠适用于时间短的小手术，可以在给予肌肉松弛药短时间内迅速发挥拮抗作用，更可作为困难气管插管失败时的抢救用药，保证麻醉安全。

二、常规使用神经肌肉功能监测

建议常规使用神经肌肉功能监测，可以降低肌松药残余作用，避免肌松药残余作用引起的呼吸抑制，提高麻醉恢复期的安全。且应在肌张力未充分恢复前均应用人工通气维持，保证足够有效的通气量，避免发生呼吸性酸中毒以及维持良好的循环，促使肌肉松弛药在体内尽可能完全的清除。

三、选择中短效肌肉松弛药及控制剂量

麻醉手术过程中，应尽量选择短效或中时效非去极化肌肉松弛药，避免使用长时效非去极化肌肉松弛药，因为大量研究发现长时效肌肉松弛药会显著增加术后肌松药残余作用的发生。使用中短效肌肉松弛药可以避免临床有意义的术后肌松药残余作用。巴特力（Butterly A）等研究发现使用维库溴铵比顺阿曲库铵术后肌松药残余作用发生率高。

术中肌肉松弛药的剂量应限制在最小限度内。琥珀胆碱持续静滴可出现呼吸抑制时间延长及脱敏感阻滞，应适当间断监测神经肌肉阻滞情况，观察呼吸的抑制程度，尽量减少其用量，目前已多用其他中效类肌肉松弛药代替。反复多次或持续静滴非去极化肌肉松弛药时，易产生蓄积现象，所以再次用药间隔的时间，要以各药的作用时间而定，剂量也需相应减少，以免呼吸抑制延长。

此外，肌肉松弛药的使用方式与肌松药残余作用的发生也存在一定的关系。持续输注中时效非去极化肌肉松弛药相对于间断注射会增加术后肌松药残余作用的发生。因此，临床麻醉中最好不要持续输注非去极化肌肉松弛药，这样有助于降低术后肌松药残余作用的发生。

四、其他措施

术中进行体温的监测，如使用加温输液设备，冲洗液加温，应用加温毯等措施预防术中低

温等。对于术前肝肾功能异常的患者，尽量减少使用经肝肾代谢的肌肉松弛药。另外，对于高龄及有糖尿病病史的患者也要通过加强监测，控制好血糖，延长给药间隔等措施，避免术后肌松药残余作用的发生。

肌肉松弛药促进了临床麻醉发展，减少了全麻药用量和降低吸入麻醉药浓度，避免了深麻醉带来的不良影响。因此，应根据不同的情况选用适宜的肌肉松弛药，并严密监测，尽量减少术后肌松药残余作用，以达到最为理想的作用效果。

（王焱林　詹　佳）

参考文献

1 李士通. 重视和正确评估术后肌肉松弛残余. 上海医学. 2012，35(6)：463 - 466.

2 杨藻宸. 医用药理学. 第 4 版. 北京：人民卫生出版社，2005，129 - 130.

3 Murphy GS, Szokol JW, Marymont JH, Greenberg SB, Avram MJ, Vender JS. Residual neuromuscular blockade and critical respiratory events in the postanesthesia care unit. Anesth Analg. 2008，107(1)：130 - 137.

4 Della Rocca G, Di Marco P, Beretta L, De Gaudio AR, Ori C, Mastronardi P. Do we need to use sugammadex at the end of a general anesthesia to reverse the action of neuromuscular bloking agents? Position Paper on Sugammadex use. Minerva Anestesiol. 2013，79(6)：661 - 666.

5 Fuchs-Buder T, Claudius C, Skovgaard LT, Eriksson LI, Mirakhur RK, Viby-Mogensen J. Good clinical research practice in pharmacodynamic studies of neuromuscular blocking agents II: the Stockholm revision. Acta Anaesthesiol Scand. 2007，51：789 - 808.

6 Gaszyński T, Szlachciński L, Jakubiak J, Gaszyński W. Reversal from non-depolarising neuromuscular blockade in the postoperative period. Anestezjol Intens Ter. 2009，41(1)：11 - 15.

7 Gaszynski T, Jakubiak J, Szlachcinski L, Gaszynski W. Administration of neostigmine does not prevent from post-operative residual curarisation in morbidly obese patients. Eur J Anaesthesiol. 2008，25(44)：137.

8 Murphy GS, Brull SJ. Residual Neuromuscular Block: Lessons Unlearned. Part I: Definitions, Incidence, and Adverse Physiologic Effects of Residual Neuromuscular Block. Anesth Analg. 2010，111(1)：120 - 128.

9 Di Marco P, Della Rocca G, Iannuccelli F, Pompei L, Reale C, Pietropaoli P. Knowledge of residual curarization: an Italian survey. Acta Anaesthesiol Scand. 2010，54(3)：307 - 312.

10 Claudius C, Garvey LH, Viby-Mogensen J. The undesirable effects of neuromuscular blocking drugs. Anaesthesia. 2009，64(1)：10 - 21.

11 Gaszynski T, Szewczyk T, Gaszynski W. Randomized comparison of sugammadex and neostigmine for reversal of rocuronium-induced muscle relaxation in morbidly obese undergoing general anaesthesia. Br J Anaesth. 2012，108(2)：236 - 239.

12 Della Rocca G, Di Marco P, Beretta L, De Gaudio AR, Ori C, Mastronardi P. Do we need to use sugammadex at the end of a general anesthesia to reverse the action of neuromuscular bloking agents? Position Paper on Sugammadex use. Minerva Anestesiol. 2013，79(6)：661 - 666.

13 Butterly A, Bittner EA, George E, Sandberg WS, Eikermann M, Schmidt U. Postoperative residual curarization from intermediate-acting neuromuscular blocking agents delays recovery room discharge. Br J Anaesth. 2010，105(3)：304 - 309.

第二十四章　肌肉松弛药作用的逆转

肌肉松弛药的临床应用为外科手术和机械通气提供了优良条件，同时也提高了某些疾病的治疗效果，但术毕仍可能存在着神经循环，使神经肌肉接头处的肌肉松弛药物浓度降低，因此在神经肌肉接头部的肌肉阻滞的残余作用而导致术后呼吸功能不全。肌肉松弛药作用的自然消退是指肌肉松弛药在体内分布和消除致血浆中浓度不断降低，导致神经肌肉接头部的肌肉松弛药不断进入血乙酰胆碱浓度逐渐占优势，乙酰胆碱占据突触后膜乙酰胆碱受体数增加，此时肌肉松弛药作用开始自然消退，当乙酰胆碱结合的受体超过一定阈值(25%～30%受体数)，神经肌肉兴奋传递恢复正常，低于这一受体结合水平时肌张力仍有不同程度的抑制。库帕(Cooper) 等在一项回顾性统计中发现，由于麻醉相关的原因导致呼吸衰竭而进入 ICU 接受监护治疗的术后患者中，有近 50%的患者与肌肉松弛药作用拮抗不完全有关。塞日瓦斯塔瓦(Srivastava)等综合了多项研究得出，不拮抗比拮抗肌肉松弛药残余作用发生率更高，不拮抗的自然恢复并不可靠。因此，应用拮抗肌肉松弛作用的药物，使患者完全恢复骨骼肌的收缩功能和反射活动，是减少手术后患者呼吸相关并发症和死亡率的重要方法之一。

第一节　非去极化肌肉松弛药与胆碱能受体

静注非去极化肌肉松弛药后，在神经肌接头处，N_2受体周围，主要有以下表现：①肌肉松弛药浓度高于乙酰胆碱，肌肉松弛药与两侧 α 亚单位结合，通道关闭，呈竞争性阻滞；②肌肉松弛药与单侧 α 亚单位结合，其通道不能开放，此时若给予抗胆碱酯酶药，增加乙酰胆碱量，使之与两侧 α 亚单位结合，通道开放，可产生去极化电位；③乙酰胆碱与两侧 α 亚单位结合，通道开放时，给予抗胆碱酯酶则不能发挥其肌松拮抗作用。

在神经肌接头处，神经递质和肌肉松弛药分子处于动态平衡状态，接头间隙中乙酰胆碱浓度增加和肌肉松弛药浓度降低均有利于肌肉松弛作用的消失。肌肉松弛药排泄阶段，神经肌接头处与血浆之间的肌肉松弛药顺浓度梯度进入血浆，神经肌肉收缩功能逐渐恢复。

乙酰胆碱主要由胆碱酯酶降解，此酶大部分分布在接头间隙和接头后膜，大约 2.0 ms 内可以将一次神经冲动所释放的乙酰胆碱全部清除，抗胆碱酯酶药物使接头间隙中乙酰胆碱半衰期延长，乙酰胆碱浓度增加，占据胆碱能受体，产生肌肉收缩。

第二节　抗胆碱酯酶药的药理特性

一、作用机制

（一）抗胆碱酯酶药

应用抗胆碱酯酶药可以逆转非去极化肌肉松弛药的作用。此类药暂时抑制分解乙酰胆碱的乙酰胆碱酯酶，增加在神经肌肉接头部乙酰胆碱浓度，促使神经肌肉兴奋传递恢复正常。临床常用的抗胆碱酯酶药有新斯的明、吡啶斯的明和依酚氯铵。新斯的明和吡啶斯的明含有二甲氨甲酰基团，分子中的季铵阳离子头以静电引力与胆碱酯酶的阴离子部位结合，其结构中的羰基碳与酶的脂解部位丝氨酸羟基以共价键结合，形成胆碱酯酶和新斯的明复合物，该复合物进而裂解为氨基甲酰胆碱酯酶，后者水解速度较慢。从二氮甲酰基团在酶作用点进行化学结合，到氨甲酰基团被水解移出后，胆碱酯酶才能再次对乙酰胆碱产生水解作用，故胆碱酯酶受抑制时间较长。依酚氯铵是人工合成药，化学结构中无二氨基甲酰基团，仅以静电引力与胆碱酯酶的季铵和带阴电荷亚点（阴离子点）相结合，此键通过氢在酯酶亚点被结合而进一步稳定。防止乙酰胆碱水解而抑制酶的活性，由于依酚氯铵和酶之间未形成真正的化学键，随其浓度的变化，乙酰胆碱易于在作用点和依酚氯铵竞争，因而其作用时间和效力明显小于新斯的明和吡啶斯的明。

新斯的明（neostigmine, prostigmine）是人工合成品，化学结构中具有季铵基因，故口服吸收少而不规则。一般口服剂量为皮下注射量的10倍以上。不易透过血脑屏障，无明显的中枢作用，也不易透过角膜进入前房，对眼的作用弱。新斯的明除通过抑制胆碱酯酶而发挥作用外，还能直接激动骨骼肌运动终板上的N_2胆碱受体，以及促进运动神经末梢释放乙酰胆碱，所以此药对心血管、腺体、眼和支气管平滑肌作用较弱，对胃肠道和膀胱平滑肌有较强的兴奋作用；而对骨骼肌的兴奋作用最强。临床上可以用于自身免疫病如重症肌无力等、术后肠胀气和尿潴留等。

新斯的明能可逆地抑制胆碱酯酶，表现乙酰胆碱的M和N样作用。其结构中的季铵阳离子以静电引力与胆碱酯酶的阴离子部位结合，同时其分子中的羰基碳与酶的酯解部位丝氨酸羟基形成共价键结合，生成胆碱酯酶和新斯的明复合物。由复合物进而裂解成的二甲胺基甲酰化胆碱酯酶的水解速度较乙酰化胆碱酯酶的水解速度为慢，故酶被抑制的时间较长，但比有机磷酸酯类短。二甲胺基甲酰化胆碱酯酶水解后，形成二甲胺基甲酸和复活的胆碱酯酶，酶的活性才得以恢复（图24－1）。

甲硫酸新斯的明注射液（neostigmine methylsulfate injection）化学名称为：*N*,*N*,*N*－三甲基-3－[（二甲氨基）甲酰氧基]苯铵甲基硫酸盐。分子式：$C_{13}H_{22}N_2O_6S$，化学结构式（图24－2）。

溴化新斯的明，溴化N,N,N－三甲基-2－[（二甲氨基）甲酰氧基]苯铵，化学结构式（图24－3）。

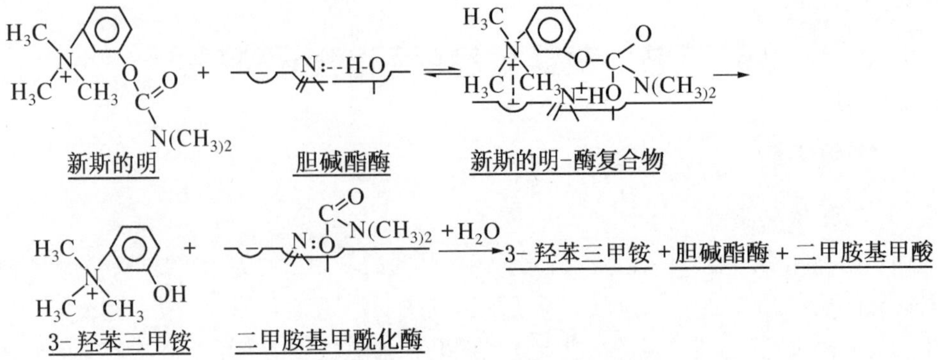

新斯的明 + 胆碱酯酶 ⇌ 新斯的明-酶复合物 →

3-羟苯三甲铵 + 二甲胺基甲酰化酶 $\xrightarrow{+H_2O}$ 3-羟苯三甲铵 + 胆碱酯酶 + 二甲胺基甲酸

图 24-1　新斯的明抑制胆碱酯酶过程

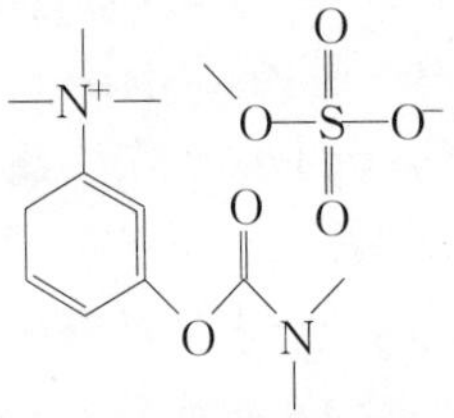

图 24-2　甲硫酸新斯的明的化学结构式

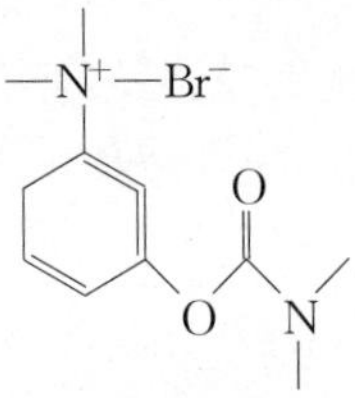

图 24-3　溴化新斯的明的化学结构式

吡啶斯的明(pyridostigmine)作用较新斯的明稍弱。主要用于治疗重症肌无力，因肌力改善作用维持较久，故适于晚上用药。也可用于手术后腹部胀气和尿潴留，过量中毒的危险较少。

吡啶斯的明，溴化 1-甲基-3-羟基吡啶鎓二甲氨基甲酸酯，化学结构式(图 24-4)。

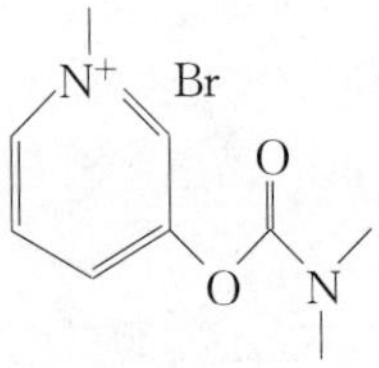

图 24-4　溴吡斯的明的化学结构式

（二）对运动神经的影响

抗胆碱酯酶药作用于运动神经末梢，对单次动作电位产生反复激发反应，使单次抽搐反应转为短暂的强直性收缩，从而增强肌肉收缩力以拮抗肌肉松弛药，并且这种反复激发能沿运动神经轴突逆行散播，影响到同一运动单位其他神经末梢，导致接头前膜去极化，促使乙酰胆碱的释放，增加肌肉收缩力。

抗胆碱酯酶药还能直接作用于接头前膜和接头后膜的受体，使之除极，与乙酰胆碱竞争，并对轴突末梢递质的调动和释放有促进作用。

二、药代学和药效学

（一）药代动力学

新斯的明，吡啶斯的明和依酚氯铵在麻醉患者的药代学基本相似，中央室和稳态分布容积均超过血浆和细胞外液容量，并大于目前临床所有的非去极化肌肉松弛药的分布容积。尽管该3种药物之间的分布容积和半衰期等指标相近，但吡啶斯的明和依酚氯铵的起效时间却明显不同，可能与胆碱酯酶的亲和力及作用部位不同有关。

在正常人群，新斯的明、吡啶斯的明和依酚氯铵依靠肝脏代谢的药物比例分别为50%、25%和30%，代谢初产物分别为3-羟苯基三甲铵（PTA），3-羟基-N-甲吡啶（NMP）和依酚氯铵葡萄糖醛酸结合物。3种代谢产物仅PTA有药理活性，其效能为新斯的明的1/10～1/8。有75%吡啶斯的明，70%依酚氯铵和50%新斯的明经肾小球滤过和肾小管分泌排泄，在肾衰竭患者，抗胆碱酯酶药的消除明显减少，半衰期延长。

（二）量效关系

临床上，一般在两种状态下研究拮抗药的量-效关系：①术毕时应用拮抗药，该种方法很难区分拮抗效果是拮抗药的作用，还是神经肌接头处肌肉松弛药浓度降低所致。②在神经肌肉阻滞水平稳定情况下给予拮抗药，此时作用仅为拮抗药所致。研究表明，等效剂量的新斯的明（0.04 mg/kg）和吡啶斯的明（0.2 mg/kg）产生拮抗作用几乎相等。用新斯的明拮抗不同的非去极化肌肉松弛药（筒箭毒碱、阿曲库铵，哌库溴铵和维库溴铵），其量效关系无显著差异。在泮库溴铵、阿曲库铵和维库溴铵产生的90%阻滞水平，新斯的明的拮抗强度为依酚氯铵的15～20倍。

（三）时效关系

从等效剂量抗胆碱酯酶药起效时间（从静注到最大效应）来看，依酚氯铵起效最快，吡啶斯的明最慢。拮抗筒箭毒碱产生的90%阻滞水平，吡啶斯的明需12～15 min，肌颤搐高度达最大效应，新斯的明需7～10 min，依酚氯铵为0.8～2 min。小剂量的依酚氯铵拮抗可出现“再箭毒化”现象，如增加剂量，可明显延长其作用时限，因此也适用于拮抗长效肌肉松弛药的肌肉松弛作用。

（四）抗胆碱酯酶药的相互作用

依酚氯铵的量效关系曲线与新斯的明，吡啶斯的明并非平行。目前认为依酚氯铵主要作用于接头前膜，而新斯的明和吡啶斯的明主要作用于接头后膜，但依酚氯铵与新斯的明或吡啶斯的明同时合用时，不会发生起效作用增快和时限延长，也并不比单独应用有更多的优点。

第三节　影响抗胆碱酯酶药作用的因素

一、肌肉松弛药种类

应用新斯的明拮抗时，筒箭毒碱和泮库溴铵作用消失时间相似，加拉碘铵作用消失时间较长，阿曲库铵、顺阿曲库铵、维库溴铵、罗库溴铵被拮抗后自主呼吸恢复快，长效甾体类非去极化肌肉松弛药哌库溴铵在小儿麻醉中，应用新斯的明几分钟内即可产生明显的拮抗效果。

二、药动学因素

抗胆碱酯酶的作用是加速神经肌肉传导功能的恢复，任何降低肌肉松弛药血浆清除率因素（如肝肾功能衰竭）和增加药物排泄半衰期的因素均可延缓自主呼吸恢复，因而降低抗胆碱酯酶药的拮抗效果。

三、年龄

在稳定的神经肌肉阻滞状态下，婴儿（3～48周）和儿童（1～8岁）所需新斯的明的剂量较成人少1/2～1/3，但小儿和成人应用依酚氯铵时，其量-效关系无明显差异，只是小儿依酚氯铵的变异性较成人大，因此，需在神经肌肉功能监测的条件下用药。实验表明，抗胆碱酯酶药所需剂量的差别，与抗胆碱酯酶药的药代学无关，主要与成人和小儿的受体数目，乙酰胆碱储存量以及酶的活性有关。小儿应用依酚氯铵和新斯的明产生拮抗的起效时间和作用时限与成人相似。

依酚氯铵在老年患者的起效时间（3.6 min）比年轻患者（1.2 min）明显延长，但拮抗50%的肌肉松弛作用（ED_{50}）所需的剂量以及作用时限均不受年龄的影响。老年患者和年轻患者静注新斯的明0.07 mg/kg，起效时间和最大拮抗作用时间相似，但老年患者的作用时限（42 min）比年轻患者（13 min）长。

四、酸碱平衡和电解质紊乱

酸中毒可降低肌肉抽搐高度，增加肌肉松弛药物的作用强度，并延长其作用时限，甚至使新斯的明难以拮抗，可能是由于“抗新斯的明箭毒化”所致。动物实验表明，有残余的神经肌肉阻滞时，如同时存在麻醉性镇痛药引起的呼吸抑制，拮抗神经肌肉阻滞可能失败。低血钾时，降低接头前膜去极化，乙酰胆碱释放减少，低血钙或高镁血症也会影响神经冲动的传导，导致乙酰胆碱释放减少，增强肌肉松弛药作用，降低拮抗药效果，此时需适当增加抗胆碱酯酶药物剂量。

五、低温

低温对非去极化肌肉松弛药的作用有一定影响。低温可降低胆碱酯酶活性，使神经肌接头处乙酰胆碱浓度增加，但低温同时延长肌肉松弛药物的排泄半衰期，使神经肌肉传导阻滞的时间相应延长。低温常伴有外周血管收缩和骨骼肌血流量降低，体内血流量重新分布，减慢残余肌肉松弛药分子从受体部位脱落以及从神经肌接头进入血浆，使肌肉松弛药作用延长，并降低抗胆碱酯酶药物的拮抗效果，低温状态下拮抗了肌肉松弛作用，复温后可能发生“再箭毒化”。在多个观察低温对于新斯的明拮抗非去极化肌肉松弛药作用影响的研究中，由于实验的条件不同及实验设计的差异，研究结果仍有差别。阿兹（Aziz）观察到在27℃下，新斯的明对甾体类肌肉松弛药(罗库溴铵、哌库溴铵、维库溴铵和泮库溴铵)的拮抗作用略有增加(20%~30%),对苄异喹啉类肌肉松弛药(筒箭毒碱与二甲筒箭毒碱)的拮抗作用则显著增强(70%~80%)。他们认为筒箭毒碱有突触前的效应和在低温下抗乙酰胆碱酯酶的效应,影响了新斯的明的拮抗作用。而海尔(Heier)等在浅低温(<34.5℃)的研究中发现,新斯的明中央室的分布体积减小了38%,峰效应的起效时间推迟了22%,但新斯的明的清除率,最大效应或拮抗作用的持续时间并没有改变。由于低温对肌肉松弛药阻滞神经肌肉传导作用的影响是复杂的,目前的研究结果还存在着差别甚至矛盾。对于这些影响,究竟是肌肉松弛药代谢和排泄的改变,还是局部作用部位突触的影响,仍缺乏一致的看法。

六、药物间的相互作用

(一)吸入麻醉药

除氧化亚氮外,目前临床所用的吸入麻醉药均能抑制神经肌肉的兴奋传导。吸入麻醉药影响非去极化肌肉松弛药药效学的作用机制较为复杂,其作用包括中枢神经系统、运动神经末梢及神经-肌肉接头等部位。可能是通过干扰突触前膜乙酰胆碱的释放,影响乙酰胆碱与后膜受体的亲和力以及离子通道等,进而减弱神经兴奋的传导过程。这种影响随着吸入麻醉药剂量的增加和持续时间的延长表现更为明显,可使肌肉松弛药的起效时间缩短、临床作用与维持时间延长、用药量减少及阻滞效果完善。以安氟烷最为明显,一般约每小时增加8%,并与非去极化肌肉松弛药有明显的协同作用。为了避免吸入麻醉药对肌张力恢复的不良影响,应在麻醉结束前30~40 min停用,以利吸入麻醉药从肌肉中排出,减少其增强肌肉松弛作用,否则应增加抗胆碱酯酶药的用量,并严密观察拮抗后有无"再箭毒化"现象。

(二)抗生素

大剂量氨基糖苷类抗生素,林可霉素、多黏菌素B、四环素、多肽酶、甲硝唑、氨酰青霉素等均有阻断神经肌肉兴奋传递作用,和非去极化肌肉松弛药同时应用时,很难判断残余阻滞中肌肉松弛药和抗生素的作用各占多少比重,庆大霉素引起的肌肉松弛作用能有效地被钙剂和新斯的明拮抗,多黏菌素所致的肌肉松弛作用不能用钙和新斯的明拮抗,用4-氨基吡啶有一定拮抗效果。其他抗生素则不能完全拮抗,因此拮抗非去极化肌肉松弛药和抗生素的联合阻滞是困难的,应适当加大抗胆碱酯酶药物的剂量,必要时,需进行机械通气,直到肌肉松弛作用最后消失。

(三)其他药物

维拉帕米和硝苯地平明显增加肌肉松弛药的作用强度,同时减弱拮抗药的效果。利多卡因增强哌库溴铵产生的肌肉松弛作用,但拮抗这种联合阻滞所需的依酚氯铵剂量并不增加,应用洋地黄的患者给予依酚氯铵后,迷走神经样作用格外明显。镇痛药不能影响神经肌肉阻滞的术后恢复,但其抑制中枢神经系统功能导致呼吸抑制,引起呼吸性酸中毒,使残余的肌肉松弛作用延长,降低拮抗药效果,可引起再箭毒化。

第四节　辅助用药抗胆碱药的药理特性

为了减少抗胆碱酯酶药的毒蕈碱样作用，应用新斯的明、吡啶斯的明和依酚氯铵时常合用抗胆碱药。

一、阿托品

阿托品为 α -羟甲基苯乙酸 8 -甲基- 8 -氮杂双环[3，2，1]- 3 -辛酯硫酸盐一水合物（图 24－5），抑制受体节后胆碱能神经支配的平滑肌与腺体活动，并根据本品剂量大小，有刺激或抑制中枢神经系统作用。在 M 胆碱受体部位拮抗胆碱酯酶抑制剂的作用，如增加气管、支气管系黏液腺与唾液腺的分泌，支气管平滑肌挛缩，以及自主神经节受刺激后的亢进。此外，阿托品能兴奋或抑制中枢神经系统，具有一定的剂量依赖性。对心脏、肠和支气管平滑肌作用比其他颠茄生物碱更强而持久。成人静注后分布半衰期约 1 min，注药后 8～10 min 内血药浓度迅速下降，10 min 时循环中的药量低于注药量的 5%。阿托品仅部分在肝脏代谢，肝血浆清除率为（519±147） ml/min，大部分经肾排泄，肾血浆清除为（656±118） ml/min，主要由肾小管排泄，肾清除率与尿量有关。等效剂量的新斯的明（0.04 mg/kg），吡啶斯的明（0.2 mg/kg）需用相同剂量的阿托品（15 μg/kg），由于阿托品峰值时间在 47～65 s，而新斯的明显效时间为 6～10 min，两药同时注射可出现心率先快后慢现象。因此，宜先与新斯的明同时静注 1/3 量的阿托品，4 min 后再追加预计值的 2/3，可有效地拮抗新斯的明对窦房结的抑制作用。

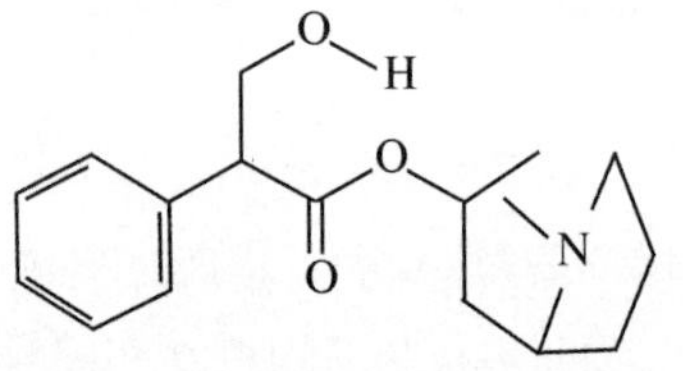

图 24－5　阿托品的化学结构式

注意事项：婴幼儿对本品的毒性反应极敏感，特别是痉挛性麻痹与脑损伤的小儿，反应更强，环境温度较高时，因闭汗有体温急骤升高的危险，应用时要严密观察。老年患者容易发生抗 M 胆碱样不良反应，如排尿困难、便秘、口干（特别是男性），也易诱发未经诊断的青光眼，一经发现，应即停药。本品对老年患者尤易致汗液分泌减少，影响散热，故夏天慎用。下列情况应慎用：①脑损害，尤其是儿童；②心脏病，特别是心律失常，充血性心力衰竭、冠心病、二尖瓣狭窄等；③反流性食管炎、食管与胃的运动减弱、下食管括约肌松弛，可使胃排空延迟，从而促成胃液潴留，并增加胃-食管的反流；④青光眼患者禁用，20 岁以上患者存在潜隐性青光眼时，有诱发的危险；⑤溃疡性结肠炎，用量大时肠能动度降低，可导致麻痹性肠梗阻，并可诱发及加重中毒性巨结肠症；⑥前列腺肥大引起的尿路感染（膀胱张力减低）及尿路阻塞性疾病，可导致完全性尿潴留。

二、格隆溴铵(glycopyrronium bromide、胃长宁)

格隆溴铵易溶于水(1∶5)和乙醇(1∶10),几乎不溶于氯仿和乙醚。不能与碱性药物混合。为季铵类抗胆碱药(图 24-6),具有抑制胃液分泌及调节胃肠蠕动作用。本品还有比阿托品更强的抗唾液分泌作用,但没有中枢性抗胆碱活性。作用时间短,静脉注药 5 min 后迅速从血中消失,大部分从胆汁和肾排泄。新斯的明和吡啶斯的明的起效时间较慢,最好与起效时间也慢的格隆溴铵同时使用。格隆溴铵不良反应与阿托品相似,幽门梗阻、青光眼或前列腺肥大患者禁用。

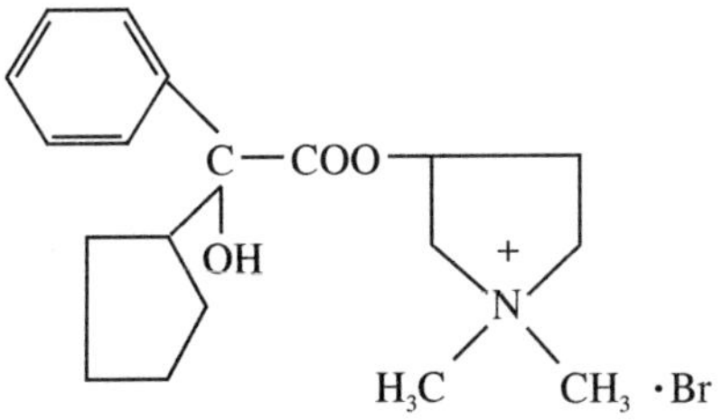

C—COO
OH
N^+
H_3C CH_3 ·Br

图 24-6 格隆溴铵的化学结构式

第五节 拮抗药的临床应用

一、拮抗时机

抗胆碱酯酶药逆转非去极化肌肉松弛药的效果与拮抗药的用量、拮抗药时肌肉松弛药作用强度及其自然恢复是否已经开始等因素有关。一些学者认为在肌肉松弛药开始自然恢复前应用拮抗药,不仅难以起到逆转效果,相反可能延长肌张力恢复时间。尚未恢复对单次刺激或 4 个成串刺激反应时不应使用拮抗药,在 4 个成串刺激分别出现 1 个肌颤搐,2～3 个肌颤搐和 4 个成串刺激反应时应用拮抗药,则肌张力充分恢复时间分别约为 30 min、10～12 min 和 3～5 min。部分学者建议使用肌肉松弛药拮抗剂应等到非去极化肌肉松弛药在体内代谢至有效浓度以下,TOF 的 T_1 恢复到基础值的 25%后才有效和安全,但也有些报道证实在肌肉松弛药作用尚未恢复的早期,即 TOF 的 T_1 等于零时段使用新斯的明进行拮抗,虽然 T_1 恢复到基础值 75%的时间很长,但拮抗作用依然存在。瑞库溴铵深度阻滞时早期使用新斯的明同样可以加速其作用的消失。新斯的明在成人及儿童对维库溴铵的早期及晚期拮抗效应同样有效。

目前认为运动神经释放的乙酰胆碱和维库溴铵对肌细胞膜表面胆碱能受体的结合属于可传递性的动态结合,高浓度者亲和力强,只要乙酰胆碱局部浓度高于非去极化肌肉松弛药,肌肉松弛药作用可以消失。时间并不是惟一的决定因素。新斯的明除了抑制乙酰胆碱酯酶对乙酰胆碱的分解,提高乙酰胆碱浓度外,还直接作用于突触后膜促进离子通道的开放。作用于突触前膜促进乙酰胆碱囊泡对乙酰胆碱的释放,促进肌肉收缩。所以拮抗速度受神经肌肉阻滞程度的强弱，所用的拮抗药及其剂量的影响。使用哌库溴铵或筒箭毒碱后，如颤搐高度已恢复到超过基础值的20%以上，静注2.5 mg新斯的明使颤搐恢复至基础值需3～14 min，当颤搐高度自动恢复不到20%时，需30～40 min或更长，拮抗时间也取决于所用药物，在深度神经肌肉阻滞时（TOF刺激<2次反应），不宜选用依酚氯铵，新斯的明可能有一定的拮抗效果，颤搐高度应为基础值的10%～20%，TOF恢复至2～3次反应时，给拮抗更为合适。

二、抗胆碱酯酶药剂量

新斯的明广泛应用于临床拮抗非去极化肌肉松弛药，因为它抑制胆碱酯酶使乙酰胆碱在神经肌肉接头的浓度增加，从而有效地与非去极化肌肉松弛药竞争.胆碱受体而恢复神经兴奋传递。此外胆碱酯酶抑制药还有接头前作用产生轴索逆向动作电位，重复激发兴奋运动神经末梢，所以其对神经肌肉接头前和接头后有双重作用，共同拮抗非去极化肌肉松弛药作用。虽然临床上新斯的明最大剂量可用到100 μg/kg，但目前主张新斯的明0.040～0.045 mg/kg，最大量不应超过7 mg。目前临床上拮抗药的用量偏小，难以达到满意的拮抗效果，肌张力恢复不充分，推荐拮抗药用量（表24-1）。

表24-1 拮抗药的剂量

神经肌肉阻滞	TOF计数	新斯的明（格隆溴铵）（μg/kg）	吡啶斯的明（格隆溴铵）（μg/kg）	依酚氯铵（阿托品）（μg/kg）
轻度	4	25 （5）	100 （5）	500 （10）
中度	2～3	50 （10）	200 （10）	1 000 （10）
重度	0～1	75 （15）	300 （15）	—

戈德黑尔（Goldhill）认为在拮抗阿曲库铵肌肉松弛作用时，新斯的明的剂量从20 μg/kg增加至50 μg/kg可以明显加快肌肉松弛药作用消失，当剂量>35 μg/kg时不会继续加快肌肉松弛药作用消失速度。患者心率<80次/min，先用阿托品0.5～1.0 mg，再用新斯的明，常用剂量0.04～0.05 mg/kg（最大剂量为0.07 mg/kg，总量不超过7.0 mg），也可将用量分2次给，先用半量观察15～20 min，视拮抗效果，必要时再给半量。老年患者用量应酌减。新斯的明，起效时间7 min，从起效至峰值效应时间为7～10 min。吡啶斯的明剂量0.15～0.25 mg/kg（最大剂量为0.35 mg/kg，总量不超过20 mg/次）。起效时间12 min，高峰值效应时间10～15 min。上述两药均需同时或先静注阿托品0.02～0.05 mg/kg或格隆溴铵0.01 mg/kg。依酚氯铵的拮抗强度仅为新斯的明的1/15，因此，需较大剂量方能达到拮抗作用。该药有直接刺激终板的作用，毒蕈碱样不良反应小，同时应用阿托品的剂量也应减少至0.01～0.015 mg/kg。静注0.5～1.0 mg/kg（总量<70 mg/次）后2 min起效，至峰值效应时间不超过5 min。用抗胆碱酯酶药拮抗的效果与其药量有关，但药量有封顶效应，因为当全部乙酰胆

碱酯酶活性已被抑制时，再增加此酶的抑制药就有害而无益。如果新斯的明、吡啶斯的明和依酚氯铵的药量分别超过了各自的最大剂量，而拮抗效果仍不明显时，不宜再继续给拮抗药，应认真分析影响抗胆碱酯酶药效果的因素。

三、不良反应及注意事项

在决定应用拮抗药前，首先应明确拮抗药只适用于周围性呼吸抑制而不是中枢性呼吸抑制的患者，用于术毕存在肌肉松弛药残余作用的患者。胆碱酯酶抑制药的应用提高了所有胆碱能神经突触乙酰胆碱水平，可导致其他组织的M、N受体激动的不良反应。如心率减慢、呼吸和消化系统的平滑肌收缩、腺体分泌。运用阿托品、格隆溴铵等M受体拮抗剂能减少不希望产生的M胆碱受体激动效应，但是胆碱酯酶制药也会产生其他不利影响，对某些胆碱酯酶被长时间抑制的患者，不能拮抗深度神经肌肉功能阻滞。胆碱酯酶抑制药合用M受体阻断药拮抗神经肌肉功能阻滞已经应用多年，但不是理想的方法。给予足够剂量的抗胆碱酯酶药后，如未出现明显的拮抗作用，即使再增加剂量也不能促使肌张力恢复，相反却增加其不良反应，拮抗过程中的危险有：①拮抗药剂量不足，残余的肌肉松弛作用导致通气功能不全。②抗胆碱酯酶自身的毒蕈碱样作用。如心率减慢、支气管收缩和分泌物增多、胃肠蠕动增加和心律失常。在拮抗过程中心律失常的发生率较高，多为暂时的房性或结性心律失常，但室性异位节律，高度房室传导阻滞偶可发生，应严密监测心电图。

新斯的明逾量的症状有：①视觉模糊。②恶心、呕吐、腹泻。③呼吸短促、困难、喘鸣或胸闷。④唾液及支气管黏液分泌异常增多。⑤胃痉挛、腹痛。⑥心动过缓和低血压。⑦神志迷糊。⑧抽搐或阵挛。一般合理地使用阿托品或东莨菪碱均能予以解除。

在下列情况下新斯的明禁用或慎用：①支气管哮喘；②心律失常，尤其是房室传导阻滞；③机械性肠梗阻或尿路感染和尿路梗阻；④孕妇；⑤心肌缺血、瓣膜狭窄患者；⑥凡对溴化物敏感者，慎用本类溴化物药物。

有报道新斯的明拮抗中长效非去极化肌肉松弛药的神经肌肉阻滞时，新斯的明本身可引起神经肌接头“去极化阻滞”，尤其在肌肉松弛药作用接近恢复时更为明显，最近研究表明，应用非去极化肌肉松弛药后，肌肉松弛作用完全恢复时应用新斯的明并未发现肌肉收缩力减弱的现象。也有学者通过大样本分析后认为使用新斯的明拮抗并没有减少术后呼吸系统并发症及再插管率。

四、拮抗效果的评价

肌肉松弛药作用的个体差异十分明显，麻醉中监测肌肉松弛药作用，保证术中达到适当的肌松程度，并用以指导拮抗药的应用。术毕时，麻醉深浅不能直接决定是否可使用肌肉松弛药拮抗药，拮抗时神经肌肉阻滞程度越深，恢复时间越长，双短强直刺激(DBS)时单次刺激(SS)$>20\%$或TOF刺激可见4次反应，其拮抗效果最佳，临床上自主呼吸恢复后其拮抗作用明显。

$PaCO_2$和$P_{ET}CO_2$不是肌肉松弛药药消退的合适指标，而最大吸气负压(MIP)很有价值。正常仰卧成人可产生$-78\sim-88$ cmH_2O的MIP。MIP的优点为：①对不合作的患者有价值；②可定量测呼吸肌张力；③相对地不受阻塞性或限制性肺疾患的影响；④可测定通气的储备能力。

尽管术毕自主呼吸恢复，即使通气量达10～15 ml/kg，MIP达－25 cmH_2O，并不能表示神经肌接头功能完全恢复。拮抗后当TOFr＞0.7～0.75，所有患者均能睁眼、伸舌和握拳，9/10患者能抬头，肺活量平均为17 ml/kg，MIP为－50 cmH_2O。由于人体不同肌群的神经肌肉阻滞恢复速度各异，尤其是头、颈、眼睑肌肉张力的恢复明显慢于膈肌和手部各肌群，要患者进行某种特定动作，如握手直接测定握力或患者自己抬头5 s以上，是肌张力恢复最灵敏的临床指标。此时MIP为－54 cmH_2O，约为正常人的60%。如该患者没有完全清醒，不能按指令行事，可给予外界刺激，观察患者能否完成抗重力活动以及胸腹呼吸是否协调。应该认识到用单个颤搐刺激测定恢复至100%，但仍有70%接头后膜受体被肌肉松弛药的分子占有。虽然临床征象已经恢复，但从分子水平上来看仍没有完全恢复。当术毕神经肌肉传导功能不能完全恢复时，应继续施行人工通气。

第六节　新型拮抗药

胆碱酯酶抑制剂使乙酰胆碱在神经肌肉接头的浓度增加，从而有效地与非去极化肌肉松弛药竞争N胆碱受体而恢复神经兴奋传递。然而这些制剂有以下缺点：拮抗作用不完全，用胆碱酯酶抑制药治疗的患者在恢复室内仍有可能存在肌肉松弛药残余作用。由于胆碱酯酶抑制药的作用是间接的，只有在部分自发恢复开始时才能有效地拮抗神经肌肉阻滞，所以无法拮抗严重的神经肌肉阻滞。胆碱酯酶抑制药的应用还可以引起较多的胆碱能不良反应。因此，需要一种新的具有起效快、有效拮抗深度阻滞以及有更好安全性的拮抗药。

一、氯更葡糖钠（sugammadex）

氯更葡糖钠是一种经修饰的γ环糊精（见第二十五章），以合成性环糊精为基质的宿主的分子呈水溶性，结构上属于环糊精家族（图25-2左）。环糊精是一组寡糖，是有着亲脂核心和亲水外端的圆柱体胶囊。通过这个亲脂内心环糊精能够包裹外来分子如维库溴铵和罗库溴铵，并形成宿主-外来分子融和复合物。这又被称为化学包裹。环糊精有高度水溶性和生物相容性。它直接去除神经肌肉接头处的肌肉松弛作用，而不是间接地提高胆碱能系统的活性，这代表了此领域内的一项新突破。

环糊精能与甾类肌肉松弛药如罗库溴铵，形成无活性的复合物（见第二十五章）。以1∶1形成紧密复合物阻碍甾类肌肉松弛药神经肌接头处的功能，影响甾体类肌肉松弛药再分布，加速甾类肌肉松弛药与烟碱样乙酰胆碱受体分离，从而拮抗神经肌肉阻滞。不牵涉神经肌肉接头传导相关的酶和受体。不需要用M受体阻断剂预处理，能够拮抗深度神经肌肉阻滞。环糊精分子结构的孔径深度正适合包裹罗库溴铵的4个疏水甾体环，再加上罗库溴铵的正四价的氮和环糊精的负价羧基形成静电反应，复合物便稳定形成。环糊精能迅速包裹甾体类，所以能避免发生肌肉松弛药与乙酰胆碱受体作用，故在理论上能将其血浆浓度降低至0。当肌肉松弛药从神经肌肉接头处扩散回血浆时，神经肌肉阻滞能迅速减轻及消退；理论上任何程度的阻滞都能被拮抗。虽然环糊精也可以和非甾体药物，如阿托品和维拉帕米以及可的松和氢化可的松，形成复合物，但这些药物与环糊精的亲和力要比罗库溴铵等类固醇肌肉松弛药小 120～700 倍。这主要由于环糊精的分子孔径以及它结构上与罗库溴铵的疏水甾体分子骨架的互补。且环糊精无生物活性，研究显示离体实验中它与动物组织不起反应。研究显示，显示无论在离体还是在体实验中，环糊精都能迅速地拮抗罗库溴铵引起的肌肉松弛作用。该复合物主要分布在中央室（血浆）和细胞外液中，并以原形在尿液中排出。当环糊精注射后，它能立即包裹游离在血浆中的罗库溴铵分子。这可以增加游离罗库溴铵在组织区室和血浆区室间的浓度差，因此可以回收组织中的罗库溴铵，以拮抗其在神经肌肉接头处的作用。当罗库溴铵进入血浆，这些游离的分子和更多环糊精形成复合物，所以能保持扩散梯度直到所有的罗库溴铵均在血浆中与环糊精形成复合物或者直到所有的环糊精分子均饱和为止。

研究表明静脉给予 0.6 mg/kg 罗库溴铵 3 min 后给予（0.1～8.0）mg/kg 不同剂量氯更葡糖钠，TOFr0.9 恢复速度随环糊精剂量增加明显加快，其中 8.0 mg/kg 恢复时间在 2 min 之内。Miller 等研究其拮抗深度肌肉松弛作用，氯更葡糖钠与新斯的明对抗罗库溴铵产生 90% 阻滞（ED_{90}）和深度阻滞（3 倍 ED_{90}）的拮抗作用不同。在 T_1 抑制 90%的阻滞下氯更葡糖钠精和新斯的明都有拮抗作用，而 3 倍 ED_{90} 深度阻滞只有氯更葡糖钠能拮抗，而新斯的明即使给予很高剂量效果仍不明显。关于作用选择性，Mason 等给豚鼠滴注瑞库溴铵、罗库溴铵、泮库溴铵、维库溴铵、琥珀胆碱、筒箭毒碱、阿曲库铵和米库氯铵，接着静脉给予 1 mg/kg 氯更葡糖钠，结果显示，氯更葡糖钠快速拮抗甾类非去极化肌肉松弛药，使瑞库溴铵、罗库溴铵、泮库溴铵、维罗库溴铵的 T_1 在 1 min 内恢复到基础值的 90%，而对筒箭毒碱、阿曲库铵和米库氯铵等非甾类非去极化肌肉松弛药和琥珀胆碱几乎没有作用。其中拮抗瑞库溴铵、罗库溴铵比拮抗泮库溴铵、维罗库溴铵效果好。罗库溴铵被氯更葡糖钠结合并迅速从效应室（神经肌肉接头处）转移到代谢室（血浆），致神经肌肉阻滞快速恢复，即使肾血流阻断时氯更葡糖钠仍然能使罗库溴铵产生的肌肉松弛作用快速消除，此过程不依赖肾小球对环糊精-罗库溴铵复合物的快速滤过，而是氯更葡糖钠-罗库溴铵紧密结合的复合物阻碍了罗库溴铵在神经肌接头处的功能。环糊精没有拮抗苄异喹啉类肌肉松弛药例如顺阿曲库铵肌松效应的作用。因此，使用这类肌肉松弛药的时候，还是需要用新斯的明拮抗。在甾类肌肉松弛药如罗库溴铵和维库溴铵引起的阻滞作用时，可以放弃使用抗胆碱酯酶药物，氯更葡糖钠是比新斯的明更佳的拮抗药，前者的不良反应更小，在使用时不需要加用抗毒蕈碱药物。

索奇弗瑞尔（Sorgenfrei）等发现在 TOF 的 T_2 出现时注射氯更葡糖钠，可以拮抗 0.6 mg/kg 罗库溴铵引起的肌肉松弛作用。在没有注射氯更葡糖钠时，TOFr 自然恢复到 0.9 约需 21.0 min。而注射氯更葡糖钠 2.0 mg/kg 或者更高剂量时，可以在 3 min 内恢复。对于深度的阻滞，适当剂量的环糊精可以获得完全的拮抗作用。所以，在使用氯更葡糖钠之前知道神经肌肉阻滞的程度是非常重要的。而且，对 TOFr 和 PTC 的资料可以成为决定氯更葡糖钠剂量的依据。TOFr 的监测在判断肌肉松弛药残余作用时指导使用拮抗剂是最有帮助的。

大量文献表明，动物试验及临床研究均未发现氯更葡糖钠引起的血压、心率等心血管系统明显变化，未见发生再箭毒化，也没有发现类似应用胆碱酯酶抑制药导致其他组织的 M、N 受体激动所引起呼吸系统和消化系统的不良反应。它是新型的甾类非去极化肌肉松弛药拮抗药，能和所有甾类非去极化肌肉松弛药紧密结合成复合物阻碍其在神经肌接头处的功能，影响甾类肌肉松弛药再分布，加速甾类肌肉松弛药与烟碱样乙酰胆碱受体分解，拮抗不同深度的神经肌肉阻滞，无胆碱酯酶抑制剂所引起的心血管系统、呼吸系统和消化系统的不良反应，无再箭毒化的发生，是一种较为理想的非去极化肌肉松弛药拮抗药。

二、半胱氨酸

CW002是一种全新的，起效快，中短时效的非去极化肌肉松弛药，即非卤代的对称的苯甲基异喹啉反丁烯二酸二酯复合物。可用于气管插管和麻醉维持，在手术中维持骨骼肌的松弛，能被半胱氨酸所拮抗。

半胱氨酸作为CW002的肌松拮抗剂，起效快，安全性高。彼德（Peter）等的研究以猕猴中的自发复苏作为对照组，比较了给予半胱氨酸与新斯的明对于CW002的拮抗效应。在猕猴中给予0.15 mg/kg（约3倍ED_{95}）CW002后，结果表明外源性的半胱氨酸和谷胱甘肽能够在3 min内拮抗3倍ED_{95}剂量的CW002引起的神经肌肉阻滞效应，无论是CW002被给予后1 min或者在出现第一个逆转颤动信号时。相比较而言，出现第一个颤动信号时传统给予新斯的明在将近10 min后才表现出拮抗作用，并且在给予肌肉松弛药1 min后应用新斯的明对于神经肌肉阻滞效应持续时间没有显著影响。赛瓦瑞斯（Savarese）等的研究中，用不同剂量的半胱氨酸拮抗0.15 mg/kg（约3倍ED_{95}）CW002，并同自发恢复以及新斯的明和阿托品（50/30 μg/kg）进行比较，结果显示，给予半胱氨酸可以减少从给予0.15 mg/kg CW002后恢复的时间，并且呈剂量相关性。罗希斯·森那加（Hiroshi Sunaga）等研究提示，注入最高达50 mg/kg的半胱氨酸平均动脉压和心率仅产生轻度改变。此外，有数据支持即使在短时间内反复给予非常大剂量之后，静脉注射半胱氨酸都能拮抗神经肌肉阻滞效果。

第七节　去极化肌肉松弛药Ⅱ相阻滞的拮抗

一、抗胆碱酯酶药与琥珀胆碱的关系

琥珀胆碱化学结构中有2个乙酰胆碱分子，被血浆胆碱酯酶水解，用药后神经肌接头后膜呈去极化状态，骨骼肌呈束收缩，而后肌肉松弛（Ⅰ相阻滞），反复或大剂量用药后可转变为Ⅱ相阻滞，即由于去极化肌肉松弛药长时间与受体结合，导致受体脱敏，即使肌肉松弛药与受体已经分离，但是由于受体脱敏，导致受体与体内的正常递质结合能力下降，表现为阻滞状态，称为Ⅱ相阻滞。

琥珀胆碱与抗胆碱酯酶药之间的相互作用十分复杂，两者同时存在时，去极化肌肉松弛药的用量明显减小，其原因可能为乙酰胆碱和琥珀胆碱的结构相似，两者作用相加使接头后膜处于去极化状态，血浆假性胆碱酯酶将琥珀胆碱水解成琥珀单胆碱，最后形成琥珀酸和胆碱，抗胆碱酯酶药对胆碱酯酶和血浆假性胆碱酯酶均有抑制作用，在抗胆碱酯酶药后再给予琥珀胆

碱，肌肉松弛作用明显延长，新斯的明和吡啶斯的明使其阻滞时限延长 2～3 倍，依酚氯铵为 1.6 倍，但总时限一般不超过 30 min。

二、Ⅱ相阻滞的拮抗

琥珀胆碱静滴 30～60 min 或药量达 7～10 mg/kg，即可发生Ⅱ相阻滞，发生Ⅱ相阻滞时 50%肌张力恢复延迟。Ⅱ相阻滞的发生与琥珀胆碱的用量、维持时间、用药方式和伍用药物等因素有关。静滴琥珀胆碱总量超过 1 g 容易发生Ⅱ相阻滞，如用量控制在 0.5 g 以下，则发生Ⅱ相阻滞机会较少。重症肌无力、电解质紊乱和血浆胆碱酯酶异常等患者容易发生Ⅱ相阻滞，安氟烷和异氟烷麻醉可促使琥珀胆碱发生Ⅱ相阻滞。琥珀胆碱与普鲁卡因或利多卡因合用，琥珀胆碱效应得到增强，用量可减少，但临床研究证明普鲁卡因或利多卡因与琥珀胆碱合用，也可促使琥珀胆碱发生Ⅱ相阻滞。Ⅱ相阻滞的特征：①出现强直刺激和 4 个成串刺激的肌颤搐衰减。②强直刺激后单刺激出现肌颤搐易化。③多数患者肌张力恢复延迟。④当琥珀胆碱的血药浓度出现下降，可试用抗胆碱酯酶药拮抗。

发生Ⅱ相阻滞，呼吸恢复延迟，最明智的方法是进行人工通气，以维持足够的通气量，待其逐渐恢复。Ⅱ相阻滞时，一部分肌纤维处于去极化状态；另一部分肌纤维处于非去极化状态，用新斯的明或依酚氯铵可拮抗残余的Ⅱ相阻滞作用，但应注意：①须停用琥珀胆碱 20～30 min 后，以便血中琥珀胆碱被分解，避免血液中尚未分解的琥珀胆碱起协同作用。②必须根据肌张力监测结果用药。当 4 个成串刺激的 TOFr＜0.3 时，拮抗效果较好，依酚氯铵才能产生有效的拮抗效果，如 TOFr＞0.4 时，依酚氯铵反而增强其阻滞作用。③使用新斯的明(0.03 mg/kg)或依酚氯铵(0.3 mg/kg)后，自主呼吸恢复明显增快时，至少在 1 h 内应持续进行机械通气。

（周　洁　王祥瑞）

参考文献

1 Cooper AL, Leigh JM, Tring IC. Admission to the intensive care unit after complications of anaesthetic techniques over 10 years. Anaethesia, 1989, 44: 953 - 958.

2 Srivastava A, Hunter JM. Reversal of neuromusular block. Br J Anaesth, 2009, 103(1): 115 - 129.

3 王祥瑞. 非去极化肌肉松弛药的拮抗机制和方法. 国外医学-麻醉与复苏分册, 1993, 14(5): 265.

4 杭燕南, 王祥瑞. 薛张纲. 当代麻醉学. 第 2 版, 上海: 科学技术出版社, 2013.

5 孙瑗, 王祥瑞. 温度对于肌肉松弛药的影响.《国外医学》麻醉学与复苏分册 2004, 25(6): 347.

6 Goldhill DR, Carter JA, Suresh D, et al. Antagonism of atracurium with neostigmine: Effect of dose on speed of recovery. Anaesthesia, 1991, 46(6): 496 - 499.

7 Martina GS, Justin PH, Warren SS, et al. Intermediate acting non-depolarizing neuromuscular blocking agents and risk of postoperative respiratory complications: prospective propensity score matched cohort study. BMJ, 2012(Oct): 345 - 359.

8 Gijsenberg F, Ramael S, Bruyn SD, et al. Preliminary assessment of Org5969 as reversalagents for rocuronium in healthy male volunteers Aensthesiology, 2002, 96: A1008.

9 Heier T, Clough D, Wright PM, et al. The influence of mild hypothermia on the pharmacokinetics and time course of action of neostigmine in anesthetized volunteers. Anesthesiology, 2002, 97(1): 90 - 95.
10 [4]Belmont MR, Savard P, et al. AV002: A Promising Cysteine-Reversible Intermediate Duration Neuromuscular Blocker in Rhesus Monkeys. Anesthesiology 2007; 107: A986.
11 [6]Belmont MR, Pressimone VJ, Savarese JJ, et al. AV002: Infusion Recovery Times Are Not Affected by Duration of Infusion in Rhesus Monkeys. Anesthesiology 2008; 109: A365.
12 [10]Savard P, Belmont MR, et al. Comparative Reversal of AV002 with Cysteine and Glutathione Versus Neostigmine in Rhesus Monkeys. Anesthesiology 2007; 107: A987.
13 [11]Savarese JJ, Belmont MR, Savard PR, et al. The Dose-Response for Immediate Reversal of AV 002 by Cysteine in the Rhesus Monkey. Anesthesiology 2008; 109: A1403.

第二十五章 新型甾类非去极化肌肉松弛药肌松效应逆转药——氯更葡糖钠(sugammadex)

预防肌肉松弛药残余阻滞作用是肌肉松弛药安全使用的重要问题之一。肌肉松弛药残余阻滞作用可导致呼吸肌无力,肺泡有效通气量不足,颈动脉体缺氧性通气反应受抑制,引起低氧血症和高碳酸血症;因咽喉部肌群无力,导致上呼吸道梗阻,增加反流误吸风险;因咳嗽无力,无法有效排出气道分泌物,增加术后肺部并发症的发生率。尽管临床上已广泛应用中、短时效肌肉松弛药,并对其药理作用的认识逐步深化,但术后肌松药残余作用仍时有发生,严重者可危及生命。

迪班(Debaene)等观测 526 例单次使用维库溴铵、阿曲库铵或罗库溴铵的患者,手术结束时存在肌松药残余作用(TOFr<0.9)达 45%;卡妙(Cammu)等的患者术中静脉持续输注顺阿曲库铵 2.9 h 或罗库溴铵 2.7 h,关胸或关腹时停止输注肌肉松弛药,术毕 2 组 TOFr<0.9 者高达 73%和 93%。学界高度重视预防和降低术后肌肉松弛药残余作用发生率的措施,建议术毕无明确指征表明肌肉松弛作用已消退,就应进行肌肉松弛药残余作用的拮抗。

目前逆转非去极化肌肉松弛药对神经肌肉接头阻滞作用的药物是胆碱酯酶抑制剂,包括新斯的明(neostigmine)、吡啶斯的明(pyridostigmine)和依酚氯铵(edrophonium)。上述药物通过抑制胆碱酯酶对乙酰胆碱的降解作用,增加神经肌肉接头处乙酰胆碱浓度,乙酰胆碱以浓度优势与非去极化肌肉松弛药分子竞争并占据乙酰胆碱受体,从而减弱或消除非去极化肌肉松弛药的肌肉松弛作用。抗胆碱酯酶药物能有效拮抗非去极化肌肉松弛药肌松效应,但临床应用时仍存在一些问题:因使用剂量及时机的差异,可导致肌松效应逆转不完全,仍存在肌肉松弛药残余作用;在逆转长时效非去极化肌肉松弛药的肌松效应时,因抗胆碱酯酶药物半衰期比需逆转效应的肌肉松弛药半衰期短,可发生再箭毒化现象;由于胆碱酯酶药物增加的乙酰胆碱浓度不仅只作用在神经肌肉接头处,还无选择性地作用在其他部位的乙酰胆碱受体,可引起呼吸、循环和消化等系统的各种不良反应;抗胆碱酯酶药物的不良反应和禁忌证限制了临床应用范围。

氯更葡糖钠(sugammadex,商品名,布瑞亭)是新型甾类肌肉松弛药特异性拮抗剂,是修饰后的 γ-环糊精。以一个分子对一个分子的形式选择性、高亲和性地包裹罗库溴铵或维库溴铵后,以结合物形式经肾脏排出(图 25-1)。血中和组织中肌肉松弛药浓度迅速下降,神经肌肉接头功能恢复常态。临床应用氯更葡糖钠能够明显降低术后肌松药残余作用的发生率和显著提高罗库溴铵和维库溴铵临床应用的安全性。氯更葡糖钠研制成功并交付临床使用为逆转甾类非去极化肌肉松弛药的肌松效应提供新的方法,具有广阔的应用前景。

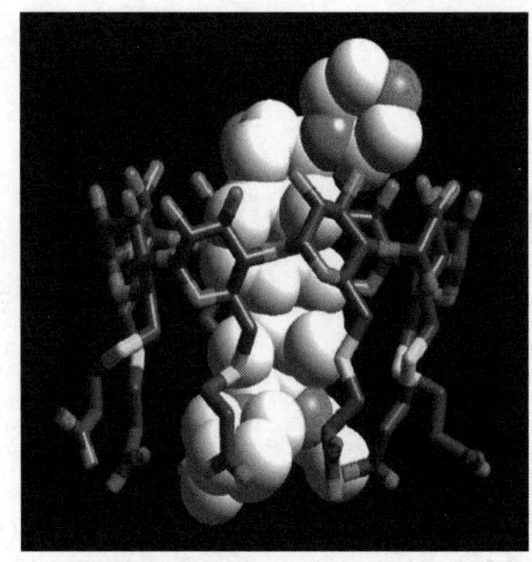

图 25-1 氯更葡糖钠分子包裹罗库溴铵分子示意图

第一节 氯更葡糖钠的药理学

一、氯更葡糖钠化学结构特征

氯更葡糖钠(sugammadex,Org 25969)是一种经修饰的γ环糊精，以合成性环糊精为基质,结构上属于环糊精家族。环糊精是一组具有疏水的内部空腔和亲水性表面的圆柱形低聚糖,内含有6个(α)、7个(β)、或8个(γ)葡萄糖分子,分子量分别为973、1135和1297。体外实验证实,天然环糊精在小鼠离体横隔膜中逆转罗库溴铵肌肉松弛作用与其空腔容积有关。α、β环糊精的脂性空腔只有6个和7个直径<6.5Å的环状低聚糖环,不能与巨大的氨基类固醇(分子宽度7.5Å)形成稳定复合物。有两种方法增加环糊精与罗库溴铵结合的紧密性。一种方法是扩展γ环糊精的脂性空腔以足够包裹4个甾环。可以通过用亲脂基团取代γ环糊精的8个6-羟基团,使γ环糊精的空腔从7.9Å增加到11Å。这样有利于增加空腔深度,并为空腔内的疏水性相互作用创造空间。另一种方法是加入阴离子功能基团,在空腔边缘的葡萄糖分子第2、第3和第6碳原子位置增加羟基,或在第6碳原子位置用硫烷键连接羧基,负性基团能与罗库溴铵带正电荷的氮原子产生静电作用,并保持环糊精的高水溶性。环糊精化学修饰后的最大改变是有大量类似的活性羟基基团存在(图25-2)。经修饰后的γ环糊精有各种不同的异构体和衍生物,经对比筛选后认为氯更葡糖钠最有效。

二、氯更葡糖钠的药代动力学

氯更葡糖钠属水溶性,不与血浆蛋白结合,不经体内代谢。因化学结构体积大,有8个带负电荷的侧链基团,难以进入细胞,因此不易透过血脑屏障和胎盘屏障。埃普莫路(Epemolu O)等测定豚鼠静脉注射0.15 mg/kg、0.5 mg/kg或1.0 mg/kg氯更葡糖钠的药代动力学参

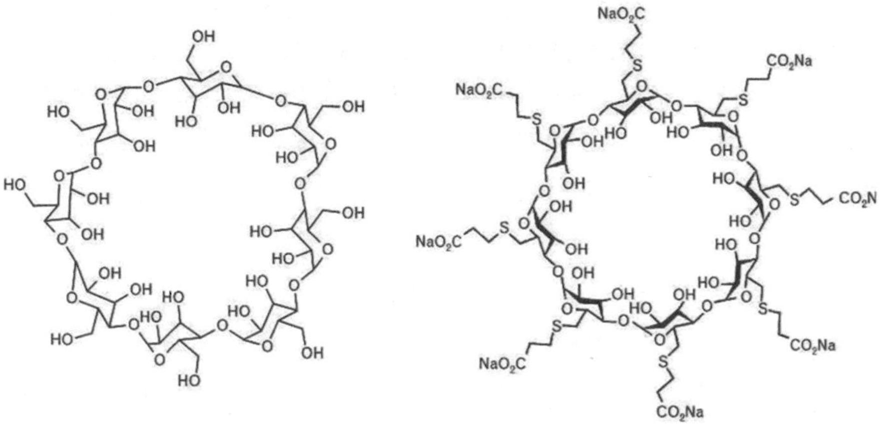

图 25-2 γ环糊精和经修饰的γ环糊精—氯更葡糖钠

数，随着剂量增加，血浆初始浓度($C_{initial}$)、血浆浓度-时间曲线下面积(AUC)和清除率(Cl)亦逐步增加，而消除半衰期($t_{1/2\beta}$)和分布容积(Vd)逐渐减少(表 25-1)。

表 25-1 豚鼠静脉注射不同剂量氯更葡糖钠的药代动力学参数

	氯更葡糖钠剂量(mg/kg)		
	0.15	0.5	1.0
血浆初始浓度(ng/ml)	644	2 443	4 834
血浆浓度-时间曲线下面积[ng/(ml·h)]	539	1 450	1 755
清除率[ml/(kg·h)]	278	345	570
清除半衰斯(min)	104	71	38
分布容积(ml/kg)	698	586	522

有人实验研究测定健康受试者静脉麻醉时给予罗库溴铵 0.6 mg/kg 3 min 后分别静脉注射 0.1、0.5、1.0、2.0、4.0 或 8.0 mg/kg 氯更葡糖钠的药代动力学参数，随着氯更葡糖钠剂量增加，血浆浓度-时间曲线下面积(AUC)和 24 h 尿中氯更葡糖钠排泄量明显增加，血浆清除率约 120 ml/min，相当于正常肾小球滤过率，消除半衰期约 100 min(表 25-2)。

表 25-2 健康受试者静脉注射不同剂量氯更葡糖钠的药代动力学参数

	氯更葡糖钠剂量(mg/kg)					
	0.1	0.5	1.0	2.0	4.0	8.0
血浆浓度-时间曲线下面积[μg/(ml·min)]	99.2	377	985	1 573	3 494	5 102
清除率(ml/min)	78.6	95.7	74.7	94.5	84.8	118
分布容积(L)	9.64	14.2	12.7	15.1	14.6	19.1
消除半衰期(min)	85.1	103	118	111	119	112
平均滞留时间(min)	101	132	143	139	137	114
24 h 尿中排泄量(%)	13.8	未测	31.5	33.3	50.4	76.2

麦克唐纳(McDonagh)等按年龄将患者分为成年组(18～64 岁)、高龄组(65～74 岁)和老年组(75 岁以上)，氯更葡糖钠药代动力学参数显示随年龄增高清除率明显下降(103、76、52

ml/min)，有效半衰期显著延长(2.4、3.2、4.6 min)，中心室分布容积(4.36、4.42、3.98 L)和稳态分布容积(21.0、21.0、20.6 L)年龄间差异不明显。彼得斯(Peeters)等给健康志愿者静脉注射用同位素碳-14标记的氯更葡糖钠4 mg/kg，用高效液相质谱法和放射性测定法测定和分析血液、尿液、粪便和呼出气中氯更葡糖钠的浓度。注药后6 h血液中氯更葡糖钠浓度下降70%，24 h下降超过90%。在尿液中测到95%的氯更葡糖钠，在粪便和呼出气中测到的氯更葡糖钠不足0.02%。提示氯更葡糖钠在体内基本没有代谢，主要经肾脏原形排出。性别、人种和体重不影响药物清除。

三、氯更葡糖钠的作用机制

氯更葡糖钠经静脉注射后，立即以一个分子对一个分子的形式包裹游离在血液中的罗库溴铵分子，罗库溴铵血药浓度迅速下降，与组织间罗库溴铵形成浓度梯度，使组织间罗库溴铵分子向血管内转移，继续被氯更葡糖钠分子包裹；氯更葡糖钠分子通过血管壁进入组织间，包裹组织间的罗库溴铵分子。组织间和神经肌肉接头处游离罗库溴铵分子的浓度急剧下降，使乙酰胆碱得以重新与终板区乙酰胆碱受体结合，离子通道开放，形成终板电位和动作电位，肌力和肌张力恢复常态。氯更葡糖钠分子包裹罗库溴铵分子后的结合物经肾脏原形排出。

氯更葡糖钠通过范德华力、疏水作用和静电相互作用以化学形式包裹罗库溴铵形成结合物。以通过罗库溴铵和维库溴铵带正电荷的季铵离子和氯更葡糖钠带负电荷的侧链间的静电作用来维持复合物的稳定性为主，范德华力只产生很小的作用。新形成的复合物非常稳定，不受酸碱状态和温度影响。兹韦尔(Zwiers A)等用等温滴定量热法(isothermal titration calorimetry)评估氯更葡糖钠与各种肌肉松弛药的结合速率常数(association rate constant，k_{ass})，其中罗库溴铵与氯更葡糖钠的k_{ass}最高，达到1.79×10^{7} mol/L，其次是维库溴铵(5.72×10^{6} mol/L)和泮库溴铵(2.62×10^{6} mol/L)，非甾类肌肉松弛药米库氯铵(8.57×10^{3} mol/L)、顺阿曲库铵(4.89×10^{3} mol/L)和阿曲库铵(3.79×10^{3} mol/L)与氯更葡糖钠的k_{ass}均较低，琥珀胆碱与氯更葡糖钠的$k_{ass}<1.00\times10^{3}$ mol/L。氯更葡糖钠与非甾类肌肉松弛药的结合速率常数偏低，不能形成稳定的结合物，因此不具有消除非甾类肌肉松弛药肌松效应的作用。氯更葡糖钠与罗库溴铵的亲和力非常高，1克分子浓度氯更葡糖钠和罗库溴铵的聚合/解聚率(association/dissociation rate)高达25 000 000∶1，意即同一时间氯更葡糖钠包裹罗库溴铵的聚合力是包裹后复合物解离力的2 500万倍，而氯更葡糖钠包裹维库溴铵的聚合力是包裹后复合物解离力的1 000万倍，聚合力比罗库溴铵小，但氯更葡糖钠与维库溴铵仍具有极高的亲和力。

第二节　氯更葡糖钠交付临床使用前的各项试验

一、氯更葡糖钠的动物实验

学者们在各种哺乳动物中对氯更葡糖钠进行了大量的试验，选用的动物包括小鼠、大鼠、豚鼠、猫、狗、恒河猴、马等，试验研究的目的多偏重于氯更葡糖钠逆转非去极化肌肉松弛药的有效性和机体对氯更葡糖钠的耐受性。

亚当(Adam JM)等给猫持续静脉输注罗库溴铵，当胫骨肌诱发颤搐反应抑制 95%时停止罗库溴铵输注，静脉注射氯更葡糖钠 1.0 mg/kg 或安慰剂，仅 1.5 min 氯更葡糖钠组的胫骨肌诱发颤搐反应就完全恢复正常，安慰剂组的恢复时间为 7～8 min。表明氯更葡糖钠能够快速完全逆转罗库溴铵对猫胫骨肌的肌肉松弛作用(图 25－3)。

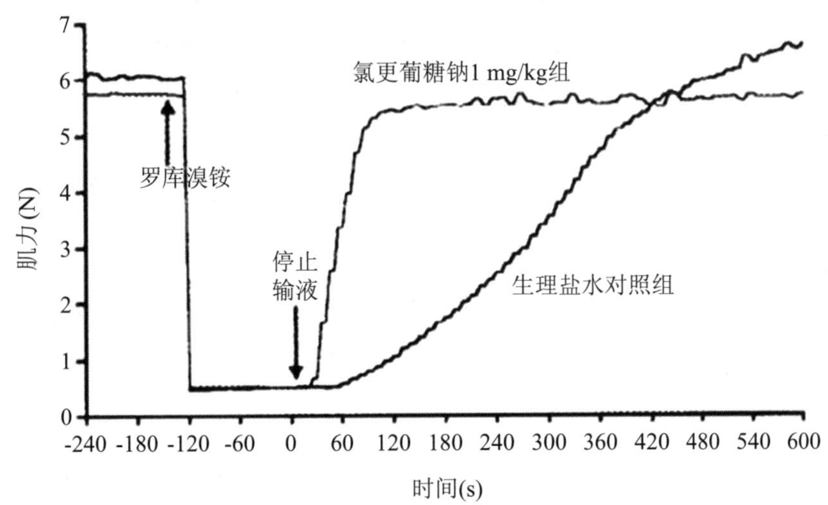

图 25－3　氯更葡糖钠逆转麻醉猫的罗库溴铵肌肉松弛作用

埃佩莫路(Epemolu O)等给麻醉豚鼠按 12～19 nmol/(kg・min)速率输注罗库溴铵 1 h 达到 90%稳态神经肌肉阻滞，30 min 后按 50 nmol/(kg・min)速率输注氯更葡糖钠或等量生理盐水。氯更葡糖钠逆转罗库溴铵神经肌肉阻滞时，液相色谱/质谱法检测血浆游离罗库溴铵和复合物的浓度也增加，与罗库溴铵和氯更葡糖钠结合后从神经肌接头处转移到血浆中有关；膀胱中罗库溴铵增加，表明氯更葡糖钠与罗库溴铵结合后，增加罗库溴铵从肾脏清除。液相色谱/质谱法发现罗库溴铵和氯更葡糖钠的药代动力学相互影响，两者在豚鼠的肾清除增快，有赖于氯更葡糖钠对罗库溴铵的螯合作用。

鲍姆(Bom A)等研究发现当使用氯更葡糖钠的剂量恰能释放 30%被甾类肌肉松弛药占据的接头后乙酰胆碱受体时，可以表现为甾类肌肉松弛药的肌松效应被完全逆转。此时给豚鼠静脉注射 2 倍 ED_{90} 非甾类肌肉松弛药，如：顺阿曲库铵，起效时间从 7.1 min 缩短到 2.5 min，但最快恢复时间从 37.7 min 延长到 51.2 min。其原因是 70%的突触后乙酰胆碱受体仍被甾类肌肉松弛药占据，顺阿曲库铵只需占据剩余的 30%突触后乙酰胆碱受体就能达到最大效应，残留在 70%突触后乙酰胆碱受体的甾类肌肉松弛药起到预置剂量(priming)作用。此时给予 2 倍 ED_{90} 琥珀胆碱，起效时间从 1.0 min 延长到 2.5 min，此与大部分被甾类肌肉松弛药占据的突触后乙酰胆碱受体不能被琥珀胆碱激活有关，但最大恢复时间不受影响。

德布尔（de BoerHD）等给恒河猴静脉注射罗库溴铵 0.5 mg/kg，达到深度阻滞状态后 1 min 时静脉注射氯更葡糖钠 2.5 mg/kg，TOFr 恢复到 0.9 仅需 8 min，而静脉注射氯更葡糖钠 1.0 mg/kg 和安慰剂后 TOFr 的恢复时间分别为 26 min 和 28 min。显示氯更葡糖钠逆转罗库溴铵效应的有效性和效应与剂量的依赖性。在恒河猴的另一组试验中，分别给予罗库溴铵、米库氯铵或阿曲库铵，调整持续输注速率，维持 TOF 的 T_1 在基础值 10%，10 min 后给予氯更葡糖钠 1.0 mg/kg。罗库溴铵组用氯更葡糖钠后 TOFr 恢复到 0.9 的时间（1.85±1.04）min 仅为 TOFr 自然恢复到 0.9 时间（14.5±2.3）min 的 1/8，显示氯更葡糖钠能快速逆转罗库溴铵肌肉松弛作用。米库氯铵组或阿曲库铵组给予氯更葡糖钠后 TOFr 的恢复时间与自然恢复时间基本相同（8.1±5.0）min 和（8.3±3.5）min；（18,7±3.7）min 和（17.2±1.6）min，提示氯更葡糖钠不能逆转苄异喹啉类肌肉松弛药（米库氯铵和阿曲库铵）引起的神经肌肉阻滞阻滞作用。氯更葡糖钠对各组动物的血压或心率均无明显影响则表明机体对氯更葡糖钠的良好耐受性。

德布尔等给麻醉后恒河猴注射罗库溴铵 0.1 mg/kg（在恒河猴相当 1 倍 ED_{90}），T_1 最大阻滞程度 93%±1.6%。待罗库溴铵作用完全自然消除后 60 min 时，静脉注射氯更葡糖钠 1.0 mg/kg，间隔 15 min、30 min 和 60 min 时再次静脉注射罗库溴铵 0.1 mg/kg。上述不同时间再次给予罗库溴铵后 T_1 最大阻滞程度分别为 17%±5.6%、49%±7.6%和 79%±4.2%。因此估计氯更葡糖钠在恒河猴的半衰期为（30±4.9）min。提示用氯更葡糖钠逆转罗库溴铵肌松效应后，间隔时间超过氯更葡糖钠的半衰期后再次给予罗库溴铵，仍能获得肌松效果，间隔时间越长，肌松效果越接近首次使用罗库溴铵时的效果。

埃克马尼（Eikermannl M）等观察发现异氟烷麻醉的成年雄性鼠给予罗库溴铵后，当 TOFr 恢复到 0.5 时分别给予氯更葡糖钠 15 mg/kg、新斯的明 0.06 mg/kg 或等容量生理盐水，分钟通气量恢复到基础值水平的时间分别为（10.9±2.0）s、（75.8±18.0）s 和（153±54）s；TOFr 完全恢复时新斯的明组上呼吸道舒张肌功能仅及基础值的 64%±30%，且潮气量亦未恢复正常，而氯更葡糖钠组无此现象。表明用新斯的明拮抗罗库溴铵效应过程有减弱上呼吸道舒张肌功能的现象，在同样条件下，氯更葡糖钠逆转罗库溴铵效应时不影响颏舌肌功能和正常呼吸。

图麦克（Tomak Y）等研究氯更葡糖钠和罗库溴铵对大鼠肝脏肥大细胞计数和脱颗粒的影响，发现给予罗库溴铵 15 mg/kg 后肝脏肥大细胞计数（256±13）和类胰蛋白酶阳性肥大细胞计数（89±11）均比生理盐水对照组（93±11 和 17±8）显著增加；单独给予氯更葡糖钠 15 mg/kg 或 100 mg/kg 后肥大细胞计数（121±6 和 130±15）和类胰蛋白酶阳性肥大细胞计数（29±9 和 24±5）增幅较小，与对照组无明显差异。先后给予罗库溴铵和氯更葡糖钠后肥大细胞计数和类胰蛋白酶阳性肥大细胞计数与对照组比较亦无明显差异。表明氯更葡糖钠在治疗罗库溴铵导致的过敏反应时是有益的。

二、氯更葡糖钠的临床试验

在完成氯更葡糖钠动物试验的基础上，2005 年吉森伯根尔（Gijsenbergh F）等对氯更葡糖钠进行临床试验。第1部分研究重点观测氯更葡糖钠的安全性。19例健康自愿者随机静脉注射氯更葡糖钠0.1～8.0 mg/kg，观察2 h。未观察到与药物和剂量相关的不良反应。药代动力学测定：血浆总清除率约120 ml/min，分布容积约18 L，消除半衰期约100 min，24 h在尿中排泄药物59%～80%。第2部分研究重点观测氯更葡糖钠的有效性。10例健康自愿者丙泊酚-瑞芬太尼麻醉后静脉注射罗库溴铵0.6 mg/kg，3 min后静脉注射氯更葡糖钠0.1～8.0 mg/kg或安慰剂，观测拇内收肌诱发颤搐反应TOFr恢复到0.9的时间。氯更葡糖钠逆转罗库溴铵肌肉松弛作用的速度与剂量明显相关，静脉注射氯更葡糖钠8.0 mg/kg后仅1.0 min TOFr就恢复到0.9，而静脉注射安慰剂后58 min TOFr才恢复到0.9(图25-4)。对Ⅰ期临床试验各项研究结果的分析确认氯更葡糖钠用于成人的安全性、有效性和良好耐受性。

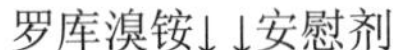

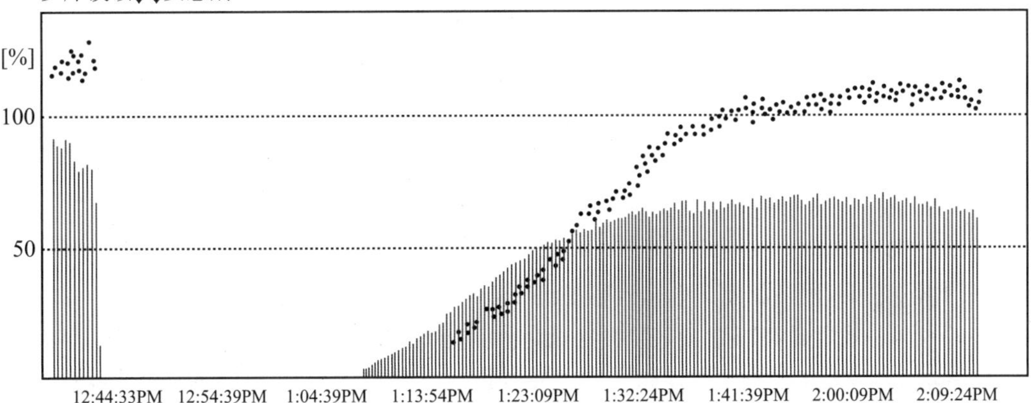

罗库溴铵↓↓氯更葡糖钠

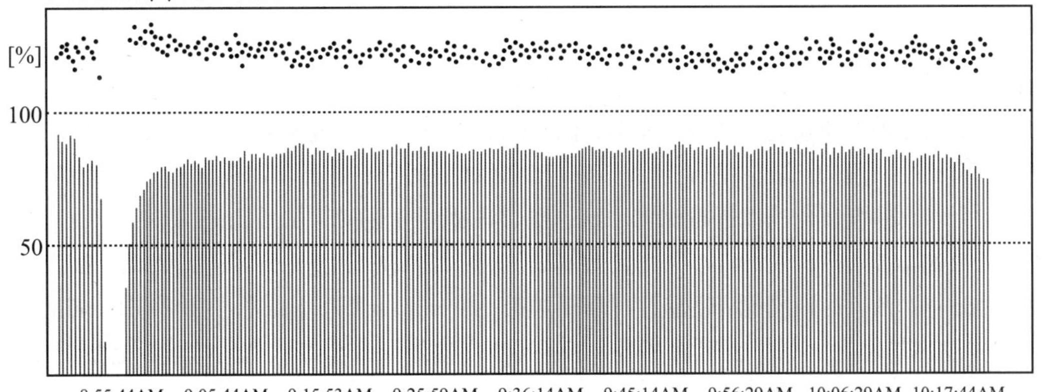

图25-4 罗库溴铵0.6 mg/kg后肌松效应被氯更葡糖钠逆转

Ⅱ期临床试验重点观察罗库溴铵不同阻滞深度与氯更葡糖钠有效逆转所需剂量的关系。欧洲麻醉学会推荐3位学者提出的研究方案。

（一）希尔德（Shields M）等的研究方案

1. 设计

罗库溴铵初始剂量0.6 mg/kg，罗库溴铵维持剂量需保持TOF计数＝2，麻醉时间≥2 h，氯更葡糖钠随机剂量0.5～6.0 mg/kg。

2. 预期结果

与剂量相关的恢复时间缩短（1.59 min），良好的耐受性，无不良反应，无再箭毒化。

（二）卡恩-布雷迪（Khunl-Brady FK）等的研究方案

1. 设计

罗库溴铵1.0 mg/kg达到深阻滞状态，3 min或5 min后静脉注射氯更葡糖钠2～16 mg/kg或安慰剂。

2. 预期结果

氯更葡糖钠8 mg/kg逆转罗库溴铵深阻滞状态平均2.5 min，无不良反应。

（三）范那克（Vanacker BF）等的研究方案

1. 设计

丙泊酚诱导后静脉注射插管剂量罗库溴铵，七氟烷或丙泊酚维持麻醉，麻醉时间≥45 min，TOF计数＝2时用氯更葡糖钠逆转罗库溴铵肌肉松弛作用；

2. 预期结果

平均恢复时间，丙泊酚组110 s，七氟烷组108 s，无再箭毒化。

各研究中心的究结果提示：不同剂量的氯更葡糖钠在健康志愿者有良好耐受性，不同剂量（2～16 mg/kg）的氯更葡糖钠能逆转不同阻滞深度的神经肌肉阻滞，氯更葡糖钠单独或与罗库溴铵、维库溴铵合用没有延长QT间期，无论是在丙泊酚还是七氟烷麻醉下氯更葡糖钠都能有效逆转神经肌肉阻滞。

Ⅲ期临床试验集中观察氯更葡糖钠在肾衰竭患者中使用的有效性及耐受性；观察氯更葡糖钠2 mg/kg和4 mg/kg在心血管疾病患者中使用的有效性及安全性；在婴儿、儿童和成人使用氯更葡糖钠能快速有效逆转罗库溴铵的神经肌肉阻滞；氯更葡糖钠和新斯的明、依酚氯铵逆转肌肉松弛作用的比较。纳吉布（Naguib M）对氯更葡糖钠逆转罗库溴铵深度阻滞的速度与琥珀胆碱自然恢复的速度进行比较。给志愿者静脉注射罗库溴铵1.2 mg/kg后3 min注射氯更葡糖钠16 mg/kg，仅110 s T_1 恢复到基础值90%，TOFr达到0.94，显示罗库溴铵肌肉松弛作用已基本消除。而志愿者静脉注射琥珀胆碱1.0 mg/kg后3 min给予安慰剂，9 min 23 s T_1 才恢复到基础值90%。表明氯更葡糖钠逆转罗库溴铵深度阻滞状态的速度比超短时效的琥珀胆碱自然恢复速度快得多（图25-5）。

鉴于氯更葡糖钠临床应用的安全性和有效性，2008年7月欧洲麻醉协会通过氯更葡糖钠作为常规逆转罗库溴铵或维库溴铵神经肌肉阻滞的药物，在成人可作为紧急逆转罗库溴铵神经肌肉阻滞的药物，在2～17岁儿童和青少年可作为常规逆转罗库溴铵神经肌肉阻滞的药物。

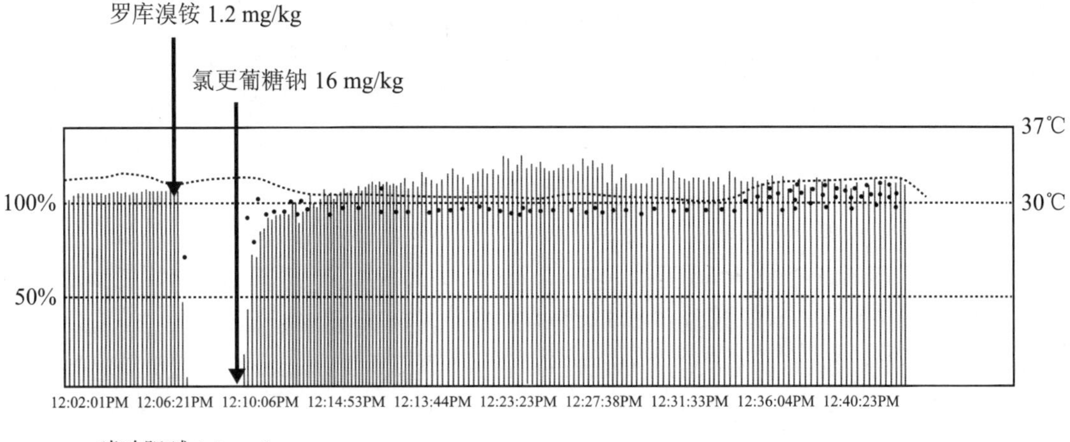

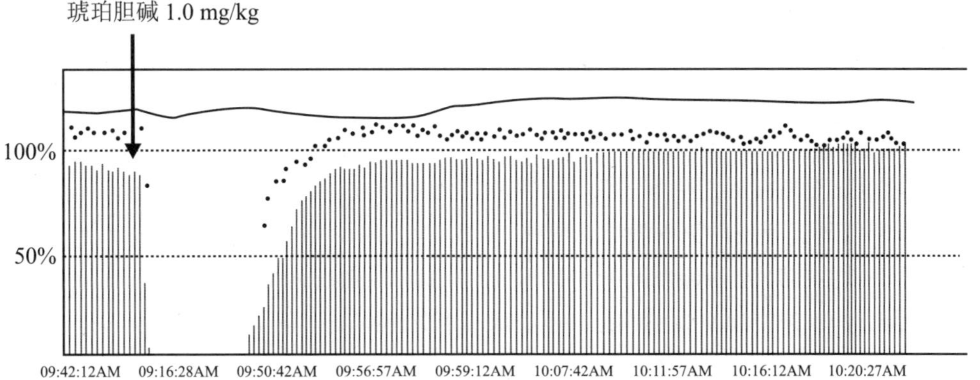

图 25-5　罗库溴铵效应被氯更葡糖钠逆转与琥珀胆碱自然恢复过程比较

第三节　氯更葡糖钠的临床应用

一、麻醉手术期氯更葡糖钠逆转罗库溴铵不同阻滞深度

（一）氯更葡糖钠逆转罗库溴铵深度阻滞状态(PTC<2)

格罗丁(Groudine)等的患者诱导时静脉注射罗库溴铵 0.6 mg/kg 或 1.2 mg/kg，PTC=1～2 时给予氯更葡糖钠 8 mg/kg，TOFr 分别于(1.5±0.6) min 和(1.0±0.2) min 恢复到 0.9。琼斯(Jones RK)等的患者麻醉诱导和维持期给予罗库溴铵，当 PTC=1～2 时给予氯更葡糖钠(4 mg/kg)或新斯的明(70 μg/kg)，TOFr 恢复到 0.9 的时间新斯的明组(50.4 min)是氯更葡糖钠组(2.9 min)的 17 倍。氯更葡糖钠组 97%患者用药后 5 min 内 TOFr 恢复到 0.9；新斯的明组 73%患者用药后 30～60 min TOFr 恢复到 0.9，23%患者 TOFr 恢复到 0.9 超过 60 min。提示氯更葡糖钠能使罗库溴铵从深度神经肌肉阻滞状态迅速恢复到常态，速度比新斯的明快的多。

布瑞格(Pühringer)等诱导时给予不同剂量罗库溴铵后间隔不同时间注射氯更葡糖钠 16 mg/kg，观察 TOFr 恢复到 0.9 的时间，并与注射等容量生理盐水自然恢复时间比较。发现罗库溴铵 1.0 mg/kg 后 3 min 注射氯更葡糖钠恢复时间为 1.6 min，而自然恢复时间长达 111.1 min；如 15 min 后注射氯更葡糖钠，恢复时间为 0.9 min，自然恢复时间为 91.0 min。罗库溴铵 1.2 mg/kg 后 3 min 注射氯更葡糖钠恢复时间为 1.3 min，自然恢复时间长达 124.3 min；如 15 min 后注射氯更葡糖钠，恢复时间为 1.9 min，自然恢复时间为 94.2 min。提示相同剂量的氯更葡糖钠逆转罗库溴铵作用的速度与罗库溴铵的剂量和给予罗库溴铵后的时间有关。

（二）罗库溴铵阻滞程度恢复到 T_2 显现时氯更葡糖钠逆转肌肉松弛药残余作用

苏(Suy K)等的患者给予罗库溴铵 0.6 mg/kg，当 TOF 的 T_2 显现时给予氯更葡糖钠或等量生理盐水(对照组)。TOFr 恢复到 0.9 时间对照组是 31.8 min，给予氯更葡糖钠 0.5 mg/kg 或 4.0 mg/kg 者恢复时间分别为 3.7 min 和 1.1 min。苏根弗雷(Sorgenfrei)等静脉麻醉时给予罗库溴铵 0.6 mg/kg，当 T_2 显现时分别给予氯更葡糖钠 0.5、1.0、2.0、3.0 或 4.0 mg/kg，对照组给予等容量生理盐水。TOFr 恢复到 0.9 的时间对照组 21 min，氯更葡糖钠组分别为 4.3、3.3、1.3、1.2 和 1.1 min。显示增加氯更葡糖钠剂量能加快 TOFr 恢复速度。

布洛纳(Blobner M)等的两组患者七氟烷麻醉期间给予罗库溴铵，当 T_2 显现时分别给予氯更葡糖钠 2 mg/kg 或新斯的明 0.05 mg/kg。两组 TOFr 恢复到 0.9 时间分别为 1.4 min 和 17.6 min。显示氯更葡糖钠消除罗库溴铵肌肉松弛作用的速度比新斯的明快的多。瓦讷克(Vanacker BF)等的患者用丙泊酚静脉麻醉或七氟烷吸入麻醉，并给予罗库溴铵 0.6 mg/kg，T_2 显现时给予氯更葡糖钠 2 mg/kg，两组 TOFr 恢复到 0.9 的时间均为 1.8±0.7 min(图 25-6)。提示麻醉方法不影响氯更葡糖钠逆转罗库溴铵肌松效应的时间。

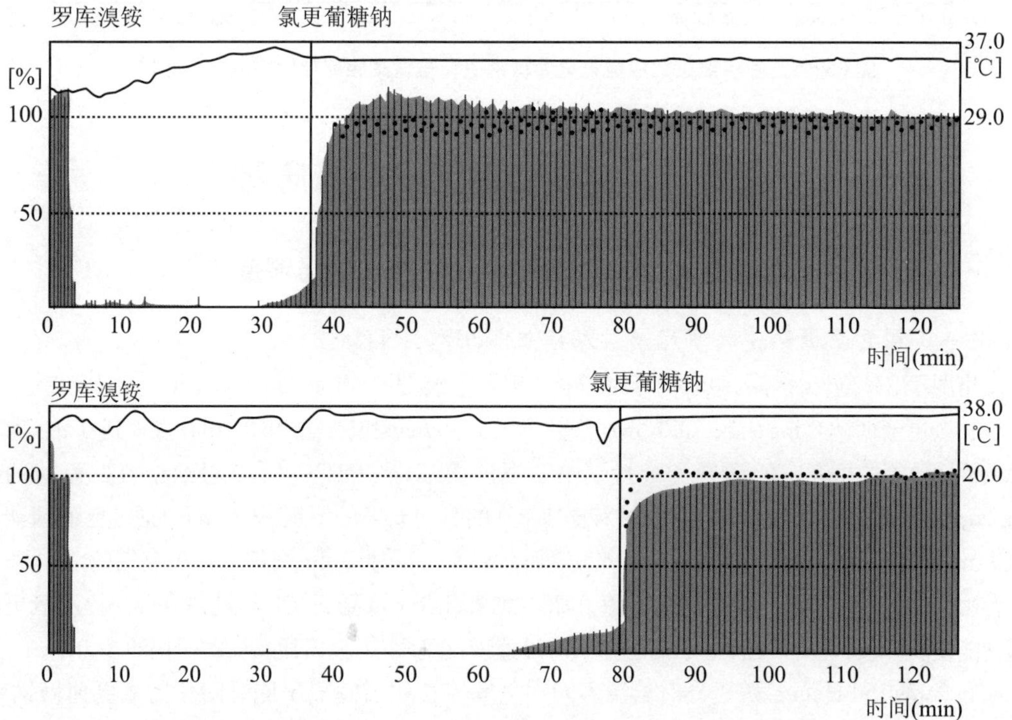

图 25-6 丙泊酚(上)和七氟烷(下)对氯更葡糖钠逆转罗库溴铵效应的影响

（三）罗库溴铵阻滞程度恢复到 TOFr=0.5 时氯更葡糖钠逆转肌肉松弛药残余作用

夏勒（Schaller SJ）等发现罗库溴铵肌肉松弛作用消除到 TOFr=0.5 时，静脉注射氯更葡糖钠 0.22 mg/kg，仅 2 min TOFr 就恢复到 0.9。此时静脉注射新斯的明 34 μg/kg，TOFr 恢复时间需要 5 min。提示使用罗库溴铵后存在 TOFr=0.5 肌肉松弛药残余作用，需尽快恢复到正常状态但又禁忌使用新斯的明的患者，静脉注射氯更葡糖钠 0.22 mg/kg，2 min 就能快速有效地消除肌肉松弛药残余作用。

（四）氯更葡糖钠逆转罗库溴铵肌松效应的有效剂量

氯更葡糖钠逆转罗库溴铵作用是以一个分子氯更葡糖钠包裹一个分子罗库溴铵的形式终止罗库溴铵的肌松效应。罗库溴铵分子量为 530，氯更葡糖钠分子量为 2002，是罗库溴铵的 3.78 倍。如果静脉注射罗库溴铵 1.2 mg/kg 后立即用氯更葡糖钠包裹罗库溴铵，理论上静脉注射 4.5 mg/kg（1.2 mg/kg×3.78）氯更葡糖钠将能消除罗库溴铵的作用，这是氯更葡糖钠的最低有效剂量。斯塔拉斯（Staals LM）等的患者静脉麻醉时给予罗库溴铵 1.2 mg/kg，5 min 后静脉注射氯更葡糖钠 4 mg/kg 后 13.7 min T_1 恢复到基础值 90%，18.1 min TOFr 达到 0.9，尽管给予的氯更葡糖钠稍低于最低有效剂量，但仍比等量生理盐水对照组 T_1 和 TOFr 恢复时间（107.5 min 和 130.5 min）短得多。而静脉注射氯更葡糖钠 8.0 mg/kg 和 16.0 mg/kg 两组患者，T_1 恢复到基础值 90%的时间分别为 4.9 min 和 2.2 min；TOFr 达到 0.9 的时间分别为 2.7 min 和 1.1 min。显示增加氯更葡糖钠剂量，逆转罗库溴铵肌松效应的速度明显加快。

芬克（Fink H）等建议：麻醉诱导后立即逆转罗库溴铵作用时需静脉注射氯更葡糖钠 16 mg/kg；当罗库溴铵达到深肌肉松弛作用时（PTC=1～2）静脉注射氯更葡糖钠 4 mg/kg 可立即终止罗库溴铵作用；当 T_2 显现时静脉注射氯更葡糖钠 2 mg/kg，2 min 内 TOFr 可恢复到 0.9；当 TOFr=0.5 时，只需静脉注射氯更葡糖钠 0.22 mg/kg 就能在 2.0 min 内消除罗库溴铵的肌肉松弛药残余作用。

二、麻醉手术期氯更葡糖钠逆转维库溴铵不同阻滞深度

杜瓦尔德斯蒂（Duvaldestin P）等的患者在丙泊酚-七氟烷麻醉时给予维库溴铵，术毕 PTC=1～2 时给予氯更葡糖钠 0.5 mg/kg，TOFr 恢复到 0.9 需 68.4 min；氯更葡糖钠剂量提高到 4 mg/kg 或 8 mg/kg，恢复时间分别缩短到 3.3 min 和 1.7 min。HJ. 莱门斯（Lemmens HJ）等的患者在七氟烷麻醉期间给予维库溴铵 0.1 mg/kg，PTC=1～2 时给予氯更葡糖钠 4 mg/kg，TOFr 恢复到 0.9 的时间为 3.3 min，而给予新斯的明 0.07 mg/kg 后的恢复时间为 49.9 min。提示氯更葡糖钠 4 mg/kg 能在 3 min 左右将处于深阻滞状态的维库溴铵逆转到 TOFr=0.9，增加剂量使恢复速度更快。

苏（Suy K）等的患者给予维库溴铵 0.1 mg/kg，当 T_2 显现时给予氯更葡糖钠或等容量生理盐水（对照组）。TOFr 恢复到 0.9 的时间对照组是 48.8 min，给予氯更葡糖钠 1 mg/kg 或 8 mg/kg 者恢复时间分别为 2.5 min 和 1.4 min。布瑞格（Pühringer FK）的患者在七氟烷麻醉期间给予维库溴铵 0.1 mg/kg，T_2 显现时给予氯更葡糖钠 4 mg/kg 后，TOFr 恢复到 0.9 的时

间仅3 min，而安慰剂需79 min。上述观测结果提示麻醉期间给予维库溴铵后，当T_2显现时给予氯更葡糖钠2～4 mg/kg能在3 min内将TOFr恢复到0.9，速度比新斯的明快得多。卡恩·布雷迪（Khuenl-Brady KS）等的成年患者在七氟烷麻醉时给予维库溴铵，术毕T_2显现时给予氯更葡糖钠2 mg/kg或新斯的明0.05 mg/kg，氯更葡糖钠组TOFr恢复到0.9的时间（2.7 min）比新斯的明组（17.9 min）快得多（图25－7）。

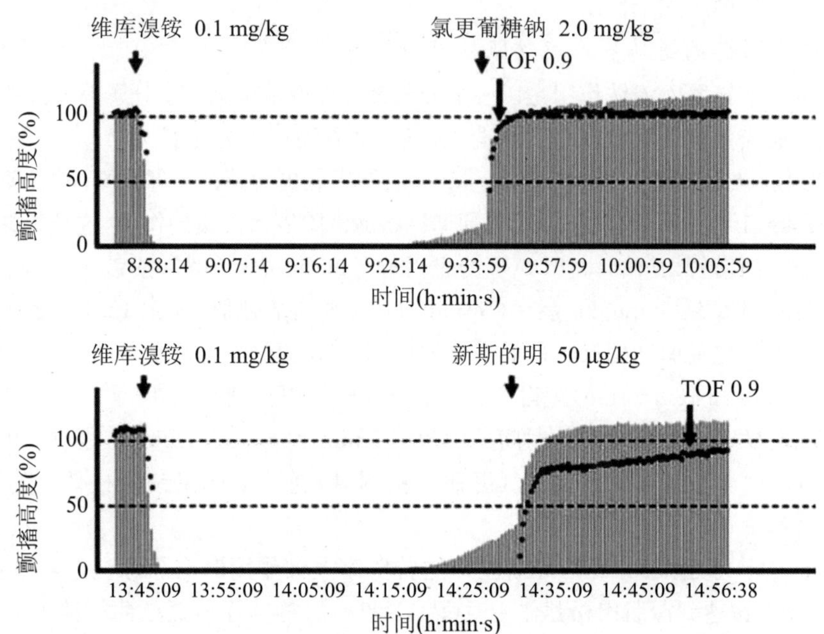

图25－7 氯更葡糖钠和新斯的明拮抗罗库溴铵肌肉松弛作用比较

三、氯更葡糖钠用于小儿患儿和老年患者

普洛（Plaud B）等首先对婴幼儿（出生28 d至11岁）用氯更葡糖钠逆转罗库溴铵的肌肉松弛作用。患儿使用罗库溴铵0.6 mg/kg，T_2显现时分别给予氯更葡糖钠0.5 mg/kg、1.0 mg/kg、2.0 mg/kg或4.0 mg/kg，发现氯更葡糖钠在2 mg/kg以上均能在2 min内快速逆转罗库溴铵的肌肉松弛作用，且TOFr超过0.9。布坎南（Buchanan CC）等报道的7个月女婴体重6.0 kg，拟行择期腭裂修补术，因左下颌骨发育不全，有困难插管征象。氧化亚氮-氧-七氟烷面罩下吸入诱导，因面罩通气困难和患儿体动，分2次静脉注射维库溴铵共1.0 mg（0.7 mg和0.3 mg）。终因面罩通气困难和无法完成气管插管，诱导后15 min时停止操作。静脉注射氯更葡糖钠4 mg/kg（25 mg）后气道张力很快恢复，呼吸增强，1 min后无须支持气道患儿已有足够的通气量。此患儿急救成功说明氯更葡糖钠能够快速消除维库溴铵的肌肉松弛作用，对婴儿也同样有效。岩崎（Iwasaki H）等报道行唇裂修补手术的19个月女婴（9.6 kg），当PTC＝1时给氯更葡糖钠0.5 mg/kg逆转罗库溴铵肌肉松弛作用，6 min后T_1回升到50％，TOFr＝0.39；17 min时又分别降到47％和0.29，26 min时才回升到6 min时的水平。57 min时追加

氯更葡糖钠 2 mg/kg，仅 46 s TOFr 恢复到 0.9，再追加氯更葡糖钠 1.5 mg/kg 后 T_1 和 TOFr 才恢复到基础值水平，氯更葡糖钠总剂量达到 4 mg/kg。提示逆转罗库溴铵深度阻滞时给予偏小剂量的氯更葡糖钠效果并不确切，还会出现再箭毒化现象，即使在婴幼儿的处理时也是如此(图 25-8)。

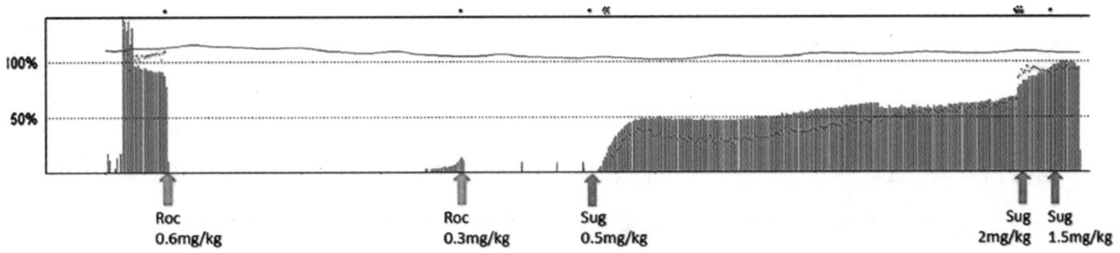

图 25-8　女婴用不同剂量氯更葡糖钠逆转罗库溴铵肌松效应时 T_1 和 TOFr 恢复过程

麦克唐纳(McDonagh DL)等通过多中心研究评估老年患者使用氯更葡糖钠的有效性。3 组患者年龄分别为 18～64 岁、65～74 岁和 75 岁以上。T_2 显现时给予氯更葡糖钠 2 mg/kg，TOFr≥0.9 的时间分别为 2.2 min、2.6 min 和 3.6 min。铃木(Suzuki T)等观察不同年龄的两组患者，当 PTC＝1～2 时静脉注射氯更葡糖钠 4 mg/kg，发现中青年组(20～50 岁)TOFr 恢复到 0.9 的时间(1.3 min)比老年组(3.6 min)更快。两项研究结果均显示随着年龄增大，氯更葡糖钠逆转罗库溴铵肌肉松弛作用的时间亦会延长。此与老年患者心输出量降低，血循环时间延长，肌肉血流量减少，分布容积增加，导致氯更葡糖钠作用起效减慢，或随着增龄乙酰胆碱受体生物特征的改变，减慢罗库溴铵从神经肌肉接头受体处释放有关。吉田(Yoshida F)等认为当 T_2 显现时静脉注射氯更葡糖钠 2 mg/kg 逆转罗库溴铵肌肉松弛作用，TOFr恢复到 0.9 的时间与该患者的心输出量呈直线负相关(R^2＝0.461，P＜0.000 1)，回归方程：逆转时间(s)＝－27.7×心输出量(L/min)＋ 298.7。

四、电惊厥治疗(electroconvulsive therapy，ECT)

电惊厥是治疗躁狂型和抑郁型精神疾患综合疗法的组成部分，目前已成为难治性心境障碍急性期和维持期最有效的治疗方法。由于 ECT 过程可引起全身骨骼肌一过性强烈痉挛，机体氧耗量急剧增加，除治疗后感到全身肌肉酸痛外，还可造成组织损伤。盖恩斯(Gaines GY)等推荐 ECT 前给予琥珀胆碱，待骨骼肌松弛后再进行电惊厥处理。但琥珀胆碱固有的不良反应限制了临床应用范围。

霍希(Hoshi H)等对拟行 ECT 的患者先静脉注射丙泊酚 1.0 mg/kg，待患者入睡后静脉注射琥珀胆碱 1.0 mg/kg 或罗库溴铵 0.6 mg/kg，T_1 消失时行 ECT，完成 ECT 后罗库溴铵组立即静脉注射氯更葡糖钠 16 mg/kg。罗库溴铵组 T_1 恢复到基础值 10%(5.03 min)和 90%(7.15 min)的时间均比琥珀胆碱组(7.05 min 和 9.60 min)短。两组从注射肌肉松弛药到自主呼吸恢复(4.60 min 和 4.68 min)以及睁眼(7.68 min 和 9.08 min)时间差异不明显。提示行 ECT 时可以用罗库溴铵-氯更葡糖钠替代琥珀胆碱。门井(Kadoi Y)等在 ECT 时采用上述麻醉方法，发现氯更葡糖钠 16 mg/kg 时 T_1 恢复到 90%时间（6.45 min）比琥珀胆碱组（7.15 min）快，氯更葡糖钠 8 mg/kg 时 T_1 恢复时间（7.70 min）与琥珀胆碱组相近，而氯更葡糖钠 4 mg/kg 时 T_1 恢复时间（9.38 min）比琥珀胆碱组慢。提示给予罗库溴铵 2 min 立即逆转其肌松效应时，氯更葡糖钠剂量以 16 mg/kg 为宜。

五、神经肌肉疾病患者

强直性肌营养不良症患者对非去极化肌肉松弛药很敏感，易导致作用时间延长；琥珀胆碱易引起心搏骤停；抗胆碱酯酶药可引起肌挛缩；对此类患者术毕须谨慎观察肌肉松弛作用的消退过程。柏井（Kashiwai A）等报道一例此种病症患者行卵巢肿瘤手术麻醉时，给予罗库溴铵 1.0 mg/kg 后 112 min T_1 才恢复到基础值 10%，追加罗库溴铵 0.2 mg/kg 后 62 min T_1 亦只恢复到 10%，表现为罗库溴铵作用时间明显延长。给予氯更葡糖钠 2 mg/kg 后仅 90 s TOFr 恢复到 0.9，且有充足自主呼吸。提示氯更葡糖钠能安全有效地逆转强直性肌营养不良症患者罗库溴铵肌松药残余作用。

重症肌无力患者对非去极化肌肉松弛药敏感，用少量罗库溴铵就能获得满意的肌松效果，术毕多用胆碱酯酶抑制剂新斯的明拮抗肌肉松弛药效应。昂特巴克纳（Unterbuchner）等的患者存在轻度重症肌无力征象，拟行前列腺手术。静脉麻醉时给予 1 倍 ED_{95} 罗库溴铵后完成气管插管，术中按 6.1 μg/(kg·min) 输注罗库溴铵，维持 T_1 在基础值 16%左右。术毕当 T_2 显现时静脉注射氯更葡糖钠 2 mg/kg，3.5 min 后 TOFr>0.9，自主呼吸潮气量达到 10 ml/kg，吸气负压达到 −25 cmH_2O，能按指令抬头、抬臂、睁眼和伸舌，达到重症肌无力患者拔管标准。德·波尔（de Boer HD）等的 2 例重症肌无力患者麻醉诱导时仅给予罗库溴铵 0.15 mg/kg，术毕 T_1 和 PTC 均为零。静脉注射氯更葡糖钠 4 mg/kg 后分别于 135 s 和 162 s TOFr 恢复到 0.9 以上。武田（Takeda A）等报道的 12 岁女性重症肌无力患儿行胸腔镜胸腺切除术时给予罗库溴铵 0.2 mg/kg。术毕TOFr为 0.32 时给予氯更葡糖钠 2 mg/kg，120 s 后 TOFr 达到 1.0，完全逆转神经肌肉阻滞且无术后不良反应。上述患者的处理提示重症肌无力患者术毕可以用氯更葡糖钠替代新斯的明快速逆转罗库溴铵肌松效应。

六、快速阻断罗库溴铵诱发的严重过敏反应

有人建议静脉注射氯更葡糖钠 4.5～6.5 mg/kg 可以快速终止罗库溴铵引起的过敏反应。巴塞尔（Barthel F）等建议当采用常规措施处理罗库溴铵过敏反应效果不理想时，应立即静脉注射氯更葡糖钠 16 mg/kg。川野（Kawano T）等推测氯更葡糖钠包裹罗库溴铵，可清除血循环中罗库溴铵季铵盐的抗原活性，阻断罗库溴铵过敏反应传播。动物实验证实氯更葡糖钠能减弱肥大细胞脱颗粒，减轻过敏反应，但也有研究证实氯更葡糖钠抑制罗库溴铵诱发嗜碱性粒细胞激活具有剂量依赖性，氯更葡糖钠和罗库溴铵的比率需达到 5∶1才能有效预防罗库溴铵诱发嗜碱性粒细胞激活。因此氯更葡糖钠能够快速阻断罗库溴铵严重过敏反应的机制有待进一步研探。

第四节　氯更葡糖钠用于脏器功能障碍的患者

一、肺部疾病患者

阿姆(Amao R)等对合并肺疾病患者在 T_2 显现时给予氯更葡糖钠 4 mg/kg，TOFr 恢复到 0.9 的时间(1.8 min)比用 2 mg/kg(2.1 min)更快。在Ⅰ～Ⅲ期临床研究阶段使用过氯更葡糖钠的 1926 例患者中，给予氯更葡糖钠后有 3 例患者发生支气管痉挛，其中 2 例有哮喘病史；另 1 例虽无气管痉挛病史，但研究者认为与使用氯更葡糖钠无关。目前氯更葡糖钠引起支气管痉挛的机制尚不清楚，他们认为有肺疾病史患者使用氯更葡糖钠是安全和有效的。吉冈等测定雄性 Wistar 大鼠左主支气管环等长收缩力，发现在氯更葡糖钠 10^{-8}～10^{-3} M 浓度范围内气管环的张力基线无明显变化，而 30 μM 乙酰胆碱即可引起气管环持续收缩，且氯更葡糖钠不影响支气管平滑肌对乙酰胆碱的反应，表明氯更葡糖钠本身不影响鼠气管平滑肌的功能。波特(Porter MV)等的患者罹患肺囊性纤维化和晚期肺疾病，呼吸窘迫，行内镜下经皮胃造口术需采用全身麻醉。术毕当 TOF 计数＝2 时给予氯更葡糖钠 4.7 mg/kg 逆转罗库溴铵残余阻滞作用，仅 60 s 神经肌肉功能完全恢复，强直刺激后无衰减且咳嗽有力。显示肺部危重疾病患者使用氯更葡糖钠仍安全有效。

二、肾功能损害患者

斯塔拉斯(Staals LM)等对在 15 例肌酐清除率＜30 ml/min 的肾衰竭患者静脉麻醉时给予罗库溴铵 0.6 mg/kg，T_2 显现时静脉注射氯更葡糖钠 2 mg/kg，2 min 后 TOFr 恢复到 0.9，比肾功能正常患者恢复时间(1.65 min)稍长。另一项研究发现：肾衰竭患者氯更葡糖钠和罗库溴铵药代动力学与正常肾功能患者明显不同，氯更葡糖钠的血浆浓度-时间曲线下面积(AUC)、清除半衰期($t_{1/2}\beta$)和平均滞留时间(MRT)是正常肾功能患者的 15～20 倍，罗库溴铵的 AUC、$t_{1/2}\beta$ 和 MRT 是正常肾功能患者的 2.5～5 倍，而清除率仅分别是正常肾功能患者的 5.7%和 25%。提示肾衰竭患者氯更葡糖钠和罗库溴铵药的消除速度明显减慢，但上述肾衰竭患者 48 h 内未发生再箭毒化现象。由于低流量血液透析不能有效清除循环中的氯更葡糖钠，卡姆(Cammu G)等建议严重肾功能不全患者需采用高流量血液透析才能有效清除氯更葡糖钠和罗库溴铵-氯更葡糖钠复合物。

数例肾衰竭患者使用氯更葡糖钠后出现尿 N-乙酰基氨基葡萄糖苷酶不正常值，部分患者还出现微量白蛋白尿、异常尿 β_2 微球蛋白和血浆肌酸磷酸激酶增加。在健康志愿者注射氯更葡糖钠 20 mg/kg，6 h 后曾出现天门冬氨基转移酶和 γ 谷氨酰转移酶升高。目前还不能确切解释这些发现，亦不知这些发现的意义，但未发现有任何临床不良反应。

三、肝脏疾病患者

对严重肝功能不全患者使用氯更葡糖钠的专门研究迄今尚未进行。野中(Nonaka T)等观察术前无明显肝损害的肝肿瘤手术切除患者，发现静脉注射罗库溴铵 0.9 mg/kg，术中保持 PTC＝1～2，罗库溴铵临床作用时间(88±20) min 比非肝肿瘤手术患者(68±16) min 长，术中罗库溴铵用量(8.8±1.7) μg/(kg・min)比非肝肿瘤手术患者(11.4±2.7) μg/(kg・min)少，但术毕给予氯更葡糖钠 4 mg/kg 后 TOFr＝0.9 的时间两组无明显差异(138±55) s 和(164±79) s。RG.格雷格(Craig RG)等发现严重肝功能不全的患者给予罗库溴铵 1.2 mg/kg 后 15 min 用氯更葡糖钠 4 mg/kg 逆转肌肉松弛药作用时，恢复时间比正常患者延长 4.12 min；当 T_2 显现时给予氯更葡糖钠 2 mg/kg，恢复时间比正常患者延长 2.55 min；但给予罗库溴铵后 3 min 立即注射氯更葡糖钠 16 mg/kg，恢复时间不受肝功能状态影响。目前尚无法解释这一结果，肯定的是肝功能不全患者使用氯更葡糖钠后肌肉松弛药作用消除时间会延长，因此严重肝功能障碍的患者需慎重使用氯更葡糖钠。

四、氯更葡糖钠用于心脏疾病患者

达尔(DahL V)等观察罹患缺血性心脏病、慢性心力衰竭或心律失常患者行非心脏手术时使用罗库溴铵，当 T_2 显现时给予氯更葡糖钠 2 mg/kg 或 4 mg/kg，2 min 内 TOFr 均能恢复到 0.9 以上；给予氯更葡糖钠后 30 min 内血压和脉率无明显变化。卡姆(Cammu G)等一组射血分数＜25%的心力衰竭患者在全身麻醉下行心脏电复律器植入术，术毕 T_2 显现时静脉注射氯更葡糖钠 2 mg/kg，平均(2.78±0.67) min TOFr 恢复到 0.9，逆转后 10 min 内血压和心率均稳定。因既往行心脏移植手术的患者再次手术时用新斯的明拮抗非去极化肌肉松弛药残余作用会引起心搏停止，戈梅-里奥斯(Gómez-Ríos MÁ)等的心脏移植后患者再次手术时给予氯更葡糖钠，均在 1 min 内安全逆转罗库溴铵残余阻滞作用，无不良反应。黑默林等建议心脏手术患者应在静脉诱导插管失败时、手术后即刻拔管时以及在 ICU 或 PACU 拔管时用氯更葡糖钠快速逆转罗库溴铵或维库溴铵肌肉松弛作用。

第五节　对氯更葡糖钠可能出现的不良反应的进一步认识

截至 2011 年，在欧洲和美国有超过 1 700 研究参与者使用过氯更葡糖钠，剂量范围是 0.1～96 mg/kg。总的来说，氯更葡糖钠在研究参与者中有很好的耐受性，即使在高剂量下，如 40 mg/kg、64 mg/kg 或 96 mg/kg 也无不良事件发生。氯更葡糖钠常见不良反应是味觉障碍，常被形容为苦味或金属味，主要发生在接受氯更葡糖钠 32 mg/kg 或以上的患者。其他常见不良反应包括恶心、呕吐、腹泻、头痛、咳嗽、口干、感觉异常和失眠等，但并认为均由氯更葡糖钠所致。有文献还报道使用氯更葡糖钠后出现一过性心率增快或心律失常。

使用氯更葡糖钠后有出现麻醉不足的现象。斯帕尔(Sparr HJ)等的 88 例患者有 18 例(占 20%)使用氯更葡糖钠后显示出麻醉减浅。其机制可能与逆转肌肉松弛药的作用引起脑兴奋反应，伴有麻醉变浅和诱发听觉有关。

有报道氯更葡糖钠使用后出现 QTc 间期延长，但在国际协调会议组织(International Conference on Harmonization，ICH)的 E14 指引下未能复制出这种影响。达尔(Dahl V)等发现给予氯更葡糖钠 2 mg/kg 和 4 mg/kg 后 QTc 轻微降低，血液动力学无显著改变。德·卡姆(de Kam PJ)等给健康自愿者使用治疗剂量(4 mg/kg)或超剂量(32 mg/kg)氯更葡糖钠后均未发现 QTc 延长。有患者已确诊 Q－T 延长综合征，在全身麻醉下更换导联线折断的可植入除颤器。术毕在 12 导联心电监测下静脉注射氯更葡糖钠 2 mg/kg 逆转维库溴铵残余阻滞作用。术毕神经肌肉功能完全恢复后唤醒患者并拔管。此过程心室速率和 QRS 间期稳定，QT 间期和 QTc 间期仅稍有减缓。目前尚无氯更葡糖钠可引起 QT 间期延长的确凿证据。

氯更葡糖钠除了能减轻罗库溴铵过敏症状外，其本身也可能引起过敏反应。A. 索里亚(Soria A)报道 1 例 62 岁男性患者手术结束后予氯更葡糖钠 2.3 mg/kg 逆转罗库溴铵的阻滞，给药 3 min 后，患者出现严重的皮肤红斑无水肿，收缩压低于 45 mmHg 伴心动过速(150 次/min)，脉搏氧饱和度降至 40%，无支气管痉挛。立即注射肾上腺素和机械通气治疗，稳定血流动力学和氧合。3 h 后患者组胺水平仍高达 100 nmol/L(正常参考值 10 nmol/L)。5 个月后氯更葡糖钠皮肤试验呈阳性，证实患者对氯更葡糖钠过敏。另有使用氯更葡糖钠 1.9～3.2 mg/kg 后出现过敏性反应的个案报道。在氯更葡糖钠第Ⅰ阶段的研究指出，158 名患者有 3 例出现高敏反应，其中 2 例只出现皮疹，无需处理。氯更葡糖钠临床高剂量时(16～96 mg/kg)可能出现更多过敏样反应。因此必须意识到氯更葡糖钠的潜在的过敏性反应，即使小剂量氯更葡糖钠也可能引起不同程度的过敏反应，变态反应检测必须包括氯更葡糖钠。

第六节　展　　望

氯更葡糖钠快速逆转罗库溴铵和维库溴铵的神经肌肉阻滞是既往神经肌肉拮抗药物所无法比拟的，其快速性、安全性和有效性已被众多临床应用证实。对其潜在的不良反应和对各器官功能可能的不良影响则需要更多研究证实。由于氯更葡糖钠只能逆转甾类非去极化肌肉松弛药的肌松效应，临床应用存在一定局限性。Calabadion 1 是新研制成功的肌肉松弛药效应逆转药物，2013 年霍夫曼等在成年雄性 Sprague-Dawley 鼠的研究时发现，实验鼠给予罗库溴铵 3.5 mg/kg 后，静脉注射 Calabadion 1 90 mg/kg，自主呼吸恢复时间(15±8) s 和 TOFr 恢复到 0.9 时间(84±33) s 比自然恢复时间[(12.3±1.1) min 和(16.2±3.3) min]短得多；实验鼠给予顺阿曲库铵 0.6 mg/kg 后，静脉注射 Calabadion 1 150 mg/kg，自主呼吸恢复时间(47±13) s 和 TOFr 恢复到 0.9 时间(87±16) s 亦比自然恢复时间[(8.7±2.8) min 和(9.9±1.7) min]短得多。逆转过程对心率、平均动脉压以及动脉血气分析结果均无明显影响。Calabadion 1 与肌肉松弛药的结合物在 1 h 内经尿液排出超过 90%。证实 Calabadion 1 能够快速逆转甾类和苄异喹啉类肌肉松弛药的肌松效应，机体耐受性良好，无蓄积性。Calabadion 1 如能通过临床试验后交付临床使用，将全面提高肌肉松弛药临床应用的安全性。

(蓝　岚　欧阳葆怡)

参考文献

1　Adam JM, Bennett DJ, Bom A, et al. Cyclodextrin-derived host molecules as reversal agents for the neuromuscular blocker rocuronium bromide: synthesis and structure-activity relationships. J Med Chem. 2002,45(9):1806－1816.

2 Amao R, Zornow MH, Cowan RM, et al. Use of sugammadex in patients with a history of pulmonary disease. J Clin Anesth. 2012,24(4):289-297.

3 Barthel F, Stojeba N, Lyons G, et al. Sugammadex in rocuronium anaphylaxis: dose matters. Br J Anaesth. 2012,109(4):646－647.

4 Beebe DS, Shumway SJ, Maddock R. Sinus arrest after intravenous neostigmine in two heart transplant recipients. Anesth Analg. 1994,78(4):779－782.

5 Blobner M, Eriksson L, Scholz J, et al. Sugammadex (2.0 mg/kg) significantly faster reverses shallow rocuronium-induced neuromuscular blockade compared with neostigmine (50 μg/kg). Eur J Aneaesthesiol Suppl,2007,24(S39):7－10.

6 Blobner M, Eriksson LI, Scholz J, et al. Reversal of rocuronium-induced neuromuscular blockade with sugammadex compared with neostigmine during sevoflurane anaesthesia: results of a randomised, controlled trial. Eur J Anaesthesiol. 2010,27(10):874－881.

7 Bjerke RJ, Mangione MP. Asystole after intravenous neostigmine in a heart transplant recipient. Can J Anaesth. 2001,48(3):305－307.

8 Bom A, Bradley M, Cameron K, et al. A novel concept of reversing neuromuscular block: chemical encapsulation of rocuronium bromide by a cyclodextrin-based synthetic host. Angew Chem Int Ed Engl. 2002,41(2):266－270.

9 Bom A, Hope F, Rutherford S, et al. Preclinical pharmacology of sugammadex. J Crit Care. 2009,24(1):29－35.

10 Buchanan CC, O'Donnell AM. Case report: sugammadex used to successfully reverse vecuronium-induced neuromuscular blockade in a 7－month-old infant. Paediatr Anaesth. 2011,21(10):1077－1078.

11 Cammu G, de Baerdemaeker L, den Blauwen N, et al. Postoperative residual curarization with cisatracurium and rocuronium infusions. Eur J Anaesthesiol. 2002,19(2):129－134.

12 Cammu G, De Kam PJ, Demeyer I, et al. Safety and tolerability of single intravenous doses of sugammadex administered simultaneously with rocuronium or vecuronium in healthy volunteers. Br J Anaesth. 2008,100(3):373－379.

13 Cammu G, Van Vlem B, van den Heuvel M, et al. Dialysability of sugammadex and its complex with rocuronium in intensive care patients with severe renal impairment. Br J Anaesth. 2012, 109(3): 382－390.

14 Cammu G, Coart D, De Graeve K, et al. Reversal of rocuronium-induced neuromuscular block with sugammadex in heart failure patients: a prospective observational study. Acta Anaesthesiol Belg. 2012, 63(2):69－73.

15 Craig RG, Hunter JM. Neuromuscular blocking drugs and their antagonists in patients with organ disease. Anaesthesia. 2009,64(Suppl 1):55－65.

16 Dahl V, Pendeville PE, Hollmann MW, et al. Safety and efficacy of sugammadex for the reversal of rocuronium-induced neuromuscular blockade in cardiac patients undergoing noncardiac surgery. Eur J Anaesthesiol. 2009,26(10):874－884.

17 de Boer HD, van Egmond J, van de Pol F, et al. Sugammadex, a new reversal agent for neuromuscular block induced by rocuronium in the anaesthetized Rhesus monkey. Br J Anaesth. 2006,96(4):473－479.

18 de Boer HD, van Egmond J, van de Pol F, et al. Reversal of profound rocuronium neuromuscular blockade by sugammadex in anesthetized rhesus monkeys. Anesthesiology. 2006,104(4):718－723.

19 de Boer HD, van Egmond J, van de Pol F, et al. Time course of action of sugammadex (Org 25969)

on rocuronium-induced block in the Rhesus monkey, using a simple model of equilibration of complex formation. Br J Anaesth. 2006,97(5):681-686.

20 de Boer HD, Driessen JJ, Marcus MA, et al. Reversal of rocuronium-induced (1.2 mg/kg) profound neuromuscular block by sugammadex: a multicenter, dose finding and safety study. Anesthesiology, 2007,107(2):239-244.

21 de Boer HD, van Egmond J, Driessen JJ, et al. Sugammadex in patients with myasthenia gravis. Anaesthesia. 2010,65(6):653.

22 de Kam PJ, van Kuijk J, Prohn M, et al. Effects of sugammadex doses up to 32 mg/kg alone or in combination with rocuronium or vecuronium of QTC prolongation: a thorough QTc study. Clin Drug Investig. 2010,30:599-611.

23 de Kam PJ, van Kuijk J, Smeets J, et al. Sugammadex is not associated with QT/QTc prolongation: methodology aspects of an intravenous moxifloxacin-controlled thorough QT study. Int J Clin Pharmacol Ther. 2012,50(8):595-604.

24 Debaene B, Plaud B, Dilly M-P, et al. Residual Paralysis in the PACU after a Single Intubating Dose of Nondepolarizing Muscle Relaxant with an Intermediate Duration of Action. Anesthesiology 2003,98(5):1042-1048.

25 Duvaldestin P, Kuizenga K, Saldien V, et al. A randomized, dose-response study of sugammadex given for the reversal of deep rocuronium-or vecuronium-induced neuromuscular blockade under sevoflurane anesthesia. Anesth Analg. 2010,110(1):74-82.

26 Eikermann M, Zaremba S, Malhotra A, et al. Neostigmine but not sugammadex impairs upper airway dilator muscle activity and breathing. Br J Anaesth. 2008,101(3):344-349.

27 Epemolu O, Mayer I, Hope F, et al. Liquid chromatography/mass spectrometric bioanalysis of a modified gamma-cyclodextrin (Org 25969) and Rocuronium bromide (Org 9426) in guinea pig plasma and urine: its application to determine the plasma pharmacokinetics of Org 25969. Rapid Commun Mass Spectrom. 2002;16(20):1946-1952.

28 Epemolu O, Bom A, Hope F, et al. Reversal of neuromuscular blockade and simultaneous increase in plasma rocuronium concentration after the intravenous infusion of the novel reversal agent Org 25969. Anesthesiology. 2003,99(3):632-637.

29 Fink H, Hollmann MW. Myths and facts in neuromuscular pharmacology. New developments in reversing neuromuscular blockade. Minerva Anestesiol. 2012,78(4):473-482.

30 Flockton EA, Mastronardi P, Hunter JM, et al. Reversal of rocuronium-induced neuromuscular block with sugammadex is faster than reversal of cisatracurium-induced block with neostigmine. Br J Anaesth. 2008,100(5):622-630.

31 Funnell AE, Griffiths J, Hodzovic I. A further case of rocuronium-induced anaphylaxis treated with sugammadex. Br J Anaesth. 2011,107(2):275-276.

32 Gaines GY 3rd, Rees DI. Electroconvulsive therapy and anesthetic considerations. Anesth Analg. 1986,65(12):1345-1356.

33 Gijsenbergh F, Ramael S, Houwing N, et al. First human exposure of Org 25969, a novel agent to reverse the action of rocuronium bromide. Anesthesiology. 2005,103(4):695-703.

34 Godai K, Hasegawa-Moriyama M, Kuniyoshi T, et al. Three cases of suspected sugammadex-induced hypersensitivity reactions. Br J Anaesth. 2012,109(2):216-218.

35 Gómez-Ríos MÁ, López LR. Use of combination of rocuronium and sugammadex in heart transplant recipients. Anaesth Intensive Care. 2012,40(5):903-904.

36 Groudine SB, Soto R, Lien C, et al. A randomized, dose-finding, Phase II study of the selective relaxant biding drug, sugammadex, capable of safely reversing profound rocuronium-induced neuromuscular

block. Anesth Analg. 2007,104(3):555－562.

37 Hemmerling TM, Zaouter C, Geldner G, et al. Sugammadex-a short review and clinical recommendations for the cardiac anesthesiologist. Ann Card Anaesth. 2010,13(3):206－216.

38 Hoffmann U, Grosse-Sundrup M, Eikermann-Haerter K, et al. Calabadion: A new agent to reverse the effects of benzylisoquinoline and steroidal neuromuscular-blocking agents. Anesthesiology. 2013, 119(2):317－325.

39 Hoshi H, Kadoi Y, Kamiyama J, et al. Use of rocuronium-sugammadex, an alternative to succinylcholine, as a muscle relaxant during electroconvulsive therapy. J Anesth. 2011,25(2):286－290.

40 Iwasaki H, Takahoko K, Otomo S, et al. A temporary decrease in twitch response following reversal of rocuronium-induced neuromuscular block with a small dose of sugammadex in a pediatric patient. J Anesth. 2014,28(2):288－290.

41 Jones RK, Caldwell JE, Brull SJ, et al. Reversal of profound rocuronium-induced blockade with sugammadex: a randomized comparison with neostigmine. Anesthesiology. 2008,109(5):816－824.

42 Kadoi Y, Hoshi H, Nishida A, et al. Comparison of recovery times from rocuronium-induced muscle relaxation after reversal with three different doses of sugammadex and succinylcholine during electroconvulsive therapy. J Anesth. 2011,25(6):855－859.

43 Kashiwai A, Suzuki T, Ogawa S. Sensitivity to rocuronium-induced neuromuscular block and reversibility with sugammadex in a patient with myotonic dystrophy. Case Rep Anesthesiol. 2012, 2012:107952.

44 Kawano T, Tamura T, Hamaguchi M, et al. Successful management of rocuronium-induced anaphylactic reactions with sugammadex: a case report. J Clin Anesth. 2012,24(1):62－64.

45 Khuenl-Brady KS, Wattwil M, Vanacker BF, et al. Sugammadex provides faster reversal of vecuronium-induced neuromuscular blockade compared with neostigmine: a multicenter, randomized, controlled trial. Anesth Analg. 2010,110(1):64－73.

46 Kim KS, Lew SH, Cho HY, et al. Residual paralysis induced by either vecuronium or rocuronium after reversal with pyridostigmine. Anesth Analg. 2002,95(6):1656－1660.

47 Lanier WL, Iaizzo PA, Milde JH, et al. The cerebral and systemic effects of movement in response to a noxious stimulus in lightly anesthetized dogs. Possible modulation of cerebral function by muscle afferents. Anesthesiology,1994,80(2):392－401.

48 Lee C, Jahr JS, Candiotti KA, et al. Reversal of profound neuromuscular block by sugammadex administered three minutes after rocuronium: a comparison with spontaneous recovery from succinylcholine. Anesthesiology. 2009,110(5):1020－1025.

49 Leysen J, Bridts CH, De Clerck LS, et al. Rocuronium-induced anaphylaxis is probably not mitigated by sugammadex: evidence from an in vitro experiment. Anaesthesia. 2011,66(6):526－527.

50 McDonagh DL, Benedict PE, Kovac AL, et al. Efficacy, safety, and pharmacokinetics of sugammadex for the reversal of rocuronium-induced neuromuscular blockade in elderly patients. Anesthesiology. 2011,114(2):318－329.

51 McDonnell NJ, Pavy TJ, Green LK, et al. Sugammadex in the management of rocuronium-induced anaphylaxis. Br J Anaesth. 2011,106(2):199－201.

52 Menéndez-Ozcoidi L, Ortiz-Gómez JR, Olaguibel-Ribero JM, et al. Allergy to low dose sugammadex. Anaesthesia. 2011,66(3):217－219.

53 Molina AL, de Boer HD, Klimek M, et al. Reversal of rocuronium-induced (1. 2 mg kg－1) profound neuromuscular block by accidental high dose of sugammadex (40 mg kg－1). Br J Anaesth. 2007,98(5):624－627.

54 Naguib M. Sugammadex: another milestone in clinical neuromuscular pharmacology. Anesth Analg.

2007,104(3):575－581.
55 Naguib M, Brull SJ. Update on neuromuscular pharmacology. Curr Opin Anaesthesiol. 2009,22(4):483－490.
56 Nonaka T, Fujimoto M, Nishi M, et al. The effect of rocuronium and sugammadex in hepatic tumor patients without preoperative hepatic impairment. Masui 2013,62(3):304－308.
57 Peeters PA, van den Heuvel MW, van Heumen E, et al. Safety, tolerability and pharmacokinetics of sugammadex using single high doses (up to 96 mg/kg) in healthy adult subjects: a randomized, double-blind, crossover, placebo-controlled, single-centre study. Clin Drug Investig. 2010, 30 (12): 867－874.
58 Peeters P, Passier P, Smeets J, et al. Sugammadex is cleared rapidly and primarily unchanged via renal excretion. Biopharm Drug Dispos. 2011,32(3):159－167.
59 Plaud B, Meretoja O, Hofmockel R, et al. Reversal of rocuronium-induced neuromuscular blockade with sugammadex in pediatric and adult surgical patients. Anesthesiology. 2009,110(2):284－294.
60 Porter MV, Paleologos MS. The use of rocuronium in a patient with cystic fibrosis and end-stage lung disease made safe by sugammadex reversal. Anaesth Intensive Care. 2011,39(2):299－302.
61 Pühringer FK, Rex C, Sielenkämper AW, et al. Reversal of profound, high-dose rocuronium-induced neuromuscular blockade by sugammadex at two different time points: an international, multicenter, randomized, dose-finding, safety assessor-blinded, phase II trial. Anesthesiology. 2008, 109 (2): 188－197.
62 Pühringer FK, Gordon M, Demeyer I, et al. Sugammadex rapidly reverses moderate rocuronium-or vecuronium-induced neuromuscular block during sevoflurane anaesthesia: a dose-response relationship. Br J Anaes. 2010,105(5):610－619.
63 Rex C, Wagner S, Spies C, et al. Reversal of neuromuscular blockade by sugammadex after continuous infusion of rocuronium in patients randomized to sevoflurane or propofol maintenance anesthesia. Anesthesiology. 2009,111(1):30－35.
64 Riley RH, Song JW, Paul VE, et al. Safe use of sugammadex in long QT syndrome. Aneaesth Intensive Care. 2010,38(6):1138－1139.
65 Sacan O, White PF, Tufanogullari B, et al. Sugammadex reversal of rocuronium-induced neuromuscular blockade: a comparison with neostigmine-glycopyrrolate and edrophonium-atropine. Anesth Analg. 2007,104(3):569－574.
66 Shields M, Giovannelli M, Mirakhur RK, et al. Org 25969 (sugammadex), a selective relaxant binding agent for antagonism of prolonged rocuronium-induced neuromuscular block. Br J Anaesth. 2006,96(1):36－43.
67 Schaller SJ, Fink H, Ulm K, et al. Sugammadex and neostigmine dose-finding study for reversal of shallow residual neuromuscular block. Anesthesiology. 2010,113(5):1054－1060.
68 Sorgenfrei IF, Norrild K, Larsen PB, et al. Reversal of rocuronium-induced neuromuscular block by the selective relaxant binding agent sugammadex: a dose-finding and safety study. Anesthesiology. 2006,104(4):667－674.
69 Soria A, Motamed C, Gaouar H, et al Severe reaction following sugammadex injection: hypersensitivity? J Investig Allergol Clin Immunol. 2012,22(5):382.
70 Sparr HJ, Vermeyen KM, Beaufort AM, et al. Early reversal of profound rocuronium-induced neuromuscular blockade by sugammadex in a randomized multicenter study: efficacy, safety, and pharmacokinetics. Anesthesiology. 2007,106(5):935－943.
71 Staals LM, Snoeck MM, Driessen JJ, et al. Reduced clearance of rocuronium and sugammadex in patients with severe to end-stage renal failure: a pharmacokinetic study. Br J Anaesth. 2010,104(1):31－

39.

72 Staals LM, Snoeck MM, Driessen JJ, et al. Multicentre, parallel-group, comparative trial evaluating the efficacy and safety of sugammadex in patients with end-stage renal failure or normal renal function. Br J Anaesth. 2008,101(4):492 - 497.

73 Staals LM, Driessen JJ, Van Egmond J, et al. Train-of-four ratio recovery often precedes twitch recovery when neuromuscular block is reversed by sugammadex. Acta Anaesthesiol Scand. 2011,55(6): 700 - 707.

74 Suy K, Morias K, Cammu G, et al. Effective reversal of moderate rocuronium-or vecuronium-induced neuromuscular block with sugammadex, a selective relaxant binging agent. Anesthesiology,2007,106 (2):283 - 288.

75 Suzuki T, Kitajima O, Ueda K, et al. Reversibility of rocuronium-induced profound neuromuscular block with sugammadex in younger and older patients. Br J Anaesth. 2011,106(6):823 - 826.

76 Takeda A, Kawamura M, Hamaya I, et al. A case of anesthesia for thoracoscopic thymectomy in a pediatric patient with myasthenia gravis: reversal of rocuronium-induced neuromuscular blockade with sugammadex. Masui. 2012,61(8):855 - 858.

77 Tokuwaka J, Takahashi S, Tanaka M. Anaphylaxis after sugammadex administration. Can J Anaesth. 2013,60(7):733 - 734.

78 Tomak Y, Y$_1$lmaz A, Bostan H, et al. Effects of sugammadex and rocuronium mast cell number and degranulation in rat liver. Anaesthesia. 2012,67(10):1101 - 1104.

79 Unterbuchner C, Fink H, Blobner M. The use of sugammadex in a patient with myasthenia gravis. Anaesthesia. 2010,65(3):302 - 305.

80 Vanacker BF, Vermeyen KM, Struys MM, et al. Reversal of rocuronium-induced neuromuscular block with the novel drug sugammadex is equally effective under maintenance anesthesia with propofol or sevoflurane. Anesth Analg. 2007,104(3):563 - 568.

81 Vasella FC, Frascarolo P, Spahn DR, et al. Antagonism of NMB but not muscle relaxation affects depth of anaesthesia. Br. J. Anaesth,2005,94(6):742 - 747.

82 Welliver M. New drug sugammadex: a selective relaxant binding agent. AANA J. 2006, 74(5): 357 - 363.

83 Yang LP, Keam SJ. Sugammadex: a review of its use in anaesthetic practice. Drugs. 2009,69(7): 919 - 942.

84 Yoshida F, Suzuki T, Kashiwai A, et al. Correlation between cardiac output and reversibility of rocuronium-induced moderate neuromuscular block with sugammadex. Acta Anaesthesiol Scand. 2012,56 (1):83 - 87.

85 Yoshioka N, Hanazaki M, Fujita Y, et al. Effect of sugammadex on bronchial smooth muscle function in rats. J Smooth Muscle Res. 2012;48(2 - 3):59 - 64.

86 Zwiers A, van den Heuvel M, Smeets J, et al. Assessment of the potential for displacement interactions with sugammadex: a pharmacokinetic-pharmacodynamic modelling approach. Clin Drug Investig. 2011;31(2):101 - 111.

87 中华医学会麻醉学分会. 肌肉松弛药合理应用专家共识(2013). 中华医学杂志，2013，93(25): 1940 - 1943.

第二十六章 肌肉松弛药的不良反应

肌肉松弛药已广泛应用于临床麻醉，为手术过程提供良好条件，并有利于重危患者的救治。尽管新型肌肉松弛药在不断地研发中，对肌肉松弛药药理作用的认识逐步深化，但肌肉松弛药不良反应在临床上仍时有发生，严重者可使患者致残甚至死亡。在法国，肌肉松弛药被认为是麻醉期间引起过敏反应最常见的原因，但其发生率已从 1984～1989 年的 81%降到1999～2000 年的 58%。2013 年的法国调查报道，8 年中在局麻或全麻期间过敏反应的发生率约为 1∶10 000，其中过敏反应的 1816 例中，最多为肌肉松弛药(1 068 例)，其次为乳胶(361 例)和抗生素(236 例)。与成人比较，肌肉松弛药较少发生在小儿。综上所述，临床医生需充分认识到防治不良反应的重要性，提高肌肉松弛药使用的安全性。

肌肉松弛药的主要作用是使骨骼肌松弛，但不同类型和不同品种的肌肉松弛药均有程度各异的不良反应，严重的不良反应可威胁到生命安全。氨基甾类肌肉松弛药易引起心脏解迷走神经作用，而苄异喹啉类肌肉松弛药易引起组胺释放。去极化肌肉松弛药琥珀胆碱有许多缺点，主要是由去极化阻滞特性所决定的，其阻滞作用又不可为抗胆碱酯酶药拮抗，并可致血钾升高，肌纤维成束收缩，引起术后肌痛，升高眼压、胃内压和颅内压等不良反应。还可因血浆胆碱酯酶质的异常或量的减少影响其药效以及持续静滴或反复静注可使神经肌肉传递阻滞性质转变为Ⅱ相阻滞等。

第一节 肌肉松弛药干扰自主神经功能

一、发生机制

肌肉松弛药的主要药理作用是干扰乙酰胆碱与受体的结合。自主神经(交感和副交感)节前纤维和运动神经所释放的神经递质均为乙酰胆碱。乙酰胆碱具有烟碱样作用和毒蕈碱样作用，乙酰胆碱受体也分为烟碱受体和毒蕈碱受体。现在已经发现 2 种烟碱样受体亚型和 5 种毒蕈碱样受体亚型，分别为 N_1、N_2 和 M_1～M_5。N_1 受体分布于神经节，N_2 受体分布于神经肌肉接头(骨骼肌细胞膜)。毒蕈碱受体(M 受体)主要分布于胆碱能神经节后纤维所支配的效应器。M_1 受体主要分布于胃壁、神经节和中枢神经系统，M_2 受体主要分布于心脏、脑和自主神经节，M_3 受体主要分布于外分泌腺、平滑肌、血管内皮和自主神经节。

烟碱样作用与兴奋自主神经节和运动神经相似，毒蕈碱样作用与兴奋节后副交感神经相似。琥珀胆碱的分子结构是由2个乙酰胆碱分子组成，琥珀胆碱可以像乙酰胆碱那样兴奋烟碱样受体和毒蕈碱受体。兴奋交感神经节的烟碱样受体引起心动过速，释放去甲肾上腺素及少量肾上腺素引起高血压。兴奋心脏窦房结的毒蕈碱受体可引起心动过缓，尤其在第2次注射时更易发生，严重时引起心脏骤停。

非去极化肌肉松弛药具有乙酰胆碱样结构，因此可以或多或少地兴奋或阻滞神经肌肉接头以外的胆碱能受体。在临床剂量范围内非去极化肌肉松弛药对烟碱受体和毒蕈碱受体的作用明显不同，与化学结构有一定关系。右旋筒箭毒碱和甲筒箭毒可轻微阻滞自主神经节，但这时交感神经系统增加心肌收缩力和心率的作用占主导地位。泮库溴铵是双季铵化合物，其解迷走神经作用与其在甾核A环中有乙酰胆碱样结构有关，导致心动过速。加拉碘铵强有力的解迷走神经作用限制了其在临床中的应用。维库溴铵的化学结构与泮库溴铵不同，其在甾核A环上不是季铵基而是叔铵基，因此没有泮库溴铵的A环结构所产生的心血管不良反应，解迷走神经作用明显减弱。阿曲库铵、顺阿曲库铵、米库氯铵、杜什氯铵和哌库溴铵在推荐剂量范围内无明显的自主神经系统作用。

二、产生效应

肌肉松弛药可对神经节产生阻滞作用引起血压下降。可降低交感兴奋时释放去甲肾上腺素并且阻滞去甲肾上腺素的再摄取。

肌肉松弛药对毒蕈碱样受体（M受体）的影响：①肌肉松弛药可阻滞多巴胺中间神经元通路的毒蕈碱样受体，抑制交感神经节细胞的冲动传入，减弱在强刺激时交感神经节的调节作用。②肌肉松弛药可抑制毒蕈碱样受体，抑制儿茶酚胺的负反馈。③肌肉松弛药兴奋或阻断心脏M_2受体时可引起心律失常。④肌肉松弛药还可阻断肺部的毒蕈碱样受体，症状表现取决于M_2受体（引起支气管痉挛）及M_3受体（引起支气管扩张）何者作用占优势。M_2受体兴奋能抑制位于气道的副交感节后纤维释放乙酰胆碱，而当肌肉松弛药阻断M_2受体后，能增加乙酰胆碱的释放，所以阻滞M_2会增加支气管收缩或支气管痉挛。另一方面，由于位于支气管平滑肌的M_3受体的兴奋会导致支气管收缩，因此当肌肉松弛药选择性地阻滞M_3受体时，可抑制由副交感兴奋所引起的支气管痉挛。

三、不良反应的诊断

大多数不良反应的诊断是推测性的，往往反应的发生，恰在某一药物使用之后，此时会将两者联系起来。故诊断肌肉松弛药的不良反应，临床征象是最重要的。麻醉状态下组胺释放所致过敏反应的体征包括皮肤、呼吸系统、心血管系统、肾脏和血液系统等器官与系统的改变，但以呼吸和心血管表现较多也较易为麻醉医生所发现。自主神经功能的改变主要是血压下降、心律失常等。临床上应鉴别肌肉松弛药的心血管反应是自主神经系统的反应还是组胺释放的作用，并采取相应措施处理。自主神经系统的反应不随注药速度减慢而减轻，且术中再次追加同等剂量时仍可出现同样程度的心血管反应。组胺释放水平与注药速度和剂量明显相关，减慢注药速度可明显减轻心血管反应。由于快速免疫耐受，再次追加用药时就不再有心血管反应或反应明显减轻。

第二节　肌肉松弛药的组胺释放

组胺是介导过敏或过敏样反应的主要介质，是肌肉松弛药引起血流动力学改变的重要因素，肌肉松弛药引起的过敏反应可释放组胺，但过敏反应不等于组胺释放。过敏反应时 IgE 与肥大细胞和嗜碱性粒细胞表面的 IgE 高亲和力受体结合，使机体处于致敏状态。已致敏状态的机体，一旦再次接触变应原，则会发生肥大细胞和嗜碱性粒细胞的脱颗粒，快速释放组胺、嗜中性粒细胞趋化因子、血小板激活因子、前列腺素和白三烯等细胞因子，进而产生一系列相应的临床症状。

组胺在机体大部分分布在肥大细胞内，小部分分布于嗜碱细胞、神经元和内皮细胞内，由 L-组胺酸脱羧而成，经组胺酶和组胺 N-甲基转移酶代谢失活。正常情况下组胺血浆半衰期大大短于 1 min，生理状态下体内有少量组胺释放，组胺血浆浓度为 0.6 ng/ml，主要参与循环的局部调节和中枢神经的某些生理过程，并不引起任何病理反应；超过 2 ng/ml 时，表现为心率增快，血压下降，皮肤出现红斑；超过 15 ng/ml 时，心收缩力下降，心脏传导阻滞，发生支气管痉挛和肺血管收缩；超过 50 ng/ml 时，产生组胺性休克，严重者发绀甚至心脏骤停。

一、组胺释放产生效应

组胺释放早期，清醒患者口中有金属味，有皮疹、支气管痉挛和心血管方面的改变。麻醉下则症状有多方面的表现：①肌肉松弛药引起的严重过敏反应，包括心血管衰竭、支气管痉挛、血管神经性水肿或肺水肿，常发生在麻醉诱导期。②组胺对心脏的直接变时效应，组胺使肾上腺释放大量儿茶酚胺和使交感神经兴奋，心率每分钟可增快 30 次或更多。③组胺释放后，H_1 和 H_2 受体激活可使全身血管阻力降低 80%，导致血压下降。④组胺既有 H_2 受体介导的正性变力作用，又有 H_1 受体介导的负性变力作用，以前者占主导，可引起一过性心输出量增多。⑤组胺对冠状动脉既有收缩作用又有扩张作用，严重时可出现冠状动脉痉挛，同时心率增快，从而使心脏遭受双重威胁，当有冠状动脉粥样硬化时其收缩痉挛程度更为严重。⑥组胺使心室纤颤阈明显改变，可导致全麻时的心律失常。

二、预防和处理

（一）合理掌握患者的适应征和用药剂量

机体反应的严重程度与组胺释放的水平呈正相关。当组胺浓度是正常血浆浓度 10～20 倍时将导致严重的心血管虚脱。对有过敏史的患者使用肌肉松弛药时务必谨慎。组胺释放与肌肉松弛药的剂量有关，例如阿曲库铵静注 0.3～0.4 mg/kg 对健康人可能没有组胺释放的反应，但药量分别增至 0.5 mg/kg、0.6 mg/kg 和 0.8 mg/kg，则分别有 30%、50%和 90%的患者产生组胺释放反应。

（二）改变注射方法

组胺释放与肌肉松弛药的静注速度有关，因此缓慢静注可减弱肌肉松弛药的组胺释放作用。这是因为减慢静注速度使其血药浓度缓慢上升，使引起肥大细胞兴奋导致组胺释放的量保持在阈值以下。避免一次性注射，在若干个半衰期后注射完药物，即使剂量大于一次性快速注射者，其心血管反应也会较轻。

（三）使用 H_1 和 H_2 拮抗药

在静注肌肉松弛药前先静注组胺 H_1 和 H_2 受体的拮抗药可以预防组胺释放。需要注意的是，这 2 种拮抗药必须合用，不能仅阻滞两者之一，易产生快速脱敏现象。另外可预防性应用激素（氢化可的松或甲泼尼龙）。

（四）计划用药

目前药物可供选择的范围越来越大，合理选择药物有助于减少各种不良反应的发生。非去极化肌肉松弛药中苄异喹啉类肌肉松弛药易导致组胺释放，如阿曲库铵和米库氯铵等，其程度取决于剂量和注射速度，但该类肌肉松弛药中顺阿曲库铵与杜什氯铵在临床应用剂量不释放组胺也不引起心血管不良反应。氨基甾类肌肉松弛药无组胺释放，但可引发化学调节反应。

第三节　肌肉松弛药的过敏反应

在麻醉期间产生可能有生命危险的过敏或过敏样反应的发生率在1/25 000～1/1 000，其中肌肉松弛药引起的占 80%。这种严重不良反应的死亡率为 3.4%～6%。

一、肌肉松弛药过敏反应的类型

（一）变态反应

肌肉松弛药的过敏反应 一般属于Ⅰ型（速发型）变态反应。患者在反应发生前接触过某种肌肉松弛药的抗原而致敏机体，对抗这种抗原的特异性 IgE 抗体在肥大细胞和嗜碱性细胞表面结合和定位，再次接触抗原时，IgE 抗体与抗原发生特异结合，使肥大细胞和嗜碱性细胞脱颗粒，快速释放组胺、嗜中性白细胞趋化因子、血小板激活因子、前列腺素和白三烯等。IgE 抗体的存在说明以前曾接触过抗原，但大约 80%的患者发病时为首次使用肌肉松弛药，这可能是由于一些化学品如清洁剂、消毒剂和化妆品等分子特征与肌肉松弛药类似，季铵基团是其共同组成部分，这类抗原产生的 IgE 抗体与肌肉松弛药发生交叉反应。约 20%的患者是曾用过一种肌肉松弛药，与其他肌肉松弛药存在交叉过敏，这可以发生在某一特定类型肌肉松弛药中（氨基甾类或苄异喹啉类），也可以发生在不同化学结构的肌肉松弛药之间，因为过敏原可能就是许多肌肉松弛药共有的季铵基团。过敏反应的诊断依赖于阳性的临床体征和皮肤试验，以及特异性 IgE 抗体（RIA）或血浆纤溶酶的升高。过敏反应的临床表现，包括低血压，心动过速，支气管痉挛和皮肤征象等，并不是特异性的。

（二）化学调节反应

是由于药物直接作用于肥大细胞和嗜碱性粒细胞表面，导致组胺释放，而无抗体参与。这与速发型变态反应大不相同，属于非特异性组胺释放。细胞脱颗粒依赖于药物的化学结构、浓度和注药速度、患者状况以及靶器官的敏感性等。此反应称为过敏样反应，在过敏样反应发生前不需要接触该药物，第一次注射即可发生，而且发生率高得多。其机制取决于肥大细胞内游离钙含量增高，钙从肥大细胞内储中释放或透过肥大细胞膜所致。

（三）非免疫或化学反应

静脉注射药物偶尔可与血浆酶系统如补体直接相互作用，通过非免疫或化学机制使肥大细胞脱颗粒和释放介质，收缩平滑肌和增加毛细血管通透性，但目前为止，有关肌肉松弛药的这一机制尚不清楚。

二、肌肉松弛药不良反应的主要临床表现

根据过敏反应的严重程度不同可分为高危肌肉松弛药（＞40％）：琥珀胆碱和筒箭毒；中危肌肉松弛药（20％～40％）：罗库溴铵、顺阿曲库铵、阿曲库铵和米库氯铵；低危肌肉松弛药（10％）：泮库溴铵和维库溴铵。上述肌肉松弛药均有发生过敏反应的报告。

（一）肌肉松弛药均有发生过敏反应临床症状

（1）皮肤征象　皮肤瘙痒，面部、颈部和躯干部红斑，严重时呈弥漫性，并可出现荨麻疹和黏膜水肿。

（2）循环系统表现　头晕、心悸、出汗、胸骨后压迫感。心率增快，血压下降，有时出现心律失常甚至心力衰竭。还可引起冠状动脉痉挛，当有冠状动脉硬化时，情况更加严重。

（3）呼吸系统表现　肺循环阻力增加，可出现刺激性咳嗽、喘息继之哮喘发作、喉头水肿、支气管痉挛和肺水肿。

（4）消化系统表现　可出现恶心呕吐、腹胀、腹痛和腹泻等。

（5）术后肌肉松弛药残余作用表现　苏醒延迟、低氧血症、呼吸道梗阻以及心脏骤停。

（二）肌肉松弛药对自主神经作用、组胺释放及对肝肾功能的影响（表 26－1、表 26－2）

表 26－1　肌肉松弛药对自主神经作用、组胺释放及对肝肾功能的影响

药物	自主神经节	M受体	组胺释放	对肝肾功能的影响
琥珀胆碱	兴奋	兴奋	轻度	血浆胆碱酯酶水解
筒箭毒碱	阻滞	无	中度	经肝肾代谢
甲筒箭毒	阻滞弱	无	轻度	主要经肾代谢
泮库溴铵	阻滞	阻滞	轻度	主要经肾代谢
维库溴铵	无	无	偶然发生	主要经肝代谢
阿曲库铵	无	无	轻度	霍夫曼消除及酯酶水解
顺阿曲库铵	无	无	无	霍夫曼消除及酯酶水解
罗库溴铵	无	阻滞弱	轻度	主要经肝代谢
米库氯铵	无	无	轻度	主要由血浆胆碱酯酶水解
加拉碘铵	无	阻滞弱	轻度	全部经肾排出
法扎溴铵	中度	阻滞弱	无	全部经肾排出
阿库氯铵	微弱	阻滞弱	无	主要经肾代谢
杜什氯铵	无	无	无	主要经肾代谢
哌库溴铵	无	无	无	主要经肾代谢

表26－2　皮肤试验所需肌肉松弛药最大浓度

肌肉松弛药	浓度(mg/ml)	点刺试验		皮内试验	
		稀释倍数	最大浓度(mg/ml)	稀释倍数	最大浓度(μg/ml)
顺阿曲铵	2	未稀释	2	1/100	20
罗库溴铵	10	未稀释	10	1/100	100
维库溴胺	4	未稀释	4	1/10	400
琥珀胆碱	50	1/5	10	1/500	100
阿曲库铵	10	1/10	1	1/1 000	10
米库氯铵	2	1/10	0.2	1/1 000	2
泮库溴铵	2	不稀释	2	1/10	200

（三）实验室诊断

1. 皮肤试验

包括皮内和皮肤针刺试验，经常在反应发生后6周时进行，诊断敏感性可达94%～97%。检测部位定位在前臂和背部。以往认为皮肤试验是诊断过敏反应的金标准，如果皮试阳性，同时排除其他诱因，则可确诊为过敏反应或过敏样反应，但现在提出肌肉松弛药皮试阳性结果的预测价值不大。因其在从未使用过肌肉松弛药的健康常人可产生大量的假阳性结果，因此不推荐作为术前常规检验。但对于有肌肉松弛药过敏史的患者，麻醉前用不稀释的肌肉松弛药作皮内实验和针刺试验，则具有很高的预测价值。另外，皮肤针刺试验单独用于诊断过敏反应的可信度受到许多人的质疑。因此，当需要检测肌肉松弛药之间的交叉反应性时，应选择皮内试验。

2. 特异性IgE检测

是特异性体质患者对多种变应原敏感的定性测定，可通过放射示踪的IgE抗体来完成。特异性IgE检测变应原位点中包含季铵或叔铵基团。这有助于诊断不同肌肉松弛药之间交叉反应性的发生。在皮肤试验无法确定时，特异性IgE检测可协助诊断。

3. 检测纤溶酶和组胺

可在体外检测是否存在某一药物特异性抗体的诊断性试验。这一试验可代替皮内试验和其他诊断性试验，通过测定血浆的纤溶酶浓度和组胺浓度，对过敏反应和过敏样反应进行鉴定，但对多种过敏物质的分辨率差。

纤溶酶是肥大细胞的一种蛋白酶，其在过敏反应时浓度升高，是过敏反应的一种标志物。即使在不同条件下也可观察到纤溶酶水平升高，血浆纤溶酶水平超过25 μg/ml时即有过敏反应发生，但阴性结果并不能排除无过敏反应。在反应发生后约1 h检测纤溶酶浓度，但有些情况下，过敏反应发生1～6 h内都可检测到纤溶酶水平的升高。有调查报道，检测纤溶酶水平用来诊断过敏反应，灵敏度达64%，特异性达89.3%，阳性预测率达92.6%，阴性预测率达54.3%。

在可疑过敏反应发生的最初1 h内可检测到组胺产生，血浆组胺浓度在9 mmol/L以上为阳性。应避免在怀孕的或接受大剂量肝素的患者中检测组胺，因为这会有很高的假阴性率。

近来的研究中,此种方法对过敏反应的诊断敏感性可达75%,特异性达51%,阳性预测率达75%,阴性预测率达51%。不推荐测定尿液甲基组胺水平,因为其诊断敏感性低。

4. 白细胞组胺释放试验

其诊断敏感性可达71%。将发生过药物变态反应患者的白细胞与可疑的药物放在一起孵育,如组胺浓度升高,证明此药即是引起反应的物质。但此法昂贵耗时,常规检测时不推荐使用。

第四节　肌肉松弛药不良反应的防治

在澳大利亚西部肌肉松弛药是术中过敏反应的最常见原因。在10年期间由惟一专门诊断中心诊断,罗库溴铵过敏反应病例占56%,琥珀胆碱21%,维库溴铵11%。罗库溴铵或维库溴铵过敏反应后可发生交叉反应性,琥珀胆碱引发过敏反应的风险很高。顺阿曲库铵交叉过敏反应发生率最低,但也有发生的报道。

一、去极化肌肉松弛药常见不良反应的防治

去极化肌肉松弛药与神经肌肉接头后膜的胆碱受体结合,产生与乙酰胆碱相似但较持久的去极化作用,使神经肌肉接头后膜的N胆碱受体不能对乙酰胆碱起反应。目前临床仍有使用价值的去极化肌肉松弛药仅为琥珀胆碱。

(一) 心血管作用

由于结构与乙酰胆碱具有相似性,琥珀胆碱不仅能作用于神经肌肉接头处的烟碱样受体,它也可影响到所有的乙酰胆碱受体。副交感神经和交感神经节的烟碱样受体和心脏窦房结的毒蕈碱样受体的兴奋可产生血压及心率的升高或降低。由于其结构与乙酰胆碱类似,琥珀胆碱可引起窦性心动过缓或室性逸搏律,特别是在迷走神经张力占优势的儿童和婴儿中。这些都能通过预先给予阿托品或格隆溴铵来预防。琥珀胆碱的代谢产物琥珀酰单胆碱会兴奋心脏窦房结的胆碱能受体,再次给予时会引发心动过缓。可预防性的静脉给予阿托品(小儿0.02 mg/kg,成人0.04 mg/kg)。

(二) 肌束震颤

琥珀胆碱使肌肉麻痹经常是以明显的运动单位的收缩为起始,称为肌束震颤。可以通过预先给予小剂量的非去极化肌肉松弛药来阻滞,但随后给予琥珀胆碱的ED_{95}比单独使用时增加了1倍,因此随后给予琥珀胆碱的剂量需相应增加。

(三) 高钾血症

给予琥珀胆碱后3～5 min内血清钾浓度暂时性升高。在儿童中,与氟烷联合诱导后血清钾浓度升高0.2～0.5 mmol/L,而与硫喷妥钠合用血钾浓度仅升高0.1～0.35 mmol/L。

在琥珀胆碱诱发的去极化中,正常肌肉会释放足够的钾,使血清钾浓度增加0.5 mmol/L,这在血清钾浓度正常的患者中没有明显的临床症状发生,而在烧伤、大面积创伤、神经系统功能障碍和其他严重情况的患者可导致危及生命的血清钾浓度升高。若发生心脏骤停,采用常

规心肺复苏、胰岛素、葡萄糖、碳酸氢盐、阳离子交换树脂、丹曲林甚至是减轻代谢性酸中毒和血钾水平的心肺分流都难以抢救。在失神经支配的损伤中，乙酰胆碱受体上调。这些额外的受体使琥珀胆碱引发广泛的去极化和钾的释放。高钾血症通常在损伤后 7～10 d 内达到危险高峰，但发病的具体时间和危险期的长短各异。

（四）眼内压、颅内压、胃内压升高

琥珀胆碱单独使用可使眼内压（IOP）明显升高，注药 1 min 即出现，2～4 min 达到峰值，眼内压升高 8 mmHg，持续 10 min。IOP 增高的机制可能与肌纤维不协调收缩导致眼外肌持续痉挛性收缩和脉络膜血管的扩张有关。在眼球穿透伤的患者尽量避免使用琥珀胆碱。在轻度肌无力患者中，插入喉镜和气管导管期间会引起眼内压明显升高。预先给予小量非去极化肌肉松弛药可防止眼内压升高。

琥珀胆碱所致胃内压（IGP）升高可能与上腹部骨骼肌的不协调收缩和琥珀胆碱自身的迷走兴奋作用有关。胃内压可升高 40 cmH_2O，肌束震颤时食管括约肌的压力比胃内压增高的更加明显，这可以减轻误吸的危险性。

琥珀胆碱会导致脑电图的活跃和脑血流及颅内压的轻微增加，但持续时间仅为十余秒，对无颅内压增高的患者无不良影响。维持良好的气道和过度通气可以减轻颅内压的升高。预先给予非去极化肌肉松弛药和在插管前 2～3 min 静脉注射利多卡因（1.5～2.0 mg/kg）可以防止颅内压过高。

（五）恶性高热

恶性高热是一种遗传性疾病，儿童恶性高热的发生率大约是 1∶12 000，成人是 1∶30 000。发病时骨骼肌持续收缩，代谢亢进，体温升高。对于恶性高热的易感者，琥珀胆碱是一个有力的诱发剂，可引起骨骼肌的代谢亢进。咬肌僵直是恶性高热的最初体征。与骨骼肌钠通道 α 亚单位的突变有关。接着出现心动过速和其他心律失常，休克和高热，高钾血症，呼吸性和代谢性酸中毒，低钙血症，肌酸激酶升高，肌球蛋白血症和凝血障碍（特别是弥散性血管内凝血）也能发生。恶性高热是麻醉意外的主要死因之一，一旦发生必须迅速降低体温，给予 100％的氧气，立即静注丹曲林（开始时用 2.5 mg/kg）治疗。尽快中止手术和麻醉。纠正治疗包括代谢性酸中毒的处理，体内及体表的降温和通风等。一些作者提出在严密监测时，单独的咬肌僵直并不会妨碍麻醉的安全实施。若咬肌僵直继续存在，停止吸入麻醉药。有证据表明琥珀胆碱本身并不会引起恶性高热，但可加重吸入性麻醉药引起恶性高热的严重程度。

（六）术后肌痛

肌痛的发生率在 1.5％～89％。术后早期活动是导致严重肌痛的一个重要因素。肌束震颤与肌痛之间的关系目前还未阐明。术后肌痛的原因可能有以下几种：

（1）琥珀胆碱可使接头后膜去极化，但抵达不同肌纤维的时间不同，加上琥珀胆碱对肌纤维和神经末梢的刺激作用，可能会导致肌肉不协调收缩引起肌纤维损伤而产生肌痛。

（2）Ⅱ相阻滞时，因肌颤产生的肌肉切变力导致肌肉损伤，产生肌痛。去极化开始时肌电释放频率＞50 Hz 可产生肌痛。

（3）梭外肌微损伤也可产生肌痛。

(4) 肌颤时血浆中钾离子的升高也可能参与肌痛的发生。

给药后卧床休息者肌痛轻而少，1～2 d内即起床活动者肌痛剧烈而多。预先给予少量非去极化肌肉松弛药可明显减少肌痛的发生率。降低血清肌酐磷酸激酶和肌球蛋白水平，事先给予地西泮或阿司匹林也可预防肌痛的发生。

(七) 呼吸抑制延长

呼吸抑制延长可见于假性胆碱酯酶活性异常者，亦可在大剂量或多次重复应用琥珀胆碱时产生Ⅱ相阻滞时发生。

1. 假性胆碱酯酶异常

琥珀胆碱由血浆假性胆碱酯酶催化分解。假性胆碱酯酶数量减少或活性降低时，琥珀胆碱水解减慢，作用时间延长，可持续数小时，导致术后肌无力时间延长。若此时给予抗胆碱酯酶药，只能加深阻滞程度。只有在酶浓度低至正常水平的10%～15%时，才有明显的临床表现，仅发生在严重肝脏疾患或使用胆碱酯酶抑制剂时。个别患者由于遗传原因，假性胆碱酯酶的性质异常，琥珀胆碱作用时间将显著延长。此时可输新鲜血和冰冻干血浆，以补充血浆假性胆碱酯酶。

2. Ⅱ相阻滞

长时间、大剂量使用琥珀胆碱后，乙酰胆碱受体转化为脱敏感受体，即尽管能与乙酰胆碱或琥珀胆碱等受体激动剂结合，却不能开放钠钾通道，神经肌肉阻滞的性质可从去极化转变为非去极化，称为Ⅱ相阻滞。琥珀胆碱从Ⅰ相阻滞变成Ⅱ相阻滞可分为5个阶段，第1阶段为典型的去极化阻滞，第2阶段为出现快速耐药性，第3阶段为出现Wedensky抑制，即不能维持慢频率的刺激，第4阶段为出现衰减，即不能维持快频率的刺激，第5阶段为典型的非去极化阻滞。因此，使用琥珀胆碱过程中，当维持一定的阻滞程度需比原剂量增加20%时，可以认为已经出现快速耐药性，正在向Ⅱ相阻滞过渡。Ⅱ相阻滞的作用时间一般短于非去极化肌肉松弛药的作用时间，有时却难以预料，需要长时间的机械通气。琥珀胆碱静滴30～60 min药量达7～10 mg/kg或总量超过1 g易发生Ⅱ相阻滞，使呼吸恢复明显延迟。最可靠的处理是维持控制呼吸，以保证正常呼吸交换量为首要原则，直到阻断作用自行逆转。

当发生上述情况时，可改用中等时效的非去极化肌肉松弛药如罗库溴铵、维库溴铵或阿曲库铵以维持术中肌松，但应注意琥珀胆碱能增强维库溴铵的肌肉作用，因此，维库溴铵用量需相应减少40%左右。罗库溴铵和阿曲库铵的肌肉松弛作用不受先用琥珀胆碱的影响，用量不必调整。不宜盲目使用新斯的明，仅在脱敏感阻滞时方可谨慎试用。每次静注新斯的明0.25～0.5 mg，间隔5 min静注1次。若注射2次仍无效，不应再用，需继续人工呼吸，直至自主呼吸恢复。

(八) 过敏反应

琥珀胆碱发生过敏反应较少见，但也有可能发生，尤其是在重复给此药时。出现面部潮红、皮疹等症状，有个案报道发生支气管痉挛和循环虚脱。主要是由于组胺释放作用，用抗组胺药可以对抗，预防用药效果更好。

（九）腺体分泌增加

唾液腺、支气管腺体、胃液分泌增加。阿托品可缓解此症状。

综上所述，恶性高热、过敏反应和高钾血症是有生命危险的并发症，发生的可能性虽很小，但若不加以警惕发生率会升高。烧伤、严重创伤、败血症和神经肌肉功能障碍的患者中，严重的高钾血症会导致心律失常或者心搏骤停。这也许与神经肌肉接头部以外也有乙酰胆碱受体的分布有关。对于烧伤患者，建议直到恢复到正常代谢状态数周至数月后再使用琥珀胆碱。只要注意其禁忌证，可避免发生这类并发症。

小部分患者存在遗传学的琥珀胆碱代谢障碍。在白种人群中，95%～97%的人乙酰胆碱酯酶基因型正常。杂合子人群中琥珀胆碱的作用持续时间延长（10～20 min）。在非典型或沉默基因的同型结合人群中琥珀胆碱的神经肌肉阻滞时间可延长（45～360 min）。维持镇静及控制通气直至神经肌肉阻滞完全恢复可减少后遗症的发生。

二、非去极化肌肉松弛药常见不良反应的防治

非去极化肌肉松弛药能与乙酰胆碱竞争神经肌肉接头的N胆碱受体，竞争性的阻断乙酰胆碱的去极化作用，使骨骼肌松弛。因为临床上应用的所有这组肌肉松弛药都有相同的作用机制，所以它们大多数的不良反应都极为接近，主要与其对自主神经的干扰和促组胺释放作用有关。

（一）泮库溴铵

1. 低血压和心动过速

这些心血管不良反应由迷走神经阻滞和肾上腺素能神经末梢释放儿茶酚胺共同引起。对于心动过速的患者使用泮库溴铵会产生有害作用，应谨慎给予。

2. 节律异常

房室传导增快和儿茶酚胺释放会增加易感个体心室节律异常的发生率。有报道泮库溴铵、三环抗抑郁药和氟烷联合应用尤其会导致节律异常。

3. 过敏反应

偶有泮库溴铵支气管痉挛和过敏反应的报道。对溴化物有高敏性的患者应避免使用泮库溴铵。

4. 对心肌影响

能作用于小动脉上的毒蕈碱受体（M_1受体），同时抑制交感神经末梢再摄取去甲肾上腺素，使外周血管阻力增高，从而增加心肌氧耗导致心脏做功增多。

5. 血浆清除

在很大程度上依赖于肾脏排泄。连续给药后可能会出现蓄积效应，导致神经肌肉传导功能恢复延迟。

因此，在给予泮库溴铵以前，需要给予大剂量的麻醉性镇痛药以缓解它对心肌的影响。严重肝肾功能不全者禁用泮库溴铵。

(二) 维库溴铵

维库溴铵是一种临床上常用的中效非去极化肌肉松弛药,对循环功能影响轻微,无组胺释放作用,对自主神经节阻滞作用极弱,是目前临床应用的肌肉松弛药中对心血管系统影响最小的肌肉松弛药,且肌松效果完善。

临床上偶有维库溴铵引起低血压和一过性皮肤潮红的报道,可能与组胺在血中浓度升高有关。现已证明维库溴铵是组胺 N-甲基转换酶的强抑制剂。组胺的血浆浓度是处于组胺释放和分解的动态平衡中,维库溴铵抑制了分解组胺的酶,即组胺 N-甲基转换酶,可以暂时破坏其间的平衡,使组胺一过性升高,所以偶有用维库溴铵引起过敏样反应的报道。

维库溴铵以原形或其代谢物在尿和胆汁中排除。若持续输注或重复注射超过 48 h,拮抗其神经肌肉传导阻滞作用就较为困难。因此,如果需要长时间重复给予或长时间输注肌肉松弛药来维持肌肉松弛,应改选用其他肌肉松弛药。

(三) 阿曲库铵

1. 低血压和心动过速

在剂量为 0.5 mg/kg 范围内不会产生心血管不良反应。阿曲库铵会使全身血管阻力暂时下降,心脏指数增加,而这些与组胺释放无关。缓慢注射可减少这些作用。当快速静注 0.5 mg/kg 阿曲库胺后,血浆组胺浓度会明显升高,1 min 后的血药浓度峰值可达 232%,并可产生平均动脉压下降、心率增快、面部皮肤潮红等血流动力学改变的表现,血浆组胺浓度一般在 5 min 内恢复到给药前水平。

2. 组胺释放

是其主要不良反应之一。用药后产生皮肤潮红并伴有轻度暂时性低血压和心动过速,大剂量注射可诱发支气管痉挛,有时导致惊厥。哮喘患者禁用阿曲库铵。即使如此,严重的支气管痉挛也可发生在无哮喘史的患者中。减慢静注速度,控制用量以及在注药前先给抗组胺 H_1 和 H_2 受体药可避免组胺释放所致的不良反应。阿曲库铵引起血压下降主要是由于组胺释所引起,当剂量增加到临床用量 10~15 倍时,所引起的低血压不能完全被 H_1 和 H_2 受体阻滞药纠正,而与交感神经和迷走神经抑制作用有关。

3. N-甲基罂粟碱的毒性

N-甲基罂粟碱是阿曲库铵霍夫曼消除反应的分解产物,可导致中枢神经系统的兴奋,引起最低肺泡有效浓度的升高。未接受大剂量的阿曲库铵或无肝脏功能障碍的患者(N-甲基罂粟碱通过肝脏代谢),不会发生上述毒性反应。

4. 体温和 pH 值的敏感性

由于其独特的代谢机制,碱性环境和温度升高有利于霍夫曼反应进行。所以阿曲库铵不宜与碱性药物合用,温度低于 25℃时用量需减少 1/3。

5. 配伍禁忌

如果与强碱性溶液如硫喷妥钠一起经静脉给予,阿曲库铵会沉淀为游离酸。

6. 其他

也有发现其对肝细胞膜的损害。

（四）顺阿曲库铵

由于顺阿曲库铵作用较阿曲库铵强，不释放组胺，用量少及代谢产生的N-甲四氢罂粟碱也少，因此顺阿曲库铵所致的不良反应减少。顺阿曲库铵的药效及药代动力学与阿曲库铵相似，不受肝肾功能及年龄影响，而在肝功能不全时其起效时间可见缩短。即使给予8倍ED_{95}的剂量，对心率及血压都无影响，也不会产生自主神经效应，但也有研究认为，顺阿曲库铵也可引起类似于使用阿曲库铵后出现的临床不良反应，如皮肤红斑和低血压等。

（五）罗库溴铵

罗库溴铵的化学结构在甾核2-位和3-位上的改变导致其迷走神经的阻滞作用介于泮库溴铵与维库溴铵之间。在一定程度上罗库溴铵对心脏的迷走神经阻滞作用较维库溴铵强。

很长一段时间内，多数研究认为罗库溴铵没有组胺释放作用，但随着1999年1例行冠脉搭桥术者在使用罗库溴铵诱导后即出现心血管性虚脱（支气管痉挛和荨麻疹），国外罗库溴铵过敏反应案例较多，1999～2000年大样本调查显示，法国罗库溴铵过敏反应个案报道有132例，占肌肉松弛药过敏反应的43.1%。近年来在澳大利亚已经证明罗库溴铵引起的过敏反应呈递增趋势，在10年期间由惟一专门诊断中心诊断，罗库溴铵过敏反应病例占56%。与维库溴铵相比，罗库溴铵有较高的IgE介导的过敏反应发生率。罗库溴铵或维库溴铵过敏反应后可发生交叉反应性。

罗库溴铵主要通过肝脏代谢，小部分通过肾脏排泄。对于肝病患者，用量要保守，应在神经肌肉功能监测仪的指导下使用。肾衰竭的患者罗库溴铵血浆清除率降低，分布容积增加，作用时间延长，因此神经肌肉传导阻滞作用的拮抗也较为困难。

（六）米库氯铵

米库氯铵对心血管系统的影响与给药剂量和给药速度有关，一般在10～15 s内静注<2倍ED_{95}的米库氯胺对心血管无明显影响。心血管不良反应可通过减少用量及延缓给药速度来减轻。米库氯铵与阿曲库铵的组胺释放量大致相同。尽管不依赖肝肾代谢，但在肝肾功能衰竭的患者，其代谢会受到影响。体内缺乏胆碱酯酶的患者，其作用时间延长。米库氯铵的起效时间与阿曲库铵相似（2～3 min）。主要优点是作用时间短暂（20～30 min），比琥珀胆碱Ⅰ相阻滞的时间长2～3倍，但却是阿曲库铵、维库溴铵和罗库溴铵的一半。若预先使用了泮库溴铵，则其作用时间可显著延长。尽管米库氯铵恢复比较迅速，也有必要监测神经肌肉功能以观察药理作用是否逆转。

第五节　肌肉松弛药拮抗剂的不良反应及防治

肌肉松弛药在体内不断消除，致血浆浓度逐步降低。神经肌肉接头部的肌肉松弛药不断进入血液循环，使该部位的肌肉松弛药浓度降低，乙酰胆碱在该部位的相对浓度不断升高，使更多的胆碱受体从与肌肉松弛药结合的状态中解离出来而恢复正常功能。

增加乙酰胆碱的浓度或延长乙酰胆碱作用时间均可能拮抗肌肉松弛药的作用。非去极化肌肉松弛药可选用抗胆碱酯酶药进行拮抗。去极化肌肉松弛药迄今尚无有效的拮抗剂。常用抗胆碱酯酶药有 3 种，即新斯的明(neostigmine)、依酚氯铵(edrophonium)和吡啶斯的明(pyridostigmine)。其作用原理主要为抑制乙酰胆碱酯酶活性，减少乙酰胆碱破坏，使乙酰胆碱累积，与非去极化肌肉松弛药在神经肌肉接头处竞争受体，从而恢复正常的神经肌肉传递。

一、使用抗胆碱酯酶药的不良反应

(1) 抗胆碱酯酶药暂时可逆性地抑制乙酰胆碱酯酶，将延长乙酰胆碱对毒蕈碱受体和烟碱样受体的作用，能产生自主神经效应，致唾液分泌增多，肠蠕动增加以及心率减慢。过量时出现胆碱能危象，表现为大量出汗、大小便失禁、睫状肌痉挛和心律失常等，亦可见中枢症状，主要为惊厥、昏迷、语言不清和恐惧等。也有过敏反应的报道。

(2) 抗胆碱酯酶药过量可引起神经肌肉去极化而致肌肉震颤和抽搐。

(3) 再箭毒化可在用依酚氯铵逆转后发生，尤其在拮抗泮库溴铵等长效肌肉松弛药时，应在逆转第 1 h 内严密观察患者情况。新斯的明再箭毒化发生率低。

(4) 抗胆碱酯酶药也可引发冠状动脉痉挛。

(5) 偶有致支气管痉挛的报道。

为防止这些不良反应，抗胆碱酯酶药须与抗胆碱药合用。如将阿托品(1 mg)和新斯的明(2.5 mg)同时缓慢注射。这些抗胆碱药仅对抗抗胆碱酯酶药引起的毒蕈碱样作用，而不对抗烟碱样作用。

二、新型肌肉松弛药拮抗药——氯更葡糖钠(sugammadex)

罗库溴铵发生过敏反应及休克时，用氯更葡糖钠可能使血流动力学改善，但机制不明，也有动实验报道不能缓解罗库溴铵引发的过敏反应。萨德尔(Sadleir)报道均用氯更葡糖钠逆转罗库溴铵的 3 例严重过敏反应，随后做皮内试验证实氯更葡糖钠作为触发剂，100 mg/ml 的溶液 1:100 稀释的标准，其中 2 例 1:1 000 稀释皮内试验也呈阳性皮肤反应。我们认为氯更葡糖钠-罗库溴铵复合物是一个潜在的独特的过敏原。另外有 2 例用氯更葡糖钠-罗库溴铵(3.6:1摩尔比)混合测试的 2 个风团和红斑显著减弱。杰雅多斯(Jeyadoss)等报道 1 例腹主动脉瘤手术患者，氯更葡糖钠给药后立即发生危及生命的过敏性反应，表现心血管衰竭。用大剂量的肾上腺素和液体复苏处理。过敏症的诊断 1 h 后血清肥大细胞类胰蛋白酶(93 μg/L)阳性，1:100 稀释做皮内试验确认为过敏性反应，本例报道是使用氯更葡糖钠较罕见但严重风险的病例。可能存在氯更葡糖钠和 IgE 抗体(包括游离或和细胞结合)与罗库溴铵之间竞争的重要问题，应在体外进一步研究。使用载体分子如环糊精提高药物排泄，有时会引起一些药物改变免疫和过敏的行为，这时将必须考虑药物-载体复合物的临床前药物安全性评估。因此，在临床使用氯更葡糖钠实践中有肺部疾病和过敏性疾病的患者应提高警惕或考虑不用。关于氯更葡糖钠引起过敏反应的问题尚需进一步研究。

第六节　ICU 中应用肌肉松弛药常见的不良反应及防治

近年来，肌肉松弛药作为危重患者呼吸治疗的辅助用药，广泛用于 ICU 中。应用范围包括：①神志清醒的呼吸衰竭患者多不能耐受气管导管和机械通气，使用肌肉松弛药可消除患者自发呼吸与机械通气不同步产生的抵抗。②治疗痉挛性疾病如破伤风、肉毒杆菌中毒及癫痫持续状态等。③需要辅助呼吸但神志不清的患者不能合作造成呼吸管理困难，需镇静药并用肌肉松弛药。④防止降温时产生寒战，控制咳嗽和自主活动降低氧耗。

ICU 内短期应用肌肉松弛药的不良反应与术中应用相仿，但长时间使用数天或数周则药理作用有差异且不良反应也较多。

一、对周围神经和肌肉的影响

长期应用肌肉松弛药在停药后可出现长时间肌无力，其原因可能与肌肉松弛药所引起的肌病、运动神经元损害，以及长时间的神经肌肉传导阻滞有关。由于肌无力，以致机械通气患者脱机后，自发呼吸不能维持最低的有效分钟通气量，机械通气时间可延长达数月。患者肌张力受抑制，某些保护性反射消失，患者不能有效咳嗽，难以排出下呼吸道的分泌物。另外，长时间肌肉松弛使患者失去肌紧张性保护作用，易发生低温及压疮。引起神经肌肉疾病的原因除肌肉松弛药外，还可能与这类患者的病情复杂长期卧床不动，依靠机械通气维持生命以及在治疗过程中使用了对神经肌肉系统有影响的药物等多种因素有关。

二、对中枢神经系统的影响

肌肉松弛药是极性大分子，不能轻易通过血脑屏障，但长期应用肌肉松弛药，可影响脑中乙酰胆碱受体，干扰血脑屏障功能；另外某些肌肉松弛药的代谢产物也有中枢神经系统兴奋作用。中枢神经系统的兴奋，使运动增加，又需使用更多的肌肉松弛药，大量肌肉松弛药更加重了中枢神经系统兴奋，如此形成恶性循环。

三、对呼吸影响

长期应用肌肉松弛药的患者，气道保护性反射削弱，咳嗽反射减弱或被完全抑制，痰液难以排出，因此易发生肺不张和肺部感染等并发症，患者长期卧床不动也可发生深部静脉栓塞和肺栓塞。

四、快速耐药

与长期使用肌肉松弛药而导致乙酰胆碱受体增量调节相关。由于停药后常发生肌麻痹延长，给临床带来麻烦，因此使用肌肉松弛药时宜用小剂量并随时减量。

五、药物相互作用

ICU 患者使用的药物种类繁多，大部分都可增强肌肉松弛药的效能或延长其作用时间。大多数抗生素具有神经阻滞特性，可影响肌肉的兴奋收缩耦联，增强肌肉松弛药的作用。一些抗心律失常药可延长肌肉松弛药的作用时间。

不少研究表明应用肌肉松弛药并不降低 ICU 患者的病死率，有可能还会增加病死率。消除患者自发呼吸与机械通气的抵抗，应先采用镇静药，改变通气模式和选用对呼吸有抑制作用的药物，无效时再考虑是否应用肌肉松弛药。使用肌肉松弛药的同时应给患者适当的镇静药和镇痛药，以免因恐惧或疼痛引起较强的应激反应。

（闻大翔　陈毓雯　杭燕南）

参考文献

1 Kopman AF, Yee PS, Neuman G. Relationship of the train-of-four fade ratio to clinical signs and symptoms of residual paralysis in awake volunteers. Anesthesiology,1997,86:765 - 771.

2 Cooper AL, Leigh JM, Tring IC. Admission to the intensive care unit after complications of anaesthetic techniques over 10 years. Anaethesia,1989,44:953 - 958.

3 Engbek J, Ostergaard D, Viby-Mogensen J, et al. Clinical recovery and train-of-four measured mechanically andelectromyographically following atracurium. Anesthesiology,1989,71:391 - 395.

4 Isono S, Kochi T, Sugimori K, et al. Differential effect of vecuronium at the diaphragm and geniohyoid muscle in anaesthetized dogs. Brit J Anaesth,1992,68:239 - 243.

5 Pavlin EG, Holle RH, Schoene RB. Recovery of airway protection compared with ventilation in humans after paralysis with curare. Anesthesiology,1989,70:381 - 385.

6 Eriksson LI. Ventilation and neuromuscular blocking drugs. Acta Anaesthesiol Scan,1994,38:S11 - 15.

7 Wyon N, Eriksson LI, Yamamoto Y, et al. Effects of vecuronium on carotid body hypoxic chemosensitivity in the rabbit. Anesthesiology,1993,79:A953.

8 Glenn S. Murphy, Joseph W. Szokol, Jesse H. Marymont, et al. Residual paralysis at the time of trachealExtubation. Anesth Analg,2005,100:1840 - 1845.

9 Baillard C, Bourdiau S, Le Toumelin P,et al. Assessing residual neuromuscular blockade using acceleromyography canbe deceptive in postoperative awake patients. Anesth Analg,2004,98:854 - 857.

10 庄心良，曾因明，陈伯銮. 现代麻醉学. 第 2 版. 北京：人民卫生出版社，2003，129 - 130.

11 Mertes PM, Laxenaire MC, Alla F: Anaphylactic and anaphylactoid reactions occurring during anesthesia in France in 1999 - 2000. Anesthesiology 2003,99:536 - 545.

12 Levy JH: Anaphylactic reactions to neuromuscular blocking drugs: are we making the correct diagnosis? Anesth Analg,2004,98:881 - 882.

13 Dhonneur G, Combes X, Chassard D, Merle JC: Skin sensitivity to rocuronium and vecuronium: a randomized controlled prick-testing study in healthy volunteers. Anesth Analg,2004,98:986 - 989.

14 Kroigaard M, Garvey LH, Menne T, Husum B: Allergic reactions in anaesthesia: are suspected causes confirmed on subsequent testing? Brit. J of Anaesthesia 2005,95:468 - 471.

15 Mertes PM, Laxenaire MC. Adverse reactions to neuromuscular blocking agents. Curr Allergy Asthma Rep. 2004,4(1):7 - 16.

16 杨藻宸. 医用药理学. 第 4 版. 北京：人民卫生出版社，2005，129 - 130.

17 Beaussier M, Boughaba MA. Residual neuromuscular blockade. Ann Fr Anesth Reanim. 2005, 24 (10):1266 - 1274.

18 Schreiber JU, Lysakowski C, Fuchs-Buder T, et al . Prevention of succinylcholine-induced fasciculation and myalgia-A meta-analysis of randomized trials. Anesthesiology. 2005, 103 (4):877 - 884.

19 Kendirli T, Incesoy S, Ince E, et al . Vecuronium induced prolonged paralysis in two pediatric intensive care patients. Can J Neurol Sci. 2005,32(1):130 - 131.

20 Hazizaj A, Hatija A. Bronchospasm caused by neostigmine. European Journal of Anaesthesiology.

2006,23(1):85－86.
21 Mertes P M,Laxenaire M C,Alla F,et al. Anaphylactic and anaphylactoid reactions occurring during anesthesia in France i n 1999—2000[J]. Anesthesiology,2003,99(3):536－545.
22 Baldo BA, McDonnell NJ, Pham NH. The cyclodextrin sugammadex and anaphylaxis to rocuronium: is rocuronium still potentially allergenic in the inclusion complex form? Mini Rev Med Chem. 2012 Jul;12(8):701－712.
23 Sadleir PH, Russell T, Clarke RC et al,Intraoperative anaphylaxis to sugammadex and a protocol for intradermal skin testing. Anaesth Intensive Care. 2014 Jan;42(1):93－96.
24 Jeyadoss J, Kuruppu P, Nanjappa N, Sugammadex hypersensitivity-a case of anaphylaxis. Anaesth Intensive Care. 2014 Jan;42(1):89－92.
25 Baldo BA, McDonnell NJ, Pham NH. Drug-specific cyclodextrins with emphasis on sugammadex, the neuromuscularblocker rocuronium and perioperative anaphylaxis: implications for drug allergy. Clin Exp Allergy. 2011 Dec;41(12):1663－1678.
26 Ohshita N, Tsutsumi YM, Kasai A,et al. Two cases of anaphylactoid reaction after administration of sugammadex. Masui. 2012 Nov;61(11):1261－1264.
27 杭燕南,王祥瑞,薛张纲.当代麻醉学.第2版.上海:上海科学技术出版社,2013,1940－1943.
28 欧阳葆怡,吴新民等.肌肉松弛药合理应用专家共识(2013).中华医学杂志,2013,93(25).
29 吴新民.特殊患者肌肉松弛药物的选择.中华医学杂志,2013,93(37):2929－2930.
30 杭燕南.应重视肌肉松弛药临床应用的不良反应.中华医学杂志,2013,93(37):2931－2933.
31 徐世元.全身麻醉维持期肌肉松弛药的合理使用.中华医学杂志,2013,93(37):2934－2935.
32 Miller RD, Eriksson LI, Fleisher LA, et al. Miller's Anesthesia. 7th ed. Philadephia,Churchill Livingstone Inc. 2009,341－360,859－911.

第二十七章　肌肉松弛药的进展与展望

肌肉松弛药的临床应用为外科手术和机械通气创造了优良条件，并且提高了某些疾病的治疗效果。全麻诱导期的长短主要取决于全麻药和肌肉松弛药的起效时间。因此，缩短肌肉松弛药起效时间对提高麻醉安全性至关重要。琥珀胆碱为当前临床应用的快速起效、超短时效的肌肉松弛药，但存在较多不良反应。虽然罗库溴铵起效迅速，但需要大剂量快速插管，从而使其神经肌肉阻滞效应更长，但术后肌肉松弛药残余作用的发病率较高。为此，研究者们一直孜孜不倦地致力于研发更为理想的，起效快、时效短以及无心血管不良反应的肌肉松弛药。与此同时，研发相应的新型有效拮抗深度神经肌肉阻滞而更安全的拮抗剂，使患者得以快速完全恢复骨骼肌的收缩功能以及反射活动，以此减少患者术后肌肉松弛药残余作用及其并发症。

第一节　新肌肉松弛药

一、SZ1677

SZ1677 结构与罗库溴铵相似，它是 1－3[α－羟基－17β－乙酰基－2β－(1，4－环氧乙烷－8－azaspirodec－8－yl)－5α－甾烷－16β－il]－1－(2－丙烯基)4 氢化吡咯溴化物。

迈克尔克-索博尔(Michalek-Sauberer)在猪的喉肌和胫骨前肌上进行了 SZ1677ED_{90}(25 ug/kg) 和罗库溴铵 ED_{90}(100 ug/kg)的神经肌肉阻滞的比较。两者在喉肌起效上相似，胫骨前肌 SZ1677 较慢，阻滞恢复 SZ1677 较快。研究表明，SZ1677 起效快，维持时间较罗库溴铵短，他们认为，物种和肌肉种类的不同也是导致 SZ1677 神经肌肉阻滞过程的不同原因之一。维兹(Vizi)等将 SZ1677 与现有肌肉松弛药在神经肌肉传导，M_2、M_3 受体，心血管变化等方面作比较，研究表明 SZ1677 起效快，无蓄积，无明显不良反应，不引起血压下降和心动过速，不增加心脏交感神经释放 NA，8 倍 ED_{90} 无明显迷走神经阻滞效应，在产生良好神经肌肉阻滞和心血管不良反应之间有很大的安全剂量范围；不同于其他许多肌肉松弛药，SZ1677 对人体心房组织没有类阿托品样效应，目前临床前研究表明 SZ1677 比现有肌肉松弛药，包括瑞库溴铵在许多方面更有临床优势。

二、更他氯铵(gantacurium chloride，AV430A，GW280 430A)

（一）药理作用

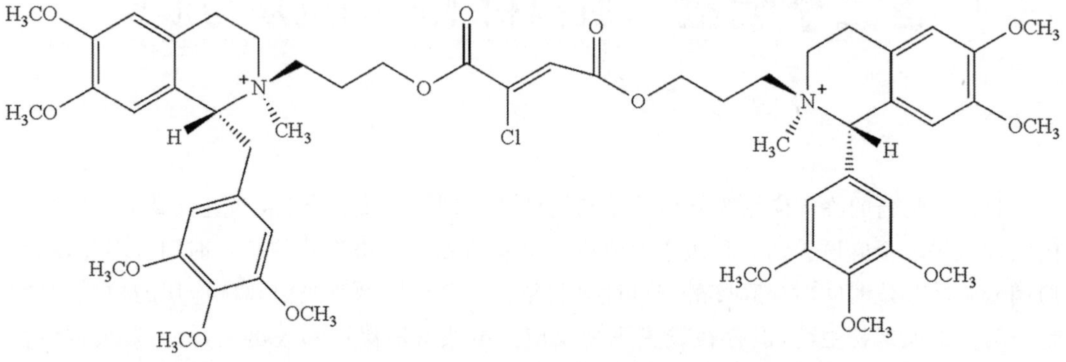

图 27 - 1　更他氯铵的化学结构式

GW280 430A 是一个全新的、起效快、超短效的非去极化肌肉松弛药，即不对称四氢异喹啉氯延胡索酸盐，其化学结构式(图 27 - 1)。可用于气管插管和麻醉维持，在手术中持骨骼肌的松弛，能被依酚氯胺拮抗。

GW280 430A 经许多动物实验证实其起效快、时效短。伯罗斯(Boros)等在猕猴中进行一系列双或混合四氢异喹啉氯延胡索酸盐的研究，其效价与起效速度仍呈负相关。希尔德(Heerdt)等的研究表明狗中 GW280 430A 的 ED_{95} 为 (0.064±0.01) mg/kg，且没有发现直接心肌抑制，肺血管收缩以及支气管痉挛等表现，直至 25 倍 ED_{95} 时才出现心肺血管变化。另一项人类试验发现 GW280 430A 1.8～4.0 倍 ED_{95} 的起效时间约为 1.5～1.7 min，仍未达到琥珀胆碱的水平，且剂量＞1.9 倍 ED_{95} 时起效时间已不再进一步缩短。

布莱门特(Blemont)等研究发现，在人体中 GW280 430A 的 ED_{95} 为 0.19 mg/kg，1.0～4.0 倍 ED_{95} 的 90％肌颤搐阻滞起效时间为 1.3～2.1 min，呈剂量依赖性；在 2.5 倍 ED_{95} 范围以内无心肺血管变化及组胺释放等不良反应；2.5 倍 ED_{95} 以上剂量可以 100％完全抑制 T_1；而 0.875 mg/kg 的剂量可以达到在 60 s 内 100％抑制 T_1；GW280 430A 临床持续时间在 4.7～10.1 min，呈剂量正相关；可以达到60～90 s 内插管的可能；GW280 430A 可被依酚氯胺拮抗，使恢复时间大大缩短。

GW280 430A 与米库氯铵在 2.5 倍 ED_{95} 以上时，心率随着剂量的增加逐渐增大，MAP 逐渐下降，且米库氯铵的增幅和降幅均大于 GW280 430A。GW280 430A(0.36 mg/kg、0.54 mg/kg)和琥珀胆碱(1 mg/kg)喉内收肌群肌肉神经阻滞的比较发现，GW280 430A(0.36 mg/kg)的起效时间为(1.1±0.3) min，而 GW280 430A(0.54 mg/kg)为(0.9±0.2) min，琥珀胆碱(1 mg/kg)为(0.8±0.3) min。至于 T_1 恢复到 25％及 95％的时间，GW280 430A 稍逊于琥珀胆碱。同样剂量的 GW280 430A 和琥珀胆碱比较拇内收肌肌肉神经阻滞情况则发现，GW280 430A(0.36 mg/kg)的起效时间及 T_1 恢复时间稍逊，但 GW280 430A(0.54 mg/kg)几

乎足以和琥珀胆碱(1 mg/kg)相媲美。

在临床前和临床试验中,GW280 430A 的肌松效果持续时间很短,这很可能是由于它的灭活,不涉及肾脏或者肝脏。而是通过半胱氨酸,一个非必需氨基酸,来对其分子进行内收修饰,从而使得分子与骨骼肌烟碱受体的亲和力降低。

这一最新的肌肉松弛药在临床应用中具有更大的优势:像琥珀胆碱一样起效快且维持时间短;药物代谢不依赖体内脏器;且不良反应最小。目前 16 道工序合成的 GW280 430A 已经顺利完成了第 2 阶段的临床实验,60 s 气管插管成功率达到 90%以上,患者耐受良好,且无严重不良反应,它展示了最新的合成发展工艺成果,也体现了研究者积极的探索和努力。

(二) 不良反应

GW280 430A 的起效比琥珀胆碱慢,为获得满意的气管插管条件常会给予 3 倍 ED_{95} 或更大的剂量。在这一剂量范围,GW280 430A 可能引起明显的组胺释放,从而导致相应的不良反应,如可引起一过性的动脉血压下降,少数患者出现面色潮红,血浆组胺浓度(>0.3 μg/L)的情况,不引起肺的顺应性变化。在曼弗雷德·布洛贝那(Manfred Blobner)等的研究中 0.3 mg/kg GW280 430A 无显著的血流动力学影响;0.5 mg/kg 时,10 例中有 2 例出现一过性的(>30%)动脉血压(MAP)下降;0.7 mg/kg 时,10 例中有 5 例出现一过性的(>30%)MAP 下降。一般来说,血压下降出现在诱导后 1 min 左右,与肌肉松弛药起效有关,且具有自限性(2 min),下降持续 30 s 后血压逐渐恢复。

(三) 注意事项

少数高敏患者可出现面色潮红、组胺释放作用,同时血压降低。

三、CW002(AV002)

CW002 是近年研制的一种超短效非去极化肌肉松弛药 GW280 430A (AV430A)的化学结构类似物,其化学结构式(图 27-2)。

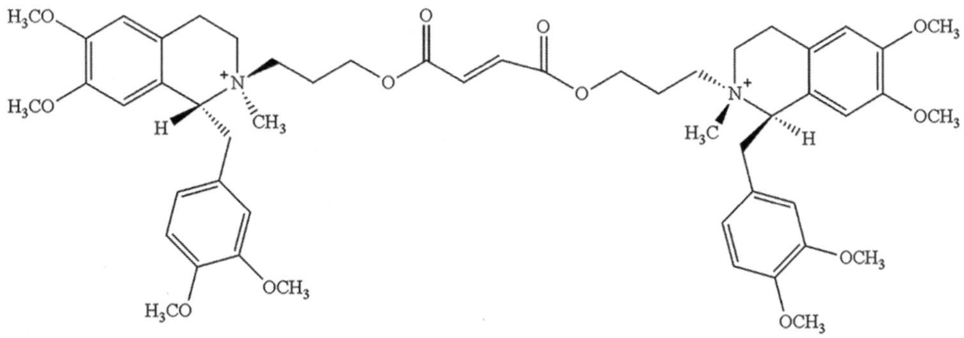

图 27-2 CW002 的化学结构式

(一) 药理作用

CW002 是一种全新的,起效快,中短时效的非去极化肌肉松弛药,即非卤代的对称的苯甲基异喹啉反丁烯二酸二酯复合物。可用于气管插管和麻醉维持，在手术中维持骨骼肌的松弛，能被半胱氨酸所拮抗。

CW002 经许多动物实验证实其起效快，中短作用时效。马修斯（Matthew）等在猕猴中进行了一系列 CW002 的研究，研究结果确定猕猴的 ED_{95} 为 0.049 mg/kg。0.15 mg/kg（约 3 倍 ED_{95}）起效时间为（54±4）s，其临床和总的时效分别为（19.1±1.2）min 和（30.5±2.2）min。萨瓦罗斯（J. J. Savarese）测定的 3 倍 ED_{95} 产生 100％阻滞大约需 60 s。不像 GW280 430A 的效应时间极短，CW002 效力大概相当于 GW280 430A 的 3 倍，同时具有起效快，效应持续时间也比 GW280 430A 长 3 倍。一个理想的超短效非去极化肌肉松弛药起效时间为 60～90 s，维持 10 min 达到满意的插管条件，CW002 的起效和作用时间足够满足临床插管需要，满足此条件的剂量为 0.15 mg/kg（约 3 倍 ED_{95}）。马修斯（Matthew）等在 8 只猕猴中的研究，显示了即使长时间（34～184 min）持续静脉输注 CW002 后，也没有累积的神经肌肉阻滞效应。

在任何一只受试动物，给予任何研究剂量后都没有观察到面部发红或者气道压力增加的情况。萨瓦罗斯（J. J. Savarese）研究也表明猫给予 0.8 mg/kg（40 倍 ED_{95}）时，没有观察到组胺释放的信号。

四、TAAC3

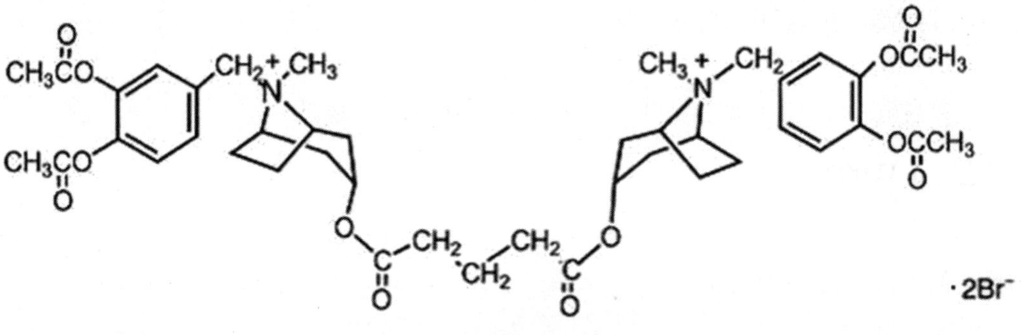

图 27-3　TAAC3 的化学结构式

TAAC3 是较 G-1-64 更有临床应用前景的托品二酯衍生物，其化学结构式（图 27-3）。目前已进入临床前试验。盖尔默克（Gyermek）等对鼠、兔、豚鼠、猫、猪、狗和猴进行了 TAAC3 与罗库溴铵在效价、起效速度、不良反应等方面的比较研究，发现根据动物种类不同，其 ED_{95} 为 90～425 μg/kg，起效时间更快，为 0.8～1.0 min，恢复指数更短，为0.6～1.1 min，持续时间也更短，为 1.8～3.5 min。

在猫和狗的实验中其起效甚至能和琥珀胆碱媲美。他们认为 TAAC3 快速起效不能用低效价进行解释，而与某些药物动力学因素有关。1 倍 ED_{50} 的TAAC3 无心脏迷走神经阻滞作用，

但是更大剂量能使鼠、豚鼠、猫特别是猪出现轻度心率加快、血压升高。另有报道 5～10 倍 ED_{90} 的 TAAC3 使狗产生了明显血压下降，但与组胺释放无关。

第二节　新拮抗药

一、罗库溴铵和维库溴拮抗药——氯更葡糖钠

氯更葡糖钠(sugammadex,Org25969),是一种经修饰的γ环糊精,以合成性环糊精为基质的宿主的分子,呈水溶性,结构上属于环糊精家族,分子结构见图 27-4。

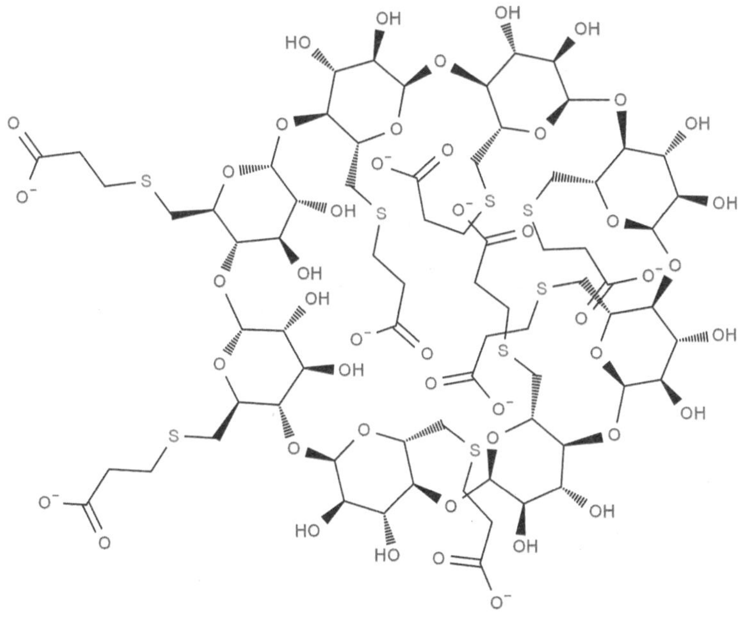

图 27-4　氯更葡糖钠的化学结构式

氯更葡糖钠可能是一种较为理想的非去极化肌肉松弛药拮抗药。随着氯更葡糖钠逐渐商品化,也会大大地改变临床麻醉的现状。氯更葡糖钠能够逆转罗库溴铵的不同阻滞深度,可安全应用于老年和小儿患者,能够安全应用于肺部疾患、肾功能损害、心脏疾病患者非心脏手术,以及无明显肝损的肝脏疾病患者。如果给予肌肉松弛药后发现患者属困难插管,可以让患者肌肉松弛作用迅速终止,维持正常自主通气,保证患者的安全,使困难插管不再成为危及患者生命的可怕局面,肌肉松弛药作用能够及时终止。

进一步、大样本的临床验证,同样显示氯更葡糖钠能够迅速、完全、有效地拮抗氨基甾类肌肉松弛药的深度神经肌肉传导阻滞作用,将为我们更加安全、有效地使用肌肉松弛药提供重要的保证,就能够真正地实现快通道麻醉。

二、新型苄异喹啉类肌肉松弛药拮抗药——半胱氨酸

半胱氨酸(cystein)作为 CW002 的肌松拮抗剂,起效快,安全性高。L-半胱氨酸,成人中

的一个非必需氨基酸，在早产儿中是必需的，使蛋氨酸转换为半胱氨酸途径的不完全酶。因此在早产儿，经常静脉给予最高剂量达 77 mg /(kg · d)的 L-半胱氨酸以提供肠外营养。成人和儿童，乙酰衍生物(*N*-乙酰 L-半胱氨酸)已经用于治疗各种各样的疾病情况(器官缺血/再灌注，肝肾损伤，可卡因和苯丙胺的毒性，以及精神疾病)，能有效增加谷胱甘肽产生和增强抗氧化能力。目前，口服和静脉应用的 *N*-乙酰半胱氨酸制剂(Acetdote)已经通过美国食品和药物管理局批准用于治疗急性对氨基酚毒性。

半胱氨酸作为 CW002 的肌松拮抗剂，起效快，安全性高。彼德(Peter)等的研究以猕猴中的自发复苏作为对照组，比较了给予半胱氨酸与新斯的明对于 CW002 的拮抗效应。结果表明外源性的半胱氨酸和谷胱甘肽能够在 3 min 内拮抗 3 倍 ED_{95} 剂量的 CW002 引起的神经肌肉阻滞效应，无论是 CW002 被给予后 1 min 或者在出现第一个逆转颤搐信号时。相比较而言，出现第一个颤搐信号时传统给予新斯的明在将近 10 min 后才表现出拮抗作用，并且在给予肌肉松弛药 1 min 后应用新斯的明对于神经肌肉阻滞效应持续时间没有显著影响。

萨瓦罗斯(Savarese)等研究中，用不同剂量半胱氨酸拮抗 0.15 mg/kg(约 3 倍 ED_{95}) CW002，并同自发恢复以及新斯的明和阿托品(50/3 μg/kg)进行比较。研究结果显示，给予半胱氨酸可以减少从给予 0.15 mg/kg CW002 后恢复的时间，并且呈剂量相关性。

三、Calabadion

2013 年美国麻省总医院霍夫曼等人报道了他们研制成功对甾类和苄异喹啉类肌肉松弛药均有拮抗作用的葫芦脲家族无环化合物 Calabadion。研究观察到大鼠静注罗库溴铵 3.5 mg/kg 后(12.3±1.1) min 自主呼吸恢复，(16.2±3.3) min TOFr 恢复到 0.9，静注罗库溴铵后静注新斯的明(0.06 mg/kg)和格隆溴铵(0.012 mg/kg)(4.6±1.8) min TOFr 恢复到 0.9，静注罗库溴铵后静注 Calabadion(90 mg/kg)，(15±8) s 自主呼吸恢复，(84±33) s TOFr 恢复到 0.9；静注顺阿曲库铵(0.6 mg/kg)后(8.7±2.8) min 自主呼吸恢复，(9.9±1.7) min TOFr 恢复到 0.9，静注顺式阿曲库按后静注同样剂量的新斯的明和格隆溴铵，(2.8±0.8) min 自主呼吸恢复，(7.6±2.1) min TOFr 恢复到 0.9，静注顺式阿曲库按后静注 Calabadion(150 mg/kg)，(43±13) s 自主呼吸恢复，(87±16) s TOFr 恢复到 0.9。静注 Calabadion 后不引起心率、心律、血压和血液 pH 的改变，1 小时内静注的 Calabadion 经尿排出。结果显示 Calabadion 是一个新型甾类和卞异喹啉类肌肉松弛药的特效拮抗剂。

第三节　临床应用进展

一、肌肉松弛药的使用方法

（一）如何计算全麻诱导插管剂量的争议

1. 不同体重计算公式对肌松效应的影响

净体重(男性，kg)＝[1.10×实际体重(kg)]－128×实际体重^2/[身高(cm)]^2

净体重(女性,kg)=[1.07×实际体重(kg)]−148×实际体重^2/[身高(cm)]^2

李继庆等研究观察了按净体重和实际体重给予维库溴铵的量效关系,结果表示肥胖患者中,按净体重给予2倍ED_{95}的维库溴铵,其起效时间并不因给药量减少而延长,与按实际体重给药相比,相同时间内同样能满足气管插管。而且肌松维持时间明显缩短,有助于避免术后肌肉松弛药残余作用,尤适用于短小手术的肥胖患者。同时肌肉松弛药用量也明显减少。而按实际体重给予维库溴铵的肌松持续时间显著延长。这一结果与田阿勇等的研究结果相似。

相同BMI的人可能由于其身体组成和脂肪分布不同而肌肉松弛药药效学不同。肥胖因素导致维库溴铵肌松持续时间延长的机制可能有多种。机体的成分大致可分为瘦体质量和体脂,其中瘦体质量变化较小,体脂变化大。肥胖患者如按实际体重给予肌肉松弛药,则给药量相对偏大,所以肌松持续时间延长。维库溴铵为高度水溶性,不溶于体脂,导致成年肥胖患者按实际体重给予肌肉松弛药后药物浓度升高,从而肌松持续时间延长。血胆脂醇过多也是导致维库溴铵肌肉松弛作用恢复延迟的原因。

肥胖患者的术后肌肉松弛药残余发生率比非肥胖麻醉患者要高(33% vs. 26%)。肥胖者药物分布容积较大,因此肌肉松弛药用量不应该根据患者实际体重计算,因为这种计算出的剂量可能导致起效延迟,引起药物的相对过量。因此,有研究表明肥胖患者可以按照校正体重(corrected body weight,CBW)计算剂量。CBW=IBW+0.4×(总体重−IBW)。

2. 按体表面积给药对肌松效应的影响

早在19世纪末年,生理学家沃伊特(Voit)等发现虽然不同种类的动物每千克体重单位时间内的散热量相差悬殊,但如折算成每平方米体表面积的散热量,则基本一致。长期以来人们都是按千克体重计算剂量,但研究发现血药浓度与体表面积基本成正比。很多研究指出:基础代谢率、热量、肝肾功能、血药浓度、血药浓度-时间曲线的曲线下面积(AUC)、肌酐(Cr)、肌酐清除率、血液循环等都与体表面积基本成正比,因此按照动物体表面积计算药物剂量比体重更为合理。应该说,这是一种理想化的推论。在目前一些药物根据体重计算药物剂量存在较大个体差异的前提下,我们可以把当前这种计算方法当做一种重要的参考。

国内较常应用的体表面积计算公式:

$S_{男}$=0.005 7×身高(cm)+0.012 1×体重(kg)+0.088 2

$S_{女}$=0.007 3×身高(cm)+0.012 7×体重(kg)−0.210 6

上海交通大学医学院附仁济医院研究采用累积剂量法建立了老年患者中顺阿曲库铵按体表面积给药的量效曲线,得出其体表面积的ED_{95}为1 836 μg/m^2。有类似的研究采用按体表面积单次剂量给药法,计算所得的ED_{95}为1 800 μg/m^2,与仁济医院研究结果相似。研究中所观察到的顺阿曲库铵按体表面积给药和按实际体重给药相比,给药剂量、起效时间、T_1恢复到25%的时间、T_1恢复到75%的时间、T_1恢复到90%的时间、TOF70、TOF90以及RI都没有显著差异性,但可以观察到与按实际体重相比,按体表面积给药组的给药剂量的平均值较小,但没有统计学差异,同时给药剂量、T_1恢复到25%的时间、T_1恢复到75%的时间、T_1恢复到90%的时间以及TOF70的标准差较小,提示按体表面积给药可能减少肌松效应的个体差异。同时发现性别对于按实际体重和按体表面积,单次静脉给予顺阿曲库铵后肌松效应并无显著影响，其机制是否与其特殊的霍夫曼消除方式或者其他原因有关尚需进一步研究。

研究结果表示在 BMI 值 18～25 正常范围中的老年患者中，按体表面积给予顺阿曲库铵的方式在临床上是可行的。而按照体表面积给予顺阿曲库铵是否可以减少年龄、胖瘦等因素对于肌肉松弛药的肌松效应产生的影响，以及按照体表面积给予其他肌肉松弛药是否可以减少个体阻滞时效差异，根据这样一种思路需要进一步研究。

（二）对靶控输注肌肉松弛药的认识

靶控输注系统中有肌肉松弛药的药代动力学/药效动力学模型（PK/PD 模型），选择肌肉松弛药种类后，输入患者年龄、性别和体重等数据，设定血浆或效应室靶浓度。系统启动后将以设定的靶浓度自动调整输注速率。

肌肉松弛药开环靶控输注是持续监测拇内收肌诱发颤搐反应，按临床需要的肌肉松弛药阻滞程度人工调整靶浓度。在麻醉诱导阶段和维持阶段分别设定合适的血浆或效应室靶浓度，诱导期可以获得近似静脉注射肌肉松弛药的起效时间，维持期能保持较稳定的预定肌松程度，停止输注后肌肉松弛药作用消除快捷，但个体患者的 PK/PD 不会完全符合群体 PK/PD，术中也有众多因素影响肌肉松弛药的 PK/PD，开环靶控输注肌肉松弛药不可避免存在偏差。而且不同手术以及手术的不同阶段所需肌松程度也不相同。强调施麻醉者需结合临床情况和肌肉松弛药效应监测结果对靶浓度进行必要的调整，才能保证使用肌肉松弛药的安全性和有效性，并尽可能接近个体化用药。

闭环反馈控制输注是将患者的基本信息、选用肌肉松弛药和拟达到肌松程度的指令输入具有闭环反馈控制输注功能的注药泵。用 TOF 方式透皮刺激近腕尺神经，诱发拇内收肌颤搐反应的位移、加速度或肌电信号反馈到注药泵并识别肌松程度，如肌松程度高于指令水平，注药泵自动加速；如肌松程度低于指令水平，注药泵自动减速甚至暂停注药。加深或减浅肌松程度只需调整对肌松程度的指令，肌肉松弛药注药速率随即改变。用监测获得的信号控制输注速率，形成闭环系统，使肌松程度维持在指令水平。闭环反馈控制输注使肌肉松弛药给药过程自动达到指令要求，肌肉松弛药阻滞过程更加稳定，但肌肉松弛药达到深阻滞状态（PTC ＜2）的闭环反馈控制输注系统尚有待进一步研发。

闭环反馈控制输注系统由神经肌肉阻滞监测仪、控制器和注药泵组成。控制器是关键部分，根据控制器工作原理可分为开/关模式控制、PID 控制、模糊逻辑控制、多重预测控制和药物模型控制等闭环反馈控制输注系统。更新型的闭环反馈控制麻醉药物的输注方法仍在不断研发过程中，以期获得智能化更高，更能自动适应不同生理病理状态以及个体差异的控制器，使麻醉过程更安全、有效和简便。

二、危重患者与肌肉松弛药

脓毒症患者，用去极化肌肉松弛药易引起严重的高钾血症，而对甾类和苄异喹啉非去极化肌肉松弛药则敏感性下降。研究证明标准剂量的顺阿曲库铵的起效时间减慢，而且作用减弱，对严重脓毒症患者应加大剂量，但机制尚不清楚。脓毒症患者并发 ARDS 的患者，机械通气时应用肌肉松弛药尚有争议，但 2009 年加拿大 39 个 ICU168 例 H_1N_1 感染的危重患者的一项前瞻性研究中指出,28%持续低氧的患者,在接受辅助通气期间使用肌肉松弛药,肌肉松弛药能降低氧耗、改善氧合、减少呼吸做功、增加胸壁顺应性、降低炎性介质的释放、避免过度通气、防止人机不同步并且有助于肺复张的治疗。2010 年帕帕(Papazian)等报道肌肉松弛药用于 ARDS 患者的机械通气,可改善氧合,减少呼吸机相关性肺损伤,但也可能导致肌肉软弱。有报道 ICU 中应用肌肉松弛药并不影响死亡率。近年文献指出 ARDS 患者的机械通气时,短期应用顺阿曲库铵不增加气压伤、肌肉软弱和死亡率的风险。

三、气腹腹腔镜手术时需用深度肌松

腹腔镜手术需行二氧化碳气腹,上腹部手术气腹压力常用 12～15 mmHg,下腹部手术需 10～12 mmHg,气腹压力高低决定对呼吸、循环和炎性因释放的影响。麻醉和肌松程度与气腹压力及对机体影响直接相关,较低的腹内压(<12 mmHg),以减少腹内脏器缺血-再灌注损伤和全身炎症反应以及对腹壁的压力伤。Anne 等研究发现在适当的肌松程度下,8 mmHg 的气腹压力下也能顺利完成手术。其中,深肌松组完成手术的比例是 60%,而中等深度组比例降至 35%。

腹腔镜手术时应达较深肌松程度是 PTC＝1 或 2,或 TOF＝0。在较深的肌松状态下,可以完成普外科、心胸外科、神经外科、眼科、显微外科及腹腔镜等手术。采用深肌松后改善了外科操作条件,降低了气腹压力,尤其是在行腹腔镜后腹膜手术改善更明显,影响更小。研究表明深肌松可显著提高手术野的评分,为外科手术创造更好条件

四、结语

虽然人们致力于研究新的肌肉松弛药和新肌肉松弛药的拮抗药,但是还是不能满足临床理想肌肉松弛药的要求,GW280 430A 及其拮抗药也研究多年,至今还未上市,是否能达到临床要求标准尚属疑问。氯更葡糖钠能快速逆转罗库溴铵和维罗库溴铵的肌松效应,但也有一定局限性。因此,肌肉松弛药和新型肌肉松弛拮抗药的研制仍需不断努力,任重道远。

(怀晓蓉　宋建纲　闻大翔)

参考文献

1 Michalek-Sauberer A, Nicolakis EM, Vizi ES, Gilly H. Effects of SZ1677, a new non-depolarizing steroidal neuromuscular blocking drug, and rocuronium on two laryngeal muscles and the anterior tibial muscle in guinea pigs. Acta Anaesthesiol Scand. 2006 Apr;50(4):481 - 487.

2 Vizi ES, Tuba Z, Mahó S, Foldes FF et alA new short-acting non-depolarizing muscle relaxant (SZ1677) without cardiovascular side-effects. Acta Anaesthesiol Scand. 2003 Mar;47(3):291 - 300.

3 Belmont MR, Savard P, et al. AV002: A Promising Cysteine-Reversible Intermediate Duration Neuromuscular Blocker in Rhesus Monkeys. Anesthesiology 2007;107:A986.

4 Savarese JJ, Belmont MR, Savard PR, et al. The Dose-Response for Immediate Reversal of AV002 by Cysteine in the Rhesus Monkey. Anesthesiology 2008;109:A1403.

5 Kopman AF, Klewicka MM, Neuman GG. Reexamined: The recommended endotracheal intubating dose

for nondepolarizing neuromuscular blockers of rapid onset. AnesthAnalg,2001,93(4):954 - 959.

6 Belmont MR,Pressimone VJ,Savarese JJ,et al. AV002: Infusion Recovery Times Are Not Affected by Duration of Infusion in Rhesus Monkeys. Anesthesiology 2008;109:A365.

7 Savarese JJ,Belmont,MR,et al. The New Intermediate-Duration Nondepolarizing Relaxant AV002 Has High Autonomic Safety in the Cat. Anesthesiology 2007;107:A984.

8 Savard P,Belmont MR,et al. Comparative Reversal of AV002 with Cysteine and Glutathione Versus Neostigmine in Rhesus Monkeys. Anesthesiology 2007;107:A987.

9 Sunaga H,Malhotra JK,Savarese JJ,et al. Dose Response Relationship for Cysteine Reversal of the Novel Muscle Relaxant AV002 in Dogs. Anesthesiology 2007;107:A983.

10 Caldwell JE. The continuing search for a succinylcholine replacement. Anesthesiology,2004,100(4): 763 - 764.

11 Boros EE, Bigham EC, Boswell GE, et a1. Bis-and mixed-tetrahydroisoquinoliniumchlorofumarates: new ultra-short-acting nondepolarizing neuromuscular blockers. J Med Chem,1999,42(2):206 - 209.

12 Heerdt PM, Malhotra JK, Pan BY, et al. Pharmacodynamics and cardiopulmonary side effects of CW002, a cysteine-reversible neuromuscular blocking drug in dogs. Anesthesiology, 2010, 112(4): 910 - 916.

13 Savarese JJ, Belmont MR, Cohn DL, et al. Some SAR among IsoquinoliniumFumarateDiesters Leading to the Identification of AV002. In: ASA Meeting,2007,107:A386.

14 Lien CA, Savard P, Belmont M, et al. Fumarates: Unique nondepolarizing neuromuscular blocking agents that are antagonized by cysteine. J Crit Care,2009,24(1):50 - 57.

15 Naguib M, Brull SJ. Update on neuromuscular pharmacology. CurrOpinAnaesthesiol,2009,22(4): 483 - 490.

16 Sunaga H, Malhotra JK, Yoon E, et al. Cysteine Reversal of the Novel Neuromuscular Blocking Drug CW002 in Dogs: Pharmacodynamics, Acute Cardiovascular Effects, and Preliminary Toxicology. Anesthesiology,2010,112(4):900 - 909.

17 Belmont MR, Savard P, Cross WM, et al. The Hemodynamic Profile of Increasing Doses of AV002 in Rhesus Monkeys. In: ASA Meeting,2007,107:A387.

18 Heerdt PM, Malhotra JK, Pan BY, et al. Cardiopulmonary Effects of the Novel Neuromuscular Blocking Drug AV002 in the Dog. In: ASA Meeting,2007,107:A983.

19 Valentine CJ, Puthoff TD. Enhancing parenteral nutrition therapy for the neonate. NutrClinPract, 2007,22(2):183 - 193.

20 Zlotkin SH, Bryan MH, Anderson GH: Cysteine supplementation to cysteine-free intravenous feeding regimens in newborn infants. Am J ClinNutr,1981,34(5):914 - 923.

21 Marenzi G, Assanelli E, Marana I, et al. *N*-acetylcysteine and contrast-induced nephropathy in primary angioplasty. N Engl J Med,2006,354(26):2773 - 2782.

22 Zuin R, Palamidese A, Negrin R, et al. High-dose*N*-acetylcysteine in patients with exacerbations of chronic obstructive pulmonary disease. Clin Drug Investig,2005,25(6):401 - 408.

23 Kortsalioudaki C, Taylor RM, Cheeseman P, et al. Safety and efficacy of*N*-acetylcysteine in children with non-acetaminophen-induced acute liver failure. Liver Transpl,2008,14(1):7 - 8.

24 Schaller G, Pleiner J, Mittermayer F, et al. Effects of*N*-acetylcysteine against systemic and renal hemodynamic effects of endotoxin in healthy humans. Crit Care Med,2007,35(8):1869 - 1875.

25 Karila L, Gorelick D, Weinstein A, et al. New treatments for cocaine dependence: A focused review. Int J Neuropsychopharmacol,2008,11(3):425 - 438.

26 Ng F, Berk M, Dean O, et al. Oxidative stress in psychiatric disorders: Evidence base and therapeutic implications. Int J Neuropsychopharmacol,2008,11(6):851 - 876.

27 Sunaga H, Malhotra JK, Savarese JJ, et al. Dose Response Relationship for Cysteine Reversal of the Novel Muscle Relaxant AV002 in Dogs. In: ASA Meeting,2008,109:A364.
28 Sunaga H, Malhotora JK, Savarese JJ, et al. Cardiovascular Effects of Cysteine Used for Reversal of Novel Neuromuscular Blocking Drugs in Dogs. In: ASA Meeting,2008,109:A367.
29 Hallberg D, Soda M: Hepatic blood flow changes following intravenous infusion of various single amino acids in dogs. 3. ActaChirScand,1974,140:388 - 390
30 Martyn JA, Richtsfeld M. Succinylcholine-induced hyperkalemia in acquired pathologic states: etiologic factors and molecular mechanisms. Anesthesiology,2006,104(1):158 - 169.
31 Narimatsu E, Niiya T, Kawamata M, et al. Sepsis stage dependently and differentially attenuates the effects of nondepolarizing neuromuscular blockers on the rat diaphragm in vitro. AnesthAnalg,2005,100(3):823 - 829, table of contents.
32 Liu X, Kruger PS, Weiss M, et al. The pharmacokinetics and pharmacodynamics of cisatracurium in critically ill patients with severe sepsis. Br J ClinPharmacol,2012,73(5):741 - 749.
33 Liu L, Min S, Li W, et al. Pharmacodynamic changes with vecuronium in sepsis are associated with expression of α7-and γ-nicotinic acetylcholine receptor in an experimental rat model of neuromyopathy. Br J Anaesth,2014,112(1):159 - 168.
34 Murphy GS, Szokol JW, Avram MJ, et al. Postoperative Residual Neuromuscular Blockade Is Associated with Impaired Clinical Recovery. Anesthesia & Analgesia,2013,117(1):133 - 141.
35 Kumar A, Zarychanski R, Pinto R, et al. Critically ill patients with 2009 influenza A(H_1N_1) infection in Canada. JAMA 2009;302(17):1872 - 1879.
36 Papazian L, Forel JM, Gacouin A, Neuromuscular blockers in early acute respiratory distress syndrome. N Engl J Med. 2010 Sep 16;363(12):1107 - 1116.
37 Warr J, Thiboutot Z, Rose L, et al. Current therapeutic uses, pharmacology, and clinical considerations of neuromuscular blocking agents for critically ill adults. Ann Pharmacother. 2011 Sep;45(9):1116 - 1126.
38 W, Alshahrani M, Jaeschke R, et al. Neuromuscular blocking agents in acute respiratory distress syndrome: a systematic review and meta-analysis of randomized controlled trials. Crit Care. 2013 Mar 11;17(2):R43.
39 Matsuzaki S, et al. Impact of intraperitoneal pressure of a CO_2 pneumoperitoneum on the surgical peritoneal environment. Hum Reprod. 2012 Jun;27(6):1613 - 1623.
40 Lindekaer AL, et al. Deep neuromuscular blockade leads to a larger intraabdominal volume during laparoscopy. J Vis Exp. 2013 Jun 25;(76):e50045.
41 吴新民. 特殊患者肌肉松弛药物的选择. 中华医学杂志,2013,93(37):2929 - 2930.
42 Anne K et al. Surgical space conditions during low-pressure laparoscopic cholecystectomy with deep versus moderate neuromuscular blockade: a randomized clinical study. Anesth Analg. 2014 Nov;119(5):1084 - 1092.
43 Anne K et al. Optimized surgical space during low-pressure laparoscopy with deep neuromuscular blockade. Dan Med J. 2013 Feb;60(2):A4579.
44 Martinl et al. Evaluation of surgical conditions during laparoscopic surgery in patients with moderate vs deep neuromuscular block. British Journal of Anaesthesia. 2014;112(3):498 - 505.

附录1　肌肉松弛药合理应用的专家共识(2013)

中华医学会麻醉学分会

随着全身麻醉的增加,肌肉松弛药应用明显增多,以及临床应用肌肉松弛药的种类增加和经验积累,有必要对《肌肉松弛药合理应用的专家共识(2009)》进行修订,以指导更合理和安全地应用肌肉松弛药。

一、使用肌肉松弛药的目的

(1) 消除声带活动顺利完成气管内插管。

(2) 满足各类手术或诊断、治疗对肌松的要求。

(3) 减弱或终止某些骨骼肌痉挛性疾病引起的肌肉强直。

(4) 消除患者自主呼吸与机械通气的不同步。

二、肌肉松弛药的合理选择

(一) 置入喉罩或气管插管

(1) 选用起效快和对循环功能影响小的肌肉松弛药,缩短置入喉罩或气管内插管时间,维护气道通畅、防止反流误吸,降低诱导期血流动力学变化。

(2) 起效最快的肌肉松弛药是琥珀胆碱和罗库溴铵。婴幼儿诱导期应用琥珀胆碱后短时间内追加琥珀胆碱有可能引起重度心动过缓,严重者可引起心搏骤停。琥珀胆碱引起的不良反应较多,应严格掌握其适应证和禁忌证。

(3) 用非去极化肌肉松弛药置入喉罩其剂量为1~2倍ED_{95},气管内插管剂量为2~3倍ED_{95},增加剂量可在一定程度上缩短起效时间,但会相应地延长作用时间及可能增加不良反应。

(4) 常用肌肉松弛药ED_{95}及气管内插管剂量、追加剂量、起效时间和临床作用时间(附表1-1,附表1-2)。

(二) 全麻维持期

(1) 根据手术对肌松程度的要求,应该相应地调整肌松深度;肌肉松弛药的追加时间和剂量应根据肌肉松弛药特性、患者病理生理特点、手术对肌松的需求及药物的相互作用而定。

(2) 选用中、短时效非去极化肌肉松弛药有利于肌松程度的及时调节及神经肌肉传导功能较快恢复。

(3) 应注意吸入麻醉药与非去极化肌肉松弛药有协同作用,吸入麻醉药维持麻醉时,应适当延长追加非去极化肌肉松弛药的时间和减少其剂量。

附表 1-1 常用肌肉松弛药的 ED_{95} (mg/kg)

肌肉松弛药	新生儿	婴幼儿	儿童	成人
琥珀胆碱	0.625	0.729	0.423	0.30
米库氯铵		0.065	0.103	0.07
阿曲库铵	0.226	0.226	0.316	0.23
顺阿曲库铵		0.043	0.047	0.05
罗库溴铵		0.225	0.402	0.30
维库溴铵	0.047	0.048	0.081	0.05
泮库溴铵		0.052	0.062	0.07

表内数据是 N_2O/O_2 静脉麻醉时肌肉松弛药 95%有效剂量。

附表 1-2 常用肌肉松弛药剂量和时效

肌肉松弛药	气管插管剂量(mg/kg)	起效时间(min)	临床作用时间(min)	追加剂量(mg/kg)
琥珀胆碱	1.0～1.5	0.75～1.00	7～11	0.5～1.0
米库氯铵	0.20～0.25	2～3	15～20	0.05
阿曲库铵	0.5～0.6	2～3	30～45	0.10
顺阿曲库铵	0.15～0.20	1.5～3.0	45～68	0.02
罗库溴铵	0.6～1.0	1.0～1.5	36～53	0.10
维库溴铵	0.1～0.2	1.5～3.0	41～44	0.02
泮库溴铵	0.08～0.12	2.9～4.0	86～100	0.02

表内数据是在静脉麻醉时的剂量和时间。因吸入麻醉药与肌肉松弛药的协同作用,吸入麻醉时其临床作用时间将延长。建议吸入麻醉时追加剂量减少 40%,给予追加剂量的间隔时间延长。

1) 间断静脉注射肌肉松弛药:通常间隔 30 min 追加初量 1/5～1/3 的中时效非去极化肌肉松弛药,尽可能以最少量的肌肉松弛药达到临床对肌松的要求。

2) 持续静脉注射肌肉松弛药:按手术期间对肌松深度的不同要求,调整肌肉松弛药静脉注射速率。肌肉松弛药个体差异大,持续静脉注射时应监测肌力变化。可持续静脉注射短时效肌肉松弛药,应慎用持续静脉注射中时效肌肉松弛药,不宜持续静脉输注长时效肌肉松弛药。同时需注意,改变肌肉松弛药静脉注射速率到出现肌松效应的变化有一个滞后过程。

(4) 多次追加琥珀胆碱或持续静脉注射琥珀胆碱超过 30 min 以上有可能发生阻滞性质变化。

(5) 常用非去极化肌肉松弛药气管内插管剂量、追加剂量(附表 1-2),持续静脉注射速率:米库氯铵 3～15 μg/(kg·min)、阿曲库铵 4～12 μg/(kg·min)、顺阿曲库铵 1～2 μg/(kg·min)、罗库溴铵 9～12 μg/(kg·min)、维库溴铵0.8～1.0 μg/(kg·min)。

三、肌肉松弛药的相互作用

提倡麻醉全过程使用同一种肌肉松弛药,根据手术的要求给予不同的剂量。

为减少琥珀胆碱的不良反应(肌颤和术后肌痛),给予琥珀胆碱前静脉注射少量非去极化肌肉松弛药,应注意非去极化肌肉松弛药会减弱琥珀胆碱的肌松效应。

麻醉维持采用非去极化肌肉松弛药，当肌肉松弛药作用消退而不能满足关腹需求时，建议适度加深麻醉，继续给予适量同种非去极化肌肉松弛药。此时如果给予琥珀胆碱，常难以产生满意效果，甚至会出现Ⅱ相阻滞。

术中不推荐复合使用不同化学结构和不同时效的非去极化肌肉松弛药，因为后给予的肌肉松弛药的药效会出现显著改变。在复合使用多种影响肌肉松弛药作用的药物和合并某些病理生理情况时，宜在监测肌力指导下应用肌肉松弛药。

四、特殊患者肌肉松弛药的选择

（一）剖宫产孕妇

肌肉松弛药是水溶性大分子季铵化合物，较少透过胎盘类脂膜屏障。孕妇实施全麻诱导时要注意评估有无困难气道，肌肉松弛药原则上选用起效快和时效短的肌肉松弛药，并要警惕诱导期反流误吸。

（二）重症监护室患者

在我国给予重症机械通气患者肌肉松弛药的概率和剂量极低，如需应用须先给予镇静药和镇痛药，调整呼吸机通气模式和参数，如仍有自主呼吸与机械通气不同步应考虑使用肌肉松弛药，给药为小剂量间断静脉注射，追加肌肉松弛药前应有肌力已经开始恢复的客观指标。

长期使用肌肉松弛药可产生耐药性，并可引起肌肉萎缩和肌纤维溶解等严重肌肉并发症，特别是复合大剂量糖皮质激素时，以致脱机困难。

（三）肝、肾功能不全患者

肝、肾功能受损时，首先需评估脏器受损程度。肝、肾功能对肌肉松弛药消除有相互代偿作用，但肝、肾功能严重受损时应避免使用其消除主要依赖肝肾的药物。如长时效肌肉松弛药（哌库溴铵）禁忌应用于肾功能受损患者，肝功能受损时应谨慎使用主要在肝内转化（维库溴铵）或主要经胆汁排泄（罗库溴铵）的肌肉松弛药，否则可能出现时效变化，重复使用易出现蓄积作用。对肝肾功能同时严重受损患者可选用经霍夫曼降解的顺阿曲库铵，但要注意内环境改变对其霍夫曼降解的影响，以及其代谢产物（N-甲基四氢罂粟碱）经肝脏代谢，终产物经肾脏排除。

（四）新生儿和婴幼儿

小儿肌肉松弛药的 ED_{95} 与成人不同。建议新生儿和婴幼儿琥珀胆碱的气管内插管剂量分别为 2 mg/kg 和 1.5 mg/kg。所有年龄段小儿使用阿曲库铵后恢复都较快。婴幼儿顺阿曲库铵作用时间比等效剂量的阿曲库铵延长 5～10 min，短小手术时应予重视。米库氯铵在小儿起效较快，其消除半衰期比成人短，肌肉松弛作用消退较成人快，对于时间较短的手术可代替琥珀胆碱使用，但该药有明显组胺释放作用，特别是在剂量过大、静脉注射过快时。多数新生儿和婴幼儿使用标准气管内插管剂量维库溴铵可维持肌松约 1 h，而 3 岁以上患儿肌肉松弛作用只能维持 20 min 左右，因此该药对于新生儿和婴幼儿应视为长时效肌肉松弛药。婴幼儿罗库溴铵作用时间延长，但仍属于中时效肌肉松弛药。婴幼儿给予肌肉松弛药易产生心动过缓，尤其第 2 次静脉注药后，阿托品作为术前给药对婴幼儿是有益的。

（五）腹腔镜手术患者

腹腔镜手术时应达到深肌松(PTC＝1或2)，确保腹内压<12 mmHg(1 mmHg＝0.133 kPa)，以减少腹内脏器的缺血再灌注损伤和全身炎性反应以及对腹壁的压力伤，同时有利术野的显露和操作，缩短手术时间。术中深肌松应注意术后肌松残留的诊治。

五、肌肉松弛药残留阻滞作用防治

尽管临床上已广泛应用中、短时效肌肉松弛药，并对其药理作用的认识逐步深化，但术后肌肉松弛药残留阻滞作用仍时有发生，严重者可危及生命。

（一）肌肉松弛药残留阻滞作用的危害

(1) 呼吸肌无力，肺泡有效通气量不足，导致低氧血症和高碳酸血症。

(2) 咽喉部肌无力，导致上呼吸道梗阻，增加反流误吸的风险。

(3) 咳嗽无力，无法有效排出气道分泌物，引起术后肺部并发症。

(4) 颈动脉体缺氧性通气反应受抑制，引发低氧血症。

(5) 患者术后出现乏力、复视等征象。

（二）肌肉松弛药残留阻滞作用的原因

(1) 未能够根据患者病情特点，合理选用肌肉松弛药。

(2) 肌肉松弛药剂量不合理，长时间或反复多次应用中、长时效非去极化肌肉松弛药。

(3) 复合应用与肌肉松弛药有协同作用的药物。

(4) 个体差异、老龄、女性、肌肉不发达和慢性消耗患者肌肉松弛药作用时间延长。

(5) 低体温、水电解质紊乱及酸碱失衡，延长肌肉松弛药的代谢和排泄，乙酰胆碱的合成和囊泡释放受损。

(6) 肝、肾功能严重受损，导致体内肌肉松弛药代谢、清除出现障碍。

(7) 神经肌肉疾病。

（三）肌肉松弛药残留阻滞作用的评估

1. 肌张力监测仪

目前临床上应用最广泛、最便捷、也较准确的肌张力监测仪是加速度仪(TOF WATCH SX)，如4个成串刺激比(train of four ratio，TOFr)<0.9则提示存在肌肉松弛药残留阻滞作用。

2. 临床体征

(1) 清醒、呛咳和吞咽反射恢复。

(2) 头能持续抬离枕头5 s以上。

(3) 呼吸平稳、呼吸频率10～20次/min，最大吸气压≤－50 cmH_2O(1 cmH_2O＝0.098 kPa)。

(4) $P_{ET}CO_2$ 和 $PaCO_2$≤45 mmHg。

上述4项为肌松残留阻滞作用基本消除的较为可靠的临床体征。

（四）肌肉松弛药残留阻滞作用的预防

(1) 根据患者情况和手术需要，选用合适的肌肉松弛药和剂量，应给予能满足手术要求的最低剂量。

(2) 改善患者全身情况，维持电解质正常和酸碱平衡。

(3) 术毕无明确指征显示肌肉松弛药阻滞作用已完全消退，应进行肌肉松弛药残留阻滞作用的拮抗。

(4) 拔除气管内导管后，应在手术室或恢复室严密监测患者神志、保护性反射、呼吸道通畅度、肺泡通气量及氧合状态，至少 30 min，确保患者安全。

(5) 监测肌力恢复情况，注意肌肉松弛药药效的个体差异。

（五）肌肉松弛药残留阻滞作用的拮抗

1. 去极化肌肉松弛药残留阻滞作用的拮抗

去极化肌肉松弛药至今没有安全的拮抗药，因此对琥珀胆碱引起的迁延性呼吸抑制最好的办法是维持机械通气和循环稳定；同时应纠正电解质异常与酸碱失衡，尤其是纠正低钾血症，给予钙剂和利尿剂（琥珀胆碱近 10%经尿排出）；对假性胆碱酯酶功能异常者可输新鲜全血或新鲜冰冻血浆。

2. 非去极化肌肉松弛药残留阻滞作用的拮抗

(1) 胆碱酯酶抑制剂

胆碱酯酶抑制剂新斯的明可抑制乙酰胆碱酯酶，增加神经肌肉接头乙酰胆碱的浓度，竞争性拮抗非去极化肌肉松弛药的残留阻滞作用；但同时会出现肠蠕动增强、分泌物增多、支气管痉挛和心率减慢等毒蕈碱样乙酰胆碱受体兴奋的不良反应。因此，须同时应用抗胆碱药。给予新斯的明时首选格隆溴铵，在我国常用阿托品。胆碱酯酶抑制剂拮抗残留肌肉松弛作用的效果与其剂量和拮抗时机密切相关。

1) 抗时机：TOF 出现 2 个反应或开始有自主呼吸时拮抗肌肉松弛药残留阻滞作用；

2) 拮抗药剂量：新斯的明 0.04～0.07 mg/kg，最大的剂量为 5 mg，起效时间 2 min，达峰时间 7～15 min，作用持续时间 2 h。用量偏小，难以达到满意的拮抗效果，肌力恢复不完全；但新斯的明的拮抗作用有封顶效应，不能无限增加其剂量，如果已达最大剂量，再予追加，不仅不能进一步拮抗非去极化肌肉松弛药残留阻滞作用，而且会出现过大剂量新斯的明引起的肌松效应以及出现胆碱能危象（睫状肌痉挛、心律失常、冠状动脉痉挛）。因此，已经给予最大剂量新斯的明后仍有肌松残留作用时，应进行有效人工通气，认真分析影响肌肉松弛药拮抗效果的原因，采取必要的措施。

阿托品和新斯的明须同一注射器缓慢静脉注射，阿托品的剂量一般为新斯的明的半量或 1/3，需根据患者心率调整阿托品的剂量。静脉注射阿托品后10～30 s 起效，达峰时间 12～16 min（尽管注药后 8～10 min 阿托品血药浓度迅速下降，但阿托品引起心率最大变化与血药浓度无相关性，而与其组织浓度明显相关），作用持续时间可达 4～6 h，故给予拮抗药后患者心率通常会增快。

3) 拮抗药使用注意事项：

(a) 下列情况禁用或慎用新斯的明：如支气管哮喘；心律失常，尤其是房室传导阻滞，心肌缺血，瓣膜严重狭窄；机械性肠梗阻；尿路感染或尿路梗阻；孕妇；溴化物过敏等；

(b) 下列情况禁用或慎用阿托品:如痉挛性麻痹与脑损伤的小儿;心律失常,充血性心力衰竭,冠心病,二尖瓣狭窄;反流性食管炎;食管与胃的运动减弱;青光眼;溃疡性结肠炎;前列腺肥大及尿路阻塞性疾病等;

(c) 电解质异常和酸碱失衡、肾衰竭、高龄和复合应用肌松协同作用药物患者,新斯的明对肌肉松弛药残留阻滞作用的拮抗效果并不理想;

(d) 给予胆碱酯酶抑制剂拮抗肌肉松弛药残留阻滞作用后须严密监测患者的肌力恢复情况,严防出现再箭毒化,特别是给予长时效肌肉松弛药时;

(e) 凡禁用胆碱酯酶抑制剂或阿托品者,须进行有效人工通气,直至自主呼吸恢复满意。

(2) 氯更葡糖钠(sugammadex)

氯更葡糖钠是新型氨基甾类肌肉松弛药特异性拮抗剂,为修饰后的γ-环糊精。其以一个分子对一个分子的形式选择性、高亲和性地包裹罗库溴铵或维库溴铵后,经肾脏排出,不需同时配伍用抗胆碱药物。血中和组织中肌肉松弛药的浓度迅速下降,神经肌肉接头功能恢复常态。静脉注射小剂量(2 mg/kg)氯更葡糖钠能够立即逆转罗库溴铵的轻度阻滞作用,增加剂量(4 mg/kg)能够立即逆转罗库溴铵的深度阻滞作用(PTC=2);麻醉诱导给予罗库溴铵0.9 mg/kg后需立即拮抗罗库溴铵肌松效应时,静脉注射较大剂量(16 mg/kg)氯更葡糖钠,3 min内可以立即消除罗库溴铵阻滞作用,神经肌肉传导功能恢复正常。国内外安全性数据均表明,在成人、儿童、老年以及肾衰竭患者、肺部或心脏疾病患者中,氯更葡糖钠耐受性良好。氯更葡糖钠对苄异喹啉类肌肉松弛药无拮抗作用。临床应用氯更葡糖钠能够明显降低术后肌肉松弛药残留阻滞作用的发生率和显著提高罗库溴铵和维库溴铵临床应用的安全性。

六、肌力监测

(一) 应注意骨骼肌收缩力监测的患者

(1) 术中给予大剂量或多次给予非去极化肌肉松弛药患者,肌力监测能更合理指导应用肌肉松弛药,有效避免术后肌肉松弛药残留阻滞作用。

(2) 肝、肾疾病及重症肌无力患者。

(3) 神经外科、显微外科和腹腔镜手术等要求绝对无体动或深度肌肉松弛的手术患者。

(4) 术毕需要拔除气管内导管但不宜用新斯的明拮抗药的患者。

(5) 手术结束无法确定肌肉松弛药肌肉松弛作用已完全消退患者。

(二) 神经肌肉传导功能监测仪和神经刺激模式

临床常用神经肌肉传导功能监测仪有简便的神经刺激器(Nerve Stimulator)和加速度肌张力监测仪(TOF WATCH SX)。临床常用神经刺激的模式有单次颤搐刺激、4个成串刺激(TOF)、强直刺激后计数(PTC)和双短强直刺激(DBS)。PTC主要监测深度阻滞,TOF消失,但PTC>2为中度肌松,PTC≤2属深度肌松。TOF和DBS主要监测是否存在肌肉松弛药残留阻滞作用。

七、肌肉松弛药不良反应的防治

（一）琥珀胆碱的主要不良反应及其防治

1. 心律失常

出现重度窦性心动过缓或室性逸搏心律，可预防性静脉注射阿托品。婴幼儿不宜使用琥珀胆碱；

2. 肌纤维成束收缩

可引起术后肌痛。预先给予小剂量非去极化肌肉松弛药，可减弱或消除之；

3. 高钾血症

烧伤、大面积创伤、上运动神经元损伤患者可发生危及生命的高钾血症；

4. 眼内压、颅内压、胃内压升高

5. 恶性高热

6. 过敏反应

7. 禁用和慎用琥珀胆碱患者

（1）禁用琥珀胆碱患者　上、下运动神经元损伤如截瘫、偏瘫，恶性高热，假性胆碱酯酶异常的家属遗传性疾病，重度肾衰竭，长期卧床、制动，大面积烧伤，高钾血症，颅内高压，闭角型青光眼，有琥珀胆碱过敏史；

（2）慎用琥珀胆碱患者　严重感染，大面积软组织损伤，神经肌肉疾病。

（二）非去极化肌肉松弛药常见不良反应及其防治

米库氯铵和阿曲库铵大剂量及快速静脉注射时，引起组胺释放，可诱发支气管痉挛、心率增快、血压下降。诱导剂量不宜超过3倍ED_{95}，且应分次、缓慢静脉注射。

肌肉松弛药过敏反应占围术期过敏反应较高比例，应引起关注。对一种肌肉松弛药过敏的患者有可能亦对另一种肌肉松弛药产生过敏。

八、肌肉松弛药临床应用的注意事项

（1）严格掌握肌肉松弛药临床应用的适应证和禁忌证。

（2）应用肌肉松弛药前必须准备人工呼吸设备，术毕也必须进行人工呼吸直至肌肉松弛药作用消退，呼吸功能恢复正常。

（3）高度重视术后肌肉松弛药残留阻滞作用，术毕无明确指征表明肌肉松弛作用已消退，应进行肌肉松弛药残留阻滞作用的拮抗。

（4）对不能进行面罩通气的困难气道患者禁止使用肌肉松弛药，其他困难气道患者使用肌肉松弛药的原则和方法详见《困难气道管理专家共识》。

九、附件

专家组成员

欧阳葆怡（执笔）、吴新民（执笔）、庄心良、杭燕南、闻大翔、王国林、薛张纲、俞卫锋、马虹、徐世元、邓小明、刘斌、张卫、马正良、郭曲练、连庆泉、张马忠、赵晶、王庚

附录2 “肌肉松弛药合理应用的专家共识”的问与答

中华医学会麻醉学分会组织专家组完成《肌肉松弛药合理应用的专家共识》(以下简称《专家共识》)后，2009～2014 年安排相关专家在我国一定的地区进行了《专家共识》的巡讲与解读，对巡讲讨论时与会者所提出的具有普遍性的问题专家组经讨论形成共同意见，归纳如下。

一、关于非去极化肌肉松弛药残余阻滞作用与拮抗

1. 麻醉期间使用非去极化肌肉松弛药，手术结束时是否需常规拮抗?

尽管临床上已广泛应用中、短时效肌肉松弛药，并对其药理作用的认识逐步深化，但术后肌肉松弛药残余阻滞作用仍时有发生，术后残余肌肉松弛作用的危害常常被我国麻醉科医生低估了，特别是年轻的麻醉科医生。术后肌肉松弛作用残余可引起苏醒延迟、呼吸肌无力、呼吸道梗阻、缺氧性通气反应受损，进而导致缺氧、二氧化碳潴留、严重者可致残或危及生命。2009 年 9 月在上海召开中华医学会全国麻醉学术年会时，米勒(Miller RD)教授在专题报道中曾提到一项纳入 86 万余例患者的大样本研究显示，术后积极拮抗肌肉松弛药残余阻滞作用能够有效降低麻醉风险。《专家共识》建议“术毕无明确指征显示肌肉松弛药阻滞作用已完全消退，应进行肌肉松弛药残余阻滞作用的拮抗”，这里没有说明是否需“常规”拮抗，但是很明确，要求术中给予肌肉松弛药的患者，在手术结束时需认真评估是否存在残余肌肉松弛作用，如果存在残余肌肉松弛作用，必须拮抗，并要严密观察患者情况。

2. 全麻下行腹腔内手术，关腹时腹肌紧张无法关腹，为什么? 如何处理?

维持麻醉期适宜深度，防止麻醉过浅；规范使用非去极化肌肉松弛药；同时麻醉科医生还需熟悉手术的具体过程、手术不同阶段对肌松程度的要求，密切关注手术进程，主动按需调控肌松深度，判断距离准备关腹时间，选择给予肌肉松弛药的具体补充剂量和适宜的给药时机。

关腹时腹肌紧张主要与麻醉偏浅和末次补充肌肉松弛药时间过长，肌肉松弛药作用已开始消退有关。同时需注意患者肥胖，腹腔内脂肪堆积；炎症水肿或肠内气体增多致使肠腔扩张导致关腹困难，以及高热和内环境紊乱等因素。

此时可适当加深麻醉，最好用吸入麻醉；必要时补充 1/5～1/3 初始剂量的非去极化肌肉松弛药，注意不宜给予琥珀胆碱或另一种非去极化肌肉松弛药，即使是作用时间短的肌肉松弛药。肠道炎症、水肿或胀气时，应与手术医生密切合作，先把缝线穿在腹膜上，待腹肌稍松后，加压两侧腹壁，打结缝合腹膜。

3. 用新斯的明-阿托品拮抗非去极化肌肉松弛药残余作用时，因阿托品作用起效比新斯的明快，是否应该先给新斯的明，然后再给阿托品?

用新斯的明-阿托品拮抗非去极化肌肉松弛药残余阻滞作用时，《专家共识》建议“须在同

一注射器给予新斯的明和阿托品”，是由于患者对新斯的明和阿托品的反应有较大差异，如先静脉注射新斯的明，等一会再静脉注射阿托品，有的患者会出现严重的心动过缓，影响血流动力学的稳定。拮抗前如心率超过 100 次/min，可以适当减少阿托品的剂量，如心率低于 55 次/min，可以适当增加阿托品的剂量，但必须连续监测心率的变化，当心率有明显减缓趋势时，再按需静脉注射阿托品，以稳定心率。

4. 在无肌肉松弛药效应监测的情况下，术毕拮抗非去极化肌肉松弛药的最佳时机？

术毕用新斯的明拮抗非去极化肌肉松弛药效应的时机：TOF 的 T_1＝10%～20%、TOF 计数＝2～3 或开始有微弱自主呼吸。在无肌肉松弛药效应监测情况下，术毕拮抗非去极化肌肉松弛药的最佳时机应在患者开始有自主呼吸时。同时需鉴别静脉麻醉药、吸入麻醉药及麻醉性镇痛药对自主呼吸恢复的影响。

5. 术毕拮抗非去极化肌肉松弛药后效果欠佳，继续给拮抗药的剂量和间隔时间？

术毕拮抗非去极化肌肉松弛药后效果欠佳，需分析具体原因：①患者如存在酸碱失衡和电解质紊乱、肾功能障碍、高龄或同时接受肌肉松弛药协同作用的药物，用新斯的明拮抗肌松残余作用的效果常不理想；②在深肌松状态下给予胆碱酯酶抑制剂新斯的明，难以有效拮抗深度神经肌肉传导的阻滞；③拮抗药新斯的明剂量偏小可直接影响对非去极化肌肉松弛药肌松残余作用的拮抗效果；④新斯的明清除半衰期为 47～60 min，用其拮抗长时效非去极化肌肉松弛药时，因拟拮抗肌肉松弛药的清除半衰期比新斯的明清除半衰期长，不仅拮抗效果欠佳，而且还容易发生再箭毒化作用。因此需根据具体原因采取相应措施。如需继续给予新斯的明时，可在第一次给药后 5 min 左右再次给予，但总剂量不能够超过 0.07 mg/kg(成人通常不超过 5 mg)。新斯的明拮抗非去极化肌肉松弛药残余阻滞作用的封顶剂量为 0.07 mg/kg，新斯的明剂量大于 0.07 mg/kg 还会产生突触前作用，引起神经肌肉传导阻滞作用。

6. 新斯的明-阿托品拮抗非去极化肌肉松弛药的注意事项有哪些？

新斯的明属于胆碱酯酶抑制药，因胆碱酯酶活性受到一过性抑制，产生拟胆碱作用，兴奋烟碱样胆碱能受体，可逆转非去极化肌肉松弛药引起的肌肉松弛；而兴奋毒蕈碱样受体还可产生其他临床症状，包括唾液分泌增多、肠蠕动增加和心率减慢；过量时会出现胆碱能危象，大量出汗、大小便失禁、睫状肌痉挛、心律失常、甚至心跳停止；可产生中枢症状，表现语言不清、恐惧、惊厥和昏迷。剂量过大时可能会引起冠状动脉痉挛。因此，除严格掌握新斯的明使用剂量外，以下疾病禁用：①严重心动过缓，尤其是房室传导阻滞，不宜使用新斯的明。②明确诊断为缺血性心脏病(冠心病)患者手术结束时不应该给予新斯的明和阿托品拮抗残余肌肉松弛作用，应该保留气管内导管维持患者通气直至肌肉松弛药的阻滞作用完全消退。但此时需要注意给予适当镇静药和镇痛药，预防气管内导管刺激引起心率增快和血压升高对心肌的不利影响。③老年患者用新斯的明拮抗非去极化肌肉松弛药残余阻滞作用时，应首先评估患者心脏和肺部的情况，明确排除新斯的明的禁忌证后才考虑使用。关键是维持心率稳定，避免心动过速(因同时给予阿托品)或心动过缓(新斯的明与阿托品的配伍不妥)。④孕妇禁忌使用新斯的明是为避免诱发子宫肌肉收缩而发生流产。阿托品是毒蕈碱样受体阻断药。⑤用新斯的明拮抗非去极化肌肉松弛药肌松残余作用时，同时用阿托品是为减少新斯的明的毒蕈碱样作用。婴幼儿对阿托品的毒性反应极其敏感,特别是痉挛性麻痹和脑损伤的小儿,反应更强。为避免给予阿托品后患儿心率过快和由于闭汗使体热无法散发而发生高热,婴幼儿应慎用阿托品,可以用格隆溴铵替代。

7. 新斯的明拮抗后有的患者发生躁动,为什么?如何处理?

在0.04～0.07 mg/kg范围内缓慢(30～60 s)静注新斯的明,不会引起神经肌肉去极化而导致肌肉震颤和抽搐,亦不会发生躁动。拮抗后患者发生躁动需分析具体原因,全凭静脉麻醉维持期泵注丙泊酚和瑞芬太尼,同时给予非去极化肌肉松弛药,手术结束时停止泵注静脉麻醉药,患者镇静程度很快减浅,且镇痛效果亦很快减弱,当患者尚未完全清醒时拮抗非去极化肌肉松弛药肌松残余作用,患者在朦胧状态下因痛觉或其他不适(如膀胱过胀、低体温和气管内导管刺激等)的刺激可以发生躁动。手术结束时吸入麻醉药0.4 MAC时已达到清醒浓度,同样会发生上述现象。拮抗非去极化肌肉松弛药肌松残余作用时保持一定深度的镇静和镇痛,拔管前给予右美托咪定或静脉注射小剂量哌替啶能够有效缓解术后躁动,注意对患者保温亦可避免拮抗后患者发生躁动。

8. 慢阻肺患者手术结束时残余肌肉松弛药效应如何拮抗?

慢性阻塞性肺疾病(COPD)是一种呈进行性发展且具有不完全可逆气流受限为特征的肺部疾病,与慢性支气管炎和肺气肿密切相关。控制疾病继续发展和缓解症状时常用的支气管舒张药为茶碱类、抗胆碱药和β_2肾上腺素能受体激动剂。COPD患者手术结束时可以用新斯的明拮抗非去极化肌肉松弛药残余肌肉松弛作用,但重度COPD患者或病情急性加重出现喘息的患者,应慎用或不用新斯的明拮抗残余肌肉松弛作用,将患者送入SICU,待肌肉松弛药阻滞作用完全消退后,再拔出气管内导管,停止辅助呼吸。

9. 拮抗非去极化肌肉松弛药肌肉松弛作用时除了用新斯的明,还有什么更新更好的拮抗药?

氯更葡糖钠(sugammadex,γCyclodextrins,Org 25969,bridion)是一种经修饰的γ环糊精,结构上属于环糊精家族。环糊精是一组寡糖,是具有亲脂内核和亲水外端的圆柱体胶囊。氯更葡糖钠有高度水溶性和生物相容性,其亲脂内核能够结合外来分子(如罗库溴铵),形成宿主一外来分子融和复合物(即化学包裹),使血浆、组织以及神经肌肉接头处具有肌肉松弛作用的游离肌肉松弛药分子浓度急剧下降,直接消除肌肉松弛药的肌肉松弛作用,包裹了外来分子的氯更葡糖钠经肾脏排出。氯更葡糖钠能高度选择性地迅速消除罗库溴铵肌松效应,静脉注射罗库溴铵0.6 mg/kg后TOF恢复到T_2出现时给予氯更葡糖钠2 mg/kg,或重复给予罗库溴铵维持深肌松,当PTC仅为1～2时给予氯更葡糖钠4 mg/kg,仅3 min内就能恢复神经肌肉传导功能,还可避免发生再箭毒化作用;静脉注射罗库溴铵1.2 mg/kg后,即刻给予氯更葡糖钠16 mg/kg,亦能够立即消除罗库溴铵的肌肉松弛作用。氯更葡糖钠也能包裹维库溴铵分子,消除其肌肉松弛作用,但不能包裹苄异喹啉类肌肉松弛药分子,因此对阿曲库铵和顺阿曲库铵无拮抗作用。氯更葡糖钠已在我国进行临床注册验证,近期将会在国内临床麻醉中应用,这将扩大肌肉松弛药应用范围,提高临床麻醉质量,增加临床麻醉的安全性。

10. 腹部手术结束时用氯更葡糖钠逆转罗库溴铵的肌松残余阻滞作用后,因病情变化,术者需立即重新开腹探查,并要求提供腹部肌松。此时如何处理?

健康成人氯更葡糖钠的消除半衰期约100 min。如用氯更葡糖钠逆转罗库溴铵的肌松效应后60 min内要求重新提供肌松条件再次开腹探查，此时罗库溴铵的诱导剂量需增加到首次诱导剂量的一倍，仍能获得相应的肌松效果，但术毕需再次用氯更葡糖钠逆转罗库溴铵肌松残余阻滞作用。此时麻醉诱导如选用苄异喹啉类肌肉松弛药（阿曲库铵或顺阿曲库铵），剂量如常，肌松效果不受此前氯更葡糖钠逆转罗库溴铵效应的影响。如此前氯更葡糖钠的剂量恰好能释放30%的被罗库溴铵分子占据的乙酰胆碱受体，监测可显示TOFr＝1.0，临床亦表现为肌肉松弛药作用基本消除的征象，但此时近70%的乙酰胆碱受体仍被罗库溴铵分子占据，起到预注剂量（priming）的作用，因此给予苄异喹啉类肌肉松弛药的起效时间会明显缩短，但维持时间不变。

11. 为什么米库氯铵不需要常规用新斯的明拮抗？

米库氯铵是非去极化肌肉松弛药，其肌肉松弛作用是以浓度优势与乙酰胆碱分子竞争终板乙酰胆碱受体的结果。新斯的明抑制胆碱酯酶的作用使终板区乙酰胆碱分子增多，与米库氯铵分子竞争终板乙酰胆碱受体时具有浓度优势，由米库氯铵产生的肌肉松弛作用减弱或消除。因此新斯的明同样能够拮抗米库氯铵的肌松效应。但是95%～99%米库氯铵被血浆假性胆碱酯酶水解，水解速率达到1.76±0.14 μmol/h，相当于琥珀胆碱水解速率的70%或88%，消除半衰期仅1.97 min。给予米库氯铵0.15 mg/kg，年轻和老年患者临床作用时间分别为(17.2±4.4) min和(22.0±5.7) min，恢复快，属于短时效非去极化肌肉松弛药，因此临床上无须用新斯的明拮抗其肌松残余作用。更重要的是由于米库氯铵被血浆假性胆碱酯酶代谢，新斯的明抑制胆碱酯酶作用后，直接影响米库氯铵的代谢。假性胆碱酯酶活性低下或由常染色体隐性遗传的假性胆碱酯酶基因异常患者，米库氯铵作用时间明显延长。用新斯的明拮抗米库氯铵的肌松效应，可以表现为肌肉松弛作用减弱或消除，但米库氯铵分子并未减少，经新斯的明消除半衰期（约60 min）后，会出现米库氯铵再箭毒化作用。由于米库氯铵作用时间短，代谢快，新斯的明会干扰米库氯铵作用时间延长时对原因的分析、判断和处理，因此临床使用米库氯铵后，不主张用新斯的明拮抗。

二、肌肉松弛药的选择与应用

12. 丙泊酚-瑞芬太尼靶控输注麻醉诱导时非去极化肌肉松弛药插管剂量是否需要调整？如何调整？

常规麻醉诱导剂量的丙泊酚对肌肉松弛药的作用无影响。瑞芬太尼是短效阿片类镇痛药，对呼吸中枢有抑制作用，但对呼吸肌和对肌肉松弛药的肌肉松弛作用无影响，靶控输注瑞芬太尼后患者会出现呼吸完全停止，这是呼吸中枢抑制的结果，气管内插管前必须给予足量（插管剂量）的肌肉松弛药，否则患者会出现明显地呛咳、损伤声带，甚至给气管插管造成困难。

13. 为避免发生琥珀胆碱的不良反应，在急诊剖宫产手术全麻诱导时用3倍ED_{95}罗库溴铵是否比用琥珀胆碱更好？

需在全麻下实施急诊剖宫产手术的产妇，麻醉诱导时应选择起效快、时效短的肌肉松弛药，主要是为了防止产妇反流误吸和对新生儿呼吸的影响。琥珀胆碱具有起效快和时效短的特点，用3倍ED_{95}罗库溴铵起效时间也可缩短到1 min左右，但需备有罗库溴铵特异性拮抗药氯更葡糖钠，才可用罗库溴铵常规替代琥珀胆碱。

14. 手术室外抢救患者行气管插管时怎么用肌肉松弛药？如发生过敏反应导致病情加重时怎么解释？

在手术室外抢救患者行气管内插管时，因患者的伤/病情不同，是否需使用肌肉松弛药难以一概而论。呼吸衰竭的患者紧急气管内插管时多数无需使用肌肉松弛药；但 2003 年“非典”患者救治时，为防止患者气管内插管时呛咳造成病原随飞沫扩散，建议气管内插管时需使用肌肉松弛药。口咽部严重损伤出血有误吸和窒息危险的患者，在吸除分泌物和血液后，可以给予肌肉松弛药后完成气管内插管。在没有禁忌时选用起效快和时效短的琥珀胆碱，但应注意在病房或急诊室，由于设备和相关条件较差，必须做好面罩通气或备用喉罩，确保患者满意的通气和氧合。实施前需和家属谈话和签字。使用肌肉松弛药后有发生过敏反应的报道，尽管发生率不高，但麻醉科医生需高度重视，一旦出现过敏征象，立即采用各项有效抗过敏措施。对发生过敏现象的解释，应在气管内插管的知情同意书中明确，并获得患者家属或医院管理部门的理解、同意和共识。

15. 在 3 岁以下的患儿诱导插管时用 TCI 丙泊酚和瑞芬太尼，未用肌肉松弛药，觉得效果还是可以的，为何还强调需用肌肉松弛药？

Erhan E. 等曾报道(Can J Anaesth 2003;50:108)成人靶控输注丙泊酚-瑞芬太尼后不用肌肉松弛药行气管插管时，下颌松弛、声门开放、喉镜窥视达到 1 级、插管时无咳嗽和无肢动的患者均达到 93%(n=15)，套囊注气无反应的患者亦达到 80%，故认为静脉输注丙泊酚和瑞芬太尼后不用肌肉松弛药能够顺利完成气管内插管，但此文未分析术后不良反应的发生率。而 Mencke T. 等(Anesthesiology 2003, 98:1049)发现在成人丙泊酚-芬太尼诱导后，给予阿曲库铵的患者插管状态优良率达到 94.6%(n=37)，不用肌肉松弛药的患者插管状态优良率仅为 66.7%(n=36)；使用肌肉松弛药组患者术后不良反应的声嘶发生率 15%，声带血肿发生率 2.5%，声带后遗症发生率 7.5%；而不用肌肉松弛药组患者术后上述 3 项不良反应发生率分别达到 40%、25%和 37.5%。因此认为静脉输注丙泊酚和瑞芬太尼后不用肌肉松弛药者气管内插管优良率明显下降，插管后咽喉部不良反应明显增加，故强调气管内插管前需使用肌肉松弛药。也有人认为静脉注射丙泊酚诱导后即使仅用 1/3 倍 ED_{95} 罗库溴铵，喉罩置入容易程度亦可得到明显提高(Naguib M, et al. Middle East J Anesthesiol. 2001,16:41)。因此，为增加插管成功率、提高插管的优良率、减少插管后不良反应的发生率，特别是气管导管对声带和呼吸道的创伤，置入喉罩和气管插管时使用肌肉松弛药是必要的。

16. 肥胖患者肌肉松弛药用量如何计算？

用体重指数(BMI)表示标准体重时，正常成年男性为 22 kg/m^2，女性为 20 kg/m^2。用 Broca 指数计算标准体重时，男性标准体重(kg)=身高(cm)－100；女性标准体重(kg)=身高(cm)－105。体重指数确认患者是否属于肥胖时，肌肉松弛药用量需按标准体重计算，必要时可借助神经刺激仪确定肥胖患者合适肌肉松弛药的剂量。

17. 肝肾功能有损害的患者选用哪种肌肉松弛药较好？罗库溴铵能用吗？

首先需了解肌肉松弛药的代谢和清除途径。超过 90%的琥珀胆碱和95%～99%的米库氯铵在血浆中被假性胆碱酯酶水解；60%～90%的阿曲库铵经霍夫曼消除和非特异性酯酶水解，10%～40%经肾脏原型排出；80%的顺阿曲库铵经霍夫曼消除，16%经肾脏原型排出；以上几种肌肉松弛药的代谢对器官依赖性很小。10%～20%泮库溴铵和30%～40%维库溴铵在肝脏代谢生成三种去乙酰产物（3-去乙酰产物、17-去乙酰产物和3、17-去乙酰产物），尚有较弱的肌肉松弛作用，85%泮库溴铵和20%～30%维库溴铵经肾脏清除；超过90%的哌库溴铵经肾脏清除。这几种肌肉松弛药的代谢和排出对器官功能依赖性较明显。超过70%罗库溴铵通过肝脏经胆汁排出，10%经肾脏清除，其代谢对肾脏的依赖性相对小一些。对于肝肾功能严重障碍且伴有严重内环境紊乱的患者，肌肉松弛药的代谢和排出过程会受到影响。因此，肝肾功能有明显损害的患者以选用药物代谢和排出对器官依赖性小的肌肉松弛药（如顺阿曲库铵）为主，罗库溴铵亦可以使用。

18. 对麻醉维持期持续输注非去极化肌肉松弛药的效果如何评价？

麻醉维持期持续静脉注射肌肉松弛药应按手术期间对肌松深度的不同要求，调整肌肉松弛药输注速率。肌肉松弛药个体差异大，持续静脉注射时应监测肌力变化。可以持续静脉输注短时效肌肉松弛药，慎用持续静脉输注中时效肌肉松弛药，不宜持续静脉输注长时效肌肉松弛药。同时需注意，改变肌肉松弛药静脉输注速率到出现肌松效应的变化有一个滞后过程。多次追加或持续输注琥珀胆碱，时间超过30 min以上有可能发生Ⅱ相阻滞。

19. 小剂量麻黄碱对顺阿曲库铵的起效时间有影响，是否影响其他肌肉松弛药的起效时间？

静脉注射小剂量麻黄碱能提高心输出量，加快外周血流速度，克服诱导药物（丙泊酚、咪达唑仑等）对心血管功能的抑制作用，使肌肉松弛药起效时间加快。此方法除能缩短顺阿曲库铵的起效时间外，对维库溴铵和罗库溴铵亦有同样效果。须注意的是麻醉诱导前1.0 min静脉注射麻黄碱的剂量为0.05～0.1 mg/kg时方能获得缩短肌肉松弛药起效时间的效果。如麻黄碱的剂量≥0.2 mg/kg，不仅心输出量增加，而且MAP和外周血管阻力指数也增加，外周血管收缩可导致肌肉血流量下降，不仅不能缩短非去极化肌肉松弛药作用起效时间，反倒会导致起效时间延长。麻黄碱缩短肌肉松弛药的起效时间有限，还可能产生一些不良反应，因此不提倡常规使用。

20. 曾遇到患者使用大剂量肌肉松弛药后肌松效果很差，为什么？

所谓“使用大剂量肌肉松弛药”应该是单次静脉注射肌肉松弛药的剂量大于或等于3倍95%有效剂量（3倍ED_{95}）。可能的原因是：①了解患者有无同时使用与肌肉松弛药有拮抗作用的药物；②是否存在可减弱肌肉松弛药效应的病理生理状态；③全身麻醉是否达到足够深度；④检查肌肉松弛药的用药剂量和给药速度；⑤检查肌肉松弛药的有效期及是否按要求保存，目前市场供应的顺阿曲库铵的说明书均注明需在2～8℃条件下遮光密封保存。上述因素均可影响肌肉松弛药的效应。

21. 剖宫产手术患者肌肉松弛药选择罗库溴铵还是米库氯铵？

全身麻醉下行剖宫产手术时选择肌肉松弛药的关注点主要是肌肉松弛药作用的起效速度和对胎儿或新生儿的影响。药物能否通过胎盘屏障进入胎儿体内受药物分子量和脂溶性影响。分子量<600 Dalton 的药物能够通过胎盘屏障进入胎儿体内。分子量较大的肌肉松弛药则不易通过胎盘屏障。常用肌肉松弛药的分子量(单位:Dalton):琥珀胆碱 397.34、维库溴铵 527.94、罗库溴铵 529.79、泮库溴铵 572.88、哌库溴铵 602.23、米库氯铵 1003、阿曲库铵1 243.5、顺阿曲库铵 1 243.5。罗库溴铵分子量虽<600 Dalton,但属于季铵碱类化合物,极性高,易溶于水,相对不溶于脂肪,细胞膜类脂成分阻止其进入细胞内,使罗库溴铵不易通过血脑屏障和胎盘屏障,故罗库溴铵基本分布于细胞外液。对于急诊全身麻醉下行剖宫产手术时,注重作用起效快可选择罗库溴铵;择期全身麻醉下行剖宫产手术时,不要求药物作用起效迅速时,选择罗库溴铵或米库氯铵都可以,各有优势。米库氯铵属短时效非去极化肌肉松弛药,静脉麻醉下给予米库氯铵 0.2 mg/kg,临床作用时间(注药后 T_1 恢复到基础值 25%的时间)约 18 min;术中如以 6~7 μg /(kg · min)的速率持续静脉输注米库氯铵,维持中度肌松状态(T_1=5%),停止米库氯铵输注后仅 13~15 min T_1 就从基础值的 5%恢复到 95%,无药物蓄积征象。

22. 体温是否影响肌松效应及胆碱酯酶的功能?

在一定体温范围内,体温升高酶的催化性能增强,体温降低酶催化性能减弱或抑制,但不会失活。最佳体温 36℃。体温升至 39℃以上,肌肉松弛药代谢加快,作用时间短,体温降至 32℃以下,肌肉松弛药代谢减慢作用时间长。

非去极化肌肉松弛药:低温延长非去极化肌肉松弛药作用时间。肌肉温度低于 35.2℃时,每降低摄氏一度,拇内收肌收缩力减少 10%~16%。为维持肌肉温度高于 35.2℃,中心温度必须保持在 36.0℃。低温增强罗库溴铵、维库溴铵、泮库溴铵、阿曲库铵、顺阿曲库铵等的肌肉松弛作用,延长时效和延缓讨退。阿曲库铵的霍夫曼消除过程在 pH 值下降时减慢,低温时阿曲库铵作用时间明显延长。霍夫曼降解和酶性分解有显著的温度依赖性,因此低温对阿曲库铵的持续作用及消退有明显影响。低体温也能影响米库氯铵的药效。

去极化肌肉松弛药:低温影响肌肉和肝肾等血流量,影响肌肉松弛药代谢、消除和酶活性和肌肉松弛药与蛋白结合,以及影响对肌肉松弛药的敏感性。尽管研究显示低温对于非去极化肌肉松弛药作用的影响要大于去极化肌肉松弛药,但对于琥珀胆碱,早期动物和体外试验都报道低温下其药效增强。有研究结果显示蛙的腹直肌从 36℃降至 30℃后,琥珀胆碱阻滞的时间延长 1 倍,同时注药后去极化动作电位幅度增加,持续时间延长,发生肌束震颤的持续时间由 20 s 延长到 2 min,认为这种变化主要是由于低温下血浆胆碱酯酶活力降低,延缓了琥珀胆碱的水解。

23. 为什么说"持续输注慎用中效肌肉松弛药"?

短时效肌肉松弛药(米库氯铵)更适于持续静脉输注,中时效肌肉松弛药(顺阿曲库铵和罗库溴铵)建议在肌松效应监测下进行持续输注,不然会存在药物积蓄,长时效肌肉松弛药不主张持续静脉输注。同时需注意,实时调控输注速率,因改变肌肉松弛药静脉输注速率到出现肌松效应有一个滞后过程。肌肉松弛药达稳态血浆浓度需 4~5 个半衰期,芬太尼等药物需 15 h 以上达稳态,因此,不能满足临床麻醉诱导和维持需要。随着输注时间延长,清除速率减慢,血药浓度逐渐升高产生蓄积作用,难以根据患者反应和手术刺激强度随时调节血药浓度。

24. 米库氯铵和小剂量顺阿曲库铵的恢复时间似乎差不多?

米库氯铵和顺阿曲库铵均是苄异喹啉类非去极化肌肉松弛药，前者属短时效，后者属中时效。2倍ED_{95}等效剂量比较时，临床有效时间米库氯铵约18 min，顺阿曲库铵约40 min。用小剂量顺阿曲库铵与米库氯铵比较恢复时间是非等效剂量比较，尽管恢复时间可以相似，但小剂量顺阿曲库铵不会达到米库氯铵的阻滞深度。小剂量非去极化肌肉松弛药可用于手术结束前30 min，能满足短时间制动和不太深的肌松要求，恢复时间亦不会延长。

三、肌肉松弛药的相互作用

25. 抗生素和肌肉松弛药使用时抗生素对肌肉松弛药的影响有哪些?

氨基糖甙类抗生素可增强非去极化肌肉松弛药的肌肉松弛作用，延长其作用时间。增强作用可发生在神经-肌肉接头前和接头后。多黏菌素具有接头前膜和后膜的双重影响效应，并可直接抑制肌肉收缩，配伍用后引起的肌肉松弛作用不能被钙离子或胆碱酯酶抑制药所拮抗，甚至会加重阻滞。

26. 使用吸入性麻醉药时候，对肌肉松弛药起效时间和恢复时间有什么影响? 各类肌肉松弛药应该如何减量?

吸入麻醉药与非去极化肌肉松弛药合用时，非去极化肌肉松弛药作用增强最明显的是异氟烷、恩氟烷和地氟烷，其次是氟烷，最弱是氧化亚氮。吸入麻醉药增强维库溴铵和阿曲库铵的作用，可使用药量减少25%。随着吸入麻醉药浓度增加，术中肌肉松弛药用量持续递减，肌肉松弛作用时间延长，但这种改变并非呈线性关系。吸入0.25 MAC异氟烷时给予罗库溴铵，TOF的T_1恢复到基础值25%所需时间比静脉麻醉时延长2倍，吸入1.0 MAC异氟烷时，则能延长3～4倍。吸入麻醉药对非去极化肌肉松弛药作用的影响与麻醉药吸入时间有关。七氟烷和地氟烷吸入约30 min后就使非去极化肌肉松弛药的作用明显增强。恩氟烷可使该肌肉松弛药的效能每小时增强9%±4%。实际上，许多吸入麻醉药都需经一定的时间，才能发挥增强肌肉松弛药作用的最佳效能。因此，临床麻醉使用吸入麻醉时，肌肉松弛药的起效时间都没有变化，而肌肉松弛作用的持续时间都有延长。

27. 针对如声带息肉等五官科时间短的手术，能否使用少量罗库溴铵(1/10—1/6)预注，之后常规使用米库氯铵诱导，以便达到起效快、恢复快的目的?

麻醉诱导时为缩短肌肉松弛药作用起效时间采用预注剂量法(priming principle)的原理是用小剂量的非去极化肌肉松弛药在预注间期占据不超过70%终板乙酰胆碱受体，理论上应该没有较明显的肌肉松弛药效应征象，之后再给予插管剂量的肌肉松弛药只需占据剩余的近30%终板乙酰胆碱受体，就能达到肌肉松弛药的最大阻滞程度，而插管剂量肌肉松弛药的起效时间明显缩短。标准给药方式是：静脉注射10%插管剂量肌肉松弛药(预注剂量)→预注间期3 min→静脉注射镇静药、镇痛药和90%插管剂量肌肉松弛药，达到肌肉松弛药最大阻滞程度时行气管内插管。

预注剂量法可用于中速或慢速起效类的肌肉松弛药，对于快速起效类肌肉松弛药(如罗库溴铵)因缩短起效时间有限，意义不大。尽管预注剂量法能够缩短插管剂量肌肉松弛药的起效时间，但预注间期较长，总诱导时间不仅没有缩短，反而延长。虽然要求预注剂量的肌肉松弛药不应引起明显的肌肉松弛药效应征象，但在预注间期患者常有眼睑下垂、复视、吞咽反射减弱、不能鼓腮超过10 s 和不能持续抬头 4 s 等症状，使患者难以接受。出现上述症状提示预注剂量的肌肉松弛药已对眼睑肌和喉部肌群产生松弛作用，使上呼吸道自主保护功能受到抑制。预注间期肺通气功能测定结果显示用力肺活量(FVC)、呼气储备容量(ERV)、1 秒用力呼气量(FEV_1)、功能残气量(FRC)和总肺活量(TLC)均有不同程度的下降，其中尤以呼气储备容量下降 19.5%～51.8%最为明显，在不吸氧的状态下，平均 SpO_2 从 96.8%下降到 93.9%。上述结果提示，预注剂量的肌肉松弛药已对肺功能产生一定抑制作用，老年患者更明显。因此，用预注剂量法时首先应向患者说明可能出现的不适感，给予小剂量镇静药物，保持患者气道通畅，必要时需进行面罩人工通气支持。急诊需立即完成气管内插管的患者、饱胃患者以及小儿和不易合作的患者不适用预注剂量法。

28. 肌肉松弛药间的相互作用问题。肌肉松弛药的给药顺序不同，药效有什么变化？

不同种类的肌肉松弛药在同一患者麻醉期间先后使用，先用肌肉松弛药的药效特性会引起后用肌肉松弛药的药效特性发生改变。

(1) 为加快静脉诱导的速度和肌松强度，先用去极化肌肉松弛药，后用非去极化肌肉松弛药。琥珀胆碱可不同程度地增强和延长筒箭毒碱、泮库溴铵、维库溴铵、阿曲库铵、米库氯铵、罗库溴铵的肌松效应。

(2) 为减弱或消除去极化肌肉松弛药肌颤搐反应，先用小剂量非去极化肌肉松弛药，后用去极化肌肉松弛药。小剂量非去极化肌肉松弛药预处理后，使继续给予的去极化肌肉松弛药的起效时间延长，阻滞程度降低，肌肉松弛作用消除时间缩短。麻醉诱导时在给予去极化肌肉松弛药前用小剂量非去极化肌肉松弛药预处理，其后给予去极化肌肉松弛药的剂量应比单独使用时增加 1 倍，才能获得去极化肌肉松弛药应有时效。

(3) 手术行将结束，非去极化肌肉松弛药作用已经开始减弱，为延长肌松效果，有主张给予琥珀胆碱者。尽管临床经验表明，先用非去极化肌肉松弛药维持术中肌松，术毕前使用琥珀胆碱并不至于产生严重问题，但研究显示给予的琥珀胆碱可能部分拮抗已经存在的非去极化肌肉松弛药的肌肉松弛作用，产生的肌肉松弛作用维持时间更短，而且有可能引起明显的琥珀胆碱Ⅱ相阻滞，因此不提倡这样的给药方案。

(4) 为调整某种肌肉松弛药的作用时间而换用另一种肌肉松弛药。先用非去极化肌肉松弛药 A，后用非去极化肌肉松弛药 B。给予非去极化肌肉松弛药 B 后的肌松效应仍表现为非去极化肌肉松弛药 A 的时效特征。需通过非去极化肌肉松弛药 A 3～6 个消除半衰期后，追加的非去极化肌肉松弛药 B 才表现自己的时效特征。

(5) 诱导时采用预注量法给予非去极化肌肉松弛药。先给非去极化肌肉松弛药 10%插管剂量(预注剂量)后给同种非去极化肌肉松弛药 90%插管剂量，90%插管剂量的非去极化肌肉松弛药起效时间明显缩短。预注量法缩短插管剂量肌肉松弛药作用起效时间的原理在于预注剂量在插管剂量之前先占据一定数量乙酰胆碱受体，使插管剂量的肌肉松弛药所要占据的乙酰胆碱受体数量明显减少，从而缩短 90%插管剂量肌肉松弛药的起效时间。

因给予预注剂量肌肉松弛药和给予插管剂量肌肉松弛药之间有2～3 min的预注间期，使总诱导时间延长。

由于肌肉松弛药之间存在着相互作用使不同种类的肌肉松弛药在同一患者麻醉期间先后使用所产生的效应呈不确定性，因此建议麻醉期间自始至终使用同一种肌肉松弛药，仅是根据手术对肌松的要求和距离拔管的时间，决定给予肌肉松弛药的剂量和间隔时间。

29. 观察过几例腹部肿瘤手术，麻醉诱导用罗库溴铵，关腹前15 min给米库氯铵0.1 mg/kg，手术结束后15～25 min就能恢复自主呼吸，这和共识建议略有不同，如何看待这个现象？

米库氯铵是短时效苄异喹啉类非去极化肌肉松弛药，成人ED_{95}＝0.07 mg/kg，静脉注射2倍ED_{95}米库氯铵的临床有效时间（注射肌肉松弛药至TOF的T_1恢复到基础值25％的时间）约18 min。静脉注射2倍或3倍米库氯铵后TOFr恢复到0.75的时间分别约28 min和36 min。此问题是用米库氯铵0.1 mg/kg（1.4倍ED_{95}）30～40 min时（关腹前15 min＋手术结束后15～25 min）自主呼吸才恢复，比静脉注射2倍或3倍米库氯铵后的恢复时间还长。此与未完全代谢的罗库溴铵分子仍占据70％以上终板乙酰胆碱受体有关。需待罗库溴铵3～5个半衰期后才会表现米库氯铵的短时效性质。此时如给予小剂量罗库溴铵（0.2倍ED_{95}）能获得短暂腹肌松弛效果，以完成关腹过程，且肌肉松弛药消除时间不会延长。

四、肌肉松弛药效应监测

30. 腹腔镜手术中，如果不常规监测，如何评判深度肌松？

《专家共识》要求腹腔镜手术时应达到深肌松（PTC＝1或2），确保腹内压＜12 mmHg，以减少腹内脏器的缺血再灌注损伤和全身炎性反应以及对腹壁的压力伤，同时有利术野的显露和操作，缩短手术时间。PTC＝1或2是用肌张力监测仪器采用PTC刺激方式后获得的数据。d'Hollander AA等（Anesth Analg. 2005，100∶1348）发现成人持续输注米库氯铵的速率为6 μg/（kg·min）时能够维持TOF计数＝2（T_1约为基础值12％）；将米库氯铵输注速率提高到17 μg/（kg·min）时能保持PTC＝2。因此腹腔镜手术中如未能监测肌肉松弛药效应时，可以通过调整米库氯铵输注速率获得近似PTC＝2的深度肌松状态，但需维持血流动力学稳定。

31. 何谓TOF计数？临床监测的意义是什么？

TOF计数（TOF计数）是用肌张力监测仪器或神经刺激器对近腕尺神经行透皮4个成串刺激（TOF），目测或触感拇内收肌诱发收缩反应的次数。TOF计数＝1表示拇内收肌对刺激有1次收缩反应，TOF计数＝2、3或4则表示拇内收肌对刺激有2次、3次或4次收缩反应。用力-位移换能器同步监测时发现，TOF计数＝1时实测TOF的T_1＝4％（中位数），TOF计数＝2、3或4时实测TOF的T_1分别为12％、24％和26％。用TOF计数监测肌肉松弛药阻滞深度，方法简单，不用预先定标，能够判断中度肌松状态（TOF的T_1显现至T_3显现），能够初步评估肌肉松弛药消除程度（TOF的T_4显现至TOFr恢复到不同程度）。但TOF计数不能评估深度肌松程度（PTC≥1，但TOF计数＝0），目测或触感过程存在一定的主观性。

五、肌肉松弛药引起组胺释放和过敏反应

32. 肌肉松弛药组胺释放反应如何处理？

阿曲库铵和米库氯铵大剂量及快速注射时，会引起组胺释放，可能诱发支气管痉挛、心率增快、血压下降。故诱导剂量不宜超过 3 倍 ED_{95}，且应分次、缓慢静脉注射。近年有文献报道罗库溴铵组胺释放反应增多。当血浆组胺浓度达到正常浓度的 10～20 倍时可导致严重的心血管虚脱。预防和处理方法：

(1) 合理掌握剂量。静脉注射阿曲库铵 0.3～0.4 mg/kg 可以没有组胺释放反应，但药量增至 0.5 mg/kg、0.6 mg/kg 和 0.8 mg/kg 时，则分别有 30%、50%和 90%的患者产生组胺释放反应，故诱导剂量不宜超过 3 倍 ED_{95}。

(2) 改变注射方法。减慢静脉注药速度使血药浓度缓慢上升，保持在肥大细胞兴奋组胺释放的阈值以下，可减弱肌肉松弛药的组胺释放作用。

(3) 分次注射。在若干个半衰期后注射完药物，即使剂量大于一次性快速注射者，其心血管反应也会较轻。

(4) 有过敏史的患者使用肌肉松弛药务必谨慎。

(5) 麻醉前使用激素(甲泼尼龙 40 mg)。既有预防组胺释放，又能减轻术后疼痛和恶心呕吐的作用。

(6) 使用 H_1 和 H_2 拮抗药。静脉注射肌肉松弛药前先静注组胺 H_1 和 H_2 受体的拮抗药可以预防和减轻肌肉松弛药引起的组胺释放作用。

33. 关于肌肉松弛药引起过敏反应

(1) 发生率　我国肌肉松弛药引起过敏反应的发生率没有确切的数据，似乎发生率并不高，也没有导致严重不良后果，但近年来由于我国全身麻醉增多，肌肉松弛药的应用日趋广泛，过敏反应也时有报道。国外报道麻醉中出现的过敏反应 50%～60%是由肌肉松弛药引起，法国估计肌肉松弛药引起的过敏反应为 1/6 500。过敏反应是肌肉松弛药最严重的不良反应，可能是致命性的。应该关注肌肉松弛药在我国手术患者中的致敏性。

(2) 发生机制　研究证实所有肌肉松弛药都具有抗原性，主要是肌肉松弛药分子的季铵(quaternary ammonium)离子，每个肌肉松弛药分子直接通过季铵离子或其临近侧链桥联到特异性的 IgE 抗体，发生过敏反应。肌肉松弛药引起的过敏反应分为免疫调节的过敏反应，即速发型变态反应，和化学调节的过敏样反应，药物直接作用于肥大细胞和嗜碱性粒细胞表面，导致组胺释放，无抗体参与，属于非特异性组胺释放，第一次注射即可发生，且发生率高。过敏反应不等于组胺释放，致敏状态的机体，一旦再次接触变应原，则会发生肥大细胞和嗜碱性粒细胞的脱颗粒，快速释放组胺、嗜中性粒细胞趋化因子、血小板激活因子、前列腺素和白三烯等细胞因子，进而产生一系列相应的临床症状。过敏反应的严重程度与组胺释放的水平呈正相关。正常条件下组胺血浆半衰期大大短于 1 min，组胺血浆浓度为 0.6 ng/ml；超过 2 ng/ml 时，表现为组胺使肾上腺释放大量儿茶酚胺和交感神经兴奋，皮肤出现红斑；心率可增快 20～30 次/min，组胺释放后，H_1 和 H_2 受体激活可使全身血管阻力降低 80%，导致血压下降，组胺对冠状

动脉既有收缩作用又有扩张作用，严重时出现冠状动脉痉挛和发生心律失常。超过 15 ng/ml 时，心收缩力下降，心脏传导阻滞，发生支气管痉挛和肺血管收缩；超过 50 ng/ml 时产生组胺性休克，严重者发绀和心脏骤停。

（3）临床症状和诊断　肌肉松弛药引起的过敏反应多发生于女性，发生率为男性的 2.5 倍。静脉注射肌肉松弛药后数分钟内患者就会出现症状，80%为心血管虚脱（心率增快、血压下降），70%还会同时出现皮肤症状（潮红、荨麻疹），40%出现支气管痉挛。症状出现后 1 h 测定类胰蛋白酶（>25 μg/L）、组胺浓度和肌肉松弛药特异性抗体均为阳性；在反应发生后 6 周时进行皮肤试验阳性就可以确诊。皮肤试验在前臂或背部皮肤行点刺和皮内试验，皮肤试验时肌肉松弛药最大浓度见附表，诊断敏感性可达 94%～97%。因肌肉松弛药皮肤试验阳性结果的预测价值不大，因此不推荐作为术前常规检验。但对于有肌肉松弛药过敏史的患者，针刺和皮内试验，具有很高价值（详见第二十六章）。

（4）过敏反应的救治和预防　出现过敏反应时须立即给予快速静脉输液，扩张血容量；静脉注射具有正性肌力和支气管扩张作用的肾上腺素 25 μg，必要时重复或持续静脉输注；抑制炎性介质常用起效较快的氢化可的松 100 mg 或甲泼尼龙 40～160 mg 静脉注射，维持循环稳定；吸入纯氧和沙丁胺醇（或溴化异丙托铵）缓解支气管痉挛，维持正常通气和氧合。

已知对肌肉松弛药过敏、麻醉中有类过敏反应史和以前麻醉中出现异常反应的患者术前应该认真准备，麻醉前必须完成皮试，确定对何种肌肉松弛药过敏，从而避免使用该种肌肉松弛药。如果来不及完成皮试，麻醉中应该避免给予肌肉松弛药。

（欧阳葆怡　杭燕南　吴新民）

参考文献

1　闻大翔，欧阳葆怡，杭燕南. 肌肉松弛药. 上海：世界图书出版公司，2007.

2　杭燕南，王祥瑞，薛张纲，等. 当代麻醉学. 第 2 版. 上海：上海科学技术出版社. 2013. 138～155.

3　Miller RD, Eriksson LI, Fleisher LA, et al. Miller's Anesthesia. 7th ed. Philadephia, Churchill Livingstone Inc. 2009. 341～360, 859～911.

4　中华医学会麻醉学分会. 肌肉松弛药合理应用专家共识（2013）. 中华医学杂志. 2013，93（25）：1940～1943.

5　吴新民. 特殊患者肌肉松弛药物的选择. 中华医学杂志. 2013，93（37）：2929～2930.

6　杭燕南. 应重视肌肉松弛药临床应用的不良反应. 中华医学杂志. 2013，93（37）：2931～2933.

7　欧阳葆怡. 全身麻醉维持期肌肉松弛药合理使用. 中华医学杂志. 2013，93（37）：2934～2935.

8　徐世元. 再论肌肉松弛药的残余阻滞作用. 中华医学杂志. 2013，93（37）：2936～2937.

附录3　缩写和时程术语

神经刺激模式

单次颤搐刺激(single twitch stimulation,SS)

强直刺激(tetanic stimulation,TS)

连续 4 次刺激(train-of-four stimulation,TOF)

强直刺激后计数(post tetanic count,PTC)

强直后颤搐反应(post tetanic twitch,PTT)

强直刺激后爆发刺激(post-tetanic burst,PTB)

强直刺激后爆发刺激计数(post-tetanic burst count,PTBC)

双短强直刺激(double burst stimulation,DBS)

时程术语

1. TOF 的 T_1

TOF 第 1 次刺激的肌颤搐反应值/正常状态下的肌颤搐反应值×100%。

2. TOF 的 T_4

TOF 第 4 次刺激的肌颤搐反应值/第 1 次刺激的肌颤搐反应值×100%。

3. TOFr(TOF ratio)

T_4/T_1 比值。

4. 显效时间(lag time)

从开始注药到 T_1 第一次发生明显下降(降幅为 5%)的时间。代表从肌肉松弛药进入体内到神经肌肉接头开始发生阻滞的时间。

5. 起效时间(onset time)

从开始注药到诱发颤搐反应消失者的 T_1 或 SS 抑制 95%的时间,或诱发颤搐反应未消失者的 T_1 或 SS 达到最大阻滞程度的时间。

6. 最大阻滞程度(tmax)

给予肌肉松弛药后,T_1 颤搐幅度受到最大抑制的程度。如果 $T_1>0\%$,T_1 颤搐幅度需在同一水平稳定出现 3 次以上才能作为最大阻滞程度。如果 $T_1<0\%$,则用 PTC 或 PTBC 表示最大阻滞程度。最大阻滞程度代表肌肉松弛药对终板的阻滞深度。

7. 临床作用时间(clinical duration)

从开始注药到 T_1 恢复到基础值 25%的时间。代表肌松弛药临床有效作用时间。

8. 恢复指数（recovery index，RI）

T_1 从基础值25%恢复到75%的时间。如恢复指数采用其他量度，RI后必须注明量程，例如：RI5～95代表该恢复指数是 T_1 从基础值的5%恢复到95%的时间；RI20～80代表该恢复指数是 T_1 从基础值的20%恢复到80%的时间。

9. TOF计数（TOF计数）

用具有TOF刺激模式的神经刺激器透皮刺激近腕尺神经，目测或触感观察拇内收肌出现诱发颤搐反应的次数。观测拇内收肌出现1个颤搐反应时TOF计数=1，出现2个颤搐反应时TOF计数=2，出现3个颤搐反应时TOF计数=3，出现4个颤搐反应时TOF计数=4。

按《斯德哥尔摩修订版》对肌松程度的定义

1. 极深阻滞（intense or profound）

拇指内收肌对PTC无反应（PTC=0）。

2. 深阻滞（deep）

指PTC=1至 T_1 显现。

3. 中度或适度阻滞（moderate）

指 T_1 显现至 T_4 显现。

4. 恢复期（recovery period）

指 T_4 显现至TOFr恢复到基础值水平。

附录4　相关医学名词中英文对照

“全或无”	“all or none”
1秒用力呼气量	forced expiratory volume in one second(FEV1)
d-右旋筒箭毒碱	d-tubocurarine
G蛋白耦联	G-protein couple
Ⅱ相阻滞	Ⅱ phase blocking
N-乙基顺丁烯二酰亚胺敏感性融合蛋白	N-ethylmalemide sensitive fusion protein(NSF)
TOF比值	TOF ratio
α环蛇毒素	αbungatoxin
β受体阻滞药	beta blockers
ω_2-芋螺毒素	ω_2 conotoxin
ω_2-蜘蛛毒	ω_2 agatoxin
阿芬太尼	alfentanil
阿库氯铵	alcuronium
阿片类药	opioids
阿曲库铵	atracurium
阿司匹林	aspirin
埃布尔肌营养不良	Erb's disease
艾司洛尔	esmolol
氨茶碱	aminophylline
氨基酸	amino acid (aa)
氨基糖苷类抗生素	aminoglycoside antibiotics
氨酰胆碱	imbretil
螯合	chelate
奥美拉唑	omeprazole
班布特罗	bambuterol
半衰期	half-life time($t_{1/2}$)
报告基因	report genes
贝克肌营养不良	Becker's disease
苯二氮䓬类	benzodiazepines

苯妥英钠	phenytoin
吡啶斯的明	pyridostigmine
避孕药	contraceptives
苄异喹啉类	benzylisoquinolinium
丙胺卡因	prilocaine
丙吡胺	disopyramide
丙戊酸钠	valproate sodium
布比卡因	bupivacaine
术后残余阻滞作用	postoperative residual curarization(PORC)
颤搐	twitch
超快通道心脏麻醉	ultra-fast track anesthesia (UFTA)
潮气量	tidal volume (VT)
成熟	maturate
磁性刺激	magnetic stimulation
代谢	metabolism
丹曲林	dantrolene
单胺氧化酶抑制剂	monoamine oxidase inhibitor (MAOI)
单次颤搐刺激	single twitch stimulation(SS)
胆固醇	cholesterol
胆碱转乙酰酶	(CAT)
蛋白结合率	protein binding rate
低钾血症	kaliopenia，hypokalemia
低血糖	glycopenia，hypoglycemia
底物	substrate
地氟烷	desflurane
地塞米松	dexamethasone
地西泮	diazepam
电紧张形式扩布	electrotonus propagation
丁酰苯类药	butyrophenones
丁酰胆碱酯酶，血浆胆碱酯酶，假性胆碱酯酶	butyrylcholinesterase，plasma cholinesterase，pseudocholinesterase
窦性心动过缓	sinus bradycardia (SB)
毒马钱子	strychnos toxifera
毒蕈碱样受体	hydroxycholine receptor
杜什氯铵	doxacurium
多发性肌阵挛(Friedrich's 运动失调)	myoclonus multiplex

多发性硬化症	multiple sclerosis (MS)
多黏菌素	polymycin
恶性高热	malignant hyperthermia
安氟烷	enflurane
二钾筒箭毒碱	dimethyltubocurarine
二尖瓣关闭不全	mitral incompetence (MI)
二尖瓣狭窄	mitral stenosis (MS)
反流性食管炎	reflux esophagitis (RE)
房间隔缺损修补术	repair of atrial septal defect
房室模型	compartment model
非典型丁酰胆碱酯酶	atypical butyrylcholinesterase
非竞争性效应	noncompetitive effect
非去极化肌肉松弛药	nondepolarizing neuromuscular blocker
肥胖	obesity，adipositas
腓骨肌萎缩症	Charcor-Marie-Tooth
腓骨肌萎缩症	peroneal muscular atrophy
用力肺活量	forced vital capacity(FVC)
分布	distribution
分布容积	volume of distribution(Vd)
分化	differentiation
芬太尼	fentanyl
酚噻嗪	phenothiazines
呋塞米	furosemide
氟哌啶醇	haloperidol
氟哌利多	droperidol
氟烷	halothane
钙	calcium (Ca)
钙拮抗药	calcium antagonists
钙瞬变	calcium transient
甘露醇	mannitol
感觉诱发电位	evoked potential(EP)
高钾血症	Hyperkalemia
格林-巴利综合征	Guillian-Barre syndrome
格隆溴铵	glycopyrronium bromide
膈肌	diaphragmatic muscle
骨骼肌	skeletal muscle

过敏反应	allergic response，anaphylactic response
合成	synthesis，composition
横桥	cross-bridge
横桥周期	cross-bridge cycling
红霉素	erythromycin
呼气流率峰值	peak expiratory flow rate(PEFR)
琥珀胆碱	succinylcholine，suxamethonium，scoline
化学门控式离子通道	chemically-gated ion channel
环孢素	cyclosporin
环糊精	cyclodextrins
环氧抑制药	cyclo-oxygenous inhibitors
恢复指数	recovery index(RI)
挥发性吸入麻醉药	volatile agents
肌动蛋白	actin
肌钙蛋白	troponin
肌强直	Myotonia
肌球蛋白	myosin
肌肉收缩	muscular contraction
肌萎缩性侧索硬化症	amyotrophic lateralizing sclerosis (ALS)
肌细胞	myocyte
肌纤维	muscle fiber
肌小管肌病(中核性肌病)	sarcotubule myopathia
肌音效应图	phonomyography
肌营养不良	muscular dystrophy
肌营养不良	myodystrophia
肌源性的特异转录因子	muscle specific transcription factors
基膜	basal membrane
基因	gene
急性感染性神经炎	Guillain-Barre syndrome
急性间隙性卟啉症	acute intermittent orphyria
脊髓灰质炎	polymyelytis (PM)
脊髓前角	cornu anterius medullae spinalis
脊髓损伤	spinal cord injury
加拉碘铵	gallamine
加速度传感器	acceleration transducer
甲硫酸新斯的明	neostigmine methylsulfate

甲硝唑	metronidazole
甲氧氯普铵	metoclopramide
甲乙炔巴比妥	methohexitone
钾	potassium，kalium
假肥大性肌营养不良	Duchenne's disease
拮抗作用	antagonism
结缔组织疾病	connective tissue disease，desmosis
截瘫	paraplegia
进行性肌萎缩症	progressive muscular atrophy
进行性肌营养不良	Erb's disease，idiopathic muscular atrophy (PMD)
进行性全身性硬化症	progressive systemic sclerosis (PSS)
进行性延髓麻痹	progressive bulbar palsy
竞争性效应	competive effect
酒精性肌病	alcoholic myopathy
局麻药	local anesthetics
聚集蛋白	agrin
卡马西平	carbamazepine
卡那霉素	kanamycin
抗胆碱酯酶药	anticholinesterase drug
抗惊厥药	anticonvulsants
抗生素	antibiotics
可溶性NSF黏附蛋白受体	soluble N-ethylmaleimide-sensitive-factor attachment protein receptor(SNAREs)
克林霉素	clindamycin
跨膈肌压	transdiaphragmatic pressure
跨膜区	transmembrane domain
快速诱导插管	rapid sequence induction,rapid sequence intubation(RSI)
快通道心脏麻醉	fast track anesthesia (FTA)
奎尼丁	quinidine
老年	gerontism，senium，aged
离子通道	ion channel
锂	lithium (Li)
力-位移传感器	force-displacement transducer
利多卡因	lidocaine
利尿剂	diuretic

连续四次刺激	train-of-four stimulation(TOF)
链霉素	streptomycin
量效关系	dose-effect response
量子	quantal
林可霉素	lincomycin
临床作用时间	clinical duration
磷酸二酯酶抑制药	phosphodiesterase inhibitors
硫喷妥钠	thiopentone
硫唑嘌呤	azathiopine
六烃季铵	hexamethonium
颅内压	intracranial pressure (ICP)
氯胺酮	ketamine
氯丙嗪	chlorpromazine
氯二甲箭毒碱	dimethyltubocurarium chloride
氯羟二氮䓬	lorazepam
氯筒箭毒碱	tubocurarine chloride
罗库溴铵	rocuronium
吗啡	morphine
吗乙胺吡酮	doxapram
镁	magnesium (Mg)
门诊手术	out-patient operation
咪达唑仑	midazolam
米库氯铵	mivacurium
免疫抑制药	immunosuppressants
膜片钳技术	patch clamp
拇内收肌	adductor pollicis
内流	inflow
钠	natrium (Na)
耐药现象	Drug resistance
脑代谢率	cerebral matebolic rate (CMR)
脑干听觉诱发电位	(BAEPs)
脑血流量	cerebral blood flow (CBF)
尼曼林肌病	Nemaline disease
年龄	age
尿毒症	uremia
排泄	excretion

哌库溴铵	pipecuronium
哌替啶	pethidine
泮库溴铵	pancuronium
配体门控性钙通道病	Ryanodine receptors disease
偏瘫	hemiplegia
偏瘫	hemiparalysis
平滑肌	smooth muscle (SM)
破伤风	tetanus (TE)
普鲁卡因	procaine
普鲁卡因酰胺	procainamide
普萘洛尔	propranolol
七氟烷	sevoflurane
起效时间	onset time
强直刺激	tetanic stimulation(TS)
强直刺激后爆发刺激	post-tetanic burst(PTB)
强直刺激后计数	post tetanic count(PTC)
强直后颤搐反应	post tetanic twitch(PTT)
强直后易化	post-tetanic facilitation
强直后增强	post-tetanic potentiation
强直衰减	tetanic fade
强直性肌营养不良	myotonic dystrophy
桥延脑运动神经核	pons-medulla oblongata motor nerve nuclus
青霉胺	penicillamine
青霉素	penicillin
氢化可的松	hydrocortisone
清除率	clearance(Cl)
庆大霉素	gentamycin
去极化	depolarization
去极化肌肉松弛药	depolarizing neuromuscular blocker
去氧苯比妥	primidone
全身性淀粉样变	general amyloidosis
染色体	chromosome
肉毒杆菌	clostridium botulinum
瑞库溴铵	rapacuronium
三甲噻芬	trimetaphan
上调	up-regulation

上运动神经元损伤	upper motor neuron lesions
神经调节素	neuregulin(NRG)
神经肌肉接头	neuromuscular junction (NMJ)
神经节阻断药	ganglion blocker
神经末梢	nerve terminal
神经纤维瘤	neurofibroma
肾功能衰竭	renal failure
肾上腺皮质激素	adrenal cortex hormone，corticoid(ACH)
生肌素	myogenin
生物碱	alkaloid
十烃季胺	decamethonium
时效关系	time-effect ralationship
视觉诱发电位	visually evoked potential (VEP)
室性心律失常	ventricular arrhythmia (VA)
舒芬太尼	sufentanil
术后肌痛	postoperative myalgia
衰减	fading，attenuation
双短强直刺激	double burst stimulation(DBS)
顺阿曲库铵	cisatracurium
4 个成串刺激	train of four stimulation(TOF)
四环素	tetracyclines
碳酸氢钠	sodium bicarbonate
糖环糊精	cyclodextrin
糖尿病	diabetes mellitus (DM)
体感诱发电位	somatosensory evoked potential(SSEP)
体外循环心内直视手术	open heart operation with extracorporeal circulation
体温	body temperature
酮咯酸	ketorolac
痛风病	arthrolithiasis，gout
头孢菌素类	cephalosporins
突触间隙	synaptic gap
突触囊泡	synaptic vesicle
褪黑素	melatonin
妥布霉素	tobramycin
外流	efflux，outflow
维库溴铵	vecuronium

维拉帕米	verapamil
胃内压	intragastric pressure (IGP)
稳态分布容积	volume of distribution at stead state(Vdss)
戊酸吡啶	pentaolinium
吸收	absorption
细胞黏附分子	cell adhesion molecule (CAMs)
下调	down regulation
下运动神经元损伤	lower motor neuron lesions
显效时间	lag time
线粒体	mitochondria
相加作用	addition
消痛定	meptazinol
硝苯吡啶	nifedipine
硝普钠	sodium nitroprusside
硝酸甘油	nitroglycerin
协同作用	synergism
心搏骤停	sudden arrest of heart
新霉素	neomycin
新斯的明	neostigmine, prostigmine
兴奋阈值	excitation threshold
胸壁僵直	rigor of chest wall
胸腺瘤	thymoma
溴苄胺	bretylium
血脑屏障	blood-brain barrier (BBB)
循证医学	evidence based madicine
压电传感器	piezoelectric sensor
亚基(亚单位)	subunit
烟碱样受体	nicotinic receptor
眼颅躯体综合征	Kearns-Sayre syndrome
眼轮匝肌	orbicularis palpebrarum muscle
眼内压	intraocular pressure (IOP)
氧化亚氮	nitrous oxide
氧气	oxygen
咬肌	masseter
药物代谢动力学(药动学)	pharmacokinetics (PK)
药物浓度	drug concertration

药物效应动力学(药效学)	pharmacodynamics (PD)
依酚氯铵	edrophone chloride
依可碘酯	echothiopate
依托咪酯	etomidate
乙基紫苏霉素(西索米星)	netilmicin
乙酰胆碱	acetylcholine (ACH)
乙酰胆碱酯酶	acetylcholine esterase (ACE)
异丙酚	propofol
异氟烷	isoflurane
抑肽酶	aprotini
婴儿	infant，baby
营养不良	malnutrition
有机磷	orgnaophosphorus
右旋筒箭毒碱	d-Tubocurarine
幼儿	children
诱发肌收缩的电效应	evoked electromyography(EEMG)
预置量法	priming principle
原发性侧索硬化症	primary lateral sclerosis
原肌球蛋白	tropomyosin
运动诱发电位	motion evoked potential(MEP)
甾类	steroid
黏菌素	colistin
脂蛋白	lipoprotein
窒息	apnoea，asphyxia，suffocation
中毒	poisoning，intoxication
中期呼气流率	metaphase expiratory flow rate(MEFR)
终板电位	endplate potential(EPP)
终板微电位	miniature end-plate potential(MEPP)
重症肌无力	myasthenia gravis (MG)
周期性麻痹	periodic paralysis (PP)
主动脉瓣狭窄	aortic valve stenosis (AS，AVS)
主动脉关闭不全	aortic valve incompetency (AI)
锥体束	pyramidal tract
组胺	histamine
最大吸气负压	maximum inspiratory pressure(MIP)